Burstone's Biomechanical Foundation of Clinical Orthodontics
口腔正畸生物力学基础与临床实践（第2版）

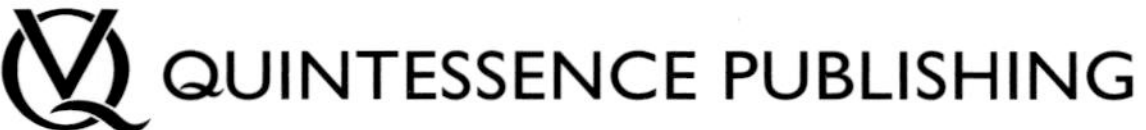

Berlin | Chicago | Tokyo
Barcelona | London | Milan | Mexico City | Paris | Prague | Seoul | Warsaw
Beijing | Istanbul | Sao Paulo | Zagreb

Burstone's Biomechanical Foundation of Clinical Orthodontics

口腔正畸生物力学基础与临床实践

（第2版）

（韩）崔洸哲（Kwangchul Choy）　主编

房　兵　主审

林　珊　许志强　主译

北方联合出版传媒（集团）股份有限公司

辽宁科学技术出版社

图文编辑

张　浩　刘玉卿　肖　艳　刘　菲　康　鹤　王静雅　纪凤薇　杨　洋　戴　军　张军林

图书在版编目（CIP）数据

口腔正畸生物力学基础与临床实践：第2版 /（韩）崔洸哲主编；林珊，许志强主译. —沈阳：辽宁科学技术出版社，2024.9

ISBN 978-7-5591-3418-9

Ⅰ. ①口…　Ⅱ. ①崔…　②林…　③许…　Ⅲ. ①口腔正畸学—生物力学—研究　Ⅳ. ①R783.5

中国国家版本馆CIP数据核字（2024）第026116号

出版发行：辽宁科学技术出版社
（地址：沈阳市和平区十一纬路25号　邮编：110003）
印 刷 者：凸版艺彩（东莞）印刷有限公司
经 销 者：各地新华书店
幅面尺寸：210mm × 285mm
印　　张：31.75
插　　页：4
字　　数：635 千字
出版时间：2024 年 9 月第 1 版
印刷时间：2024 年 9 月第 1 次印刷
出 品 人：陈　刚
责任编辑：杨晓宇
封面设计：袁　舒
版式设计：袁　舒
责任校对：李　硕

书　　号：ISBN 978-7-5591-3418-9
定　　价：598.00 元

投稿热线：024-23280336
邮购热线：024-23280336
E-mail:cyclonechen@126.com
http://www.lnkj.com.cn

审译者名单
Reviewer & Translators

主审

房　兵　上海交通大学医学院附属第九人民医院

主译

林　珊　林珊口腔正畸工作室

许志强　莆田学院附属医院

译者

林　珊　林珊口腔正畸工作室

许志强　莆田学院附属医院

苏晶晶　厦门医学院附属口腔医院

张月琴　林珊口腔正畸工作室

何小芳　福建省立医院

刘　菁　福建省妇幼保健院

谢　勤　福建医科大学附属协和医院

廖彦阳　福建省级机关医院

许　亮　福建医科大学附属第一医院

吴　婷　福建省儿童医院

赖丹琳　福建医科大学附属第一医院

黄俊徽　莆田学院附属医院

黄　浩　厦门医学院附属口腔医院

主审简介
Reviewer

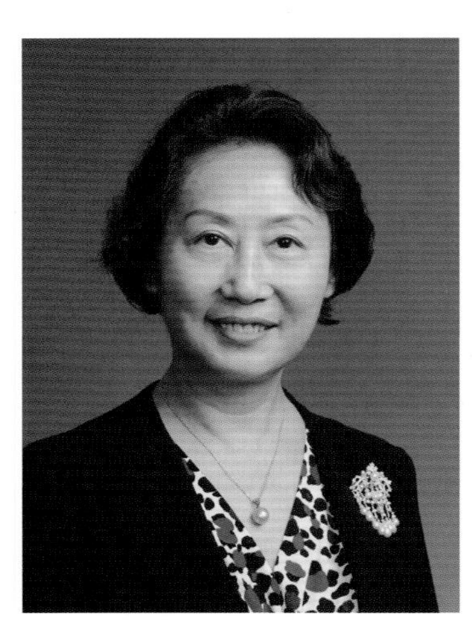

房　兵

二级教授，主任医师，博士研究生导师

上海交通大学医学院附属第九人民医院口腔正畸科主任。中华口腔医学会口腔正畸专业委员会第九届主任委员，中华口腔医学会口腔美学专业委员会副主任委员；中国整形美容协会口腔整形美容分会副会长；上海市口腔医学会口腔美学专业委员会主任委员。美国Angle口腔正畸专业委员会委员。国际牙医师学院（ICD）院士，英国爱丁堡皇家外科学院院士及国际考官。

主译简介
Chief Translators

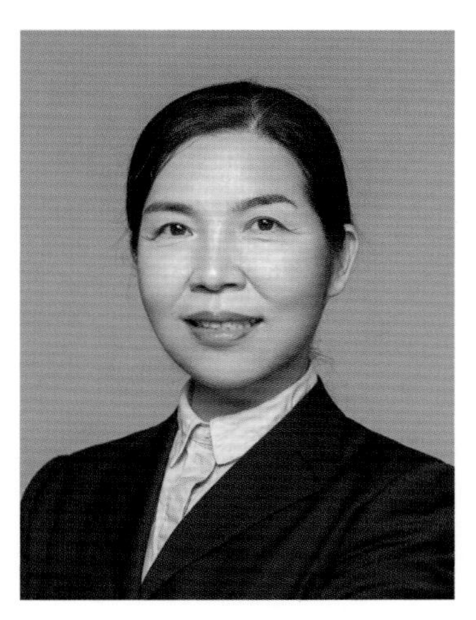

林　珊

副教授，主任医师，硕士研究生导师

1981—1986年在福建医科大学医疗系及第四军医大学口腔系学习，1986年6月获得口腔医学学士学位。毕业后就职于福建医科大学附属第一医院，1990—1991年在北京大学附属口腔医院正畸科学习1年。从事口腔正畸专业临床及教学科研工作30余年，现为林珊口腔正畸工作室负责人。中华口腔医学会口腔正畸专业委员会委员；福建省口腔医学会常务理事，福建省口腔医学会口腔正畸专业委员会副主任委员，福建省口腔医学会口腔美学专业委员会常务委员。《中华口腔正畸学杂志》编委。主译《牙周-正畸临床综合诊疗思维与实践》《3D口腔正畸头影测量》。

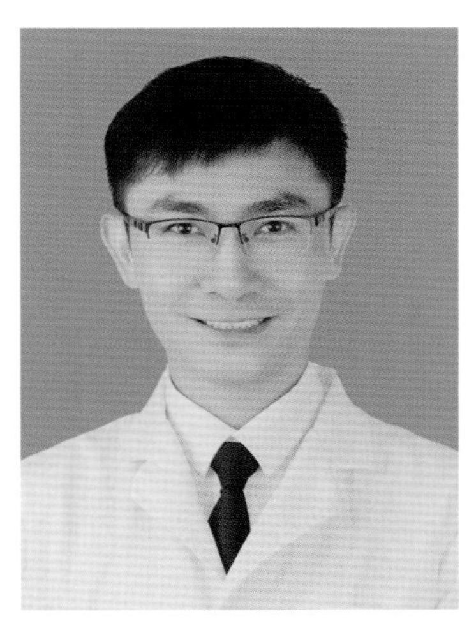

许志强

副教授，副主任医师，硕士研究生导师

莆田学院附属医院口腔科负责人/教学办负责人，莆田学院口腔专业负责人，香港大学牙医学院访问学者。莆田市政协委员，莆田市青年岗位标兵。中华口腔医学会口腔美学专业委员会委员暨青年讲师；福建省口腔医疗质量控制中心委员；福建省口腔医学会常务理事，福建省口腔医学会口腔正畸专业委员会常务委员；莆田市口腔医学会副会长。参译《牙周-正畸临床综合诊疗思维与实践》《3D口腔正畸头影测量》。

第2版前言
Preface to the Second Edition

欢迎加入！本书将带你开始一场在牙医学院从未经历过的“冒险之旅”，希望它能助你探索生物力学领域令人耳目一新和兴奋的全新理念。

当1个力被施加到牙齿上时，就有力学定律来控制由此产生的正畸牙移动。虽然你可能会质疑Burstone博士工作的必要性，但我必须指出，正畸力学定律是由他创立的。能从Burstone博士多年的个人论述中学习生物力学一直是我莫大的荣幸和骄傲。

回顾过去，我的学术之旅很像听Sherlock Holmes在得出推理结果之前对一个人的剖析，或者就像重温一部我第一次没有完全看懂的电影。只有在翻阅了越来越多的学术期刊后，我才能够把零散的知识拼凑在一起，来解答自己的许多疑问。正是因为我所亲历的学习过程让我萌生想法，建议Burstone博士和我一起编写一套完整的学术材料，读者在阅读时就如同跟随我一同学习，从而更为直观地理解生物力学的相关概念。

许多年后，我们将在美国康涅狄格大学和韩国延世大学里采用35mm幻灯片及黑板进行的讲座汇聚成本书的第1版，这是Burstone博士的宝贵资料。在编写第1版时，我们尤其注重让读者感受到学习和思考生物力学的本质应该是其乐无穷的。对于教师和学生来说，本书将会是一场愉悦的“思考之旅”。同时，我们也增加了临床病例，以便读者可以看到生物力学理论原则在临床实践中的应用。本书章节是按生物力学学习的不同层次阶段排列的。换句话说，本书遵循了一种循序渐进的学习和教学方式，因此读者应该按照顺序阅读。对于具有工程背景的读者而言，前几章的内容可能很容易理解，但它们仍然会帮助读者熟悉新的科学术语，因为对正畸学来说这些术语是独有且不太科学的，所以我们试图尽可能地减少术语的使用。因此，我个人建议不要跳过介绍性的章节。许多正畸医生认为生物力学是一个棘手的学科，但如果按照本书的顺序，就能够打破这种刻板印象，我会认为这是我个人的巨大成功。

第2版中我试图重组本书，但仍然忠于第1版的初衷。毕竟，这是一本关于“为什么”（正畸学的概念）的书，而不是一本关于“如何做”（正畸学的技术）的书。因此，本版的大部分基础结构同第1版相比保持不变。正如你可能已经注意到的新标题，我相信这是没有Sherlock Holmes在身边的Watson所能做到的最好的。读者的许多建议也反映在第2版中。具体来说，为了提供更高的分辨率和更详细的描述，书中所有的图像都重新描绘了。此外，还添加了视频文件，以弥补静态图像所展示的概念过于抽象。

事实上，读者确实在第1版书稿中发现了一些错误，我们收到反馈后在第2版中也给予了改正。所以，如果大家在第2版中发现错误，请与我们联系！

致谢

本书的出版离不开许多人的帮助，我很难一一列出。感谢Quintessence出版社工作人员的大力支持：Bryn Grisham指导本书的出版，Leah Huffman花费时间梳理了我的草稿，Sue Zubek提供了全新的设计，Sue Robinson把所有内容组合在一起，谢谢你们。感谢我的学生，他们在我们生物力学旅程的每一步都提出了有趣的问题。在课堂上，他们的热情让我每一刻都充满幸福和兴奋。如果没有他们的好奇心和热情，本书也就不可能完成。还要感谢Nazario Rinaldi博士和Wislei de Oliveira博士在概念发展方面做出的重要贡献。最后，感谢我的妻子Annie和我的女儿Christa，她们一直在我身边支持我、鼓励我。

“现在，让我们开始一段推理的旅程，游戏开始！”

——Sherlock Holmes

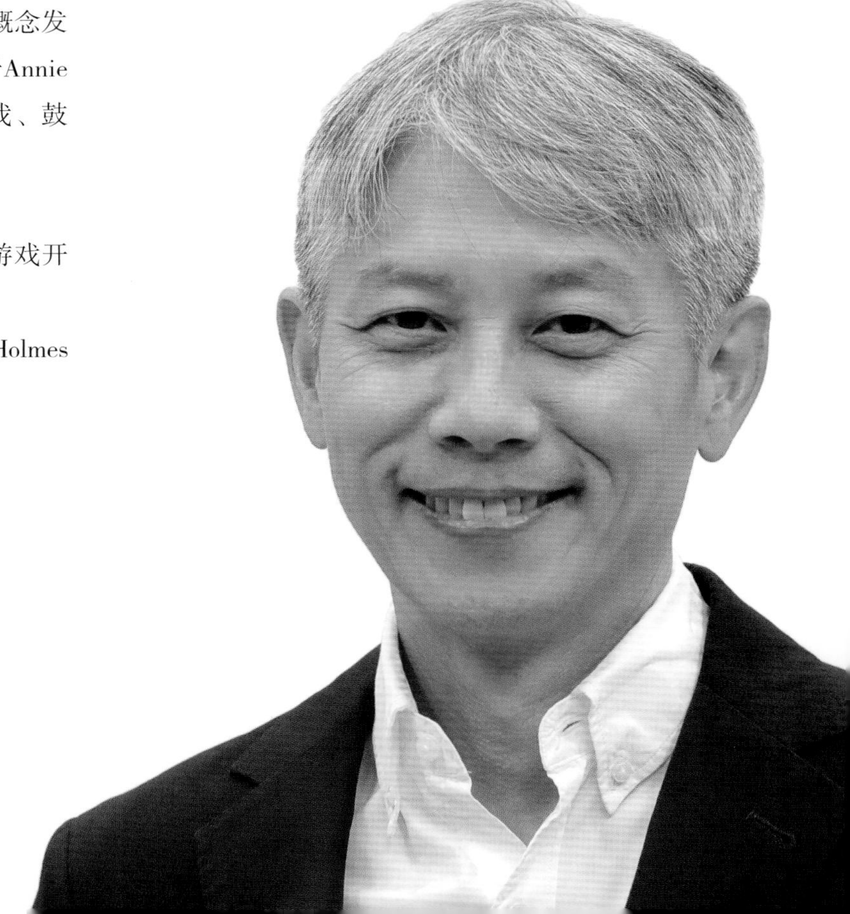

第1版前言

Preface to the First Edition

正畸治疗的主体历来都是矫正器，指导正畸医生如何制作和应用矫正器，根据矫正器的形状而得出的结果仅能称为“技术”。矫正器只是产生力学系统的工具，而力学系统是决定牙齿位置和骨骼改建的基础。然而，对生物力学的全面科学理解并不是正畸训练和正畸实践的核心内容，大多数牙科学校的本科和研究生课程都缺乏健全的力学等相关物理学课程。更糟糕的是，很少有教科书以一种适合临床医生的方式来描述生物力学，希望本书能填补这一空白。

出版本书的动机源自适用于各个层次正畸学者的需求——从研究生到经验丰富的临床医生等。他们要求学习、理解和应用科学的正畸学理论，特别是在日常正畸临床中能熟练地运用力学系统。当今时代，正畸的范畴不断扩宽，这点就显得更为重要。20世纪的正畸治疗在目标和程序上有了实质性的变化：通过正颌手术和牵张成骨所进行的骨改建、气道考量、临时支抗钉、钢板及植入物、具有可控结扎力的托槽、新的弓丝材料和如透明牙套等的无托槽系统。临床医生不再完全依靠临床技能制作及选择矫正器和治疗患者。建立治疗目标并运用力学系统来实现治疗目标，已成为当代正畸治疗最重要的特征。

不同的正畸患者可以受益于特定的力学驱动治疗方法。临床医生协助矫正器的选择、创造性矫正器的设计和治疗模拟。模拟是最有价值的，因为它允许临床医生使用力系统制定不同的策略并选择最优的力系统，使得矫正器形状更可控，从而接近最优力。

相较于原先直接在口内尝试新的治疗方法，这样也更为经济划算，特别是对于正畸的临床评估需要长期的观察。有了合理的理论，就可以直接评估许多矫正器，从而避免长期的研究或试验。

虽然正畸产品商业公司最初可能不欢迎具有生物力学知识的临床正畸医生，但当要引入新的重要产品时，如果能够与经过科学培训的临床正畸医生来讨论创新，这对公司是有利的。正畸相关的物理学和材料学研究人员也需要有这种背景。各个层次的生物学研究也需要控制力的变量，对传递力或应力的动物实验研究必须控制力系统以获得有效的实验结果。很多时候生物学家并不理解他们所研究的力，因此获得的结果也是错误的或没有意义的。

鉴于大多数正畸医生并没有很好的物理学和数学背景，所以我们编写本书的目的是为正畸治疗建立一个简单、准确的科学基础。通过有序和递进的方式，一章章地阐述重要的概念，大多数章节都是建立在前一章基础上的。从最基本到最先进的概念，通过正畸矫正器的举例来演示生物力学原理。因此，本书读起来像一本正畸书，而不是一本物理书。但是这些原则、方法和术语在科学上也都是严谨且准确的。

书中描述的生物力学知识对于读者来说都是“干货”满满的。教授临床正畸学最简单的方法是描述临床上使用的力系统，清晰的力图远胜于模糊的描述。过去的教学如“我在这里弯制1个后倾弯”或“我在牙弓上加了1个摇椅”等显然是晦涩难懂的。

学习生物力学的最佳方式是什么？最简单的方法就是仔细阅读本书每一章，从而理解其基本原理，然后回答每章节末尾提出的问题。如果真正理解了这些基本原理，学习的效果也是立竿见影的。

久而久之，生物力学知识慢慢渗入到临床实践中。当临床上观察到副作用时，就可以用已经学到的知识来解释这个问题，并且思考如何通过改变力系统和矫正器来避免副作用。批判性地学习讲座和阅读文章也是培养高水平生物力学能力的方法之一。医生学会粘接托槽是很快的，但是塑造生物力学相关的创造性思维技能却不是一蹴而就的。

编写本书的初衷是打造一本简单、易读的关于正畸生物力学的基础书，使用清晰的图表和临床病例以确保内容不是晦涩、空洞的。编写理念是涉及力学和矫正器设计的创造性思维应该生动、有趣。

关于公制系统的说明

本书采用了公制作为单位制的选择，但是美国正畸学的重要地位影响了本书的一些术语选择。因为美国学者是相关学术文献的主要贡献者，然而美国也是唯一一个没有完全采用公制的重要国家，所以书中使用的一些单位不是公制的。我们熟知的互相矛盾的一些传统单位有："英寸"用于描述弓丝和托槽的尺寸，非标准的单位"克"用于描述力值大小。希望正畸专业将来能够完全遵守国际单位制，因此本书的后续版本很可能只使用公制单位。

致谢

如果没有这么多研究生和同事的积极参与，本书是不可能出版的。其中有位编者（Charles J. Burstone）已经教授研究生超过62年了。长期的教学经验指导我们如何最有效地编写教材，也帮助我们了解正畸医生在获得生物力学技能过程中遇到最多的困难到底是什么。如果没有他们有趣、生动的提问和互动，本书就不可能以这种方式完美地呈现出来。

特别感谢为本书的出版做出宝贵贡献的Quintessence出版社出版总监Lisa Bywaters和图书部生产经理Sue Robinson。本书涵盖了生物学和物理学知识，融合了复杂的牙科和物理术语及公式的临床实践，所以尤其要感谢本书的编辑Leah Huffman，对于这本多学科融合书籍的出版所付出的巨大努力。

Kwangchul Choy博士衷心感谢他的妻子Annie和女儿Christa在编写本书时提供的帮助。他也很感谢他的学生Sung Jin Kim博士百忙中抽出时间来检查每章末尾的问题和答案。

悲痛的是，本书完成之际，Burstone博士不幸与世长辞。

本书的大部分内容都是基于Burstone博士200多篇积极、严谨的研究论文，格式改编自我们在美国康涅狄格大学和韩国延世大学多年来举办的生物力学讲座。在过去的3年里，我与Burstone博士合作，将这些讲座和想法转化为本书，这是我一生中最具挑战性、最激动人心和最快乐的时刻之一。作为Burstone博士的学生、老友和同事，我深切感受到本书中所有概念都是源于他。

原力一开始是由宇宙大爆炸创造出来的，150亿年后牛顿发现了宇宙中的作用力定律。然而，如何控制正畸力仍然是一个比较神秘的临床实践，也只能依赖正畸学者多年的经验。正是Burstone博士发现了其中的奥妙，并提出这种曾经被视为相当神秘的用于指导治疗方法的原理。所以毫无疑问，他创建了正畸力学定律。

我想同大家分享Burstone博士于2015年2月11日在韩国首尔同我的谈话："不要盲目地相信经验，而要相信理论，并创造性地思考。"

我的父亲塑造了我的身体，而Burstone博士塑造了我的思想。最亲爱的朋友Charles J. Burstone，我们永远怀念您。

Kwangchul Choy

编者名单
Contributors

Charles J. Burstone, DDS, MS*
Professor Emeritus
Division of Orthodontics
School of Dental Medicine
University of Connecticut
Farmington, Connecticut

Kwangchul Choy, DDS, MS, PhD
Clinical Professor
Department of Orthodontics
College of Dentistry
Yonsei University
Seoul, Korea

Giorgio Fiorelli, MD, DDS
Professor
Department of Orthodontics
University of Siena
Siena, Italy
Private Practice
Arezzo, Italy

A. Jon Goldberg, PhD
Professor
Department of Reconstructive Sciences
Institute for Regenerative Engineering
University of Connecticut
Farmington, Connecticut

Paola Merlo, DDS
Private Practice
Lugano, Switzerland

Rodrigo F. Viecilli, DDS, PhD
Associate Professor
Center for Dental Research
Department of Orthodontics
Loma Linda University School of Dentistry
Loma Linda, California

*已逝

约定的力学颜色标识
A Color Code Convention for Forces

本书中不同应用下的力学描述，包括有激活力、非激活力、等效力、合力以及分力。为了让读者更容易理解重要概念的逻辑发展，本书使用了约定的力学颜色标识。在必须显示多个力的情况下，可以使用其他颜色。

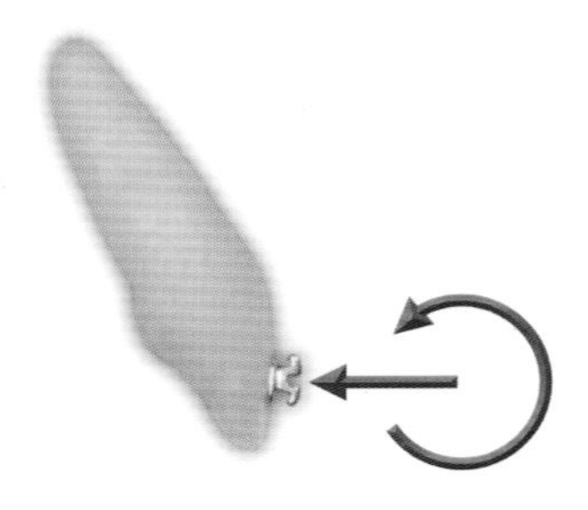

直箭头和弧形箭头分别表示力和力矩。红色箭头是作用于牙齿上的力。牛顿第三定律告诉我们，在钢丝或托槽上有大小相等、方向相反的作用力。

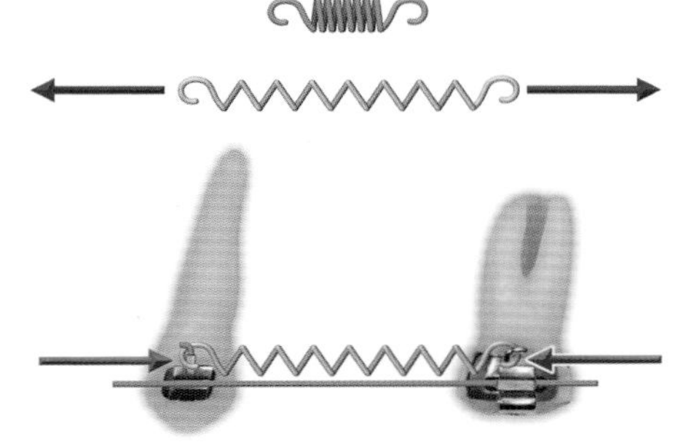

作用在弓丝上的力用蓝色箭头表示。在特殊情况下，力既可以作用于弓丝，也可以作用于牙齿；因此在本书中，根据不同观点所考虑的功能决定了箭头的颜色。

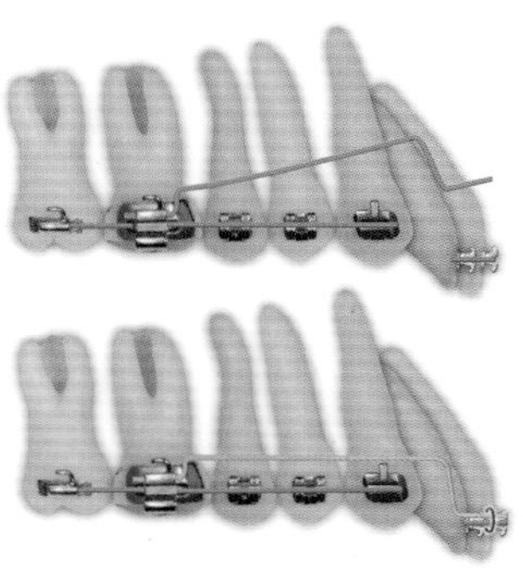

绿线表示处于去激活状态的弓丝。橙线表示弹性结扎后处于激活状态的弓丝。灰线代表刚性固定的弓丝，即无限硬的刚性体。

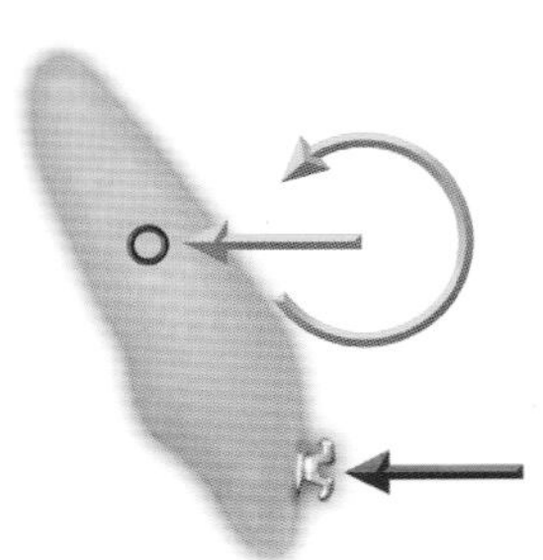

等效力如单个力和力偶或其构件的等效力用黄色箭头表示。

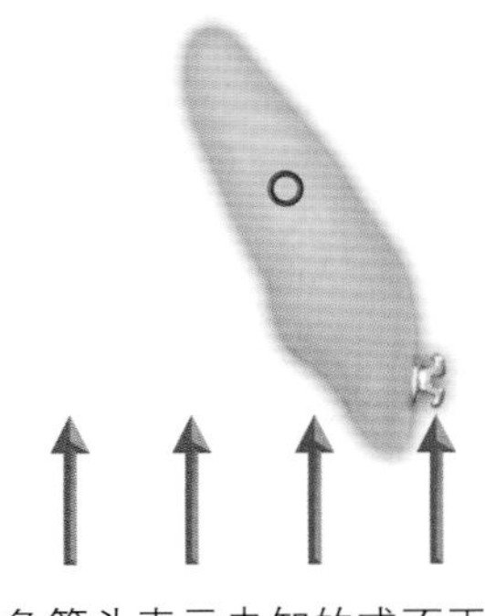

灰色箭头表示未知的或不正确的力。

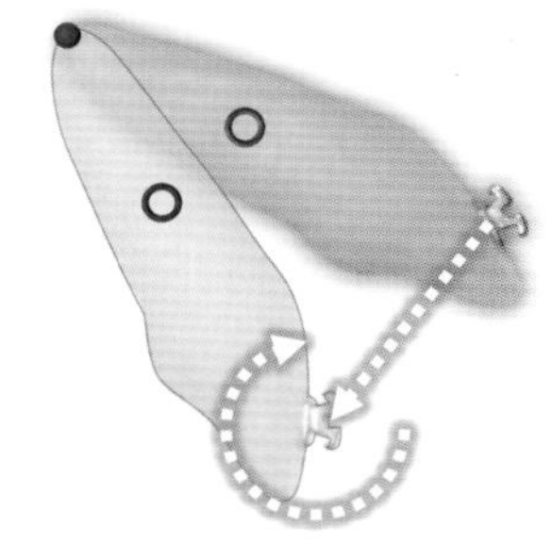

牙移动用虚的直线或曲线表示。描述线性位移和角度位移的箭头是刻意不同的，这样它们就不会与力或力矩混淆。蓝点代表旋转中心。

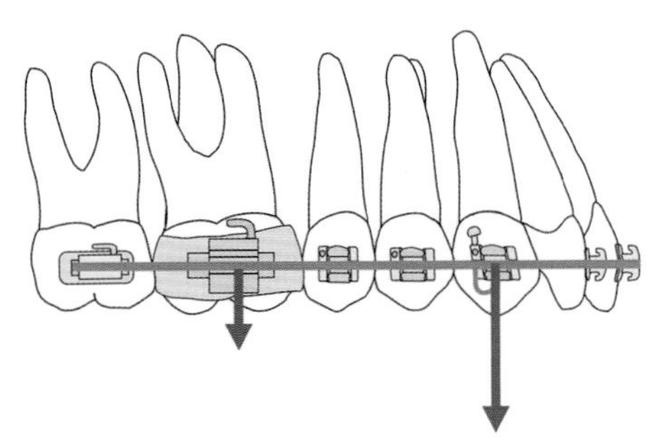

每章“思考题”和最后“问题解析”中的图为了保持简单明了，并未使用上述约定的力学颜色标识。“思考题”的图为了强调是已知和未知用绿色箭头表示，“问题解析”的图则用红色箭头表示。“问题解析”的平衡力图上的力（例如作用在弓丝的力）可以用蓝色箭头表示。

目录
Contents

第1部分

The Basics and Single-Force Appliances

力学基础和单力的运用

第1章

Why We Need Biomechanics
为什么我们需要学习生物力学

"不要盲目地相信经验，而要相信理论，并创造性地思考。"

—— Charles J. Burstone

口腔颌面部的改建主要是通过正畸医生对牙齿、牙周组织和骨骼施加力量实现的。因此，正畸的科学基础是物理学及牛顿力学在生物学中的应用。现代临床医生在实施或学习正畸时不能再把它当成一种生意或一种技术。正畸医生必须了解力，并且知道怎样运用力以优化有效的牙移动和支抗。正畸医生在与其他专业的临床医生或同事交流时需要使用通用的科学术语，而非狭义的专业术语。在科学体系中也没有一个称为"正畸物理学"的独立学科。我们研发新的矫正器或治疗方式并将它们有效地运用于临床，需要将生物力学理论作为基础。

每个行业都有其标志性的工具，例如木匠使用的锤子和锯子，医生根据所学药理知识开具的处方。而在传统认知中，正畸医生的工具则是托槽、弓丝和其他矫正装置。正畸医生使用这些装置，通过操控力量排齐牙齿、改建骨骼和改良生长。在正畸中，这种力的控制就类似于临床医生控制用药剂量，1个“正畸剂量”包括了力的大小、方向、作用点（力矩比）和持续性。

从历史上看，正畸医生实施任何治疗都是为了获得合适的力学系统。因此，我们希望正畸器械的发展及使用能够以物理学和工程学的概念与原则为基础。然而，与此相反的是大多数矫正器的发展依靠的是经验和反复的试验。因此，治疗可能没有效果，甚至经常会产生一些不良的副作用。矫正器起效的基础是所施加的力量是正确的，这与矫正器、弓丝和托槽无关。相反，使用错误的力学系统就会出现不好的结果。

这些依靠经验发展而来的矫正器极少探讨或考虑力学，在其治疗计划中也不包括力量的测量。如何使用这种机制进行个性化治疗？答案是它们是由形状驱动，而非由力量驱动。人们学习各种形状和构造，并利用它们来移动牙齿。这种方法的理论依据是通过改变形状来产生特定的线偏转，从而产生力量。但是，不同患者之间存在很多解剖学差异，因此使用标准形状的托槽和弓丝并不都能获得预期的效果，即使我们不断地改变形状也是一样的。

E. H. Angle所说的理想弓就是一种形状驱动矫正器。理想弓的经典应用是将1根特定形状的弓丝通过托槽固定于不齐的牙齿上，发生形变的弓丝在恢复原形的过程中排齐牙列。如今，改良后的弓丝具有更大的弹性形变，改良后的托槽也对牙冠的解剖形态差异进行了补偿。这种方法称为“直丝弓技术”，它的原理与E. H. Angle的理想弓是一样的。直丝弓矫正器可以有效地排齐牙齿，但在一些情况下它也会产生不良效应，例如殆平面偏斜、牙弓宽度不稳定，还可能出现一些继发性错殆畸形。理解生物力学的基本原理有助于在矫正开始前预判可能出现的不良反应，从而获得更好的治疗效果。即使使用形状驱动的矫正器，这点也同样适用。排齐也是遵循理想弓的形状驱动原理。

可以运用合理的生物力学原理改进所有的正畸治疗方式，包括不同的托槽、弓丝或矫正技术，但是目前仍有很多的临床医生在治疗中没有考虑到力和力学系统的问题。这表明很多的临床医生认为生物力学的基础知识及其应用与日常的患者治疗无关。

科学的生物力学

物理学中的许多原理和定义都被科学界普遍接受，其中最典型的就是由牛顿、伽利略和胡克等发展起来的经典物理学，此外还有量子力学等其他学科。令人担忧的是笔者发现了一种“伪生物力学”的盛行。它是由正畸医生提出的一种新的、独立的物理原理，且与经典力学不一致。正畸医生所发表的期刊文章和开展的讲座中有很多与经典力学原理不符的数据及计算。正畸医生可能很聪明，但我们不应该自以为可以与牛顿这类伟大的科学家一较高下。

采用科学力学或经典力学还有另一个主要优势，即可以直接使用其方法、术语和指导原则与科学领域的同事沟通，这为合作研究奠定了基础。不精确的表述容易造成理解的混乱，例如我们所说的“力臂”，工程师、政治家及临床医生对它的理解都不一样。正畸期刊中的力图很难被理解，并且可能不是平衡状态。本书中提出的概念、符号和术语都不是专业术语，但它们将在所有科学学科中得到广泛的认可。

注意，本书的主题是正畸生物力学，“生物”就意味着它是生物学概念与力学原理的结合。现在让我们来探讨现代正畸医生需要具有坚实生物力学基础的一些具体原因，以及运用生物力学提高正畸疗效的可行方法。

牙移动和支抗设计的优化

在牙移动过程中，必须施加正确的力和力矩以全面控制牙齿，这与牙移动速度、潜在的组织损伤和疼痛反应相关。此外，会需要用到不同的旋转中心，它是由施加于托槽上的力矩比决定的。例如，如果想要切牙绕着根部中心附近的旋转轴舌向移动，就需要在托槽上施加1个舌向力。如果旋转轴位于切牙的切端，就要改变所施加的力系才能获得相同的效应。此时，我们需要用到舌向力以及适当的根舌向转矩。这些生物力学原理与所有的正畸治疗和矫正器相关，包括头帽、功能矫正器、滑动力学、各种曲、连续的弓丝、片段弓和上下颌牵引（有时也称为“颌间牵引”）。硬件只是产生所需力系的工具。

控制好其他牙齿，让它们不要出现移动，这与有效的牙移动同样重要。这个就是我们通常所说的支抗，它在一定程度上取决于最优化矫正力的组合和选择。一些正畸医生可能认为决定支抗的因素与矫正力并不相关。例如，认为越多牙齿组成的支抗越强，这个观念就存在很大的局限性。在矫正中运用力学原理可以有效地增强支抗，例如用倾斜移动对抗平动。所有的弓丝都能产生多种效应，而其中多数效应并不是我们需要的，这些效应的表达就造成了支抗丧失。在某种意义上，这就产生了新的错𬌗畸形，从而延长了疗程。假设牙移动速度可以控制在每月1mm。正畸患者常见的牙移动很少会超过5mm。如果不考虑等待生长发育的时间，那么正畸的疗程应该不会超过5个月。为什么我们实际的疗程比这个更长？因为我们通常需要用更多的时间来矫正支抗丧失。使用临时支抗装置可以防止支抗丧失。但必须充分理解生物力学原理才能成功地使用临时支抗装置，否则仍然可能发生支抗丧失。

选择或设计新的矫正器

期刊或会议上经常会介绍新的矫正器及传统矫正器的改型。评估这些矫正器的最好方法是什么？一种方法是在临床治疗中试用它们。但这种评估是非常有限的，因为小样本的错𬌗畸形病例存在很大的变数。此外，这种方法很耗时，且对患者也不公平。因为正畸的治疗周期很长，可能会需要经过很多年才能明确新的矫正器的疗效。另一种更好的方法是用健全的、基本的生物力学原理进行评估。绘制一些力图比长时间的治疗要简单得多。当考虑到大多数新的矫正器和矫正技术都经不起时间的考验时，这个方法就显得特别有效。

正畸医生一直都是富有创造力的。并非所有伟大的研究都来自大学研究实验室。不论是在他们自己的工作室还是实验室的模型上，临床医生在托槽的设计、各种弓丝的构成以及治疗序列（技术）方面都取得了重大成就。用一支铅笔和一张纸（或一台计算机）进行研究要比严苛的试错方法有效得多。未来最好的矫正器的设计需要依赖严谨的工程学和良好的生物力学方法。

假设已经为患者选择了最好的矫正器，但是在治疗过程中仍然会存在很多需要用合理的生物力学原理解决的变量。例如，我们需要用什么尺寸的弓丝？0.014英寸超弹镍钛丝与0.014英寸镍钛丝是不一样的。选择0.016英寸不锈钢弓丝还是0.018英寸的不锈钢弓丝是截然不同的，因为此时粗的弓丝产生的力值差不多是细的2倍。

治疗效果的研究与评价

当患者复诊时，临床医生可能会看到一些奇妙的变化，这些治疗进展让医生觉得惊讶。为什么会出现开𬌗或者反𬌗？错𬌗畸形为什么没有得到改善？出现这些不理想的结果可能是因为不同患者间存在着生物学上的差异，也可能是因为矫正器选择错误或厂商不合格。事实上，大多数临床问题的产生是因为治疗偏离了生物力学原理。因此，理解并运用生物力学原理有助于正畸医生判断为什么会出现令人困惑的、有问题的治疗变化，并想方设法纠正。有时，临床医生使用的力学系统几乎是完全错误的；有时，临床医生小小地改变一下力学系统，患者的治疗效果就可以得到显著改善。

除了常用的头影测量分析技术，我们还需要理解并精确地控制所使用的力学系统，才能预测治疗结果。在对比两种矫正器的效能时，好的临床研究必须控制所有的已知变量。我们一起来看一项研究，它是用来比较功能矫正器和中位头帽的疗效的。这项研究的不足之处在于它只是简单地指定了一种特定头帽，即中位头帽。而不同头帽的力的大小、方向和作用点是不一样的。这样就不难理解为什么一些研究得出的结论是模棱两可和令人费解的。

生物力学方法为预测患者治疗结果的临床研究开辟了一个新途径。我们需要深入地研究力与牙移动、正畸矫形之间的关系，其中包括力的大小、力的持续性、托槽上的力矩比以及骨与牙周膜的应力-应变。

力系统和“剂量”不仅可以决定组织改建时牙齿、骨骼的移位，还可以诱发组织破坏等有害的病理改变。在治疗中常见的不良反应有牙根吸收、牙槽骨丧失和疼痛。一些组织学和分子学研究发现力或应力与组织破坏之间存在关系。虽然研究中可能存在其他的变量，但是应力-应变与组织有害变化的机制会是一个比较好的方向。为了控制疼痛和有害的组织破坏，未来的研究很可能会去验证“剂量”确实是很重要的。

科学术语的作用

如前所述，正畸矫正器是通过力学系统的表达来工作的。本书采用了物理学的方法和术语。“牙移动”是广泛物理领域中一个分支的一部分。这是正畸学者和临床医生可以与非牙科专业的其他科学工作者沟通并开展合作研究的基础。其他专业人士无法准确理解我们的专业术语。正畸医生说的“转矩”，有时可以理解为力矩（例如在力学系统中），有时可以理解为牙齿倾斜（例如“上颌切牙需要更加倾斜”）。我们稍后会讨论那些由于理解不准确导致失败的病例。

描述矫正器及其工作方式最简单的方法是使用通用的生物力学和科学语言，它不仅可以让我们与其他学科的同事在合作研究中进行有效的交流，还是我们向实习生或其他学生讲解临床正畸的最佳方法。以前的教学方法主要是讲述矫正器的制作。治疗患者就是沿用一种技术。调整学生弯制弓丝的方法：“观察我是如何弯制后倾曲的，你再按这个方法来弯。”弯制不同形状的弓丝是重点，因此我们称其为“形状驱动的正畸”。生物力学方法则强调原理和力学系统，它是力量驱动的正畸，是本书的主题。

使用明确的术语和正确的科学原理，学生可以更好地理解如何制作、使用矫正器或一些装置，缩短了教学时间和减少了教学中的困惑。据说，需要数年的学习才能成为正畸医生。甚至有人说需要10年。为什么？因为这是你从错误中获得经验所需的时间。如果学生知道了矫正器的生物力学原理，许多常见的错误就不会再发生了。

不仅初学者可以从生物力学课程中获益，经验丰富的正畸医生还可以更好、更快地理解并使用新的矫正器。更重要的是，它可以减少错误。学术会议上交流的时间将会变短，内容也会更容易理解。

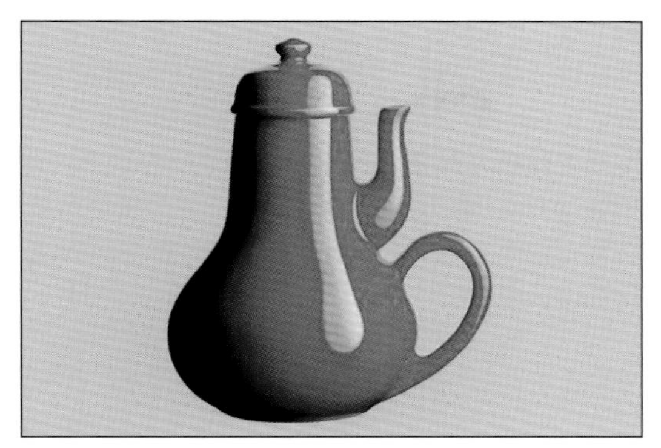

图1-1 这是Jacques Carelman画的壶，虽然壶看起来很合理，但实际上它倒不出咖啡，就像一些矫正器看似合理，实际上不起作用。

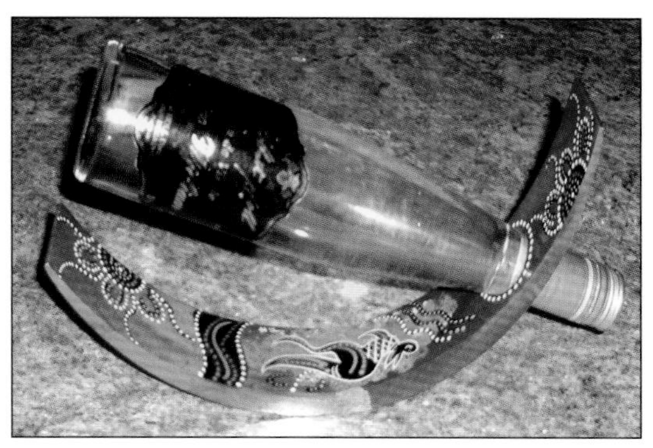

图1-2 将1个酒瓶放在弧形酒架上，虽然看起来瓶子会掉下来，但它处于静态平衡状态，所以不会移动。同样，一些看似不合逻辑的正畸原理实际上是相当有效的，因为它们是基于合理生物力学的。

矫正器中的知识转化

因为常规治疗方式所获得的结果是令人满意的、可预见的，所以正畸医生会觉得使用指定的矫正器进行治疗是很愉快的。但是，如果想换种矫正器（例如从颊侧矫正变成舌侧矫正），矫正机制可能就不一样了。数年前，当舌侧矫正器被引进时，由于它与唇侧矫正机制（弓丝的结构与弹性）不一样，一些正畸医生因此觉得很困扰。生物力学原理决定了我们可以很简单地在舌侧施加等效力系。临床医生可以节省很多的“学习时间”，不用进行反复试验。第3章中介绍的一些简单计算方法有助于减少临床医生的困扰。

生物力学的优势

从历史上看，正畸临床医生和厂商会夸大矫正器及矫正技术的优点，在表述时他们会使用下列词语：可控、高效、生物学和无摩擦。现在，专业正畸期刊和正畸协会对其中可能存在的利益冲突已经做了更好的监测。为避免被这种推销方式影响，我们最好时刻保持警惕并用科学的生物力学原理进行分析。当明白了其中的基本原理，就会发现一些看似可能的事情变得完全不可能。如图1-1所示，Jacques Carelman的画虽然看起来很合理，但实际上壶倒不出咖啡。另外，拥有良好的生物力学知识可以使一些看似不可能的事情成为可能。如图1-2所示，把1个装满酒的酒瓶放在弧形酒架上，人们可能会认为如果不把酒架粘在桌子上，那么酒瓶就会倒，但它并没有倒。正如我们后续将会讨论的，这个瓶子是处于静态平衡状态的，因此不可能成了可能。如图1-3a所示，在方丝上安装控根簧用于舌向移动上颌切牙牙根。这种方法可行吗？如图1-3b所示，需要施加1个唇向力才能插入弹簧。插入后，弯曲的弹簧将牙冠颈部推向舌侧，从而产生根舌向转矩。如图1-3c所示，在这种情况下，很容易被忽视的是槽沟内的矩形弓丝将产生1个大小相等、方向相反的力，这个力所产生的根唇向转矩让这个装置变得不可行。如图1-3d所示，将控根簧安装在圆丝或小尺寸弓丝上使这个机制成为可能。

本书中提到了临床医生运用生物力学知识的众多优势，包括为患者提供更好、更高效的治疗。从患者的角度看又是怎样的？显然，其中一个好处就是患者的疗效更好、疗程更短。另一个重要的优势则是消除了副作用。一旦产生副作用，治疗就需要患者更好的配合度。为了纠正问题，需要采用新的

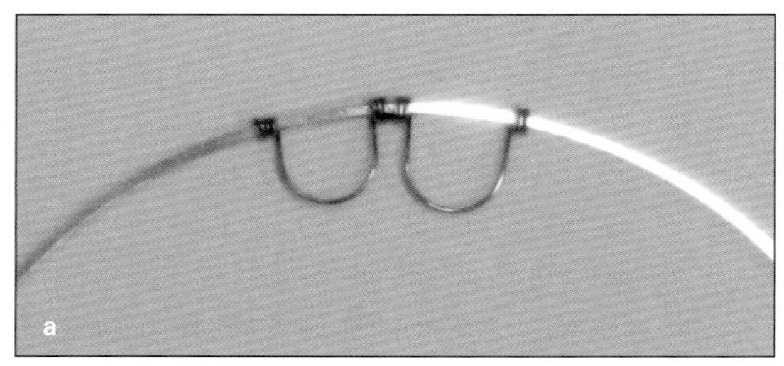

图1-3 （a）在方丝上安装控根簧用于舌向移动上颌切牙牙根（插入前）。（b）需要施加1个唇向力才能插入弹簧。（c）插入后，弯曲的弹簧将牙冠颈部推向舌侧，从而产生根舌向转矩。但槽沟内的矩形弓丝将产生1个大小相等、方向相反的力，这个力所产生的根唇向转矩让这个装置变得不可行。（d）将控根簧安装在圆丝或小尺寸弓丝上使这个机制成为可能。

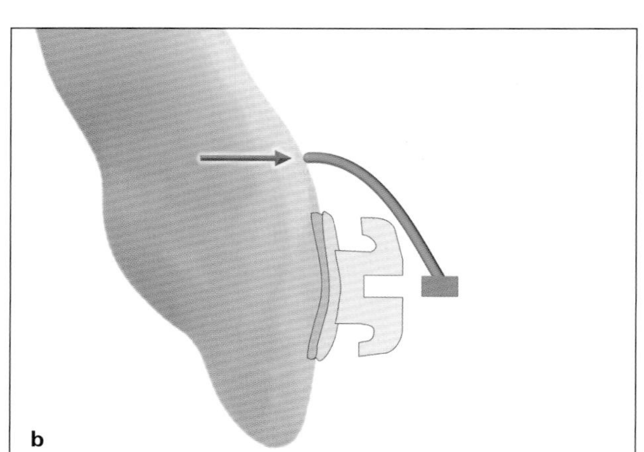

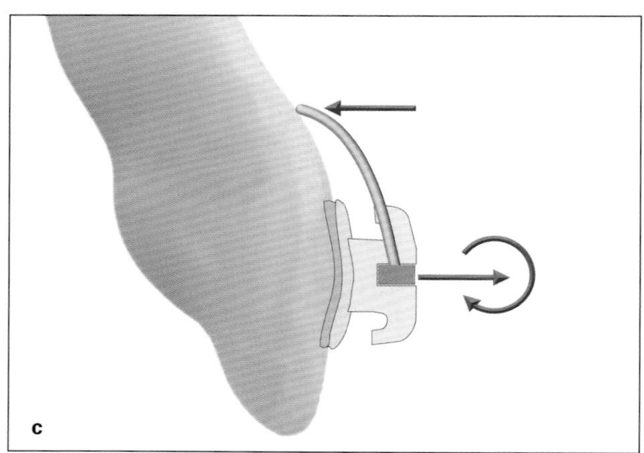

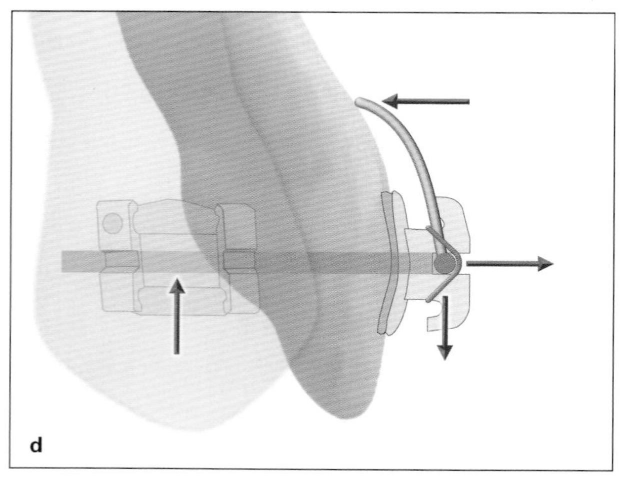

弹性牵引、头帽、手术或临时支抗装置。运用更好的力学，这种支抗丧失将不会发生。不能因为我们的错误而让患者承受更长的疗程或更复杂的治疗设计（例如佩戴头帽），这对患者来说是不公平的。

培养学生的方式将决定这个行业的未来。目前，并不是所有研究生都学习了科学的生物力学。理想中，一名学生毕业时除了完成专科学习，还应当熟练掌握生物力学知识。只有这样，他才能在临床中运用生物力学。虽然讲座和解答问题的会议很有用，但生物力学原理的运用应贯穿于椅旁治疗。“教授”生物力学的关键因素是认真复诊的患者和学识渊博的老师。

传统的正畸学强调矫正器。研究生和正畸医生学习制作矫正器、弯制弓丝或调整矫正器。可能有时口头上会提到生物力学或生物学，但临床医生的本质是矫正器的制造者和使用者。将治疗程序组织成1个技术序列。这种临床的实证方法发展出了众多学派，有的学派用其主导医生的名字命名。形状驱动的正畸不对力学系统进行分析，通常按照标准程序或者指南进行治疗，而不考虑患者间的个体差异。

新的治疗理念不是以矫正器为导向的，而是需要临床医生进行思考，包括明确治疗目标、确定治疗步骤以及设计合适的力学系统以达到目标。只有在仔细地建立力学系统后，临床医生才选择矫正器以获取这些力学系统。与此相反，以前的治疗中临床医生只考虑弓丝的形状、托槽的选择、结扎的方式、摩擦力及数据的表达等，而完全不考虑力的产生机制。

临床医生很容易对正畸生物力学产生负面情绪。一些人认为治疗机制是常识，有直觉和日常知识就足以开展治疗。另一些人可能觉得生物力学太高端、要求太严格且太复杂，不适用于日常治疗。事实上，我们很多人是因为学生时期不喜欢数学和物理，更喜欢生物，所以才成为一名全科牙医或正畸专科医生。正畸中使用的物理学并不复杂，有很多简单的、实用性广泛的原理和概念。正畸不是核物理。实际上，科学的生物力学思维比模糊无序的思考更简单，并且它可以简化总体治疗。

那些先驱者中的天才创立的学说都不是常识（例如牛顿）。亚里士多德推断1个重的物体和1个轻的物体从相同的高度掉下来，重的会先落地。这似乎是一个常识。然而，伽利略却认为二者会同时落地。据说，他让两个不同重量的物体从比萨斜塔上自由落下以证明他的观点。许多常识性的观念都是错误的。常识会让你觉得地球是平的，太阳绕着地球转，但地球是圆的，它绕着太阳转。正如本书中提到的，过去很多传统的、公认的正畸理念是错误的。

就像食谱介绍的烹饪方法一样，很多教科书和文章都有关于正畸技术的描述，包括不同种类的托槽、弓丝更换的顺序和托槽槽沟的尺寸。虽然按照这种菜谱式的步骤可以成功地治疗多数错𬌗畸形，但是治疗中会出现一些意想不到的问题。因为不同患者的差异很大，所以或多或少有些方法会是无效的。因此，临床医生要用合理的生物力学原理解决问题，而不是使用单一的技术。不仅是有难度的病例需要用到生物工程学，那些使用矫正器后无法获得预期效果的常规病例也一样需要。即使我们常规地使用某种技术进行治疗，也必须保有生物力学知识和技能以应对一些意外。如果我们没有持续应用生物力学知识，就不能轻车熟路地运用它，解决问题的能力就会受限。情况就类似一位作家近期要试图做简单的管道工作一样。当房子被淹时，我们可以求助于经验丰富的水管工，他可以运用其备用知识和专业技能解决这个问题。但是，当正畸医生在治疗过程中面临困难时，他们一般不会向别人寻求建议，这导致了临床效果更差或疗程更长。

那对于用常规办法治疗成功的“简单”病例呢？在这些病例中运用富有创造性的生物力学方法可以改善疗效或让我们的治疗变得更高效。我们可以不拔牙，通过整平牙弓或Ⅱ类牵引治疗安氏Ⅱ类患者。因为某种技术可能会有效，所以有人就因此否定所有生物力学的思维。但该技术的治疗效果可能与治疗目标不符，例如下切牙出现不理想的唇倾、𬌗平面角太陡。因为正畸医生的治疗水平和设定治疗目标千差万别，所以很难确定哪种情况属于常规病例或“简单”病例，而学识渊博的正畸医生可以分辨出哪些是真正的“简单”病例。

以前，矫正技术的发展取决于矫正器的制作和使用，而非思考后对矫正原理的理解。诚然，在日常实践中技术技能很重要，但不理解所用技术的基本原理是很危险的。同时，脱离技术的原理是肤浅的。因此，本书阐述了如何实施正畸治疗及其原因，这二者是密不可分的。

正畸生物力学不应只是学术界和研究生的理论课题，它还应是临床实践的核心。正畸医生是生物物理学家，因为日常基本的正畸治疗就是创造性地运用力学。21世纪正畸的特点将是从形状驱动向生物力学治疗方法的重大转变，并且这一转变将会快速促进治疗方式和观念的发展。

第2章

Concurrent Force Systems 共点力系

“再见了，老朋友。愿原力与你同在。”

—— Obi-Wan Kenobi

物理学中关于力的分支称为“力学”。牛顿定律中的第一定律和第三定律关联性最强。很多正畸问题及其解决方法都是考虑其中的平衡情况，因此牛顿第二定律在这里是最不重要的，它表述的是物体加速度与力的关系。力学包括了描述物体平衡状态的静力学和描述物体加速运动的动力学。最简单的力系是作用于1个点上的力，它的决定因素包括力的大小和方向。力系的运用包括使用几个分力以获得1个合力和把1个合力分解成几个分力。力是1个矢量，它的相加使用的是几何学方法，而非代数方法。正畸中作用力施加于1个点上的装置有上下颌牵引（也称“颌间牵引”）、指簧和悬臂梁。

内科医生用于治疗患者的药物有数千种，但正畸医生使用的治疗方式只有一种，那就是力。不论是哪种弓丝、弹簧、托槽或矫正装置，这些工具都只是一种传递力的媒介。只要力的方向和大小正确，所有类型的牙移动都可以实现。因此，力学知识是了解牙移动的基础。“力”这个词在通俗语言和物理学中的意思是不同的，而本章所阐述的定义和概念对于分析正畸使用的力是非常重要的。

力学的领域

物理学领域中研究力的部分称为“力学”。力学可以分为静力学、动力学和材料力学。静力学研究力的平衡或物体的静止；动力学研究物体加速度和所受力的关系；材料力学研究力对材料的影响。

1686年，牛顿提出经典力学定律，阐明了力与物体的关系。牛顿第一定律（惯性定律）描述静止的或匀速运动的物体：一切物体在没有受到外力作用的时候，总保持静止或匀速直线运动状态。在正畸治疗中，牛顿第一定律是最重要的定律，因为它是获得所有平衡的根本依据。它可以用于分析矫正器所产生的矫正力及牙槽骨、牙周组织的约束力对牙齿的影响。图2-1中的螺旋弹簧是一种简单的矫正器组件。当没有外力作用时，A弹簧没有被激活，处于静止状态（这个受力分析图不考虑重力及其他不相关的力的影响）。B弹簧被2个力拉长。我们可以将拉长的弹簧放置于前后牙之间用于关闭间隙。图中作用于弹簧上的2个力大小相等、方向相反，弹簧处于平衡状态。弹簧虽然发生形变，但仍处于静止状态，这验证了牛顿第一定律。

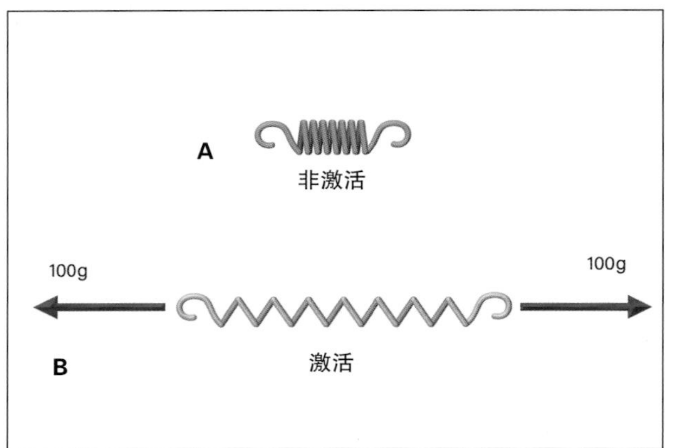

图2-1 用1个简单的螺旋弹簧验证牛顿第一定律。A弹簧处于非激活状态，B弹簧被激活，但A弹簧和B弹簧都是处于平衡状态。

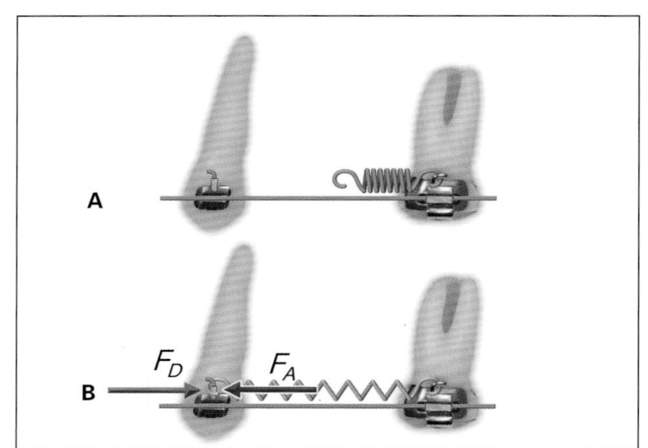

图2-2 A和B遵循牛顿第三定律：2个大小相等、方向相反的力作用于尖牙，F_A（蓝色箭头）代表作用于弹簧上的作用力，F_D（红色箭头）代表作用于尖牙上的反作用力。

牛顿第二定律（加速定律）指出在1个物体上施加力量时，物体加速度与它受到的作用力的大小成正比，它的公式是$F=ma$，其中m是质量，a是加速度，F是物体所受到的合力。

这个公式表明力的本质是给物体提供动力。因为正畸治疗中出现了牙移动，所以有人可能会认为牛顿第二定律在正畸中的运用很重要。实际上，虽然牙移动了，但是它们并没有进行加速运动。因此，它们是处于平衡状态或静止状态。设想在牙冠的每个方向上都用螺旋弹簧拉住牙齿，那么这颗牙齿会与图2-1中的弹簧一样处于平衡状态。因此，本书的内容不涉及动力学的运用。

牛顿第三定律（作用和反作用定律）指出所有的作用都会产生1个等质的反向作用，就像所有作用力都有1个大小相等、方向相反的反作用力。最常用的例子是步枪射击：当子弹受力射出时，射击者的肩膀会受到大小相等、方向相反的后坐力。图2–2中A用1个近中向的力把螺旋弹簧拉长、固定于尖牙上，弹簧将被激活。力（F_A）把弹簧拉长，因此它是1个作用力（图2–2中B）。正畸医生将弹簧拉长后固定于尖牙的牵引钩上。此时，有2个大小相等、方向相反的力作用于牵引钩，它们遵循牛顿第三定律（图2–2中B）。蓝色箭头（F_A）代表作用于弹簧上的作用力。红色箭头（F_D）代表作用于牙齿或牵引钩上的力，它与作用力大小相等、方向相反，可以称为“反作用力”，它的方向与牙移动的方向相同。换言之，在牵引钩拉弹簧时，弹簧也在拉牵引钩。作用力和反作用力均作用于2个物体间的牵引钩。在这个例子中，我们也可以说作用于尖牙和磨牙上的力大小相等、方向相反，但这不是牛顿第三定律的表述方式。为什么？弹簧处于平衡状态，因此可以知道作用于弹簧上的力大小相等、方向相反。这可以用牛顿第一定律解释，因为弹簧没有进行加速运动，而牛顿第一定律涵盖了静止物体的平衡。如图2–2中B所示，当作用力与反作用力同时作用于尖牙时，则可以运用牛顿第三定律进行分析。

本章将介绍如何控制正畸力。首先，我们会分析共点力（即作用线都汇交于一点的力），在下一章中进一步分析作用于物体上三维方向的力。

力的特性

力的三要素是力的大小、方向和作用点。如图2–3所示，3个力同时作用于上颌牙弓牵引钩，它们的作用点都位于图中的红点处。因为牵引钩的位置已经决定了力的作用点，所以只需要再明确力的大小和方向。那么力的来源呢？它们可以是来自颌间*或颌内弹性牵引的力。力是1个矢量，它不能使用代数的方法相加，但可以使用几何学的方法。我们能注意到图中的弹性牵引成不同的角度，这就导致它们所产生的力的作用线不同，具有不同的矢量特性。

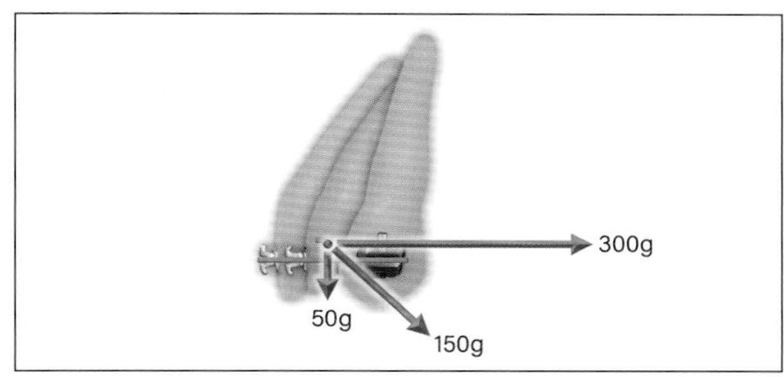

图2–3 弹性牵引力作用于同一个点。牵引钩（红点）处是力的作用点。用红色箭头的长短表示力的大小。力与殆平面的夹角可以用于描述力的方向。

力的大小

力值的单位是克（g）。图2–3中用箭头的长短表示力的大小，箭头越长，力越大。我们可以发现，代表150g颌间牵引力的箭头长度是50g垂直牵引力的3倍，是300g颌内牵引力的0.5倍。

为什么这个例子中力的单位是克（g）？下面将会提到，这个单位有技术上的错误。历史上，美国使用盎司作为单位，弹簧秤也是用盎司进行校准的。后来，随着公制测力计的普及，人们开始使用克作为力的单位。对于非专业人士来说，秤的功能通常就是测量体重，这时秤可以用磅或千克进行校准。但是，对物理学家而言，这些都是质量的单位，而不是力或重量的单位。我们来简单分析一下质量和力的关系。先复习一下，经典的牛顿力学公式是力等于质量乘以加速度（$F=ma$）。力是质量（kg）和加速度（m/s^2）的乘积。因此，力的单位是$kg \cdot m/s^2$，$1kg \cdot m/s^2$等于1N。此外，“克力”和“千克力”两个词的表述也是错误的。

传统上，正畸医生用克（g）作为力的单位。但从严格意义上说，这是错误的，因为如上所述，克是质量的单位，而不是力的单位。举个例子，我们可以运用牛顿第二定律计算1个质量为100g的物体

*在过去，因为两块颌骨都称为“上颌”，所以传统上正畸医生把施加在上下颌间的弹性牵引称为“颌间牵引”。但是，现在已经对上下颌骨做了区分，“颌间牵引”这个术语就没有意义了，因此使用新的术语“上下颌牵引”。

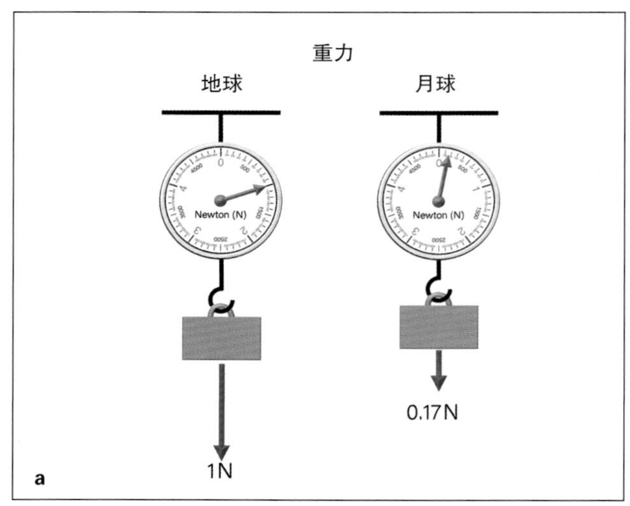

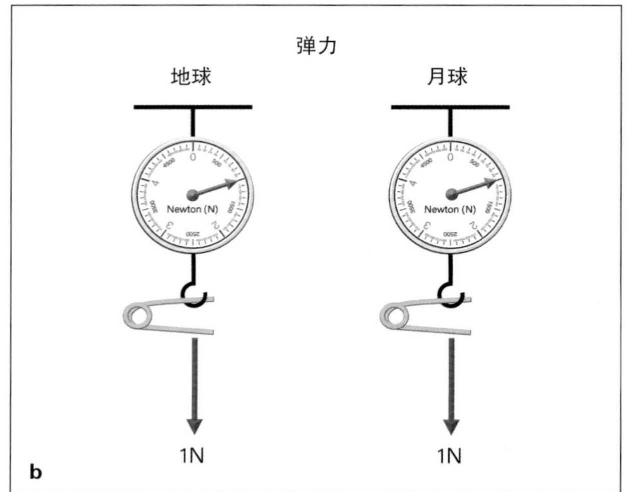

图2-4 （a）重力取决于重力加速度，所以人在月球上的重量比地球上的轻。（b）但是同一个矫正器在激活条件一致时，其在月球上产生的力与地球上是一样的。

在海平面上受到多大重力的作用。其中质量代表物质的数量，重力是力的一种。已知重力加速度是9.8m/s^2，计算方法如下：

$$F = ma$$

$$F = 100\text{g} \times 9.8\text{m/s}^2$$

$$F = 0.98\text{kg·m/s}^2 = 0.98\text{N} = 98\text{cN}$$

从科学上讲，厘牛顿（cN）才是正确的力单位。但为了便于临床医生理解，在本书中，我们仍用克（g）作为力的单位，因为这是正畸界的传统。然而，笔者建议在科学出版物和报告中使用牛顿（N）或厘牛顿（cN）作为力的单位。为了能够正确地转换，一般默认1g=1cN*。

在不久的将来，正畸医生可能可以在月球上设立工作室。如图2-4a所示，1个质量为100g的物体在地球上受到的重力是1N，而在月球上受到的重力却只有0.17N。同样，人在月球上的重量也会更轻，这就是人们在月球上可以更轻松地跳起的原因。如图2-4b所示，用同样的测力计测量矫正器上的力量。这种类型的测力计使用的是校准弹簧，不受重力影响。胡克定律指出弹性体在弹性限度内产生的形变与所受外力的大小成正比，弹簧测力计的设计就是基于这个定律。如图2-4b所示，同一个矫正器在激活条件一致时，其在月球上产生的力与在地球上是一样的。因此，我们可以设想，只要在外太空中无生物学差异，正畸医生就可以如同在地球上那样使用矫正器。

力的方向

力具有方向性。力的作用线决定了力的方向。我们可以把方向称为“指向”。图2-3中的箭头代表3个弹性牵引力的方向和作用线。每个箭头的起点都是牵引钩上的红点，这个点是力的作用点；箭头的线段代表力作用线的方向；箭头方向即是力的指向。如图2-5所示，虚线代表力的方向，箭头的方向表示力的指向。

在1个合适的坐标系中，力作用线与坐标轴构成的角度可以用来表示力的方向。坐标系的种类很多，但最常用的是笛卡尔坐标系。图2-6a中画出了三维笛卡尔坐标系的3个坐标轴及其特定符号。我们可以选用任意一种规范的坐标系和特定符号，为了简单起见，本书使用的是如图2-6b所示的二维图。

可以根据研究的问题设定坐标系的方向。在正畸分析中，常用的参考轴有殆平面、眼耳平面、正中矢状面和牙长轴。可以使用既定的坐标轴描述正畸力的方向。例如，图2-7中下颌右侧第一磨牙受到的牵引力（红色箭头）的方向与正中矢状面成90°

*更准确地说，1g=0.98cN，1cN=1.02g。

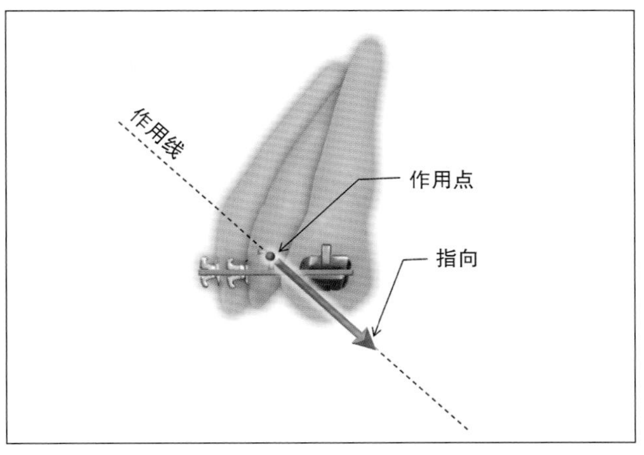

图2-5　力的指向和方向。力的作用线（虚线）决定了力的方向，箭头的方向表示力的指向。

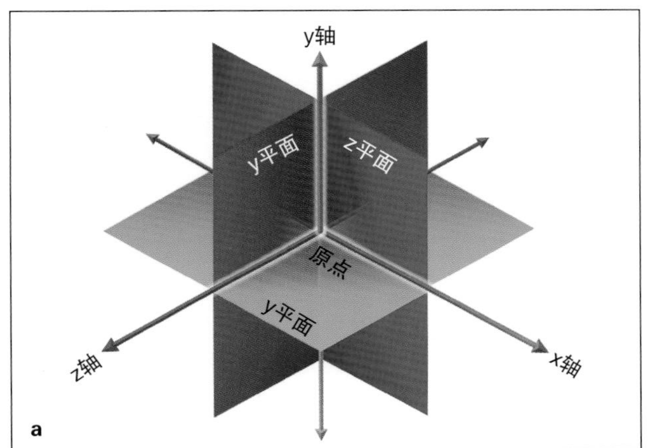

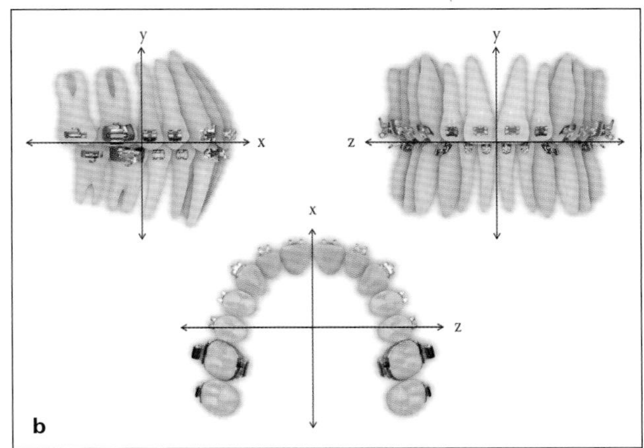

图2-6　三维笛卡尔坐标系。（a）3条相互垂直的坐标轴及其特定符号。（b）与a中所示坐标相同的二维图。为了简单起见，本书中多数使用的是二维图。

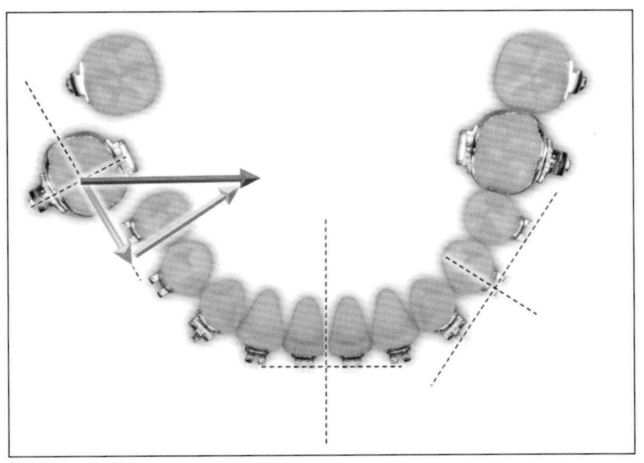

图2-7　1个交互牵引作用于下颌右侧磨牙的颊侧。选取1个最有参考价值的坐标系。此处选取由牙冠近远中向长轴构成的坐标系。牵引力（红色箭头）可以分解成舌向和近中向分力（黄色箭头）。

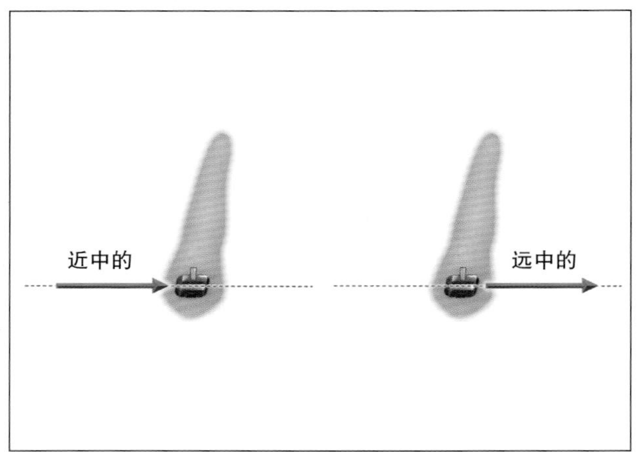

图2-8 力的可传性原理。不论力是作用在尖牙的近中还是远中，只要它们的作用线（虚线）相同，效应就相同。

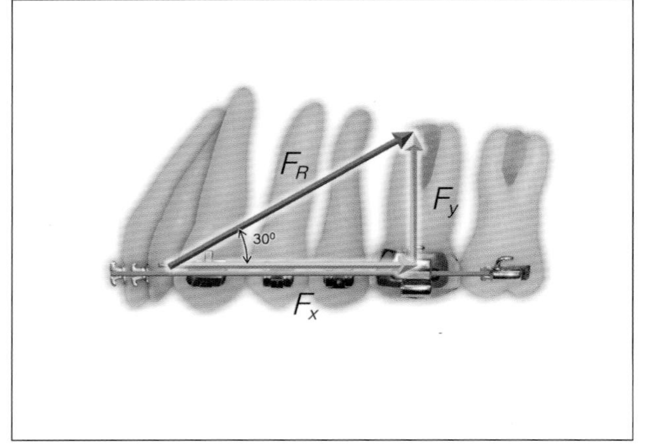

图2-9 用图解法将中位头帽产生的力（F_R，红色箭头）分解成2个分力（黄色箭头）：水平向分力（F_x）和垂直向分力（F_y）。

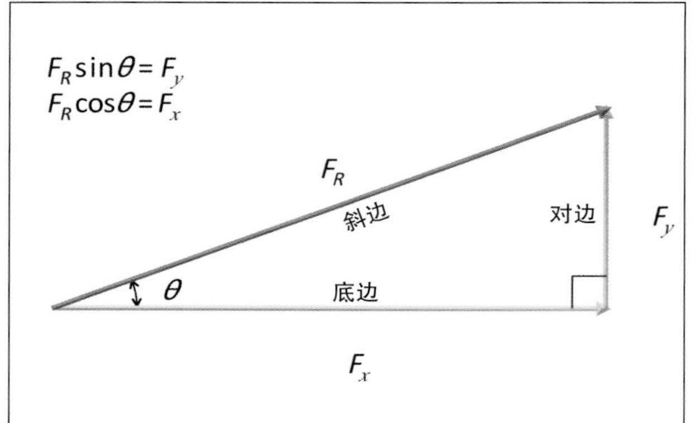

图2-10 用数学中的三角函数法求解图2-9上中位头帽所产生的力（F_R）的分力F_x和F_y。

角。哪个坐标系最适合用于描述磨牙的移动方向呢？3组相交的虚线分别构成3个不同的坐标系，其中笔者最可能选择由第一磨牙近远中向或颊舌向长轴构成的坐标系。在此坐标系中，力可以被分解成近中向和舌向分力，即图中黄色箭头部分。人们会在一些正畸会议上讨论用推力或拉力内收尖牙的优势。然而，如图2-8所示，这两种力的作用线是一致的。作用线相同的力，其效应也相同。换句话说，沿着力的作用线移动力，不改变力的作用效果。这个原理称为“力的可传性”。因此，假设不存在其他变量，不论矫正器上的螺旋弹簧是被拉伸或压缩，只要它们所产生的力的作用线一致，则其效应是相同的，例如火车头既可以推动火车，也可以拉动火车。

力的运用

分力

我们可以把1个力简单地分解成2个相互垂直的直线分力。临床上会用另一种方法描述力的方向：与𬌗平面平行的分力及垂直向分力的力值分别是多少。如果可以准确地绘制出代表力的箭头长度，就可以用图解法求得分力。如图2-9所示，中位头帽产生的矫正力与𬌗平面成30°角。注意，我们可以将头帽产生的矫正力（F_R，红色箭头）理解为1个从牵引钩（作用点）向后上30°角的力。可以通过绘制2条相互垂直的直线将这个力分解成2个直线分力：x力（F_x）和y力（F_y），其中F_x平行于𬌗平面，F_y垂直于𬌗平面。可以在脑海中描绘这些力的作用线：从牵引钩出发，平行于𬌗平面向右（F_x），接着垂直于𬌗平面向上（F_y），最后终止于红色箭头的顶点。力是矢量，所以我们可以用几何加法求解其分力。2个黄色箭头分别代表垂直向和水平向分力，测量箭头的长度即可得知2个分力的大小和方向。F_y的作用点位于牵引钩上，但为了便于分析，把F_y绘制在F_x的顶点上。

虽然在临床治疗中常用图示法分析力的直线分力，但我们可能更喜欢使用三角定律求解分力。图

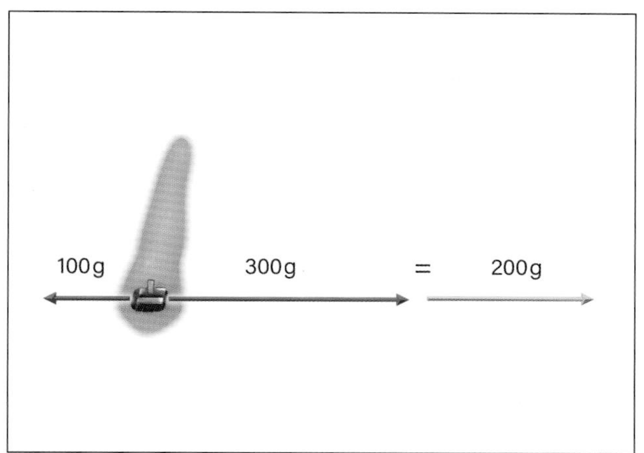

图2-11　因为作用于尖牙托槽上的2个力（红色箭头）作用线相同，所以可以用算术求和的方法计算它们的合力（黄色箭头）。

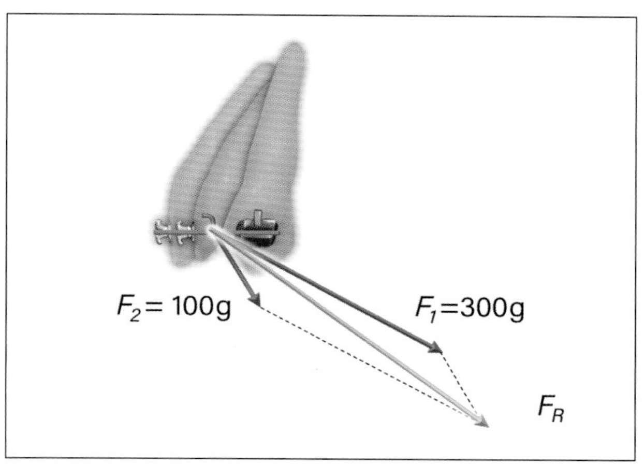

图2-12　2个弹性牵引力（红色箭头）作用于尖牙的牵引钩上。用平行四边形法求解它们的合力F_R（黄色箭头）。在平行四边形中，代表合力的箭头连接牵引钩上的原点与其对角。

2-10中力的图解与图2-9相同，其中头帽作用力的角度θ可以是任意角。可以通过下列三角函数公式求解：

$$F_x和F_y：F_y = F_R \sin\theta$$
$$F_x = F_R \cos\theta$$

合力

在临床治疗中，我们经常会对牙齿或颌骨施加多个作用力。如图2-11所示，两个橡皮圈产生的矫正力（红色箭头）同时作用于尖牙的托槽上。因为这两个力的作用线相同，所以可以简单地用加法计算它们的合力。需要记住，力是矢量。因此，沿着力的作用线，力的方向有正负之分。

$$(-100g) + (+300g) = +200g$$

作用线相同的力可以简单地相加求和，这点对正畸医生来说很重要。图2-11中作用于尖牙上的两个橡皮圈产生的合力为200g（黄色箭头）。所有力的总和，称为“合力”。

如图2-12所示，两个颌间牵引产生的矫正力（F_1=300g，F_2=100g）同时作用于尖牙的牵引钩上。这两个力的力值大小与图2-11中的一样，但它们的作用线不同。它们的合力有多大呢？如果你用算术求和的方法，答案会是400g，但这个答案是错误的。力是矢量，必须使用几何加法相加。F_1和F_2的作用线不同，必须画图求解其合力。

分别做F_1和F_2的平行线，两平行线与F_1、F_2构成平行四边形。从力的起点（牵引钩）向对角绘制该平行四边形的对角线（F_R，黄色箭头）。这条线是F_1和F_2的矢量和，即它们的合力。该对角线的长度代表力的大小，其与任意平面的夹角则表示力的方向。从中可以发现，F_R（合力）的长度并不等于F_1和F_2的长度之和，并且其方向也有别于两个颌间牵引。简单起见，建议临床医生可以用1个牵引（合力）代替原有的2个，因为它们对牙弓的作用是相同的。

求解合力常用的图解法是封闭多边形法。图2-13中作用于牵引钩上的分力与图2-12中的相同。如果几个力顺次相连，则要用几何学方法求解其合力，而不是绘制平行四边形。在F_1的箭头顶端画出F_2，其方向和大小应与图2-12中的F_2一致。从F_1的起点（牵引钩）向后下方绘制一箭头，连接至新绘制的F_2的顶端，该箭头即表示F_1与F_2的合力。换言之，我们既可以选择短的路线（黄色箭头的合力），也可以沿着分力F_1和F_2（红色箭头）的长路线走，它们的终点是一样的。

在求解多个力的合力时，封闭多边形法尤其实用。图2–14展示了如何求解4个非共线力的合力。将4个力首尾相接，其合力（F_R，黄色箭头）是1条由牵引钩连接至最后1个分力（F_4）箭头顶端的线。

对于临床医生来说，画图求解合力是一个很实用的方法。大多数情况下，这类方法的精确度足以用于患者的治疗，更重要的是，它们不需要进行复杂的计算。在椅旁治疗时，可以在脑海中构想出矫正力及其整体几何形状，从而得出正确的结论。不过，在刚开始加力时，最有效的方法是绘制出图表，或者使用图解法、分析法。

合力的分析法

计算合力需要运用三角函数和勾股定理，而非图解法。如图2–15a所示，两个力（红色箭头）作用于尖牙近中的牵引钩，其中F_1是长Ⅱ类牵引，F_2是偏垂直的短Ⅱ类牵引。

第1步：用1个共有坐标系分解这些作用力

为了计算F_1和F_2的合力，可以将它们分解成作用线位于x轴和y轴上的分力。如图2–15a所示，在以𬌗平面为轴建立的坐标中，将F_1和F_2分解成直线分力，其中F_x是平行于𬌗平面的分力，F_y是垂直于𬌗平面的分力。

运用三角定律：

$$F_x = F\cos\theta$$
$$F_y = F\sin\theta$$

第2步：将所有的x力和y力分别相加

将所有作用线位于x轴上的力相加。将所有作用线位于y轴上的力相加（图2–15b）。

$$F_{x1} + F_{x2} = F_x$$
$$F_{y1} + F_{y2} = F_y$$

第3步：用求和所得的F_x和F_y值绘制1个新的三角形

根据F_x（F_{x1}与F_{x2}之和）和F_y（F_{y1}与F_{y2}之和）绘制1个新的三角形（图2–15c）。

第4步：计算合力的大小和方向

用勾股定理计算合力的大小：

$$F_R = \sqrt{F_x^2 + F_y^2}$$

并用正切函数计算合力的方向（角度）：

$$\tan\theta = \frac{F_y}{F_x}$$

下面是使用这种方法计算的实例。假设F_1=300g，F_2=100g，并且其方向与图2–15a中的一致。

第1步：将每个力分解

$$F_{x1} = F_1\cos\theta_1 = 300\text{g} \times \cos 30° = 300\text{g} \times 0.87 = 261\text{g}$$
$$F_{y1} = F_1\sin\theta_1 = 300\text{g} \times \sin 30° = 300\text{g} \times 0.5 = 150\text{g}$$

$$F_{x2} = F_2\cos\theta_2 = 100\text{g} \times \cos 60° = 100\text{g} \times 0.5 = 50\text{g}$$
$$F_{y2} = F_2\sin\theta_2 = 100\text{g} \times \sin 60° = 100\text{g} \times 0.87 = 87\text{g}$$

第2步：将各作用线上的分力分别相加

$$F_x = F_{x1} + F_{x2} = 261\text{g} + 50\text{g} = 311\text{g}$$
$$F_y = F_{y1} + F_{y2} = 150\text{g} + 87\text{g} = 237\text{g}$$

第3步：我们计算得出了x轴和y轴上的合力，并以此绘制1个新的三角形

第4步：计算合力的大小和方向

$$F_R = \sqrt{F_x^2 + F_y^2} = \sqrt{311^2 + 237^2} = 391\ (\text{g})$$

$$\tan\theta = \frac{F_y}{F_x} = \frac{237}{311} = 0.76$$

因此，$\theta = 37.3°$。

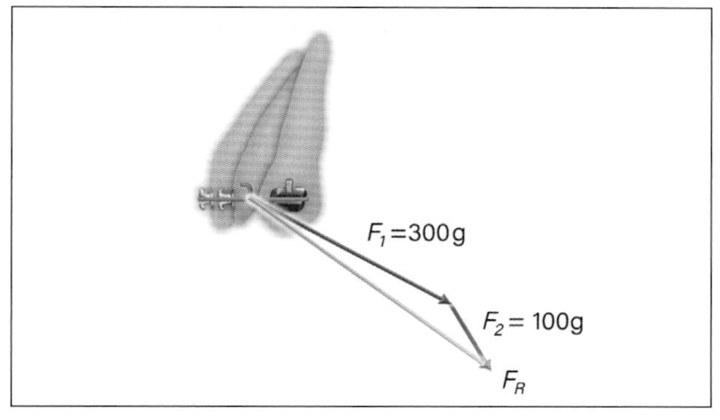

图2-13 封闭多边形法求解合力。以牵引钩为起点，将每个力（红色箭头）头尾相连，注意保持力的大小、方向和指向不变。从起点的牵引钩处连接至终点的箭头即为合力（黄色箭头）。

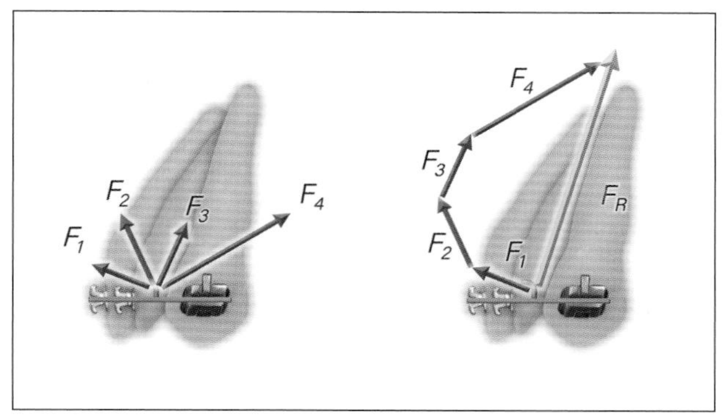

图2-14 在求解多个力的合力时，封闭多边形法尤其实用。F_R（黄色箭头）是4个分力（红色箭头）的矢量和。

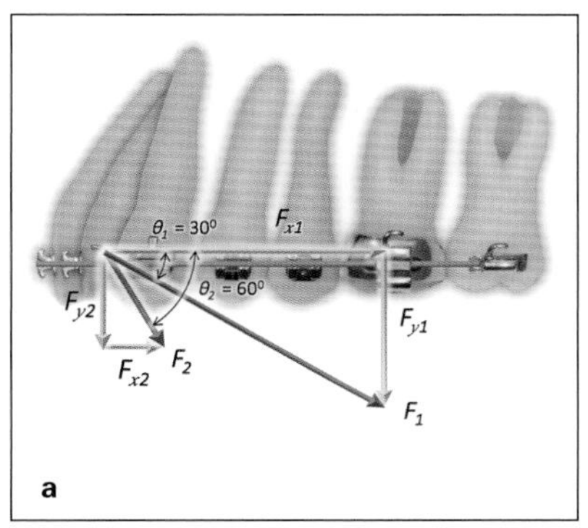

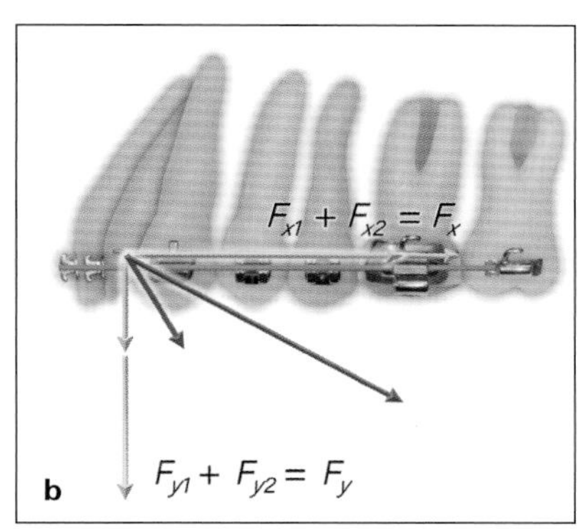

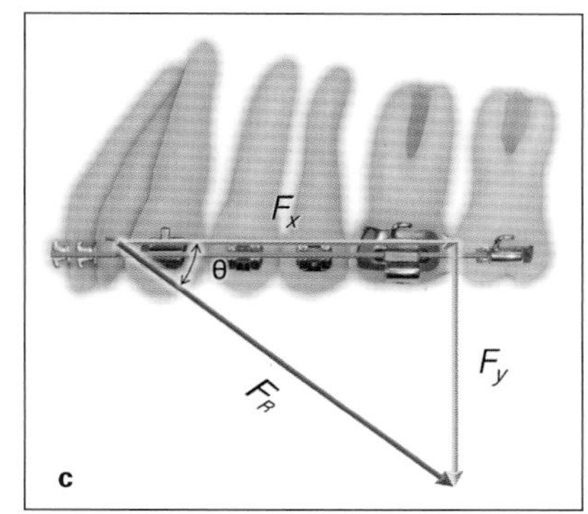

图2-15 用分析法求解合力。（a）将所有的力分解为直线分力（黄色箭头）。（b）将所有的x力和y力分别相加。（c）用相加所得的F_x和F_y值（黄色箭头）构建1个新的三角形。三角形的斜边（红色箭头）即为合力（F_R）。运用勾股定理和θ的正切函数求解合力的大小与角度。

临床应用

本章阐述了与作用于某一点的1个力或1组力相关的重要概念。我们选用在某一平面上作用于一点的力来讨论力的运用，因为其力系比较简单。这些原理也同样适用于分析二维和三维空间中作用于物体上的力。它们主要的区别在于力的作用点，第3章会涉及这部分内容。但是，临床医生在使用共点力时也将面临很多的挑战，所以我们现在分析共点力的临床应用。

将力分解成直线分力有助于设计治疗所需的力学系统。例如，可能想知道的是远中向分力的大小，而不是以殆平面为轴建立的坐标系中的殆平面上或垂直向上分力的大小。

它的另一个临床应用是简化矫正器。图2-16a中有两个颌间牵引，1个Ⅱ类牵引和1个垂直向牵引。如图2-16b所示，这两个颌间牵引可以用1个与它们合力（黄色箭头）相等的牵引来代替。对患者而言，这种替代方案更为简单，因此他们的依从性可能会更好。相反，在需要轻微改变力的方向时，使

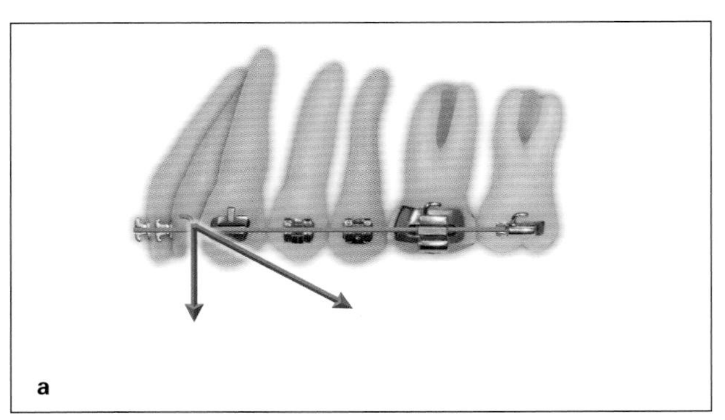
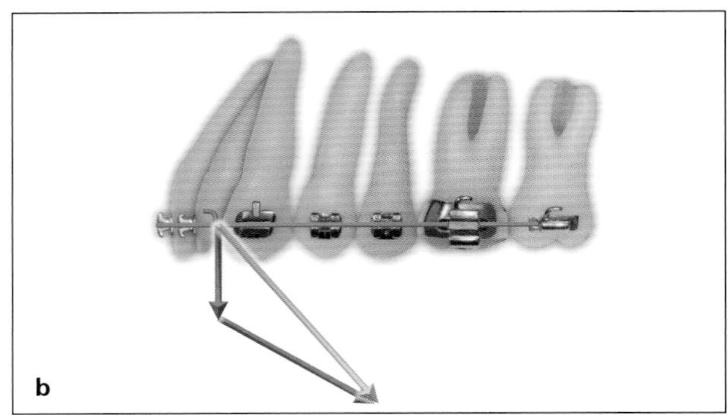

图2-16 （a）在施加Ⅱ类牵引的同时，用垂直牵引矫正开殆。（b）用封闭多边形法找到1个弹性牵引（黄色箭头）代替这两个弹性牵引。使用单个牵引对正畸医生和患者来说都更加简单。

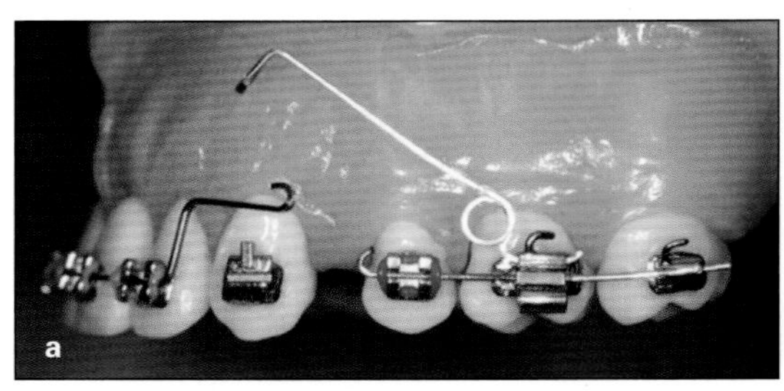
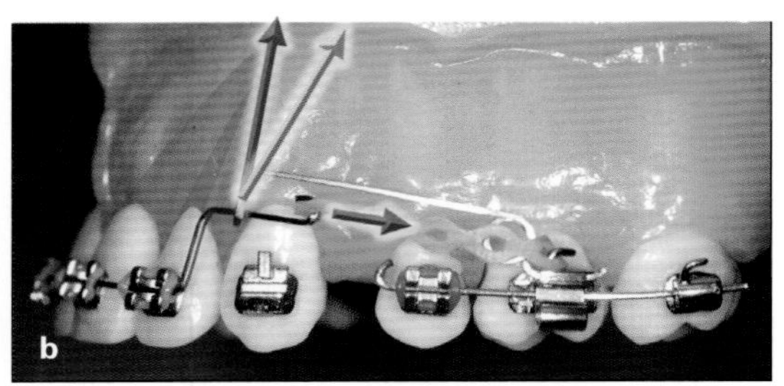

图2-17 悬臂梁产生压入力（红色垂直箭头），橡皮链产生远中向牵引力（红色水平箭头），二者的合力（黄色箭头）平行于切牙牙根长轴。（a）弹簧处于非激活状态。（b）弹簧被激活。

用两个或多个牵引可能会更好。例如，采用图2-17的装置是为了施加1个与切牙长轴平行的压入力。这里用到了两个力：（1）由固定于第一磨牙辅弓管的悬臂梁产生的压入力；（2）由橡皮链产生的远中向牵引力。可以看到图中这两个力的合力（黄色箭头）平行于切牙根长轴的均值。另外，由于解剖的限制，在临床运用中可能会出现无法施加单个力的情况。此时，可以用多个力代替（例如，在尖牙远移时，医生并非在牙根上施加1个力，而是在托槽上施加3个或更多的力）。

如图2-18所示，将橡皮链拉开固定于托槽和横腭杆上。此时，作用于上颌右侧第二前磨牙和尖牙上的合力是怎样的？假设橡皮链上各点的张力是一致的。我们可以很容易地构想出1个平行四边形，并用图解法找到合力。作用于前磨牙和尖牙上的合力（黄色箭头）可以让牙齿向正确的位置移动，从而矫正错殆畸形。

假设我们想要对尖牙施加1个舌向矫正力。如图2-19a所示，焊接于舌弓上的辅助弹簧可以产生1个力直接作用于尖牙。但是如果没有舌弓，我们需要怎么获得这个舌向力？如图2-19b所示，我们所需的这个舌向力可以沿着牙弓分解成两个分力，即图中的红色箭头，沿着箭头方向施加两个简单的弹性牵引所获得的效果与图2-19a中的辅助弹簧相同。当然，这两种方法用到的支抗是不一样的。从中还可以发现，分力并不一定都是直线的。

图2-20a中的灰色箭头似乎是代表种植支抗和橡皮链施加在磨牙上的矫正力。但这个图是错误的。有人可能会认为，橡皮链包裹在整个牙冠上就会对牙齿产生1个压入力。但如图2-20b所示，连接在磨牙舌侧扣和种植支抗间的橡皮链其实只对磨牙施加了1个颊向力（红色箭头）。如图2-20c所示，虽然橡皮链被拉开固定于磨牙的两个舌侧扣上，但这部分橡皮链并没有对磨牙产生作用力。

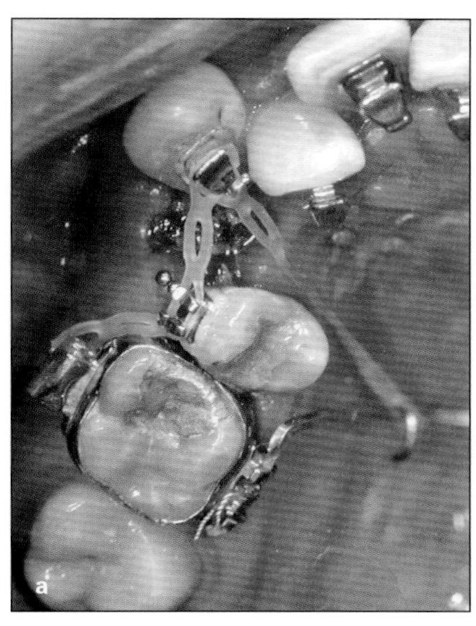

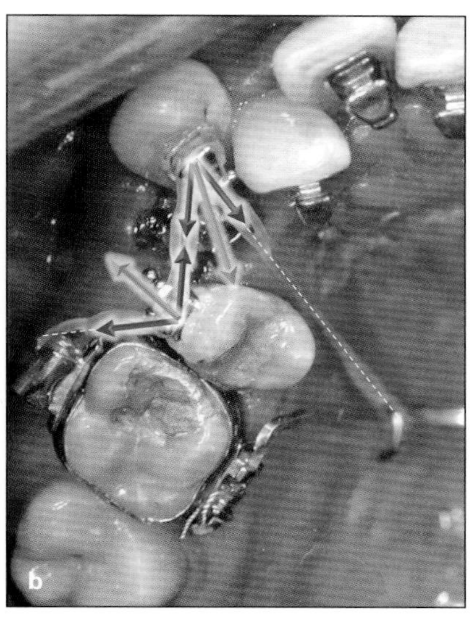

图2-18 （a和b）我们可以通过简单地想象1个平行四边形或封闭多边形来判断合力（黄色箭头）的大小和方向，并由此预见牙移动方向是正确的。

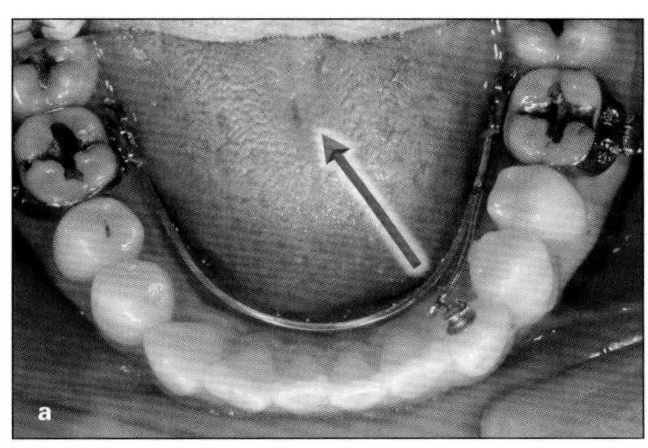

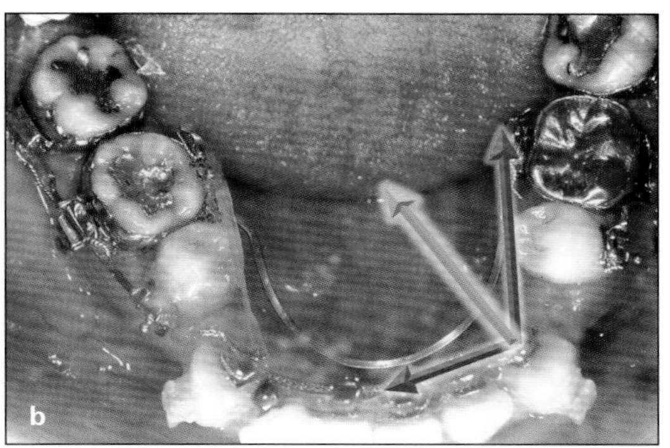

图2-19 （a）焊接在舌弓上的悬臂梁对尖牙产生1个舌向力。（b）如果没有舌弓，橡皮链产生的2个分力（红色箭头）可以合成1个类似的力。

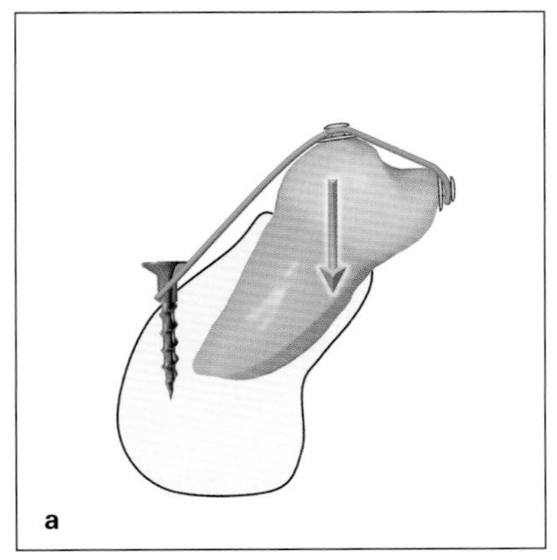

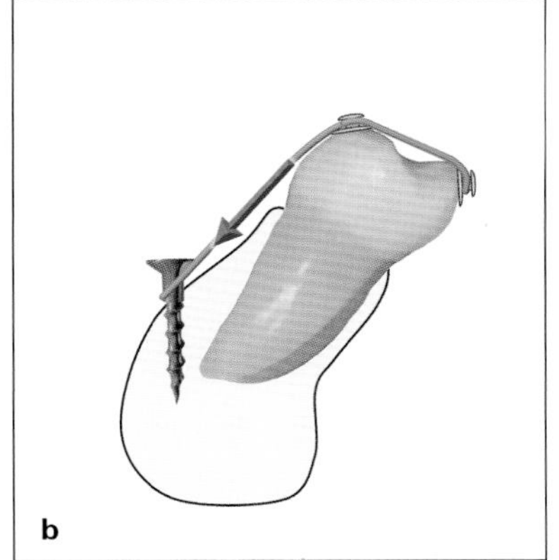

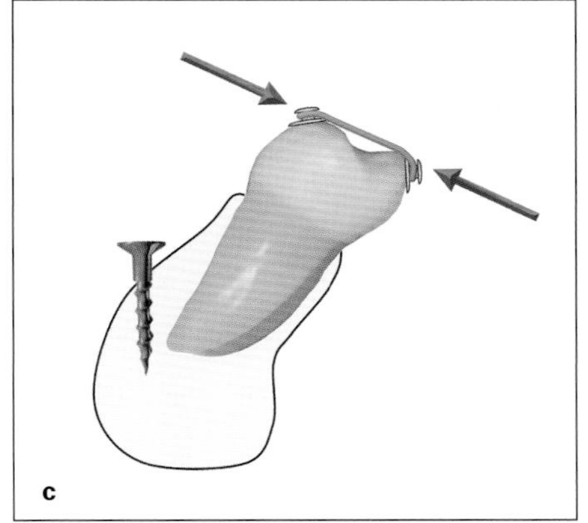

图2-20 橡皮链从颊侧的临时支抗装置连接到磨牙。（a）灰色的力是不存在的。（b）橡皮链只产生颊向压入力。（c）虽然橡皮链被拉开固定于磨牙的2个舌侧扣上，但这部分橡皮链并没有对磨牙产生垂直向力，因为2个力（红色箭头）相互抵消了。

总结

本章阐述了共点力运用的主要原理和方法。在多数的正畸治疗中，临床医生必须设计力在三维体上的多点应用。在二维或三维空间中有多个作用点的一组力即为非共点力，它的运用原理及方法与共点力是相同的，第3章将会讨论这部分内容。在确定非共点力的作用点时，需要多分析1个物理量——力矩。

推荐阅读

[1] Burstone CJ. Application of bioengineering to clinical orthodontics. In: Graber LW, Vanarsdall RL Jr, Vig KWL (eds). Orthodontics: Current Principles and Techniques, ed 5. Philadelphia: Elsevier Mosby, 2011:345–380.

[2] Burstone CJ. Biomechanical rationale of orthodontic therapy. In: Melsen B (ed). Current Controversies in Orthodontics. Berlin: Quintessence, 1991:131–146.

[3] Burstone CJ. Malocclusion: New directions for research and therapy. J Am Dent Assoc 1973;87:1044–1047.

[4] Burstone CJ. The biomechanics of tooth movement. In: Kraus B, Riedel R (eds). Vistas in Orthodontics. Philadelphia: Lea and Febiger, 1962:197–213.

[5] Fiorelli G, Melsen B. Biomechanics in Orthodontics 4. Arezzo, Italy: Libra Ortodonzia, 2013.

[6] Gottlieb EL, Burstone CJ. JCO interviews Dr. Charles J. Burstone on orthodontic force control. J Clin Orthod 1981;15:266–278.

[7] Halliday D, Resnick R, Walker J. Vectors. In: Fundamentals of Physics, ed 8. New York: Wiley, 2008:38–115.

[8] Isaacson RJ, Burstone CJ. Malocclusions and Bioengineering: A Paper for the Workshop on the Relevance of Bioengineering to Dentistry [DHEW publication no. (NIH) 771198m, 2042]. Washington, DC: Government Printing Office, 1977.

[9] Koenig HA, Vanderby R, Solonche DJ, Burstone CJ. Force systems from orthodontic appliances: An analytical and experimental comparison. J Biomech Engineering 1980;102:294–300.

[10] Melsen B, Fotis V, Burstone CJ. Biomechanical principles in orthodontics. I [in Italian]. Mondo Ortod 1985;10(4):61–73.

[11] Nanda R, Burstone CJ. JCO interviews Charles J. Burstone. II: Biomechanics. J Clin Orthod 2007;41:139–147.

[12] Nanda R, Kuhlberg A. Principles of biomechanics. In: Nanda R (ed). Biomechanics in Clinical Orthodontics. Philadelphia: WB Saunders, 1996:1–22.

[13] Nikolai RJ. Introduction to analysis of orthodontic force. In: Bioengineering: Analysis of Orthodontic Mechanics. Philadelphia: Lea and Febiger, 1985:24–70.

[14] Smith RJ, Burstone CJ. Mechanics of tooth movement. Am J Orthod 1984;85:294–307.

思考题

1. 比较A、B、C和D，它们的作用力有区别吗？B和C中，力作用于坚硬的且无弹性的弓丝。D中，力作用于高弹性的弓丝。

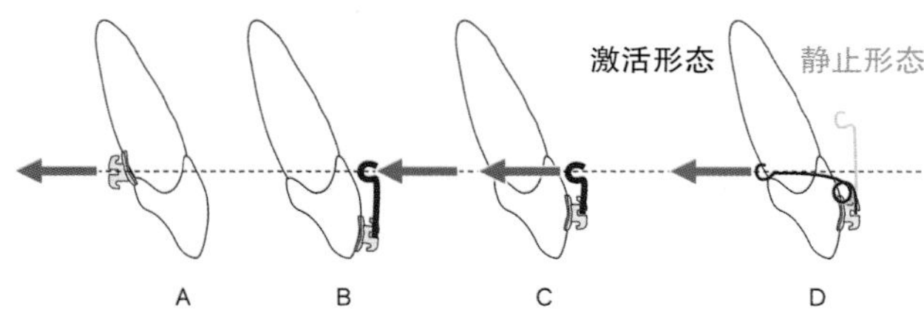

2. 头帽产生的300g力和颌内牵引产生的100g力同时作用于第一磨牙，求解它们的合力。

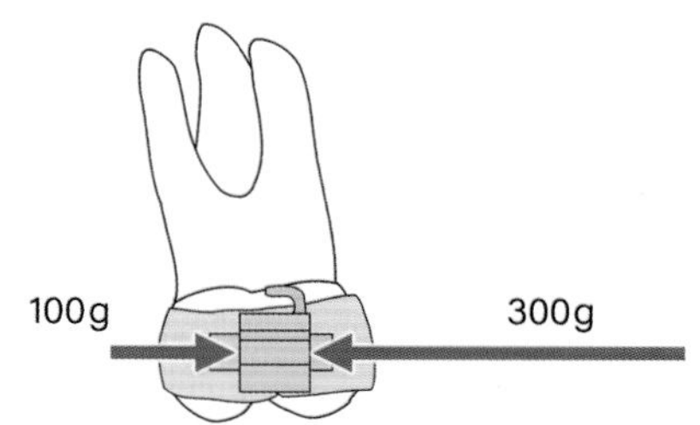

3. 头帽产生的300g力和Ⅱ类牵引产生的100g力同时作用于弓丝上的牵引钩，求解它们的合力。

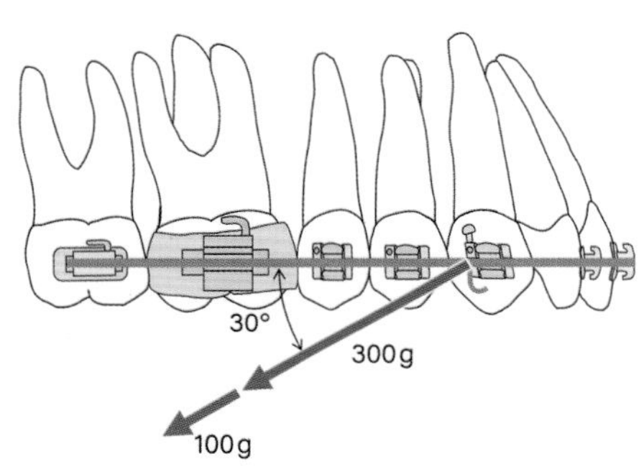

4. 求解舌弓和交互牵引所产生的作用力的合力。

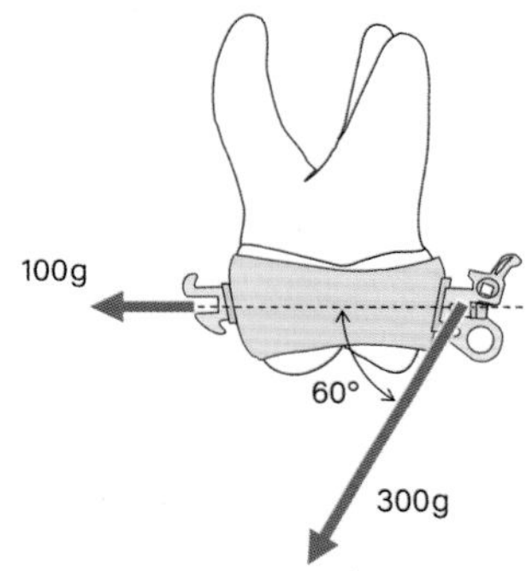

5. 作用于牙冠上的100g力可以分解成平行于牙长轴及垂直于牙长轴的2个分力，分别求解当牙长轴与水平面交角为60°（a）、45°（b）和110°（c）时的分力。

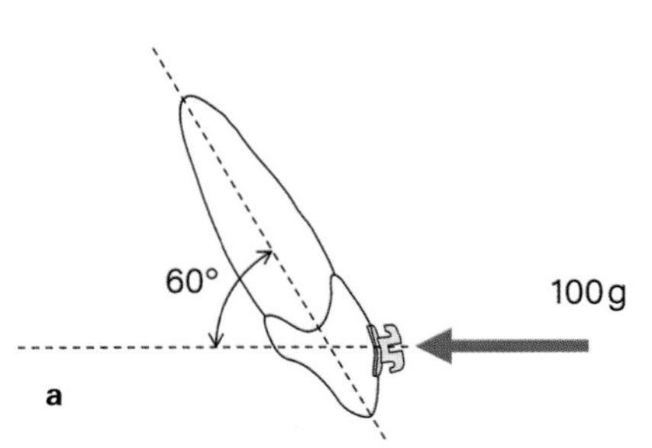

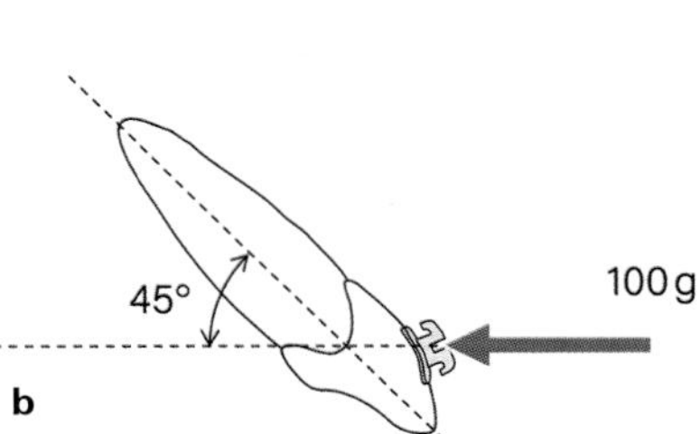

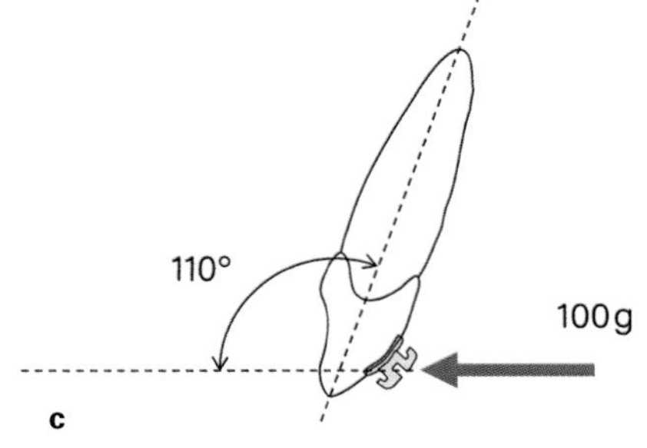

思考题

6. 二类牵引产生的150g牵引力可以分解成平行于殆平面及垂直于殆平面的2个分力，分别求解当牵引角度为20°（a）和45°（b）时的分力。

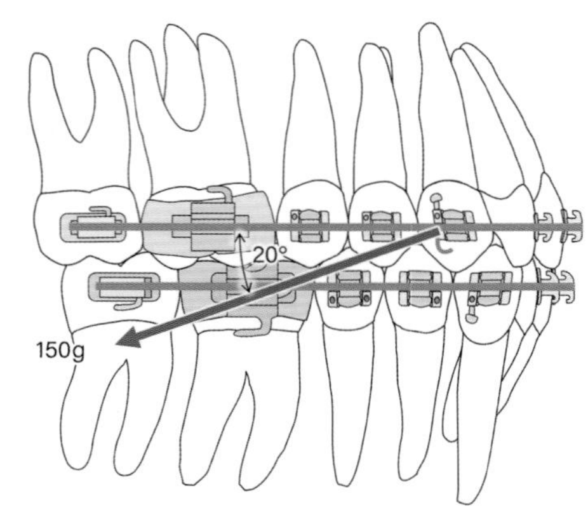

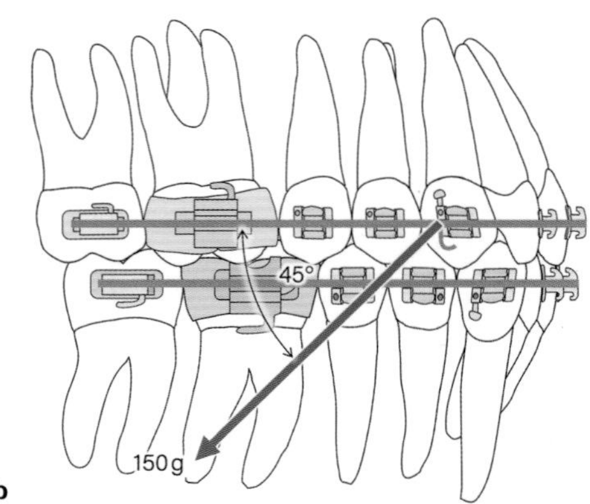

7. 交互牵引在第一磨牙的颊管处产生100g的牵引力，求解该牵引力的颊舌向和近远中向分力。

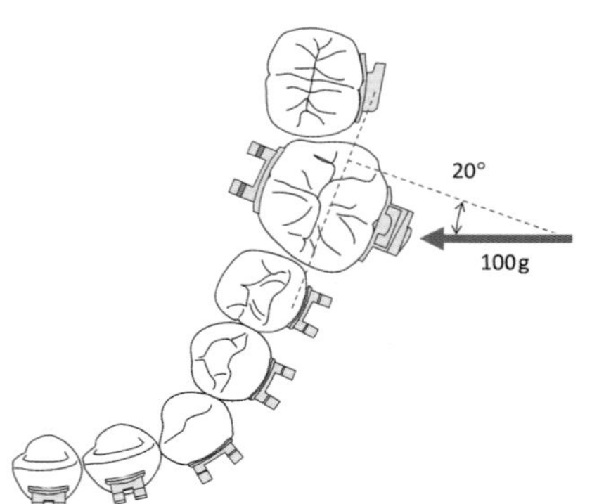

8. 头帽产生400g矫正力，Ⅱ类牵引产生100g矫正力，求解二者的合力。

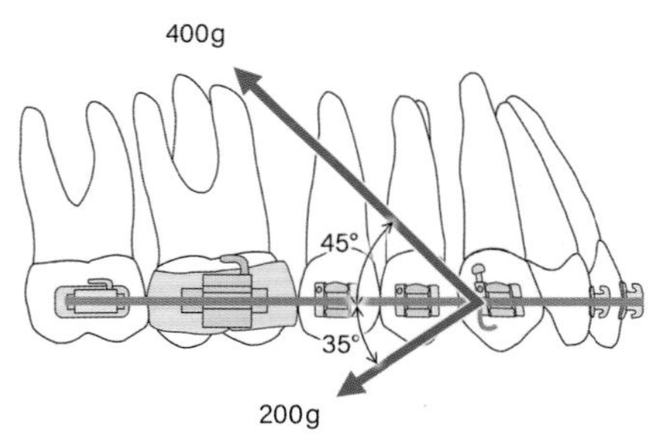

9. Ⅱ类牵引和头帽同时作用于牙弓。Ⅱ类牵引产生的矫正力的大小和方向保持不变。如果要让合力的作用线位于弓丝长轴上，当头帽产生的矫正力大小分别为200g、600g和1000g时，求解矫正力的角度。

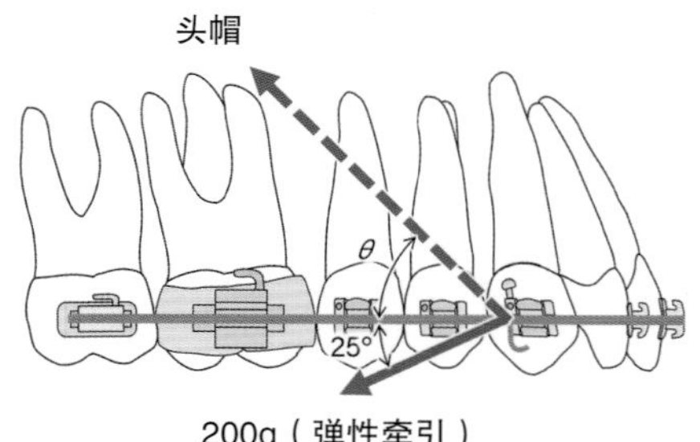

第3章

Nonconcurrent Force Systems and Forces on a Free Body
作用于自由体的非共点力系和力

“测量一切可测之物，并把不可测的变为可测。”

—— Galileo Galilei

牙、牙弓片段和牙弓都是三维结构，所有的矫正力都不可能是作用于1个独立的点。本章阐述了非共点力及其运用。共点力相加或分解的矢量原理同样适用于非共点力。1个新的参数是力的作用点。本章介绍了矩和力矩的概念。将所有分力到任意一点的力矩相加即可找到它们合力的作用点；这个任意点到合力的距离即为合力的力矩。本章还介绍了1个很有用的概念——等效性。因为分力和合力的作用效果是相同的，所以它们是等效的。任何力都可以用1个等效的力和力偶代替。在牙齿及牙弓的阻抗中心或托槽上，力和力偶是等效的，这是理解和预测牙移动的有力工具。

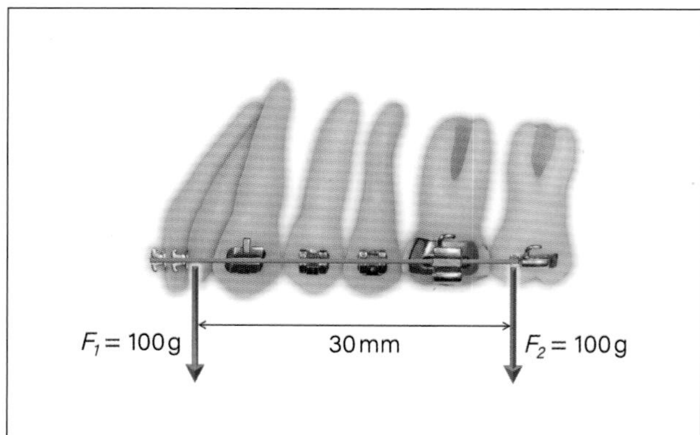

图3-1 如果力是平行的，可以用代数相加的方法求解它们的合力。

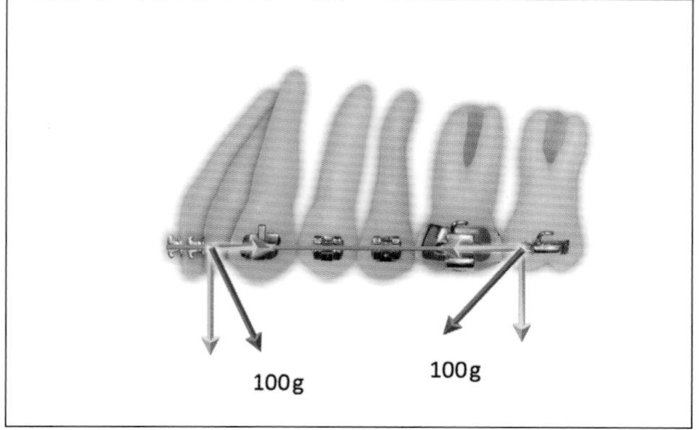

图3-2 把不平行的力分解后，将相互平行的分力分别相加就能计算出合力的大小和方向。

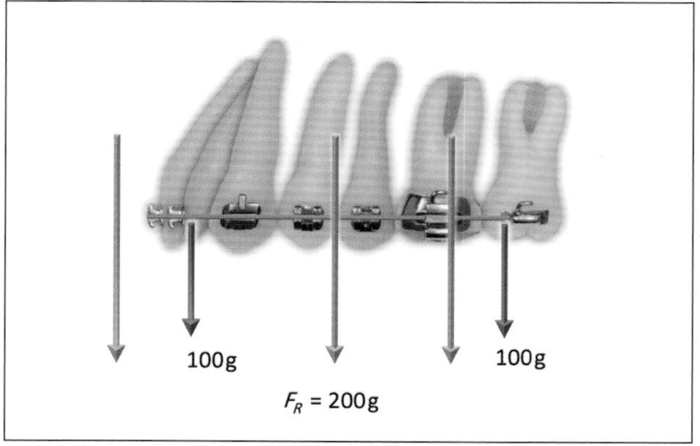

图3-3 为了从很多灰色箭头中找出物体上正确的合力作用点，需要对力矩进行分析。

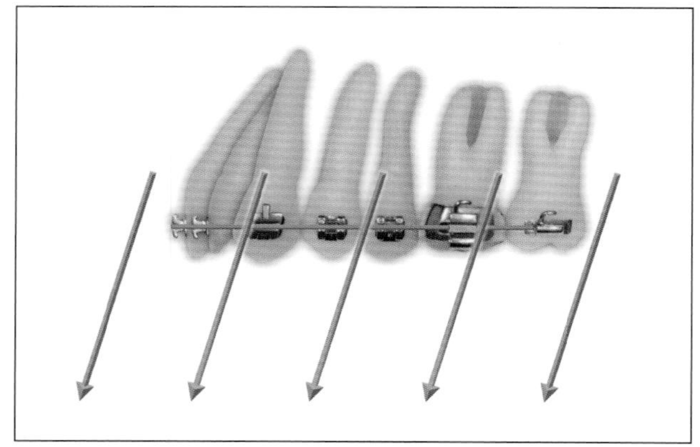

图3-4 斜行牵引的合力。与图3-3相同，需要对力矩进行分析才能找出正确的合力作用点。

在第2章中，我们分析了共点力，学习了如何分解力和计算合力。然而，正如该章中提到的，多数的正畸治疗涉及作用于三维解剖结构的力。本章将对这种三维（3D）力系统进行分析（例如，多个力作用于牙弓的不同点上）。

计算合力的大小和方向

如图3-1所示，从侧面可以看到两个垂直牵引作用于上颌牙弓的不同位置。可以找到1个合力，沿着合力方向施加1个弹性牵引可以得到一样的效果。事先声明，为了简单明了，本书分析三维临床情况时，将单独分析每个平面的垂直向投影。如果牙齿存在严重的不对称并影响了其阻抗中心，那么用这种方法分析就会产生问题（例如，如果阻抗中心从一个平面移动到另一个平面）。

可以使用一种更简单的方法来单独分析各个平面。按照这个方法，将图3-1中的两个力投射在xy平面上（也可以称为“z平面”）。目前的分析仅局限在一个平面内。这两个力的方向（角度）相同，但是作用线不同。因为它们相互平行，所以可以用代数相加的方法，这与作用线相同的多个共点力相加的方法一样。因此，它们的合力是200g。

$$F_1 + F_2 = F_R$$

$$100g + 100g = 200g$$

$$F_R = 200g$$

分力大小和角度的求解方法与第2章相同。如图3-2所示，如果力的作用线不与坐标轴平行，则可以将它分解成两个直线分力。用图解法或解析法求解

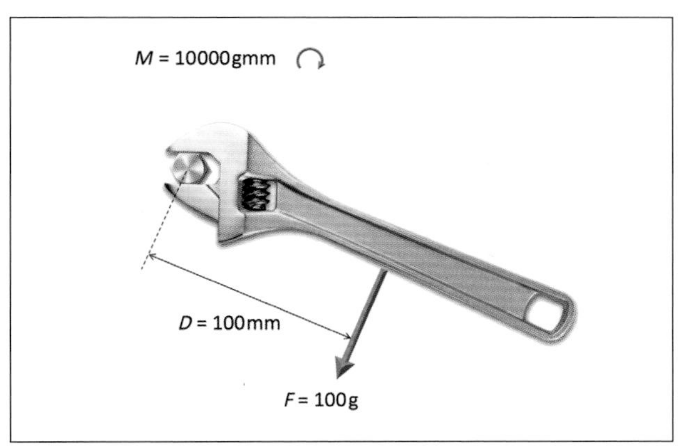

图3-5 在扳手上施加1个向下的力，拧紧螺栓。此处矩为1000gmm，它等于力（F）乘以垂直距离（D）。这里矩特指力矩。

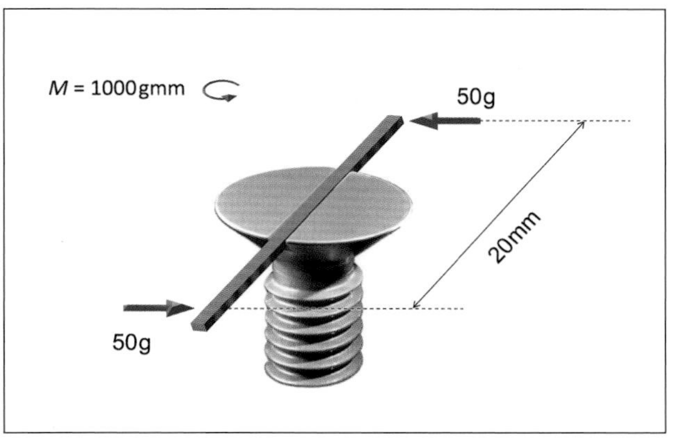

图3-6 不同作用线上大小相等、方向相反的2个力产生纯力矩或力偶。2个力相互抵消，因此合力的大小为零，力矩为–1000gmm。

合力后再运用勾股定理和三角函数计算合力的大小与方向。在多个力作用于同一个点时，力的作用点是确定的。但是，如图3–3所示，需要通过额外的计算才能知道合力在三维物体上的作用点。灰线表示合力，它的力值是200g，方向与y轴平行。但它的作用点在哪？任意一条灰线所在的位置都有可能。如果合力与y轴成角度，如图3–4所示，那情况也是一样的。任意一条线的位置都有可能是力的作用点。只有理解并计算矩才能找到正确的力的作用点。

矩和力偶

什么是矩？矩是物体绕着1个点或轴旋转的趋势，这个点或轴垂直于任一指定平面。如图3–5所示，用扳手拧紧螺栓。在螺栓上施加100g力，力的方向垂直于螺栓，施力点与螺栓的垂直距离为100mm。力（F）与它到螺栓垂直距离（D）的乘积即为矩（M），代表旋转趋势。

$$M = F \times D = 100\text{g} \times 100\text{mm} = 10000\text{gmm}$$

因为M源于扳手上的力，所以此处它特指力矩。它的单位是克毫米（gmm）或厘顿毫米（cNmm），图3–5中的弧形箭头代表它的方向。如果力值翻倍或施力的距离增加到200mm，力矩则增大至20000gmm。本书中顺时针方向的力矩为正（+），逆时针方向的力矩为负（–）。图3–5中力的作用线到螺栓的距离为100mm，这个距离称为“力臂”。经验告诉我们，拧紧螺栓的难易程度不仅取决于力，还取决于力矩。我们很容易知道拧紧螺栓时的力矩，并且利用它，但本书中用到的很多力矩都是虚构的，且只用于计算。因此，广义的力矩等于力乘以力的作用线到任意点或虚构点的垂直距离。这个概念可以用于确定非共点力的合力作用点。

在确定合力之前，我们先分析一种特殊类型的力矩：当没有力作用于物体上时，存在于物体上的力矩。我们可以注意到有两个大小相等、方向相反的力作用于图3–6中的螺丝，这两个力的合力为零，因此螺丝没有受力。但是，力矩等于其中一个力乘以它到另一个力的垂直距离。

$$M = 50\text{g} \times 20\text{mm} = 1000\text{gmm}\text{（逆时针方向）}$$

这种特殊的矩仅产生旋转的倾向，因此可以称为“纯力矩”或“力偶”。从上方看，它是逆时针方向的，用弧形箭头描述其方向。当力矩存在时，物体（例如牙齿）会同时受到力和力偶的作用。但是，当力偶存在时，物体感受不到力的作用。力偶

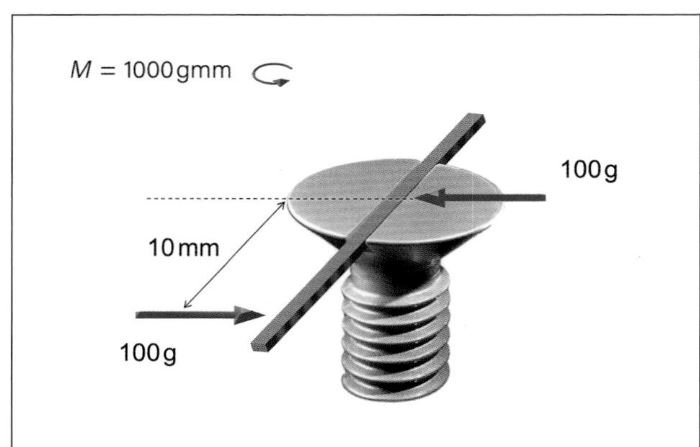

图3-7 力偶是自由向量。因此，不论它的作用点在哪，所产生的力矩效应是相同的。虽然力的大小和距离都发生了变化，但力矩的大小不变。

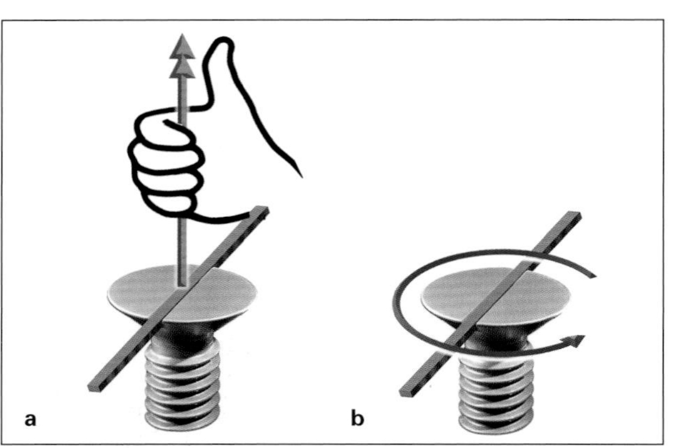

图3-8 力偶的方向。（a）力偶也是1个矢量，可以用1个沿着旋转轴的双头箭头描述其方向，以区别于力。（b）也可以简单地用1个弧形箭头描述。假设右手的4根手指沿着力矩的方向握住任意旋转轴，那么大拇指的指向即为双头箭头的方向。

的特性是它可作为1个自由向量，这意味着它的效应与其作用点无关，即不论作用点在哪，它的效应都是相同的。如图3-7所示，如果将力移离中心，它在螺丝上产生的效应也是一样的。与图3-6相比，虽然此时力的大小发生了改变，但是它的效应是一样的，因为两个力矩相同。

M = 100g × 10mm = 1000gmm（逆时针方向）

由于力偶是自由向量，且力的大小和它们之间的距离是可以改变的，所以可能没有必要展示大小相等、方向相反的力。因此，我们用1个弧形箭头来表示力矩的大小及其正确的方向。如图3-8所示，有时可以用1个沿着旋转轴的双头箭头代表力偶，以区别于力。本书大多数时候使用的是弧形箭头；只在某些透视中无法用弧形箭头代表方向时，才使用双头箭头。

明确力的作用点对理解矫正器的设计和牙移动的生物力学机制都至关重要。在制订所有方案和绘制图表时，都必须精确地标注力的作用点。第9章强调，改变力的作用线的作用位置将改变牙移动的类型。然而，与此相反，由于力偶是自由向量，因此它可以位于图中的任意位置。如图3-9所示，力偶作用于尖牙。不同作用线上大小相等、方向相反的两个力产生1个-1200gmm（300g × 4mm）的纯力矩（图3-9a）。牙齿上或牙齿外任意位置上的弧形箭头都可以准确地表示这个力矩（图3-9b）。因为力偶总是让牙齿绕着它的阻抗中心（紫色圆）旋转，所以它们产生的牙移动是相同的。如图3-10所示，1根带有3个托槽的横杆固定在尖牙的唇侧。力偶作用于A、B、C时，它的效应有差异吗？没有。因为在这3种情况下，尖牙都是绕着它的阻抗中心（紫色圆）旋转。力偶是自由向量，它的作用点不影响它的效应。一些正畸医生错误地认为力偶让牙齿在托槽的两个翼之间旋转。

图3-11展示了3个不同的视图。传统的正畸术语将这些效应描述为“旋转”（图3-11a）、“倾斜”（图3-11b）和“转矩”（图3-11c）。这些术语难以理解，且与其他理工专业的用语不符。首先，所有牙齿都围绕着它们的阻抗中心旋转。不只是殆面观，所有视图中的牙齿都发生了旋转。其次，各力系中力偶的应用是相同的。将所有的力系都归类为力偶可以简化分析，并且我们应该认识到这些力偶会让牙齿在3个空间平面上均发生旋转。“后倾弯”和“转矩”的表达都涉及力矩的作用。另外，弓丝

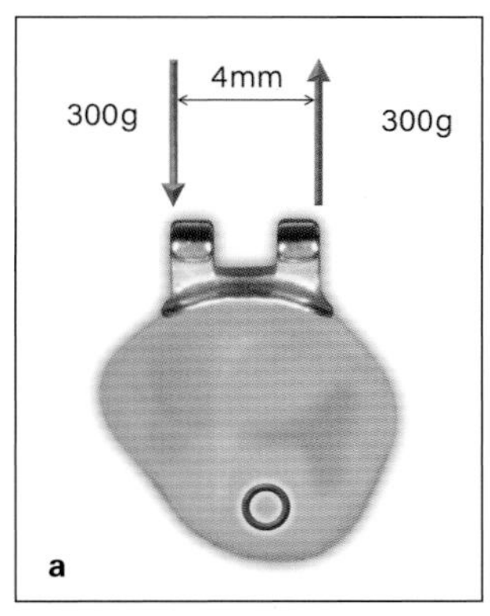

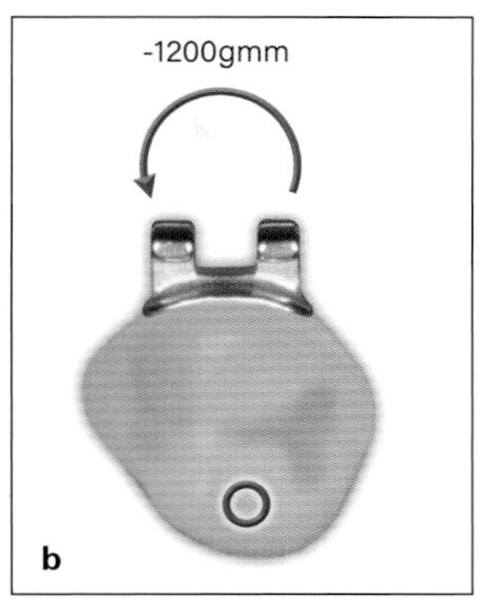

图3-9　力偶让尖牙绕着它的阻抗中心（紫色圆）旋转。（a）力作用于托槽的两翼。托槽两翼之间的距离即为力臂。（b）用1个弧形箭头表示-1200gmm的力偶。

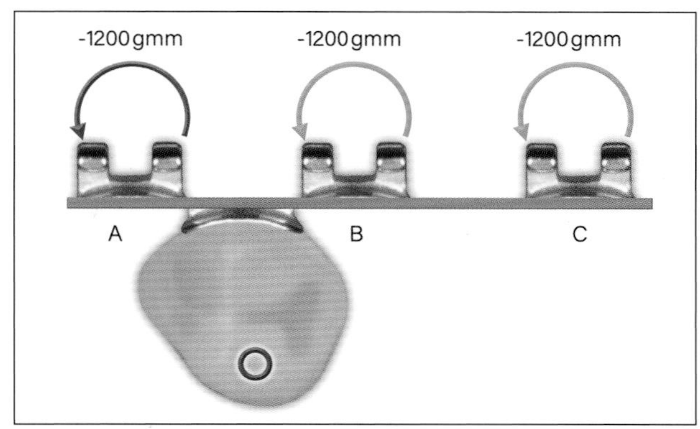

图3-10　将3个托槽固定于1根横杆上组成1个虚构的矫正器，并将矫正器固定在尖牙上。不论在矫正器的哪个位置施加力偶，效应都是一样的。尖牙将绕着它的阻抗中心旋转。

图3-11　描述图中力系的正畸术语：“旋转”（a）、“倾斜”（b）、“转矩”（c）。用力偶描述这些力系则更为简单。所有的力系均让尖牙绕着阻抗中心旋转。

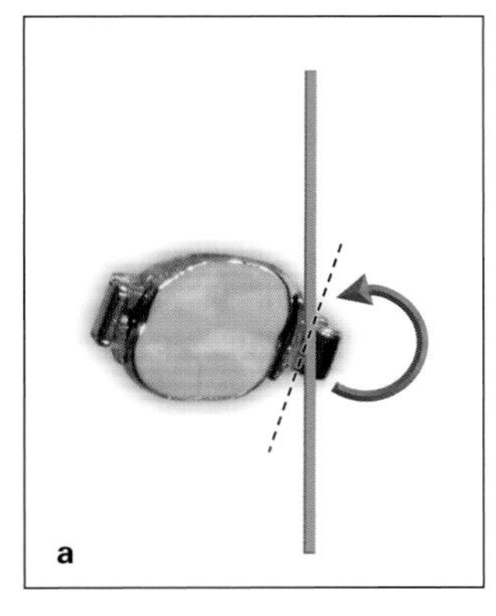

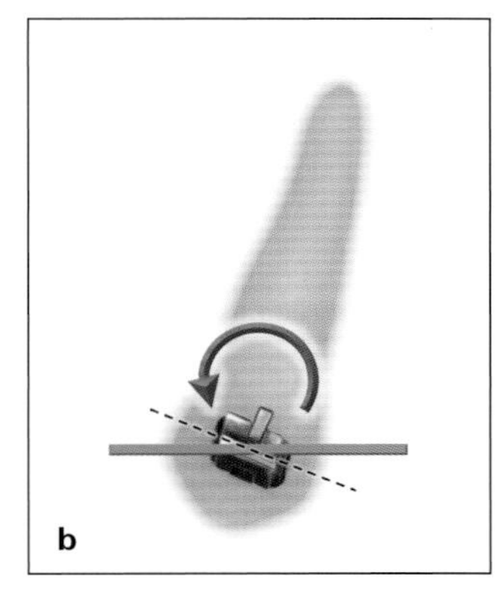

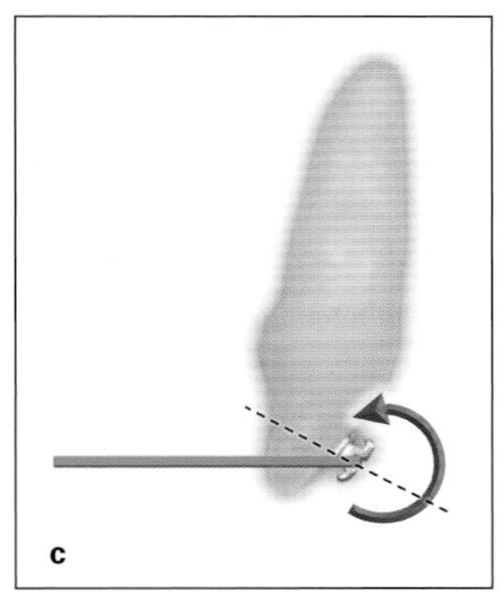

纳入托槽后所产生的力系比图3-11中的更为复杂，通常会同时产生力和力矩。从图3-11a可以发现，一对逆时针旋转磨牙的力偶施加在颊侧或舌侧矫正器时，它产生的效应是相同的。

图3-12a显示患者的中线严重不齐。但是，图3-12b的后前位头影测量片显示患者的基骨没有偏斜。因此，导致中线不齐的原因是上颌切牙的位置偏左，下切牙的位置偏右。正确的托槽粘接将会产生力偶作用于每颗牙齿，有利于矫正中线。在力偶的作用下，牙齿发生旋转，旋转中心是它的阻抗中心，而非托槽。牙齿围绕阻抗中心旋转时，牙冠和根尖向相反的方向移动，整平后牙根平行（图3-12c）。如图3-12d所示，在力偶的作用下，无须施加任何水平向力，中线得到矫正。

图3-13a显示患者右侧第二磨牙锁𬌗。从图3-13b可以看出，下颌第二磨牙舌倾是锁𬌗的主要原因。如图3-13c所示，将一段0.016英寸 × 0.022英寸的镍钛丝跨过第一磨牙后纳入第二磨牙颊管和第二前磨牙托槽，从而产生两个大小相等、方向相反的力偶，图中用红色箭头表示。即使力偶是作用于颊管和托槽上，牙齿也是绕着阻抗中心旋转。第二磨牙逆时针旋转，第二前磨牙顺时针旋转。在第二磨牙直立后，拔除第二前磨牙。

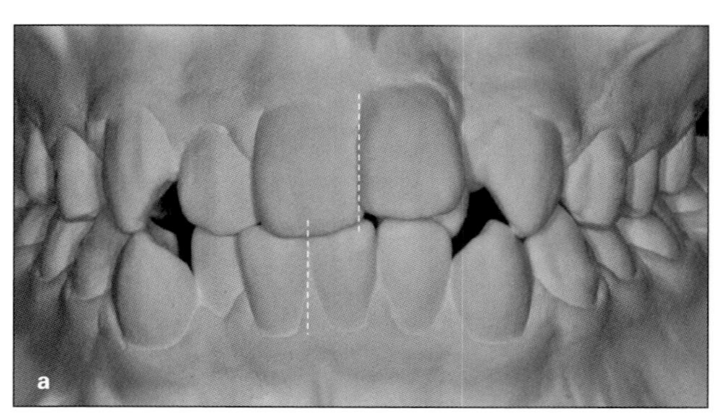
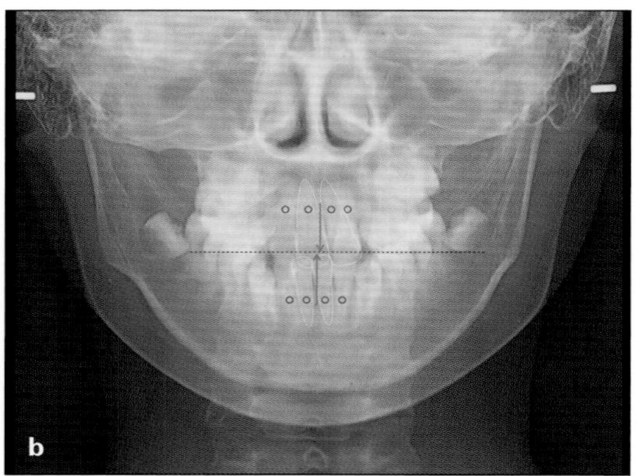
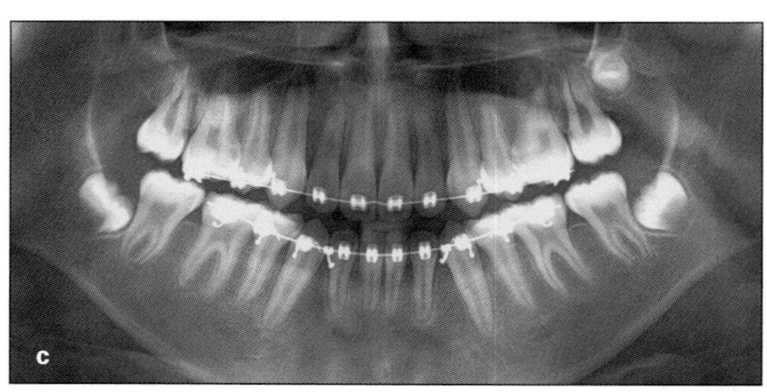
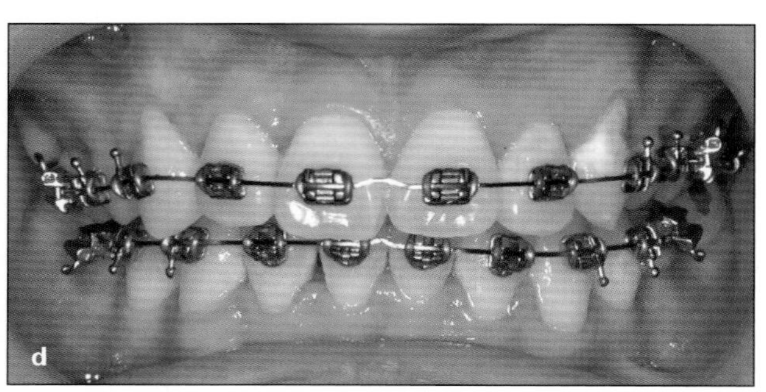

图3-12 （a）患者的中线（虚线）严重不齐。（b）后前位头影测量片显示基骨未见明显偏斜。正确的托槽粘接将会产生力偶作用于每颗牙齿。（c）在力偶的作用下，牙齿绕着阻抗中心旋转。（d）在力偶的作用下，无须施加任何水平向力，中线得到矫正。

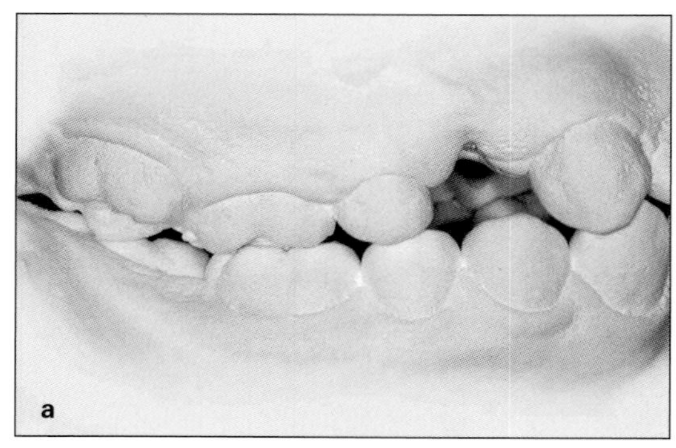
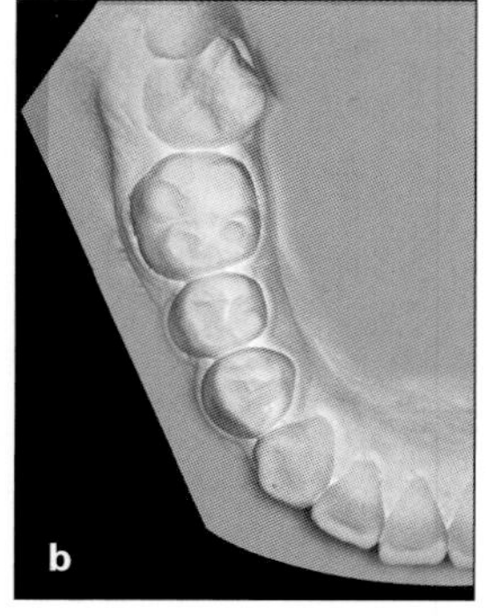
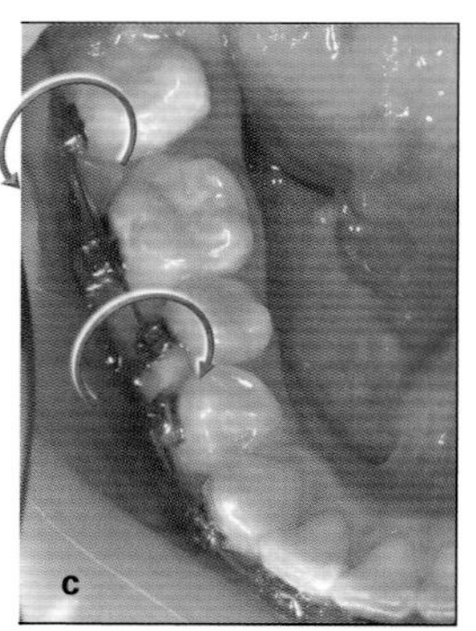

图3-13 （a）患者右侧第二磨牙锁𬌗。（b）下颌第二磨牙舌倾是锁𬌗的主要原因。（c）将一段0.016英寸×0.022英寸的镍钛丝跨过第一磨牙后纳入第二磨牙颊管和第二前磨牙托槽，由此产生2个大小相等、方向相反的力偶（红色弧形箭头）。

确定合力的作用点

现在回到图3-3，找出图中合力的作用点。我们已经用矢量相加的原理求得合力为200g。如图3-14所示，只是不知道合力作用线的位置。力矩公式表明，分力对任意点的力矩之和等于合力对该点的力矩（图3-14a）。因此：

$$\Sigma M^* = Rd$$

$$d = \frac{\Sigma M^*}{R}$$

其中M是力对任意点（*）的力矩，R是合力力

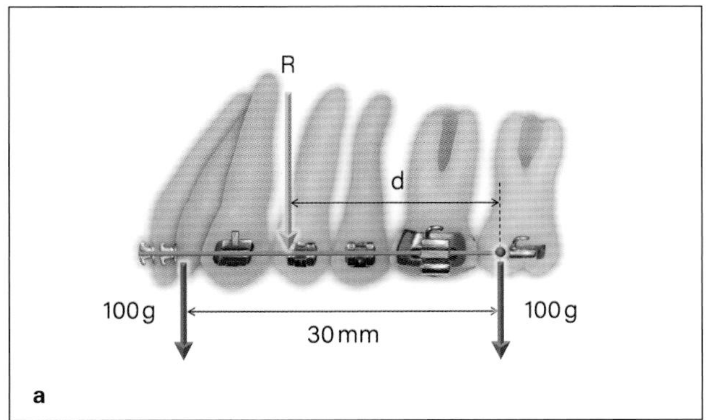

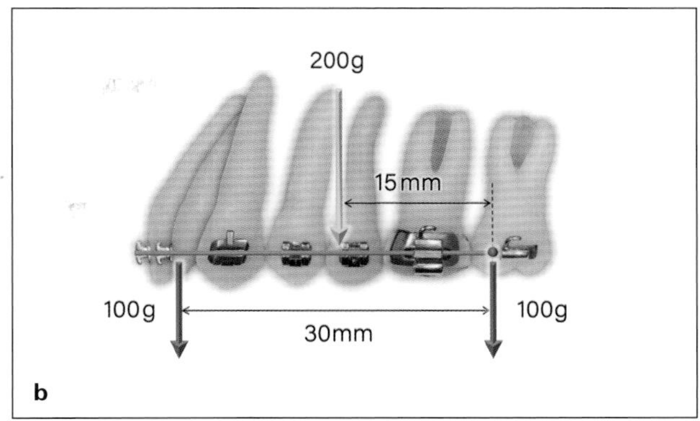

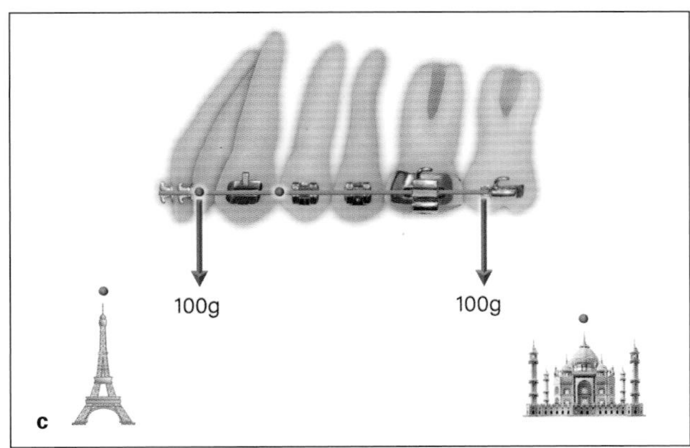

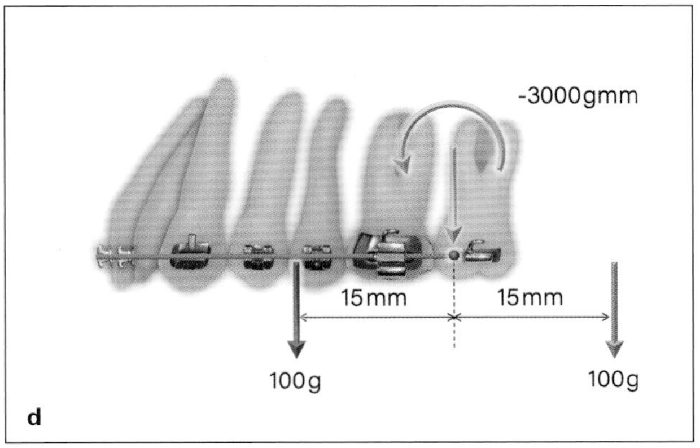

图3-14 （a）为了找到合力的作用点，需要选择1个任意点（红点）。分力对该点的力矩之和等于合力力值乘以合力到该点的距离。（b）合力的作用点位于距任意点（红点）15mm处，红色和黄色力到任意点的力矩是相等的，均为-3000gmm。（c）根据方便性选择力矩求和点。任何点都可以。如果知道距离，甚至可以选用泰姬陵或埃菲尔铁塔上的点，但是它们不便于计算。（d）合力必须位于该点前的15mm处，以确保力矩的方向（-）是正确的。红色箭头是正确的，而灰色箭头是错误的。

值，*d*是合力的作用点到该点的距离。

首先，选择1个任意点。因为任何一点都可以，所以可以选择1个便于计算的点，此处我们选择了作用于磨牙区的100g力的作用点，即图3-14b中红点。计算分力对该点的所有力之和。

$$100g \times 30mm = 3000gmm（逆时针方向）$$

注意，磨牙上的垂直牵引力对选择点不产生力矩，因为它到这个点的垂直距离为零。最后，用力矩之和除以合力力值，得出合力到选择点的距离：

$$\frac{3000gmm}{200g} = 15mm$$

合力位于距磨牙牵引点15mm处。两个产生分力的牵引（红色箭头）和1个产生合力的牵引（黄色箭头）对选择点产生的力矩是相同的。如图3-14c所示，物体上或物体外的任意点都可用于计算力矩之和，并且会得到相同的答案。如果知道距离，甚至可以选用泰姬陵或埃菲尔铁塔上的点。为了便于计算，此处选用磨牙上力的作用点。我们如何知道它是在选定的磨牙点前还是后15mm处呢？如图3-14d所示，合力必须位于该点之前，才能产生逆时针方向的力矩。因此，灰色箭头是错误的。

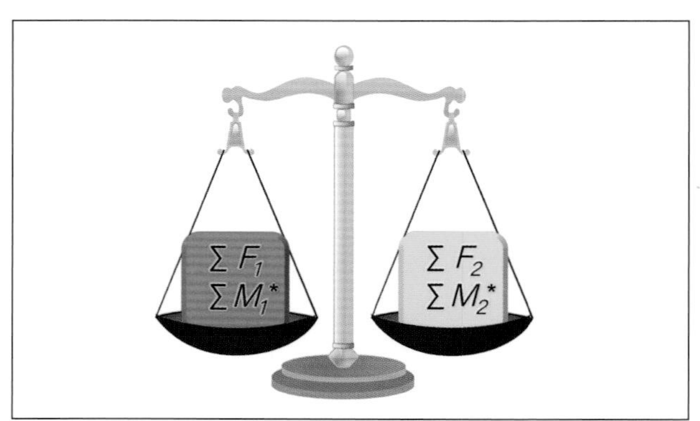

图3-15 等效性。等效力系会产生相同的效应。合力和分力就是其中一个例子。

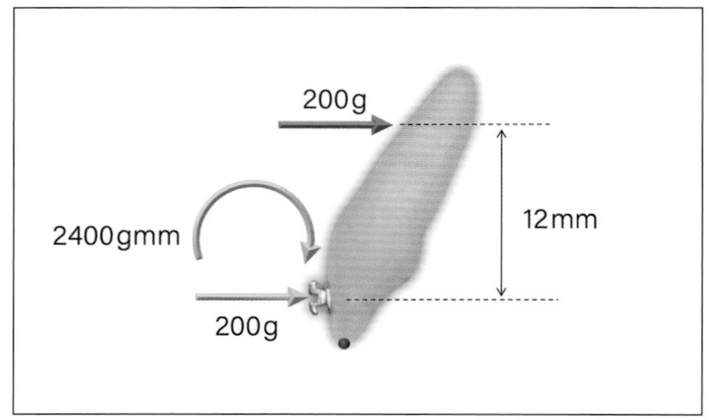

图3-16 任何力都可以用1个力和力偶代替。在牙根部施加1个力（红色箭头），牙根会绕着切缘（蓝点）旋转。在托槽上施加1个力和1对力偶（黄色箭头）将会产生相同的效应。

力的等效性

可以相互代替的力称为“等效力”。换言之，它们对牙齿或牙弓的作用是相同的。利用汇率，欧元和美元可以建立等价关系。但这种等价关系经常变化，有时也不能反映购买力。另外，如果忽略作用点的局部效应，牛顿的等效力原理则更为准确，且作用力的效应总是相同的。如果两个力系的合力相等，且对任意点的力矩之和也相等，那么这两个力系是等效力系（图3-15）。

$$\Sigma F_1 = \Sigma F_2$$
$$\Sigma M_1^* = \Sigma M_2^*$$

我们已经分析了一些等效的例子。合力的效应相当于它所有分力的效应之和。因此，可以用一组力代替1个力，反之亦然。临床医生从中选择最佳的等效力，以获得最有效、最简便的治疗方法。但是，最实用的等效关系可能是用另外1个力和力偶代替1个力。我们来分析一下图3-16中的切牙。如果在牙根上施加1个200g的舌向力（红色箭头），人们可能认为牙根会围绕牙冠部的旋转中心（蓝点）向舌侧移动。但到目前为止，在根尖部施力是不现实的，因为那可能需要从鼻部插入矫正器。作为替代，可以在托槽上施力。根据第一个公式，在托槽上施加的等效力仍为200g（黄色箭头）。将托槽作为选择点是为了便于计算力矩之和。初始的200g力乘以12mm的垂直距离，得到+2400gmm的力矩。但新的替代力对选择点不产生力矩（200g × 0mm=0gmm）。因此，为了获得等效性，需要在托槽上施加+2400gmm的力偶（黄色弧形箭头）。最终，红色力系和黄色力系的效应是相同的，即二者作用下的牙移动没有区别。

在预测牙移动时，用力偶代替1个力也是很实用的。如图3-17所示，在尖牙托槽的近中施加1个200g的远中向力。作用于牙齿阻抗中心的等效力让牙齿发生平动，且力偶让牙齿绕着阻抗中心旋转（参见第9章）。如果想要取代托槽上200g的初始力（红色箭头），那么阻抗中心（紫色圆）上替代力（黄色箭头）的力值应该也是200g。阻抗中心只是1个便于计算力矩之和的点。初始力（红色箭头）对阻抗中心的力矩是200g × 7mm=1400gmm（逆时针方向）。替代力到阻抗中心的距离为零，替代力对该点不产生力矩。因此，需要在阻抗中心上施加1个-1400gmm的力偶。分析阻抗中心上的力系后，可以预测尖牙将会向远中移动，同时发生逆时针旋转。

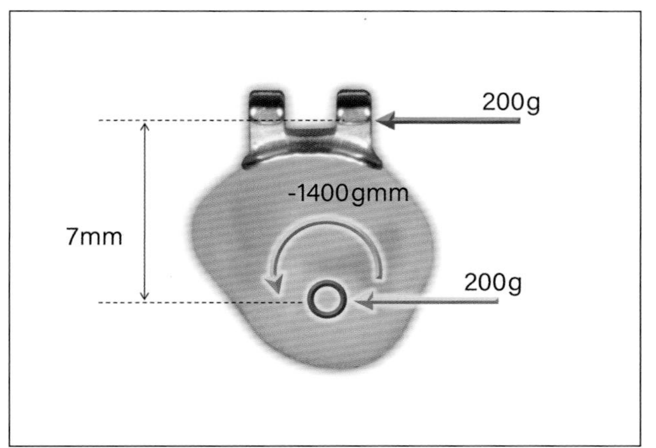

图3-17 任何力都可以用1个力和力偶代替。如果替代的力和力矩作用于阻抗中心，就会获得关于牙齿如何移动的有用信息。作用于托槽上的远中向力让尖牙远移，并逆时针旋转。

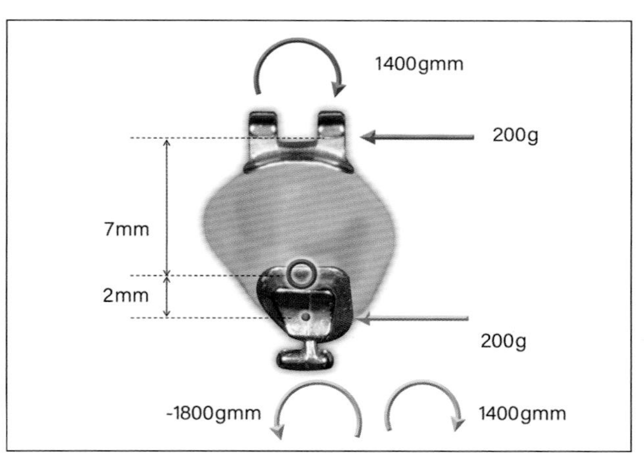

图3-18 从𬌗面观可以看到，1个远中向力和1个力矩（红色箭头）让尖牙发生平动。如果想要使用舌侧正畸矫正器完成相同的牙移动，则需要施加1个200g的远中向力和1个-400gmm的力矩（黄色弧形箭头为总力矩）。注意，舌侧力矩的方向与唇侧的相反。

那么，唇侧矫正与舌侧矫正的力系是否存在差异？在舌侧矫正中，运用等效性可以尽量减少意外。让我们分析图3-18中的尖牙远移。1个200g的力及其产生的1400gmm顺时针力矩（200g × 7mm=1400gmm）构成1个适宜的唇侧力系（红色箭头）。舌侧托槽位于阻抗中心的舌侧2mm处，我们想在此处设计1个力系，以代替唇侧力系。施加在舌侧的力（黄色箭头）与唇侧的一致，二者均为200g。我们可以很容易地计算出力到舌侧托槽（红点）的力矩之和：200g × 9mm=-1800gmm（逆时针方向）。1400gmm的红色力偶可以移动到舌侧托槽上。为什么可以这样做？因为它是自由向量。因此，作用于舌侧托槽上的总力矩只有-400gmm（-1800gmm+1400gmm=-400gmm），该力矩是逆时针方向的。在舌侧需要施加的力系实际上比唇侧的简单。它需要的力矩更少，从而防止牙齿出现不良旋转，且其力矩方向与唇侧的相反。

如图3-19所示，制作两颗牙齿的二维塑料模型。将弹簧固定于牙齿上，以模拟牙周韧带。如图3-19a所示，用一段橡皮链按一定角度连接两颗牙齿，让右侧牙齿倾斜移动、左侧牙齿平动。这是一种以平动对抗倾斜移动的支抗控制方法。但是，由于组织的限制，临床上不可能用这种方法连接牙齿。然而，可以通过T型曲在托槽上获得1个等效力系，如图3-19b所示。稍后将更详细地解释要如何弯制曲以实现这个目标。图3-19c和d展示了在每颗牙的托槽上分别施加1个力和力偶（黄色箭头）以代替由牵引产生的原始力系（红色箭头）。支抗牙受到更大的力矩作用。根据等效性，我们可以制作1个实用的矫正器作用于牙冠的托槽，以获得同等效应。

图3-20a是一名中线不齐患者的初始正面观。这是一个需要将前段牙弓向左侧平移的拔牙病例。图3-20b的紫色圆是前牙弓的阻抗中心，由于解剖学上的限制，很难获得1个通过该阻抗中心的力。因此，用垂直向和水平向的分力代替这个斜向的合力。因为水平向的分力可以沿着它的作用线移动，所以合力的作用点可以位于患者的右侧。如图3-20c所示，前段牙弓向左平动，没有发生倾斜。根据力的可传性原理和等效力原理，可以制作1个矫正器作用于牙冠的托槽，以获得同等效应。

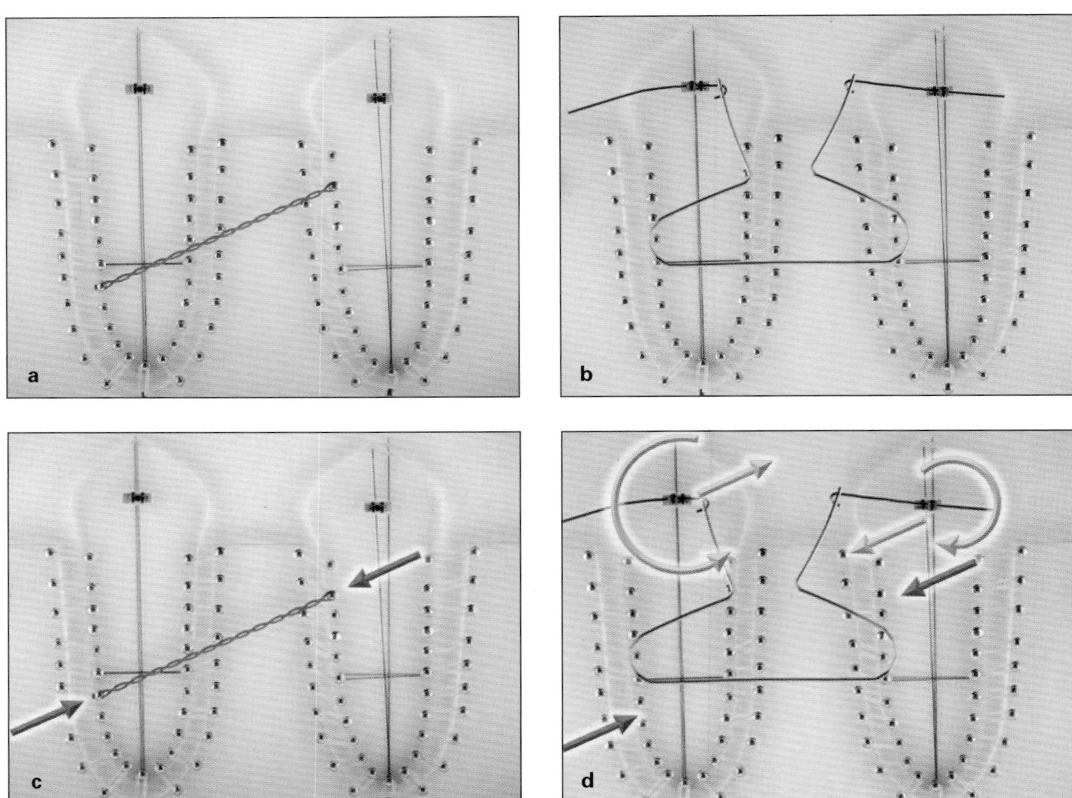

图3-19 用弹簧支撑牙齿以构建二维塑料模型。（a）用一段橡皮链按一定角度连接两颗牙齿，让右侧牙齿倾斜移动、左侧牙齿平动。（b）1个激活的T型曲施加在托槽上的力可以获得类似的牙移动。（c）a的弹性牵引所产生的力。（d）等效力系：由弹性牵引产生的原始力（红色箭头）和由T型曲产生的作用于托槽的替代力（黄色箭头）。

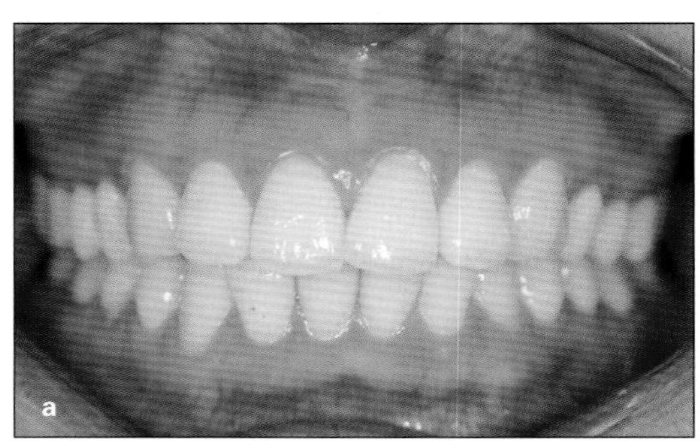

图3-20 （a）一名中线不齐患者的初始正面观。（b）由于解剖学上的限制，很难获得1个通过阻抗中心（紫色圆）的作用力。用垂直向和水平向的分力（红色箭头）代替单个斜向合力（黄色箭头）。为方便求解合力，将作用于患者左侧的水平向分力沿着它的作用线向右平移，直至与右侧垂直向分力相交，最终所有力都作用于同一个点。（c）前牙弓向左平动，没有发生倾斜。

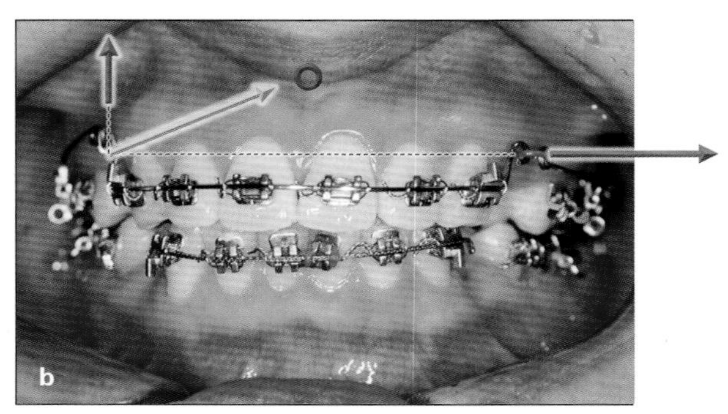

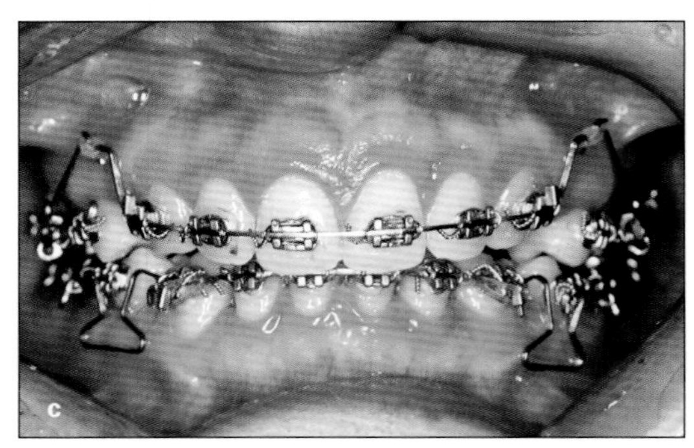

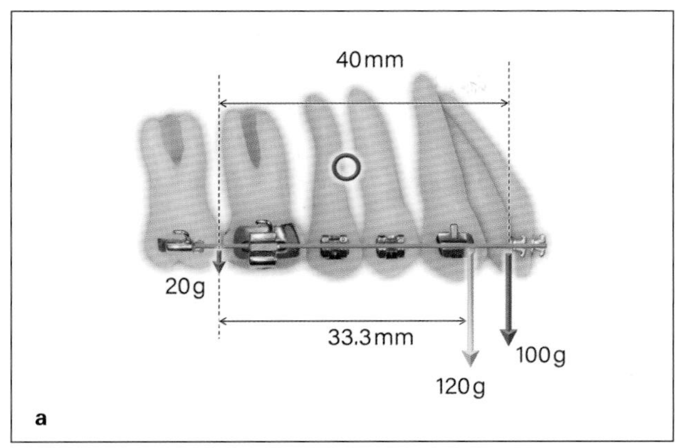

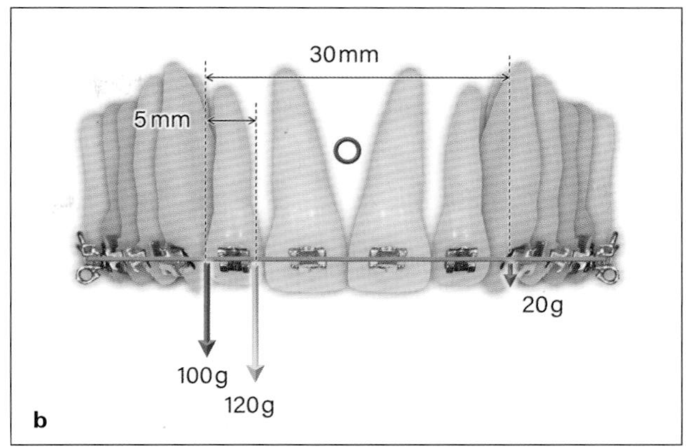

图3-21 （a）三维牙弓在xy平面的二维投影。在患者的右侧施加100g弹性牵引，在左侧施加20g弹性牵引。黄色箭头代表120g合力。（b）三维牙弓在yz平面的二维投影。注意合力（黄色箭头）的作用点。

三维力系的二维投影

描述1个作用于三维空间的力系，并阐述其如何影响牙移动是非常重要的。第10章分析了三维空间的牙移动，并提出了相关问题。例如，对于不对称的牙齿或牙弓片段，阻抗中心的意义是什么？但是，我们现在是将三维力系投射到x、y、z 3个相互垂直的平面后，进而对其进行分析。简单起见，我们施加了两个垂直牵引。图3-21中，100g力作用于右侧中切牙和尖牙之间的唇侧弓丝上。另一个20g力作用于舌弓的左管。图3-21a展示了xy平面，即z平面。图3-21b展示了yz平面，即x平面。图中用红色箭头表示原始的分力。在每个独立的平面上，用本章所阐述的原理求解合力。黄色箭头代表每个平面上的合力（可见力值为120g，力的方向和作用点）。图3-22c展示了xz平面，即殆面观。因为是从箭头上方看，所以图中用圆圈中的点表示力。为简化分析，图中力的方向是完全垂直且相互平行的。当然，这个方法也通用于处理倾斜的、不平行的力。这是评估三维空间的力的一种方法。

临床医生可以将给定平面上的所有力都分解成二维方向的力，进而评估每个平面上力的效应。图3-21中，每个平面上力的效应各是怎样的？要回答这个问题，必须先用阻抗中心处的1个力和力偶（黄色箭头）代替合力（红色箭头），如图3-22所示。这也是运用了等效的概念。从图3-22a的颊面观可以看到殆平面变陡（即殆平面角增大），并且上颌牙弓伸长。图3-22b的正面观中，合力的作用线不通过阻抗中心，在它的作用下牙弓将会伸长，且右侧的伸长量大于左侧，最终殆平面发生倾斜。图3-23描绘了力在三维空间中的表达。在三维空间中有两个分力，需要将它们投影到二维空间上进行计算。第一部分，通过力的相加求解它们的合力。这部分完全遵循牛顿力学原理，并且很容易完成。第二部分需要用到阻抗中心的概念，这个概念涉及物理学、生物学和未经证实的假设。因此，目前的讨论仅限于分析牙移动与力的关系，尤其是三维空间上的。

现在已经介绍了许多关于科学分析正畸矫正器作用力的基本知识。下文将会分析最简单的正畸矫正器，它们仅产生单一的矫正力。这些矫正器是静定的，这就意味着测量单个力即可完整地绘制出其力系。虽然这些矫正器很简单，但并不表示它们比较差。在很多情况下，这些矫正器可能是所有矫正器中最实用、最高效和最可控的。

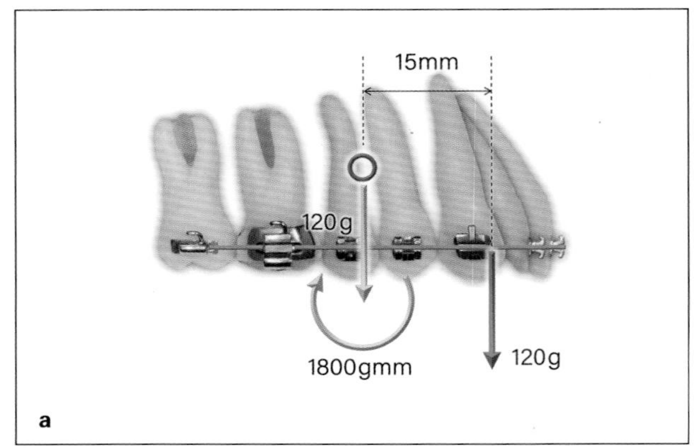

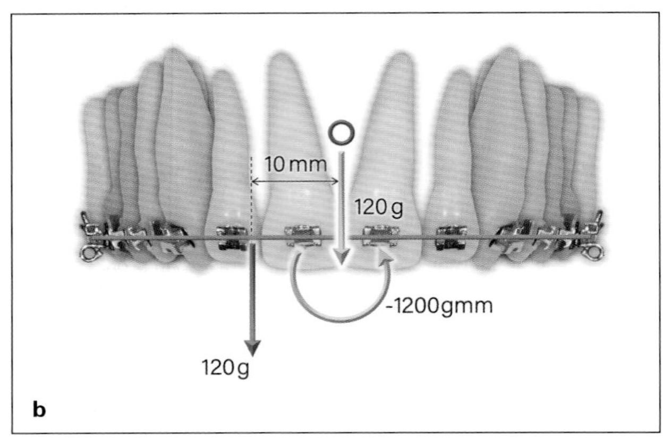

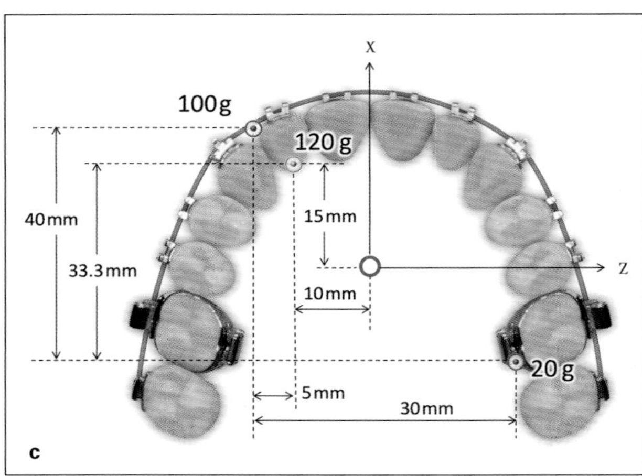

图3-22 （a）在xy平面上，用作用于阻抗中心的1个力和力偶（黄色箭头）代替合力，以伸长上颌牙弓、增大殆平面角。（b）在yz平面上，用作用于阻抗中心的1个力和力偶（黄色箭头）代替合力，以伸长上颌牙弓，并让牙弓向右倾斜。（c）xz平面（殆面观）。因为是从箭头上方看，所以图中用圆圈中的点表示力。

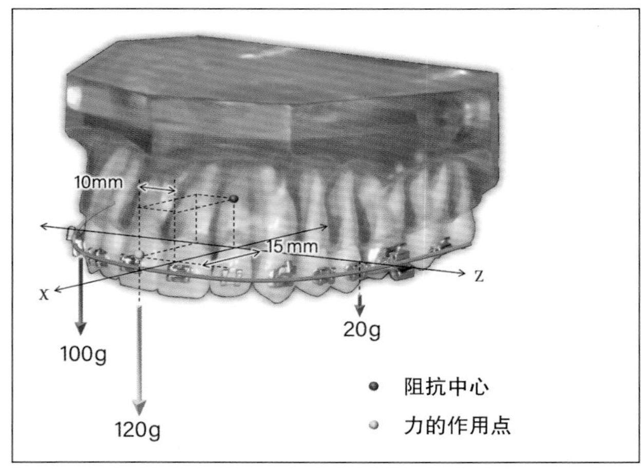

图3-23 力系的三维视图。

推荐阅读

同第2章。

思考题

1. 1个100g的力作用于唇侧。在舌侧托槽上设计1个力系，以获得相同效应。

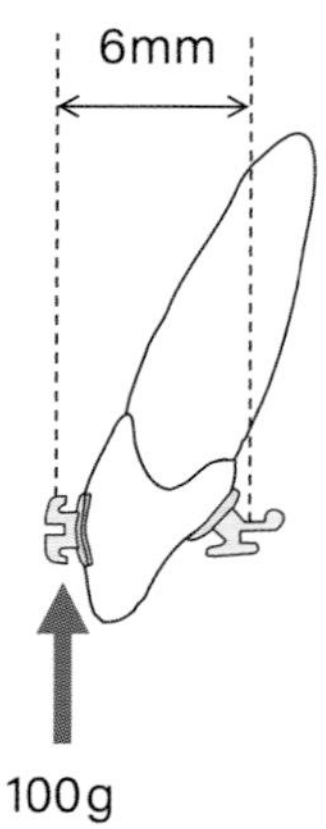

2. 1个100g的力和1个–400gmm的转矩作用于唇侧。在舌侧托槽上设计1个力系，以获得相同效应。

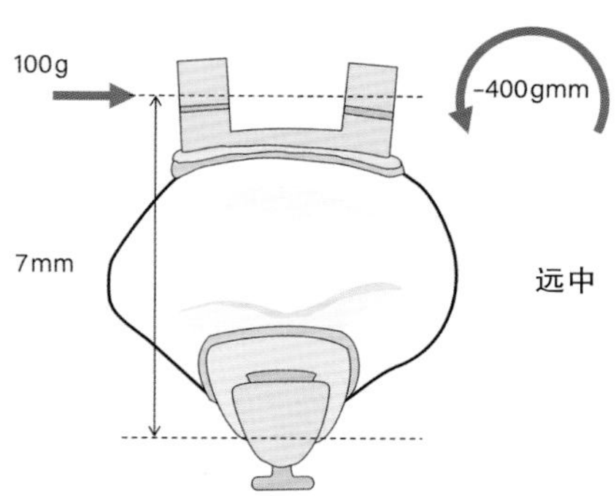

3. 1个通过阻抗中心的力可以让尖牙向远中平动。可以在牙齿上施加通过阻抗中心的力，但这并不是每次都可行。在A点和B点处各设计1个力，以获得相同效应。

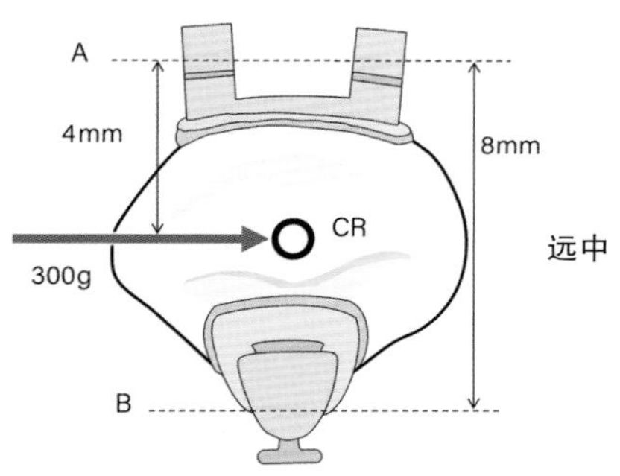

4. 想让尖牙在这个视图上进行平动。在A点和B点处各设计1个力，以获得相同效应。这与问题3一样，但是此处的阻抗中心更偏向舌侧。

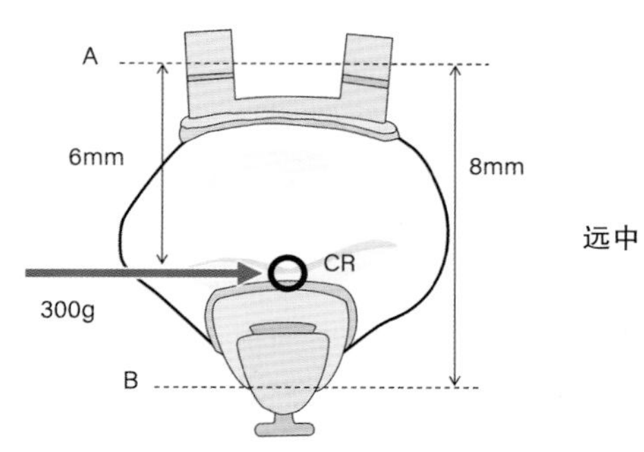

5. 在F_A和F_B处各设计1个力以代替原有的200g弹性牵引。

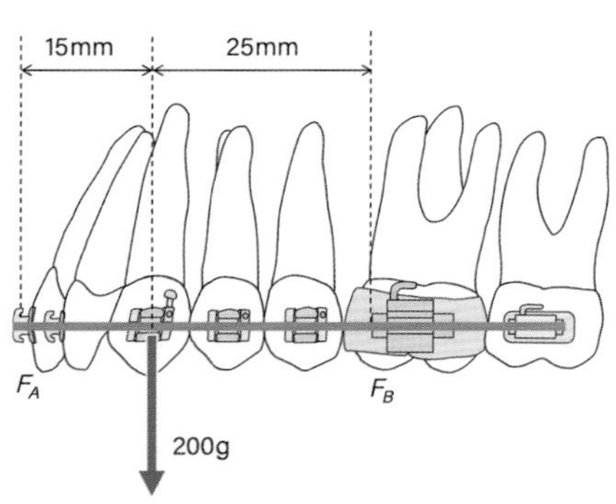

6. 求解2个垂直牵引的合力。

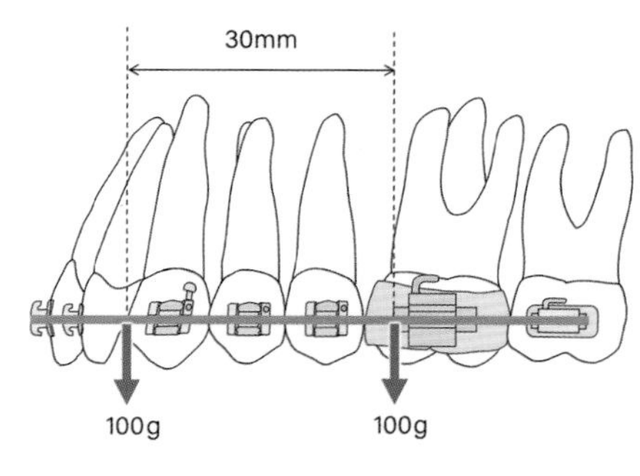

思考题

7. 求解2个 Ⅱ 类牵引的合力。

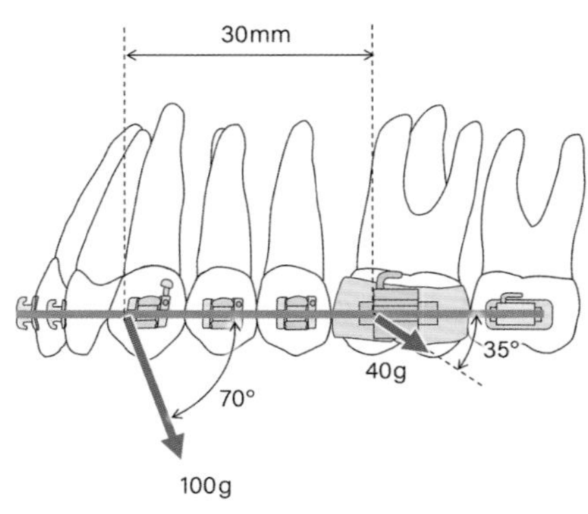

8. 指定一名患者，在其托槽A处施加1个100g力和1个1000gmm转矩，以获得需要的牙移动。如果使用的是托槽B，请设计1个等效力系。

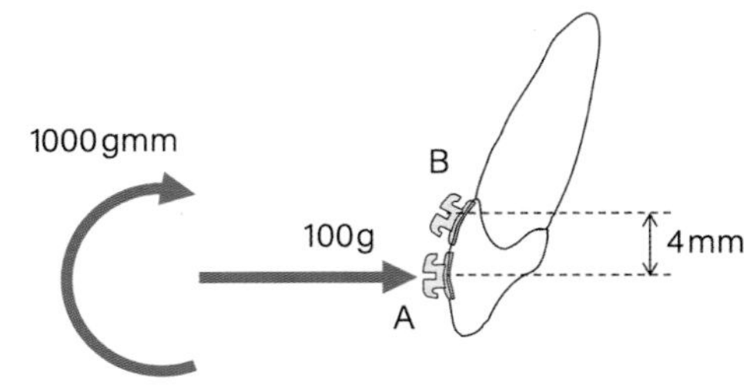

9. 一段弓丝延伸至A点用于尖牙的远移。在B点处设计等效力系。

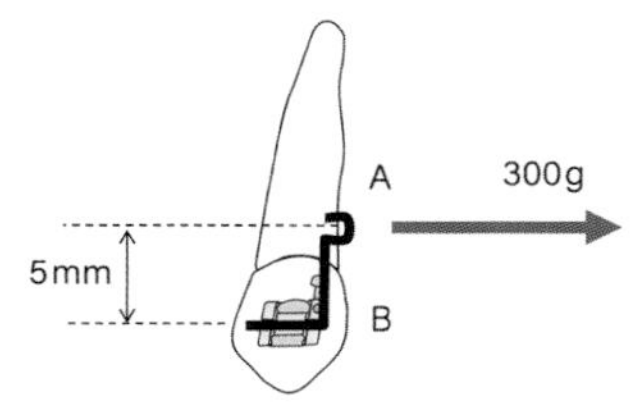

10. 比较200g力作用于磨牙颊侧（a）和舌侧（b）时的效应。

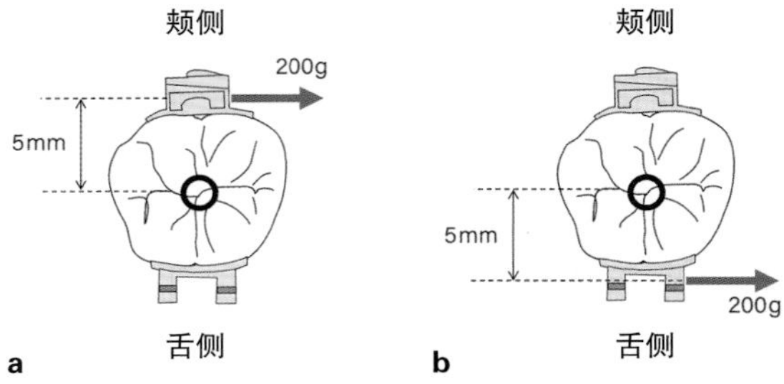

11. 将1个后倾弯固定于磨牙上，激活后倾弯产生100g矫正力，比较（a）、（b）和（c）中的磨牙移动。

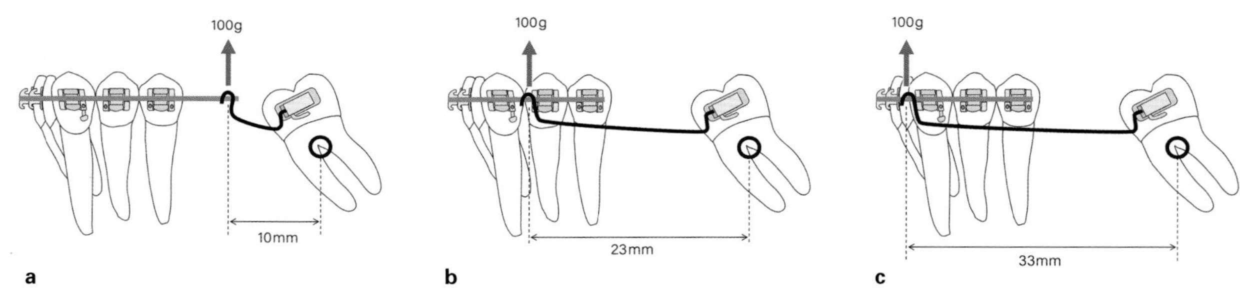

12. 比较80g力作用于A（下切牙唇侧托槽）和B（舌侧附件）时的效应。圆圈处为切牙的阻抗中心。

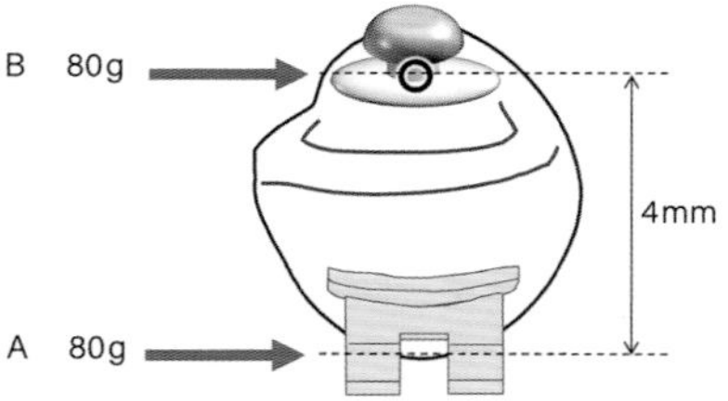

第4章

Headgear
头帽

“一个观点已被广泛接受，但这一事实并不能证明它不荒谬。”

—— Bertrand Russell

通常很容易评估头帽作用于牙齿或牙弓上的效果。首先确定牙齿、牙弓片段或全牙弓的阻抗中心（CR）。头帽内弓的变形可以忽略，除非和作用力相关。力的作用线通过阻抗中心产生沿力方向的平移。一条远离阻抗中心的作用线会围绕阻抗中心产生平移和旋转。关于头帽应用较传统的术语和描述（例如颈部或枕部，或长或短的外弓），由于过于复杂从而可能无法预测。临床医生必须首先选择1个适当的头帽作用力线，并设计头帽来传递该力。有了正确的力作用线，牙齿可以被整体平移、牙冠倾斜或根向远中移动。通过正确的力作用线，殆平面倾斜度也可以保持、增加或减少，从而增加或减少垂直重叠（即覆殆）。

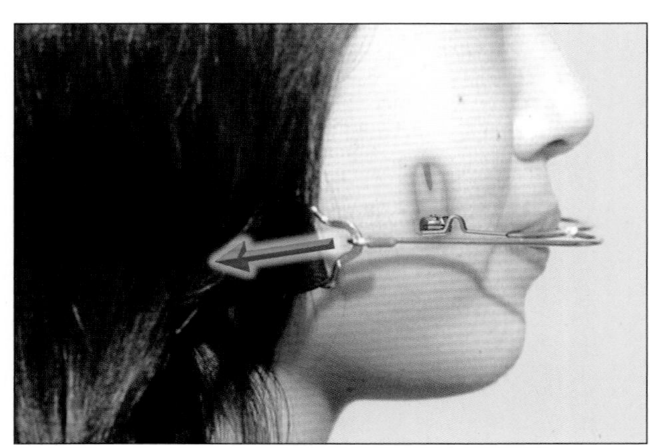

图4-1 头帽口外弓，红色箭头示颈带弹性牵引力。内弓插入到磨牙口外弓管里，颈带弹性牵引于外弓的牵引钩上。

对于初学矫正器设计分析的人来说，头帽是一种理想的矫正器。因为它是一种拥有静定结构的矫正器，仅需用测力计测量就能为临床医生提供大部分需要的信息。

传统头帽的力学分析，通常根据解剖形态进行，例如头帽的安置部位（颈部或枕部）、施力的方向（高位或低位）以及外弓长度或位置。这些基于几何形态的分类方式和使用原则，使头帽在应用过程中产生一系列严重错误，同时也使作用原理变得复杂难懂。本章将着重介绍头帽的力学系统，而不是几何形状。

本章将介绍两种不同的设计，其区别在于头帽与牙齿的连接方式。第一种是头帽口外弓，它的内弓插入口外弓管，而弹性牵引力则施加在外弓上（图4-1）。这种头帽是由Oppenheim发明的，并在美国伊利诺伊大学传授给他的学生Kloehn。后者在美国大力推广这种头帽。尽管历史上已经有其他人开发过类似的头帽，但这种设计还是称为“奥本海姆头帽”（Oppenheim headgear）。它通常也称为“头帽口外弓”。本章将介绍的第二种设计是头帽J钩，它分为左右2个外弓，分别作用于尖牙旁的牵引钩上。由于这两种设计的力学系统完全不同，因此本章将分别讨论。首先，从侧面观、𬌗面观及正面观3个方向上分析头帽口外弓和它的力学系统。

头帽口外弓的侧面观分析

图4-1展示了颈带头帽弹性牵引装置。头帽的内弓插入到磨牙口外弓管里。为了便于分析，我们会假定内弓和口外弓管间没有余隙。但在特殊情况下，特别是在正面观分析的时候，由于内弓是圆柱形的，我们则认定内弓和口外弓管之间存在余隙。虽然带环与牙齿被认为是刚性连接，但内外弓是可以弯制成不同形态的。牵引力（红色箭头）施加在外弓的钩上。我们可以计算作用于带环颊管上的力，但这是不必要的，因为内弓与颊管之间通常不存在第二序列方向力（倾斜力）。颈带牵引装置可以提供上述这样的力。

图4-2a为颈带处于平衡状态。2个蓝色的力大小相等、方向相反，二者之和为零（牛顿第一定律）。图4-2b中的作用力也是大小相等、方向相反（红色的力），代表了颈带和外弓的相互作用力（牛顿第三定律）。作用力及其施力方向将决定牙齿的运动轨迹。可以用测力计来测量力的大小，而施力方向就是弹性牵引的方向。

在施力过程中，内弓和外弓都可能弯曲。图4-3上的A代表头帽内弓插入磨牙口外弓管中，但此时矫正器未加载力量。当牵引力施加在B点上，外弓就会出现形变，其形态和位置随之发生改变。在这一形变状态下，弹性牵引的方向决定了牵引力的力线。

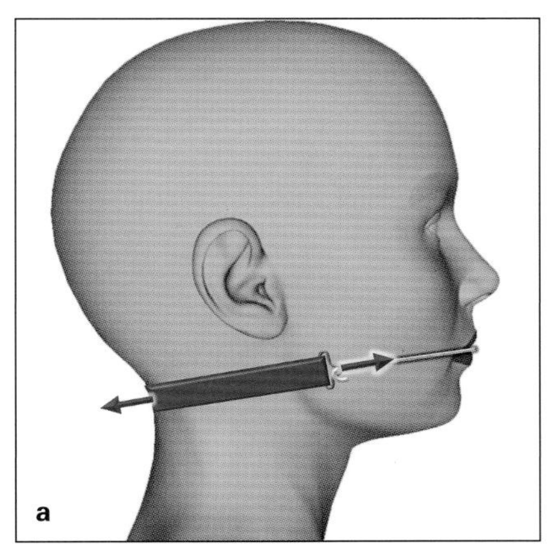

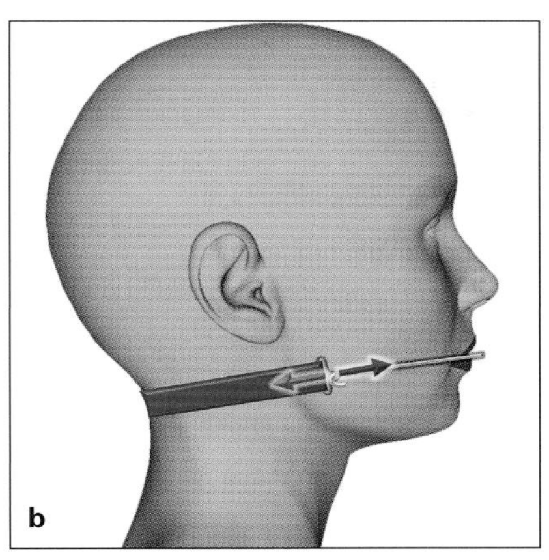

图4-2 （a）颈带处于平衡状态（牛顿第一定律）。弹性牵引带（蓝色箭头）的力的总和为零。（b）外弓（红色箭头）上的力与弹性牵引力大小相等、方向相反（蓝色箭头）。符合牛顿第三定律。

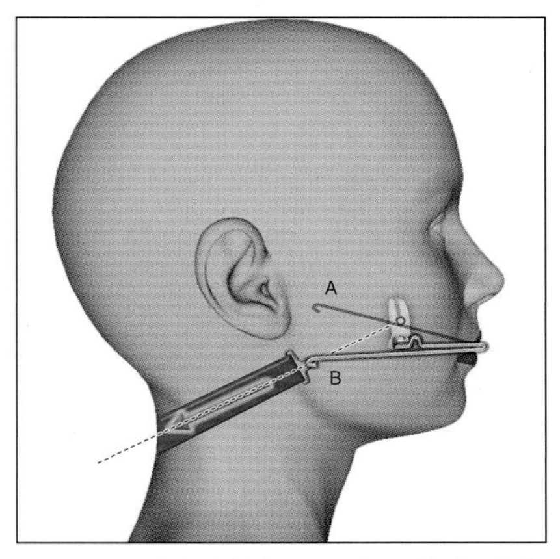

图4-3 头帽的作用取决于施力的位点。A示头帽内弓插入磨牙口外弓管中，但矫正器尚未与颈带连接。此时是处于被动状态。B示佩戴颈带后，因加载力的方向和位置作用，口外弓产生弹性形变。这是力的激活状态，由此分析力是如何发挥作用的。

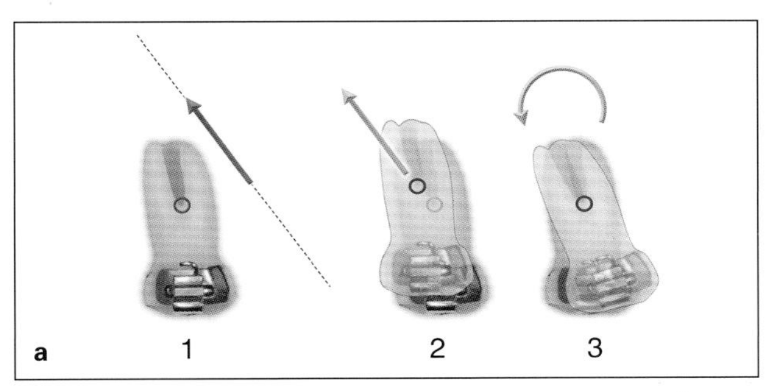

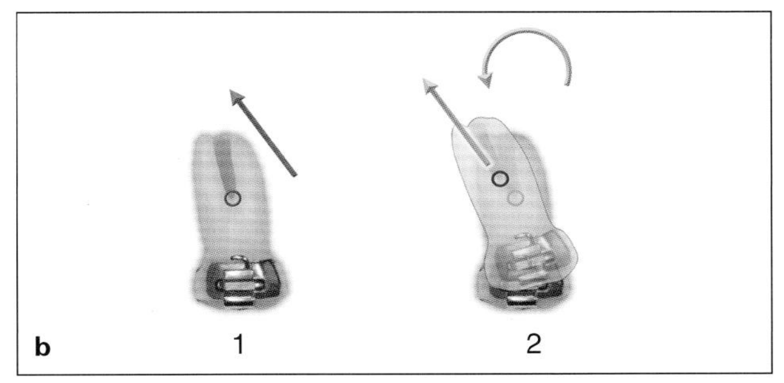

图4-4 高位牵引力系统。（a）高位牵引力为红色箭头（1）。经过阻抗中心的等效力系分别以1个力（2）和力偶（3）（黄色箭头代表牵引力）。该作用力使阻抗中心向后、向上移动。力偶使牙围绕着阻抗中心做逆时针旋转。（b）磨牙的复合运动（2）。随着磨牙的倾斜移动，牙根向后、向上移动。

外弓钩的新位置就是施力点，所有的分析都从这里开始。

要进行头帽的力学分析，首先要确定牵引力的力线。图4-4a展示了高位牵引力的力线。牵引力（1中红色箭头）向后、向上经过阻抗中心（1中紫色圆）的近中。头帽对阻抗中心的作用力可等效为1个平移力和力偶（2和3中黄色箭头）。这就是等效力的概念（参见第3章）。黄色的力经过阻抗中心产生平移运动，黄色的力偶使牙齿围绕着阻抗中心进行旋转运动（牙冠向近中，牙根向远中）。假设牙齿的运动方向会与阻抗中心上的力和力矩所产生的运动方向相一致，并且所有的运动都取决于阻抗中心上的力和力偶。第9章将更详细地讨论这个概念。目前，这些简单的假设就已经满足了所有的临床工作。在我们的分析中，也假设了头帽和口外弓管是刚性连接，口外弓管和内弓之间没有明显的余隙。从矢状向上可以看到，即便少量余隙造成的倾斜移动也可以忽略不计。

在图4-4a中阻抗中心上的力和力矩使磨牙产生两种运动方式：向后、向上的平移（2）和旋转运动（3）。其复合运动如图4-4b所示（2）。头帽口外弓会造成牙冠的近中倾斜，根向后上方倾斜，阻抗中心点也随之向后、向上移动。但这种分析法并没有告诉我们平移和旋转的比例关系。这个问题将在

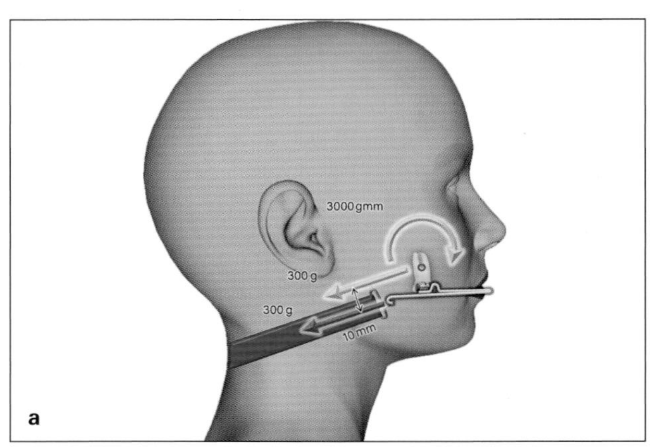

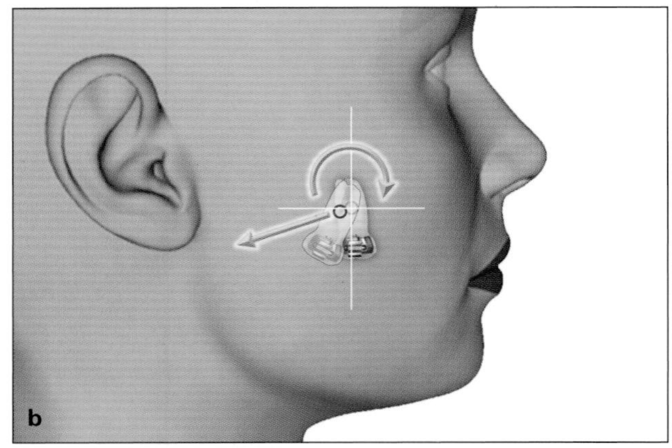

图4-5 经典颈带牵引头帽（设计1）。（a）颈带的牵引力线（红色箭头）为向下和向后，经过磨牙阻抗中心的下方。阻抗中心上的等效力系统为向下和向后的力和较大的顺时针力矩（黄色箭头）。（b）磨牙伸长和远中倾斜。阻抗中心较大的力矩引起了磨牙明显的远中倾斜。

下文进行讨论。目前，我们至少已经建立了头帽口外弓移动牙齿的力学分析图。

经典的头帽口外弓设计

由于临床情况千变万化，我们先从矢状面上分析典型的病例。

设计1：经典颈带牵引头帽

在图4-5a中，颈带的牵引力线（红色箭头）为向下和向后，经过磨牙阻抗中心的下方。为了预测牙移动，用阻抗中心上的等效力系统来代替了红色的牵引力：1个平移力和力偶。经过阻抗中心的等效力为300g（黄色箭头）。如果加上环绕阻抗中心上的力矩，会发现等效力偶为+3000gmm（黄色弧形箭头）。

300g（红色力）× 10mm = +3000gmm

300g（黄色力）× 0mm = 0gmm

相当于，有1个+3000gmm的等效力矩（黄色弧形箭头）加载在阻抗中心上。值得注意的是，如果这些力矩加载在其他位点上（例如外弓钩上），我们也会得出相同的结果。

放大后的图4-5b，预测了磨牙的运动。阻抗中心将向下和向后移动（黄色直箭头）。顺时针的力矩（黄色弧形箭头）。会使磨牙围绕着阻抗中心进行旋转，牙冠朝远中移动。结合两种移动，最显著的移动是磨牙远中倾斜（注意，图中的移动量是被放大的）。发生倾斜移动是因为牵引力远离磨牙的阻抗中心。相对于𬌗平面，磨牙远移并伸长。

设计2：低位颈带牵引头帽

经典颈带牵引（设计1），设计上的缺点是会对磨牙产生伸长力。是否有可能在用颈带牵引过程中不伸长磨牙？答案是肯定的。图4-6a显示了1条平行于𬌗平面的牵引力线。由于牵引力（红色箭头）到阻抗中心的垂直距离大于设计1中的垂直距离，所以作用力减小到了150g，以确保力矩相同。此时对磨牙将产生怎样的作用力？同样，我们用经过阻抗中心的力和力矩来替代150g的牵引力。经过阻抗中心的牵引力是150g，力矩是+3000gmm。磨牙沿着𬌗平面向远中移动（图4-6b）。牙冠围绕着阻抗中心向远中旋转。

注意设计1和设计2之间力学系统的差异。在设计2中，虽然产生相同的力矩，但所用的力值较小，因此产生比较小的平移。另外，设计2产生更好的垂

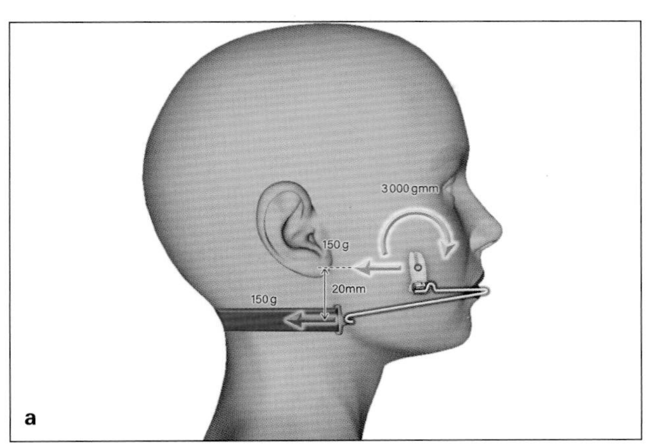

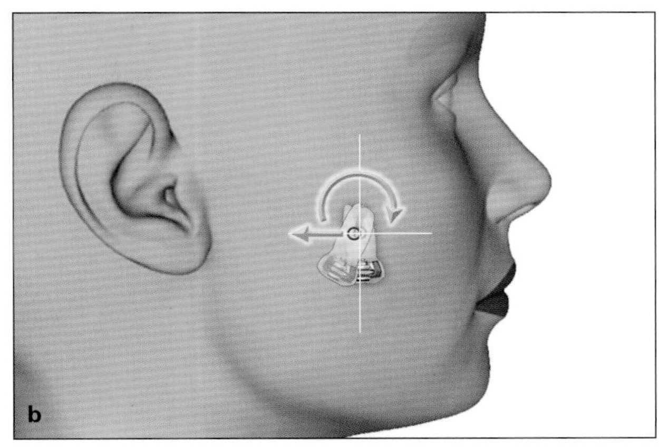

图4-6 低位颈带牵引头帽（设计2）。（a）相较于设计1，设计2的作用力（红色箭头）更低，使得作用力能平行于殆平面。阻抗中心的等效力系统中，如果要形成相同的力矩（3000gmm），由于力臂的长度翻倍（20mm），因此所施作用力只需要图4-5中的一半（150g）。（b）因为力矩远大于力，所以磨牙主要是产生围绕着阻抗中心的远中倾斜。注意，此时没有伸长的分力，磨牙不会高于殆平面。

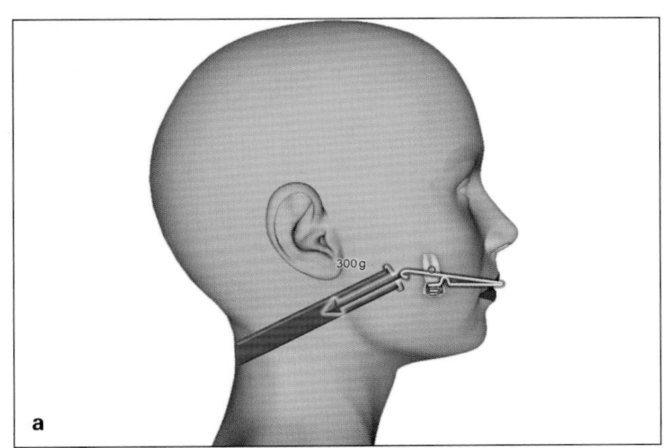

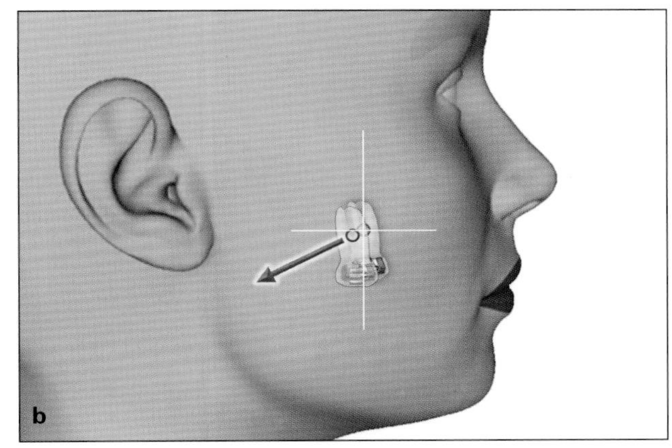

图4-7 平移作用的颈带牵引头帽（设计3）。（a）作用力的力线（红色箭头）经过磨牙的阻抗中心。头帽所产生的牵引力能使磨牙远中移动。然而，会有1个磨牙伸长的分力。（b）磨牙会向下和向后移动。

直向控制，不会引起磨牙伸长。

低位颈带牵引头帽的适应证是什么？当乳磨牙早失或前磨牙拔除术后，上颌磨牙可能会近中倾斜。如果需要磨牙围绕阻抗中心直立，那么低位颈带牵引头帽无疑是最佳选择。通过阻抗中心的力将使磨牙快速向远中倾斜。牵引力越靠近阻抗中心，其产生的旋转越小，效率就越低。在这种设计中，可以使用较小的颈牵引力；另外，对于牙移动，力矩过大会导致患者出现不适感。如果牵引力线远离根尖，牙根会向远中倾斜移动（图4-9）。设计2将是解决这个问题的理想设计。

设计3：平移作用的颈带牵引头帽

颈带牵引头帽也可以产生平移上颌磨牙的作用。注意，牵引力线必须通过阻抗中心（图4-7）。来自颈带的300g牵引力经过牙齿的阻抗中心（红色箭头），因此牙齿平移而不伴有任何旋转。平移的方向是向下、向远中。远中向的牵引力可用于治疗安氏Ⅱ类的磨牙关系，但磨牙的伸长可能会导致下颌骨向下、向后旋转。然而在一些患者中，咬合力可以防止磨牙的伸长（低角病例）；对于生长发育期的患者，生长允许部分磨牙的伸长。

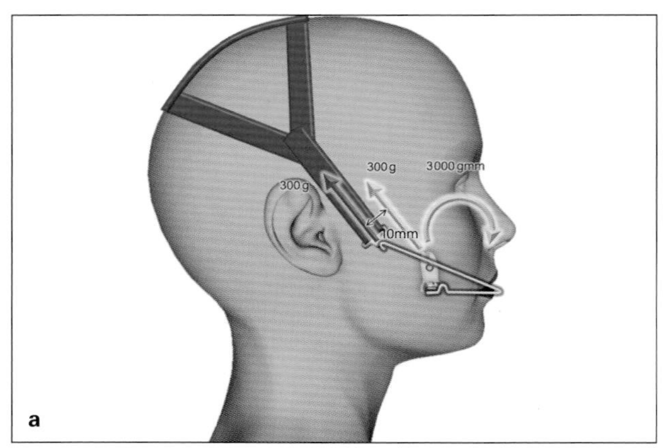

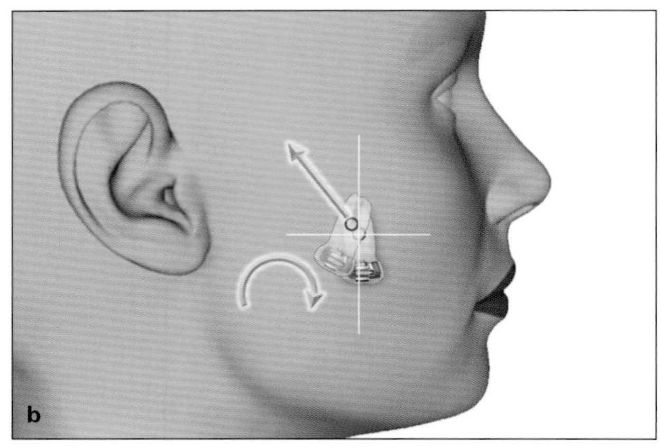

图4-8 平移作用的颈带牵引头帽（设计4）。（a）以枕部为支抗施加的向后、向上的作用力（红色箭头）经过阻抗中心的远中。在阻抗中心上的等效力系统可分为300g的平移力和3000gmm的顺时针力矩（黄色箭头）。（b）磨牙的阻抗中心向上、向后移动，而磨牙会向远中倾斜。

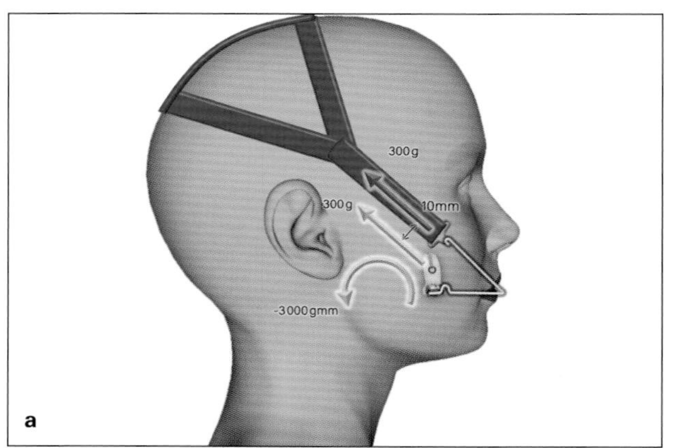

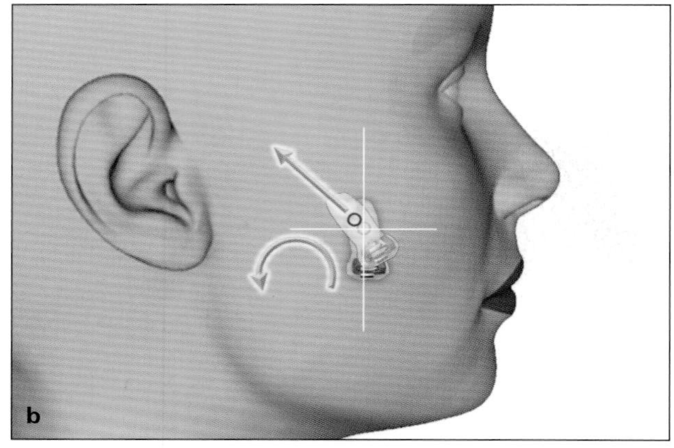

图4-9 磨牙牙根远中移动的枕牵引头帽（设计5）。（a）作用力是向上、向后（红色箭头）并经过阻抗中心的前方。在阻抗中心上的等效力系统（黄色箭头）可分为向上、向后的平移力和3000gmm的逆时针力矩。（b）磨牙牙根向后、向上移动。垂直向的分力能压低磨牙。

设计4：平移作用的颈带牵引头帽

几种不同的颈带牵引头帽都能产生磨牙的远中倾斜移动。但最好不要有伸长磨牙的分力。对于需要垂直向控制或开殆的病例，通常需要压低磨牙。图4-8a中向后、向上的牵引力（红色箭头）经过上颌磨牙阻抗中心的远中，该矫正力以枕部为支抗，大小为300g。磨牙受到了300g的平移力和3000gmm的顺时针转矩。磨牙的阻抗中心会向远中、根方移动，同时向远中倾斜（图4-8b）。

设计5：磨牙牙根远中移动的枕牵引头帽

在安氏Ⅱ类错殆畸形的矫正过程中，第一磨牙可能会向远中倾斜；此时需要远中移动牙根以矫正牙轴。要如何在不伸长或压低磨牙的前提下做到这点？设计5与设计4的不同之处在于牵引力经过了阻抗中心的近中（图4-9）。在阻抗中心的近中，施加300g向后、向上的弹性牵引力（红色箭头）。阻抗中心上的等效力系统（黄色箭头）可分解为1个300g的平移力和1个-3000gmm的力矩。注意，力矩是逆

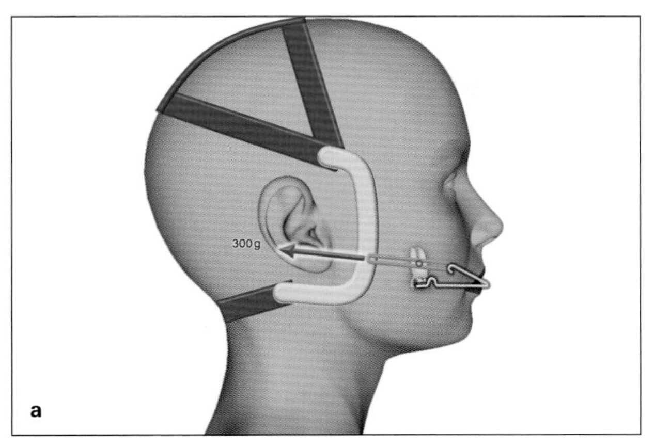

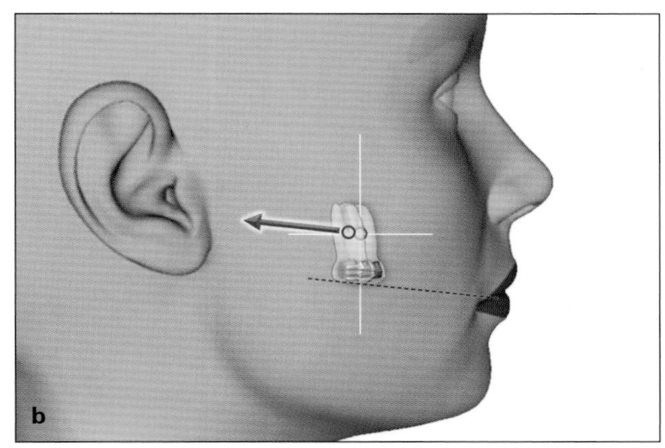

图4-10 使磨牙沿咬合平面远移的头帽（设计6）。（a）牵引力（红色箭头）平行于殆平面并经过阻抗中心。（b）磨牙沿着殆平面移动。注意，此时没有伸长或压低的分力。

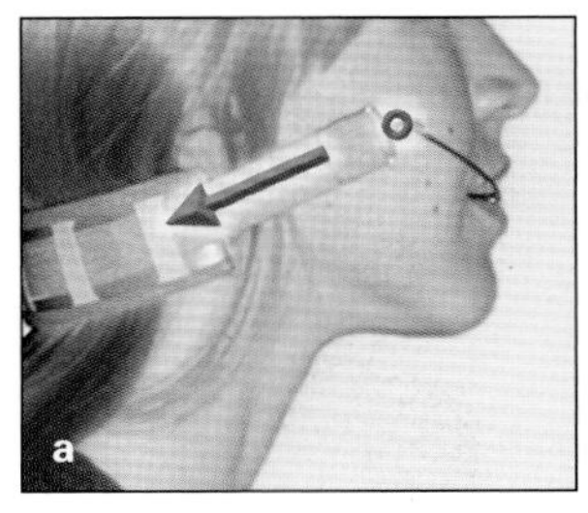

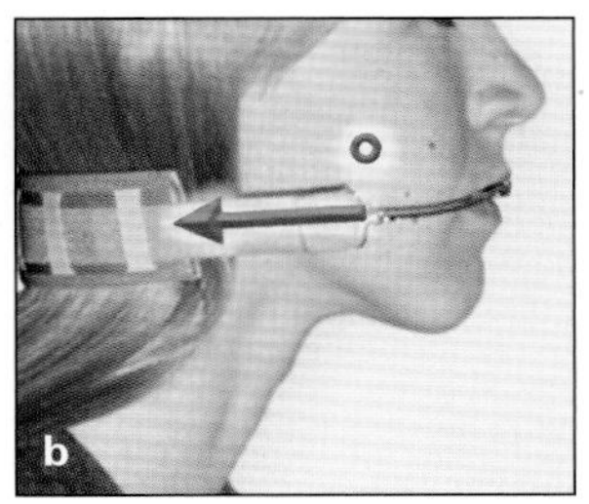

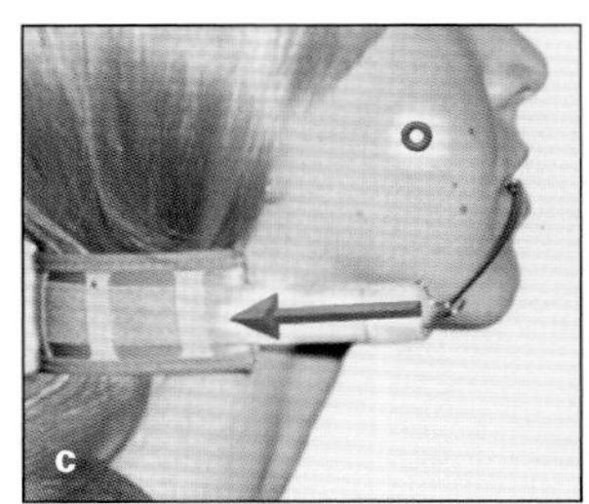

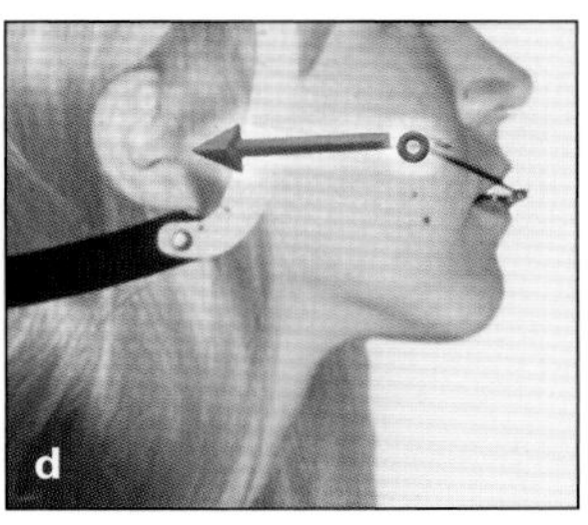

图4-11 （a~d）矫正力的万般妙用。牙齿运动模式取决于阻抗中心（紫色圆）与力（红色箭头）之间的关系。

时针方向的，这将使牙根向远中倾斜，牙冠向近中倾斜。图4-9b预测了牙移动方式。阻抗中心将向后、向上移动。同时，作用于阻抗中心上的力矩将直立牙轴。

设计6：使磨牙沿咬合平面远移的头帽

施加1个经过阻抗中心并平行于殆平面的远移力，也许是最有用的力学系统之一。图4-10展示了设计6。该头帽口外弓能够远移磨牙而不改变其垂直向的位置。枕带与颈带之间设计了1根连接杆，以此避开耳朵对牵引的干扰。另一种方法是分别从枕带和颈带向外弓钩施加牵引力。此时二者的合力必须经过阻抗中心并平行于殆平面。由于是平行移动，这种类型的头帽对牙齿的作用力更为均匀，因此可以使用较大的牵引力。

图4-11显示了头帽口外弓不同的牵引方向和作用位点。任何头帽的分类和正确的使用都取决于精准的力学分析。

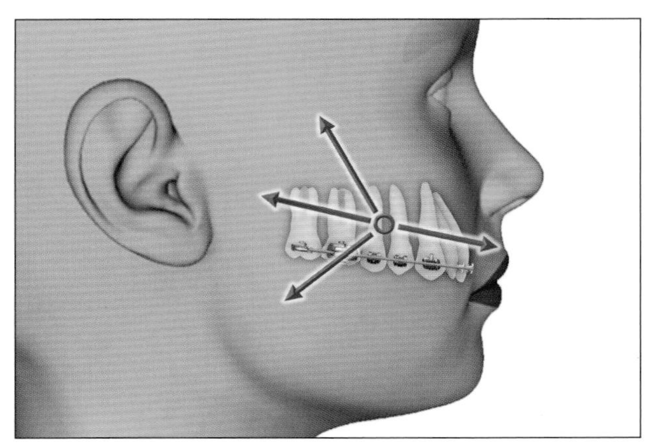

图4-12 头帽口外弓的牵引力施加在全牙列的阻抗中心（紫色圆）上可以产生多方向的平行移动。

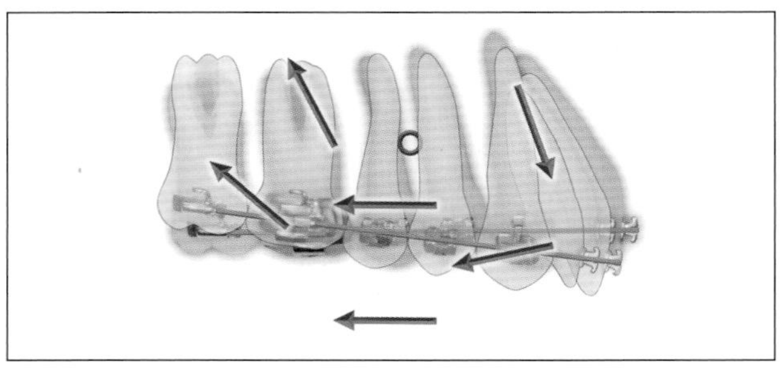

图4-13 不同方向的力（红色箭头）会导致上颌牙列的顺时针旋转。

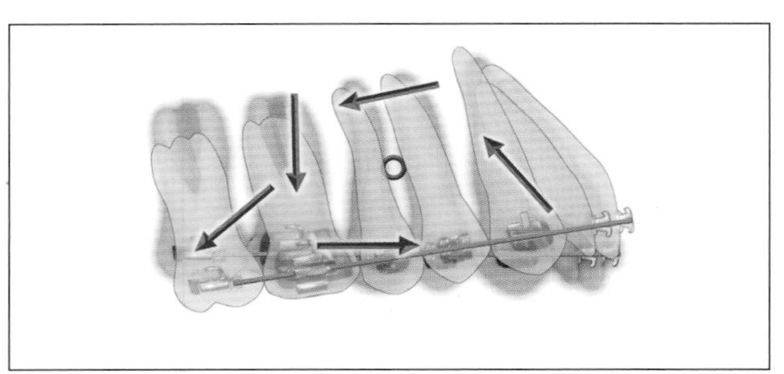

图4-14 不同方向的力（红色箭头）会导致上颌牙列的逆时针旋转。

头帽对牙列的作用

头帽口外弓的牵引力不仅可以作用于磨牙，也可以作用于牙列。为了便于分析，假设所有的牙齿都是刚性连接的。如果前牙的弓丝是圆丝，切牙会出现倾斜移动，将不能精准反映出预期变化。

如果弓丝具有弹性，则会在托槽之间发生形变，随之产生牙与牙之间的效应（参见第14章）。然而即使不是完全的刚性连接，将全牙列视为一个整体也能有效地预测治疗效果。

全牙列的阻抗中心位于两颗前磨牙的牙根之间（图4-12中紫色圆）。经过全牙列阻抗中心的牵引力就可以在多个方向上平移牙列。远离阻抗中心的牵引力则会产生1个平移力和力偶。这些牵引力可以分解为牙弓沿着阻抗中心平移和围绕着阻抗中心整个牙弓的旋转。有些牵引力可以产生顺时针的转矩，使𬌗平面变陡（图4-13）。有些牵引力则产生逆时针转矩，使前牙区的𬌗平面向上旋转（图4-14）。与移动磨牙一样，可以通过类似的头帽设计来施加正确的力学系统，达到移动全牙列的治疗目标。同前所述，成功的关键在于使用正确牵引力的方向。

头帽通常用在非拔牙Ⅱ类病例的治疗中。图4-15和图4-16展示了两名患者完全不同的临床反应。图4-15中患者的咬合关系为完全远中的Ⅱ类，几乎没有生长潜力。头帽的牵引力经过全牙列的阻抗中心，平行于𬌗平面，整体远移上颌牙列（图4-15a）。图4-15b~d为治疗前咬合。图4-15e~g为治疗后咬合。图4-15h~j为保持2年后的咬合。从重叠图上可以看出，在治疗过程中上颌磨牙向远中移动（图4-15k和l）。由于切牙沿着前牙阻抗中心的移动，上颌切牙直立。

相反，图4-16中的患者几乎没有出现上颌第一磨牙的牙冠远中移动。在口内弓的作用下，磨牙的

图4–15 （a）联合头帽。来自枕带和颈带的牵引力组成的合力（黄色箭头）经过全牙列的阻抗中心，并平行于殆平面。（b～d）治疗前的口内模型显示磨牙Ⅱ类关系。（e～g）头帽牵引后的口内模型。（h～j）头帽牵引保持2年后的口内模型。（k）头帽牵引前（黑色）和牵引后（红色）上颌骨、下颌骨和颅底的重叠图。患者生长发育停止，但磨牙远移。（l）头帽牵引前（黑色）和牵引后（红色）牙齿位置的殆面重叠图。

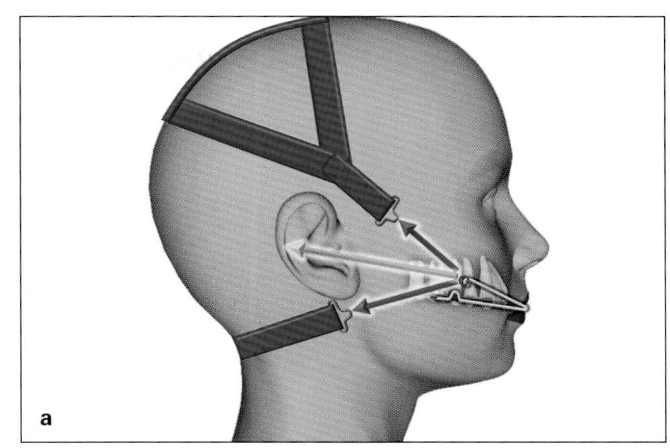

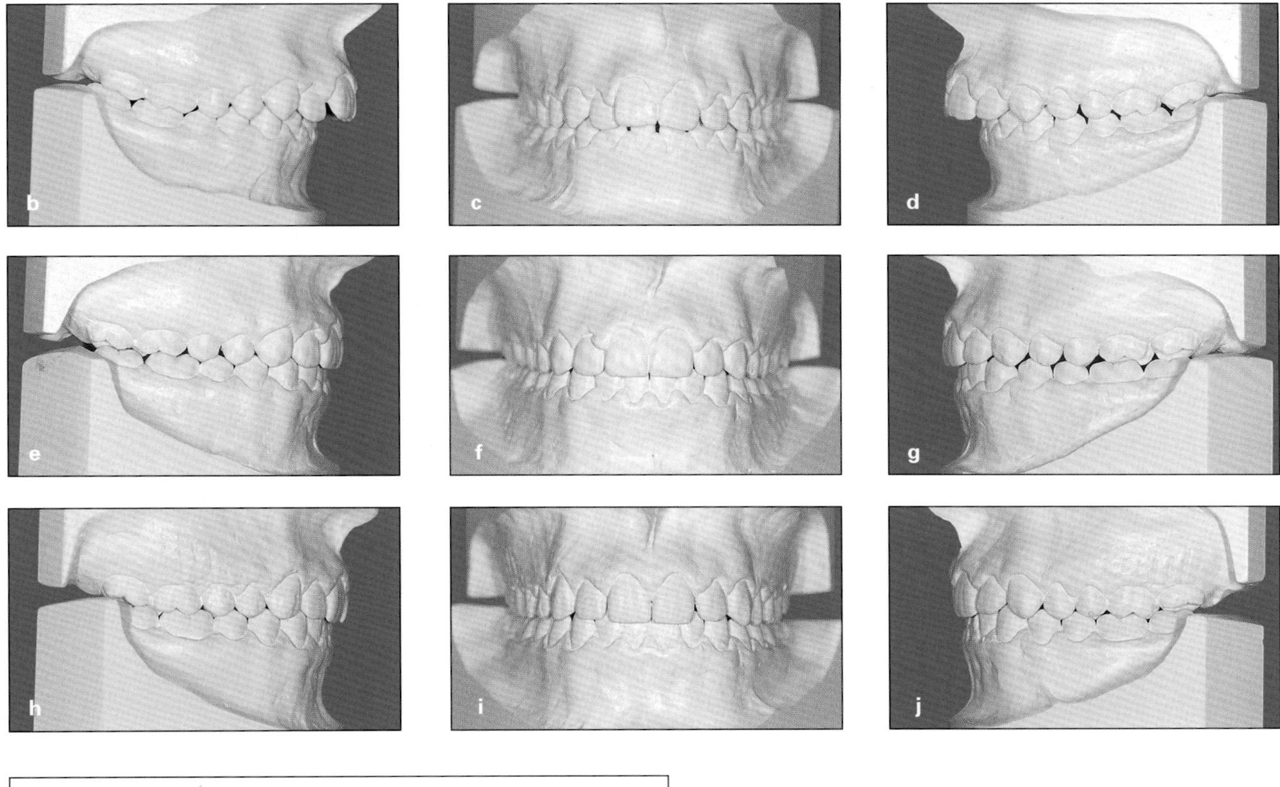

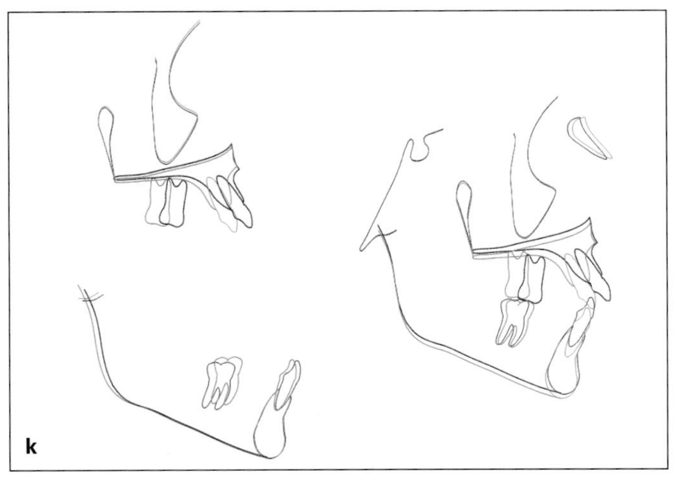

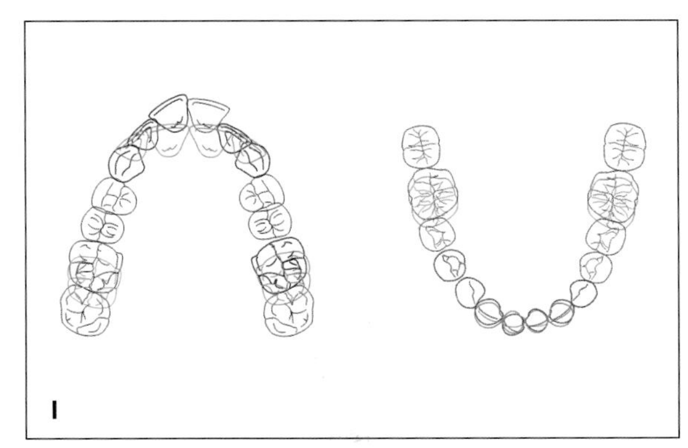

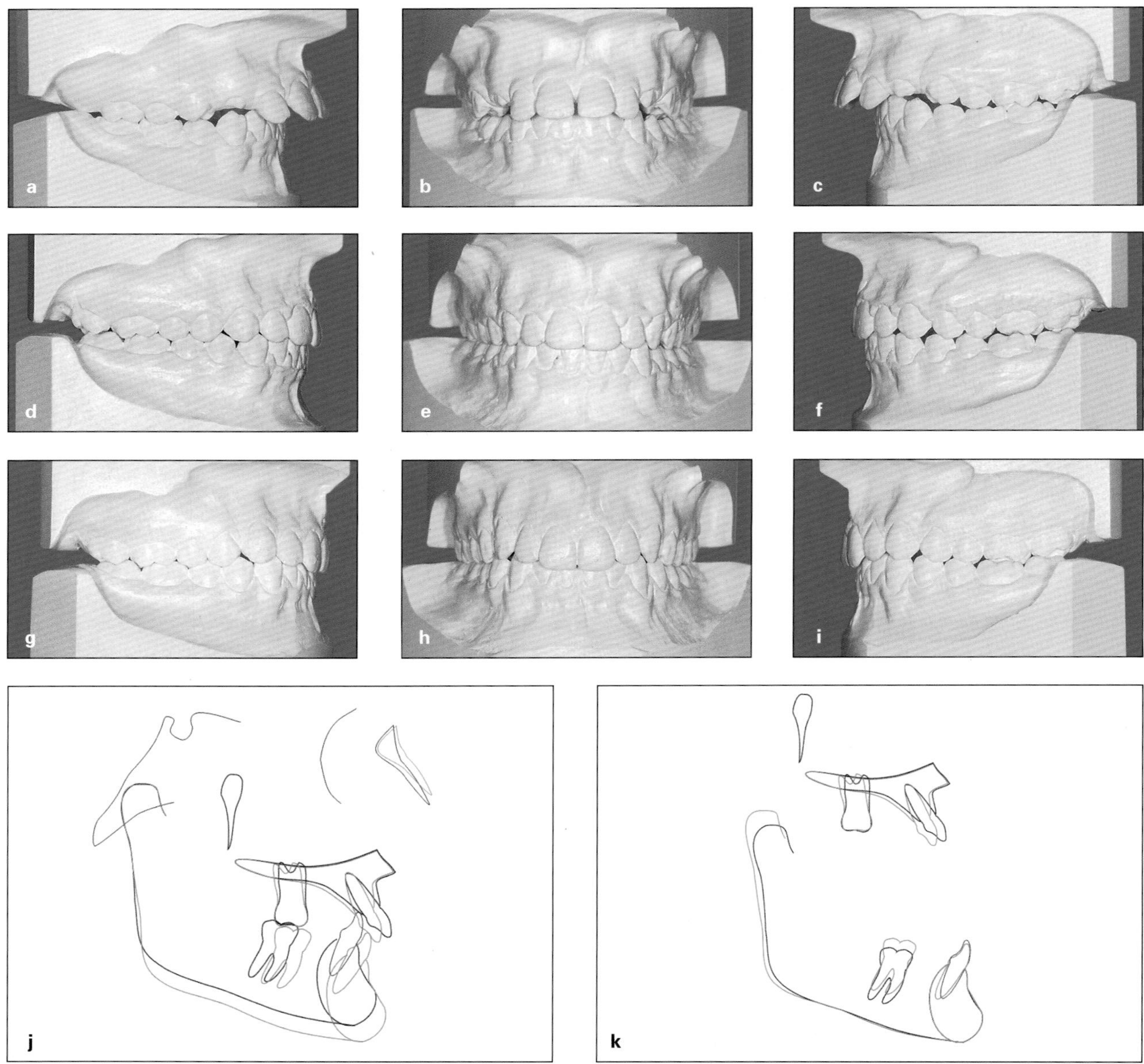

图4-16 （a~c）术前口内模型显示磨牙Ⅱ类关系。（d~f）头帽牵引后的口内模型。（g~i）头帽牵引保持2年后的口内模型。（j）头帽牵引前（黑色）和牵引后（红色）的牙齿位置重叠图。头帽抑制了上颌磨牙的前移，而下颌骨正常生长。（k）头帽牵引前（黑色）和牵引后（红色）的上下颌重叠图。上颌磨牙没有远移，但磨牙的牙根向远中移动。牵引前（黑色）和牵引后（红色）的牙齿位置重叠。

牙根向远中倾斜。在关闭间隙的过程中，上颌切牙向腭侧倾斜。头帽的牵引力类似于图4-15中患者所使用的。但此时头帽的作用却大有不同。它限制上颌的前移，但下颌骨能正常生长，以此矫正了Ⅱ类错殆畸形。在发育过程中，头帽还能有效地控制殆平面和垂直向高度。

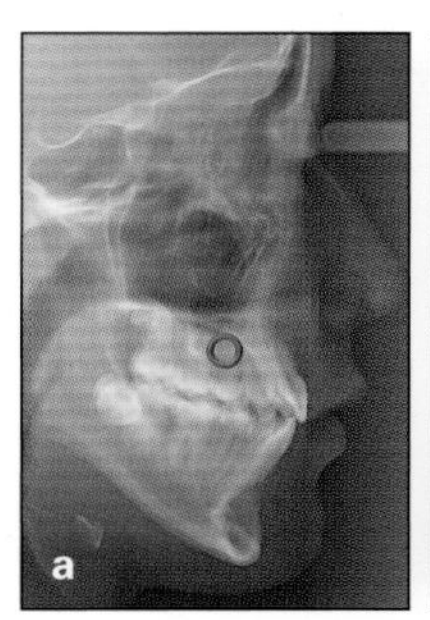

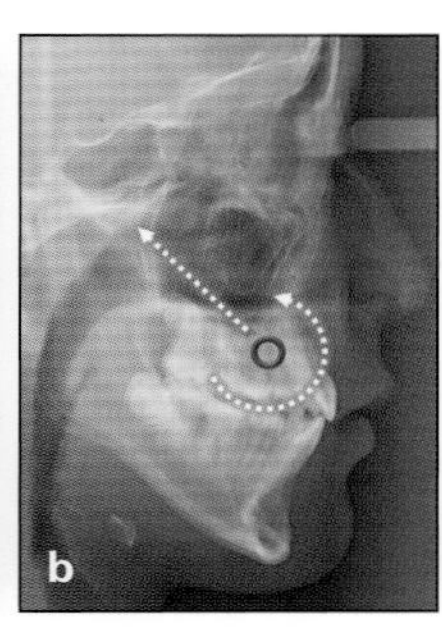

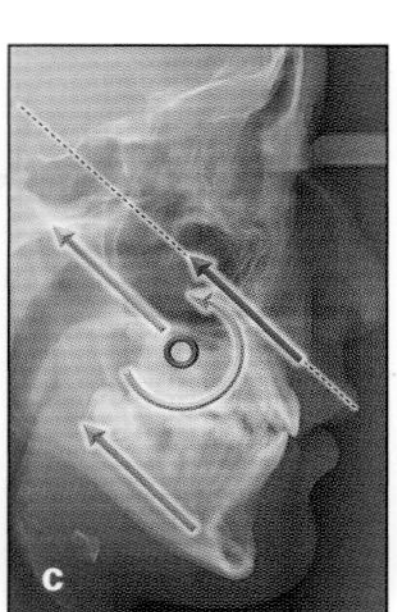

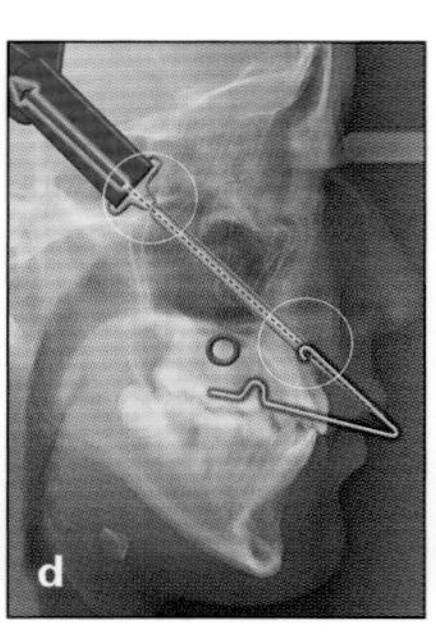

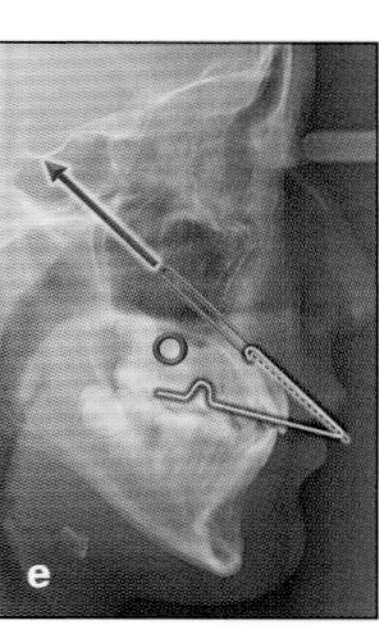

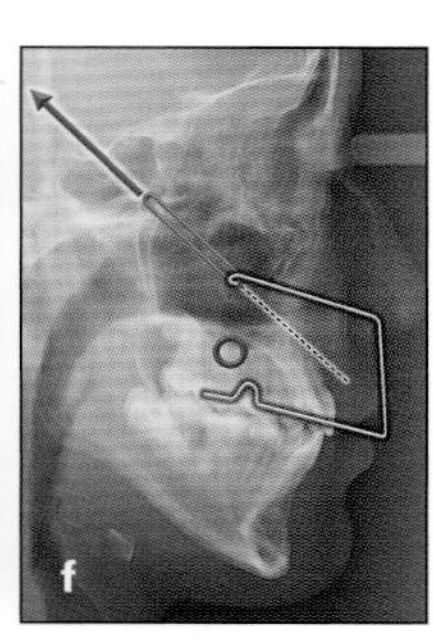

图4-17 头帽的设计。（a）第1步：确定阻抗中心的位置（紫色圆）。（b）第2步：确定治疗目标。希望牙列能向上、向后移动并产生逆时针旋转（白色虚线箭头）。（c）第3步：用等效力来替换经过阻抗中心的平移力和转矩（黄色箭头）。红色箭头正确，灰色箭头错误。（d）第4步：调整橡皮圈和头帽，使2个钩子（白色圆）的连线能沿着作用力线（虚线）排列。（e和f）外弓的长度（e短、f长）不影响力系统，因为它们有相同的作用力线（虚线）。外弓的形状不会改变力学系统。

如何设计头帽

许多正畸文献已经介绍了头帽的设计和使用，它们主要根据口外弓的形状、长度和位置，即口外弓的短或长、高或低以及向上或向下进行分析。但这通常会导致不恰当的设计和错误的使用。外弓的长短是可以根据需要进行修剪的。而且，这些基于形状的介绍会使简单的问题复杂化。头帽的设计应该建立1个所需的牵引力的正确力线。

临床上第1步是要确定目标牙、组牙或全牙列的阻抗中心。以全牙列为例（图4-17a）。牙根几何外形的中心就是阻抗中心，牵引力经过阻抗中心会产生平行移动。在第9章会详细介绍。阻抗中心并不是1个点，在力学分析图中它常常是1个大圆圈。虽然在三维空间中还有其他的混杂因素，但实际上可以圈定一个范围（大圆圈）来代表阻抗中心。即使对阻抗中心的估算有些偏差，但在治疗过程中它在牙齿或组牙上的位置是维持不变的。因此允许我们将其用于设计阻抗中心平移所需的矫正力方向。

第2步是建立矫正目标，牙列平移并围绕阻抗中心的旋转（图4-17b）。注意，我们希望牙列能向上、向后移动并产生逆时针旋转（即切牙向上移动）。

第3步是建立等效力和力偶，平行于阻抗中心上的力（红色箭头）和力矩（黄色箭头）（图4-17c和d）。等效力必须与阻抗中心上的平移力相平行，同时必须位于阻抗中心的根方，以产生正确的等效力矩。红色箭头是正确的，灰色箭头是错误的（图4-17c）。图4-17d中红色箭头代表了头帽牵引力的力线和大小。如果需要更大的力矩，根据等效力原理需要让牵引力更加远离阻抗中心。现在头帽的设计和运用就简单了。确定了作用力的力线（虚线）。来自头帽和口外弓2个施力点（白色圆）的连线要沿着作用力线展开。外弓的长短并不影响头帽对上颌牙列的牵引效果，因为作用力线是相同的（图4-17e和f）。图4-17f所示的设计可能看起来很不合理，但由于它的力线与图4-17e是相同的，所以无论外弓的形状如何，效果都是一样的。

如果内外弓在弹性牵引的过程中形变，可以进行适当的调整。切记，在放置橡皮圈和调整内外弓之后，弹性牵引和阻抗中心的关系就已经确定了。

简而言之，头帽设计的关键在于是确定作用力线，并围绕着它去设计头帽。注意，在图4-18中3个外弓的长度和位置均不相同但效果却是相同的，因为它们的作用力线都是一样的。由此可知，力学分析法比形态分析法更加有效，形态必须要屈从于力

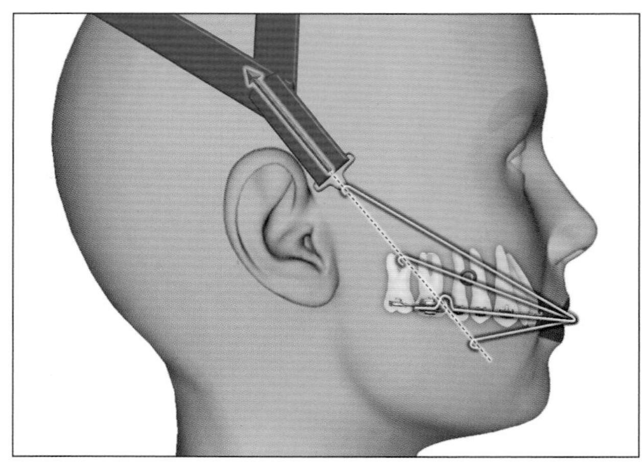

图4-18 3个外弓的长度和位置均不相同，但效果相同，因为每个外弓上的作用力（红色箭头）是相同的，作用力线（虚线）也是相同的。

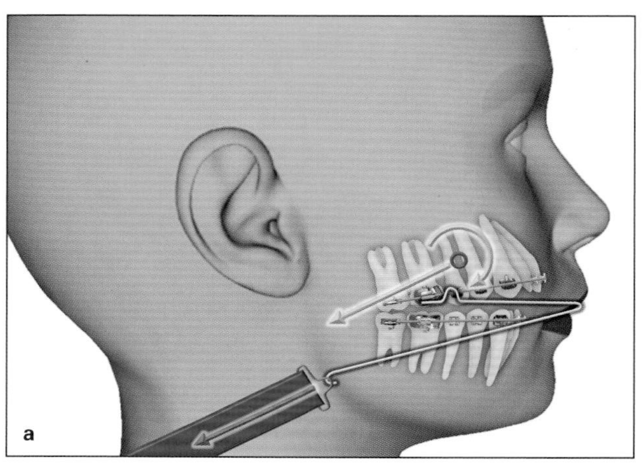

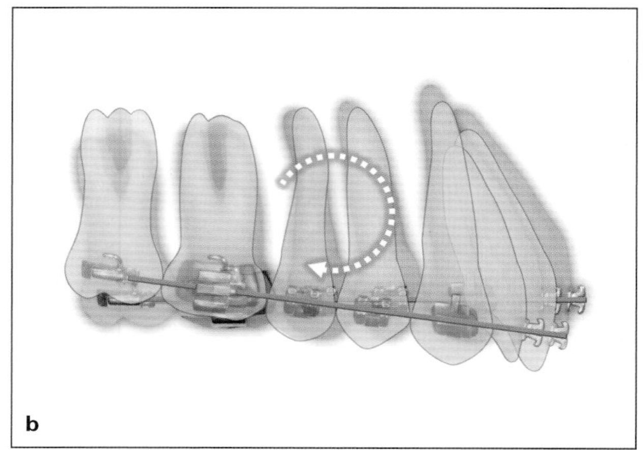

图4-19 （a）通过低位头帽牵引改变上颌殆平面的倾斜度。为了了解对上颌牙弓的影响，用经过阻抗中心的等效力系统（黄色箭头）来分析头帽的牵引力（红色箭头）。上颌牙弓高出殆平面，并围绕着阻抗中心做顺时针旋转。（b）上颌牙弓的旋转方向。低位头帽牵引的伸长分力导致了旋转。总体效果是陡峭的上颌殆平面逐渐平缓，开殆减小。

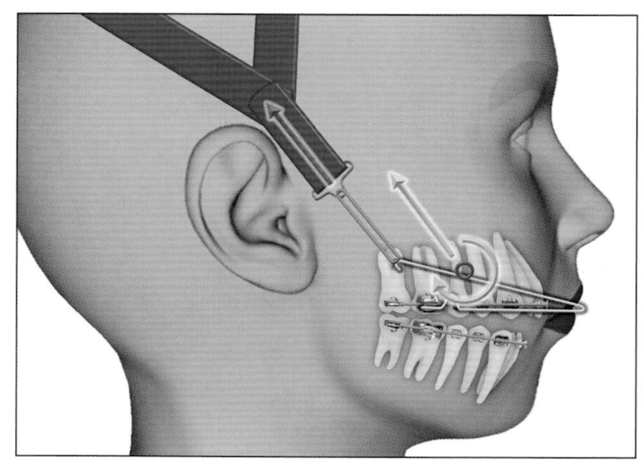

图4-20 通过高位头帽牵引改变上颌殆平面的倾斜度。用经过阻抗中心的等效力系统（黄色箭头）来分析头帽的牵引力（红色箭头）。上颌牙弓低于殆平面，并围绕着阻抗中心做顺时针旋转。相比于图4-19的低位头帽，这种类型的头帽能减少垂直向高度，更有利于下颌骨向前旋转。

学。头帽的命名也必须要更专业。例如，“高拉牵引”这一概念是很模糊的，可以包含多种力线和不同效果。采用“牵引力方向与𬌗平面成45°角（向后、向上），并经过阻抗中心的近中”这类描述或许会更好。因为这种描述是基于力学系统的。

用头帽调整咬合平面

图4-19展示了一例安氏Ⅱ类伴前牙开𬌗患者，其上下𬌗平面不平行。矫正目标是远移上颌牙弓以矫正磨牙Ⅱ类关系，调整上颌𬌗平面（上颌牙弓顺时针旋转），使上下颌𬌗平面平行。在理想情况下，应维持或降低面部的垂直高度。上下颌𬌗平面必须平行，才能保证正常的垂直向重叠（也称为“覆𬌗”）。

是否可以使用颈牵引头帽（图4-19a）？经过阻抗中心的等效力系统分析，会产生两种效应：相较于𬌗平面上颌牙弓伸长和围绕阻抗中心做顺时针旋转（黄色箭头）。伸长可能会增加垂直向高度，要尽量避免。如果围绕着阻抗中心的旋转足够大，伸长将不是问题，因为经过阻抗中心的等效力矩使得上颌牙弓的前段向下、后段向上旋转。注意，在图4-19b中上颌牙弓围绕阻抗中心的旋转加强了牙弓向后、向下的平移。因此，颈牵引头帽的力线必须根据需要选择好。不可能仅仅因为牵引力是向下的，就假设会产生不必要的伸长力。因为上颌切牙治疗前低于唇接触点，所以上颌切牙与唇的关系也会随着𬌗平面的变陡而得到改善。

如果想要降低垂直向高度并逆旋下颌，力线要经过阻抗中心后上方（图4-20）。作用力越靠后，力矩越大，上颌牙弓𬌗平面的倾斜度才能增大到足以匹配下颌牙弓。有时为了增加旋转的效果会适当延长口外弓。相反，作用力越移靠近阻抗中心（更前面），力矩越小，𬌗平面的改变也越小。

临床监测和矫正措施

如果一开始能合理地规划头帽的力学系统，就会创造无限的可能。但是，有时临床效果可能会事与愿违，因此需要采取矫正措施。原因可能是阻抗中心定位错误或口外弓变形。在设计过程中了解一些基本原理，并指导设计，同样有助于解决困难。

在图4-21中，患者的目标是沿着𬌗平面远移第一磨牙。虽然力线（红色箭头）的方向正确，但位置过高（图4-21a）。根据阻抗中心的等效力系统（黄色箭头），牙根会向远中移动，牙冠会稍向近中移动（图4-21b和c）。解决的办法就是将牵引力向𬌗方移动（图4-21d），最后的矫正效果令人满意（图4-21e）。轴倾度的矫正主要依靠磨牙围绕其阻抗中心进行旋转。有人认为图4-21f中的推力可能更有效，由于口外弓远离阻抗中心，可以减少牵引力值，在力系统中，相当于产生力偶。如果在直立过程中不需要进一步的平移，那么这种设计无疑是理想的。

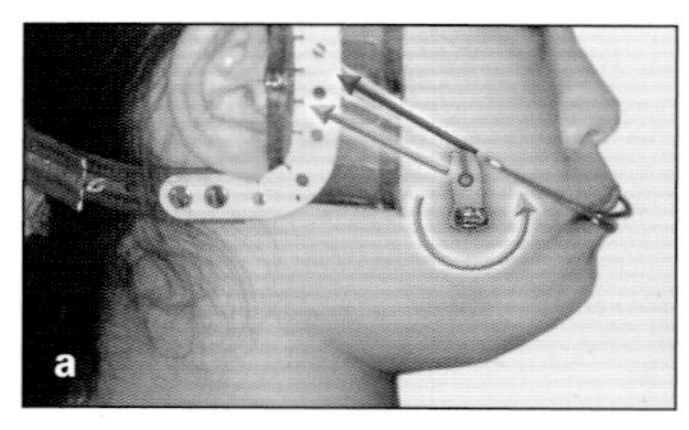
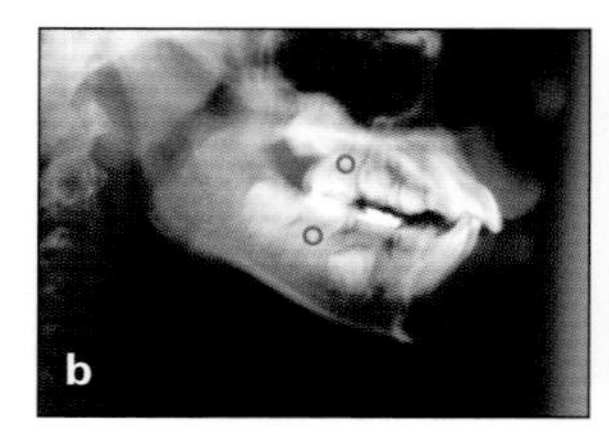
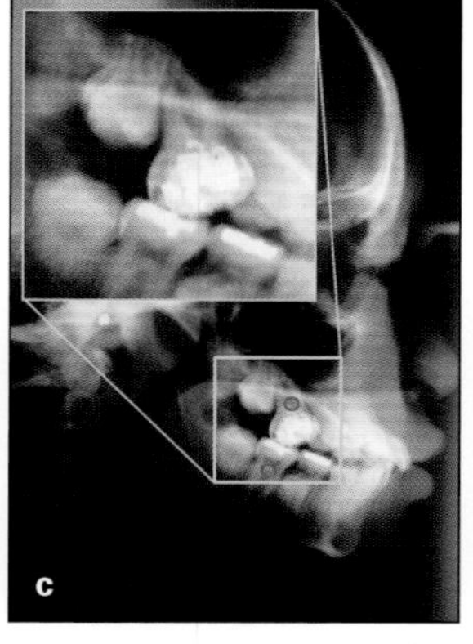
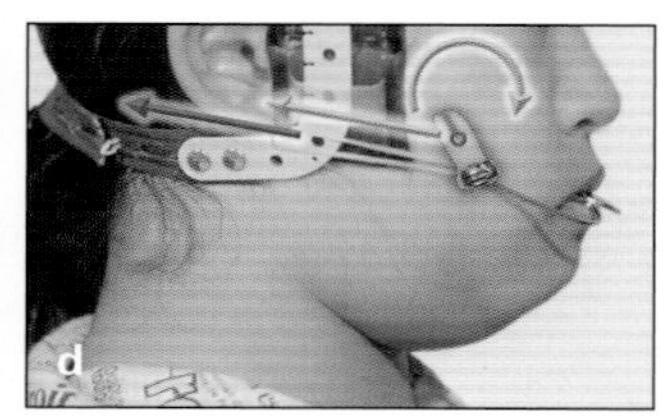
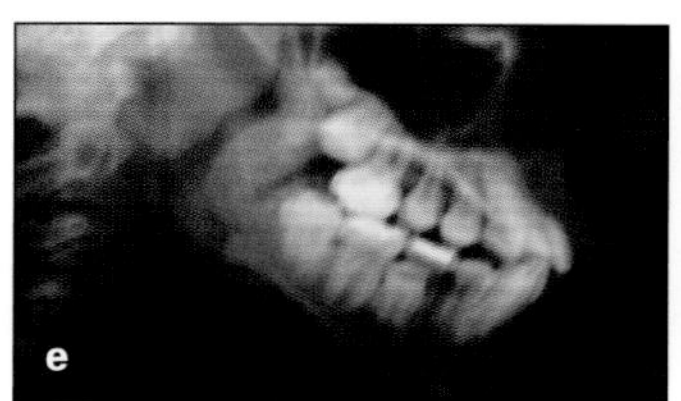
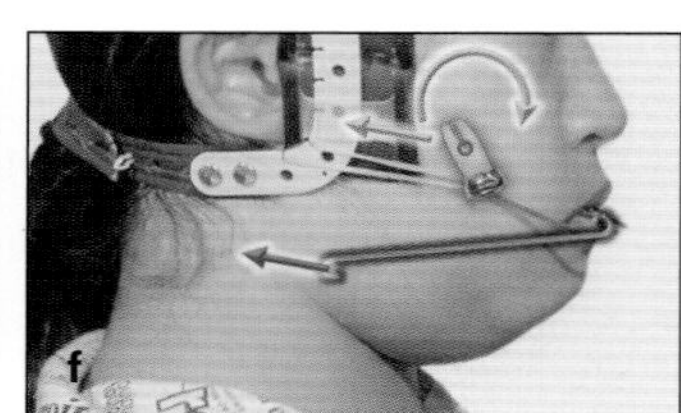

图4-21 （a）该头帽用于治疗远中尖对尖的Ⅱ类错牙合畸形。注意，力线位于磨牙阻抗中心的根方处。（b）术前侧位片。（c）初次头帽治疗后的侧位片。注意牙根向远处移动，牙冠稍向近中移动。（d）运用等效力原理矫正错误的牙移动。作用力被移到阻抗中心的冠方。用经过阻抗中心的等效力系统（黄色箭头）分析头帽牵引力（红色箭头）。该力系统将使牙根近移而牙冠远移。（e）头帽治疗后的侧位片。磨牙轴倾角已被矫正。（f）如果无须阻抗中心平移而是围绕阻抗中心旋转，低位头帽可能会更加有效。阻抗中心的等效力系统（黄色箭头）替代头帽的牵引力（红色箭头）。

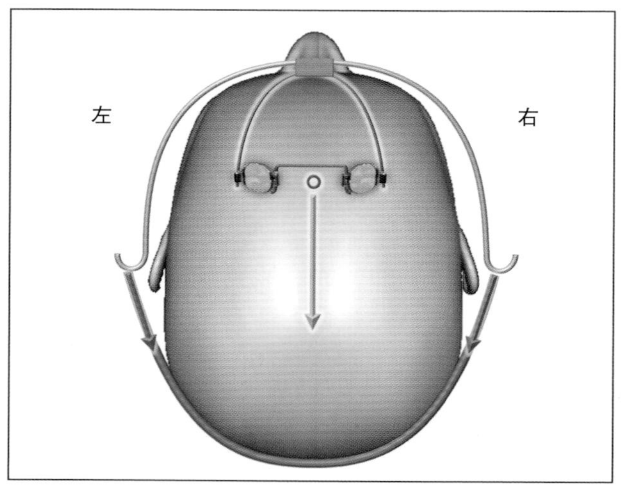

图4-22 对称头帽的牙合面观。头帽牵引力（红色箭头）被替换为阻抗中心处的合力（黄色箭头）。假设头帽内弓和两颗磨牙是刚性连接，这两颗磨牙被认为是一个整体，而阻抗中心位于这两颗磨牙中点上（紫色圆）。阻抗中心周围没有旋转的力矩，磨牙得以向远中平移。

头帽口外弓的牙合面观分析

如果两侧磨牙的远移量不同，那么牙合面观的分析就非常重要。口外弓两侧的力量可以大小不一。要如何做到这一点，需要应用平衡法则。平衡法则将在本书后面详细描述（参见第8章）；因此，我们会帮助大家简化理解不对称头帽的应用。

图4-22展示了对称头帽。假设头帽的内弓是连接（粘接）在每个颊管上。口外弓牢固地连接着两颗磨牙。两颗磨牙可视为一个整体。阻抗中心位于两颗磨牙的中间（紫色圆）。口外弓钩上的红色箭头代表来自颈带或橡皮圈的牵引力。其合力为黄色箭头。在牙合面观上，当合力经过阻抗中心时，阻抗中心将发生平移。因为在阻抗中心周围没有产生任何力矩，所以不会发生旋转。

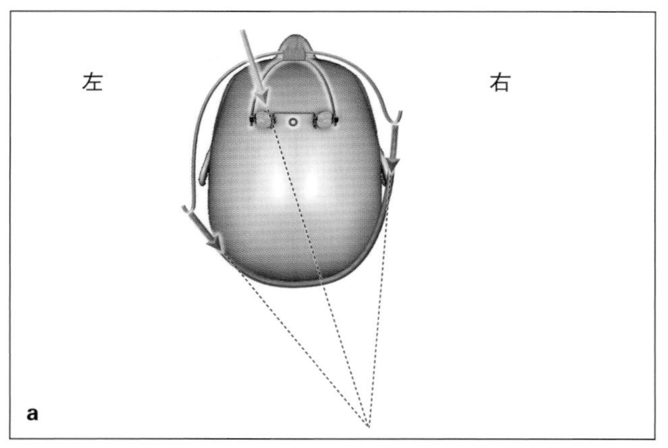

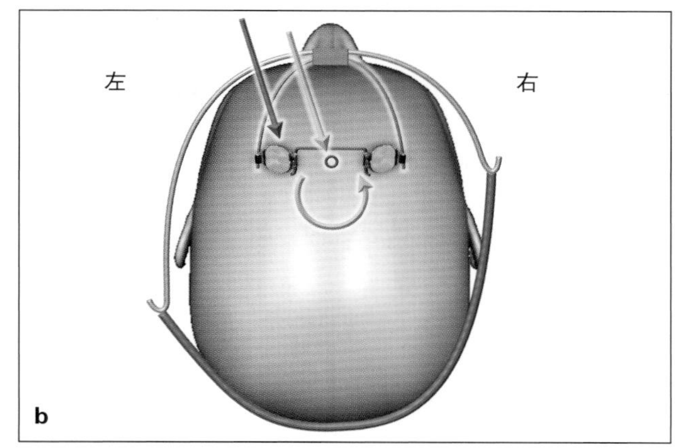

图4-23 非对称头帽。(a)头帽牵引力(红色箭头)替换为偏离中心的合力(黄色箭头)。(b)偏心力(红色箭头)被替换为经过阻抗中心的等效力系统(黄色箭头)。注意，它包括倾斜力和逆时针力偶。右侧磨牙会比左侧磨牙移动得更远。

图4-24 非对称头帽的临床应用。(a)上颌右侧磨牙比上颌左侧磨牙需要更大远移量，而且为了去除颊舌向代偿性倾斜，两颗磨牙都需要向左侧倾斜移动，去代偿矫正牙轴。用经过阻抗中心的等效力系统(黄色箭头)替代非对称头帽的牵引合力，获得了理想的力矩和向左侧的侧向力。(b)手术前，侧向力去代偿后单侧反殆变得更加严重。

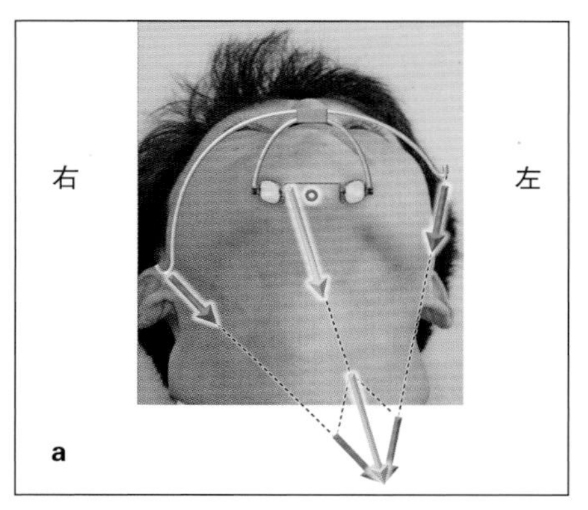

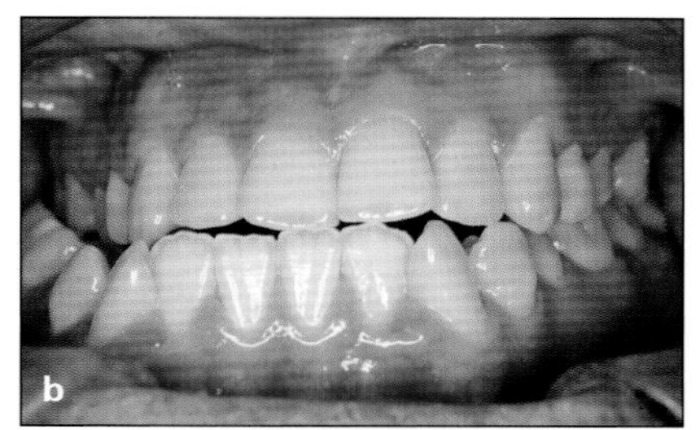

对称头帽在两边的牵引力都是相同的。即使我们在头帽两侧施加不同大小的力，颈带也会快速调整来维持力的平衡。所以在1个对称头帽中，口外弓两侧的力一定是相等的，除非颈带粘在患者脖子上。

图4-23展示了非对称头帽。外弓的长度左右不一，左侧比右侧长。颈带牵引仍处于平衡状态，但已经偏向患者的右侧。当患者功能性地转动头部时，颈带也会维持在这个位置上。施加于双侧外弓钩的力大小相等(红色箭头)。两侧红色牵引力的合力偏离中心，朝向左侧磨牙(靠近图4-23a中较长的外弓)。如果用经过磨牙阻抗中心的等效力系统来替换这个合力(图4-23b)，可分解为斜向远中的平移力和逆时针的旋转(黄色箭头)。由于有这个逆时针旋转的存在，左侧磨牙的远移量大于右侧。经过阻抗中心的合力(黄色箭头)不仅有1个后力的分力，还有1个推双侧磨牙向右移动的水平分力。但这个侧向分力通常被认为是不良的副作用。

图4-24显示了非对称头帽的临床应用，其中上颌右侧磨牙需要的远移量更大，而且为了去除颊舌向代偿性倾斜，两颗磨牙都需要向左侧倾斜移动。其力学系统与图4-23相同，只是视角不同罢了。双侧磨牙会受到不对称的远移力和侧向(水平向)的分力。在临床上侧向并非都是副作用。例如正颌的病例中，侧向力有利于以去除上颌右侧磨牙的代偿性颊倾，为手术提供条件。需在完全了解非对称头帽力学系统的局限性后，谨慎选择临床病例。非对称的设计有时会导致内弓变窄。在合适的病例中，

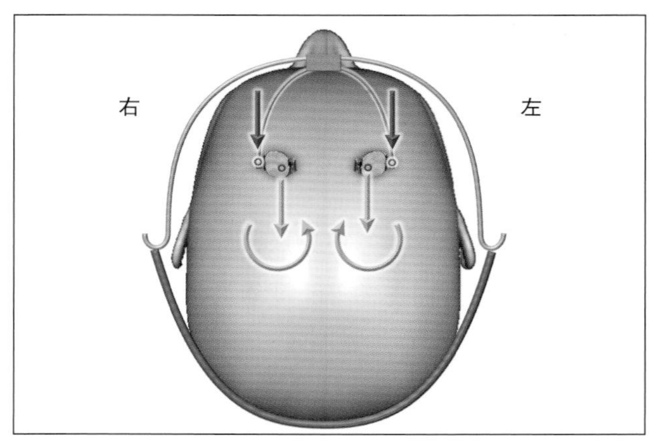

图4-25 在磨牙上放置垂直的口外弓管，当双侧磨牙受到远中向的牵引力（红色箭头）时，磨牙会自由旋转。阻抗中心上的等效力系统（黄色箭头）表明，磨牙会向远中移动，并进行近中颊向旋转。

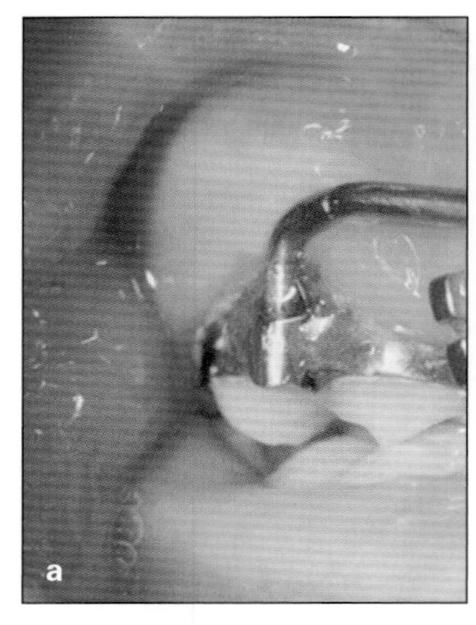

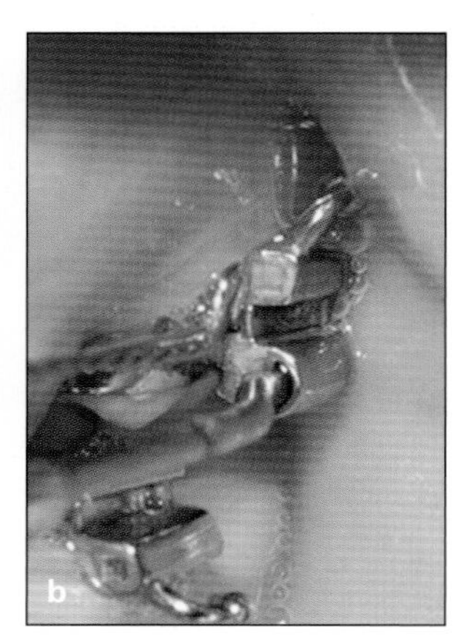

图4-26 （a和b）患者上颌右侧第一磨牙有严重的近中舌向扭转。在右侧将口外弓管垂直焊接。因为垂直口外弓管允许磨牙在y轴上旋转，上颌右侧磨牙不仅可以向远中移动，还能进行近中颊向远中舌向的旋转。

侧向力还可以用于矫正患者的单侧反殆。

如图4-25所示，垂直的口外弓管（灰色圆）能增加磨牙在y轴上的旋转空间。磨牙的口外弓管和内弓之间的余隙会允许磨牙进行对称性的旋转。当内弓弯折90°后插入垂直口外弓管内，从殆平面上看，磨牙可以自由地旋转。可使用这种方法矫正严重扭转的磨牙。头帽的牵引力为朝向远中的红色箭头。由于每颗磨牙都可以单独自由地旋转，因此不再认为这两颗磨牙是一个整体。那么磨牙将如何移动？将红色远中移动力用经过每颗磨牙阻抗中心的等效力系统（黄色箭头）来分析，磨牙受到经过阻抗中心的远移力和近中颊向远中舌向旋转。临床上无论任何原因引起的磨牙近中倾斜（例如乳牙早失或前磨牙拔除），通常会出现磨牙近中舌向、远中颊向的旋转。此时在磨牙上放置垂直的口外弓管不仅可以远移磨牙，还能矫正扭转。要在垂直的口外弓管上插入口外弓是相对容易的。如图4-26所示，可见患者上颌右侧第一磨牙有严重的近中舌向扭转。由于两侧口外弓管的水平向不平行，硬的内弓难以就位，所以右侧的口外弓管是垂直焊接的。得益于垂直口外弓管允许牙齿进行y轴上的旋转，上颌右侧磨牙不仅可以远移，还可以进行近中颊向旋转。此时，非对称的口外弓形态引导了牙齿的非对称运动。

头帽口外弓的正面观分析

通过改变头帽牵引力的方向，不仅可以得到水平向的分力，还可以得到垂直向的分力。图4-27a是设计5中力学系统的正面观（图4-9）。从正面观分析力学系统，牙齿和头帽不再被认为是一个整体，因为内弓和口外弓管都是圆的，所以每颗牙齿都能围绕着口外弓管进行旋转。我们用经过每颗磨牙阻抗中心的等效力系统（黄色箭头）来分析头帽牵引的垂直向分力（红色箭头）。如图4-27b所示，根据等效力原理，磨牙会被压低，牙冠会颊倾而牙根会舌倾。如果内弓和口外弓管足够贴合，磨牙牙冠将不会颊倾，但牙根会更加舌倾。如图4-27c所示，用横腭杆将双侧磨牙连成一个整体，磨牙就不会出现颊倾，此时的阻抗中心位于中线上（紫色圆）。双

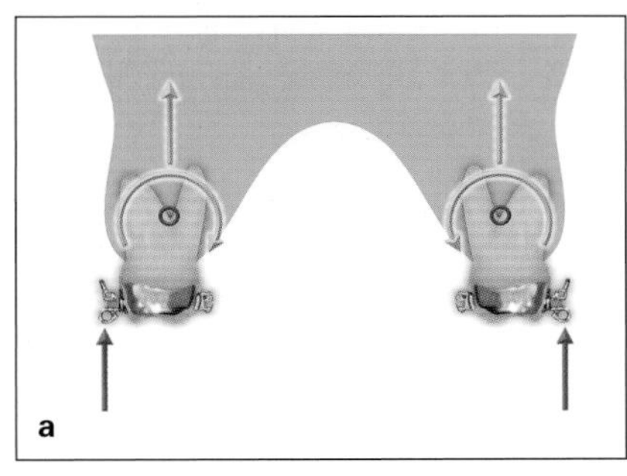
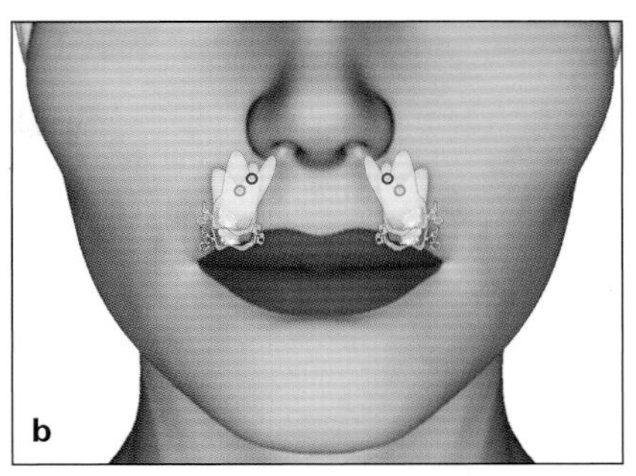
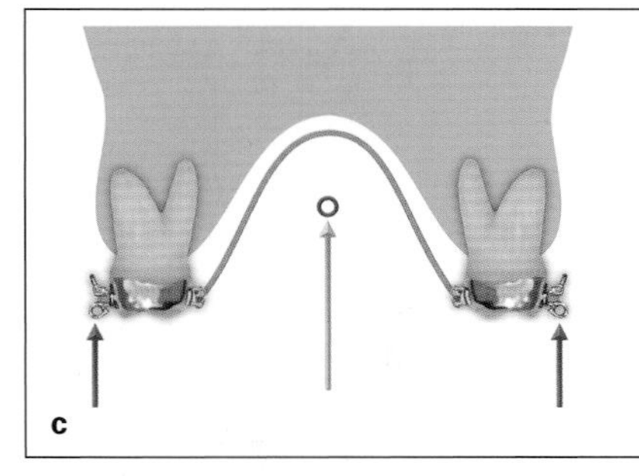

图4-27 （a）中位头帽力学系统的正面观。圆形的内弓允许磨牙围绕x轴进行自由旋转。头帽的垂直向压力（红色箭头）可能会引发磨牙颊倾。注意阻抗中心处的等效力系统（黄色箭头）。（b）磨牙压低，牙冠颊倾，牙根舌倾。（c）如果使用横腭杆，磨牙不再颊倾，压低力（红色箭头）可以用磨牙中点的合力（黄色箭头）来代替。

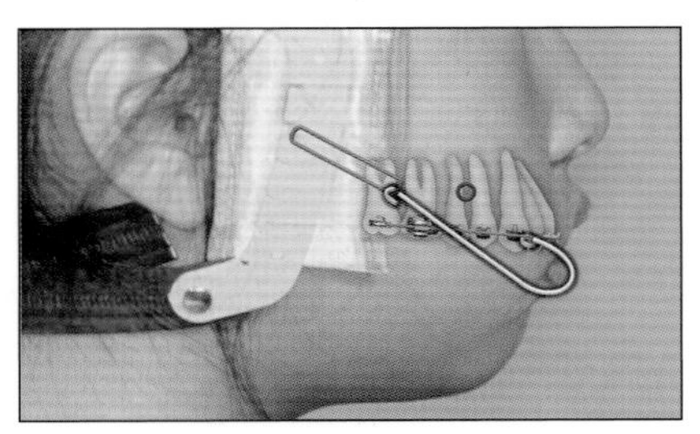

图4-28 头帽J钩。J钩的固位孔挂在主弓丝上的牵引钩上，并在固位点（牵引钩）上施加1个力。未产生任何力矩。

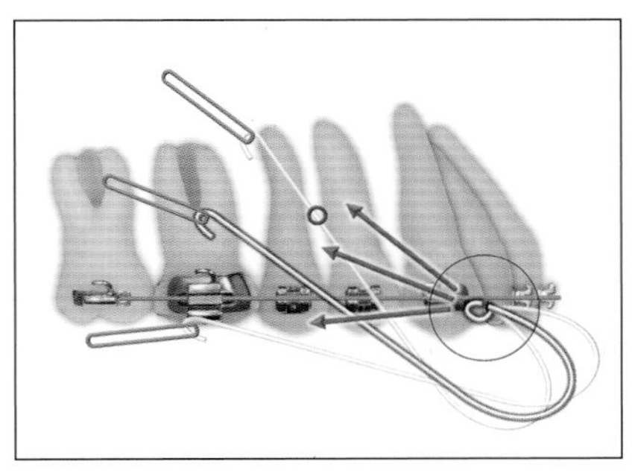

图4-29 头帽J钩可能出现的力学系统。红色箭头代表了头帽J钩施力点可能的加力方向（黑色圆）。

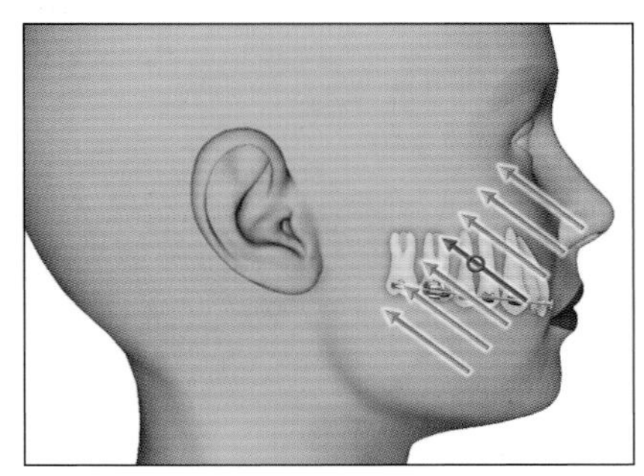

图4-30 灰色箭头牵引力线都不合适，因为没有经过加力位点（绿色钩）。

侧头帽牵引力（红色箭头）的合力（黄色箭头）会经过阻抗中心；因此，磨牙不会颊倾而是压低。

头帽J钩

图4-28展示了另一种头帽，称为“头帽J钩”。它的形状像个J形，分为左右两侧，在其前部的末端各有1个孔，用来连接主弓丝上的牵引钩（绿色）。J钩没有内弓。与头帽口外弓不同，J钩的施力点在弓丝上的牵引钩。J钩只能施加1个牵引力，因为牵引圈和牵引钩之间允许自由旋转，所以没有任何力矩。图4-29显示了头帽J钩可能的力学系统。红色箭头代表可以施加牵引力的方向，但施力点是固定的——绿色钩（黑色圆）。由于头帽J钩只能改变力的大小和方向，因此牙齿运动的类型也是有限的。例如，图4-30中的灰色箭头所代表的牵引力是无法实现的，因为它们的作用力线没有加载在牵引钩上。

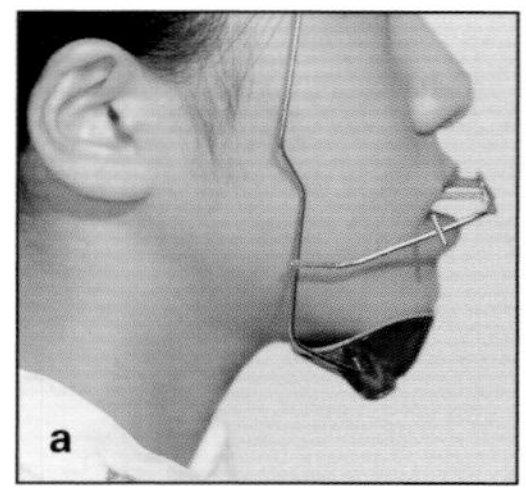

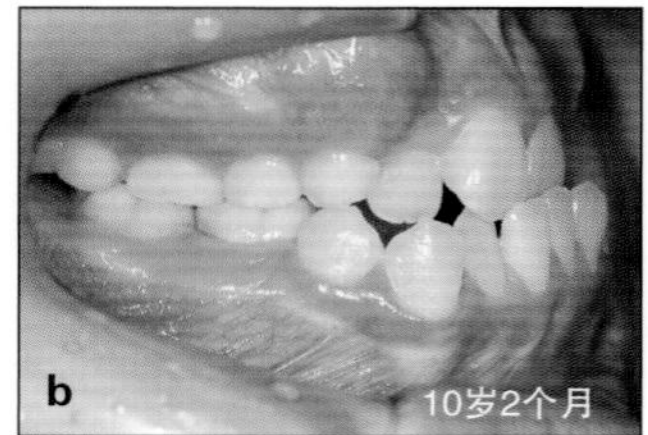

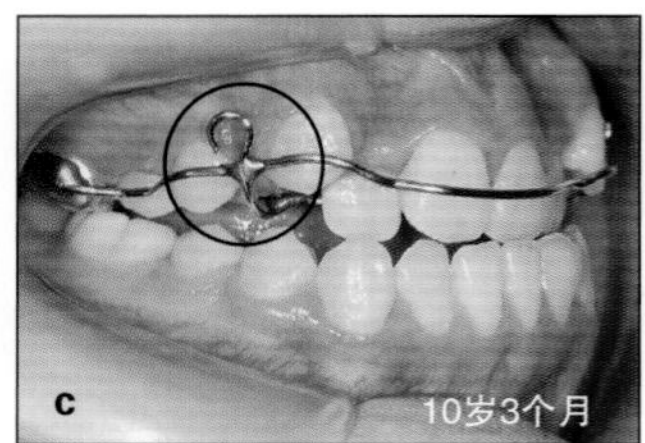

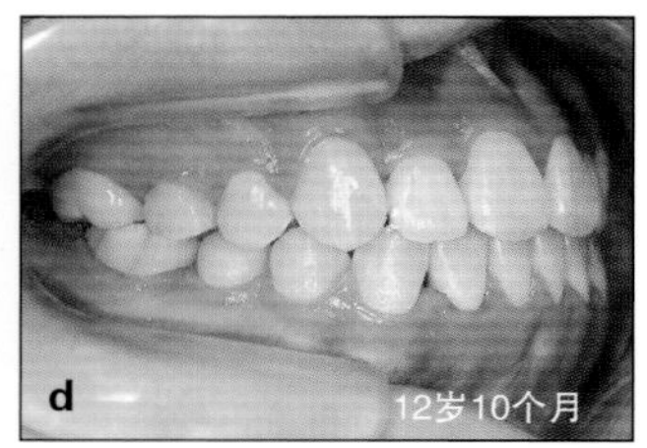

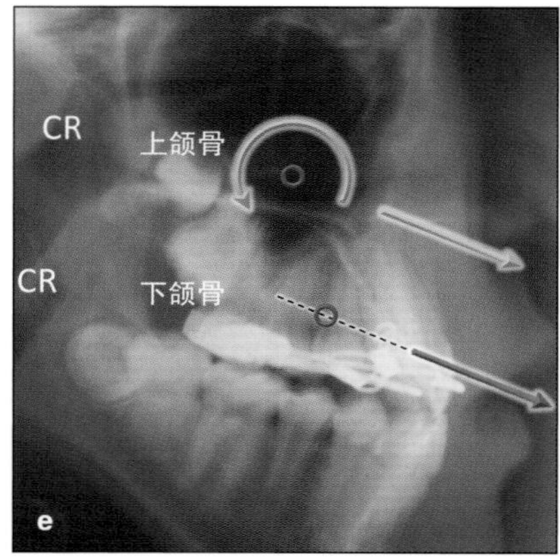

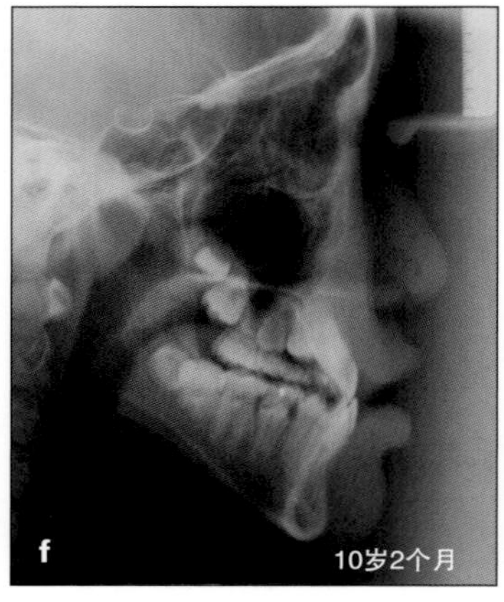

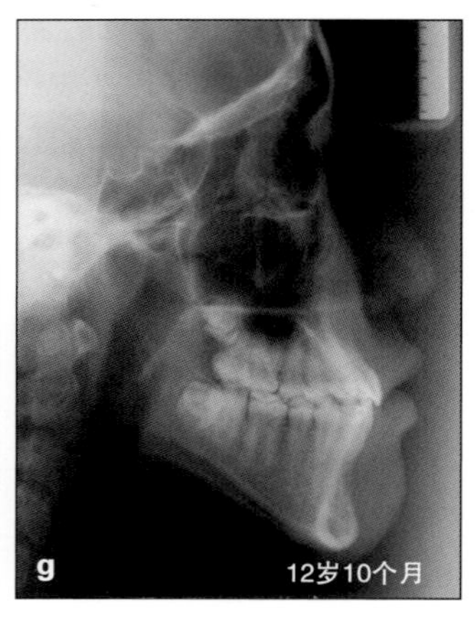

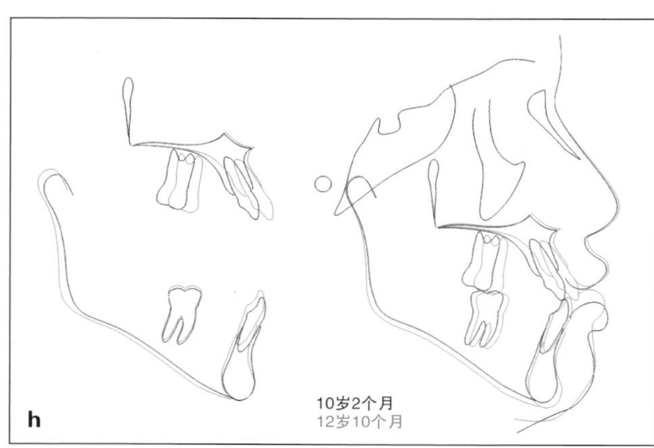

图4-31 前牵器在牙弓上的作用。（a）弹性牵引一侧挂在唇舌弓的牵引钩上（黑色圆），一侧挂在前牵器的牵引钩上。（b~d）前牵治疗前（b）、中（c）、后（d）的口内照。（e）前方牵引的力学系统。牵引力（红色箭头）作用于唇舌弓的牵引钩上，其牵引力线（虚线）经过上颌牙弓的阻抗中心（紫色圆）。为了分析骨效应，用黄色箭头代表上颌骨阻抗中心（紫色圆）上的等效力系统。（f）前方牵引前的侧位片。（g）前方牵引后的侧位片（h）术前（黑色）、术后（红色）的头影测量重叠图。上颌牙弓显著地向前移动，但上颌骨前移量很小。

牵引式头帽

图4-31展示的是上颌牙弓的牵引式（或反向）头帽。它主要运用于非拔牙病例的前方牵引。橡皮圈从前牵器上的牵引钩挂到唇舌弓的牵引钩上（图4-31c）。图4-31b和d分别为术前照和术后照，这种牵引式头帽的机制类似于头帽J钩，只在每侧施加1个牵引力且加力点固定不变（图4-31c中黑色圆）。

图4-31e展示牵引式头帽的力学系统。假设唇舌弓与上颌牙弓中的所有牙齿都是刚性连接。上颌牙弓的阻抗中心位于前磨牙的牙根之间（下方紫色圆）。前方牵引力（红色箭头）的力线向前、向下经过上颌牙弓的阻抗中心（灰色虚线）。因此，上颌牙弓将沿着牵引力线向前和向下平移。在分析矫形效应时，用经过上颌骨阻抗中心（上方紫色圆）的等效力系统来分析前方牵引力。黄色箭头代表作

用于阻抗中心上的等效力系统。上颌骨不仅会向前、向下平移，还会进行逆时针旋转。图4-31f～h展示了术前、术后侧位片及头影测量重叠图。重叠图可见Ⅲ类磨牙关系和前牙反殆主要是通过上颌牙弓的前移来矫正的，并可能有轻微的上颌骨前移。

对于前方牵引的骨性效果，目前仍存在争议。通常下颌骨可以向下、向后旋转。但上颌骨的前移却可能受到限制。此外上颌骨的阻抗中心仍不明确。似乎前方牵引更多的是牵引牙效应而不是骨效应；然而，这需要更多的研究。

在Ⅲ类拔牙病例上使用以第一磨牙为基牙的前方牵引，主要是为了辅助上颌磨牙的前移，而不是上颌牙弓的前移（图4-32）。牵引杆是刚性地连接到颊管上（图4-32a和c），牵引力（红色箭头）作用于牵引钩上（黑色圆），使牵引力线经过第一磨牙的阻抗中心（虚线）。再用横腭杆连接双侧磨齿以防止磨牙旋转（图4-32e）。图4-32g和h为术前、术后侧位片，图4-32i为术前、术后重叠图。通过上颌磨牙的前方牵引和下颌前牙的内收矫正了Ⅲ类磨牙关系和前牙反殆。注意，其中并没有明显的骨性效应。

常见的错误是将前牵引的力线放在托槽水平上，平行于殆平面（图4-33）。因为力线没有经过阻抗中心，会产生1个力矩来减少殆平面角，导致前牙开殆。

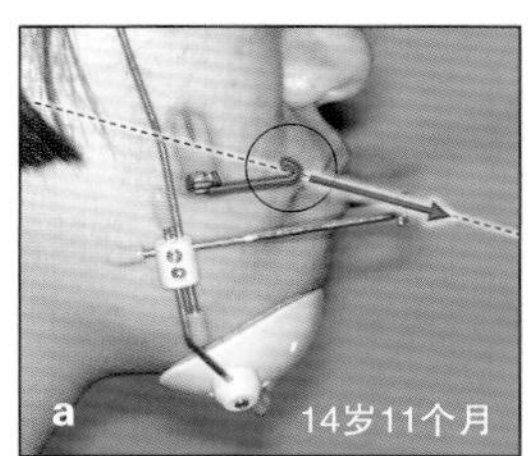

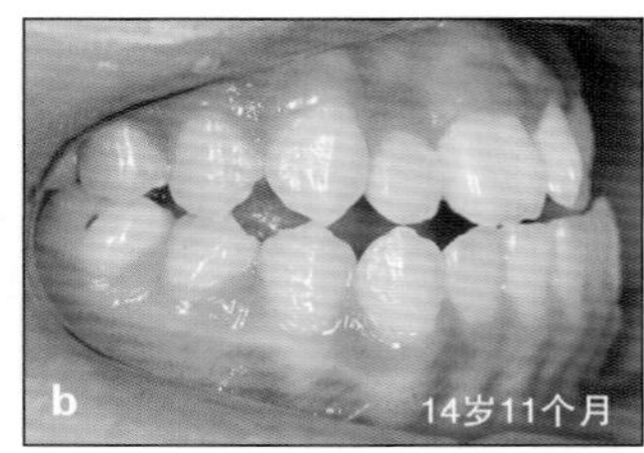

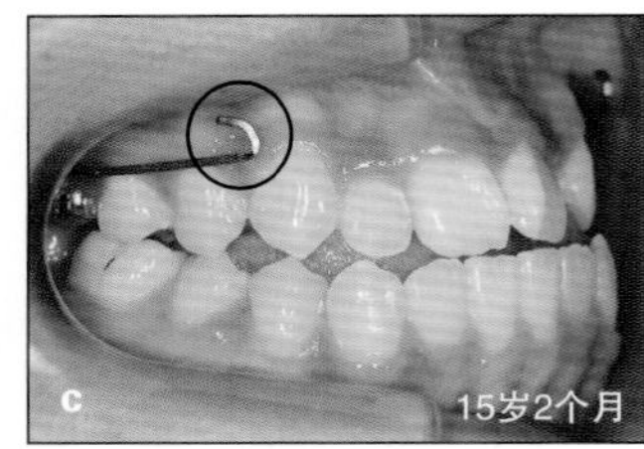

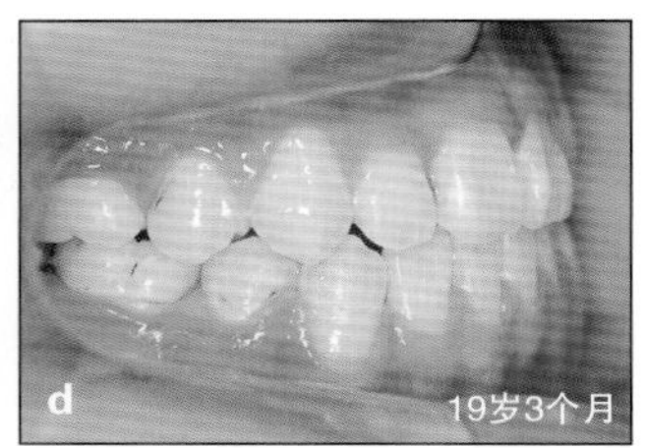

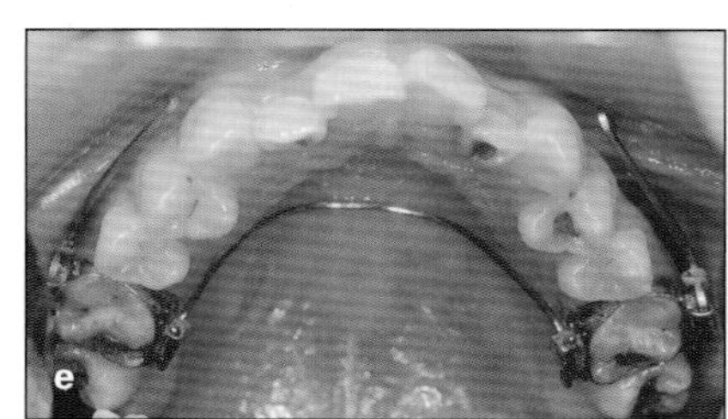

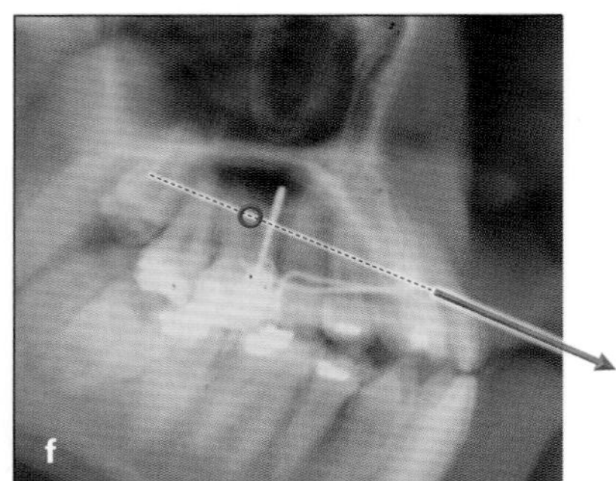

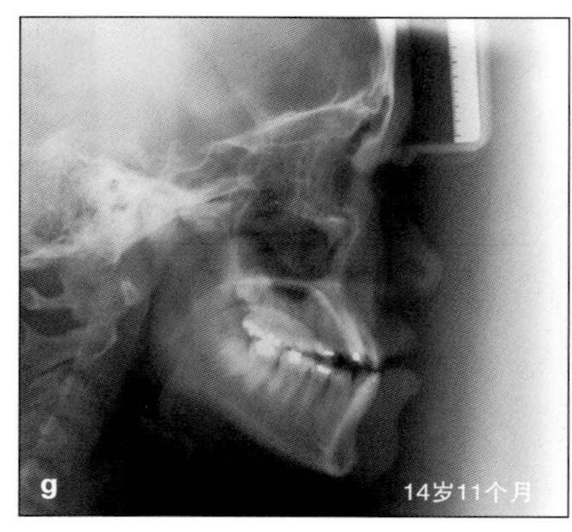

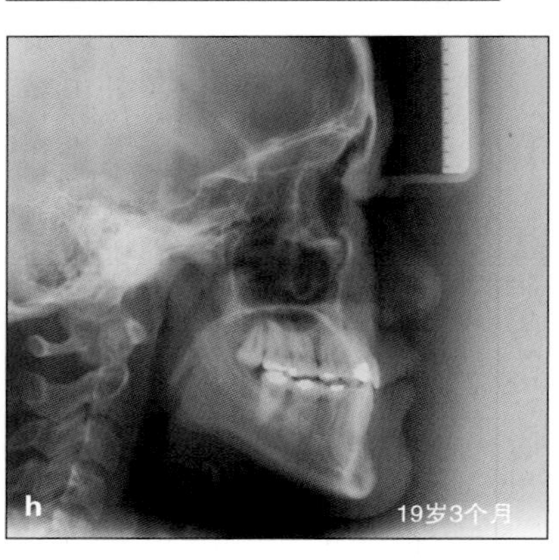

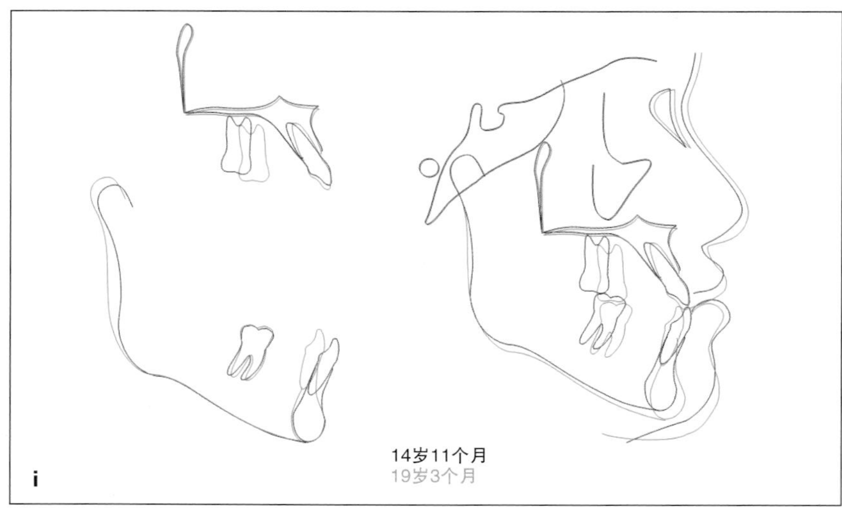

图4-32 作用在磨牙上的牵引头帽。（a）延伸杆连接到颊管上，力（红色箭头）作用于延伸杆的牵引钩上（黑色圆）。力线（虚线）经过磨牙的阻抗中心。（b）治疗前的口内照。（c）延伸杆上的牵引钩（黑色圆）。（d）前牵引后的口内照。（e）放置横腭杆以防止磨牙扭转。（f）牵引头帽的力学系统。牵引力（红色箭头）的作用力线（虚线）经过磨牙的阻抗中心（紫色圆）。（g）牵引前侧位片。（h）牵引后侧位片。（i）术前（黑色）和术后（红色）头影测量重叠图。通过上颌磨牙的前方牵引和下颌前牙的内收矫正了Ⅲ类磨牙关系与前牙反𬌗。注意，以颅底为基准的重叠图中，骨性效应微乎其微。

图4-33 错误的前方牵引（红色箭头）会导致前牙开拾，因为力矩引发了不良旋转（取代了阻抗中心处的力学系统，黄色箭头）。理想的选择力应穿过上颌弓的阻抗中心，以防止牙弓的意外旋转。

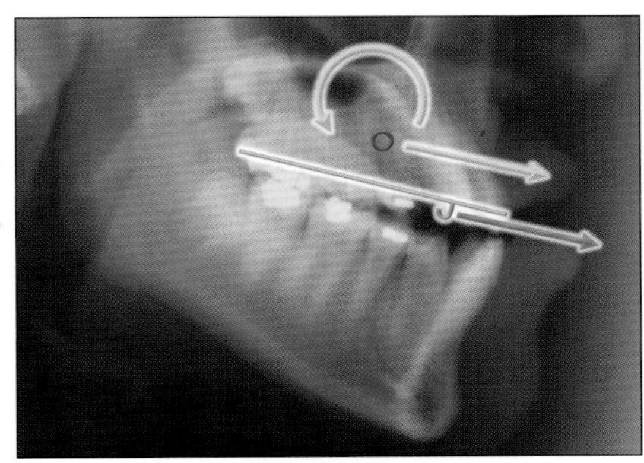

推荐阅读

[1] Badell MC. An evaluation of extraoral combined high-pull traction and cervical traction to the maxilla. Am J Orthod 1976;69:431–466.

[2] Baldini G. Unilateral headgear: Lateral forces as unavoidable side effects. Am J Orthod 1980;77:333–340.

[3] Baldini G, Haack DC, Weinstein S. Bilateral buccolingual forces produced by extraoral traction. Angle Orthod 1981;51:301–318.

[4] Barton JJ. High-pull headgear versus cervical traction: A cephalometric comparison. Am J Orthod 1972;62:517–539.

[5] Drenker EW. Unilateral cervical traction with a Kloehn extraoral mechanism. Angle Orthod 1959;29:201–205.

[6] Gould E. Mechanical principles in extraoral anchorage. Am J Orthod 1957;43:319–333.

[7] Güray E, Orhan M. "En masse" retraction of maxillary anterior teeth with anterior headgear. Am J Orthod Dentofacial Orthop 1997;112:473–479.

[8] Haack DC, Weinstein S. The mechanics of centric and eccentric cervical traction. Am J Orthod 1958;44:345–357.

[9] Hershey HG, Houghton CW, Burstone CJ. Unilateral face-bows: A theoretical and laboratory analysis. Am J Orthod 1981;79:229–249.

[10] Hubbard GW, Nanda RS, Currier GF. A cephalometric evaluation of nonextraction cervical headgear treatment in Class II malocclusion. Angle Orthod 1994;64:359–370.

[11] Jacobson A. A key to the understanding of extraoral forces. Am J Orthod 1979;75:361–386.

[12] Kloehn SJ. An appraisal of the results of treatment of Class II malocclusions with extraoral forces. In: Kraus BS, Reidel RA (eds). Vistas in Orthodontics. Philadelphia: Lea & Febiger, 1962:227–258.

[13] Kuhn RJ. Control of anterior vertical dimension and proper selection of extraoral anchorage. Angle Orthod 1968;38:340–349.

[14] Melsen B, Enemark H. Effect of cervical anchorage studied by the implant method. Eur J Orthod 2007;29:i102–i106.

[15] Nikolai RJ. Bioengineering: Analysis of Orthodontic Mechanics. Philadelphia: Lea & Febiger, 1985:322–371.

[16] Perez CA, de Alba JA, Caputo AA, Chaconas SJ. Canine retraction with J hook headgear. Am J Orthod 1980;78:538–547.

[17] Tanne K, Hiraga J, Kakiuchi K, Yamagata Y, Sakuda M. Biomechanical effect of anteriorly directed extraoral forces on the craniofacial complex: A study using the FEM. Am J Orthod Dentofacial Orthop 1989;95:200–207.

[18] Tanne K, Matsubara S, Sakuda M. Stress distributions in the maxillary complex from orthopedic headgear forces. Angle Orthod 1993;63:111–118.

[19] van Steenbergen E, Burstone CJ, Prahl-Andersen B, Aartman HA. The role of a high pull headgear in counteracting side effects from intrusion of the maxillary anterior segment. Angle Orthod 2004;74:480–486.

[20] Worms FW, Isaacson RJ, Speidel TM. A concept and classification of centers of rotation and extraoral force systems. Angle Orthod 1973;43:384–401.

思考题

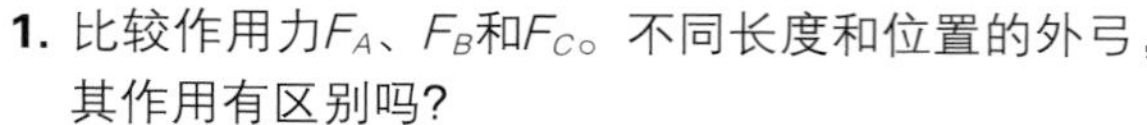

1. 比较作用力F_A、F_B和F_C。不同长度和位置的外弓，其作用有区别吗？

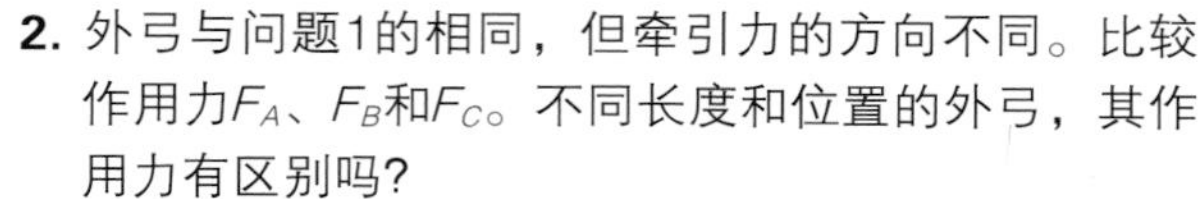

2. 外弓与问题1的相同，但牵引力的方向不同。比较作用力F_A、F_B和F_C。不同长度和位置的外弓，其作用力有区别吗？

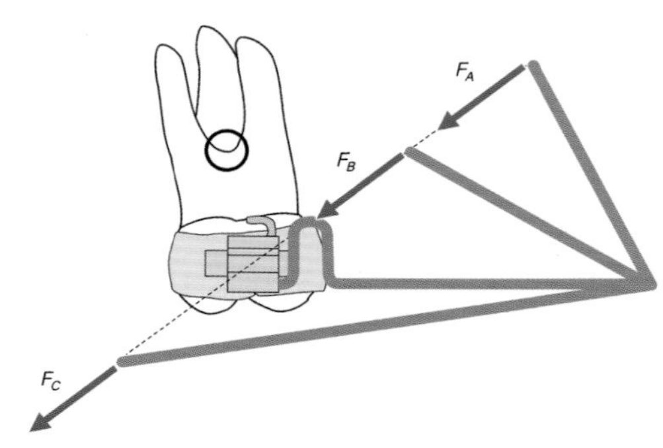

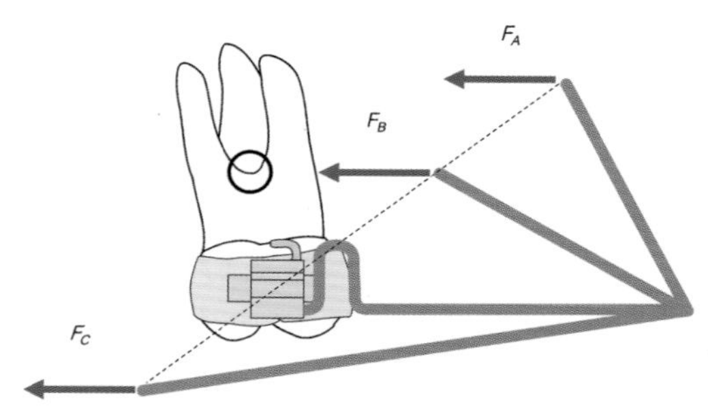

3～8. 用阻抗中心上的等效力系统替换500g的头帽牵引力。磨牙将如何移动？

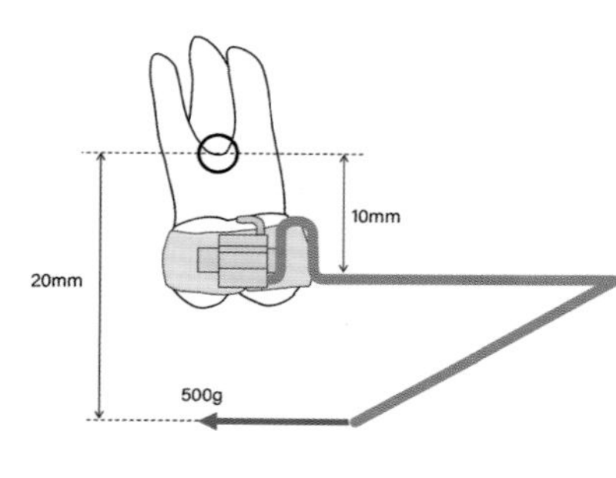

3

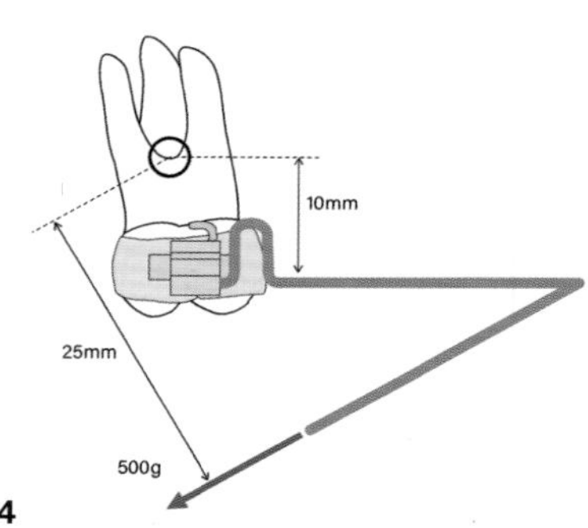

4

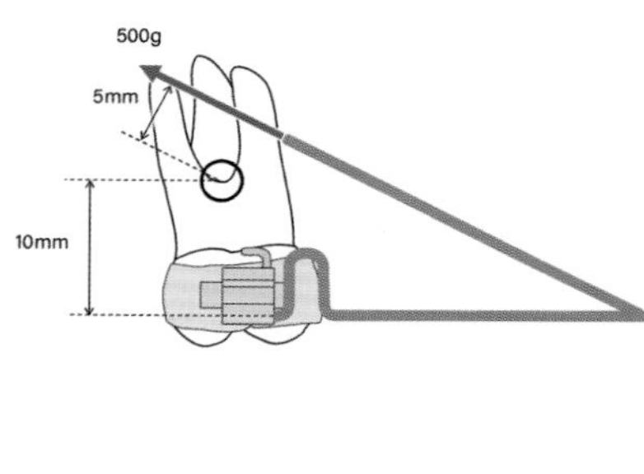

5

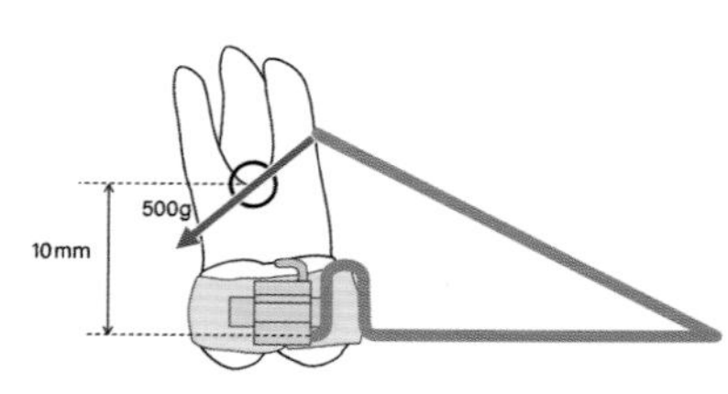

6

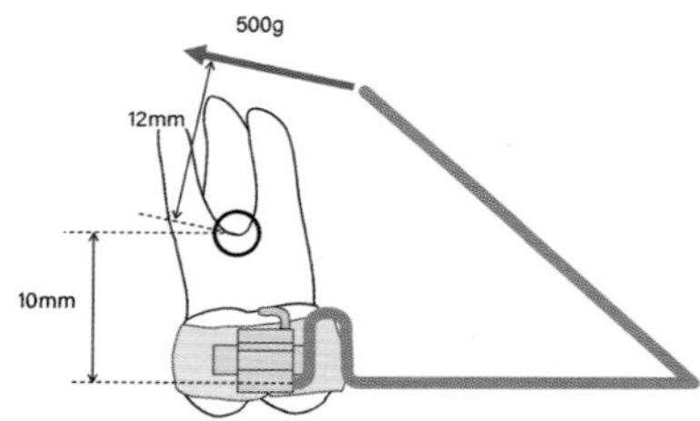

7

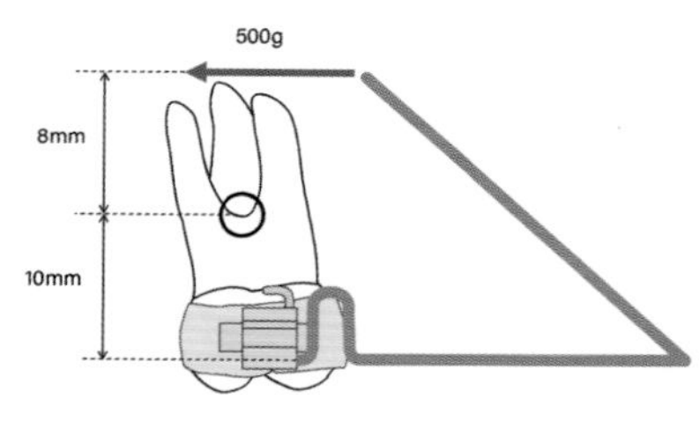

8

9. 用1个等效力替换联合头帽的牵引力。磨牙会如何移动？画出合力的作用力线。如果θ_1和θ_2相等，θ_1=20°，那么合力的大小是多少？

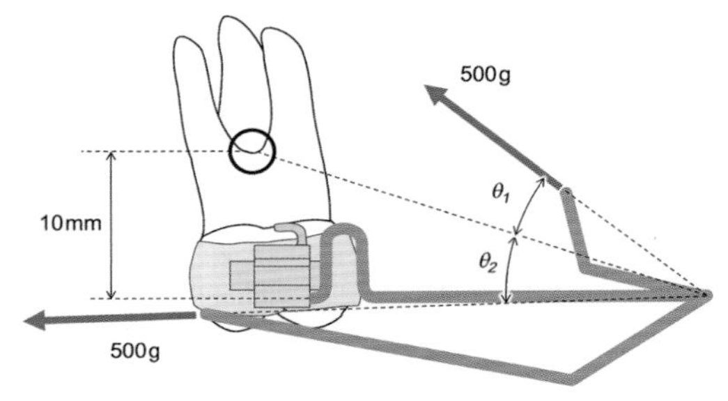

10. 骨性Ⅱ类患者使用了同一个头帽。如果把颊管向龈方移动4mm会有什么影响？比较F_A和F_B。

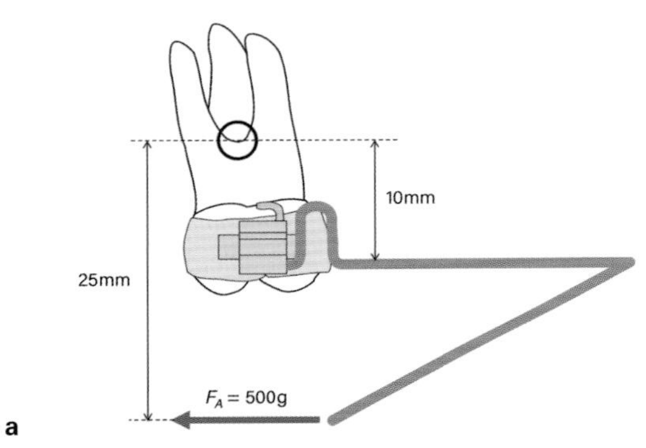

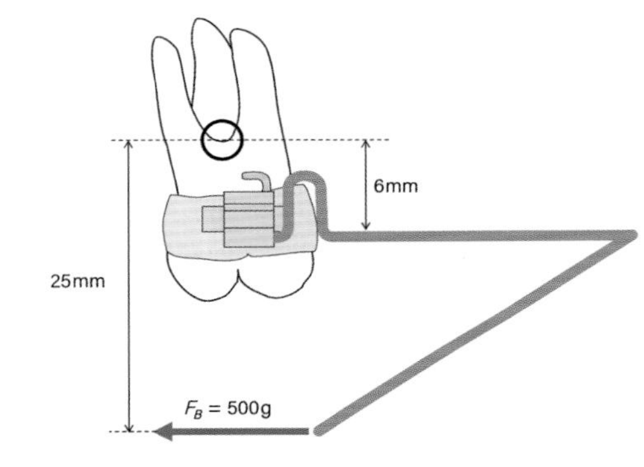

11. 使用了头帽J钩。在牵引钩上画出平移上颌牙列的牵引力。是否有可能将上颌牙列沿着殆平面进行平移？

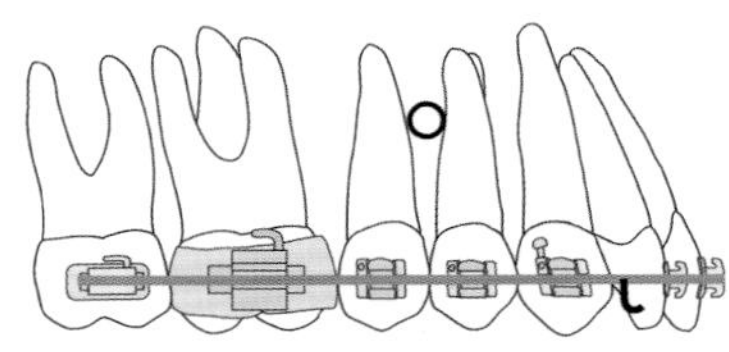

12和13. 更换阻抗中心上的头帽牵引力。描述上颌牙弓的运动。

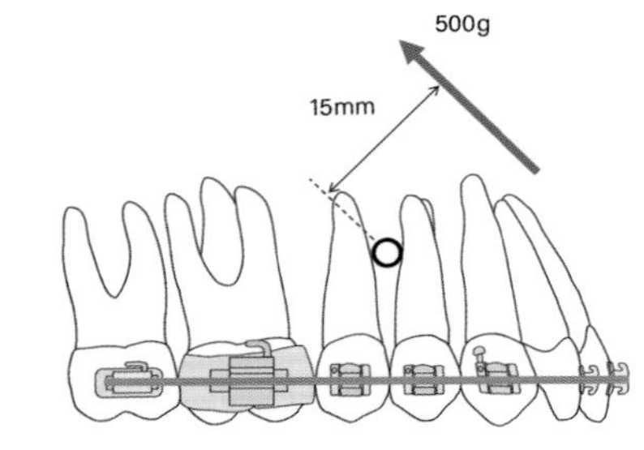

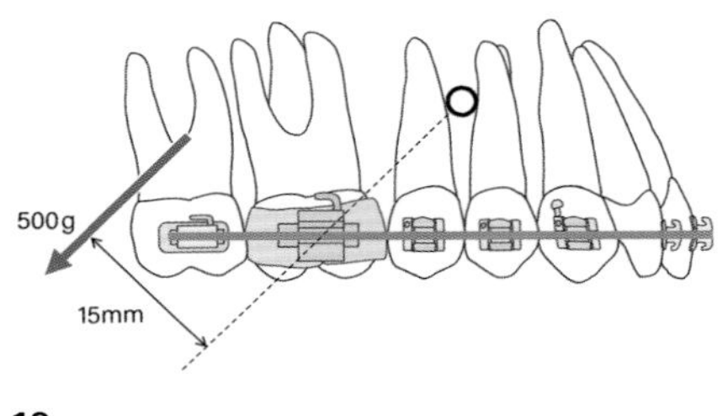

第5章

The Creative Use of Maxillomandibular Elastics

上下颌牵引的创新性使用

"真理一旦被发现，就很容易理解，
关键是要先发现它们。"

—— Galileo Galilei

上下颌牵引（颌间牵引）由于其简便性而广泛应用于临床。但如果不懂其力学原理就很容易引发许多严重的问题。牵引的分类通常是基于施力的方向（Ⅱ类或Ⅲ类牵引）。医生有时只考虑到力量的大小，而忽略施力的位点。其实有很多种Ⅱ类牵引可供使用，可以是短牵引，也可以是长牵引。短Ⅱ类牵引放置在前方或是靠后，会产生不同的改变殆平面效应。合适的颌间牵引需要考虑牵引位点（牵引力线）与牙弓阻抗中心的关系。由此才能在必要的时候控制或改善垂直向高度、殆平面和覆殆。如果在正确的位置上，单一的牵引能够取得很好的矫正疗效，则无须施加多个方向牵引。但是，如果在牵引位点上无法直接加力，则需要多个牵引力。利用垂直牵引解决颌间牵引所导致的副作用，并非最好的解决方案。所有的颌间牵引及其作用都需要在三维层面上进行分析。

橡皮圈的弹性牵引，是一种广泛应用于正畸治疗中的简易措施。然而，不是每名临床医生都能很好地掌握上下颌牵引（也称为“颌间牵引”）的正确使用方法以及适应证选择的。

不同类型的牵引不仅可以用于同一牙弓内（颌内牵引），也可以用于牙弓之间（颌间牵引）。正畸治疗程序包括早期的排齐整平，之后进行牙弓匹配。弓形不匹配可能是因为牙弓在排齐过程中出现的副作用或者牙弓原来就存在着不匹配。通常，在矫正初期就需要通过颌间牵引来解决弓形不匹配的问题。颌间牵引也可用于增强支抗以及解决颌内或颌间的问题。

由于颌间牵引千变万化（不同的牵引方向和作用位点组合），简单起见，我们的讨论仅限于不同类型的双侧Ⅱ类牵引、垂直牵引与水平牵引或交互牵引以及非对称牵引（例如单侧Ⅱ类牵引、Ⅱ类/Ⅲ类联合牵引等）。这些讨论能够充分说明牵引的原理，并适用于所有的颌间牵引，以此最大限度地减少副作用。

矫正过程中，有各种临床状况需要使用颌间牵引，我们仅列举了部分假设。假设所有的托槽将牙弓连成一个整体，在所有平面上都没有余隙且不会旋转。本章旨在展示单个牵引力对上下颌牙弓的影响（上下颌牙弓作为一个刚性的整体），所以余隙可以忽略不计。阻抗中心最适于评估颌间牵引所带来的变化和三维方向上的差异。我们学习颌间牵引所产生的效应，是有一些限定条件的。而如使用圆丝会使切牙旋转或者弓丝发生变形等就超出了限定条件，但也具有一定的研究价值。将牙弓当作刚性的整体来看待有助于简化我们的分析，以此掌握问题的核心，避免细节的干扰。虽然本章主要是介绍牵引对完整硬丝的作用，但也会简要地介绍牵引对片段弓和软丝的影响。

颌间牵引是一种简单的矫正方法，它并不精确。当患者运动下颌骨，垂直距离发生变化时，牵引力就会随之改变。橡皮圈尺寸的大小以及橡皮圈在唾液中发生老化速度都会影响牵引的精确性。为了标准化，假设垂直距离维持在息止颌位附近，因为通常患者在咀嚼时不会佩戴橡皮圈。

为了更好阐述本书的理念，我们首先来讨论Ⅱ类牵引，在理解之后便可举一反三。并非所有的Ⅱ类牵引都是相同的，不同类型的Ⅱ类牵引可能会产生完全不同的效果。部分问题在于传统的分类法主要是基于牵引力的方向：Ⅱ类牵引、Ⅲ类牵引、垂直牵引和交互牵引等。但在缺乏力的作用点的情况下，牵引方向是无法全面描述1个力学系统的。因此，我们将从平行于正中矢状面的侧方、前方和殆方这3个方向，分析Ⅱ类牵引。所使用的坐标系是殆平面。

Ⅱ类牵引或Ⅲ类牵引的作用是什么

如果Ⅱ类牵引是挂在上颌尖牙和下颌第二磨牙之间，牵引位点则是尖牙和第二磨牙的牵引钩。力是沿着力线（绿色橡皮圈）的方向施加的。为了预测牙弓的运动，用经过牙弓阻抗中心（紫色圆）的等效力系统（黄色箭头）来分析牵引力（红色箭头）。图5-1a和b是相同的，只是图5-1a展示了上颌牙弓的力学系统，而图5-1b展示了下颌牙弓的力学系统。注意牵引力到上下颌牙弓阻抗中心的垂直距离（D_1、D_2）大致相同，所以等效力矩（黄色弧形箭头）也相同。那么牙弓将如何移动？从阻抗中心上的等效力系统来看，上颌牙弓向下和向后移动，下颌牙弓向上和向前移动。较大的力矩导致上下颌牙弓同时围绕着它们的阻抗中心进行旋转（图5-1c）。这种分析类似于第4章中对头帽的分析，只不过现在需要分别分析上下颌牙弓。

简而言之，要理解颌间牵引的作用，就要用牙弓阻抗中心上的等效力系统来分析牵引力。等效力系统包括平移和旋转。要注意两种运动：（1）受力后平移的方向和距离。（2）围绕阻抗中心旋转的方向和大小。图5-1列举的是长Ⅱ类牵引，牵引力到上下颌牙弓阻抗中心的力臂是一样的，因此产生的转矩是相同的，围绕着阻抗中心的旋转也是相同的。

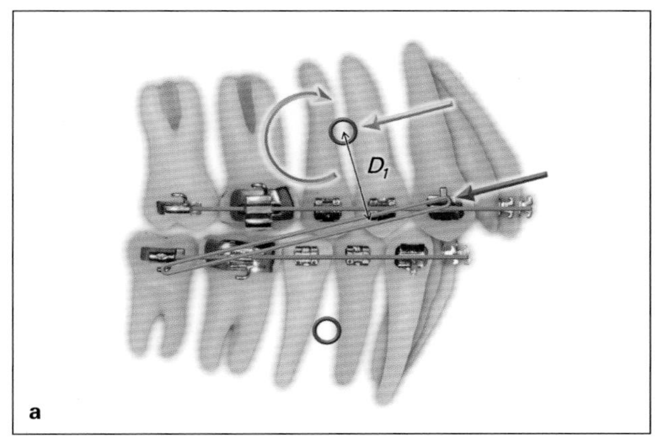

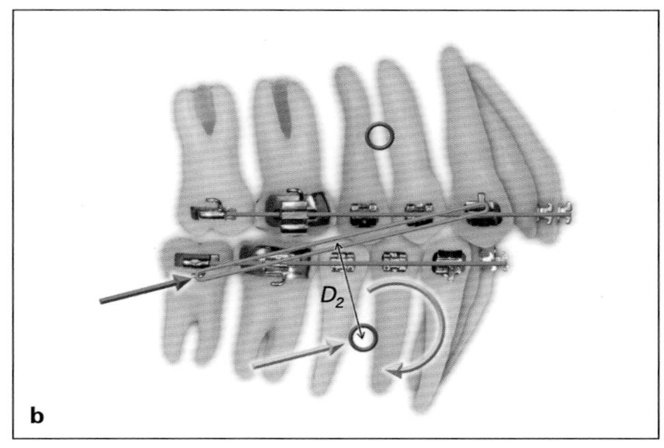

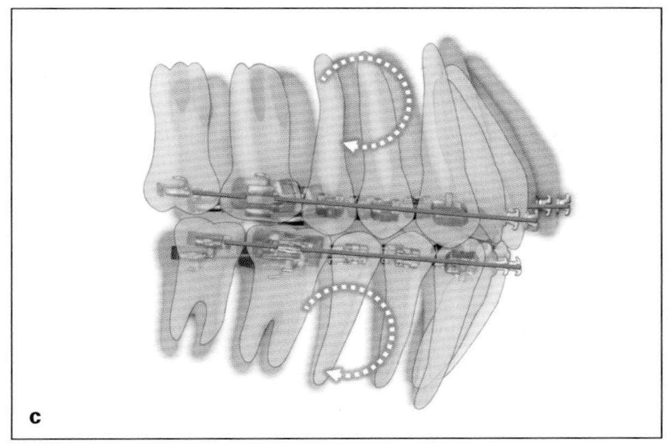

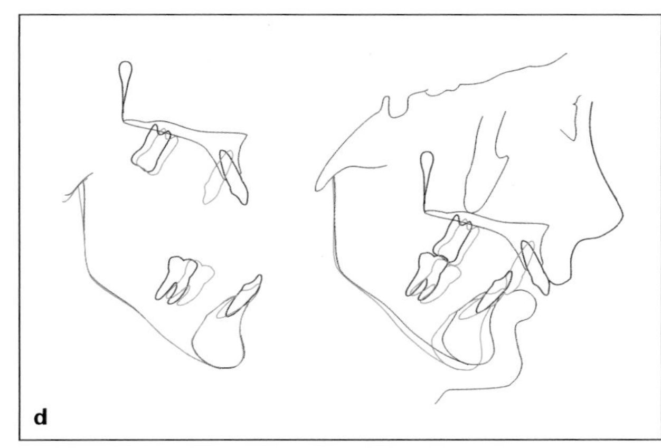

图5-1 长Ⅱ类牵引。（a和b）上下颌牙弓阻抗中心上的等效力系统（黄色箭头）替代了弹性牵引力（红色箭头）。（c）由于力臂的大小相等（D_1=D_2），上下颌牙弓均沿着顺时针方向同步旋转。（d）在拔牙病例中用圆丝长期进行Ⅱ类牵引，术前（黑色）和术后（红色）的头影测量重叠图。随着上颌前牙和下颌后牙的伸长，上下颌牙弓都发生了顺时针旋转。

换言之，上下颌牙弓的𬌗平面都将等量地进行顺时针旋转（𬌗平面变陡）。图5-2显示的是一个拔除上下颌前磨牙，并长期使用Ⅲ类牵引的非手术治疗，Ⅲ类成年患者。如治疗前后头颅侧位片显示（图5-2c和d），患者上颌后牙段前移，下颌前牙段后移。重叠图显示𬌗平面同时发生了逆时针旋转（图5-2e）。

如果𬌗平面发生等量旋转，这种旋转称为“同向旋转”。在不考虑其他因素的前提下，垂直向的重叠（也称为“覆𬌗”）会维持不变。否则，如牙齿伸长和下颌旋转等因素都可能会影响覆𬌗的程度。

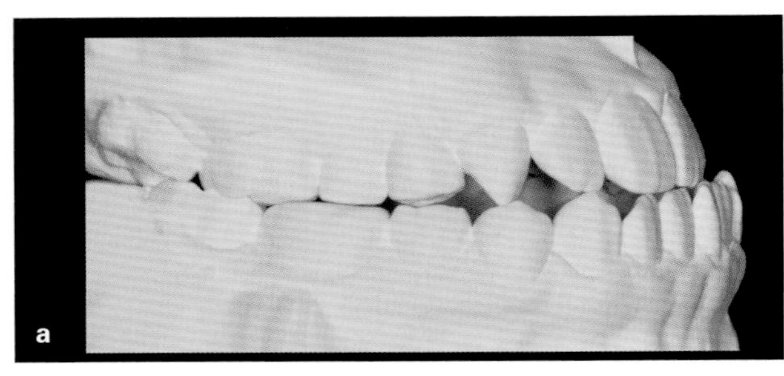

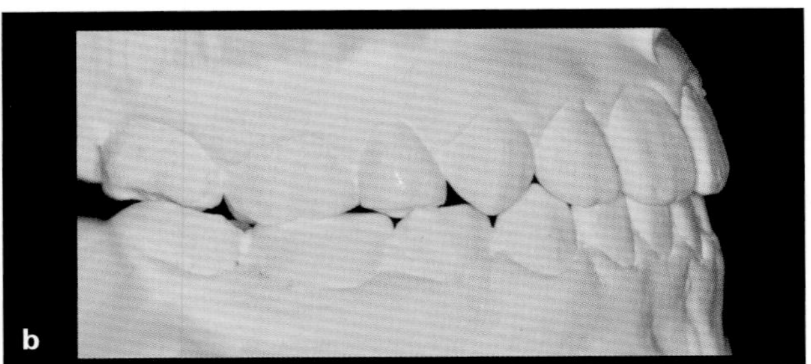

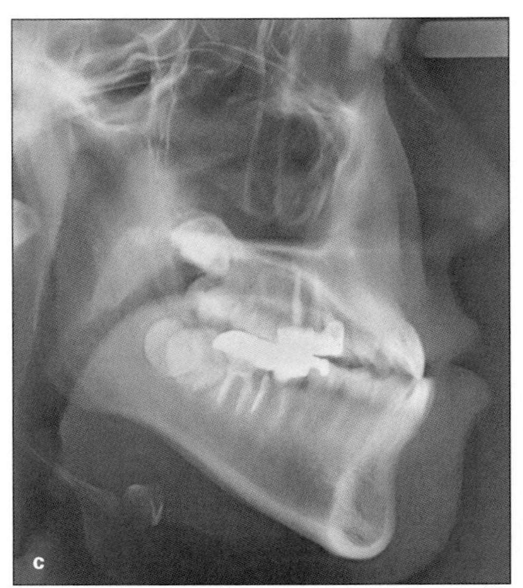

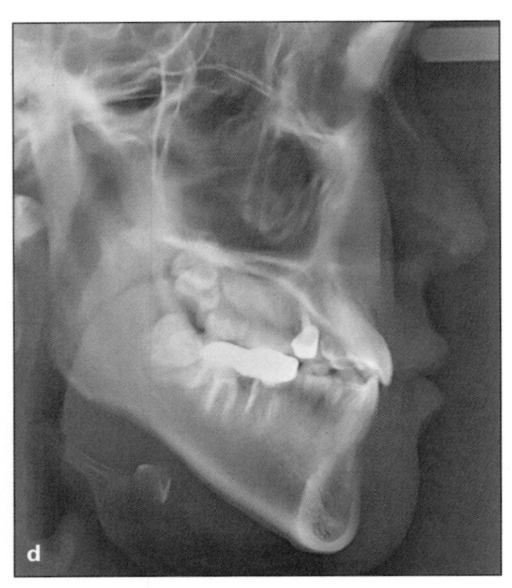

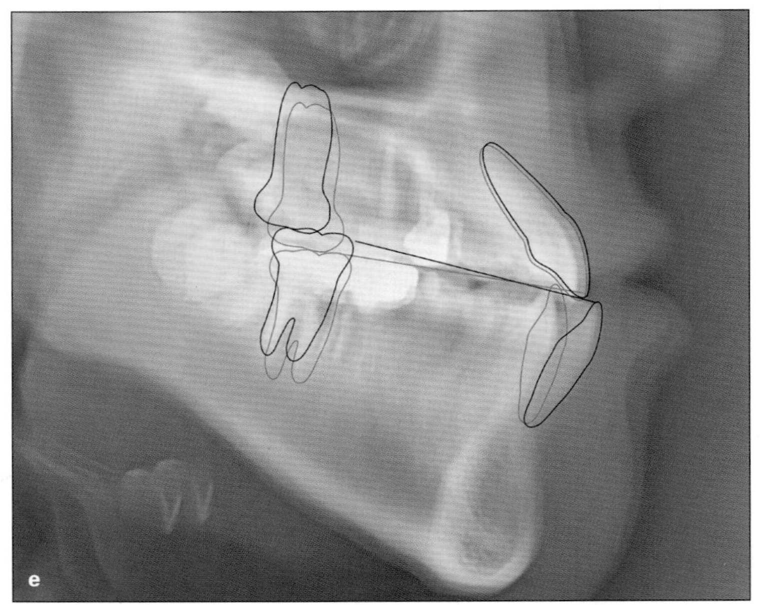

图5-2 Ⅲ类成人患者上下颌前磨牙拔除，长期使用Ⅲ类牵引进行治疗。（a和b）治疗前后模型的侧面观。（c和d）治疗前后牙齿的水平向移动。（e）侧位片重叠图显示殆平面发生逆时针旋转。

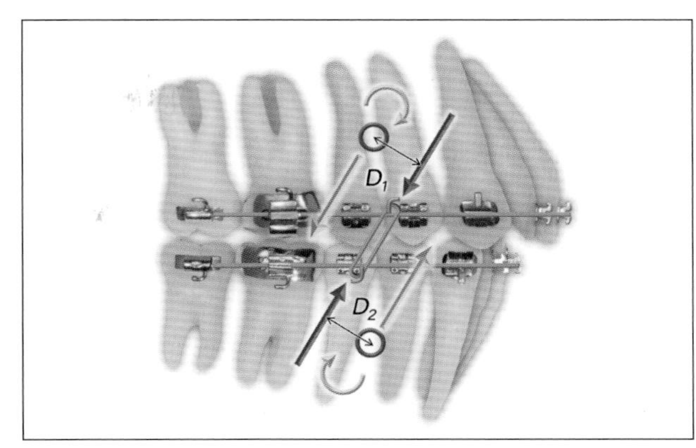

图5-3 短Ⅱ类牵引。我们用上下颌牙弓阻抗中心上的等效力系统（黄色箭头）来分析牵引力（红色箭头）。由于牵引力到上下颌牙弓阻抗中心的距离相等（D_1=D_2），因此这也是同向旋转。相比于长Ⅱ类牵引，短Ⅱ类牵引的力矩较小但垂直分力较大。

同向Ⅱ类牵引

图5-3中的绿色牵引也是同向的，因为牵引力到上下颌牙弓阻抗中心的距离是一样的。牵引位点分别是上颌第一前磨牙托槽的远中和下颌第二前磨牙托槽的近中。由于距离（D_1、D_2）相等，因此可以称为“同向短Ⅱ类牵引”。注意红色箭头的长度与图5-1中的相同，因为力的大小也是一样的。短牵引与长牵引对牙弓的作用有何不同呢？方向不同，短牵引的垂直分力较大而水平分力较小。更重要的是经过阻抗中心，短牵引的转矩（黄色箭头），比长牵引要小得多。

矫正目标可能会根据术前𬌗平面的倾斜程度而制定。我们是否想通过伸长牙齿、增加垂直高度使下颌骨向后、向下旋转？ 我们是否想保持原来的𬌗平面或者增加它的角度？要达成个性化的矫正目标，选择长的或短的同向牵引是非常重要的。短牵引无法大幅度使𬌗平面角变陡。但增加的垂直力该如何解决？我们不能设定垂直力一定是有害的。如果患者有垂直向的生长发育，垂直高度的增加可以掩饰牙齿的伸长。想要通过颌间牵引的垂直向分力来增加低角患者的垂直高度是很困难的。没有生长潜力的成年患者，在治疗中，常常会有少量的垂直向高度增加。因此。Ⅱ类牵引的效果不仅取决于牵引力，还取决于咬合力和咬合功能。

传统认为，正畸医生主要根据牵引方向来分析Ⅱ类牵引，牵引力的水平分力越大越好。在大多数矫正器中，方向可能是参考因素，但并不是最重要的；更重要的是作用于牙弓阻抗中心的等效力矩。这些力矩取决于牵引位点和牵引力线。

在一些Ⅱ类牵引的病例中，矫正目标是垂直向控制。此时要确定使用短牵引还是长牵引，应该考虑大的力矩对牙弓末端的作用。长牵引能产生1个围绕阻抗中心的大力矩（图5-1b），从而伸长下颌第二磨牙（图5-1c）。在图5-1d中，患者在圆丝上长期使用Ⅱ类牵引，导致了上颌前牙和下颌后牙的伸长，牙弓发生顺时针旋转，最终出现上颌前牙过度伸长，静态下露齿过多。磨牙每升高1mm都会导致下颌旋转，前牙覆𬌗随之减少2～3mm。由于牵引力矩会旋转牙弓，所以可以认为短牵引（力矩较小）在控制垂直高度上更有优势，即使它的垂直分力会更大一些（图5-3）。然而，由于牵引位点靠近阻抗中心，水平分力却会小得多。需要更多的临床研究来探讨牵引力的位置和大小对垂直向控制的影响。短期使用Ⅱ类牵引的影响与快速的生长发育有很大不同，快速的生长发育可能会掩盖最初的牙齿运动。本章仅讨论瞬时力学系统及其对牙齿的影响。

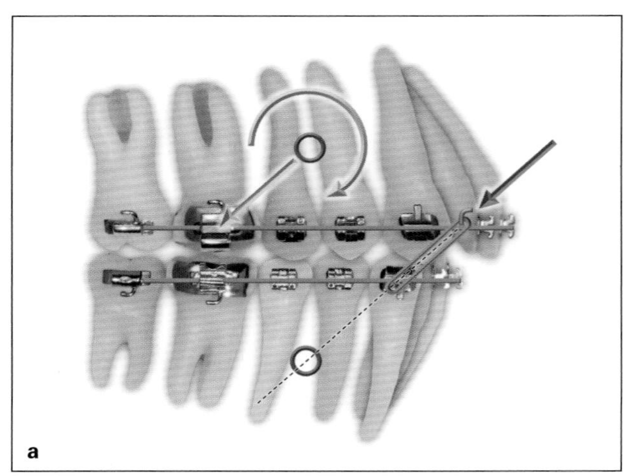

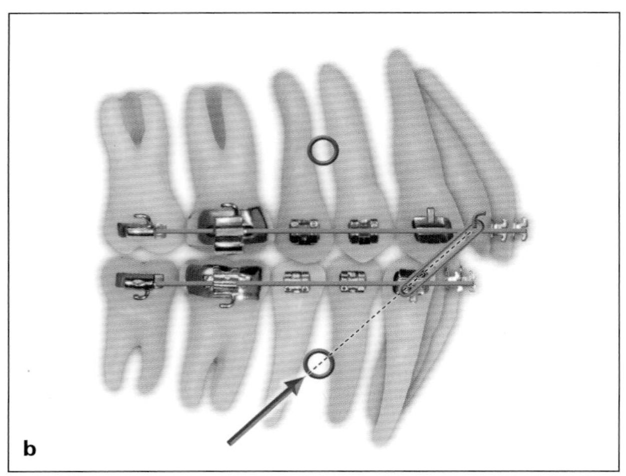

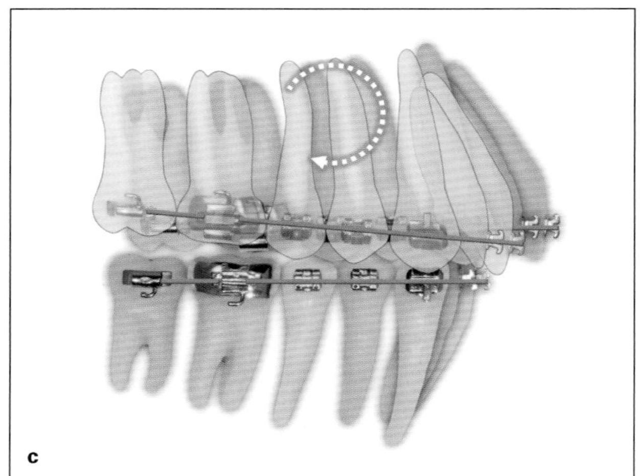

图5-4 前移短Ⅱ类牵引。（a和b）用上颌牙弓阻抗中心上的等效力系统（黄色箭头）来分析牵引力（红色箭头）。（c）上下颌牙弓的力矩不同，因此只有上颌牙弓旋转。

非同向Ⅱ类牵引

现在让我们前移短牵引，使牵引力线经过下颌牙弓的阻抗中心（图5-4a和b）。经过阻抗中心的平移力与图5-3相同；然而，上下颌牙弓阻抗中心上的力矩则有所不同。经过上颌牙弓阻抗中心的1个大力矩（黄色弧形箭头）使上颌殆平面变陡（顺时针旋转）。由于牵引力线经过下颌牙弓的阻抗中心，没有产生力矩，因此下颌牙弓不会旋转。上下颌牙弓的旋转是不同步的，只有上颌牙弓旋转导致上下颌殆平面不一致，覆殆加深（图5-4c）。

如果后移牵引力使牵引力（红色箭头）经过上颌牙弓的阻抗中心，就会得到相反的结果（图5-5a和b）。重新分析上下颌牙弓阻抗中心的力学系统，发现上颌牙弓没有旋转，而下颌牙弓的殆平面变得陡峭（顺时针旋转），从而导致覆殆减小（图5-5c）。

最后，如果我们将牵引力前移至最前方，使牵引力线经过上颌中切牙的远中和下颌侧切牙的远中（图5-6）。虽然此时的牵引称为“前牙区垂直牵引”，但是该牵引的远中平移（水平向）分力对阻抗中心的作用，与前面图5-3～图5-5所提到的短牵引相似，只是旋转的趋势有所不同。上颌牙弓会更加陡峭而下颌牙弓会更加平缓，从而导致覆殆加深。值得注意的是，由于$D_1 > D_2$，围绕着阻抗中心的力矩，上颌牙弓要大于下颌牙弓。

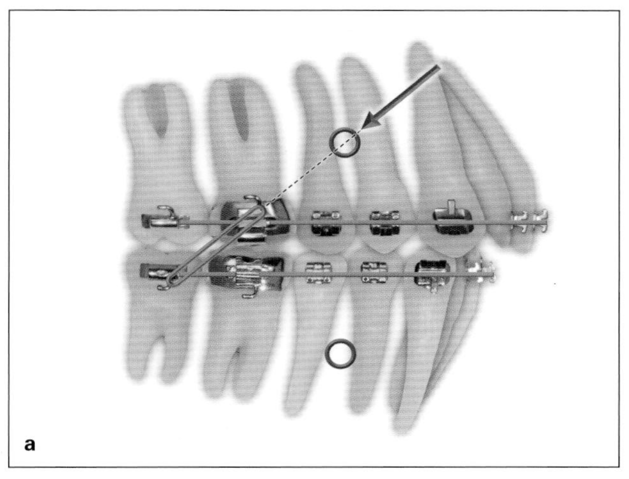

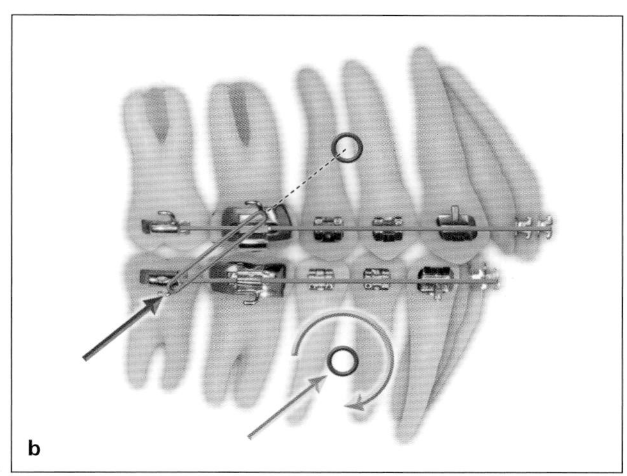

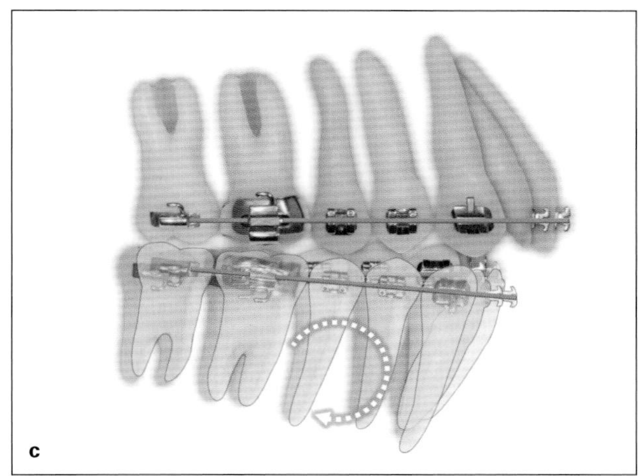

图5-5 将短Ⅱ类牵引放置在后牙区。（a和b）用下颌牙弓阻抗中心上的等效力系统（黄色箭头）来分析牵引力（红色箭头）。（c）上下颌牙弓的力矩不同，因此只有下颌牙弓旋转。

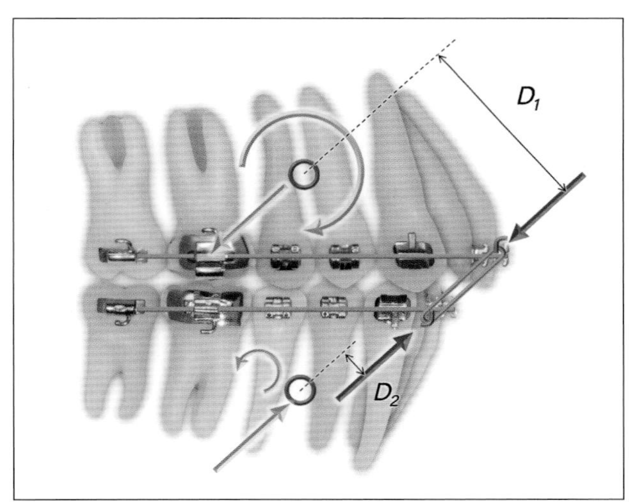

图5-6 前牙区垂直牵引。上下颌牙弓将在相反的方向上旋转，导致覆𬌗增加。旋转主要发生在上颌牙弓（$D_1 > D_2$）。

在上述讨论中，多种Ⅱ类牵引都具有代表性，但并不能涵盖所有情况。调整牵引力的大小和方向是非常重要的。设置牵引力的作用位点更有意义。牵引位点能决定牙弓围绕着阻抗中心旋转的程度、方向以及𬌗平面的倾斜度。

现在通过3个临床病例检验等效力分析是如何

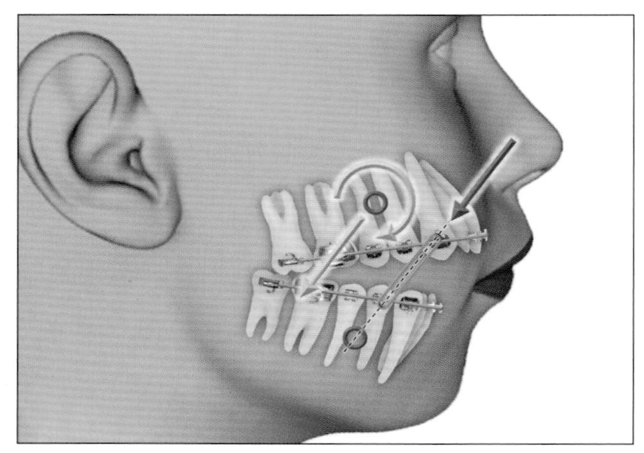

图5-7 在Ⅱ类开𬌗的病例中使用Ⅱ类牵引（红色箭头）。从上颌牙弓阻抗中心处的等效力系统（黄色箭头）的分析中可见上颌牙弓受到了1个较大的力矩，开𬌗并Ⅱ类错𬌗畸形得以改善。下颌𬌗平面的倾斜度不会改变。

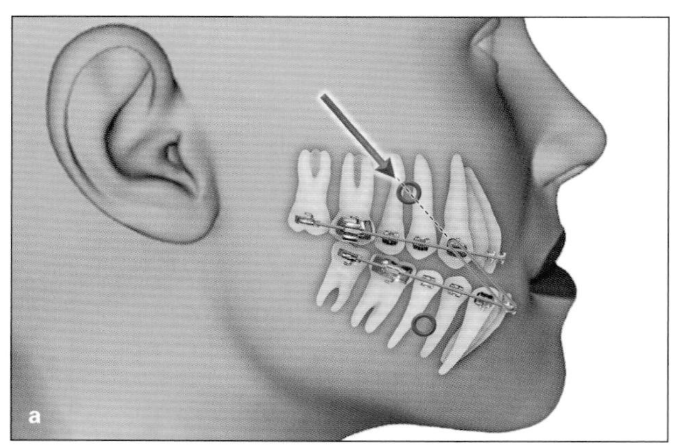

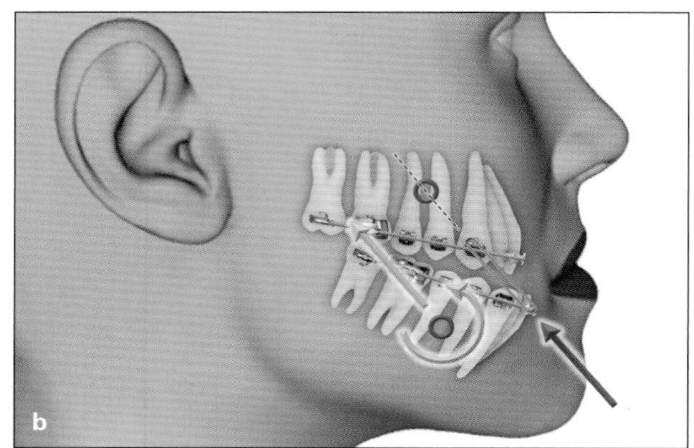

图5-8 在Ⅲ类开𬌗的病例中使用短Ⅲ类牵引。（a）牵引力（红色箭头）经过上颌牙弓的阻抗中心。（b）下颌牙弓阻抗中心上的等效力系统（黄色箭头）产生1个较大的力矩，用以改善开𬌗和Ⅲ类错𬌗畸形。上颌𬌗平面的倾斜度不会改变。

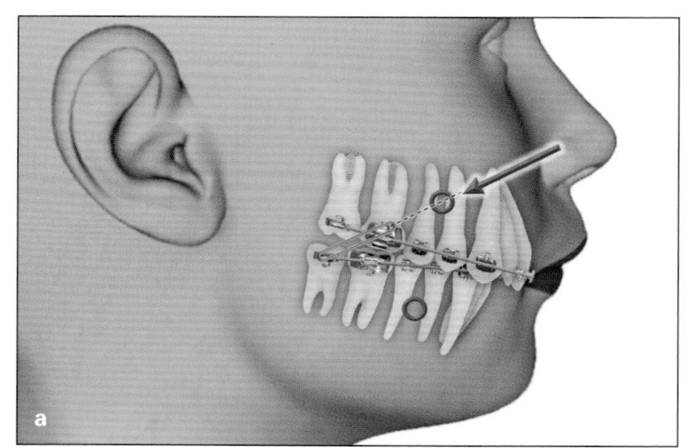

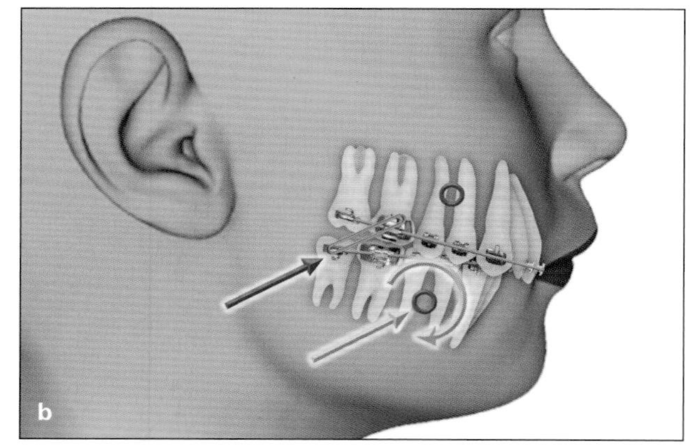

图5-9 Ⅱ类深覆𬌗的病例中，在后牙段放置短Ⅱ类牵引。（a）牵引力（红色箭头）经过上颌牙弓的阻抗中心。（b）下颌牙弓阻抗中心上的等效力系统（黄色箭头）产生1个较大的力矩，用以打开咬合、减少覆𬌗。上颌𬌗平面的倾斜度不会改变。

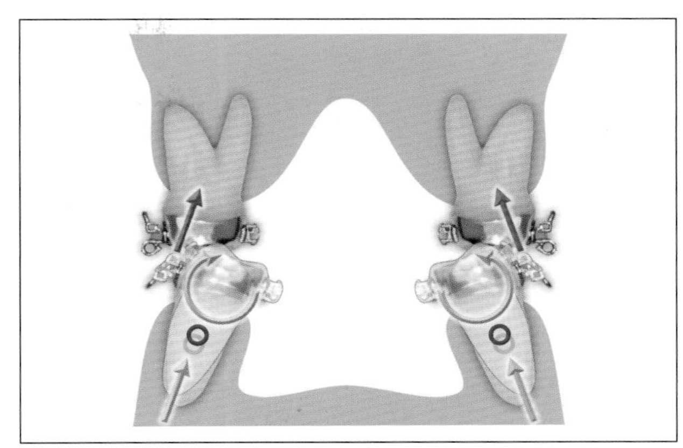

图5-10 如图5-1所示，长Ⅱ类牵引的正面观。从阻抗中心上的等效力系统（黄色箭头）可知下颌第二磨牙（末端牙）将伸长，同时在阻抗中心上的力矩使磨牙牙冠舌倾。

帮助选择最佳牵引的。图5-7的患者上下殆平面不一致，前牙严重开殆，磨牙关系为安氏Ⅱ类。临床医生往往建议这类患者行正颌手术，而非Ⅱ类牵引治疗。但是，如果假设我们需要使用Ⅱ类牵引，最佳的牵引力线应该是哪种？从上颌尖牙到下颌第一前磨牙的短牵引，对上颌牙弓的阻抗中心产生较大的力矩，使上颌殆平面顺时针旋转，改善开殆和Ⅱ类磨牙关系。此时下颌殆平面并未发生旋转。

同理可证，对于图5-8a中的Ⅲ类开殆病例，Ⅲ类牵引的力线应该经过上颌牙弓的阻抗中心。此时下颌牙弓围绕着阻抗中心旋转（图5-8b），而上颌牙弓没有旋转。列举这两个开殆的病例是为了更好地解释如何选择适合的颌间牵引，并非认为颌间牵引是这种病例的最佳选择。

有时候深覆殆的病例在排齐整平后仍旧会有前牙的深覆殆。仔细检查这类病例可见牙弓完全整平，但上下殆平面并不一致（图5-9）。如果需要使用Ⅱ类牵引，要注意避免加深覆殆。最理想的牵引应该是在尽可能远中的位置——下颌第二磨牙上，施加短牵引。并确保作用力经过上颌牙弓阻抗中心和下颌第二磨牙（注意，此时上颌牙弓不会旋转而下颌殆平面会顺时针旋转，使得上下殆平面能够相匹配）。在治疗过程中，在前牙区佩戴平导会导致后牙的咬合分离。在矫正初期的排齐整平阶段，最好是运用好生物力学来避免这类副作用，因为要矫正它们有时候是很困难的。

产生第三序列效应的软丝

目前为止，我们已经讨论了许多Ⅱ类牵引的使用原则，对于一些特殊的Ⅱ类错殆畸形，Ⅱ类牵引不一定是最佳治疗方法。还有其他的方法可以矫正Ⅱ类错殆畸形，例如头帽、功能矫正器、临时支抗装置（TAD）和曲簧。这些原则的前提是弓丝是刚性的且弓丝和托槽之间没有余隙。在圆丝上或许也会有类似的反应，但是切牙的唇倾度会有所改变。如果弓丝与托槽是完全的刚性连接，殆平面的变化较小。此外圆丝无法进行第三序列的转矩控制，会出现上颌磨牙颊倾和下颌磨牙舌倾，从而造成锁殆。

从冠状面上看，图5-1所示的长Ⅱ类牵引会产生远离下颌牙弓阻抗中心的垂直分力。下颌第二磨牙（终末磨牙）将伸长；同时，牵引会产生围绕着阻抗中心的力矩使磨牙舌倾（图5-10）。

因此，在选择颌间牵引的时候，要先确认颌间牵引是作用在刚性无余隙的矫正系统中的。在本章中，应用该边界条件来证明等效力的原理。

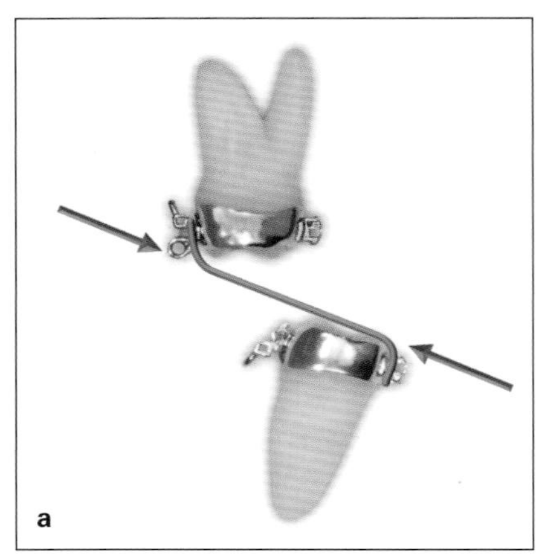

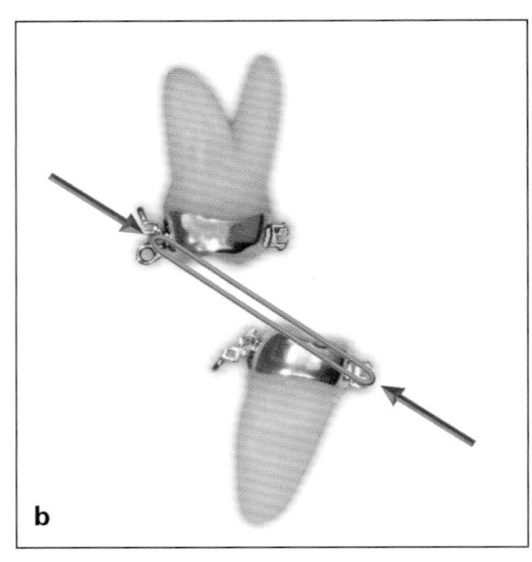

图5-11 后牙交互牵引。（a）上下颌打开的程度和牵引位点决定了牵引力的大小和方向。（b）为了简化分析，假设作用力线是橡皮圈牵引位点的连线。

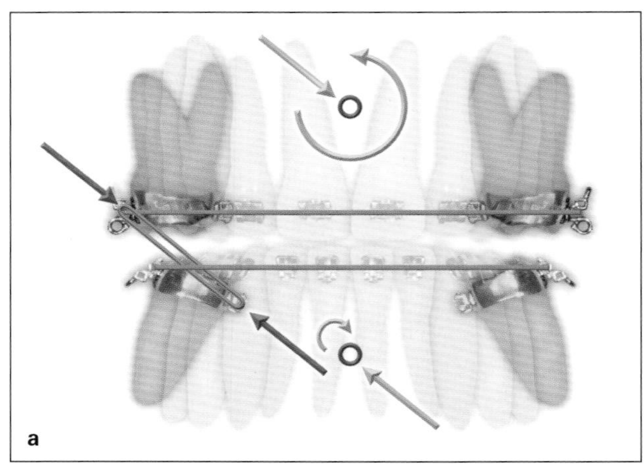

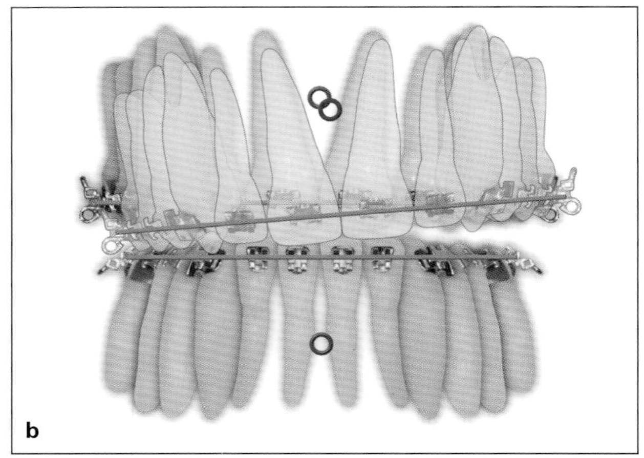

图5-12 在连续的弓丝上，行单侧后牙交互牵引。（a）用阻抗中心上的等效力系统（黄色箭头）来分析交互牵引的作用力（红色箭头）（b）𬌗平面受非同向力的影响，导致左侧后牙开𬌗。

侧方牵引和交互牵引

交互牵引通常运用在单颗磨牙、后牙段或整个牙列上。让我们来分析交互牵引对全牙列的作用，再次假设弓丝是刚性的且没有任何余隙。不论这种假设是否有利于临床情况，它都将用于分析交互牵引的力学基础，图5-11可见颊舌向的交互牵引。作用力线在哪里？答案非常复杂，因为与橡皮圈连接磨牙的咬合状况有关（图5-11a）。为了简化，假设作用力线是牵引位点（托槽或牵引钩）之间的连线（图5-11b）。

面对如图5-12所示的错𬌗畸形，一些临床医生会选择在上下颌牙弓放置连续、被动的弓丝，在右侧进行交互牵引。有时候这种做法是错误的，让我们来分析它的力学系统。我们将分析上下颌牙弓阻抗中心（紫色圆）上的等效力系统（黄色箭头）。上颌牙弓受到1个很大的力矩，𬌗平面出现逆时针的旋转。反作用力（红色箭头）对下颌牙弓的力矩可以忽略不计。因此，下颌牙弓没有发生围绕着阻抗中心的旋转（图5-11a）。作用于上颌牙弓的力矩使得𬌗平面的右侧伸长、左侧压低（图5-11b），最终导致患者左侧后牙开𬌗。我们经常会在连续弓丝上使用单侧的交互牵引，矫正单侧后牙锁𬌗。但是，从冠状面来看，这可能会导致对侧开𬌗和𬌗平面的

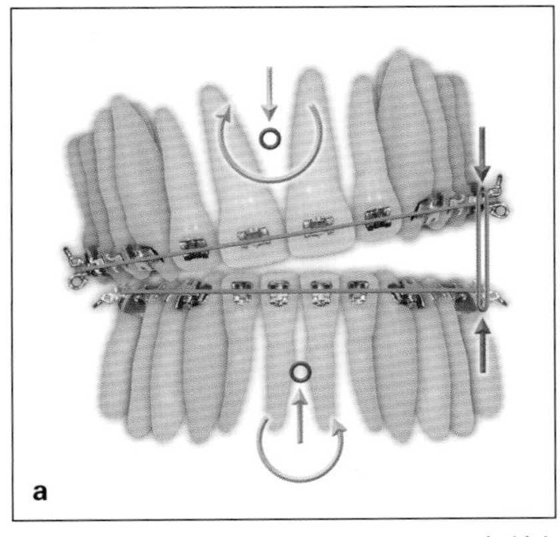

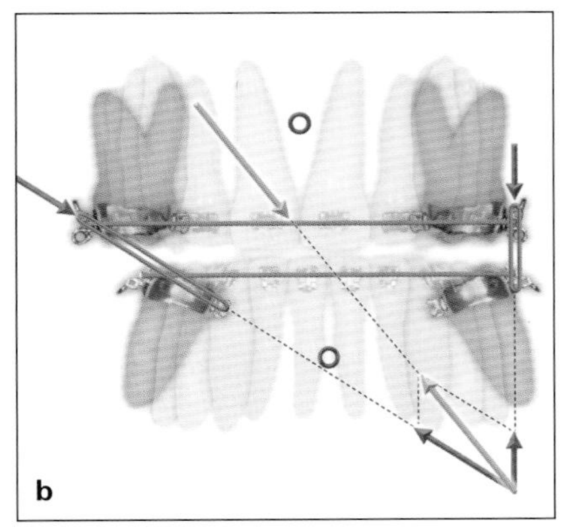

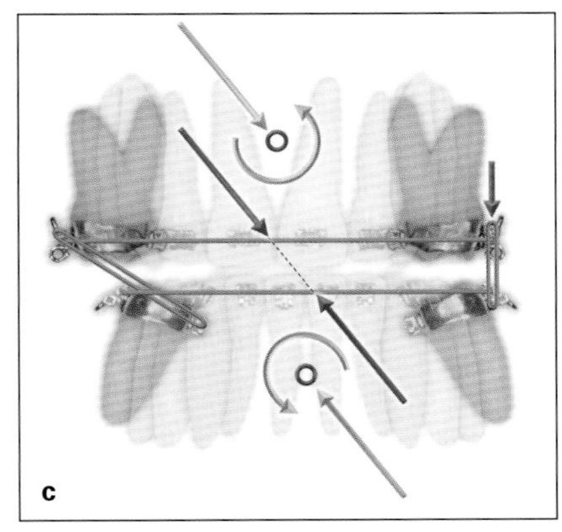

图5-13　（a）为了平衡图5-12中单侧后牙牵引所产生的力矩，在左侧施加垂直牵引（红色箭头）。垂直牵引在阻抗中心上的等效力系统（黄色箭头）与右侧交互牵引的力矩大小相等、方向相反。（b）黄色箭头是2个牵引的合力。（c）在每个阻抗中心上用等效力系统代替合力（黄色箭头）。

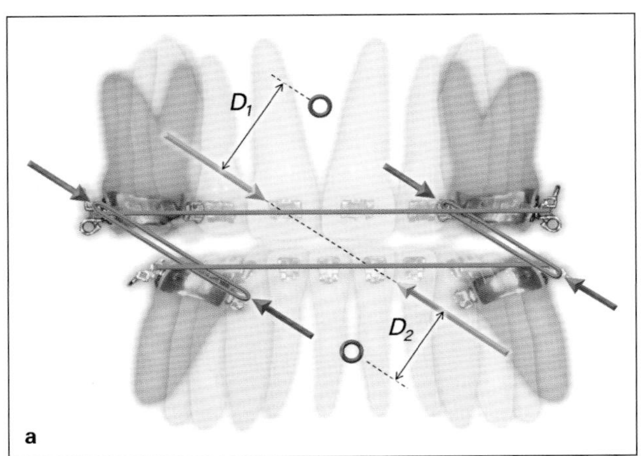

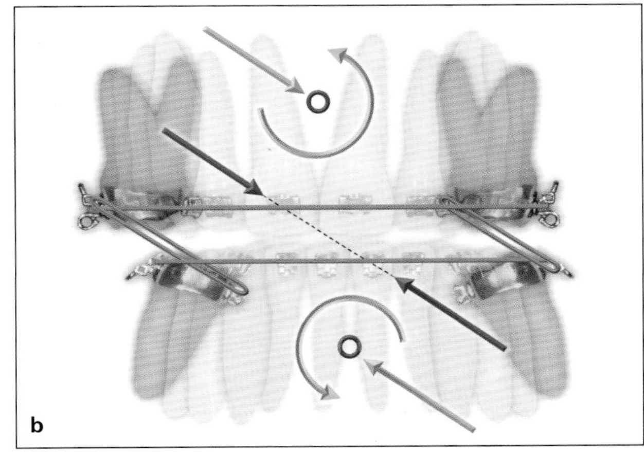

图5-14　双侧交互牵引。（a）交互牵引（红色箭头）的合力（黄色箭头）到上下颌牙弓阻抗中心的距离大致相等（$D_1 \approx D_2$）。（b）每个牙弓阻抗中心上的等效力系统产生相同的力矩（黄色箭头），使上下颌牙弓同步旋转以防止单侧后牙开𬌗。

偏斜。

垂直牵引可以产生顺时针力矩作用于上颌牙弓的阻抗中心，逆时针力矩作用于下颌牙弓阻抗中心（图5-13a），以减少左侧的开𬌗。垂直牵引和交互牵引在前后位置上必须是一致的。图5-13b黄色箭头显示了作用在上下颌牙弓上2个牵引力的合力。在上下颌牙弓阻抗中心上的等效力系统中（图5-13c），上下颌牙弓都会产生逆时针旋转，左侧不会出现开𬌗。

要避免图5-12中的非同向效应，另一种方法就是使用双侧交互牵引（图5-14a）。此时，双侧交互牵引力（红色箭头）的合力（黄色箭头），到上下颌牙弓阻抗中心的距离是相等的（$D_1 \approx D_2$）。因此，再次用上下颌牙弓阻抗中心上的等效力系统来分析合力（图5-14b）。图5-14b展示了作用在每个牙弓上的等效力矩。上颌牙弓将向下、向左移动，同时围绕着阻抗中心进行逆时针旋转。下颌牙弓将向上、向右移动，同时围绕着阻抗中心进行逆时针旋转。上下颌𬌗平面都将朝同一方向倾斜，因此不会出现单侧开𬌗。图5-13与图5-14区别是牵引力的

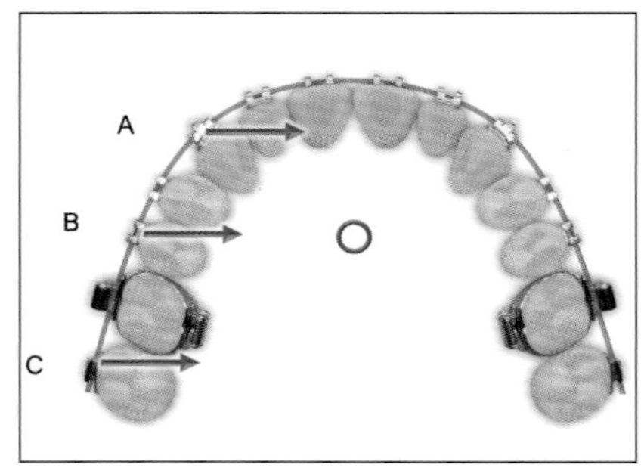

图5-15 改变交互牵引在牙弓（红色箭头）上的施力点。除非牵引力经过阻抗中心，否则牙弓将会旋转（𬌗面观）。A，顺时针旋转；B，平移；C，逆时针旋转。

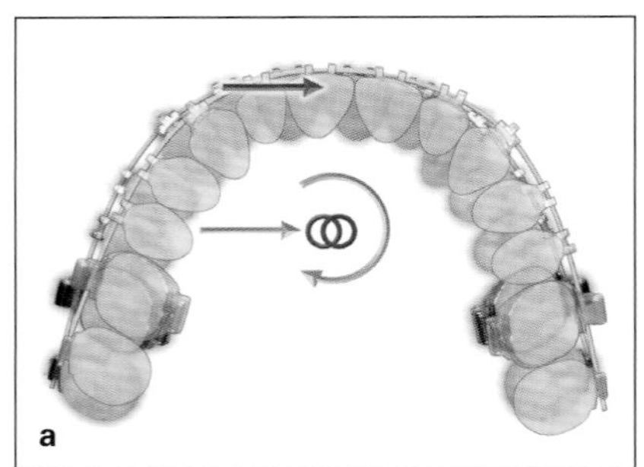

图5-16 交互牵引的施力点（红色箭头）和牙弓的旋转（𬌗面观）。阻抗中心上的等效力系统用黄色箭头表示。（a）前牙区的斜行牵引使牙弓顺时针旋转。（b）在第一磨牙上的交互牵引使牙弓逆时针旋转。

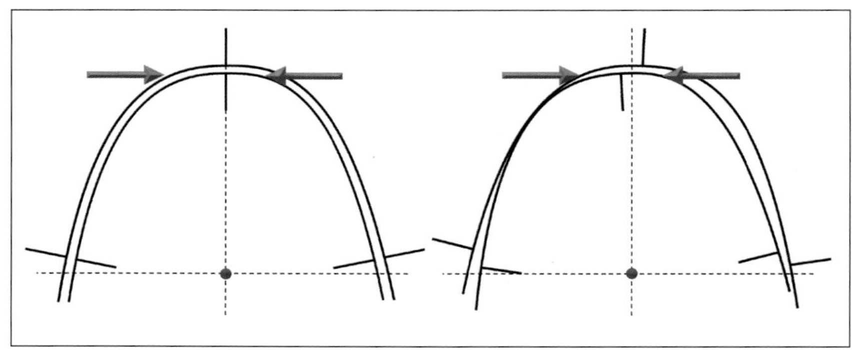

图5-17 前牙区的斜行牵引使上颌牙弓和下颌牙弓分别围绕旋转中心（蓝点）做顺时针旋转和逆时针旋转。

方向。从冠状面看，图5-13中的短颌间牵引具有更大的垂直分力，而图5-14的颌间牵引则具有更大的水平分力。

根据分析，用单侧牵引来矫正单侧锁𬌗并非最佳的力学设计。更好的设计应该是不对称舌弓、片段弓上进行交互牵引，以及运用临时支抗装置。

在连续的弓丝上使用交互牵引要很谨慎，因为它有许多副作用。让我们从𬌗面观来分析（图5-15）。如果牵引力线经过阻抗中心，牙弓只会向患者的左侧移动。如果牵引力经过阻抗中心的前方或后方，则会引起围绕着阻抗中心的平移和旋转。图5-16a 中前牙区的斜行牵引导致了牙弓顺时针方向旋转；在图5-16b中，牵引位于第一磨牙区，上颌牙弓发生了逆时针方向旋转。

前牙区的斜行牵引导致上下颌牙弓的不协调，特别是在牙弓前部表现得尤为明显。如图5-17所示，上颌牙弓围绕阻抗中心顺时针旋转，下颌牙弓逆时针旋转，前牙区出现了不对称覆盖。如图5-18所示，患者中线不正，前牙区覆盖不对称。采用斜行牵引矫正中线不齐和前牙覆盖不对称，上颌牙弓逆时针旋转，下颌牙弓顺时针旋转，这是该病例需要的作用力。

前牙区交互牵引有时会被用来矫正中线不齐和偏颌。但这种方法的效果和副作用仍有争议。图5-19展示了上下颌阻抗中心上的等效力系统（黄色箭头）。从冠状面来看，牵引力远离阻抗中心，上颌牙弓向左倾斜而下颌牙弓向右倾斜。这有助于矫正中线；但是出现了牙齿倾斜以及上下颌𬌗平面逆

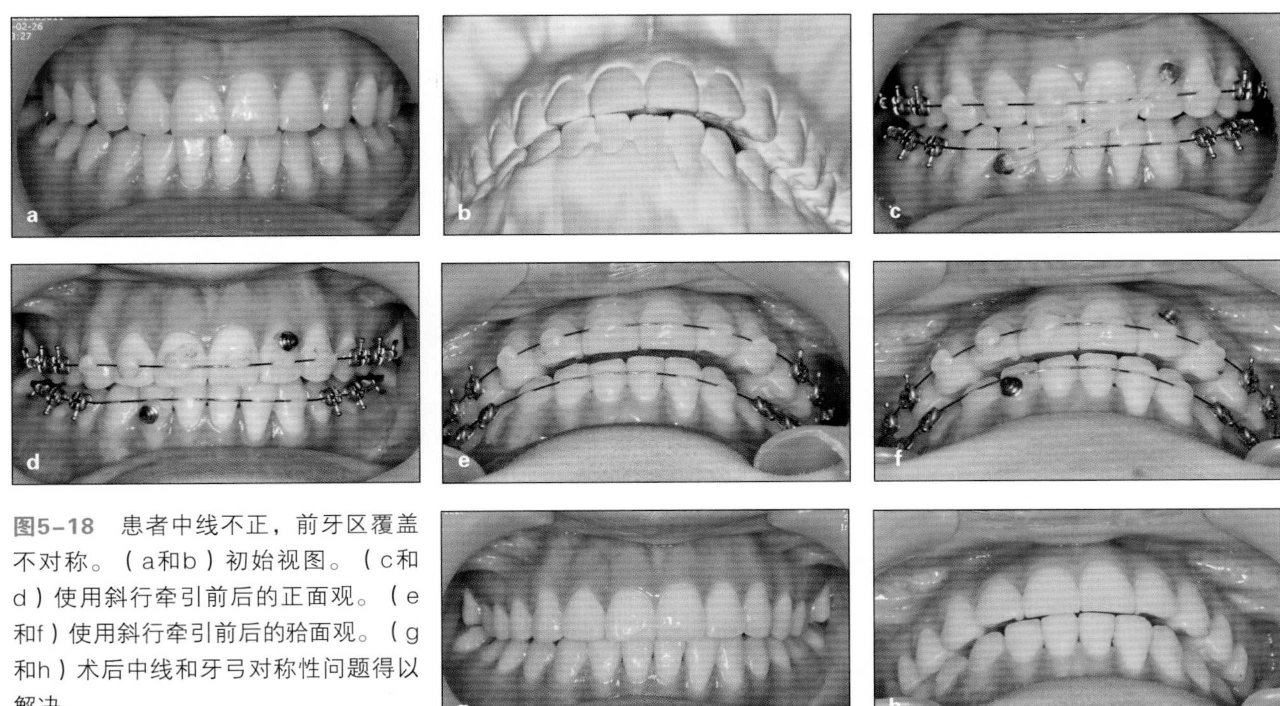

图5-18　患者中线不正，前牙区覆盖不对称。（a和b）初始视图。（c和d）使用斜行牵引前后的正面观。（e和f）使用斜行牵引前后的殆面观。（g和h）术后中线和牙弓对称性问题得以解决。

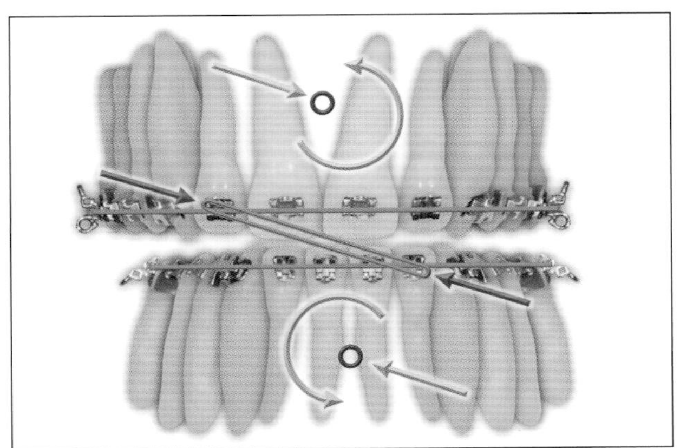

图5-19　前牙区交互牵引（红色箭头）。上下颌阻抗中心的等效力系统由黄色箭头表示。这一力学系统有助于矫正中线；然而上下颌殆平面一定会发生倾斜。

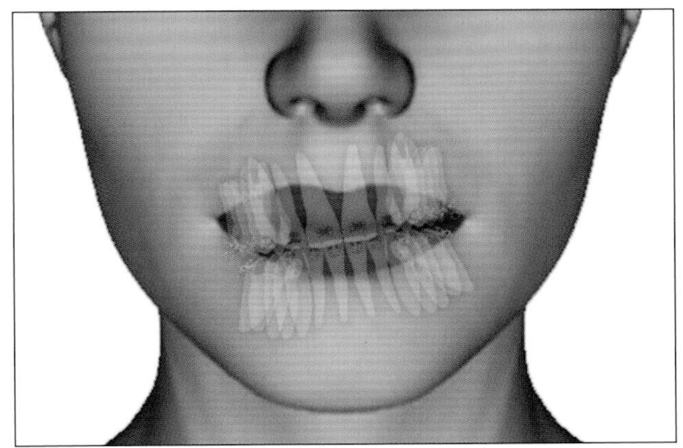

图5-20　前牙区交互牵引的效果，殆平面的倾斜将影响美观。

时针的旋转，是我们不希望看到的。从正面看会发现殆平面特别不美观（图5-20）。

从殆面观来看，力矩会对上颌产生什么样的作用？是否有用（图5-16a）？理论上，该力矩能使上中线向左偏移动，同时改善左侧的Ⅱ类咬合关系。力矩（黄色箭头）将使牙弓整体旋转，冠根均向左侧远中移动。但这种移动非常缓慢，而且也不是矫正偏颌的好方法，因为如果牵引力是放置在托槽上的，会产生副作用。值得注意的是，如果牙弓真的发生平移和旋转，上下颌牙弓将不匹配，会出现后牙反殆或锁殆（图5-16b）。注意尖牙和磨牙区的变化。即使只有旋转，也会出现锁殆和反殆。

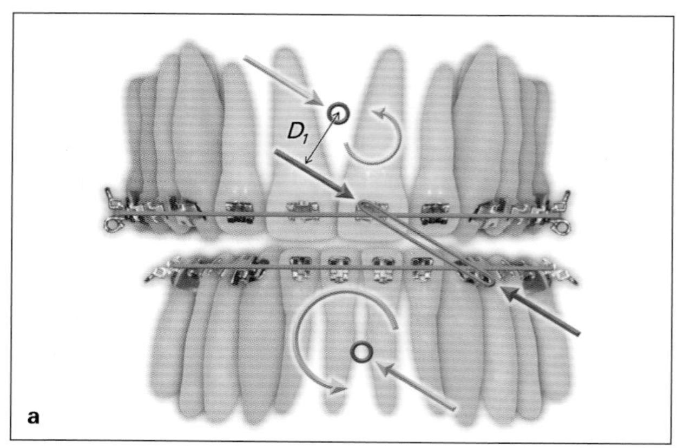

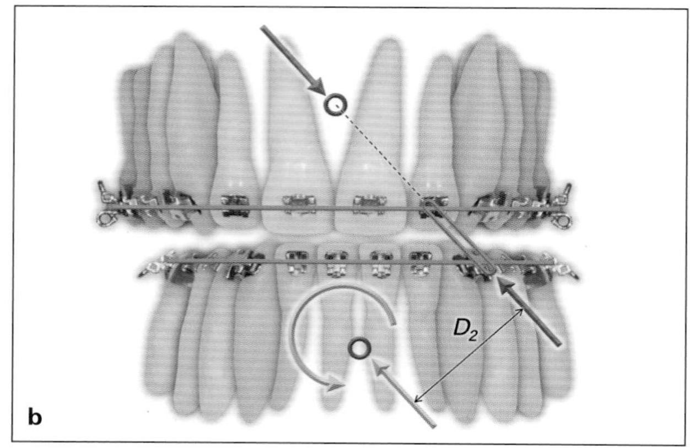

图5-21 单侧前牙区斜行牵引（红色箭头）。根据阻抗中心上的等效力系统（黄色箭头）可知上颌殆平面旋转较少（a）或者完全没有（b），因为力臂D_1非常小，因此上颌殆平面维持不变。由于下颌殆平面的逆时针旋转，右侧可能会出现开殆，这是因为下颌牙弓阻抗中心上力臂D_2和力矩较大。

下颌会迅速向患者右侧偏移。除非治疗前的锁殆和反殆是一种功能性的偏颌，否则在这种情况下中线的矫正可能只是暂时的。从殆面观来看，由于副作用，阻抗中心上的力矩会导致医源性锁殆和反殆。注意旋转后磨牙区的变化（图5-16a）。

与图5-19和图5-20不同，图5-21展示了单侧前牙区斜行牵引会导致非同向殆平面倾斜。除非施加1个大小相等、方向相反的力矩，否则下颌殆平面会发生逆时针旋转，导致右侧开殆的副作用。如果不谨慎设计，前牙区的交互牵引会有许多副作用。

在矫正中线偏斜的过程中，虽然前牙区的交互牵引可能会在三维方向上产生许多副作用，但有时这些副作用是有益的；一旦完全理解其力学系统，就可以利用这些副作用来矫正一些特殊的病例。

图5-22中的患者中线偏斜，正位片可见上下颌殆平面的右侧向下倾斜。该患者的矫正目标是非手术矫正中线并顺时针旋转殆平面。采用前牙区斜行牵引进行矫正。上下颌阻抗中心的等效力系统分析显示，产生的转矩使上下颌牙弓出现了顺时针旋转。长时间使用前牙区斜行牵引，矫正效果显著。牵引产生的力和力矩，矫正了中线的同时改善了殆平面的偏斜（图5-22c和d）。由于上下颌牙弓的顺时针旋转，殆平面与笑弧平行（图5-22e和f）。

前牙区斜行牵引的作用是什么？前牙区的斜行牵引使上下颌向相反的方向移动，产生三维方向的旋转。选用斜行牵引的基本原理是矫正前牙殆平面倾斜和可能存在的牙弓侧方不对称的附加作用。因此必须在选择前牙区斜行牵引时，仔细地分析病例。

对于一些病例，前牙区的斜行牵引，有助于消除咬合干扰，从而使下颌骨可以重新回到正中关系位上，以矫正功能性偏斜。如图5-23a所示，在这个病例中，中线不正并右侧后牙反殆。特别是在一些青少年病例中，很难通过引导下颌回到正中关系位来诊断骨性或功能性偏颌。我们运用上颌快速扩弓作为诊断性治疗（诊断与治疗相结合）（图5-23b）。注意，当功能性偏斜解除后，中线也随之回正（图5-23c）。盲目地使用前牙区斜行牵引来治疗这名患者的中线偏斜是没有任何意义的；相反，治疗的重点应该是解除后牙的咬合干扰。下颌的缩弓或上颌的扩弓增加了后牙的覆盖，有利于下颌偏斜的矫正。前牙区斜行牵引改善了殆平面的偏斜以及后牙区的咬合关系。

图5-24a展示了一名成年患者，存在中线偏斜和右侧后牙反殆。中线偏斜的原因主要是下颌功能性偏斜。我们制备了非对称的舌弓，在激活后粘接

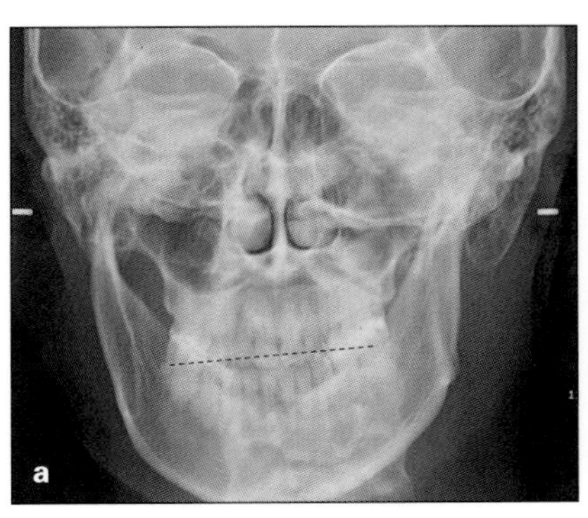
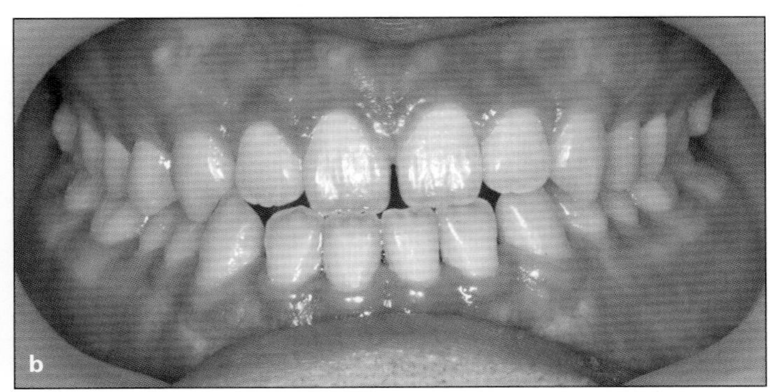
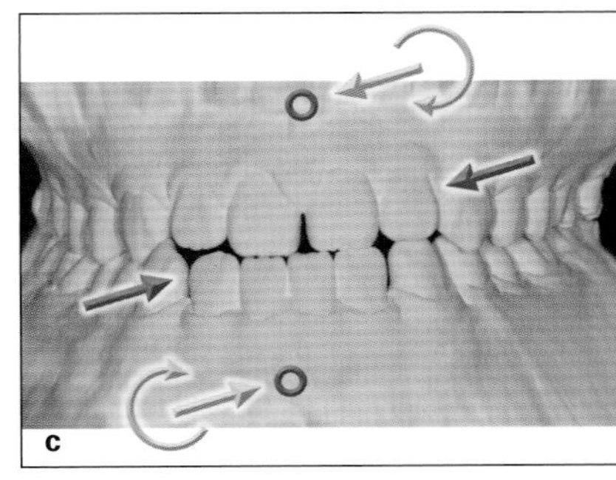
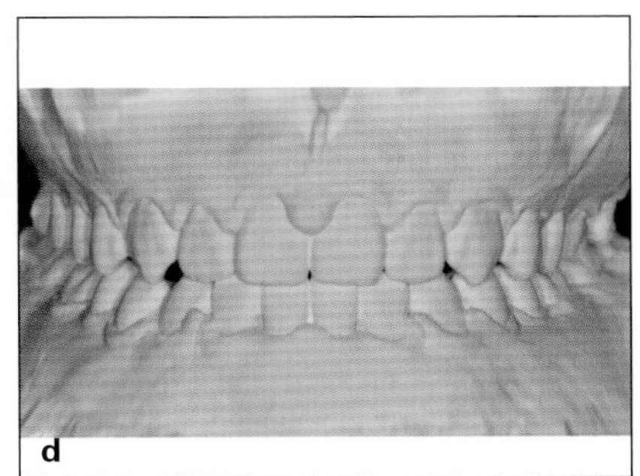
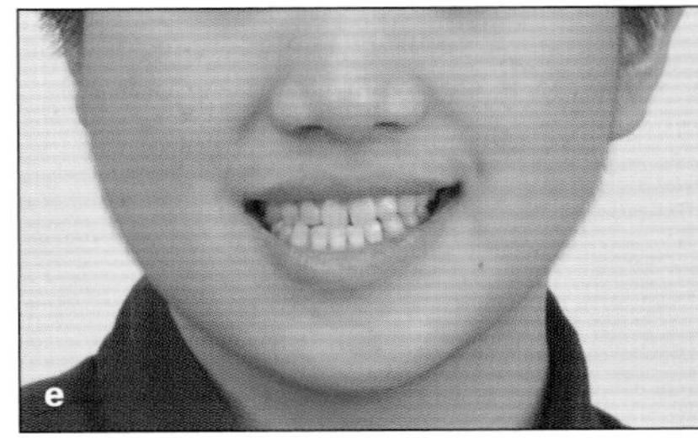
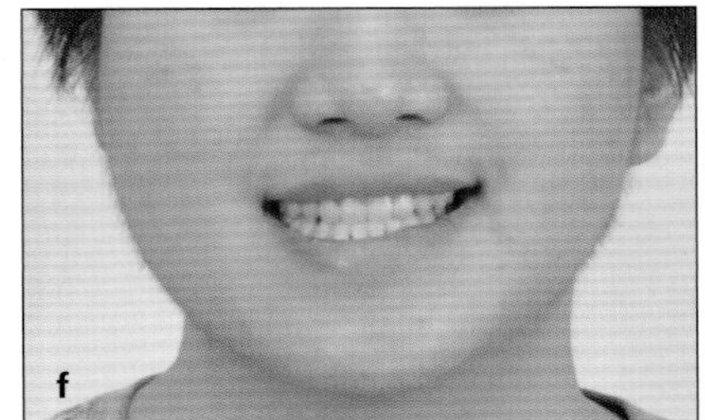

图5-22 一名中线和殆平面均有偏斜患者。（a）术前正位片可见上下颌殆平面的右侧向下倾斜。（b）术前口内照。（c和d）治疗前后模型。上下颌阻抗中心的等效力系统（黄色箭头）显示上下颌牙弓均出现顺时针旋转。（e和f）治疗前后正面观，不仅中线不齐得到了矫正，不正常的殆平面倾斜也得到了改善。

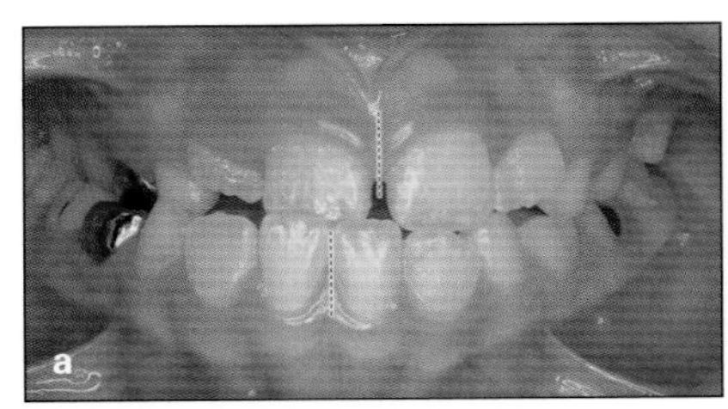
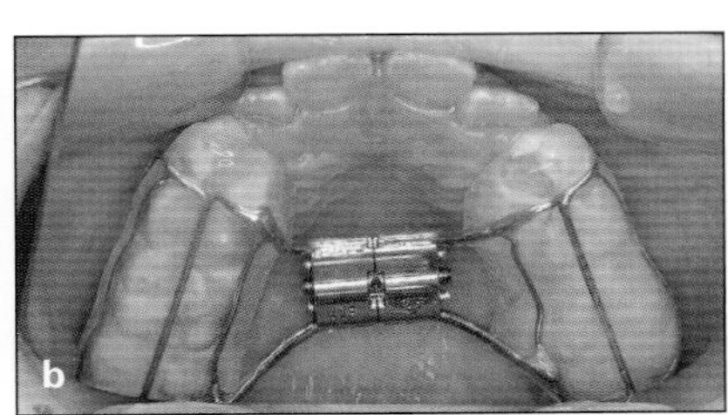
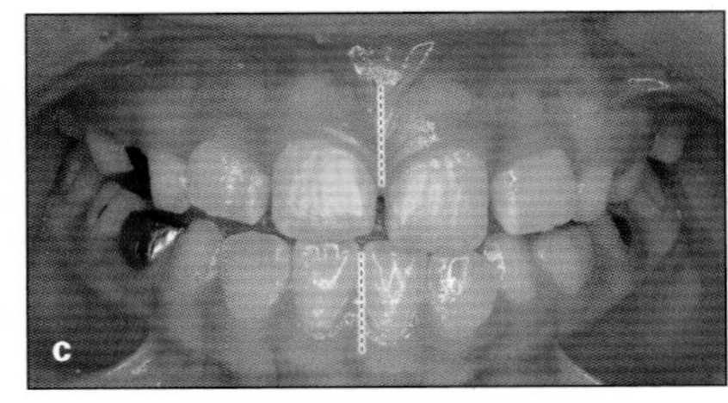

图5-23 混合牙列期患者，可见其中线偏斜，单侧后牙反殆。（a）治疗前口内照。可见中线偏斜和右侧后牙反殆。（b）上颌快速扩弓。（c）快速扩弓后的口内照。得益于下颌回到正中关系位上，中线偏斜改善。基于正确的诊断，通过针对性的牙移动来解除咬合干扰，远比盲目使用前牙区斜行牵引来得更加有效。

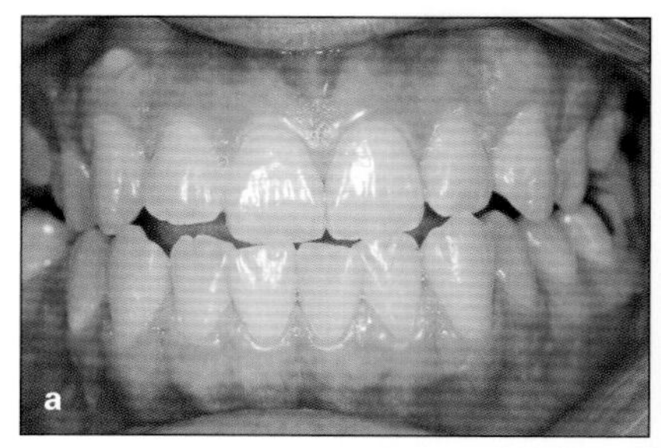
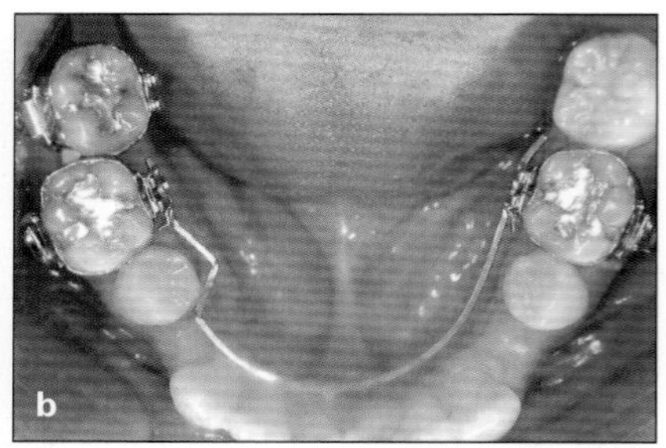
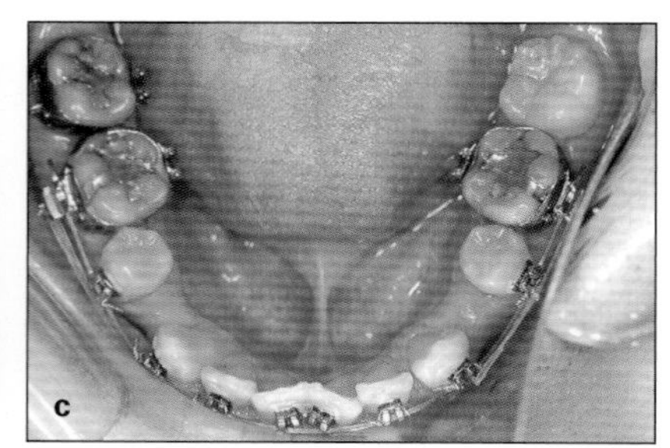
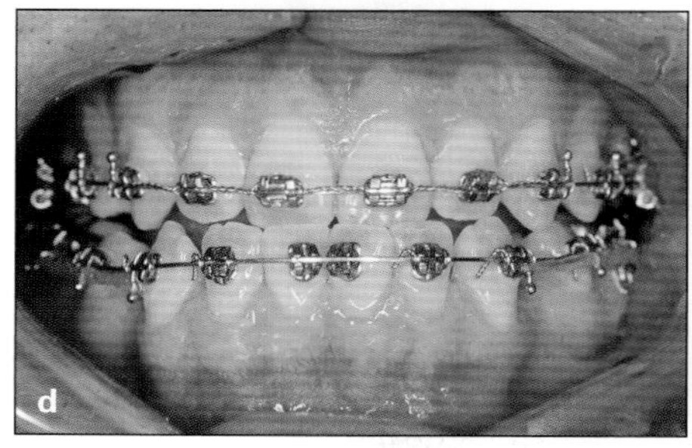
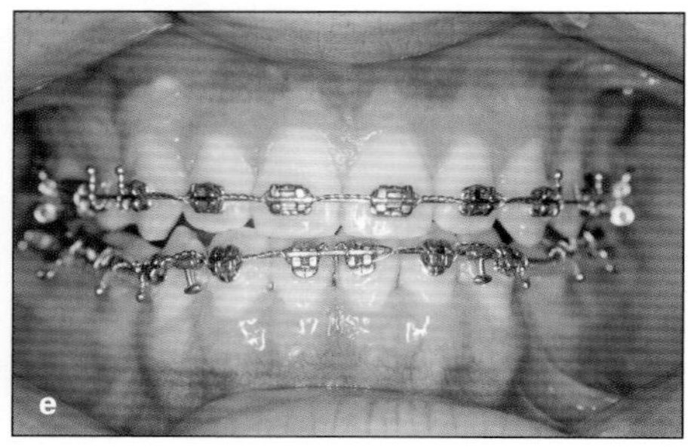

图5-24 成年患者，中线偏斜并右侧后牙反𬌗。（a）治疗前口内照。下颌中线右偏，右侧后牙反𬌗。（b）使用舌弓进行单侧缩弓。（c）单侧缩弓后的口内照。（d）反𬌗解除后的口内正面照，中线已回正。（e）下颌前牙内收后的口内正面照。矫正下颌偏斜后，中线得以回正。基于正确的诊断，通过针对性的牙移动，解除咬合干扰，远比盲目使用前牙区交互牵引来得更加有效。

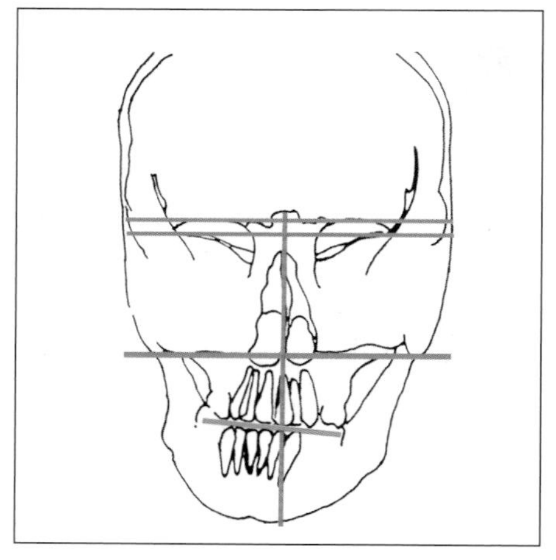

图5-25 未经治疗的骨性偏颌病例，中线右偏，右侧后牙反𬌗。牙齿代偿骨的不对称，出现代偿性的倾斜。

在下颌右侧第一磨牙上，使下颌右侧第一磨牙舌向移动（图5-24b和c）。图5-24d为反𬌗解除后的正面照。图5-24e为内收下前牙后的正面照。该病例体现了1个重要的矫正原则：如果有中线偏斜，不要急于使用交互牵引，而是要做出正确的诊断。如果存在下颌偏斜，应该选择最合适的力学机制来移动目标牙而不是选择非对称牵引，除非有明显的适应证。

在骨性偏颌的病例中，虽然Ⅱ类/Ⅲ类牵引或前牙斜牵在矫正颊舌向错𬌗畸形的过程中常常没有作用（解除导致下颌偏颌的锁结除外），但前牙或后牙的斜行牵引可能有助于矫正如图5-25中的偏颌。

在骨性偏颌的病例中，前牙牙轴倾斜和𬌗平面

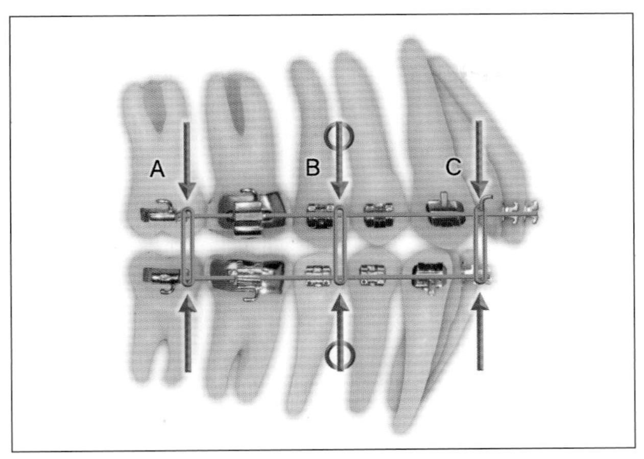

图5-26 不同位置的垂直牵引。除非牵引力经过阻抗中心，否则将产生𬌗平面的倾斜。A，上颌牙弓逆时针旋转，下颌牙弓顺时针旋转；B，无旋转；C，上颌牙弓顺时针旋转，下颌牙弓逆时针旋转。

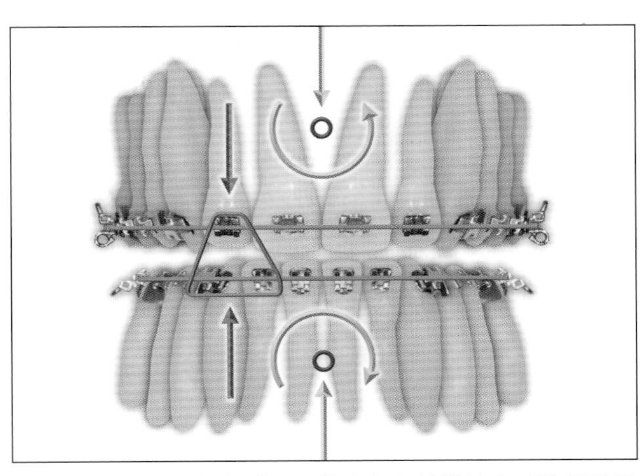

图5-27 单侧垂直牵引。阻抗中心上的等效力系统导致了左侧开𬌗。

的代偿是很常见的。图5-25可见患者骨性偏颌，颏部和下颌中线右偏。注意，牙齿已经出现了代偿性的倾斜，上颌右侧尖牙向颊侧倾斜，而下颌右侧尖牙向左侧倾斜。𬌗平面的左侧向下倾斜。这些代偿符合自然法则，是为了提高咬合功能。代偿量因人而异；这类患者可采用片段弓或连续弓丝与上颌进行颌间牵引。本章提及的交互牵引原则，有助于做出针对性的力学设计。

垂直牵引

垂直牵引通常与弓丝一起使用，用以辅助垂直向的排齐。但要谨慎使用牵引，因为垂直牵引可能会破坏𬌗平面。我们已经知道了Ⅱ类牵引是如何改变𬌗平面的。从侧面上看，垂直牵引也是如此（图5-26）。邻近阻抗中心的牵引力将在垂直向上平移上颌牙弓，而远离阻抗中心的牵引力将使上颌牙弓平移并旋转。同理，图5-27中的单侧垂直牵引，可能会造成不希望发生的左侧后牙开𬌗。垂直牵引的运用，要建立在认真学习垂直牵引在三维方向旋转效应的基础上。

安氏Ⅱ类亚类错𬌗畸形牵引

当左右两侧的咬合关系不一致时（例如一侧Ⅱ类而另一侧Ⅰ类），通常在连续的弓丝上施加单侧Ⅱ类牵引，试图以此矫正安氏Ⅱ类亚类的咬合关系。然而这种牵引会有副作用，其原因多种多样。图5-28a为上颌牙弓的𬌗面观，可见牵引力会产生1个围绕着阻抗中心的力矩，使整个牙弓旋转。虽然右侧的Ⅱ类磨牙关系可能通过单侧Ⅱ类牵引来改善，但结果通常令人失望。为什么呢？从𬌗面观上看，要达到矫正的效果，力矩（黄色弧形箭头）需要整体地旋转上下颌牙弓，这需要很长的时间，因此磨牙关系的改善大多是下颌骨旋转的结果。

在单侧牵引矫正了不对称的咬合关系后，往往又会复发，其原因是磨牙关系改善有一部分是来自颌骨旋转所产生的假中性关系。所以并不推荐这种整体的移动。相反，推荐单颗牙齿沿着牙弓移动，或者更常见的是选择拔牙。

此外，单侧Ⅱ类牵引也会产生其他副作用。侧向力会导致右侧后牙反𬌗、左侧后牙开𬌗或磨牙覆盖加大（锁𬌗）（图5-28b）。如果从正面看，患

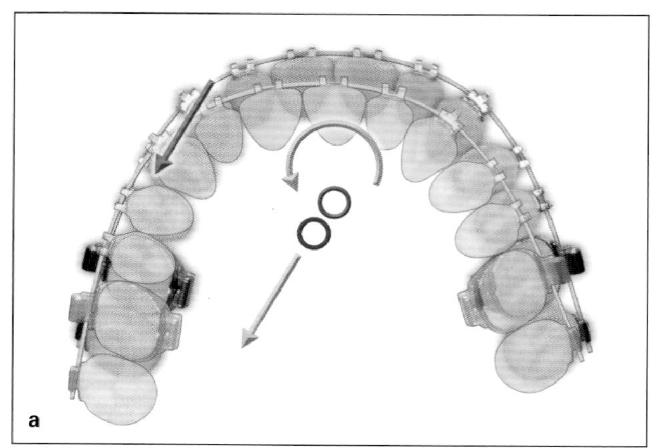

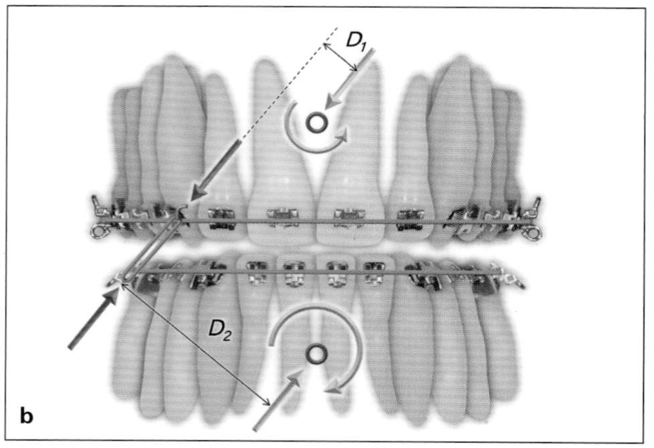

图5-28 单侧Ⅱ类牵引。（a）上颌牙弓的殆面观可见阻抗中心上的等效力系统（黄色箭头）。上颌牙弓将围绕阻抗中心进行旋转，导致后牙反殆。（b）正面照可见阻抗中心上的等效力系统（黄色箭头）导致了左侧开殆。由于力臂$D_2 > D_1$，下颌牙弓的旋转幅度更大。

者右侧的单侧Ⅱ类牵引（红色箭头）导致上颌牙弓沿着殆平面向右而下颌牙弓向左移动。黄色箭头是阻抗中心上的等效力系统。与垂直牵引类似（图5-27），单侧Ⅱ类牵引会在上下颌牙弓阻抗中心上产生2个方向相反的力矩，导致上下颌殆平面倾斜，引发左侧后牙开殆。然而不同的是，因为下颌的力臂更长（$D_2 > D_1$），单侧Ⅱ类牵引所产生的力矩，下颌牙弓的要比上颌牙弓的大。

在使用单侧Ⅱ类牵引时，能否避免出现这样的开殆呢？许多正畸医生会尝试在左侧进行垂直牵引，以解除开殆（图5-29a）。如图所示，右侧Ⅱ类牵引对上下颌形成的力矩，可以用左侧的垂直牵引（红色箭头）来平衡。我们用黄色箭头来表示左侧垂直牵引在阻抗中心上的等效力系统（图5-29b）。在分析Ⅱ类牵引和垂直牵引在阻抗中心上的所有力矩之后，发现问题仍然存在。如果加上垂直牵引，不发生侧方开殆；但是殆平面的左侧将向下倾斜。因为力矩很小，这种倾斜可以忽略不计。如果可以接受殆平面轻微偏斜，那么这种牵引是可取的；但是，在临床上要平衡这些力矩是很难做到的。简而言之，垂直牵引有助于解除开殆，但它并不是最佳的解决方案。

垂直牵引在矢状向上的牵引位点也是非常关键的。它必须作用在矢状向的阻抗中心上，否则Ⅱ类牵引的作用将改变。例如，如果左侧垂直牵引位于阻抗中心的远中，从矢状面上可以看到非同向转矩产生了。此时前牙会出现开殆。上颌牙弓会变得平坦而下颌牙弓会变得陡峭。如果临床医生理解其中的效应，则可以因势利导。要切记从三维方向上去思考问题。无论如何，力的侧向力是始终存在的（图5-29c）。

也许解除单侧Ⅱ类牵引侧向力所引发的对侧开殆，最好的方法是在牙弓的对侧，施加1个交互牵引（图5-29d）。从正面看，这种牵引将防止殆平面的旋转（图5-29e）。虽然从殆面观上看，力矩的作用有限，但是它至少方向正确。黄色箭头（右侧）和暗黄色箭头（左侧）表示在阻抗中心上的等效力系统中的力（图5-29f）。

对于安氏Ⅱ类亚类的患者，另一种矫正策略是在右侧施加Ⅱ类牵引，在左侧施加Ⅲ类牵引（图5-30a）。从正面观上看，上下颌牙弓上所有的牵引都将在阻抗中心上产生力矩，使上下颌牙弓顺时针旋转（图5-30b中黄色箭头是2个红色牵引力的合力）。上颌牙弓向右旋转和上下颌殆平面倾斜这些副作用往往都不是我们希望出现的。从上颌牙弓殆面观上看（图5-31a），黄色箭头代表了右侧Ⅱ类牵

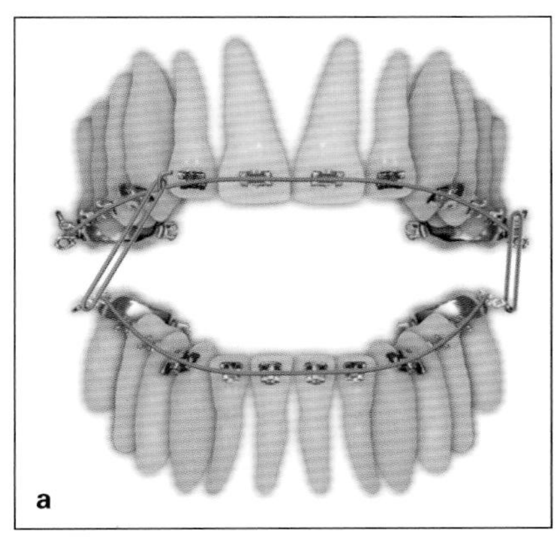

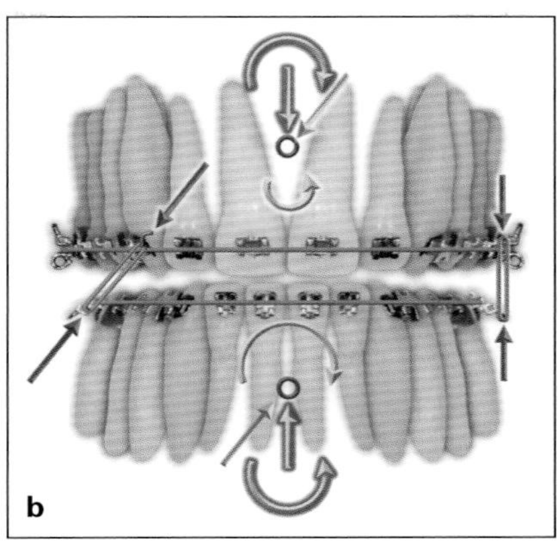

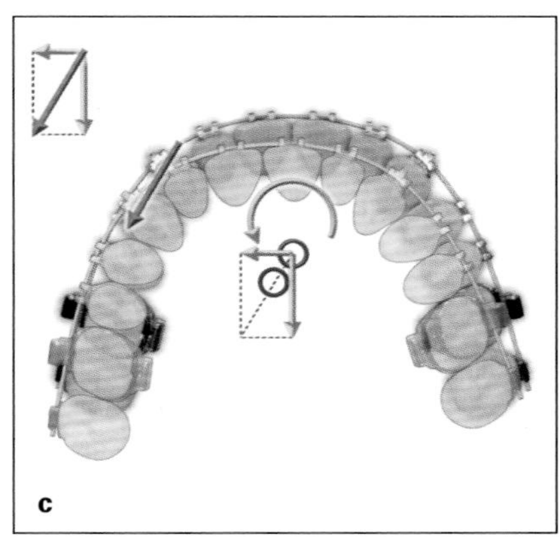

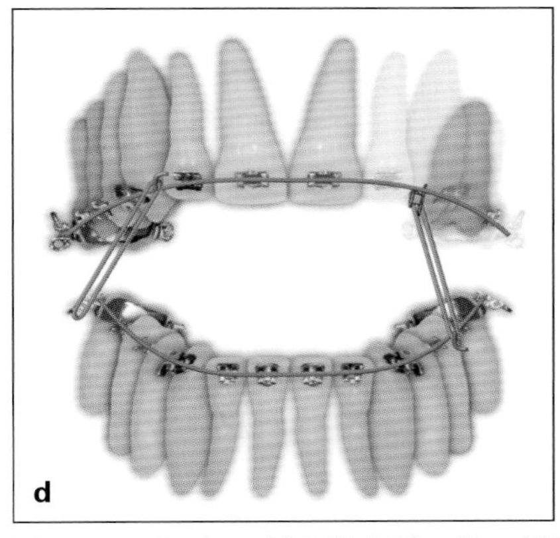

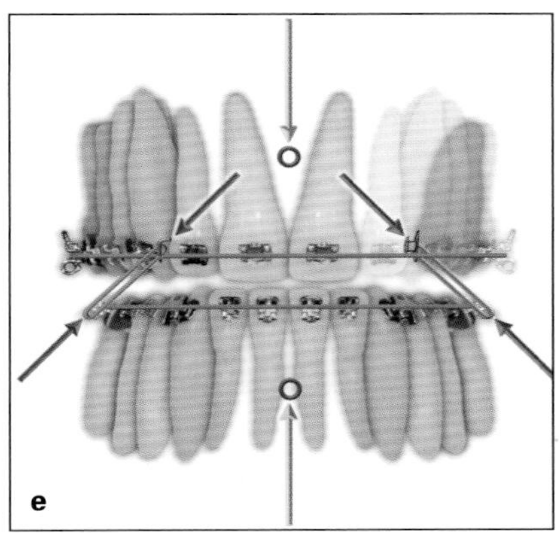

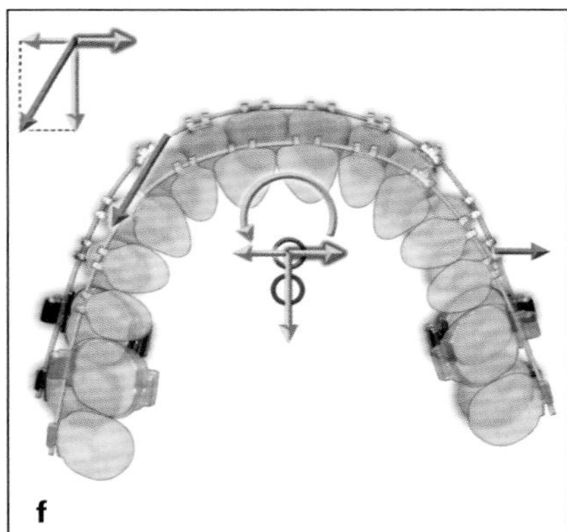

图5-29 （a）一侧Ⅱ类牵引，另一侧垂直牵引。（b）左侧垂直牵引在阻抗中心上的力矩（暗黄色箭头）平衡了右侧Ⅱ类牵引产生的大小相等、方向相反的力矩（黄色箭头）。用以防止上颌牙弓的旋转，但下颌牙弓的力矩仍然存在。（c）单侧Ⅱ类牵引配合后牙垂直牵引。Ⅱ类牵引的水平向分力会导致不想要的后牙反殆。（d）单侧Ⅱ类牵引配合对侧交互牵引，从上颌腭侧到下颌颊侧。（e）从正面观上看，虽然没有产生殆平面的旋转，但是伸长力增加了。（f）从殆面观上分析单侧Ⅱ类牵引和交互牵引的力学系统。此时没有侧向分力。力矩可能无法旋转整个牙弓，但施加了正确方向的力。

图5-30 （a）右侧Ⅱ类牵引，左侧Ⅲ类牵引。（b）合力（黄色箭头）将使上下颌牙弓同时在顺时针方向上同步旋转。

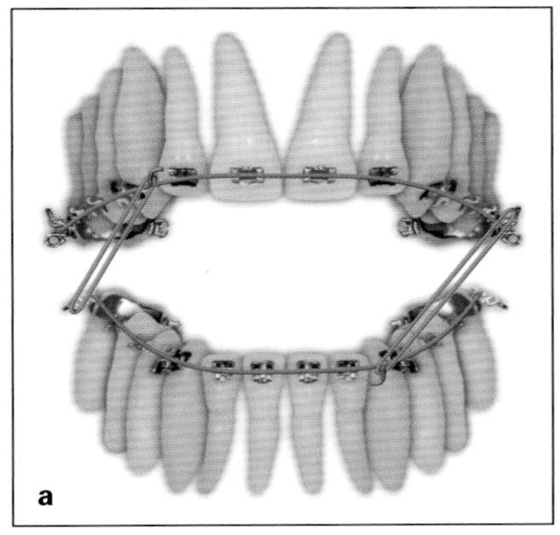

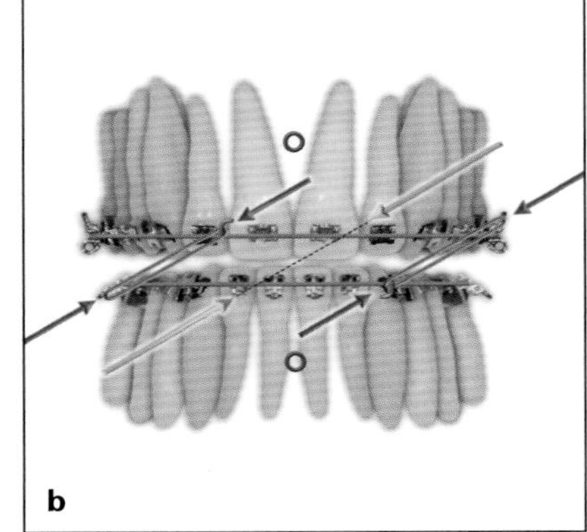

引（红色箭头）在阻抗中心上的等效力系统中的力和力矩；暗黄色箭头代表了左侧Ⅲ类牵引（红色箭头）在阻抗中心上的等效力系统中的力和力矩。两种牵引的合力系统见图5-31b。显而易见，图中不仅有矢状向的分力，还有逆时针的力矩和侧向的分力（Ⅱ类/Ⅲ类牵引不只是产生力偶）。与单侧Ⅱ类牵引一样，从殆面观上看，Ⅱ类/Ⅲ类牵引在矫正不对称的咬合关系中，其效果有待商榷。从矢状面

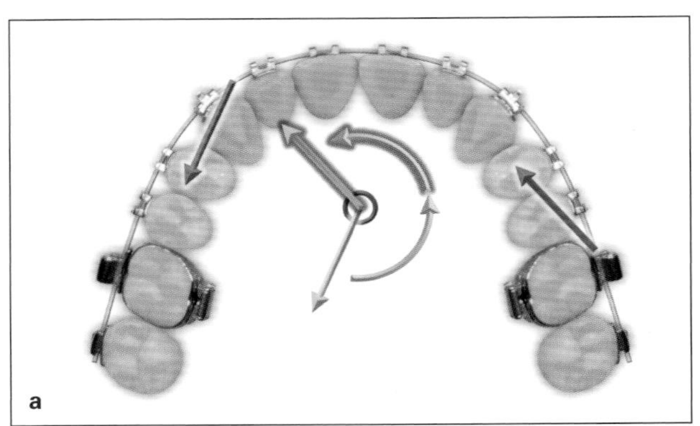

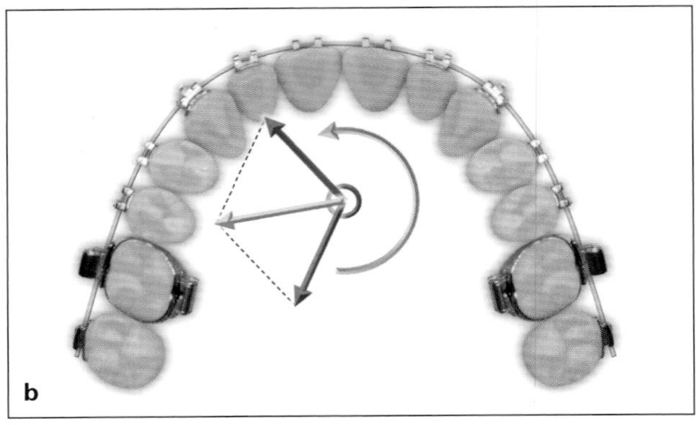

图5-31 右侧为Ⅱ类牵引，左侧为Ⅲ类牵引（上颌牙弓船面观）。（a）暗黄色箭头是左侧Ⅲ类牵引的等效力系统，黄色箭头是右侧Ⅱ类牵引的等效力系统。（b）黄色箭头代表所有力学系统在阻抗中心上的合力。可见它不仅会产生力矩，还有向右、向后的平移力。

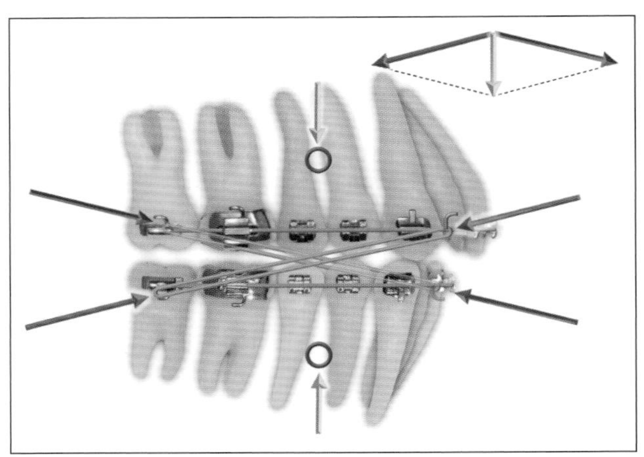

图5-32 右侧为Ⅱ类牵引，左侧为Ⅲ类牵引（侧面观）。在这种特殊情况下，合力（黄色箭头）作用于上下颌牙弓的阻抗中心，船平面不会倾斜。

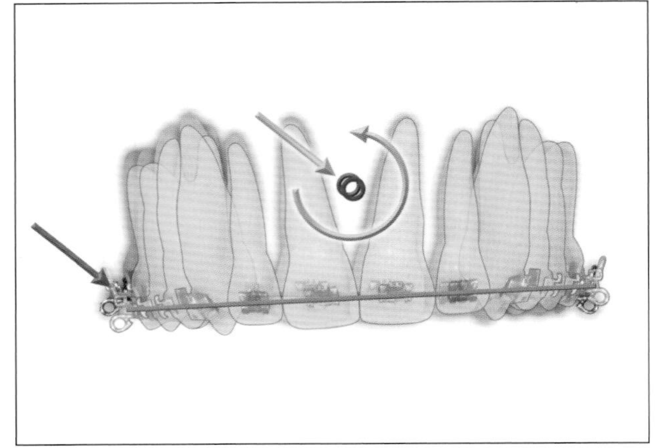

图5-33 在刚性连接且没有余隙的上颌牙弓上进行交互牵引。阻抗中心上的等效力系统（黄色箭头）可见侧向平移和船平面围绕着阻抗中心进行旋转。这种类型的移动对反船的矫正没有帮助。

上可以看到Ⅱ类/Ⅲ类牵引产生较大的伸长力，但船平面的变化很小（图5-32）。

片段弓配合牵引

相比于完整的弓丝，使用颊侧片段弓配合颌间牵引，矫正锁船更为有效。以右侧单侧锁船为例。如果在完整弓丝上使用交互牵引，从上颌牙弓的正面观可见两个效应：（1）向侧方和船方平移。（2）围绕着全牙弓阻抗中心旋转（图5-33）。平移力可能有助于矫正锁船；然而阻抗中心上的力矩却会导致上颌牙弓围绕阻抗中心进行旋转。注意，此时上颌右侧磨牙伸长，上颌左侧磨牙压低，这对锁船的矫正几乎没有帮助。

如果只在右侧颊侧片段弓进行交互牵引，效果如何（图5-34）？为了加强支抗，下颌牙弓的弓丝是连续、完整的。上颌颊侧片段弓将产生向腭侧和向下的移动。但同样的交互牵引会围绕着阻抗中心，产生更多有利于锁船矫正的平移和旋转。而二者最大的区别在于力矩对阻抗中心的作用。注意在图5-34中，片段弓上的力矩使上颌磨牙围绕着阻抗中心，发生倾斜，会产生更多的冠舌向移动，有利于锁船的矫正。片段弓上交互牵引产生的垂直向分力最小而水平向分力最大，因此锁船得到矫正。在

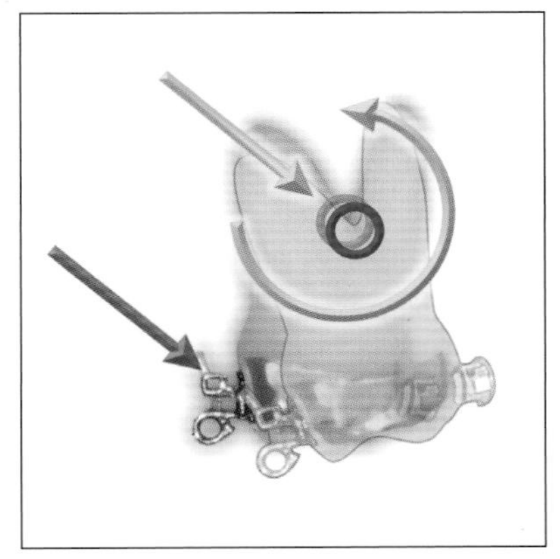

图5-34 在右侧后牙片段弓上进行交互牵引。黄色箭头代表阻抗中心上的等效力系统。相较于图5-33，此时围绕着阻抗中心，片段弓上的力矩将产生更大的冠舌向倾斜。

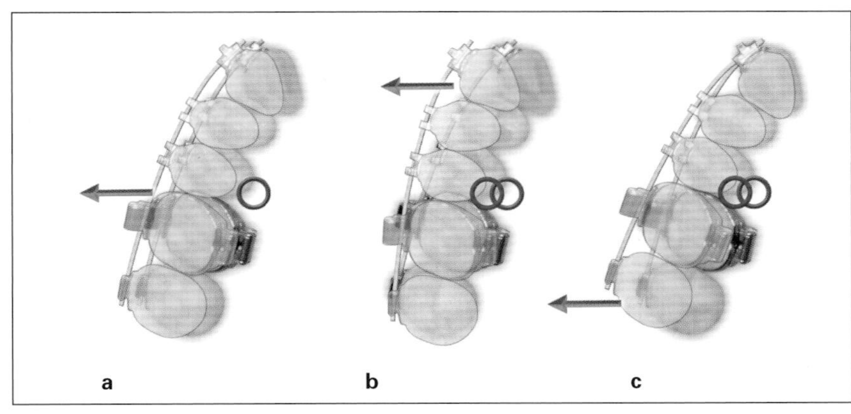

图5-35 在不同的牵引位点进行后牙交互牵引，相应的牙移动（殆面观）。（a）经过阻抗中心的牵引力。（b）经过阻抗中心近中的牵引力。（c）经过阻抗中心远中的牵引力。

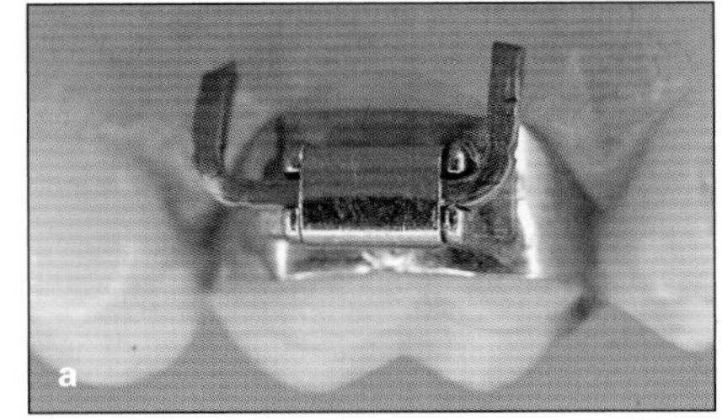

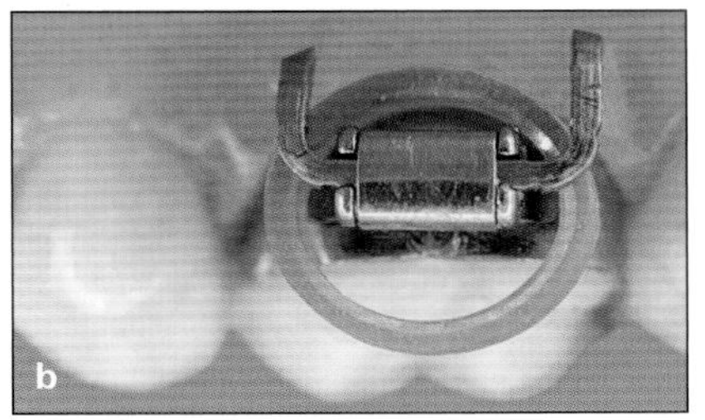

图5-36 （a和b）揭盖式舌侧管上弯制一截弓丝作为牵引钩。

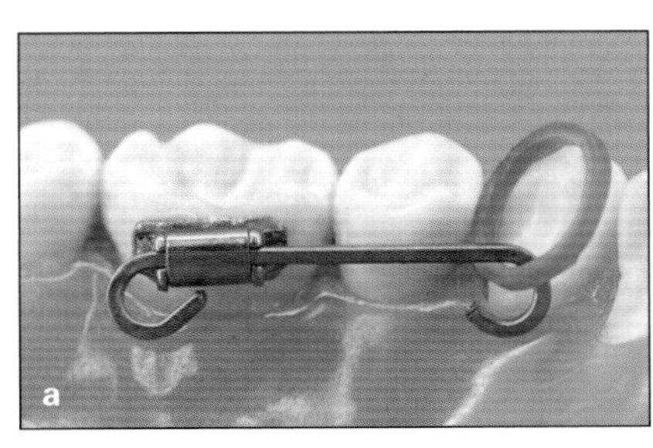

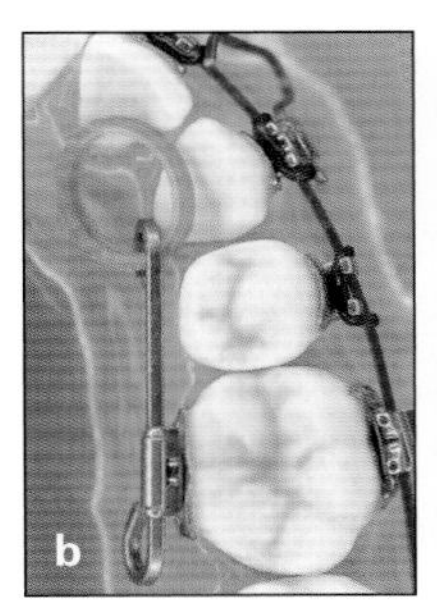

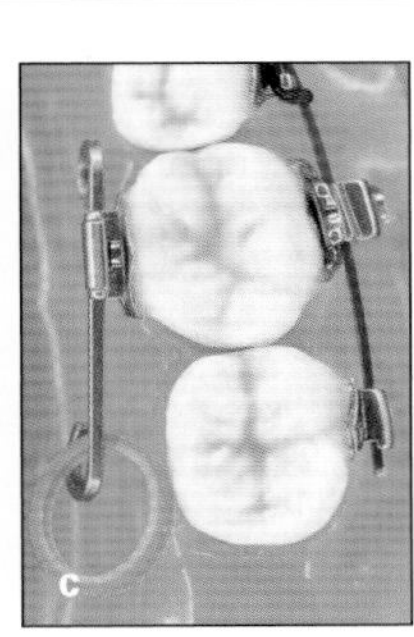

图5-37 （a）延长型舌侧钩。（b和c）舌侧钩可以向后或向前滑动，以改变牵引位点。

完整的弓丝上很难做到这点（参见第9章）。有人会质疑，垂直向的分力会导致片段弓上的磨牙伸长，然而咬合力可能会起到拮抗的作用。与完整弓丝上的颌间牵引一样，需要从三维方向上去分析力学系统，以确保矫正锁殆而又没有副作用。我们需要从殆面观、侧面观及正面观上加以分析。

如果需要向颊向移动，可以在上颌后牙区阻抗中心上施加颊向力（图5-35a）。如果牵引力位于阻抗中心的近中，尖牙端的移动量将大于磨牙末端（图5-35b）；反之亦然（图5-35c）。

交互牵引可能需要在舌侧粘接额外的牵引钩。也可以选择使用舌侧附件（例如揭盖式舌侧管），以便放置一截弓丝作为牵引钩（图5-36）。弯制1根末端带钩的片段弓，可以放置在揭盖式舌侧管中，片段弓可以前后滑动，以调整牵引钩在矢状向上的位置（图5-37）。

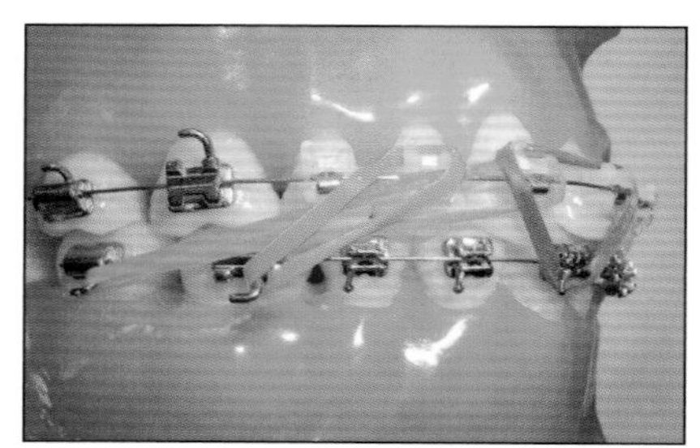

图5-38 上下颌多个牵引。让患者佩戴这么多牵引，是非常困难的。所有牵引都可以用等效的单个牵引来代替。

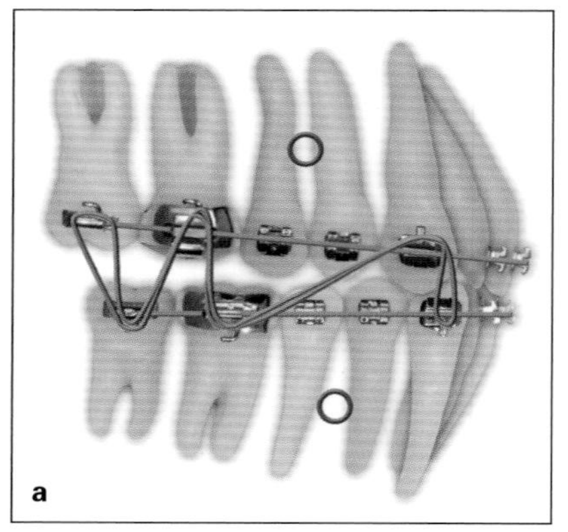

图5-39 后牙波浪式垂直牵引。（a）在后牙开殆患者上使用这种垂直牵引，是正确的吗？（b）治疗后牙开殆所需的力学系统只要1个简单的垂直牵引（红色箭头）。

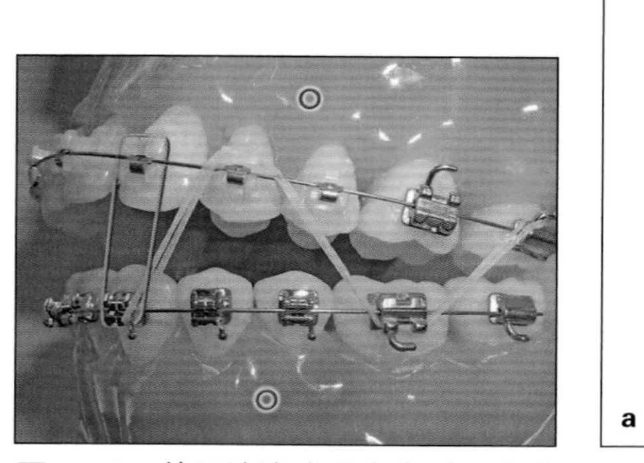

图5-40 前牙波浪式垂直牵引。这种牵引的设计很差，因为只要尽可能地在前牙区施加1个垂直牵引（绿色牵引）就能非常有效地解除开殆。

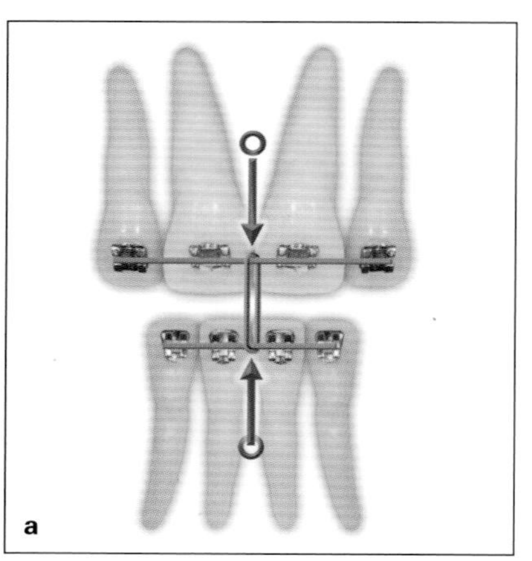

图5-41 矫正开殆的牵引。（a）中线处的单一牵引既影响美观又造成问题。（b）最好运用双侧放置2个牵引的等效力系统代替中线出的单一力。有时因为实际需要，应该使用多个牵引。

简化牵引

正畸患者有时需要进行许多复杂的牵引。无论是医生还是患者都希望简化颌间牵引，因为对于正畸医生来说简化能更好地理解力学系统，而对于患者来说简化则更容易操作。多个牵引（图5-38）会挑战患者的耐心。用单个牵引力去替代多个牵引力，对我们来说会更简单一些。最好的方法是先确定牙弓的移动方式（平移或旋转），然后建立牵引的作用力线，用该力线来实现矫正目标。牵引越少，患者的依从性越好，配合度越高。复杂牵引的力学系统很有可能并不合理，会导致错误的治疗。

另一个常见的错误是在多颗牙齿之间进行波浪式的垂直牵引来矫正开殆。图5-39a中患者在使用Herbst矫正器后出现侧方开殆。后牙开殆的原因是上下颌殆平面不平行——它们在后牙区呈开张型。为了获得上下殆平面平行，要运用什么样的垂直牵引，哪种力学系统最合适？为了获得最大的平行力矩，牵引力应该尽可能地远离阻抗中心。图5-39b中简易的牵引就能实现这一目标。图5-39a中的牵引实际上降低了治疗效率，因为一些垂直牵引力作用在上下颌牙弓阻抗中心的近中。

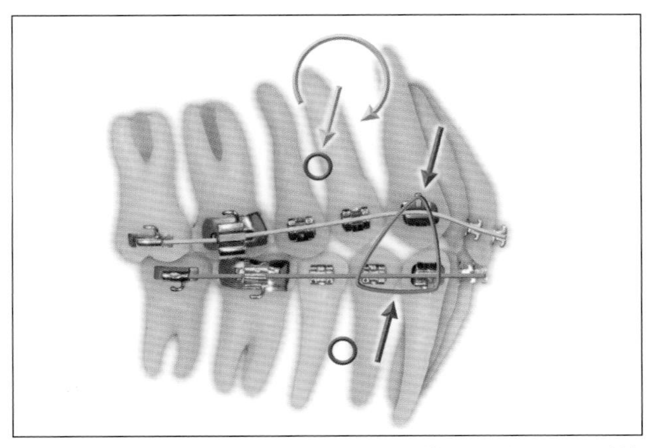

图5-42 前牙垂直牵引能辅助尖牙的伸长；然而，此时的牵引位于上下颌阻抗中心的近中，因此会加深覆𬌗。

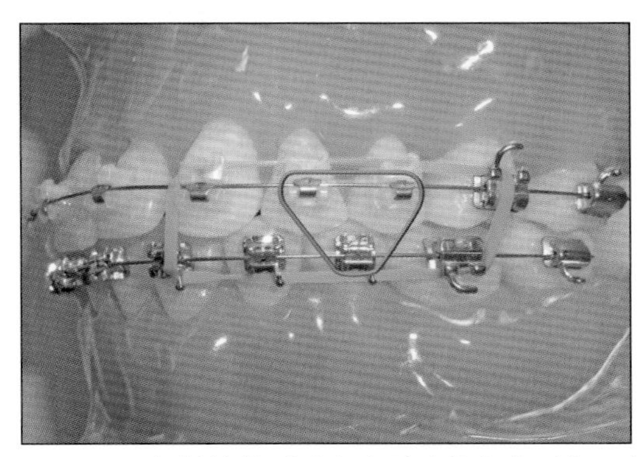

图5-43 加长的箱型垂直牵引（绿色牵引）。它的水平部分会刺激牙龈，而且还会产生不必要的近远中向拉力，导致被牵引牙齿的旋转。这种牵引可以用更简单的形式（三角形牵引）来替代。

如图5-40所示，波浪式垂直牵引的设计也很差，因为其矫正目标是将牵引力施加在上下颌牙弓阻抗中心的近中。所以应该在双侧牙弓，尽可能靠前地施加单个牵引，这将是最理想的。

从矢状向看，在中线上施加的垂直牵引能提供最大的力矩，使上下𬌗平面平行并解除开𬌗。因为放置在中线处的垂直牵引会有很高的M/F比（图5-41a）；然而放置在中线处的单个牵引，既影响美观又造成问题。阻抗中心上作用力线的少许偏差，将导致上下颌前牙区的旋转。牙根角度可能不对称，因此阻抗中心的位置可能偏离正中，或者由于错误的设计，使牵引偏离正中。最好在双侧各放置1个牵引来代替正中的单个牵引，产生等效力（图5-41b）。通过对两侧牵引力进行调整，上下颌前牙区的旋转易于控制。理论上来说，尽可能由单个牵引替代多个牵引，但是有时根据实际需要，应该使用多个牵引。

颌间牵引的常见副作用

垂直牵引通常用于增强弓丝在整平过程中的矫正力。在双侧高位尖牙的矫正过程中上颌𬌗平面会变得平缓，此时垂直牵引是有利的。然而，单侧高位的尖牙在牵引整平后，可能出现前部𬌗平面的偏斜。在这种情况下，单侧尖牙区施加垂直牵引可以减少这类𬌗平面的倾斜。图5-42可见单侧垂直牵引（Ⅱ类）将辅助尖牙萌出并解除开𬌗。由于牵引力位于上下颌阻抗中心的近中，如果是深覆𬌗病例，这么做会导致深覆𬌗更加严重。

盲目地使用加长的箱型垂直牵引可能会使问题复杂化。在图5-43所示的箱型牵引中，水平部分不仅会刺激牙龈，还会产生不必要的近远中向拉力，导致被牵引牙的旋转。特别是在弓丝未完全入槽的情况下。

同时使用Ⅱ类牵引和头帽

让我们比较一下Ⅱ类错𬌗畸形的两种治疗方式。使用头帽沿着平行于𬌗平面方向，施加1个经过上颌牙弓阻抗中心的远中牵引力。这不但可以矫正Ⅱ类咬合关系，同时还可以很好地控制垂直向高度，包括保持𬌗平面不变。然而，其矫正效果依赖患者良好的依从性。患者更容易接受Ⅱ类牵引，但𬌗平面可能会变得陡峭。有一种解决方法，就是将

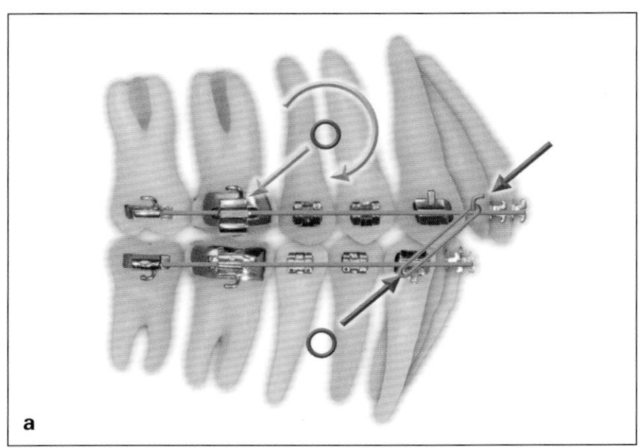

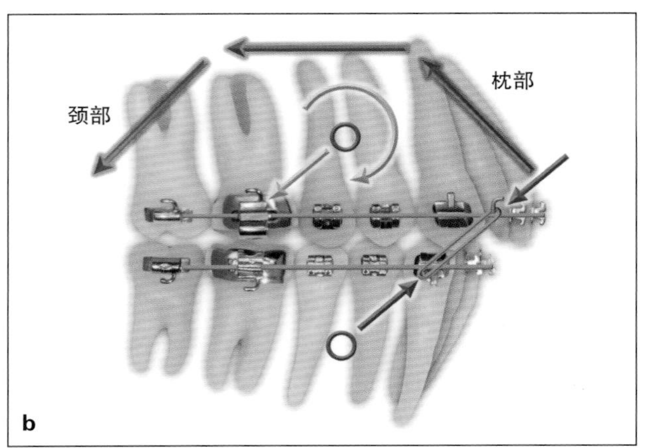

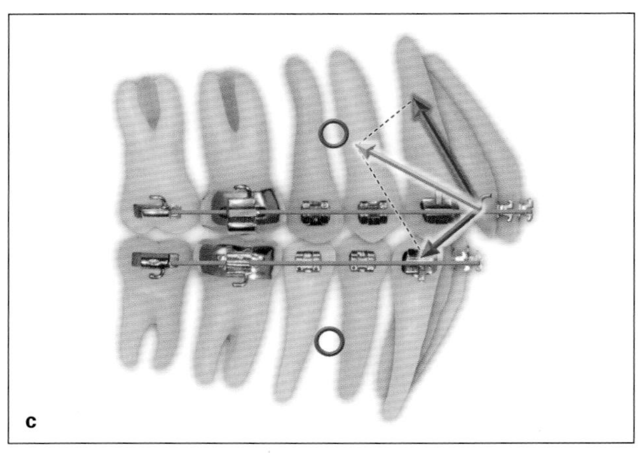

图5-44 Ⅱ类牵引头帽的联合应用。（a）前牙区的短Ⅱ类牵引（红色箭头）可用上颌牙弓阻抗中心上的等效力系统（黄色箭头）来代替，上颌牙弓将顺时针旋转。（b）使用头帽来抵消牵引的力矩。可以使用多种头帽的牵引力（暗红色箭头）。（c）Ⅱ类牵引（红色箭头）和头帽牵引（暗红色箭头）作用于上颌牙弓阻抗中心的合力（黄色箭头）。

头帽和Ⅱ类牵引结合在一起。在前牙区施加1个短Ⅱ类牵引，使下颌船平面维持不变（图5-44a）。全程使用颌间牵引保证施力的持续性。此时牵引将在上颌牙弓阻抗中心上产生1个顺时针方向的大力矩（黄色弧形箭头）。使用头帽平衡这个力矩（图5-44b）。无论是颈牵引头帽还是枕牵引头帽，都能在上颌牙弓施加1个围绕阻抗中心的逆时针力矩（图5-44b中红色箭头）。多数时候，头帽在上颌牙弓阻抗中心上的力矩并不能完全平衡Ⅱ类牵引的力矩。因为头帽是间歇性佩戴的，所以头帽的力矩必须大于Ⅱ类牵引力矩。这需要在每次复诊时仔细检查。如图5-44c所示，以枕牵引头帽为例，黄色箭头所代表的合力（平均值）经过上颌牙弓的阻抗中心。如果运用合理，上颌牙弓将向上和向后平移。

推荐阅读

[1] Adams CD, Meikle MC, Norwick KW, Turpin DL. Dentofacial remodeling produced by intermaxillary forces in Macaca mulatta. Arch Oral Biol 1972;17:1519–1535.

[2] Dermaut LR, Beerden L. The effects of Class II elastic force on a dry skull measured by holographic interferometry. Am J Orthod 1981;79:296–304.

[3] Hanes RA. Bony profile changes resulting from cervical traction compared with those resulting from intermaxillary elastics. Am J Orthod 1959;45:353–364.

[4] Kim KH, Chung CH, Choy K, Lee JS, Vanarsdall RL. Effects of prestretching on force degradation of synthetic elastomeric chains. Am J Orthod Dentofacial Orthop 2005;128:477–482.

[5] Kuster R, Ingervall B, Bürgin W. Laboratory and intra-oral tests of the degradation of elastic chains. Eur J Orthod 1986;8:202–208.

[6] Reddy P, Kharbanda OP, Duggal R, Parkash H. Skeletal and dental changes with nonextraction Begg mechanotherapy in patients with Class II division 1 malocclusion. Am J Orthod Dentofacial Orthop 2000;118:641–648.

思考题

1. 用1个垂直牵引替换2个垂直牵引。

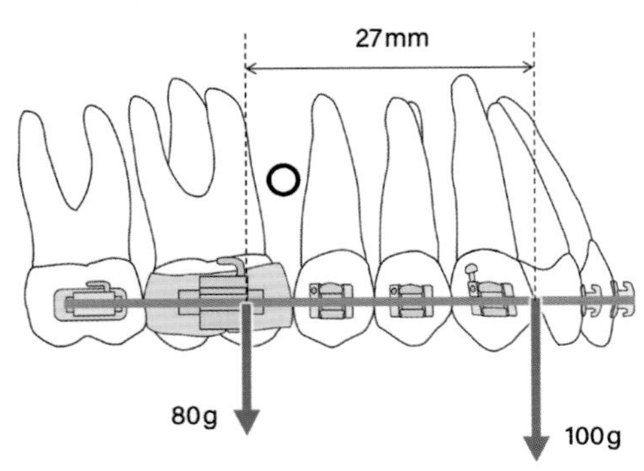

2. 在（a）和（b）中，用1个牵引替换2个前牙区斜行牵引。

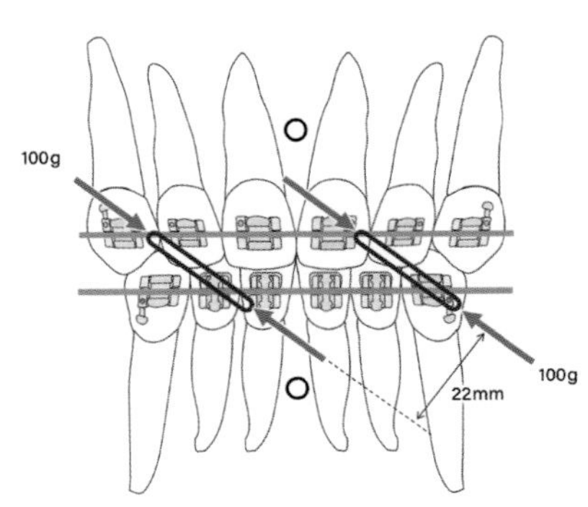

a

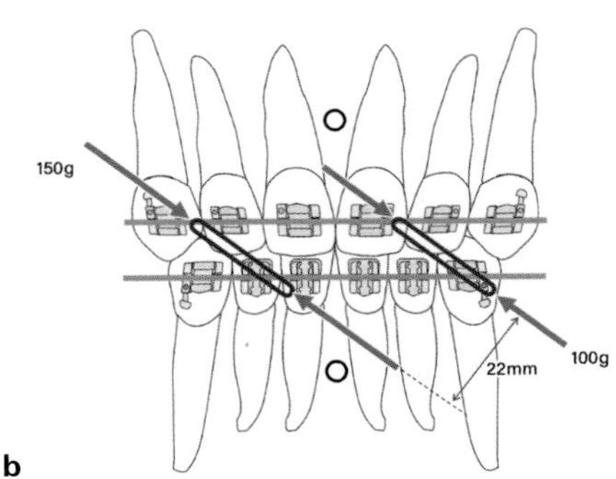

b

3. 在尖牙和第一前磨牙之间施加2个垂直牵引。（a）正面观。（b）殆面观。找到1个等效合力。是否有可能将这个合力放在弓丝上?

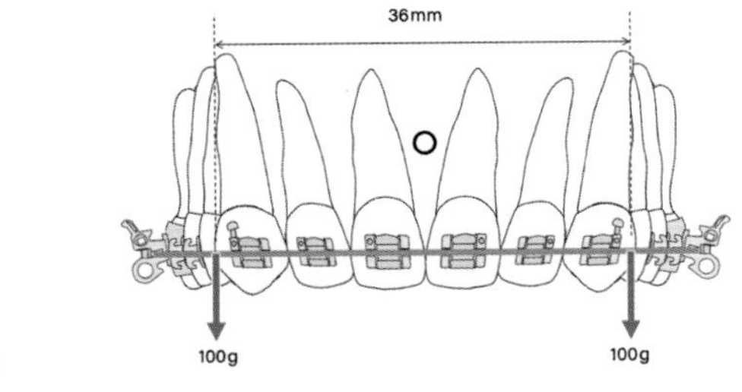

a

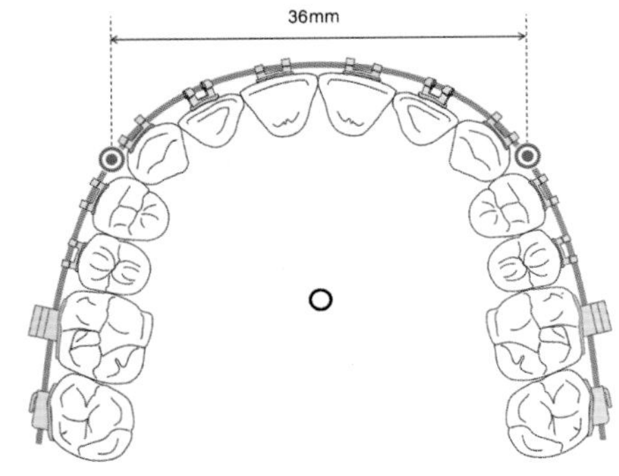

b

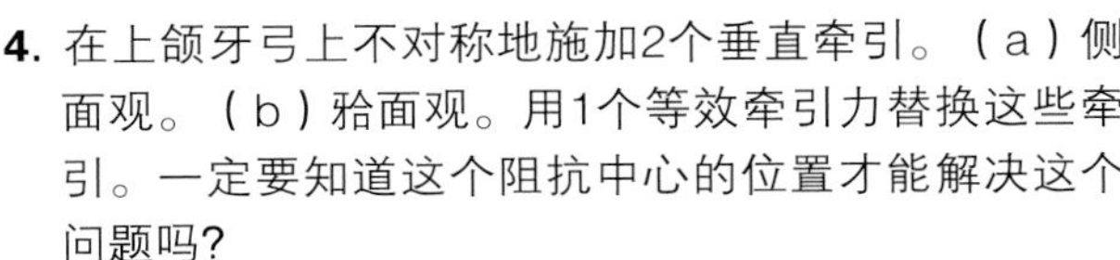
4. 在上颌牙弓上不对称地施加2个垂直牵引。（a）侧面观。（b）殆面观。用1个等效牵引力替换这些牵引。一定要知道这个阻抗中心的位置才能解决这个问题吗?

20g
14mm
80g

a

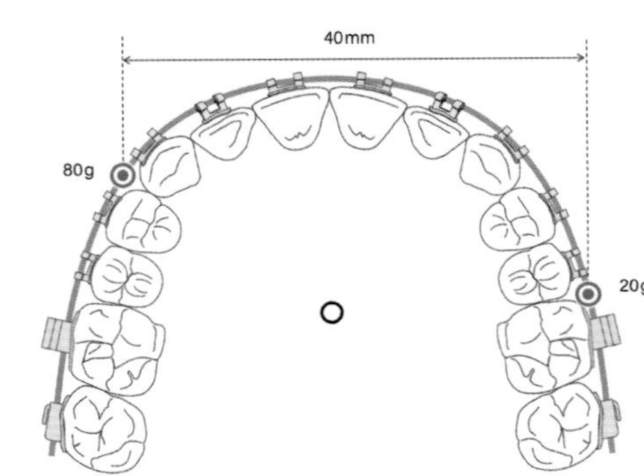

b

5~7. 在上颌牙弓施加单侧Ⅱ类牵引（侧面观）。用阻抗中心上的1个力学系统来替换这个牵引（注意，问题5~问题7是相同牵引的不同视角）。

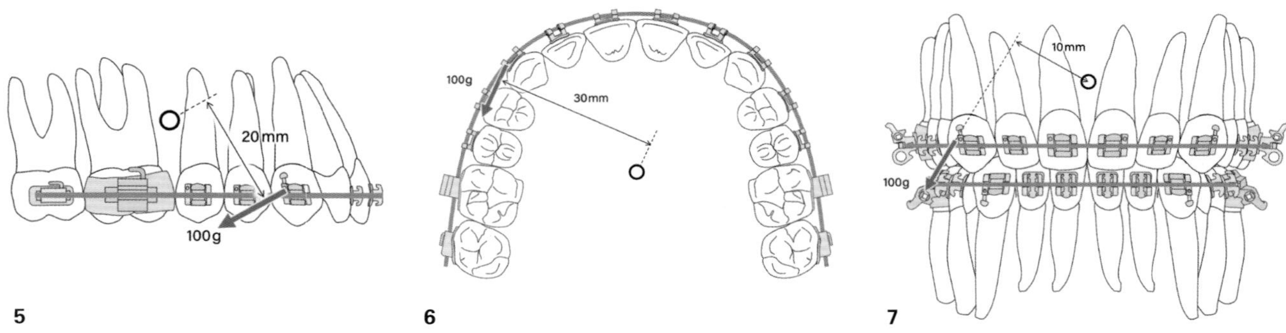

8. 矫正末期在上下颌牙弓使用硬丝。需要1个100g的侧向力（绿点）来匹配上下颌㼌平面。从正面看，上颌左侧必须向下移动；从矢状面看，前牙开㼌必须矫正。只允许在上颌牙弓上施加2个等效的垂直牵引。它们位于哪里？大小是多少？

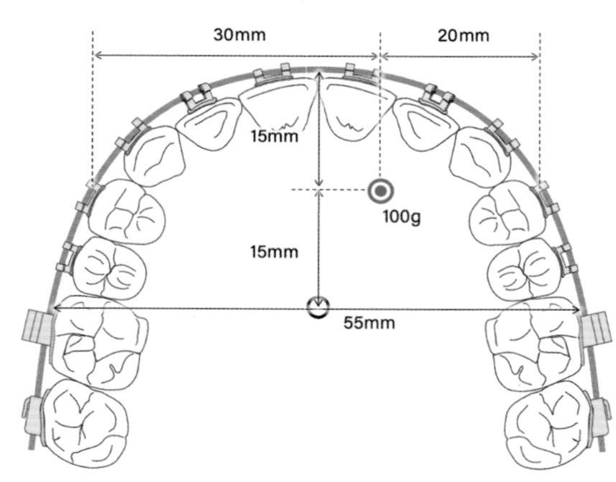

9和10. 用上下颌的力学系统替换Ⅱ类牵引。讨论㼌平面同向或非同向的变化。

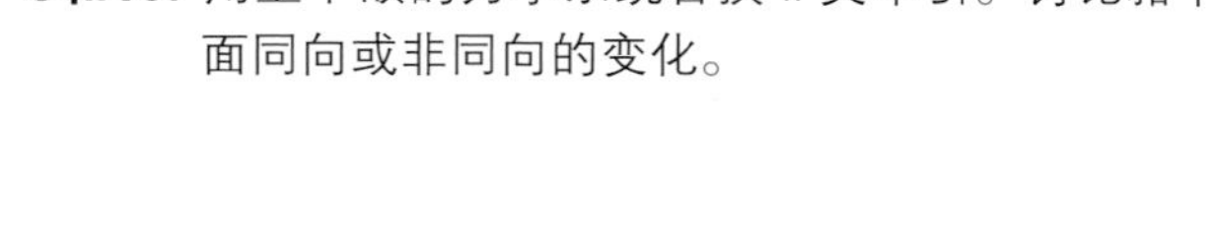

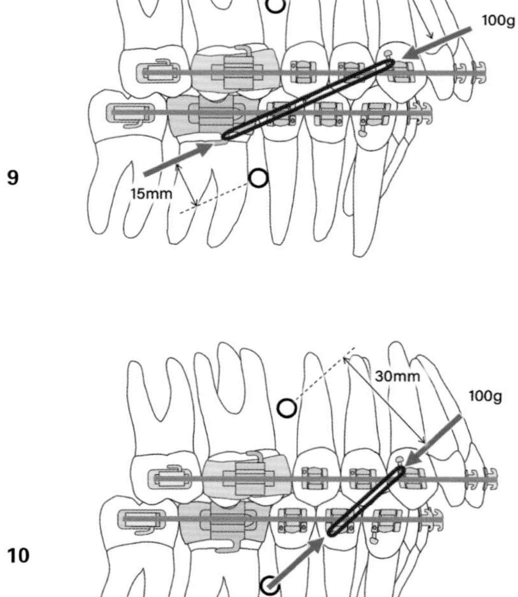

思考题

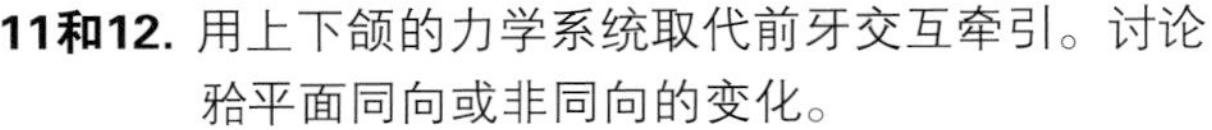

11和12. 用上下颌的力学系统取代前牙交互牵引。讨论殆平面同向或非同向的变化。

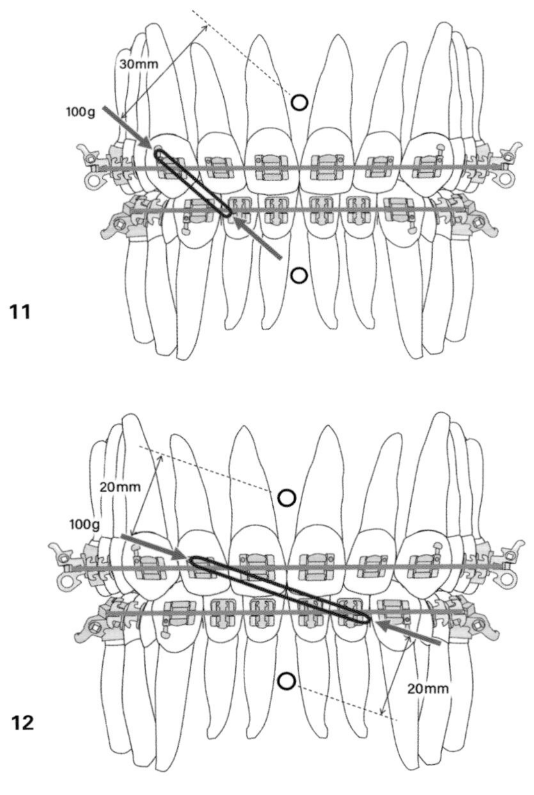

13. 治疗目的是通过将上颌牙弓向后移动并顺时针旋转，解除前牙开殆，矫正上颌前突。设计合适的牵引并简述设计。

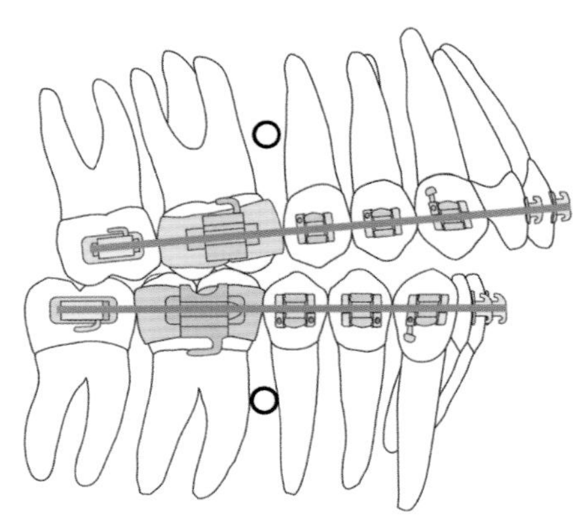

14. 上中线偏斜，上颌殆平面右侧向上倾斜。设计合适的颌间牵引进行矫正并简述设计（仅考虑正面照）。

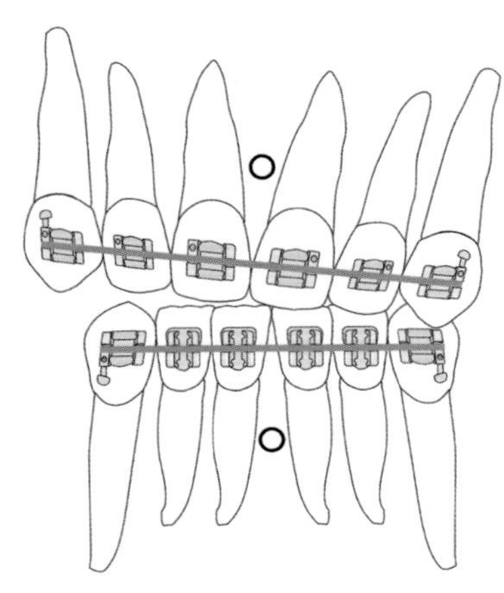

15. 上下颌中线偏斜，上下颌殆平面均有偏斜。设计合适的颌间牵引并简述设计（仅考虑正面照）。

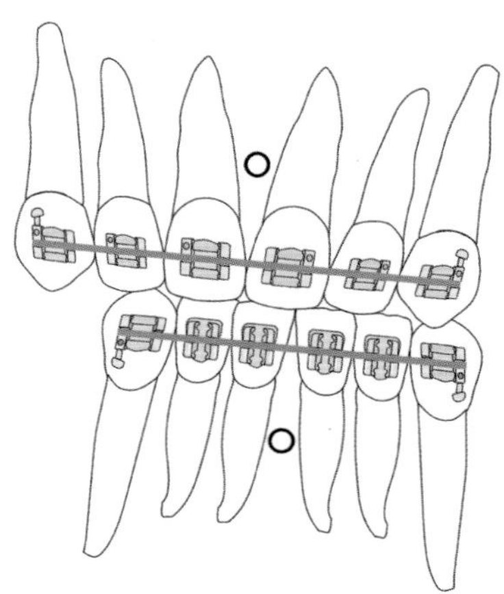

第6章

Single Forces and Deep Bite Correction by Intrusion

单一力压低前牙矫正深覆殆

“窥孔刻钉。”

—— 韩国谚语

深覆殆（即牙齿垂直向上覆盖过多）描述的是一种临床症状。很多因素会引起这种错殆畸形，包括面高不足、前牙伸长、后牙垂直高度不足。因此，需要使用不同的方式进行矫正。

本章主要阐述前牙压低的原理、生物力学以及使用的工具。在过去，人们认为压低是不可能实现的，因为在使用重力时，主要观察到的是后牙伸长。压低前牙需要力值大小适当且恒定的力系统（即低力-挠度比）。理想情况下，力的方向应该平行于牙长轴，对于唇倾的前牙，三段式压低辅弓具有使力向后传导的优势。如果需要压低前牙，使用连续型弓丝进行初期整平可能是无效的。支抗设计包含使用轻力、尽可能地前移后牙段的阻抗中心并避免在后牙段使用大的力矩。

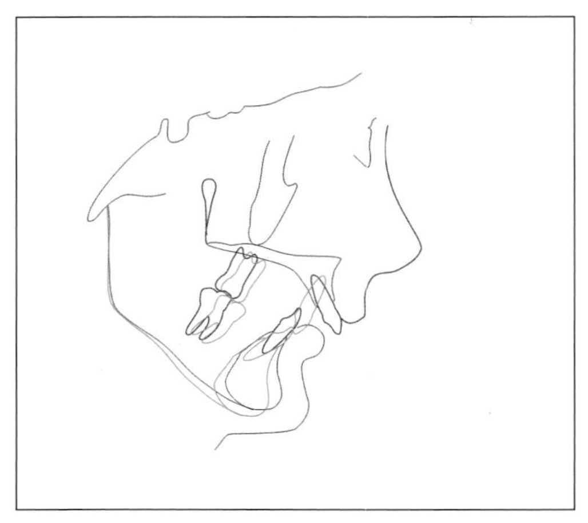

图6-1 在圆丝上进行Ⅱ类牵引和伸长后牙矫正深覆𬌗，会导致下颌后下旋转。

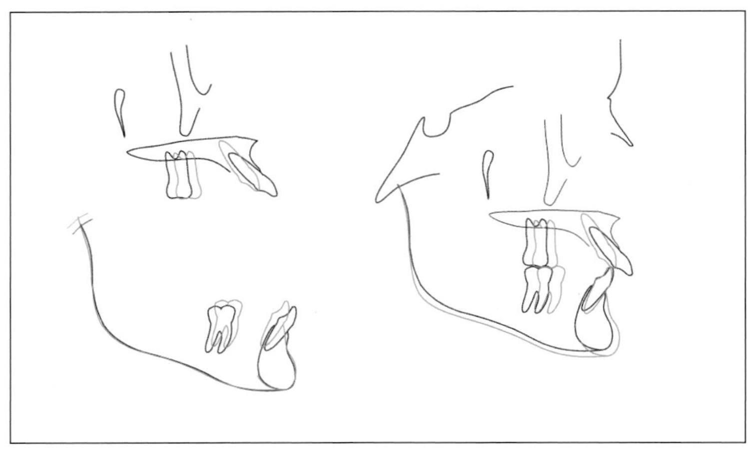

图6-2 使用压低曲压低切牙矫正深覆𬌗，不会导致下颌后下旋转。

深覆𬌗是许多错𬌗畸形的共同特征，尤其是安氏Ⅱ类错𬌗畸形。虽然连续弓丝和众多复杂力系都可用于深覆𬌗的矫正，但是无论是前牙的压低或后牙的伸长，悬臂梁或牵引产生的单一力可有效地施加最优力系统。

因为深覆𬌗是由多因素导致的临床症状，所以可以用许多方法来矫正它。有些患者需要压低前牙，有些则需要伸长后牙，对于不同的情况，需要使用不同的治疗方法。前牙需要压低的指征有：暴露过多的上颌切牙、过长的下面高、突面型、骨性Ⅱ类错𬌗畸形、很少的下颌生长潜力、正常或较小的颌间距、牙周的考量、牙齿排列情况以及期望得到的理想𬌗平面倾斜度。如图6-1所示（治疗前后的重叠图），在圆丝上进行Ⅱ类牵引和伸长后牙矫正深覆𬌗。这种应用伸长后牙来矫正深覆𬌗的方法将导致下颌后下旋转，产生的不良后果是下面高增加、面部凸度增加以及开唇露齿更加严重。下颌骨没有进一步的生长发育，下颌位置不稳定，将逆时针旋转，深覆𬌗复发。这种治疗方法称为“打开咬合”。这并不是一个理想的矫正目标。更糟的是，由于下颌骨向后旋转，安氏Ⅱ类错𬌗畸形更加严重，增加了后续治疗的难度。

对比图6-2，使用压低前牙的方法治疗安氏Ⅱ类错𬌗畸形的患者，下面高得以控制。下颌水平生长促进了颏部向前移动，并且这种生长不会因为下颌向后旋转而丢失。

本章致力于研究有效压低切牙和尖牙的力学机制。第7章则介绍后牙伸长的方法、讨论支抗控制和𬌗平面控制。

压低牙齿可行吗

过去人们常常认为，压低会导致牙髓坏死和牙槽骨附着丧失等不良反应。而现在被确证的观点是，持续轻力在压低牙齿的同时并不会损伤到牙龈附着，甚至在某些情况下会改善附着结构。因为使用重力将导致后牙伸长，所以早期的头影测量研究显示几乎没有前牙的压低。前牙压低可能导致牙根吸收，但可以通过减少压低力的方法将此风险降至最低。研究表明，随着前牙压低力的增加，牙齿压低的速率不会增加，但牙根吸收的风险却会增大。我们常用头帽J钩来控制上颌牙弓的垂直高度和压低

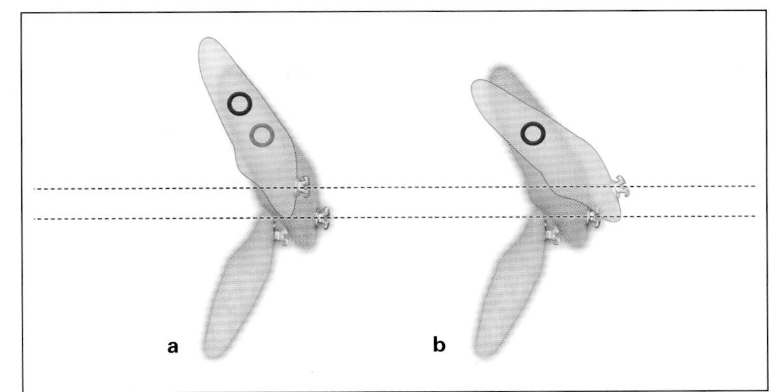

图6-3 压低指的是1颗或1组牙的阻抗中心向根方移动，而不是切缘的移动。（a）真正的压低，阻抗中心向根方移动。（b）切牙倾斜移动，但是阻抗中心没有移动，因此不是真正的压低。

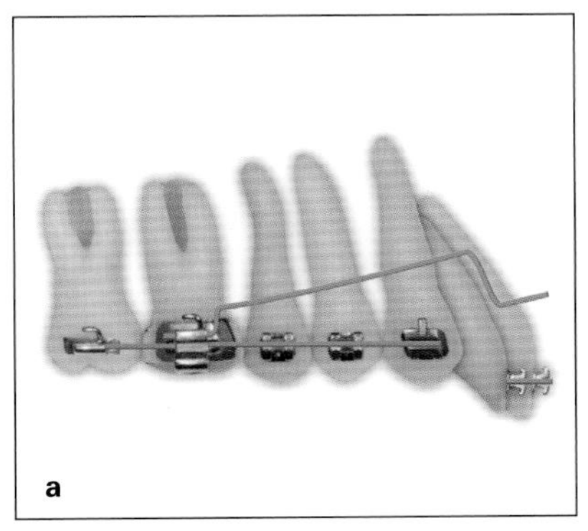

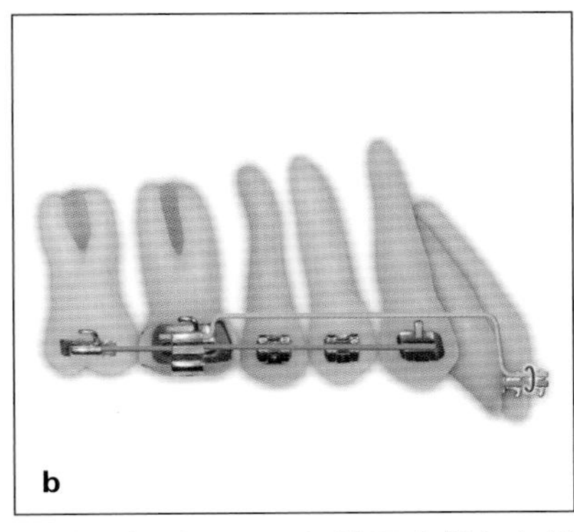

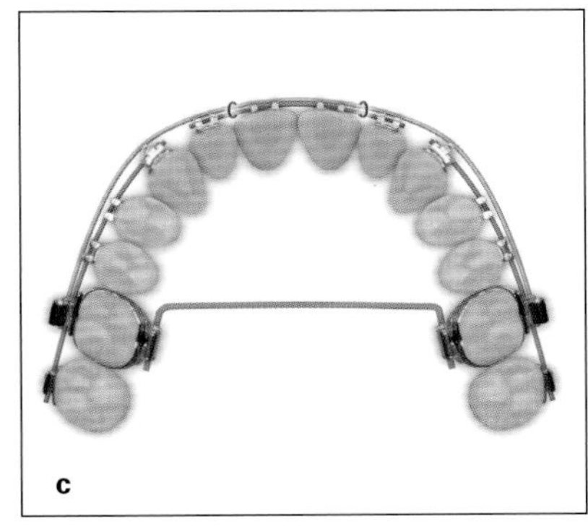

图6-4 连续型压低辅弓机制。（a）未激活的压低装置。压低辅弓（绿色）插入两颗第一磨牙上的口外弓管内，准备激活。1根坚硬的金属丝放置在颊段（灰色）。在前段，可在压低的同时进行排齐整平；各段金属丝的材料和尺寸可能会有所不同。（b）激活连续型压低辅弓（橙色）。压低辅弓被激活并与前段牙弓相连。（c）插入横腭杆（灰色），以对抗压低辅弓的副作用。

切牙，这可能是一个禁忌，因为这样会直接在上颌切牙上施加1个间歇性地重力。

“压低”这个词经常被混淆。在本书中，它有一个严格的定义：1颗牙齿或1组牙齿的阻抗中心向根方移动。在图6-3a中，阻抗中心的移动体现了真正的压低。在图6-3b中，深覆殆是通过唇倾切牙来矫正的，阻抗中心没有移动，这是一个没有压低或假性压低矫正深覆殆的例子。

切牙压低有两种基本机制：连续型压低辅弓和三段式压低辅弓。二者都是基于悬臂原理，即在切牙区域施加不产生力矩的单一力。根据每名患者错殆畸形所需要的治疗目标来选择对应的治疗方法。

连续型压低辅弓

图6-4显示了经典的连续型压低辅弓（弹簧）的机制。相对较硬的金属丝（灰色）放置在左右颊段（至少为0.018英寸×0.025英寸不锈钢弓丝）。压低的同时可以进行前牙段的排齐，因此可以在前牙段按顺序放置从柔软到较硬的弓丝。舌侧弓丝或横腭杆可控制牙弓宽度并维持整体咬合平衡。两侧的颊管和横腭杆形成后部支抗。激活的压低辅弓（橙色）插入两颗第一磨牙的口外弓管中，并与前牙连接。前牙附着的点可以在中线处，甚至在切牙的远中（稍后讨论）。压低辅弓用TMA丝或不锈钢

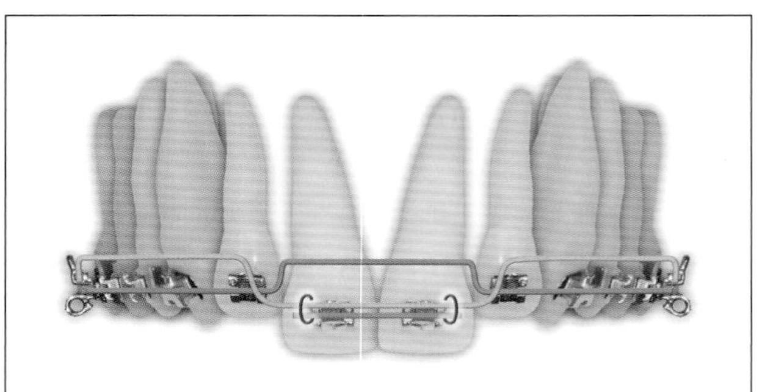

图6–5 刚性连续切牙“压低曲”（灰色）。这种弓丝提供类似于被动舌弓的支抗控制。

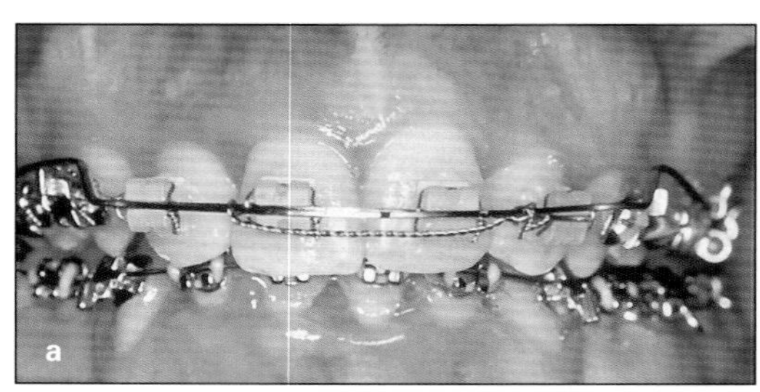

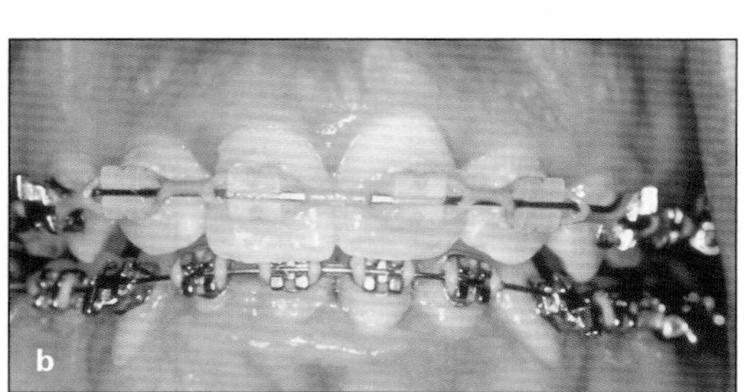

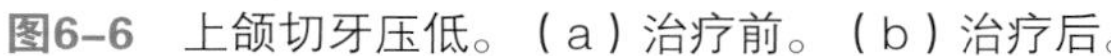

图6–6 上颌切牙压低。（a）治疗前。（b）治疗后。

弓丝弯制，方丝在磨牙辅弓管中不会旋转，因此施加的力更加精确且具有可重复性。弓丝的整体结构形状，包括弯头的位置、弓丝的材料（TMA丝或不锈钢弓丝），以及弓丝尺寸（0.016英寸×0.022英寸~0.018英寸×0.025英寸）都不是关键的，因为压低力是用测力计测量的。压低辅弓向根方弯曲（图6–4a），并通过结扎到前牙而激活（图6–4b）。注意，压低辅弓的粭方台阶是用于防止激活后的辅弓接触到尖牙托槽的。

横腭杆是必要的，由于高度柔韧的弓丝和被激活的较大的压低力，仅靠压低辅弓可能难以维持牙弓的宽度和弓形。横腭杆提供积极控制的安全性，同时防止压低辅弓的副作用（图6–4c）。一种方法是使用连续的弓丝，并在需要压低的牙齿周围采用阶梯式边旁弓（图6–5）。刚性连续型弓丝提供支抗控制，压低辅弓提供力的方式与图6–4相同。

图6–6展示了4颗上颌切牙的压低情况。在激活过程中，将结扎丝扎在中线上。注意，随着深覆粭的矫正，上颌中切牙的位置相对于上颌尖牙的位置已经改变（图6–6b）。这种位置的变化不会发生在下颌打开咬合的过程中。

压低力系统的整体特征

整个压低力系统如图6–7所示。作用在切牙上的未激活的压低力（红色箭头）是由压低辅弓（橙色）产生的。作用力（蓝色箭头）是大小相等、方向相反的力（牛顿第三定律）。蓝色箭头所示的力等同于作用于牙弓后段的力，并且可以用后部阻抗中心处的黄色等效力系统代替。如果支抗丢失后牙移动，后牙伸长，则后牙粭平面会变陡（图6–7a）。让我们更详细地分析切牙的受力情况，压低力作用在阻抗中心前方（图6–7b）。如果用等效力系统代替切牙阻抗中心处的红色压低力，黄色的力矩表明切牙将唇倾。防止切牙唇倾的一种方法是将力放置在更靠后的位置，使其作用于切牙的阻抗中心（后续讨论）。如果想保持力作用点在阻抗中心的前方，则必须在辅弓的远中结扎。压低力与远

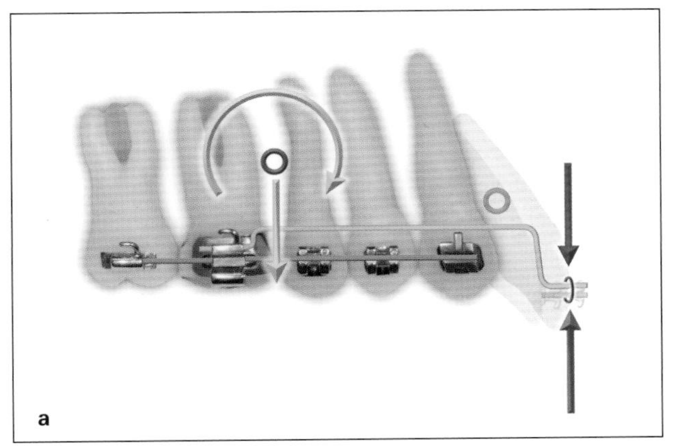

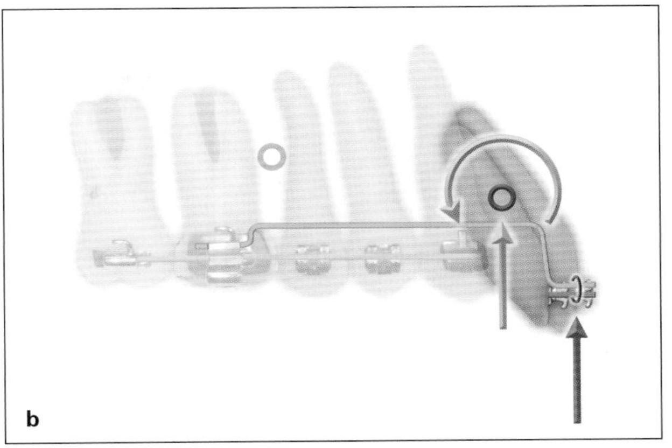

图6-7 连续型压低辅弓力学系统。（a）前牙蓝色箭头是激活辅弓的力（作用力）。当压低辅弓结扎于主弓丝上时，1个大小相等、方向相反的力（红色箭头）作用在牙齿上。牙弓后段黄色箭头所示力是作用在牙弓后段力中心（阻抗中心）上与蓝色箭头所示力等效的力系统。在力的作用下，后牙伸长，𬌗平面变陡。（b）前牙压低辅弓的力学系统。压低辅弓的力（红色箭头）被前牙阻抗中心处的等效力系统（黄色箭头）代替，切牙不仅会压低，还会唇倾。

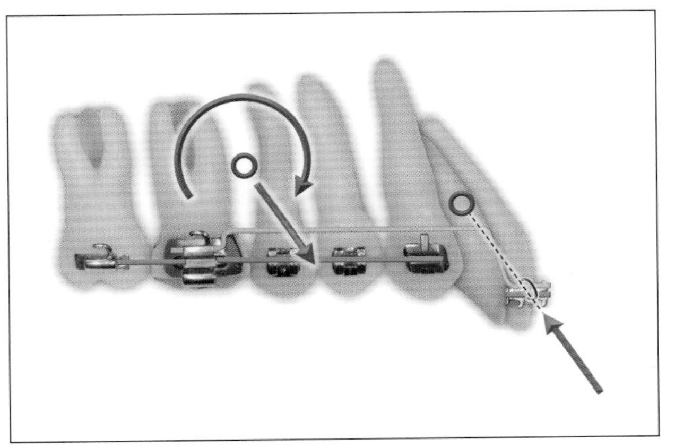

图6-8 远中向结扎改变了通过阻抗中心的作用线（红色箭头），可有效防止唇倾。

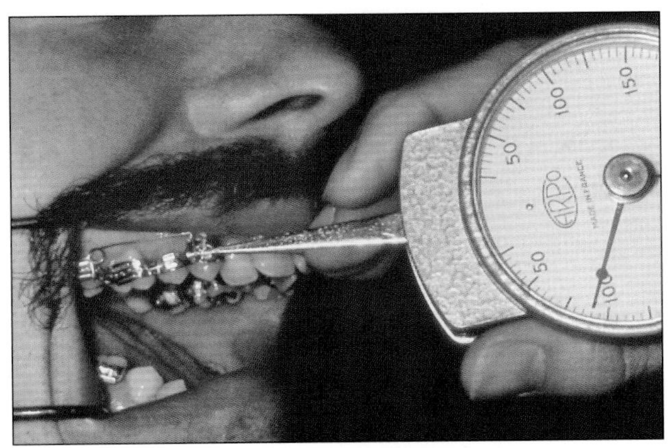

图6-9 用测力计测量压低力。压低辅弓基本上是1个自由端悬臂梁，因此可以简单地使用测力计和直尺来测量力大小。

中向力产生的合力［图6-8中向上、向后（红色箭头）］。如果正确施力，合力将通过切牙的阻抗中心，并且切牙不会唇倾。

连续型压低辅弓基本上是1个自由端悬臂梁。它是用单根辅弓与前牙结扎，因此力系统易于理解和测量。相比之下，弓丝结扎在前牙的双侧，则更为复杂（力和力矩）且难以预测。图6-9显示了使用测力计直接测量压低辅弓力值的方法。悬臂梁的优点是力系统可以精确测量并将其可预测地放置在患者口内。仅需要测力计和标尺，无须复杂的测力设备。

成功压低前牙需要很好的力学控制，包括力的大小、力的稳定性、力的点接触、力的作用点和力的方向。此外，还应该利用分段整平并理解其特殊的支抗设计。接下来让我们分别分析这些要点。

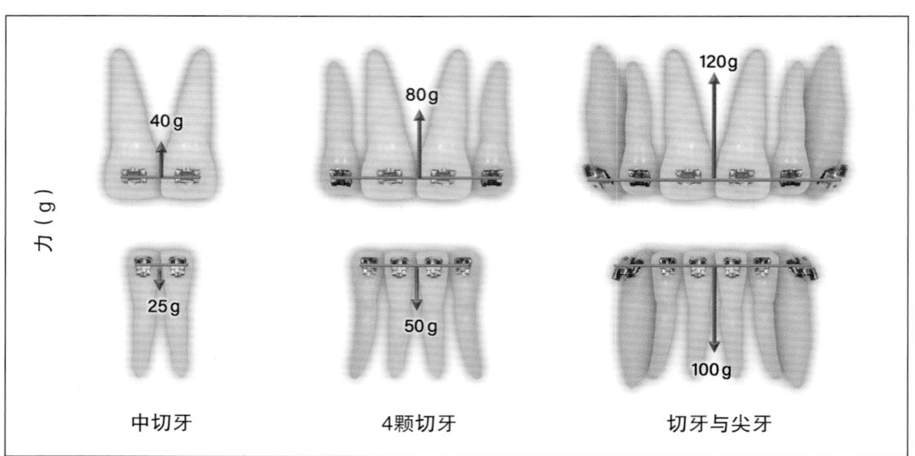

图6-10 推荐使用的在中线处测得的平均压低力值。注意，压低要使用轻力。

最优力值

Dellinger在猴子身上进行的早期实验表明，控制力的大小对切牙压低具有重要意义。增加力值的方法没有任何优势。较大的力只会增加牙根吸收的风险和造成支抗丧失，并不会增加牙移动效率。图6-10提供了一些推荐的平均力值，这些数值来源于各项研究和学者的临床经验。总体而言，与50年前相比，现在使用的力值更轻了。根据牙根长短和其他生物学考虑，推荐施加不同的力。图6-10还给出了压低6颗前牙的推荐力值。当没有增加临时支抗时，不建议同时压低多颗牙齿，因为压低多颗牙齿所需要的较大的力值可能破坏后牙支抗。

使用连续型压低辅弓，可以在口内用测力计测量或者在口外模拟。不推荐使用标准化的后倾弯，因为对于每名患者，压低辅弓的长度、宽度和横截面都是不同的。

力恒定

任何正畸矫正体系都有1个重要特征，即牙移动过程中所传递的力是恒定的。图6-11显示了1个悬臂梁，并在其自由端施加了100g的力。自由端在静止之前偏转10mm。力-挠度（F/Δ）比衡量力的恒定程度。

$$F/\Delta = \frac{100\text{g}}{10\text{mm}} = 10\text{g/mm}$$

这个F/Δ比表示，在金属丝的弹性范围内，每激活1mm产生10g力。例如，激活5mm将产生50g的力，7mm将产生70g的力。如果力和挠度之间存在线性关系，此定律称为“胡克定律”［一条物理定律，它规定将弹簧（在这种情况下是弓丝）拉伸或压缩一定距离所需的力与该距离成正比］。并不是所有的正畸矫正器部件都表现出力和挠度之间的线性关系，但是很多是接近线性的，因此，F/Δ比即使只是一个近似值，也是非常有用的。F/Δ比还告诉我们牙移动时力的恒定。让我们把悬臂梁激活到10mm。着力的牙齿最初会受到100g的力。根据F/Δ比，牙移动1mm，力值下降10g。移动5mm后，力减小到50g。

图6-12比较了高F/Δ比的弓丝和低F/Δ比的弓丝。根据胡克定律，弓丝在刚激活时产生最大的力，在去激活过程中力逐渐减小。图6-12中描述了3个力区：红色代表过度；绿色代表最优；黄色代表次优。低F/Δ比（蓝线）的弓丝在更长的去激活过程中（Δ_2），其力值范围内保持在最佳绿色区域。另一方面，高F/Δ比（红线）的弓丝在去激活过程中（Δ_2），其力值变化过快，临床中会施加过大的力（红色范围）。低F/Δ比的弓丝因为在更大的范围内（$\Delta_2 > \Delta_1$）内工作，所以提供了1个相对恒定的最优

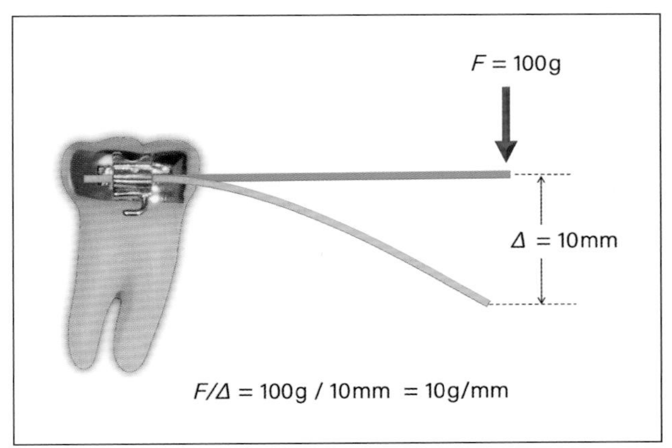

图6-11 悬臂力偏转率（F/Δ）。如果速率是线性的，则遵循胡克定律。

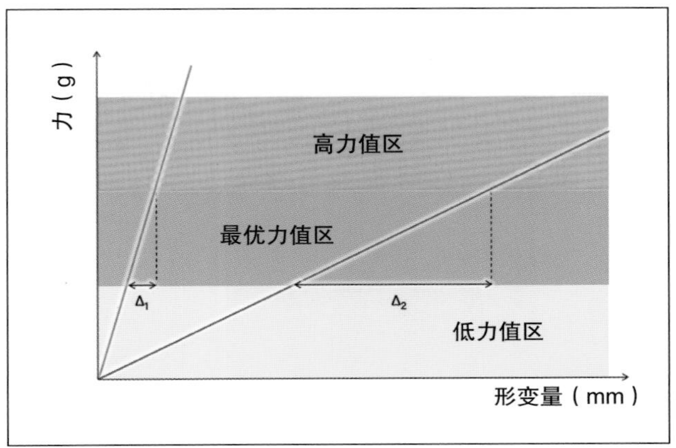

图6-12 高与低F/Δ比矫正器的对比图。该线的斜率表示F/Δ比（红线，高；蓝线，低）。作用力区用颜色表示：红色，过度；绿色，最优；蓝色，次优。水平蓝色箭头表示每个器械在最佳作用力区的作用范围。

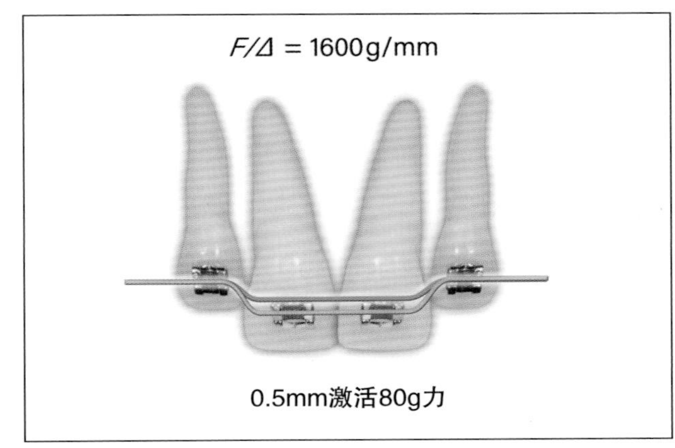

图6-13 0.016英寸连续全牙弓不锈钢弓丝的F/Δ比。要获得80g的压入力，需要0.05mm的形变量，这是不可能实现的。

力，并且也只需要更小的力来激活。

即使是轻型弓丝，整平时也有很高的F/Δ比。例如，用1根0.016英寸的不锈钢弓丝，用于整平Ⅱ类2分类患者的两颗中切牙（图6-13）。刚度随许多因素而变化，包括托槽宽度和托槽间距，但这些数字具有代表性。假设我们想在中线上施加80g的力。它的F/Δ为1600g/mm。激活它需要多少形变量？只需0.05mm。这么小的形变量是不现实的。没有正畸医生可以看到或激活0.05mm。即使实现了0.05mm的正确激活，一旦牙移动了0.05mm，力也会降为零。高F/Δ弓丝需要频繁重新激活。正因为如此，通常，对于F/Δ比较高的弓丝，不会努力追求最佳的力量级。牙齿最初会受到较大的力，但可以逐渐稳定在较佳的力值区间内。

图6-14给出连续型压低辅弓的典型F/Δ比。F/Δ比为4g/mm。要获得40g的力，需要进行10mm的激活，这对于两颗上颌切牙来说是一个合理的大小。低F/Δ比具有几个优点。1mm的激活误差仅导致4g的力误差，因此可提高准确性。力也是相对恒定的，每1mm只改变4g压低力。需要大幅度的加力，也可允许较少的重新激活和更长的复诊间隔。在最优力量区域内，可以发生3mm或更多的牙齿压低而无须重新激活（绿色区域）。

有时，人们对如何控制正畸矫正力感到困惑。

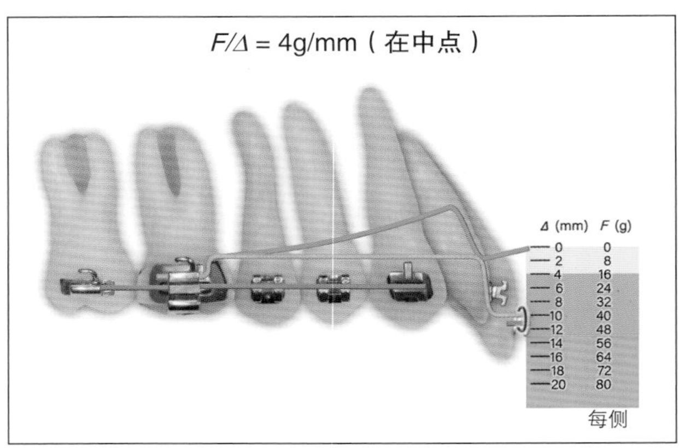

图6-14 0.017英寸×0.025英寸TMA连续型压低辅弓的*F/Δ*比。不同力的区域用不同颜色表示：红色，过度；绿色，最优；黄色，次优。低*F/Δ*比压低线（绿色）在绿色区域被激活。注意，*F/Δ*比会由于过大的跨度而显著降低。

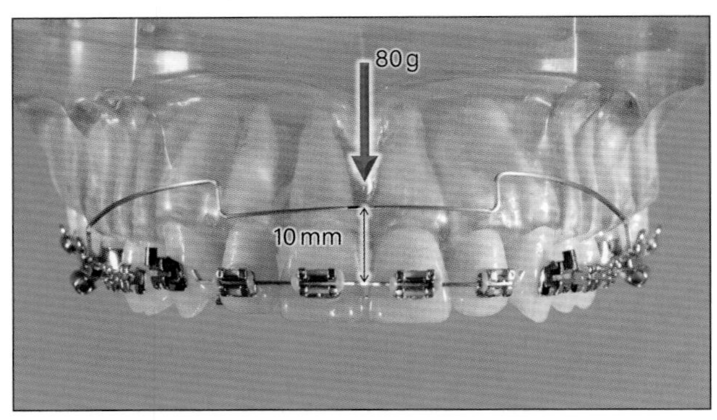

图6-15 压低弹簧的激活量由所需的力决定；因此，它随*F/Δ*变化，这取决于弓丝的形状、材料和横截面。假设*F/Δ*=8g/mm，则80g的压低力需要10mm的激活。

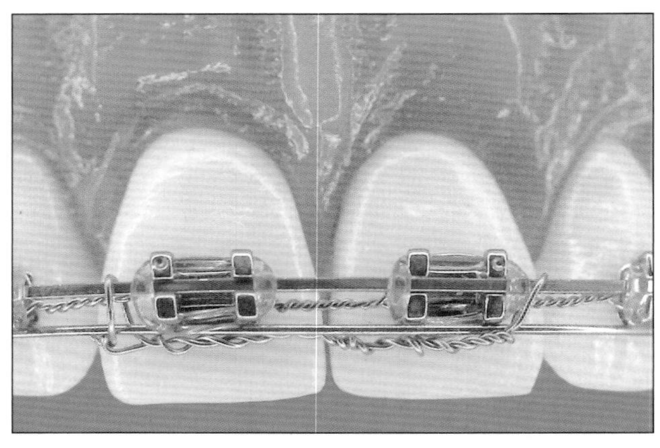

图6-16 压低辅弓结扎在前段，但没有放在托槽中。因此，它不会产生不可预知的力和/或力矩的副作用。

在传统的形状驱动概念中，形变量是由牙移动量来决定的。例如，需要2mm的压低，激活量就为2mm。然而，在力驱动装置中，激活是由所需的力级别决定的。例如，如图6-15所示的压低辅弓使用了比β-钛更坚硬的材料（例如不锈钢弓丝）；80g的力需要10mm的激活以压低4颗前牙。所需的压低量与所需的激活量无关，就像我们在高速公路上行驶的距离与我们驾驶的速度无关一样。力驱动的矫正器使用偏转量来控制力量大小，其大小随*F/Δ*变化，而*F/Δ*又取决于线材的形状、材料和横截面。

力作用在某一点上

压低辅弓不放置在切牙的托槽内，以避免由托槽之间的外力和力矩而引起的常见副作用（图6-16）。在前牙段放置单独的弓丝，可以是主动的也可以是被动的。将压低辅弓与前牙段单独结扎。这种结扎方式产生单一力（力作用于1个点），如果使用多个结扎则产生一系列的单一力。压低辅弓向切端或龈方结扎于切牙的托槽上（图6-17），以避免压迫牙龈。

如果将压低辅弓结扎入切牙托槽中，通常会产生第二和第三序列的副作用。第二序列倾斜效应如图6-18所示。如果将弓丝放入磨牙的辅弓管中，则作用于前牙区的力会使弓丝产生曲率（图6-18a）。这种曲率将让切牙的牙根近中移动（图6-18b）。图6-19中的患者在治疗开始时切牙有良好的近远中轴倾度（图6-19a）。压低辅弓被结扎于切牙托槽中后，牙根近中移动（图6-19b）。此外，几乎没

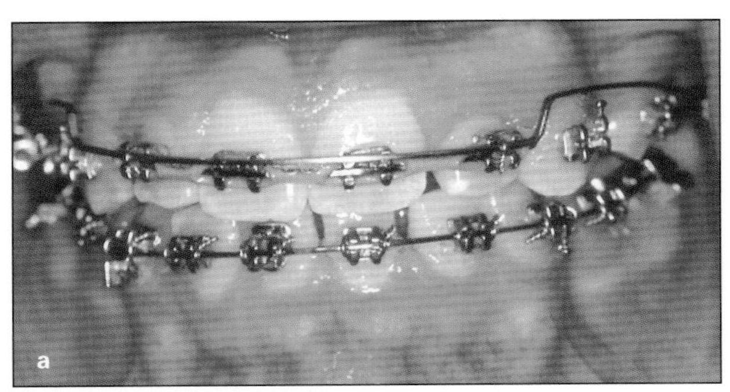

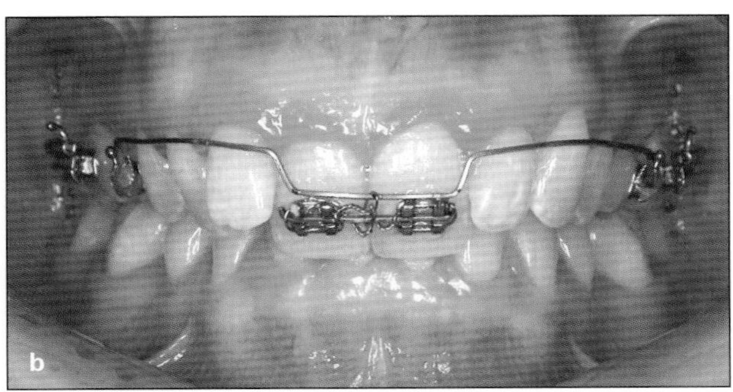

图6-17 （a）将1根单独的主弓丝置于4颗前牙段，然后将压低辅弓结扎于托槽唇侧。（b）将单独的主弓丝置于两颗前牙段，将压低辅弓结扎于托槽龈方。

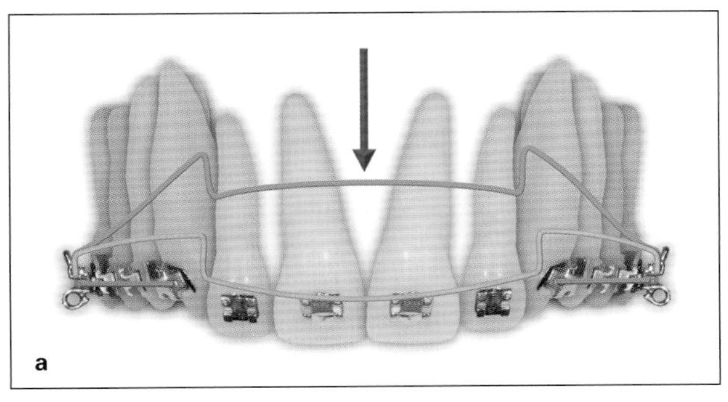

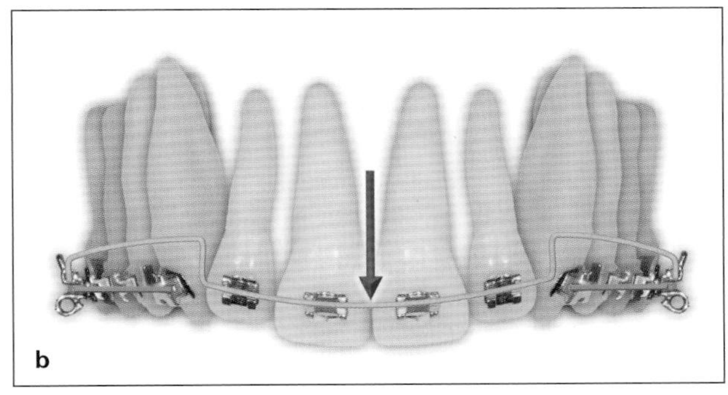

图6-18 压低辅弓结扎入托槽的第二序列副作用。（a）压低辅弓（绿色）被力（蓝色箭头）激活，并产生曲率（橙色）。（b）曲率会使切牙根部汇聚。

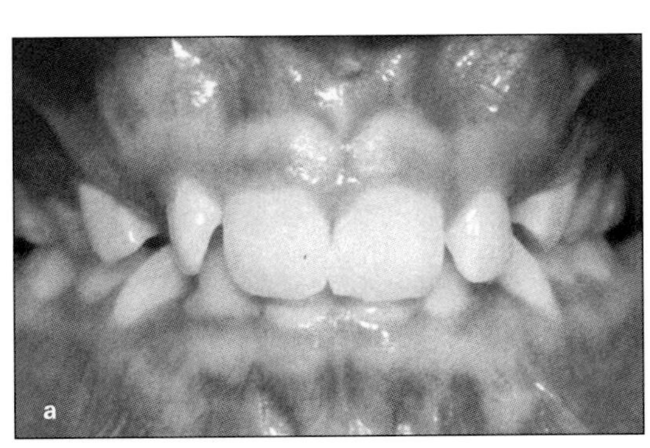

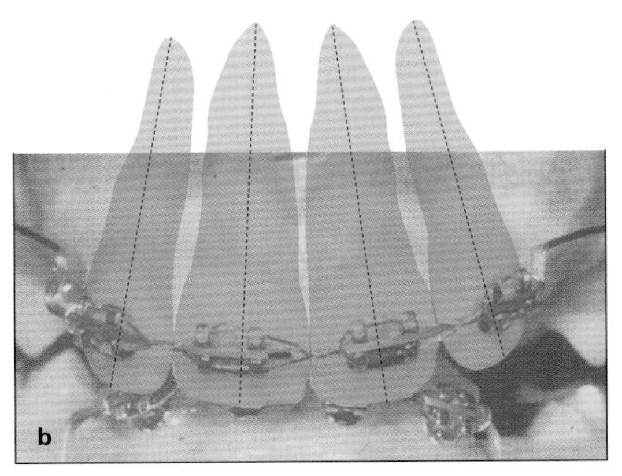

图6-19 置于切牙托槽内的压低辅弓。（a）治疗前。（b）治疗后。注意产生根聚拢的第二序列副作用；此外，几乎没有压低的作用。

有压低的效果。如果不将压低辅弓结扎于托槽中，则可以避免压低时的任何第二序列弯曲所产生的副作用。

后果更严重的可能是第三序列的副作用。施加在切牙区域的任何转矩都会改变压低力。图6-20a中的绿色弓丝在没有主动垂直力的情况下是被动的，弓丝的切牙位置是扭曲的（嵌入），以便在结扎入槽后产生根舌向转矩。为了将主弓丝结扎入中切牙托槽中，需要顺时针方向的作用力矩（蓝色弧形箭头）来扭转主弓丝，使其与托槽平行。注意，此时这个力矩不仅会导致主弓丝的切牙部分扭曲，而且整个弓丝也会弹性地弯曲到咬合处；这样，弓丝

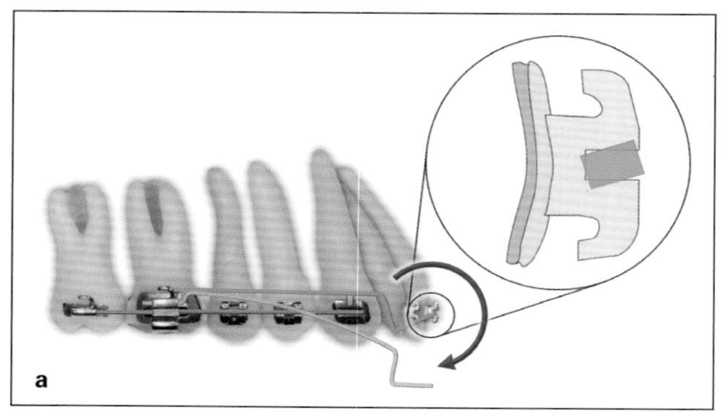
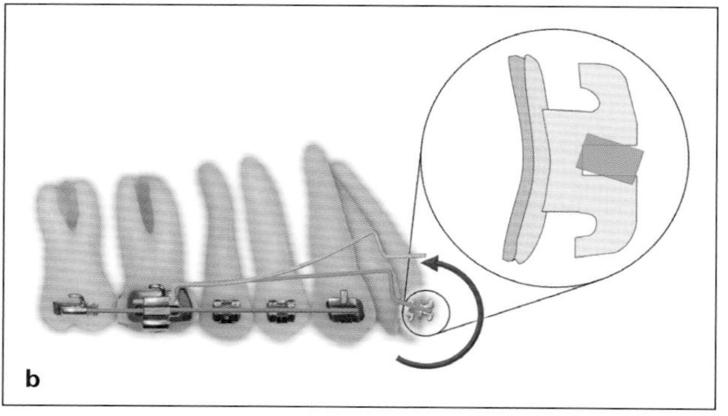

图6-20 插入托槽的压低辅弓产生的第三序列副作用。（a）在弓丝中放置扭转（冠唇向、根舌向转矩）产生垂直向的外力。（b）弓丝扭转的相反方向（冠舌向、根唇向转矩）产生了额外的垂直向压低力。由于增加的力矩，附加的垂直向压低力可能会危及后牙支抗。

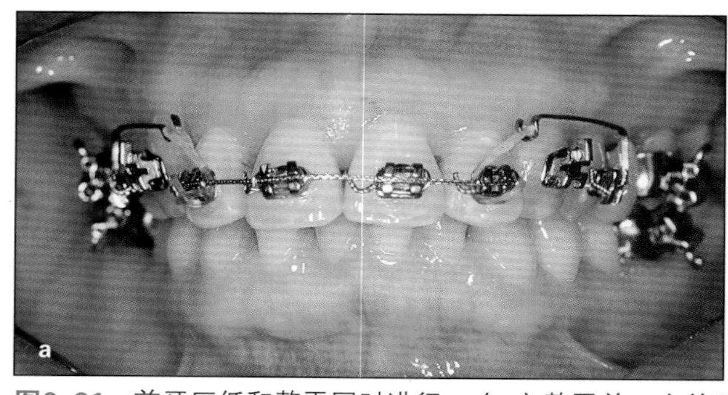
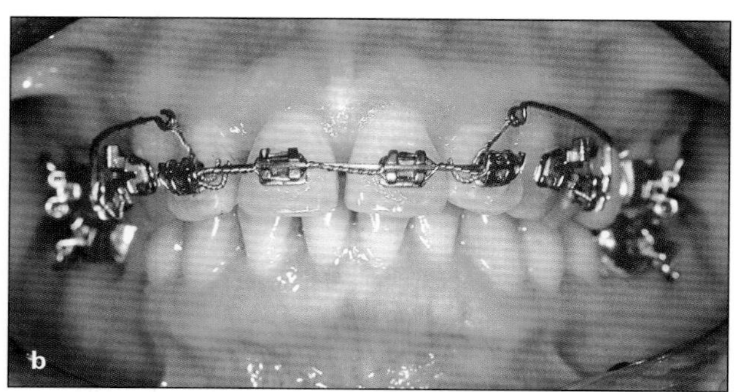

图6-21 前牙压低和整平同时进行。（a）整平前。在前牙段使用0.016英寸×0.022英寸的不锈钢方丝进行整平。（b）整平后。使用0.017英寸×0.025英寸的不锈钢方丝用于整体压低。

的局部扭转（切牙转矩或第三序列力矩）会产生垂直外力。转矩产生外力的临床意义是显而易见的。在压低过程中，我们会仔细测量压低力的大小。如果故意或无意地在压低辅弓中加载任何根向转矩，可能会减少或完全抵消压低力。切牙实际上可能会唇倾。

如果将根唇向转矩置于切牙中，也会产生类似的效果（图6-20b）。在这种情况下，需要1个作用力（力矩）来将压低辅弓的前部以逆时针方向（蓝色箭头）扭转到切牙托槽中。压低辅弓向根尖部偏转，增加了压低力。虽然附加的垂直力方向是正确的，但这是可以接受的吗？然而，任何压低力的增加都会给支抗带来负担。增加的压低力对后牙产生了外力，更重要的是，对后牙产生的力矩，潜在地使殆平面变陡。因此，由于切牙压低力要求较低的力值，必须仔细测量；由于转矩会产生不良影响，我们应该避免将压低辅弓置于切牙的托槽中。

是否可以使用圆丝作为压低辅弓，以避免与转矩相关联的垂直力的副作用？在殆面观上，至少4颗切牙都呈现出某种形式的唇倾，因此即使使用圆弓丝也可能出现第三序列前牙转矩。然而，在安氏Ⅱ类2分类病例中，圆丝可以插入两颗中切牙托槽中，此时对力矩的副作用最小。

不将压低辅弓直接结扎在切牙托槽中的另一个优点是可以方便、高效地同时排齐和压低切牙。在切牙区，可以从细丝依次更换至硬丝。这避免了单独的排齐整平阶段，并且相同的压低机制在很长一段时间内保持不变。只有切牙部分需要改变（图6-21）。

不将压低辅弓结扎入中切牙托槽的主要原因是

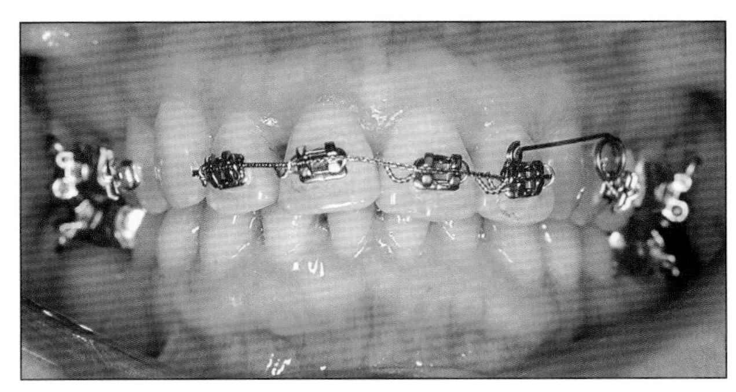

图6-22 从正面观来改变施力点。单侧施加压低力以进行正面殆平面倾斜矫正。

力系统的可预见性。单个力可以用测力计测量，力值系统的信息是静态确定的。静态确定意味着静态平衡定律足以解决给定的问题。理论上，如果弓丝前段被激活或压低辅弓扭曲并向磨牙传递扭矩，可能会发生微小的偏离；然而，大多数情况下，这些偏离是不相关的，实际上可以忽略不计。

改变施力点

如果1个连续型弓丝在托槽上施加1个压低的力量，这个力很可能在切牙阻抗中心的唇侧，这样切牙可能会唇倾，或者根尖可能会舌向移动。在压低过程中，通常希望将力向后传递。从正面观，如果需要调整前牙殆平面，压低力可以施加在中线或偏离中线的一侧（图6-22）。

假设有3颗完全一样并具有典型轴倾度的切牙，每颗切牙在与殆平面成90°角处都受到同一种压低力（图6-23）。如果力施加在切牙托槽上（图6-23a），阻抗中心处的等效力系统可以看出，切牙被压低的同时将导致牙冠唇倾，根舌向移动。这种压低力并不完全有效，原因有两个。一是相对于牙齿的长轴，会有2个分量（暗黄色箭头）：唇向力和压低力，因此不必要的唇倾会损耗一些力；二是需要将牙弓向后结扎以对抗阻抗中心处力矩引起的切牙唇倾。虽然难以准确分析，但随之而来的根舌向移动对许多安氏Ⅱ类2分类患者来说是有益的。对于一些拔牙安氏Ⅱ类1分类的患者也是有用的，这可以帮助减少间隙关闭时产生的牙冠舌向倾斜度。

如图6-23b所示，压低力施加在切牙托槽后面，通过阻抗中心形成1条作用线。这可以通过将前牙段弓丝向后延伸以实现。通常力施加在尖牙牙冠的中心附近（如果尖牙已经萌出，后部延伸需从根方避开尖牙）。压低可以是有效的，因为不会产生关于阻抗中心的力矩副作用。如果要沿切牙的长轴平行压低，则力方向可能不理想。

图6-23c中的压低力是从舌向作用于切牙的阻抗中心。这时，在阻抗中心处的力矩是冠舌向、根唇向的。这对于治疗唇倾的前牙是十分有益的。

在Ⅱ类2分类患者中，可以成功地在托槽上施加压力（图6-24）。压低力的方向几乎平行于牙齿的长轴和作用线，且非常接近阻抗中心，根部呈抛物线状的牙齿结构最有利于压低。根据阻抗中心力矩的方向，力将使牙冠唇倾，改善切牙的倾斜度。如果使用舌侧托槽，压低仍然是有效的，但会失去理想的唇倾力矩效应。

如果在唇侧托槽上施力（图6-25a），那图6-25中唇倾的下切牙就会出现问题。该力产生的巨大力矩会让切牙更加唇倾。压低力最好施加在远端，使力线通过切牙的阻抗中心（图6-25b）。下颌牙弓的深Spee曲线是很常见的，需要更多的后牙伸长，而不是切牙压低。即使是这些患者，也必须控制切牙上的相互作用力，以避免不必要的切牙唇倾。

那么是否可以通过将前牙弓丝向后结扎来避免前牙唇倾？但是，这样可能会导致根尖的舌向移

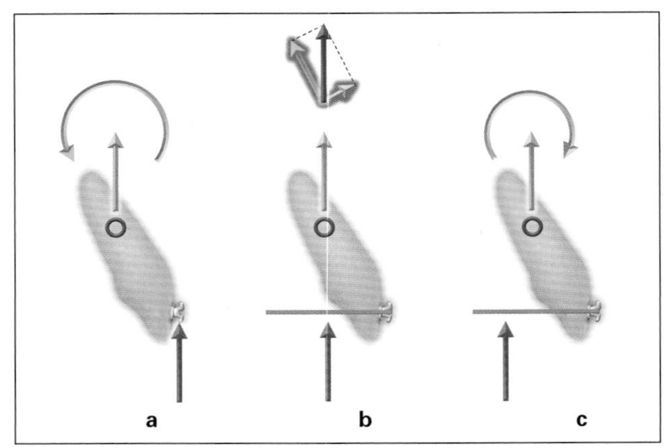

图6-23 （a~c）从侧面观改变施力点。施加的压低力（红色箭头）将替代为阻抗中心（黄色箭头）处的等效力系统。切牙将产生唇倾或舌倾，除非力是通过阻抗中心的。

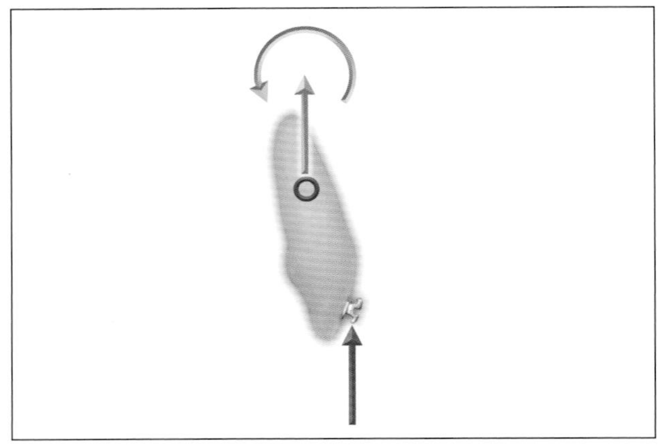

图6-24 在Ⅱ类2分类病例中，施加于上颌中切牙的压低力。托槽上的压低力（红色箭头）是有益的。在阻抗中心处替代的力系统（黄色箭头）显示了良好的压低力和力矩，改善了牙齿的倾斜度。

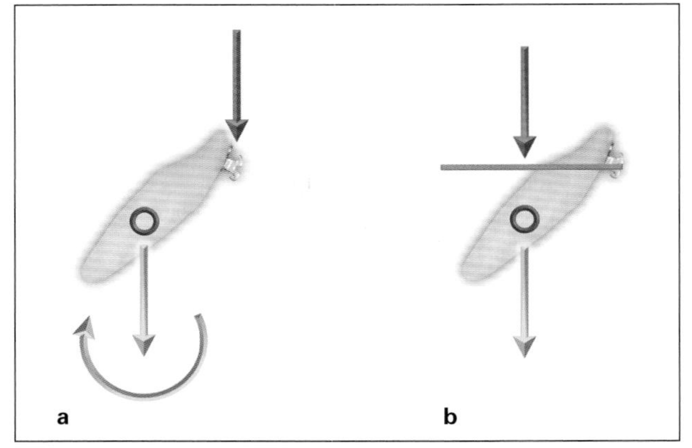

图6-25 应用于唇倾的下切牙的压低力。（a）在托槽上施加的力会产生1个大的力矩，使下切牙更唇倾。（b）最好在托槽远中施加压低力，使力线穿过切牙的阻抗中心。

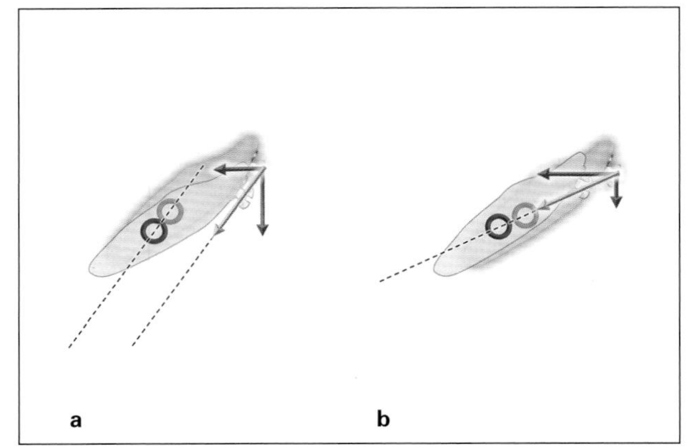

图6-26 将弓丝向后结扎的效果。（a）向后结扎弓丝可能会阻止切牙托槽的唇倾；然而，切牙仍会改变其轴倾度。（b）即使力是通过阻抗中心的，也不可避免地出现不良的根舌向移动。

动，使得牙根更加舌倾。如图6-26a所示，前牙弓丝向后结扎可以防止切牙的唇倾；然而，切牙仍然通过根尖的舌向移动改变其倾斜度。更重要的是，通过阻抗中心的力矩过大，因此弓丝向后结扎不足以阻止真实的切牙唇倾。即使远端的力是完全精准的，通过阻抗中心的力仍然会发生我们所不希望的根舌向移动（图6-26b）。并且通常情况下，唇倾的牙不能被有效地压低，因为主要的力不通过切牙长轴，而且离阻抗中心的水平距离很远。因此，描述压低情况时，力被重新分解为平行于牙齿的长轴。这一概念将在本章后面讨论。

对于唇倾的切牙，最好的方法是将前牙压低曲与后牙段弓丝连为一体，使前牙段的力沿着阻抗中心方向传导。另一种方法是使用2个独立的压低辅弓（两侧放置）。这种“三段式压低辅弓”装置在治疗牙弓不对称、处理咬合空间打开和关闭以及改变牙齿受力方向方面更具实用性。

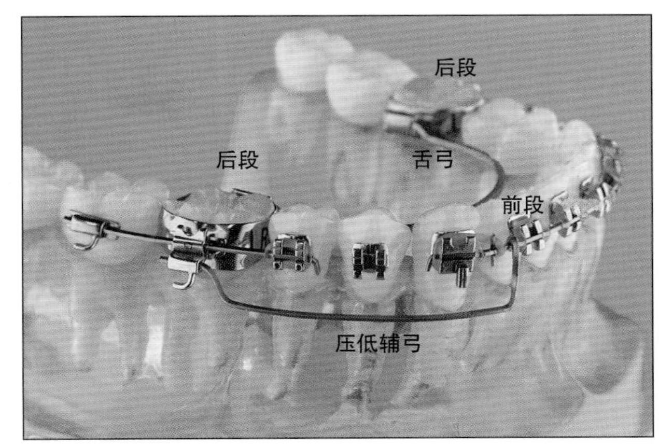

图6-27 三段式压低辅弓的组成部件。

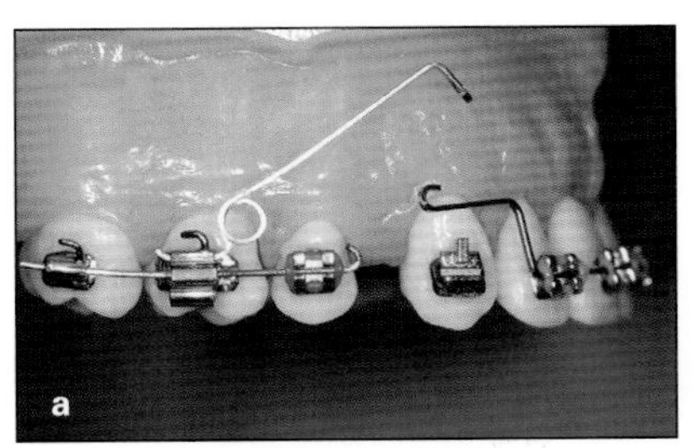
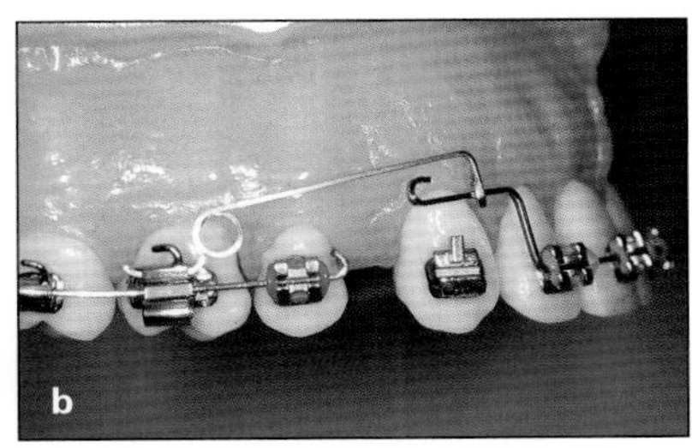
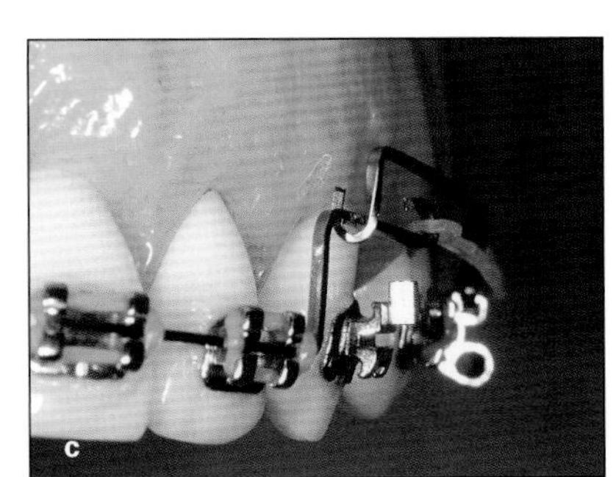

图6-28 三段式压低辅弓的形状。（a）非激活时的形态。（b）激活时的形态。（c）近中末端的钩允许后段或前段自由滑动。

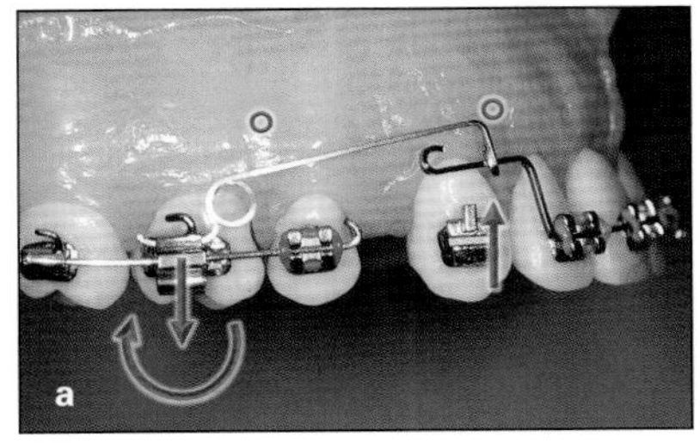
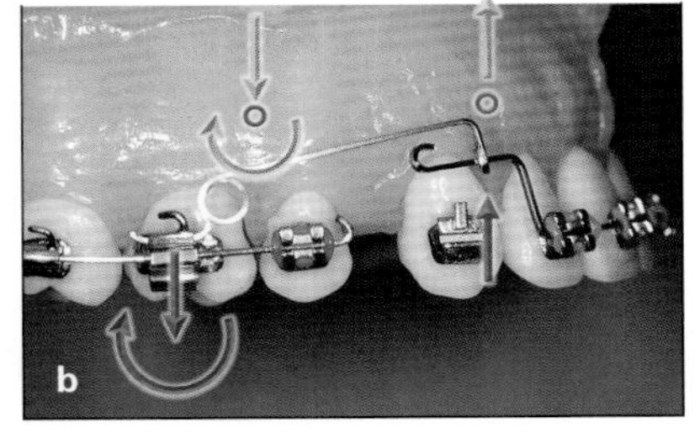

图6-29 三段式压低辅弓的受力系统。（a）弓丝上的非激活力系统（红色箭头）。（b）在阻抗中心处替代的等效力系统（黄色箭头）。通过使用远端延伸，可以很容易地在阻抗中心上施加压低力。

三段式压低辅弓

图6-27显示了三段式压低辅弓。它由左右后段、左右压低辅弓和向前延伸的前段组成。此外，为了控制牙弓的宽度和对称性，还插入了舌弓或横腭杆。图6-28a和b显示了三段式压低辅弓的非激活及激活形态。独立的压低曲允许在前牙两侧进行单独的压低激活。注意压低式弹簧近中末端的钩子，它可以自由滑动以打开或关闭间隙（图6-28c）。例如，如果后牙向远中倾斜，钩子就会向远中滑动。作用在三段式压低辅弓上的力系统如图6-29（活动曲）所示。反作用力和力矩（红色箭头）作用在钩子和磨牙口外弓管的牙齿上。前后阻抗中心的等效力系统用黄色表示。因为力通过切牙段的阻抗中心，所以切牙将表现出平移的压低作用，不会唇倾。后牙伸长，后牙殆平面变陡。尽管如此，支抗的控制还是可以做得很好。

分析图6-30a（非激活时的压低曲）和b（激活

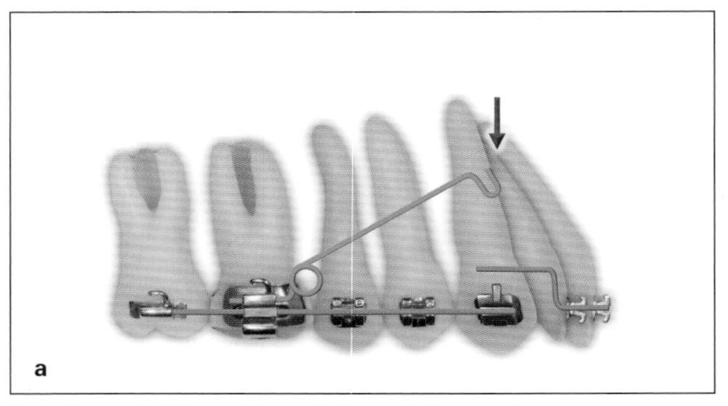

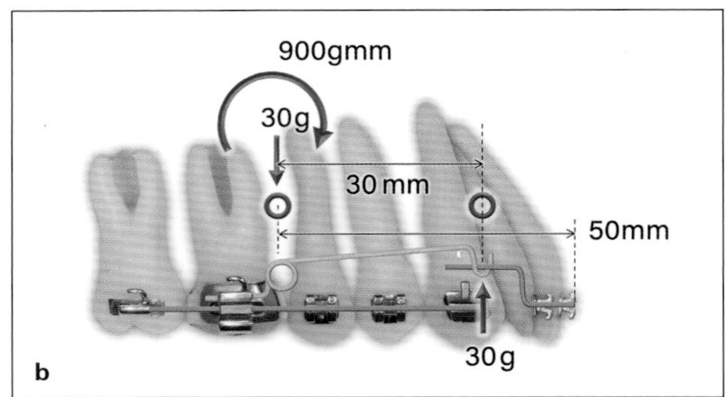

图6-30 三段式压低辅弓的支抗控制。（a）弓丝非激活时的形态。施加力以激活前牙段（蓝色箭头）。（b）弓丝激活时的形态。与连续型压低辅弓（50mm）比，由于力臂（30mm）减小，因此作用于后牙的力矩也相应减少。

时的压低曲）中的力，用于激活曲以压低4颗上颌切牙。每侧30g，共60g。颊段的作用力（红色）也是30g，在后牙阻抗中心处产生1个900gmm的力矩（30g×30mm）。支抗丧失主要是使殆平面变陡的力矩造成的。这里的力矩较小，因为压低力只有30g，也因为从钩子到后牙阻抗中心的距离缩短（前牙托槽到后牙阻抗中心的水平距离随着压低辅弓的不断增加而增大）。每侧有5颗后牙可作为理想的支抗（包括第二磨牙可能会有帮助）。后部伸展部分要放在龈方，以避开尖牙托槽。舌弓有助于整体的支抗控制，因为它阻止了后牙段的单独移动；如果发生任何牙移动，则需要所有后牙的整体移动。

改变力方向

在压低过程中，可能需要改变力的方向。单根牙的压低力，在平行于牙齿长轴时，作用效果最好。图6-31中的压低曲与咬合面成90°角。要改变它的方向，使其与切牙的长轴平行，可以添加1个向远中牵引的弹性链。不需要太多的力量，只需要30g的力就足够了。由于唾液的作用，弹性链产生的力不是很精确，金属拉簧可能更容易预测（图6-32），但是弹性链相对简单和舒适，在能够及时复诊补偿损失的弹力时，可以使用弹性链。

另一种改变力方向的方法是使用简单的悬臂梁（图6-33a）。图6-33b中的结扎丝的角度表示力的方向。为了便于在这种装置中使用悬臂梁，结扎丝的位置可以改变，以使压低力的方向保持相对恒定（图6-34）。

力的方向也可以通过适当弯曲压低曲前段的部分来改变（图6-35）。但是，这只有在挂钩和延长线之间的摩擦力很小时，才能起作用（图6-36a）。如果将钩子焊接或粘在金属丝上，那么力的方向（红色箭头）不变（图6-36b）。如果摩擦力较小，则沿弓丝的水平力分量会丢失，力的方向会改变。但是由于一定会存在一些摩擦力，所以力的方向将是不可预测的。

临床上，压低过程需要1条平行于切牙长轴并通过其阻抗中心的作用线。如果力的作用点在切牙托槽上，能做到这一点吗？可以在图6-37a中红色箭头所示的垂直压低力上加1个水平力。二者的合力（黄色箭头）作用于阻抗中心，但其方向不平行于切牙的长轴（虚线）。为了获得合适的方向，施力点必须改变，位于前牙段侧切牙托槽之后（图6-37b）。这是三段式压低辅弓的一种应用。

因此，力控制不仅涉及力的大小和力的稳定，

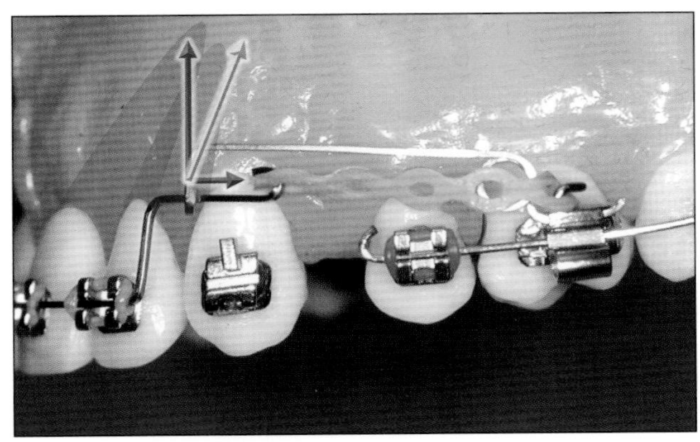

图6-31 使用弹性链条改变三段式压低辅弓的受力方向。可以添加1个向远中方向的弹性链，以将压低力重新定向为平行于切牙长轴的压低力。

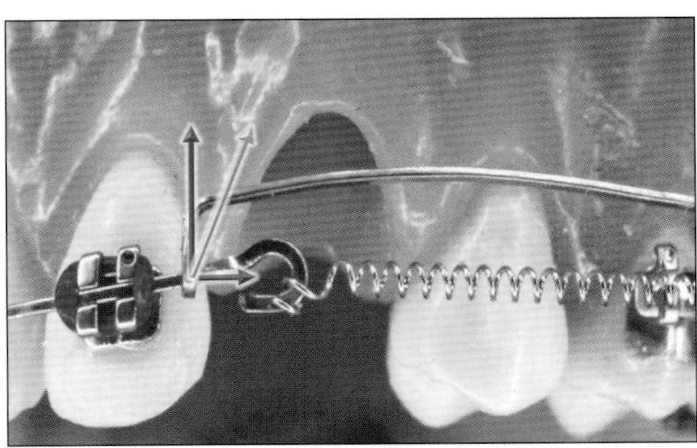

图6-32 使用拉簧在三段式压低辅弓中更改力的方向。来自拉簧的力更好预测。

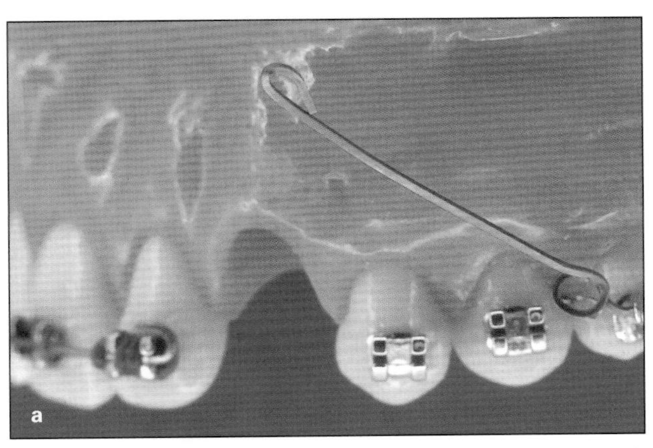

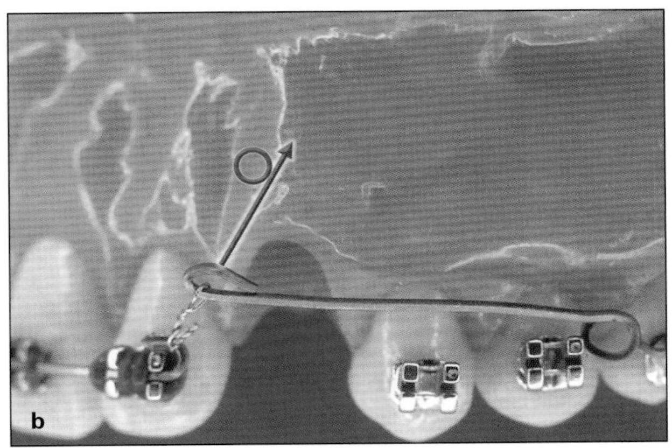

图6-33 通过更改结扎丝的角度以改变三段式压低辅弓的受力方向。（a）非激活时的形态。（b）激活时的形态。调整悬臂梁的长度，以使结扎丝的角度与预期的力方向一致。

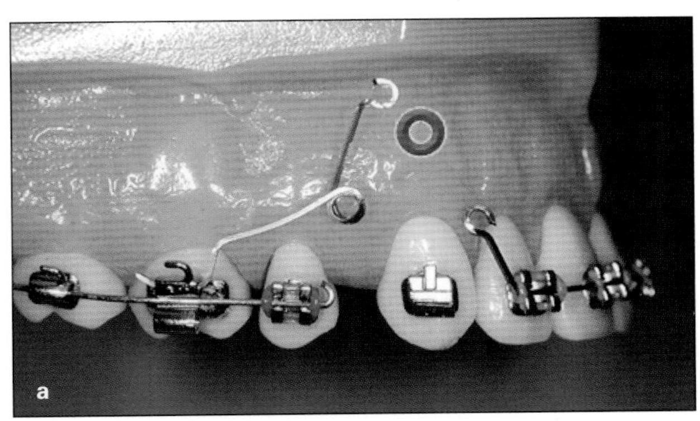

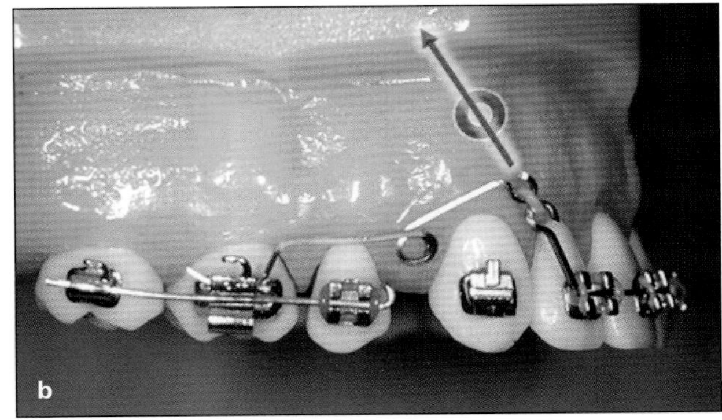

图6-34 通过改变左右压低曲的位置来改变三段式压低辅弓的受力方向。（a）非激活时的形态。（b）激活形态。压低曲的位置可以变化，以使压低力的方向可以保持相对恒定。

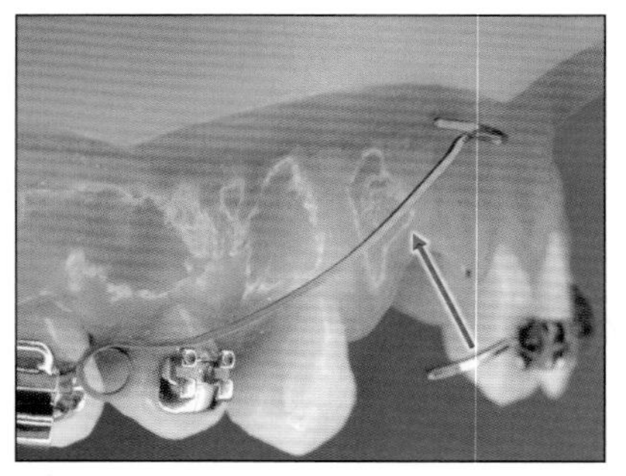

图6-35 通过弯曲远端延伸部分来改变三段式压低辅弓的受力方向。压低力垂直于远端延伸部作用，条件是钩子与远端延伸部之间没有摩擦。

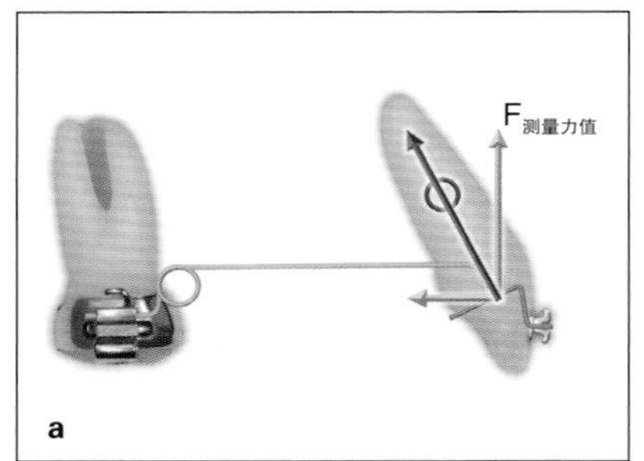

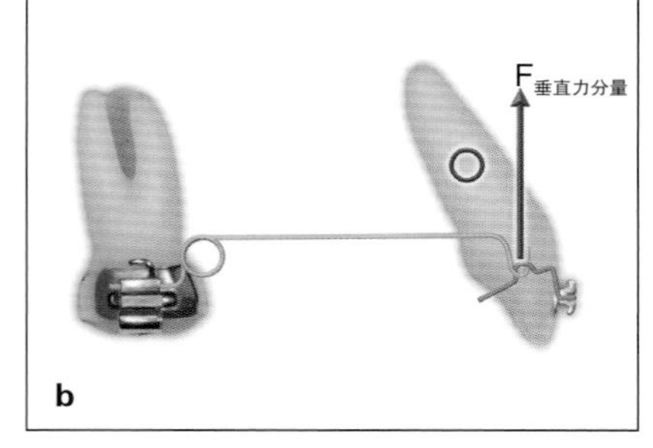

图6-36 （a）在摩擦力极小的情况下，力总是垂直于弓丝的后端延伸部位。因此，测得的压低力是1个垂直分量的力伴随1个水平分量的力。（b）在摩擦力较大时，力的方向将垂直于咬合面。

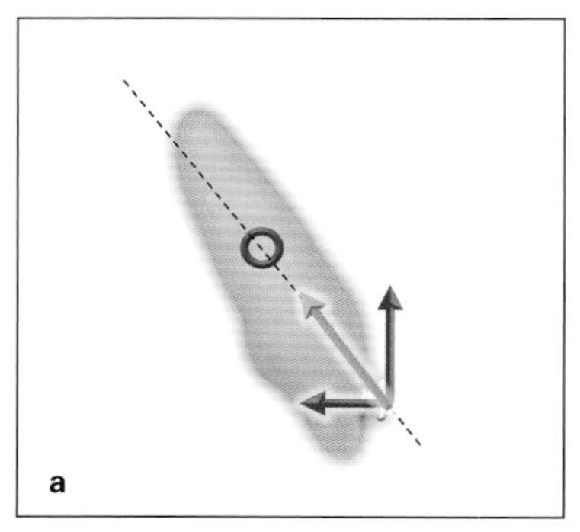

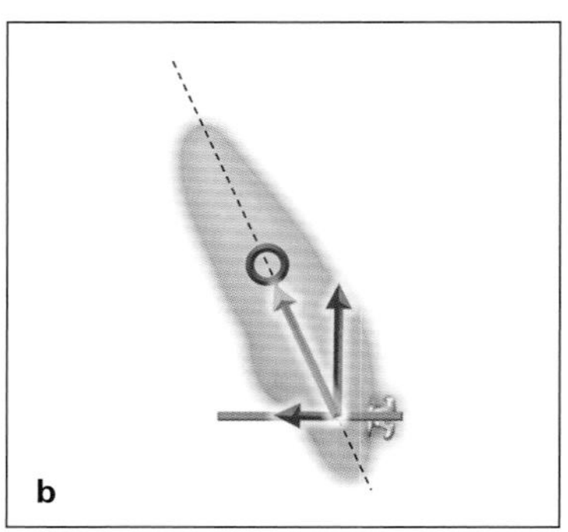

图6-37 每种类型的压低辅弓的作用线控制。（a）在连续型压低辅弓中，如压低力施加在托槽上，则合力可以通过阻抗中心。但是，它的作用线（虚线）不平行于切牙的长轴。（b）在三段式压低辅弓中，施力点被移到延伸部分侧切牙托槽的后方，这样合力不仅可以穿过阻抗中心，而且可以平行于切牙的长轴。

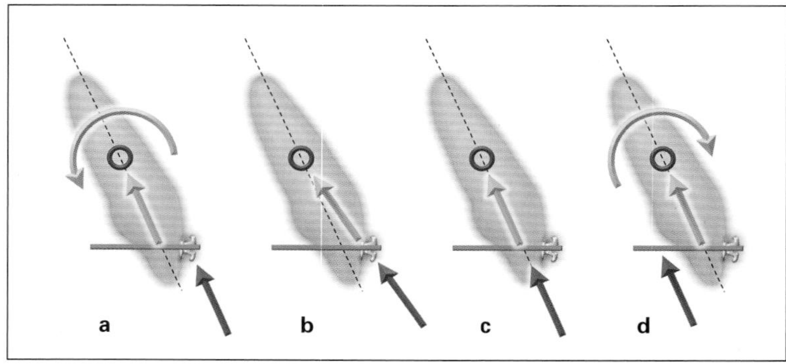

图6-38 （a～d）各种可能使用的压低力在阻抗中心处相应的替代力。除（b）外，其余力均与切牙长轴平行，（a）和（d）部分具有相反的阻抗中心力矩效应，（b）和（c）部分具有纯压低式平移，没有力矩。沿牙齿长轴的平移只能在（c）中通过改变力的角度，使其作用线通过阻抗中心来实现；（b）也显示平移，但力不再平行于牙齿的长轴。

而且还涉及力的作用点（作用线）和方向。图6-38总结了许多其他可能性。除图6-38b外，所有的力都与切牙的长轴平行。图6-38a和d部分具有相反的阻抗中心力矩效应，而图6-38b和c部分具有没有力矩（旋转）的纯压低式平移。只有通过改变图6-38c中力的角度和作用点，使其作用线通过阻抗中心，牙齿才能沿牙长轴移动；图6-38d也显示平移，但力不再平行于牙齿的长轴。

力的方向和施力点的重要性如图6-39所示。一名年轻成年患者表现出与局限性牙周炎相关的上颌右侧中切牙明显的牙槽骨缺失、伸长和唇倾（图6-39a～d）。连续型弓丝的整平效果是有限的，因为力太大并且是未知的。此外，很难将力沿切牙的长轴引导。因此，使用带有左右橡皮链的三段式压

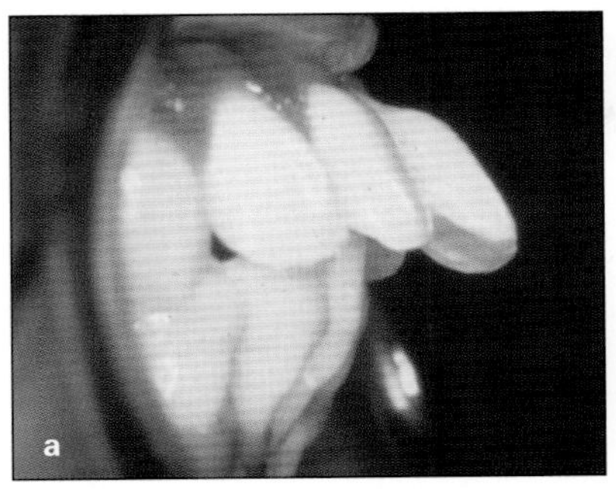
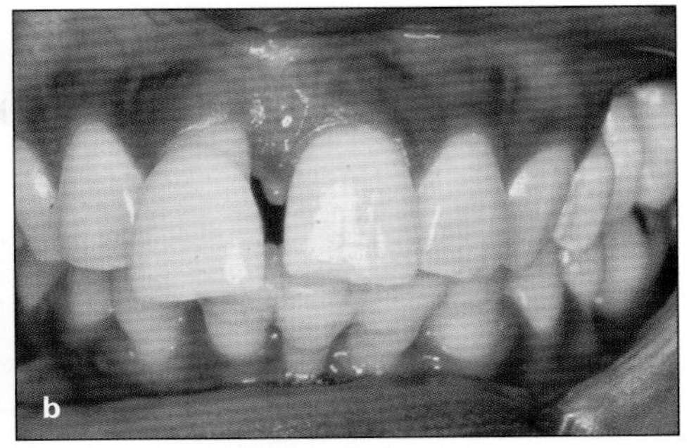
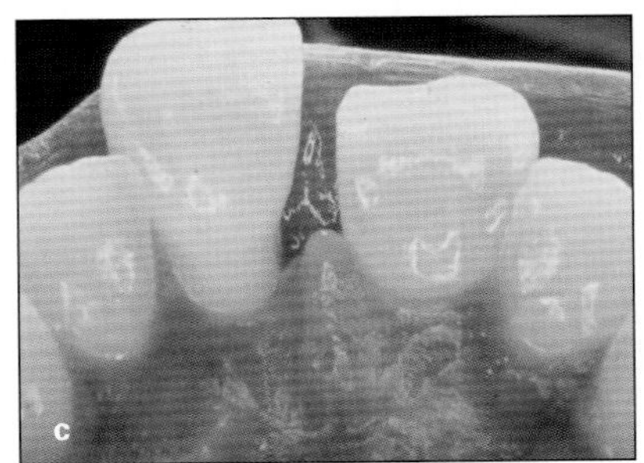
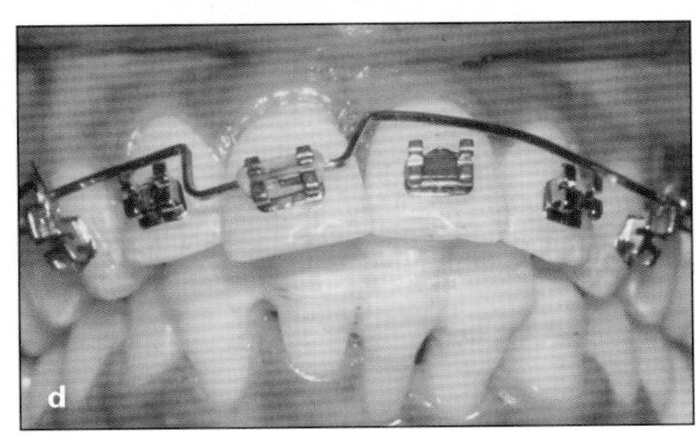
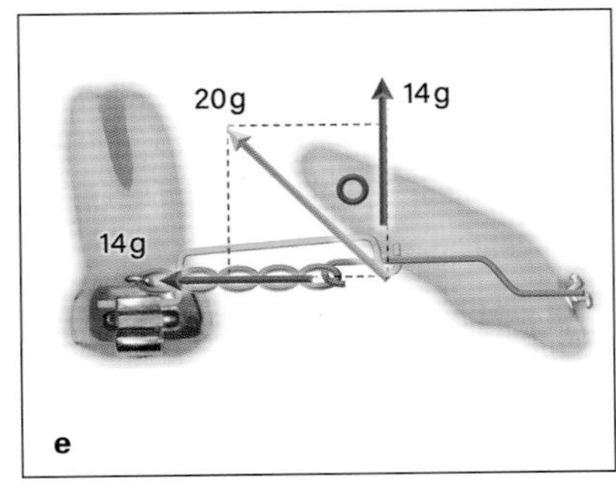

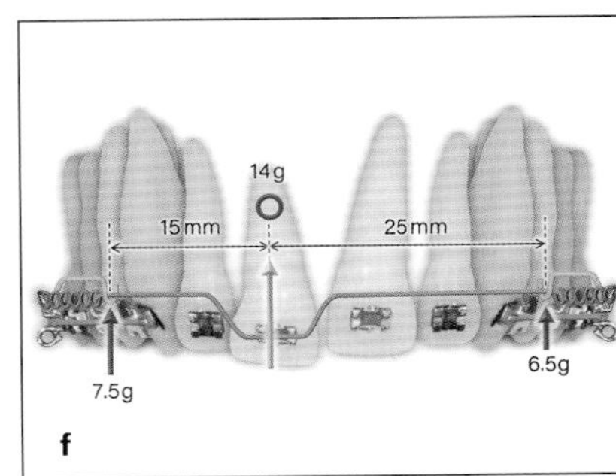

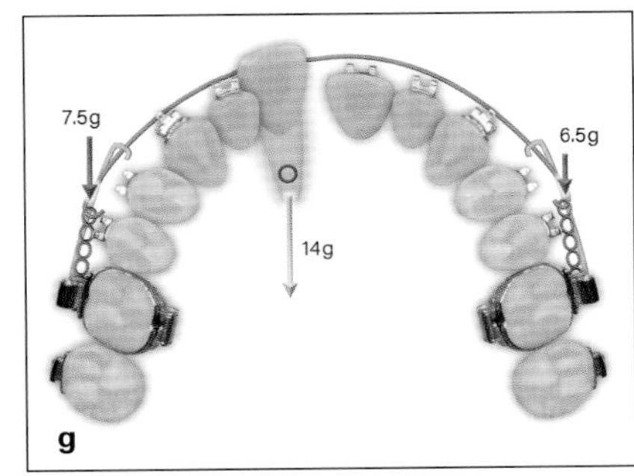

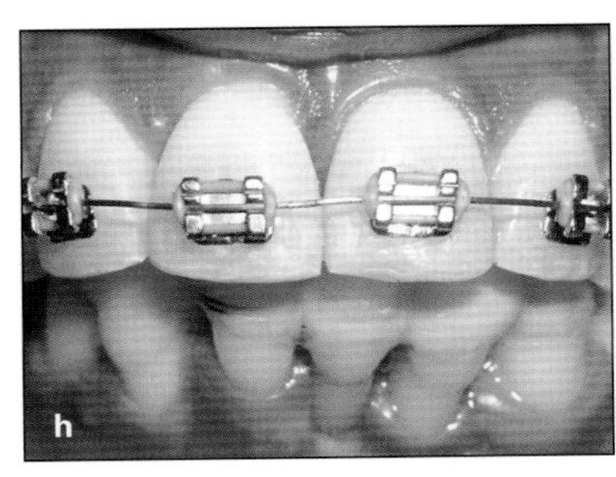
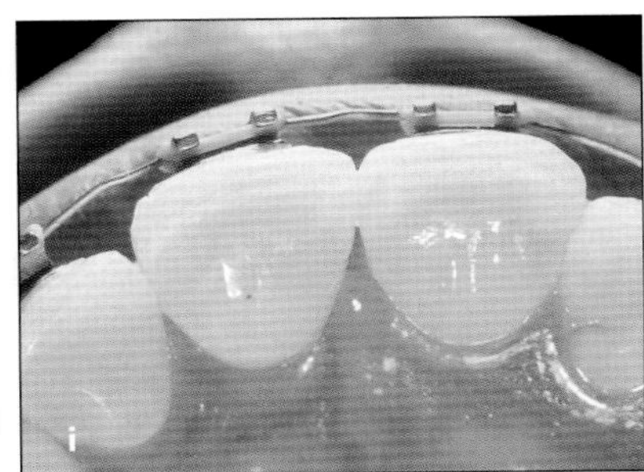
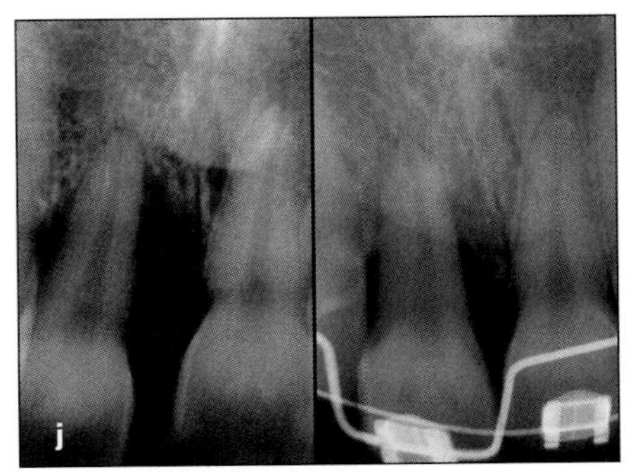

图6-39 患者显示上颌右侧中切牙的牙槽骨丧失、伸长和唇倾。（a～d）治疗前照。（e）设计1个力系统，使其合力通过切牙的阻抗中心。（f）水平示意图。通过在牙齿的长轴上加1个远中方向力，使其合力平行于牙齿的长轴。（g）殆面观。（h）治疗后的正面观。（i）治疗后的殆面观。（j）治疗前及治疗后的X线片。注意牙槽骨附着水平的改善。这颗牙齿在30年后仍发挥作用。

低辅弓来改变力的方向，使其与牙长轴一致。开始时，每侧加力20g平行于牙长轴，并位于上颌右侧中切牙阻抗中心后方。这个单一的力被分解为14g的压低力和远中分力（图6-39e）。从正面看，14g的压低力再次被双侧分解为右侧7.5g和左侧6.5g的压低力（图6-39f）。14g的远中力也被分解为右侧7.5g和左侧6.5g的橡皮圈力量（图6-39g）。

因此，在三维空间中，从正面看，合力通过阻抗中心；从侧面看，合力位于阻抗中心稍后方。还要注意，受力点（位于弹簧钩处）远端位于尖牙托槽远中（图6-39g）。压低后，牙齿用连续的弓丝固定（图6-39h和i）。注意改建的骨结构和牙周附着（图6-39j）。治疗后，未探及牙周袋。这颗牙齿在30年后仍在口腔中发挥作用。

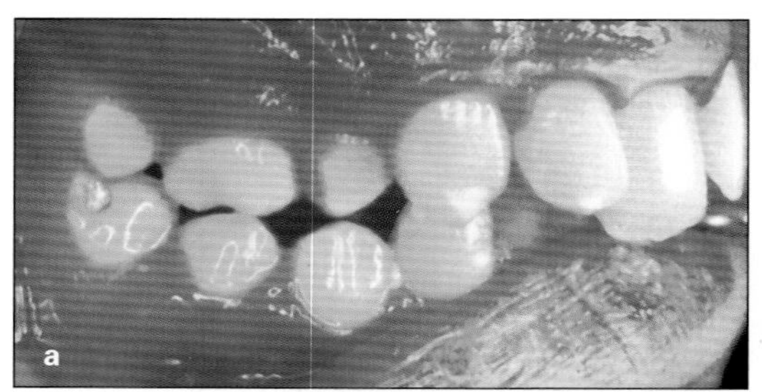
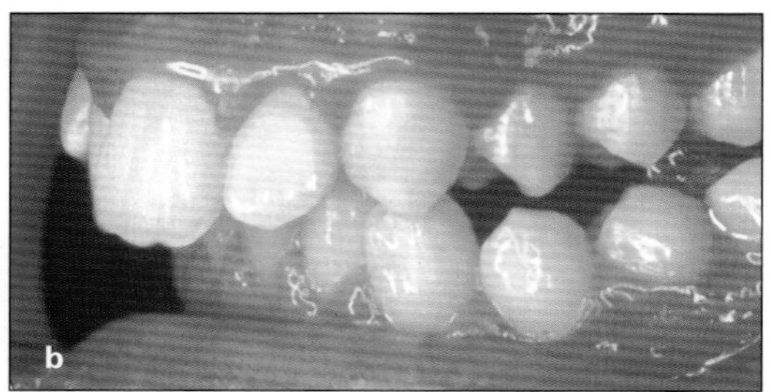
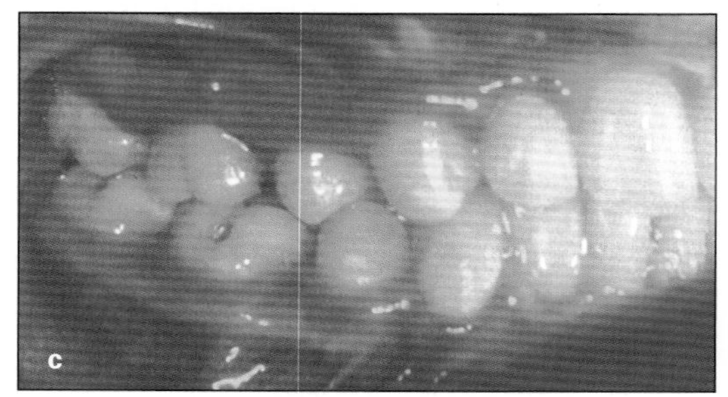
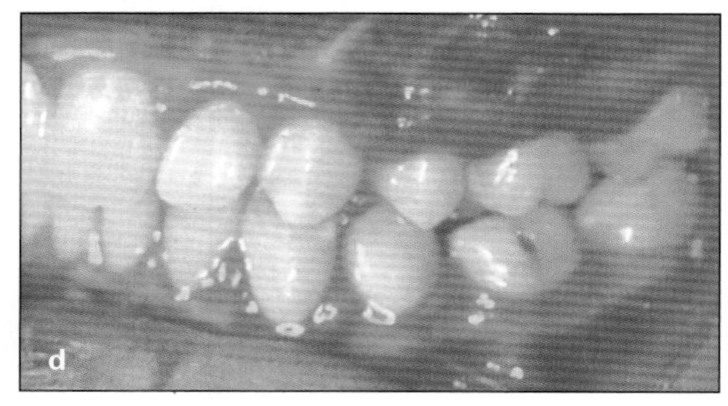
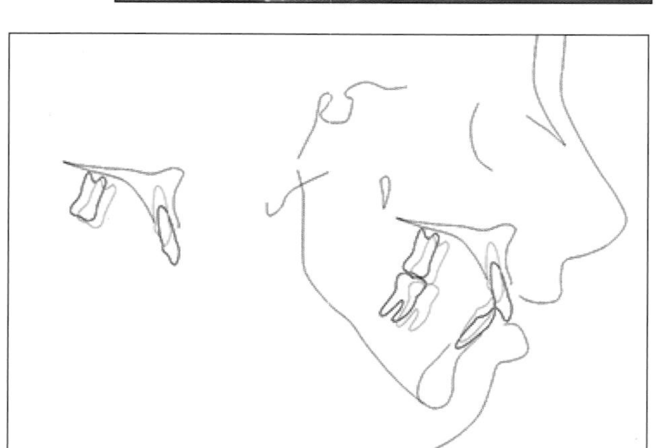

图6-40 患者在休息状态下时唇间隙较大，上颌切牙切缘位于上唇下方9mm，采用连续型压低辅弓。（a和b）治疗前。（c和d）治疗后。（e）治疗前后侧位片叠加显示了上颌切牙的大量压低。

图6-40中患者上下唇间隙较大，上颌切牙切缘在静止状态下位于上唇下方9mm处（图6-40a和b）。拔除上颌前磨牙和下颌前磨牙。为了矫正切牙伸长，使用了连续型压低辅弓。保留了下颌牙弓的Spee曲线，并在上颌牙弓中建立了Spee曲线以适应下颌的弧度（图6-40c和d）。注意上颌切牙大量的压低效果（图6-40e）。不同于下颌骨旋转方式的深覆𬌗矫正，压低是一种缓慢的运动。不应该期望每个月移动超过1mm。这名患者没有生长潜力，因此深覆𬌗矫正主要是通过上颌切牙的压低实现的。

图6-41显示了使用三段式压低辅弓同时压低和内收4颗上颌切牙的力系统。如果上颌切牙唇倾，这尤其合适（图6-42a～c）。在阻抗中心舌侧的力产生1个通过阻抗中心的压低力和1个使切牙舌倾的力矩。图6-42中的患者接受了三段式压低辅弓的治疗，其远中方向的力来自弹力链。最初，两颗中切牙内收，随后4颗切牙作为一个整体内收（图6-42d和e）。在整体移动过程中，施力点向后移至尖牙附近（图6-42f）。值得注意的是，图6-42g～k用最少的支抗丧失获得上颌切牙大量的内收。这是意料之中的，因为唯一施加在前段牙弓远中方向的力，大约是每侧20g。这种力不是直接用来内收的，而是用来改变压低力的方向的，使其与切牙的长轴平行。

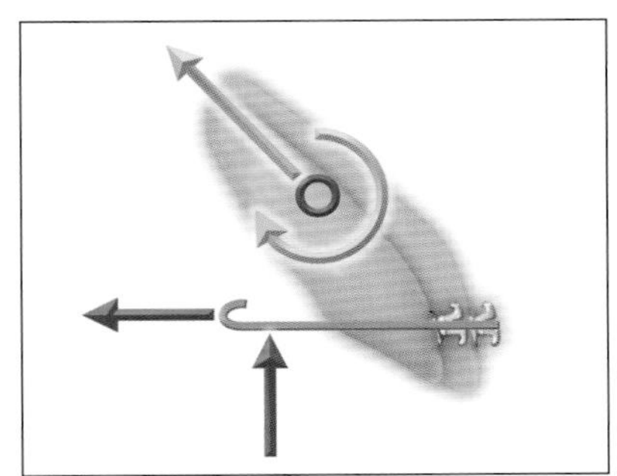

图6-41 使用三段式压低辅弓用于同时压低和内收的力系统。黄色箭头显示了阻抗中心处的替代力系统。

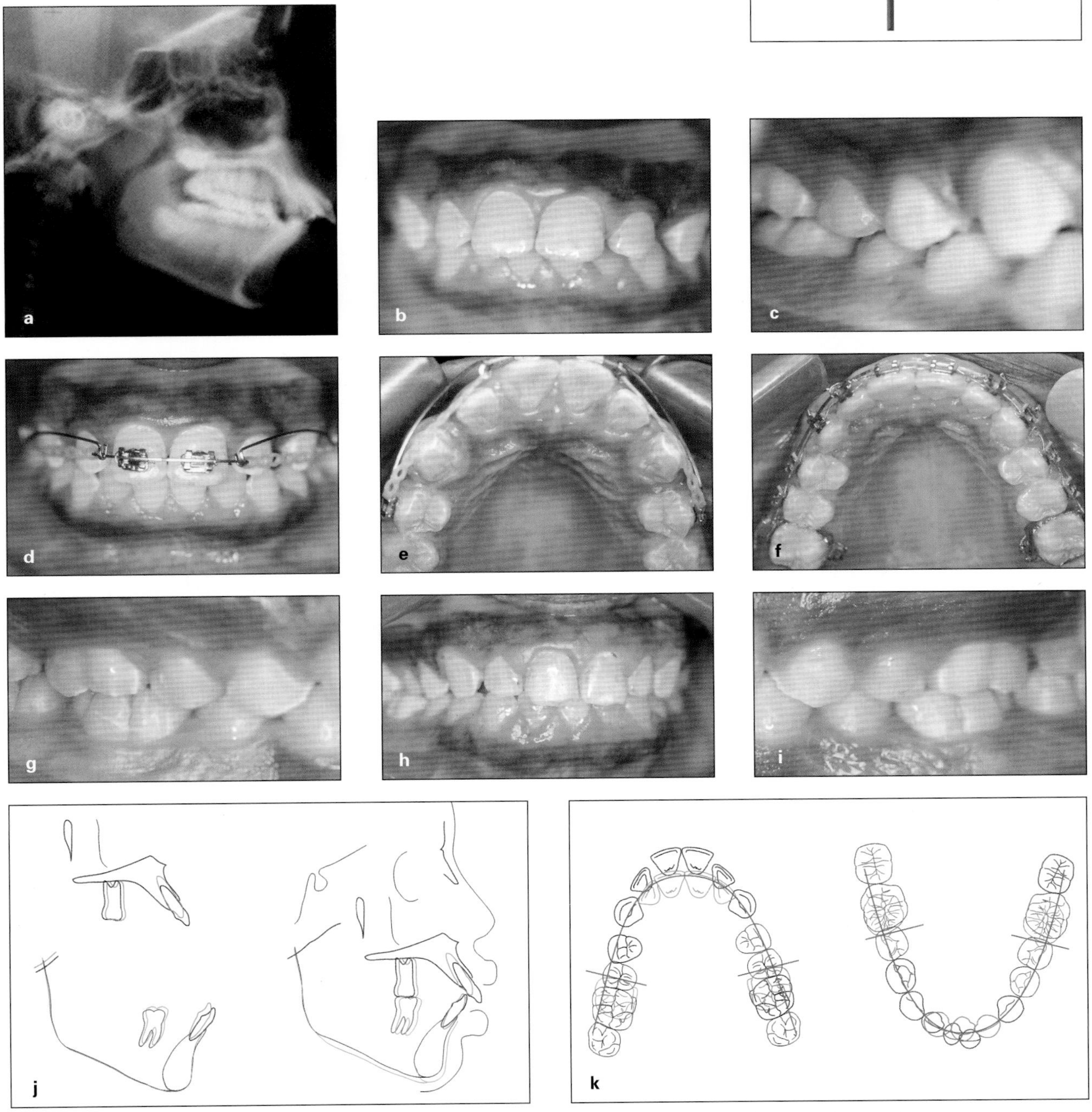

图6-42 患者上颌切牙唇倾。（a）治疗前拍摄头颅侧位X线片。（b和c）治疗前的口腔内的正面照和侧面照。1个三段式压低辅弓被用来产生压低力和1个向舌侧倾斜的力矩。（d和e）使用了三段式压入辅弓产生压低力和使切牙向舌倾的力矩（f）压低及内收后的殆面照。（g～i）治疗后口内的正面照和侧面照。（j和k）侧位重叠图和咬合图的重叠。注意，上颌后牙少量的支抗丧失，切牙大量内收。

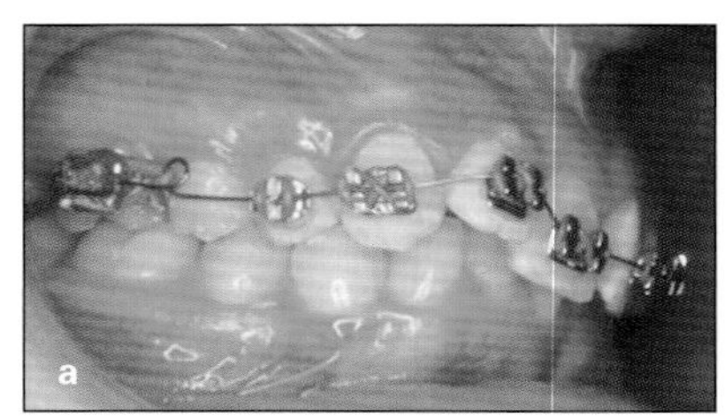
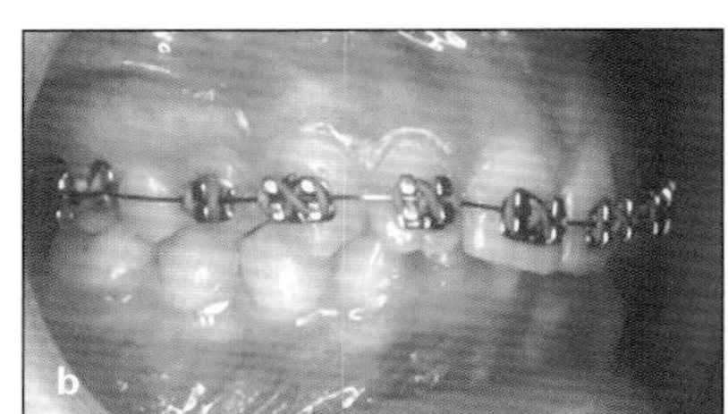

图6-43 使用连续全牙列弓丝整平Ⅱ类2分类。（a）整平前。（b）整平后。注意，几乎没有发生压低。侧切牙伸长，后牙粉平面变陡。

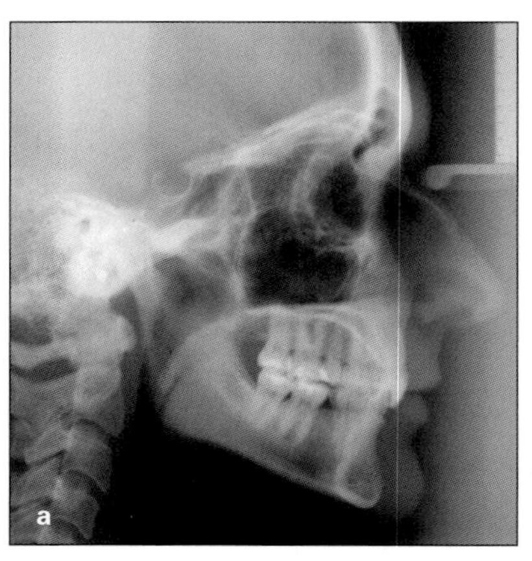
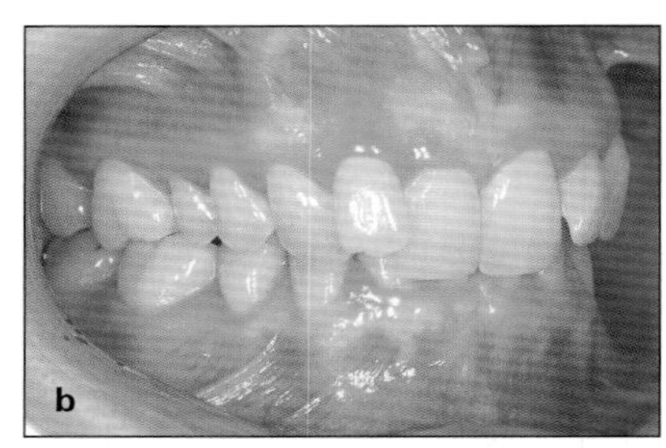
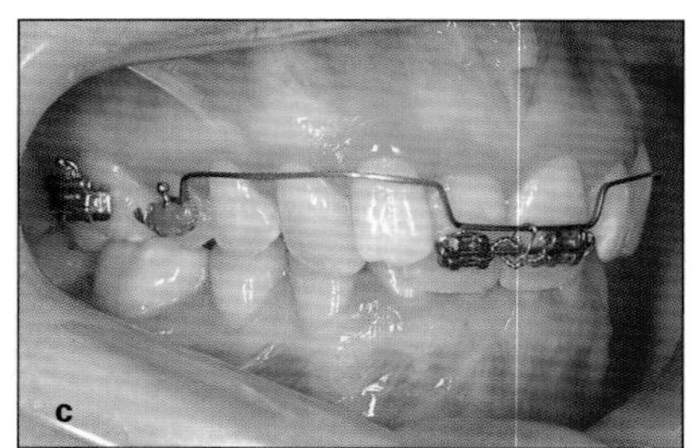
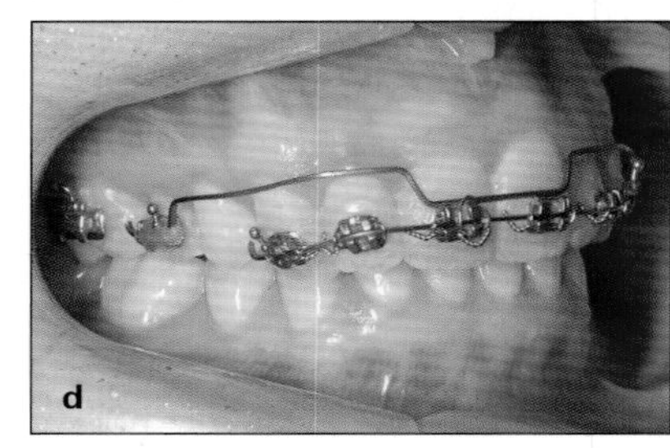

图6-44 （a～d）两颗中切牙被压低至侧切牙的水平。

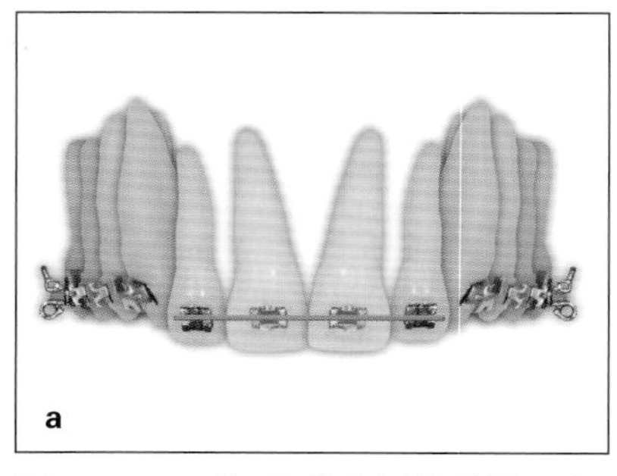
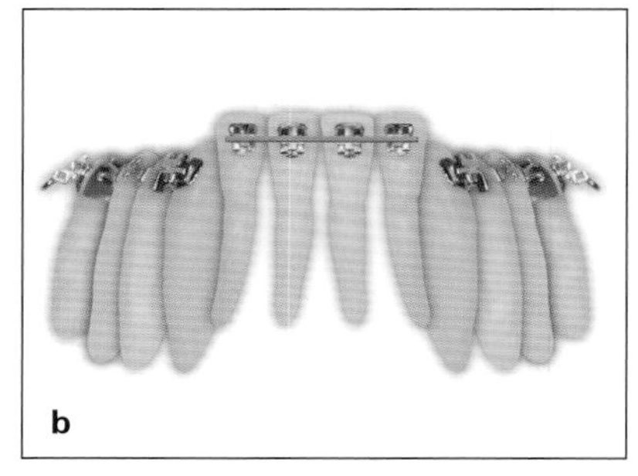

图6-45 Ⅱ类1分类病例的整平。（a）在很多情况下，4颗上颌切牙可以作为1个单位压低至尖牙的水平。（b）下颌牙弓表现为深Spee曲线，4颗切牙作为一个整体与尖牙有1个台阶。如果需要压低切牙，利用这个台阶则是有利的。

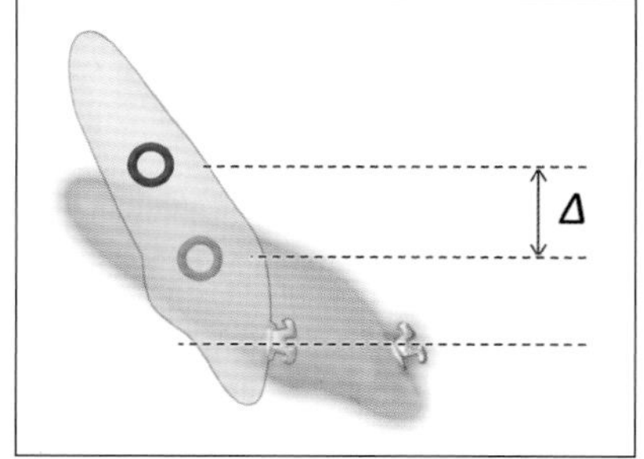

图6-46 唇倾的切牙的深覆粉可能不明显。舌倾内收后阻抗中心向根尖移动（Δ）。

避免早期整平牙弓

矫正过程通常是在治疗开始时使用高弹性与轻力的弓丝来排齐和整平牙列。对于需要以切牙压低为治疗目标的病例，这可能不是一个好办法。例如，用镍钛丝排齐整平Ⅱ类2分类错粉畸形，几乎不会发生压低（图6-43）。侧切牙会伸长，后牙粉平面会变陡，这是因为切牙压低力在后牙阻抗中心处会产生大力矩。在排牙时，最好利用原有的解剖几何形状。因此，在Ⅱ类2分类错粉畸形中，两颗中切

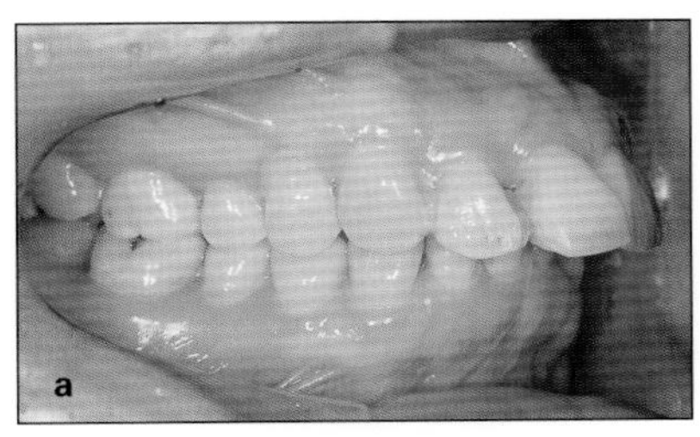
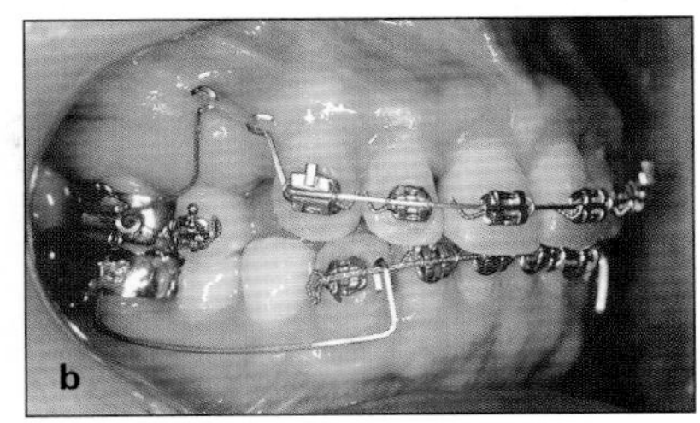
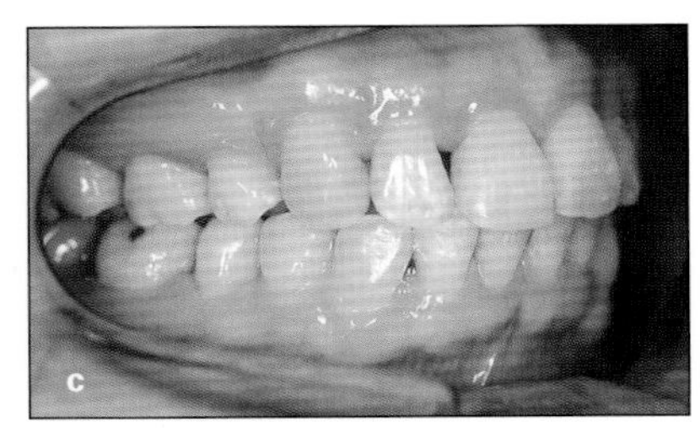

图6-47 切牙严重唇倾的患者（a）治疗前垂直向看似正常。（b）三段式压低辅弓用于上颌切牙的内收和下颌牙弓的整平。（c）治疗后。（d）预期治疗目标。注意，上颌切牙需要大量压低。（e和f）治疗前后的头颅侧位X线片。三段式压低辅弓达到了治疗目标。

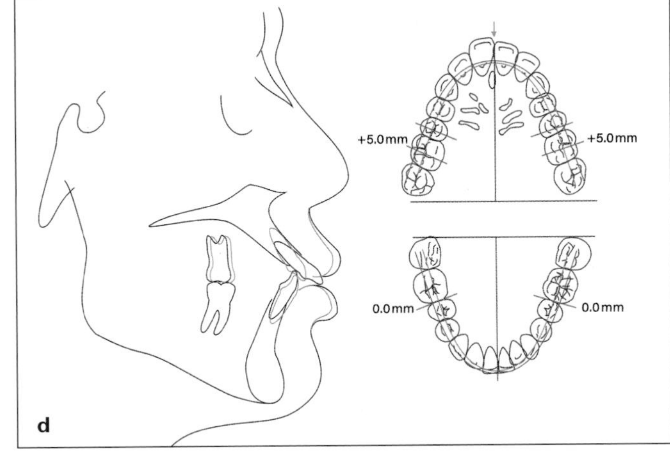

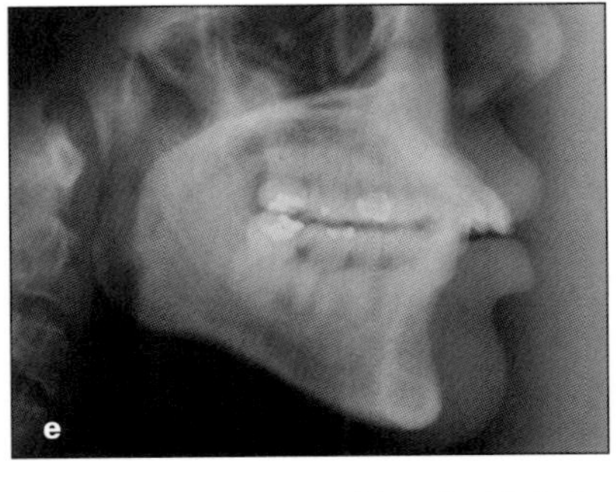
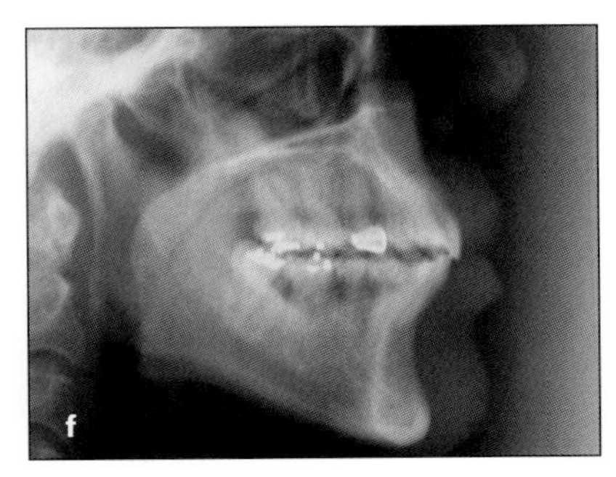

牙被压低至侧切牙的水平（图6-44）。同样，在许多Ⅱ类1分类患者中，4颗上颌切牙可以作为一个整体压低到尖牙水平（图6-45a）。一些下颌牙弓深Spee曲线，可把4颗上颌切牙作为一个整体，使用此方法可以有效地压低上颌切牙（图6-45a）。一些下颌牙弓的4颗切牙整体有一个𬌗向台阶，这使其表现出过大的Spee曲线。如果需要压低，可以有效地利用这个台阶（图6-45b）。

唇倾的切牙会给人一种错觉，即不存在垂直差异。在图6-46中，来自后牙的直线与切牙对齐（托槽中的虚线）。注意，当切牙向舌侧倾斜至正确的轴倾度时，阻抗中心会向根尖移动（Δ）。早期就识别到切牙和尖牙之间可能存在台阶，可以实现最有效的治疗。力的方向不是一定要沿着唇倾的牙体长轴。如果有空间，则可以先倾斜内收。在切牙具有更好的唇倾度后，再压低切牙。

许多患者需要压低切牙，很明显，初始错𬌗畸形的排齐是最重要的。图6-47中患者在治疗开始时具有正常的垂直重叠（或覆𬌗），但通过倾斜移动使上颌切牙内收后可能会产生深覆𬌗（图6-47a）。上颌前牙的压低和内收是通过三段式压低辅弓同时完成的（图6-47b～d）。下颌Spee曲线整平时，下切牙也被压低了。可以注意到图6-47e和f中上颌切牙也被明显压低了。

这里讨论整平牙列的压低前牙段的方法也可以用伸长后牙的办法来解决，具体将在第7章讲述。这里讨论的前后牙段存在台阶的牙齿解剖排列，既可用于压低，也适用于伸长机制（参见第7章）。

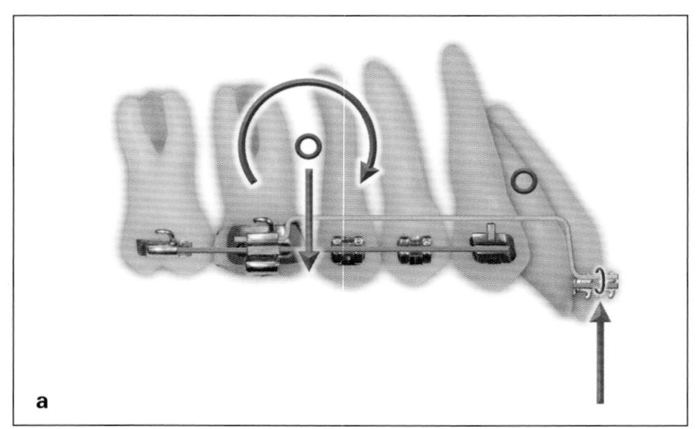

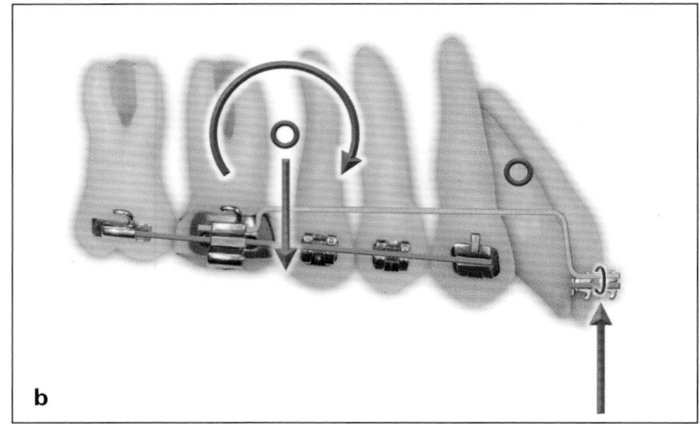

图6-48 特殊支抗控制。（a）后牙段的相互作用力系统表现为后牙伸长和后倾力矩。（b）咬合力可能有助于抵消后牙伸长力，但后倾力矩仍然存在。

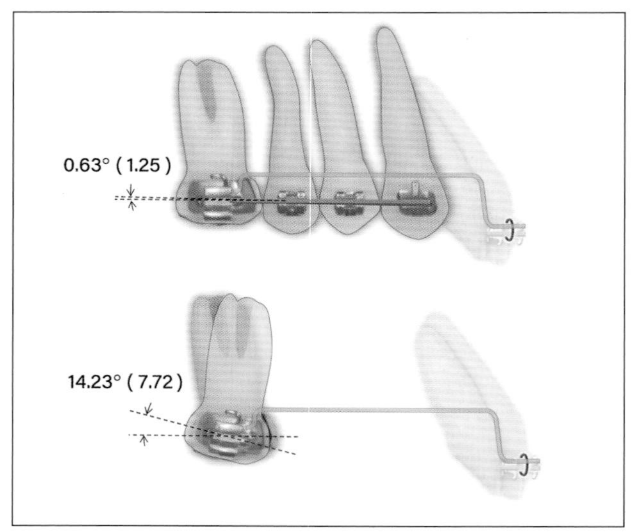

图6-49 治疗前后的角度平均值（标准差见括号），显示了牙数对颊段𬌗平面倾斜度的影响。如果后牙段只有第一磨牙，而尖牙与第一磨牙相比固位力较差，第一磨牙就会向后倾斜。

特殊支抗设计

从经验看，支抗控制是影响中切牙压低效果的主要限制因素。前牙压低力会使后牙受到伸长力的作用。在图6-48中，后牙除了受伸长力之外，阻抗中心处的较大力矩使后牙的𬌗平面变陡；这个力矩就是压低支抗控制最重要的问题。咬合力可能抵消伸长力量，但后牙远中后倾力矩仍然存在。

合理的支抗设计，如增加支抗牙齿数量、增加后段弓丝的刚度和放置舌弓都是有益的。与从尖牙到第一磨牙相比，后牙段只有第一磨牙时支抗较弱，后牙𬌗平面将变陡（图6-49）。除了关注后牙的支抗牙数量和牙根的粗壮程度，还需考虑前牙段施力点与后牙段阻抗中心之间的距离。图6-50a显示1颗唇倾的切牙。在压低前，先内收切牙（即使是部分）可能会是一个好的方案（图6-50b）。这减少了力到阻抗中心的垂直距离（$L_1 > L_2$）和后牙区多余的远中后倾的力矩。增加支抗牙的数量也会影响后段牙弓的阻抗中心的位置。增加尖牙为支抗牙使阻抗中心向前移动，添加第二磨牙为支抗使阻抗中心向后移动。虽然尖牙牙根数量较第二磨牙少，但其加在后段的支抗作用可能比加在第二磨牙更重要（图6-51）。通过缩短到后部阻抗中心的距离来减小力矩。它的原理与将附着钩向后移动的三段式压

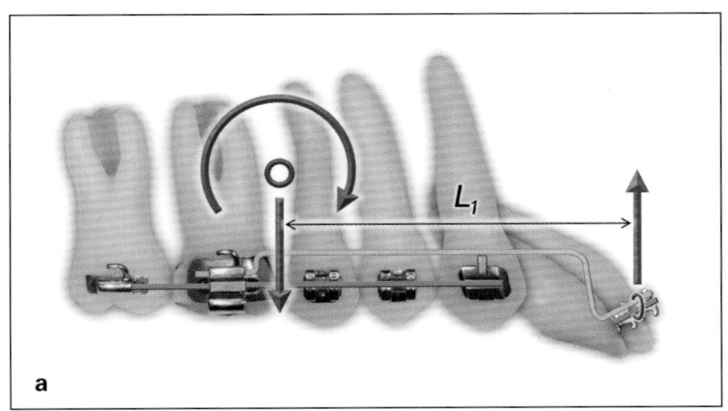

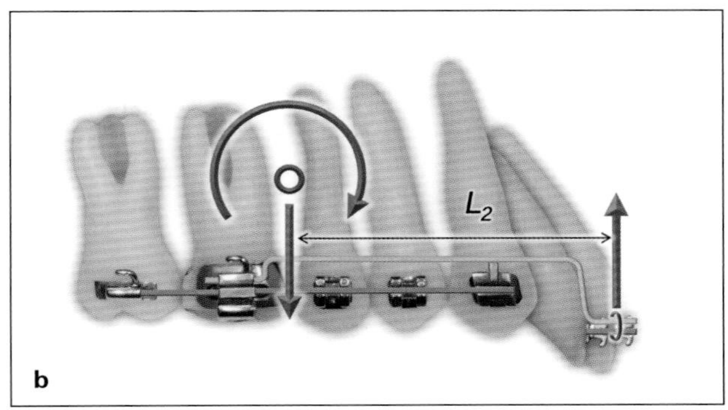

图6-50 压低辅弓长度的影响。（a）唇倾的上颌前牙。最好在压低前将切牙部分内收。（b）前牙内收减小了压低辅弓的长度（$L_1 > L_2$），并减少了后牙区多余的远中后倾力矩。

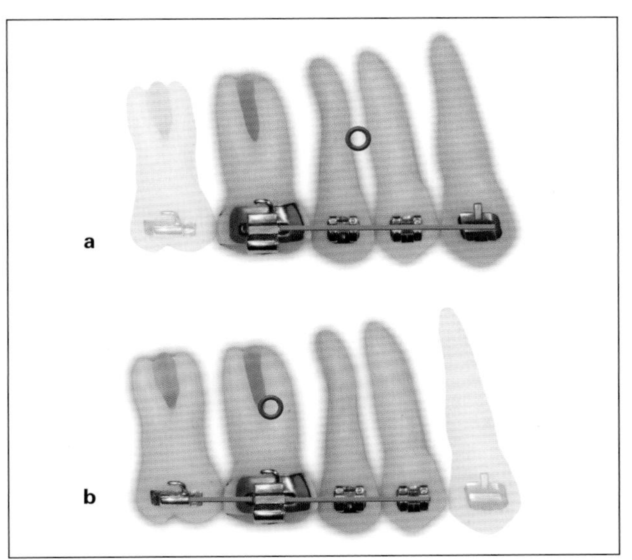

图6-51 后方阻抗中心的位置根据添加的支抗牙数量有所改变。（a）将尖牙加入支抗单元使阻抗中心向前移动。（b）将第二磨牙添加到支抗单元使阻抗中心向后移动。

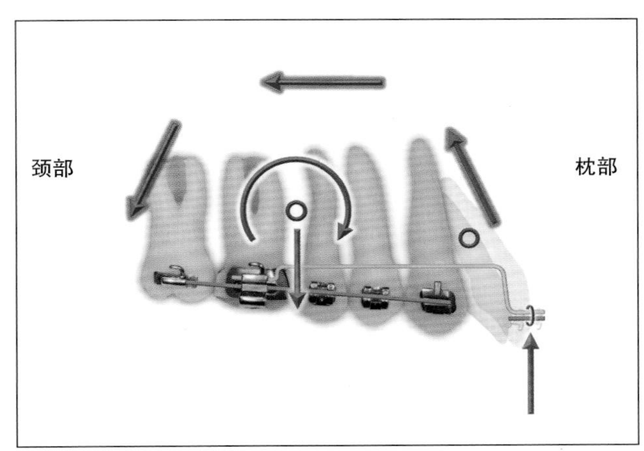

图6-52 带有压低辅弓的头帽的使用，不同方向加力方式（暗红色箭头）可以抵消压低辅弓产生的远中倾斜移动（红色弧形箭头）。头帽的力值比较大，因此最小的头帽即可。

低辅弓相同，这一点之前已经讨论过了。

使用头帽可以消除压低辅弓产生的远中倾斜移动。如图6-52所示，使用中位头帽和低位头帽可以获得多种方向的力（红色箭头）。因为压低力相对较小，而头帽的力要大得多，所以仅需要最小的头帽。如果使用本章所述的机械装置，通常不需要或只需要很少的头帽来加强支抗（图6-53）。

种植体和临时支抗装置的使用可以简化压低切牙的支抗设计（参见第18章）。但是，改良的支抗不能成为使用过大压低力的借口。图6-54显示患者第一前磨牙被用作支抗来压低上颌切牙。可以看到切牙相对于尖牙的压低情况。然后拔除第一前磨牙。此时，第一前磨牙就像是切牙压低治疗阶段的种植支抗。

有时，高位头帽作用于上颌牙弓阻抗中心的前面（或者运用于后牙段阻抗中心的前面以增强支抗）用来压低切牙，并减少上颌牙弓殆平面的倾斜。阻抗中心前面的1个高位的头帽J钩通常用来在1根完整的弓丝上压低切牙（图6-55a）。然而，在切牙区直接施加间歇性的、波动的高强度力可能会导

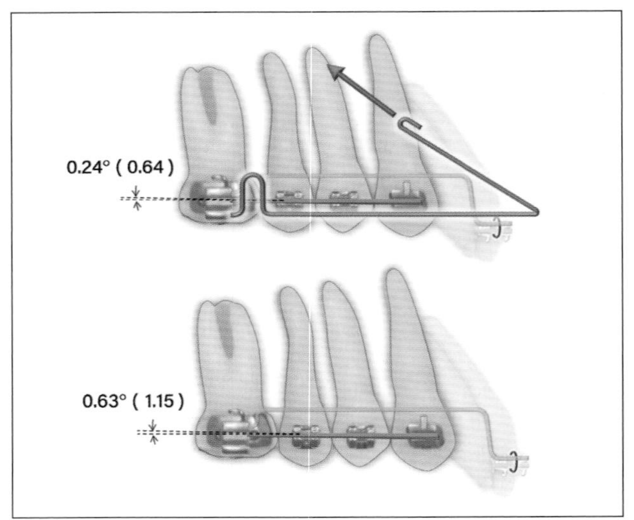

图6-53 头帽对𬌗平面倾斜度的影响。如果压低力保持在较低水平，通常只需要最小力值的头帽或不需要头帽来加强支抗。

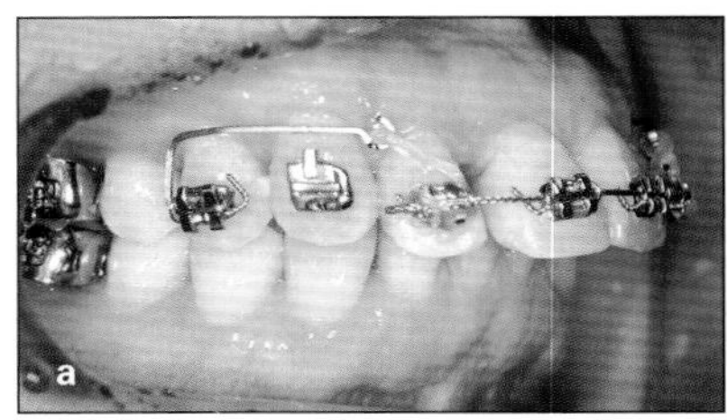
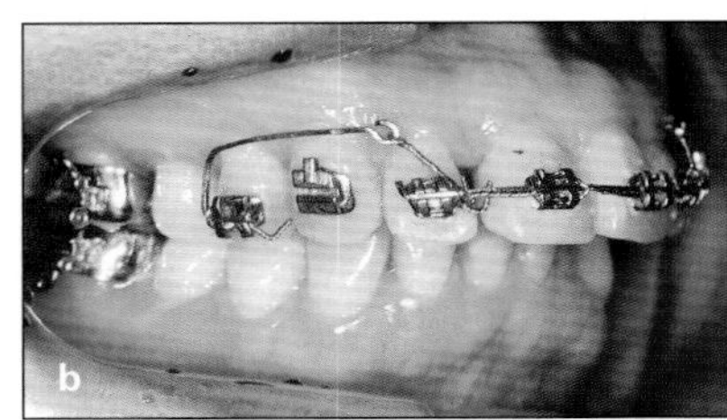

图6-54 将要拔除的牙齿当作支抗。（a）在压低之前。以第一前磨牙为支抗，压低4颗上颌中切牙。（b）在压低之后，以尖牙作为参考，可以注意到切牙的真实压低效果。之后再拔掉第一前磨牙。

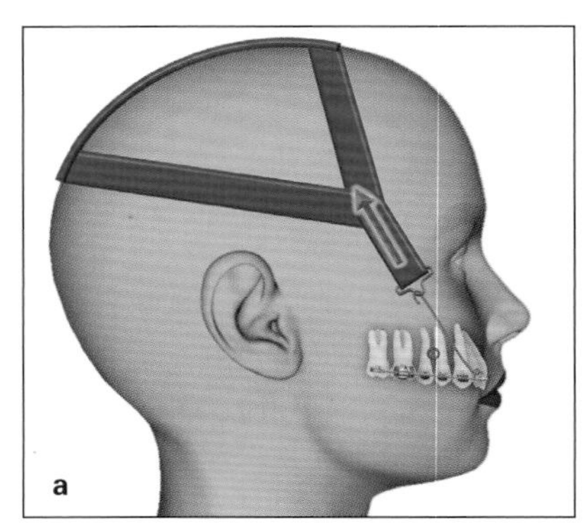
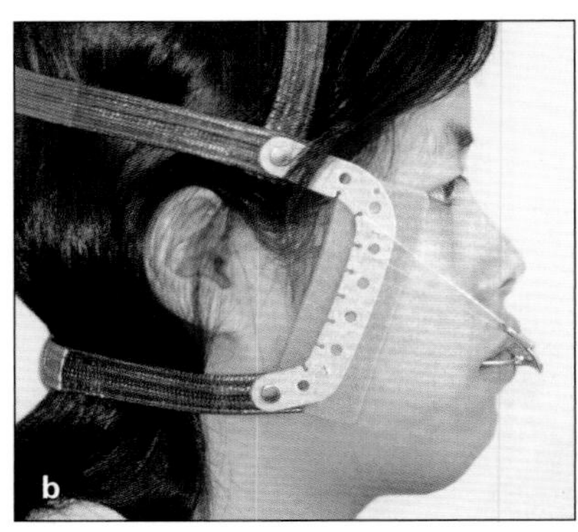

图6-55 （a）阻抗中心前面的高拉力头帽J钩通常与完整的弓丝一起用来压低前牙。在切牙区直接施加间歇性的高强度力可能会导致牙根吸收。（b）带有口内弓和口外弓的头帽能更好地向后牙分散力量。

致牙根吸收。因为上颌弓丝可能不够坚硬，因此在切牙区域施加重力不是一个理想的方法，可能导致牙根吸收。如果使用头帽，最好使用插入磨牙口外弓管的口外弓，以加强力的控制，并将力从切牙分散出去（图6-55b），而不是头帽J钩。最好仅在切牙压低时使用头帽来帮助控制后牙部分，并且头帽的力作用在后牙上，而不是切牙上。

通常情况下，需要切牙和尖牙同时压低的患者，如果仅靠牙作为支抗来压低6颗前牙非常困难。这些患者可能需要正颌外科手术或使用钢板和临时支抗装置。如果需要压低尖牙，最好使用1根连续的方丝围绕切牙弯制台阶，避开尖牙，以获得完全控制。1个单独的悬臂梁可以用于尖牙的压低（图6-56）。另一个可选择的方法是使用带有矩形环的旁路弓，通过焊接1个矩型曲以垂直向排齐尖牙（图6-57）。该曲可用于同时旋转尖牙或改变尖

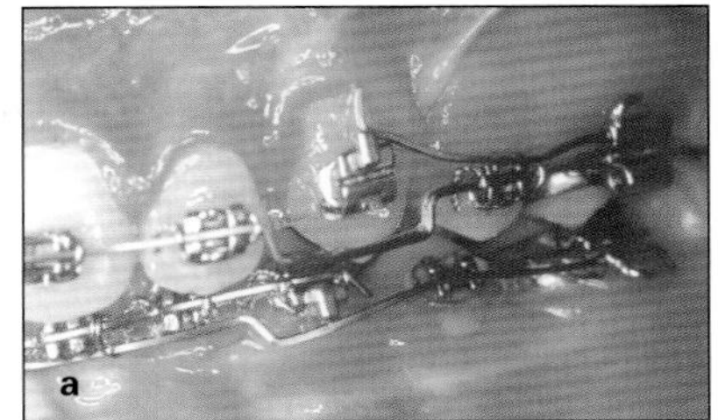
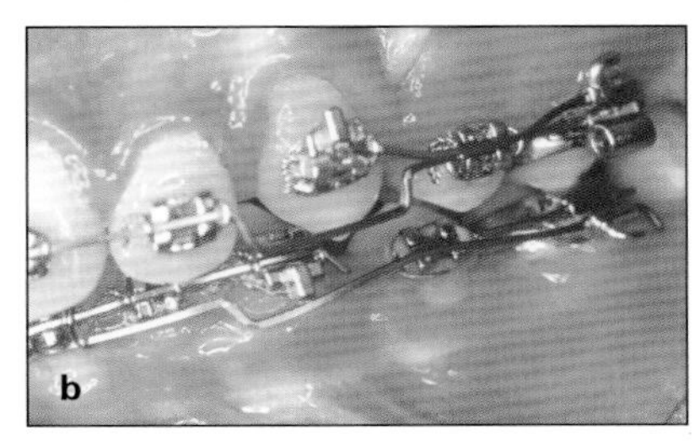

图6–56 （a和b）使用悬臂梁单独压低尖牙。1个连续的弓丝绕过尖牙为单独的尖牙压低提供了最好的支抗。

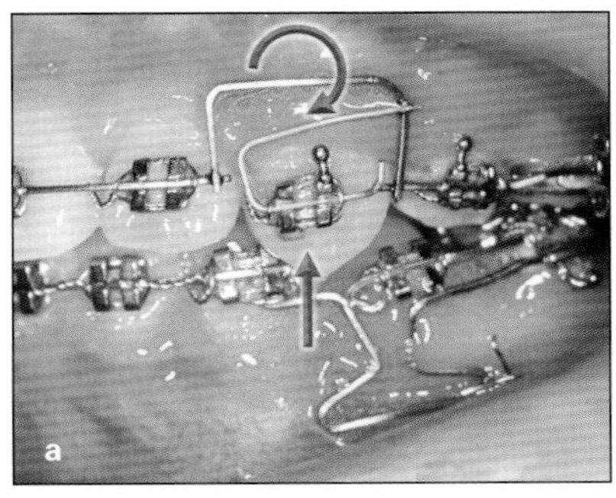
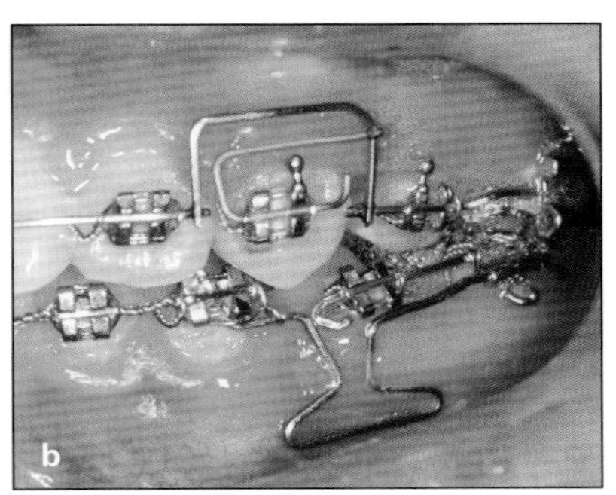

图6–57 使用曲单独压低尖牙。在压低过程中，使用焊接的矩型曲形成的边弯弓丝来同时旋转尖牙或改变尖牙近远端轴倾度。（a）治疗前。（b）治疗后。

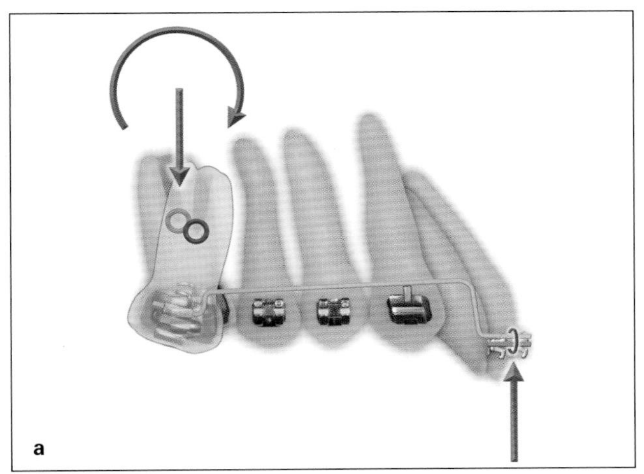
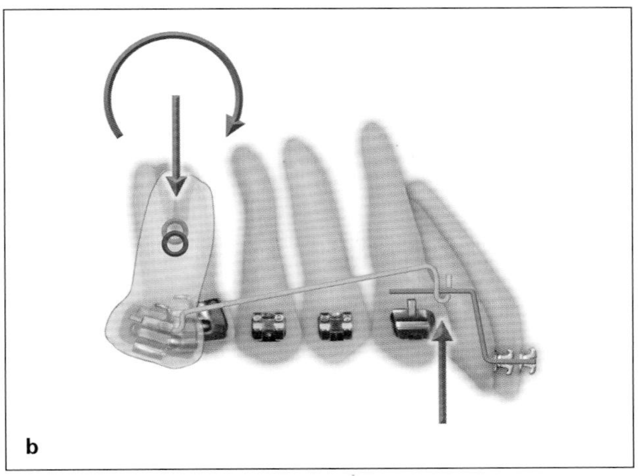

图6–58 反向后倾力矩的使用。（a）弓丝没有插入到整个后段牙弓，因此连续的压低辅弓只在第一磨牙上产生向后的力矩。前牙被压低，反过来，磨牙会向后倾斜，帮助矫正Ⅱ类错𬌗畸形。（b）三段式压低辅弓可能更有效率，因为它允许不受约束的磨牙向远中倾斜移动。

牙近远端的轴倾度。

还有一种支抗设计是使用来自压低辅弓的反向倾斜力。弓丝没有插入到整个后牙段，因此图6–58a所示的连续型压低辅弓只在第一磨牙上产生1个向后倾斜的力。前牙被压低，反过来，磨牙会向后倾斜，帮助矫正Ⅱ类错𬌗畸形。三段式压低辅弓可能更有效，因为它允许不受限制的磨牙向后倾斜移动（图6–58b）。第7章介绍后牙伸长的力学，将进一步讨论悬臂梁和三段式压低辅弓的后倾力学。

图6–59中Ⅱ类错𬌗畸形可以用连续的压低辅弓来改善，因为相互作用的力矩会使后牙向后倾斜。如果后牙段近中倾斜，在切牙压低过程中，可以利用这种倾斜力使磨牙远中倾斜移动。

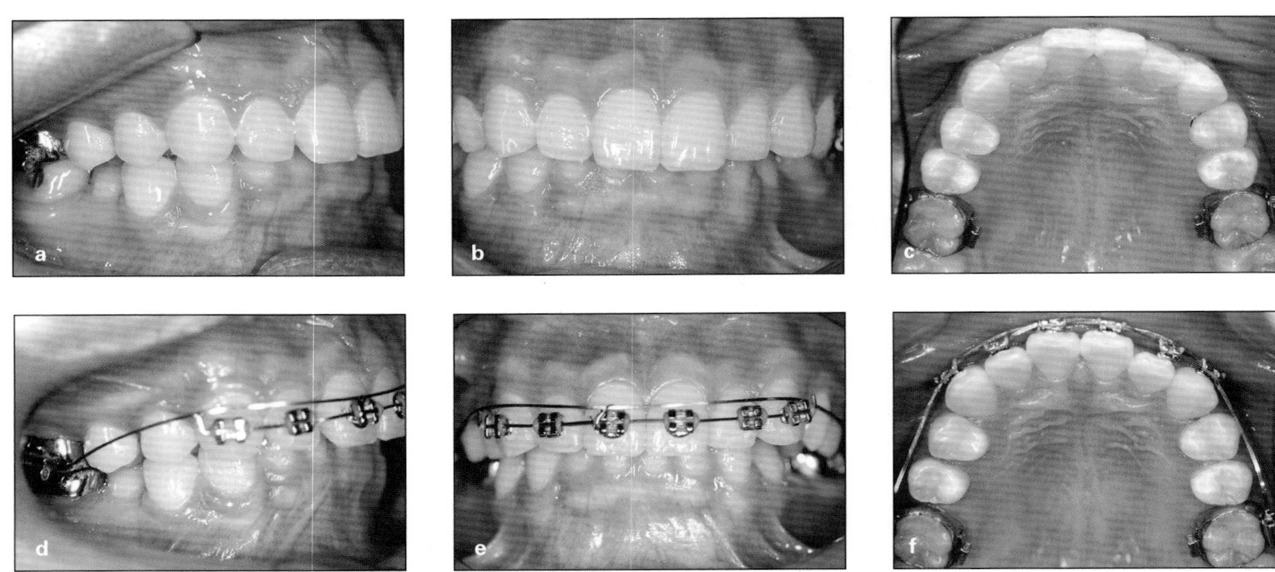

图6-59 （a~f）一名深覆𬌗Ⅱ类错𬌗畸形患者。注意，不仅切牙被压低，而且随着相互作用力使磨牙向后倾斜，Ⅱ类错𬌗畸形也得到了改善。

参考文献

[1] Dellinger E. A histologic and cephalometric investigation of premolar intrusion in the *Macaca speciosa* monkey. Am J Orthod 1967;53:325-355.

[2] van Steenbergen E, Burstone CJ, Prahl-Andersen B, Aartmand IH. Influence of buccal segment size on prevention of side effects from incisor intrusion. Am J Orthod Dentofacial Orthop 2006;129:658-665.

推荐阅读

[1] Burstone CJ. Applications of bioengineering to clinical orthodontics. In: Graber TM, Vanarsdall RL (eds). Orthodontics: Current Principles and Techniques, ed 4. Philadelphia: Mosby, 2005:293-330.

[2] Burstone CJ. Biomechanics of deep overbite correction. Semin Orthod 2001;7:26-33.

[3] Burstone CJ. Deep overbite correction by intrusion. Am J Orthod 1977;72:1-22.

[4] Burstone CJ, Marcotte MR. Problem Solving in Orthodontics: Goal-Oriented Treatment Strategies. Chicago: Quintessence, 2000.

[5] Choy K, Pae EK, Kim KH, Park YC, Burstone CJ. Controlled space closure with a statically determinate retraction system. Angle Orthod 2002;72:191-198.

[6] Romeo DA, Burstone CJ. Tip-back mechanics. Am J Orthod 1977;72:414-421.

[7] Shroff B, Lindauer SJ, Burstone CJ, Leiss JB. Segmented approach to simultaneous intrusion and space closure: Biomechanics of the three-piece base arch appliance. Am J Orthod Dentofacial Orthop 1995;107:136-143.

[8] Shroff B, Yoon WM, Lindauer SJ, Burstone CJ. Simultaneous intrusion and retraction using a three-piece base arch. Angle Orthod 1997;67:455-462.

[9] van Steenbergen E, Burstone CJ, Prahl-Andersen B, Aartman IHA. The role of a high pull headgear in counteracting side effects from intrusion of the maxillary anterior segment. Angle Orthod 2004;74:480-486.

[10] Vanden Bulcke M, Sachdeva R, Burstone CJ. The center of resistance of anterior teeth during intrusion using the laser reflection technique and holographic interferometry. Am J Orthod 1986;90:211-219.

[11] Vanden Bulcke M, Sachdeva R, Burstone CJ. Location of the center of resistance of anterior teeth during retraction using the laser reflection technique. Am J Orthod 1987;90:375-384.

思考题

对于问题1～问题7，使用连续型压低辅弓施加60g的力（每侧30g）于切牙之间。

1. 思考前段牙弓（2–2）与后段牙弓（4–7）阻抗中心力系统的改变。

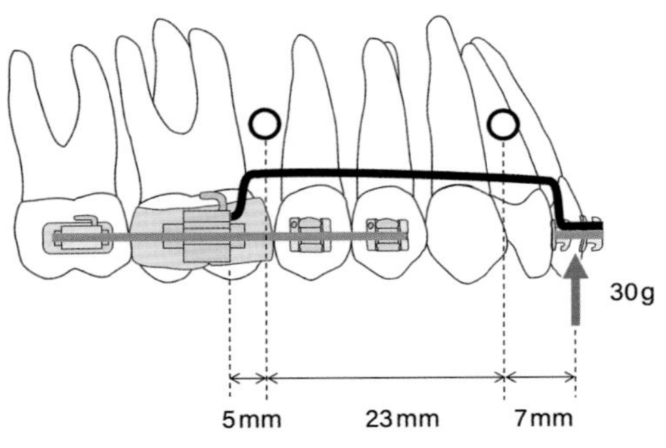

2. 当前牙（2–2）唇倾时。思考前段牙弓（2–2）与后段牙弓（4–7）的阻抗中心的力系统的改变。

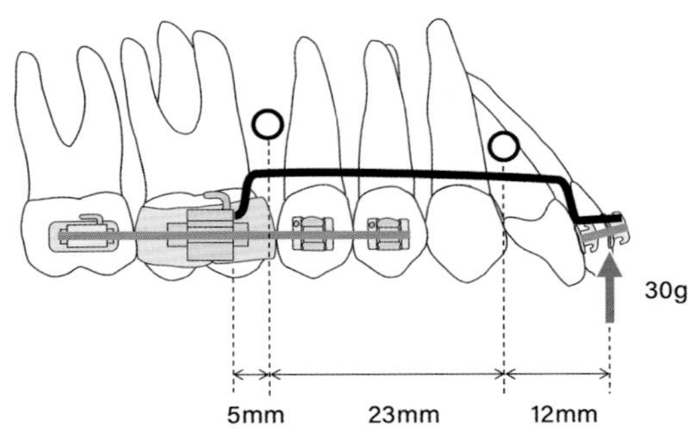

3. 后段牙弓（3–7）阻抗中心已经向前移动，因为尖牙被纳入支抗中。思考前段牙弓（2–2）与后段牙弓（3–7）阻抗中心力系统的改变。

30g

10mm 18mm 7mm

4. 由于上颌第二磨牙未纳入支抗，后段牙弓的阻抗中心进一步前移。思考前段牙弓（2–2）与后段牙弓（3–6）阻抗中心力系统的改变。

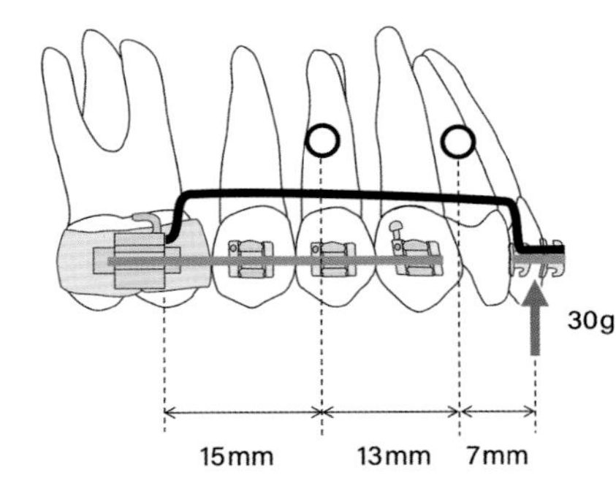

5. 为防止殆平面倾斜，请在给定的作用线上求解头帽所施加力（F_{HG}）的大小和方向。以此保持精确的平衡。

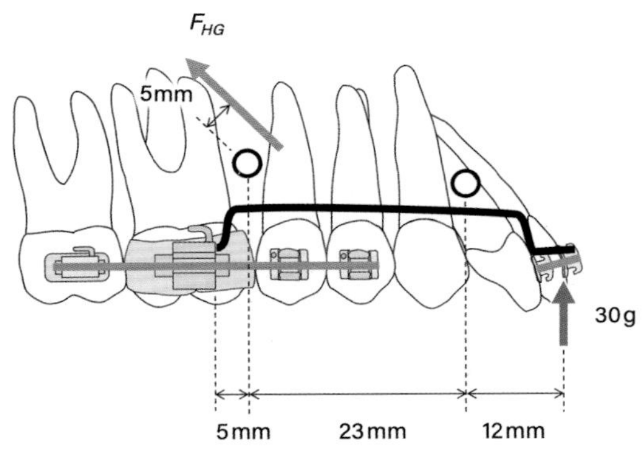

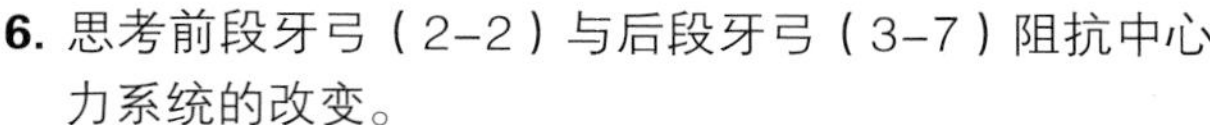

思考题

6. 思考前段牙弓（2–2）与后段牙弓（3–7）阻抗中心力系统的改变。

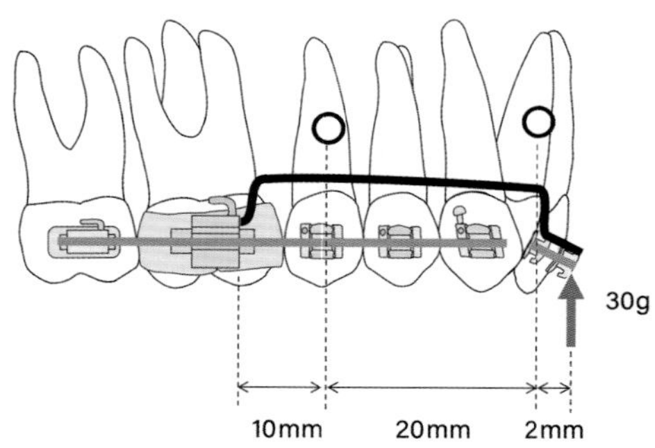

7. 仅使用第一磨牙单颗牙齿作为支抗，请与问题1进行比较。

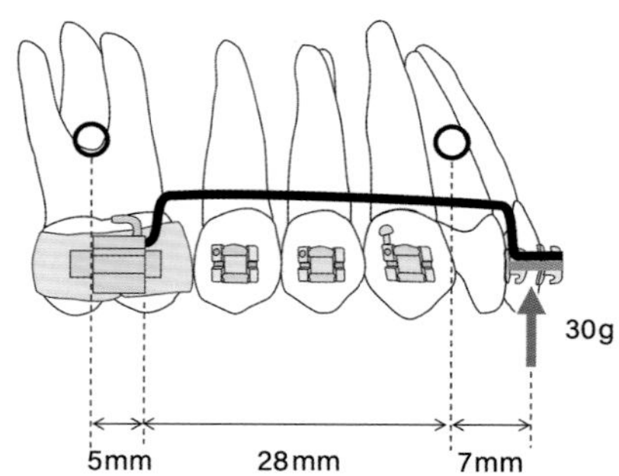

8. 使用三段式压低辅弓将30g的力施加在前段牙弓（2–2）的远端伸展部分（每侧）。思考前段牙弓（2–2）与后段牙弓（4–7）阻抗中心力系统的改变。

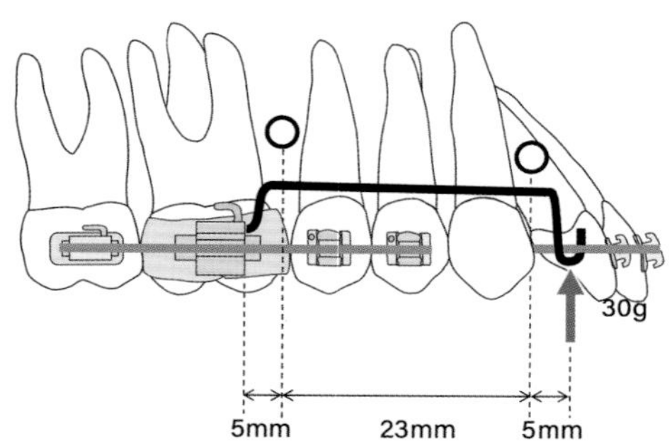

9. 用三段式压低辅弓将30g的力施加于前段牙弓（2–2）的远端伸展部分（每侧），比较力放置于F_A、F_B和F_C点的作用效果。思考前段牙弓（2–2）与后段牙弓（4）阻抗中心力系统的改变。

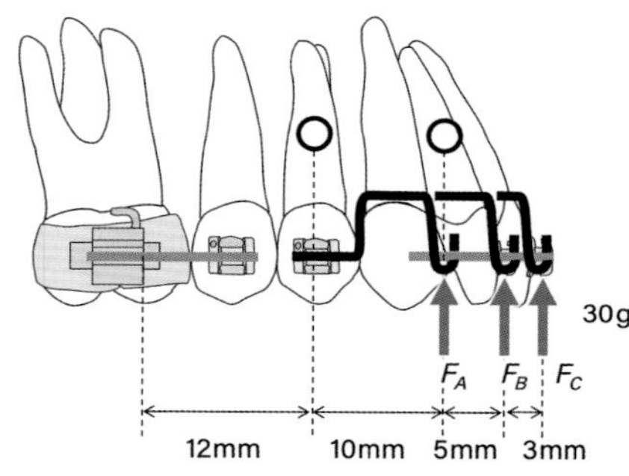

10. 将1个连续型压低辅弓结扎在牙弓左侧。在正面观上，它会对切牙和后牙段的殆平面倾斜有什么影响？后段牙弓通过舌弓紧密相连。思考通过阻抗中心力的变化。

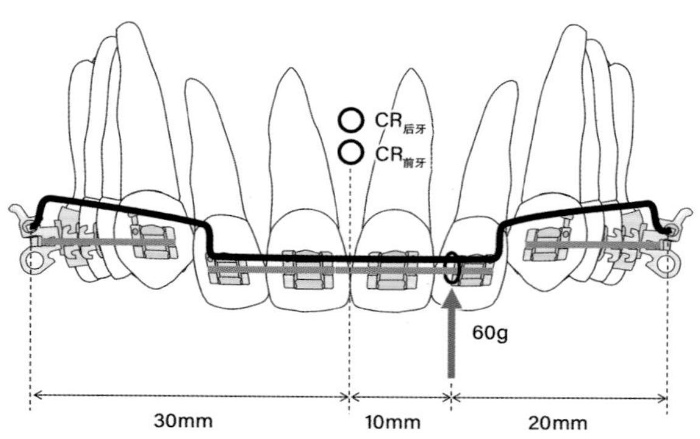

11. 使用三段式压低辅弓施加1个与唇倾前牙牙轴方向一致的力，拉簧（F_H）和压低辅弓（F_V）产生的力是30g压低力的分力。求解F_H和F_V的大小。前牙和后牙会发生什么改变？

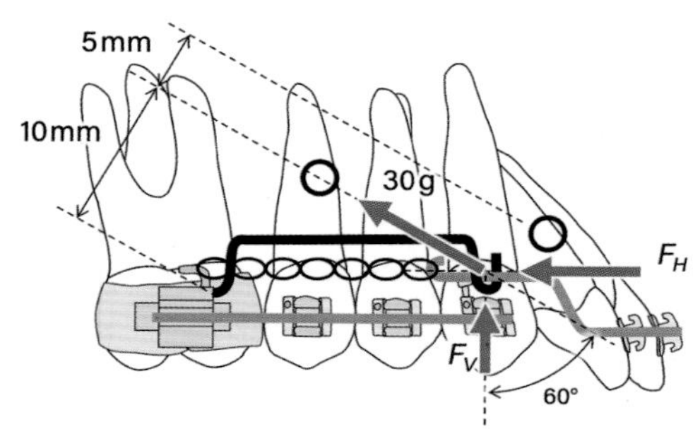

第7章

Deep Bite Correction by Posterior Extrusion

伸长后牙矫正深覆船

“热爱实践而不讲求理论的人，就像没有舵和指南针就登船的水手，永远不知道路在何方。”

—— Leonardo da Vinci

大多数深覆船患者（垂直向重叠过多）需要通过伸长后牙来治疗。随着面部的生长发育，深覆船可得到稳定、有效的矫正。切牙弓丝产生的压低力使后牙发生旋转和倾斜从而使后牙伸长。下颌牙弓整平伸长、咬合平面角减小，称为“Ⅰ型伸长”。前后牙分离，后牙区行垂直向弹性牵引，称为“Ⅱ型伸长”。将Ⅰ型力学机制与伸长头帽相结合，可为后牙平行伸长提供另一方法。整平弓丝虽可使后牙伸长，临床上却难以控制。上颌放置过大Spee曲线或下颌放置反Spee曲线弓丝，会带来不必要的转矩问题。牙弓的完全整平是一种正畸方法，但在生物学上并不一定有效。

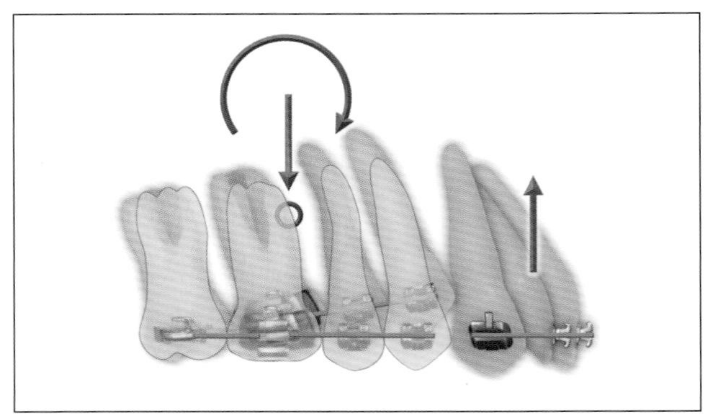

图7–1 Ⅰ型后牙伸长。作用于前牙的压低力会对后牙段产生后倾力矩和伸长力。

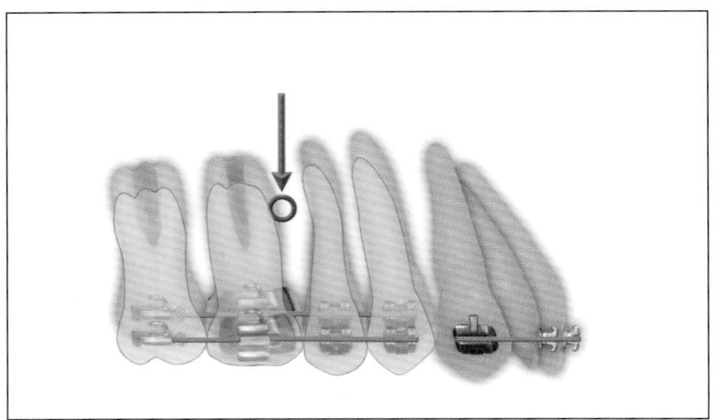

图7–2 Ⅱ型后牙伸长。经过后牙段阻抗中心（紫色圆）的力，可使后牙平行伸长而不发生旋转。

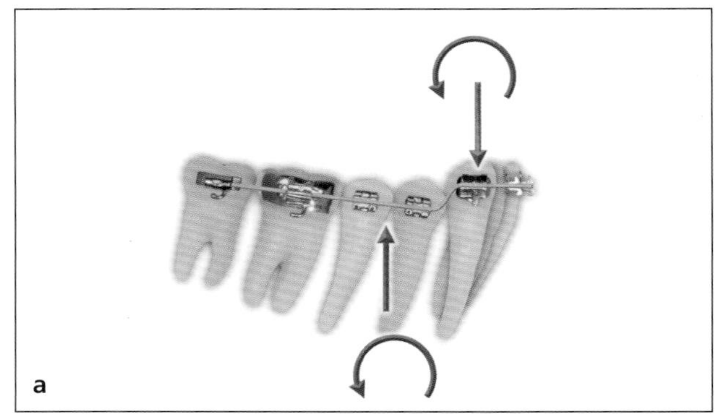

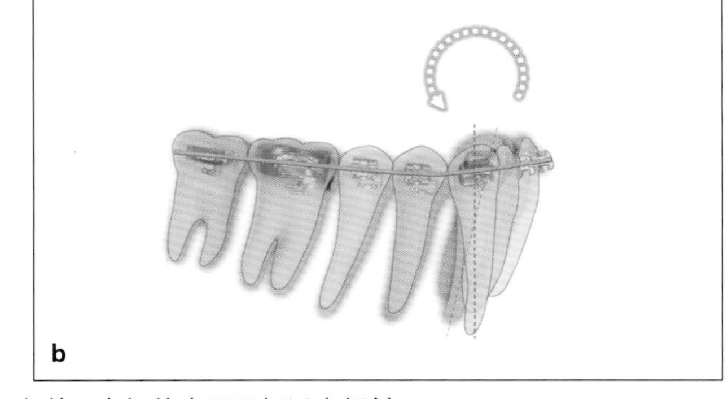

图7–3 直丝弓整平的力系统。（a）后牙段后倾并伸长。（b）前牙力矩使尖牙牙根近中倾斜。

并非所有深覆殆患者都需要压低切牙。压低机制较难运用，压低前应先考虑哪些情况可先通过伸长后牙来矫正。下颌骨生长发育良好或上下颌间距离较大的深覆殆患者可通过垂直向高度的增加来矫正。以下为3种方法以伸长后牙：（1）当牙齿不齐时，牙弓内牙的相互移动；（2）完全排齐之后，殆平面的整平；（3）Ⅱ类或Ⅲ类颌间牵引使得殆平面同时发生改变。

Ⅰ型后牙伸长

后牙段近中倾斜的患者，需要同时对牙进行伸长和旋转（图7–1）。对尖牙或前牙施加压低力时，会在后牙段产生后倾力矩。将旋转和伸长机制同时用于治疗深覆殆时，称为“Ⅰ型后牙伸长”。这是整平牙列时最容易产生的伸长，因为对尖牙或切牙施加的压低力将在后牙段产生旋转力矩（后倾）（参见第6章）。

而有些患者只需伸长后牙段的殆平面并不需要改变其倾斜度。如图7–2的整体伸长（Ⅱ型伸长）。Ⅱ型伸长的力学原理需用特殊方法以消除不需要的后倾力矩。

Ⅰ型伸长最常用于Spee曲线过深的下颌。虽然平直弓丝可以在后牙段产生理想的力矩，但会使尖牙牙根近中移动（图7–3）。有时，将带反Spee曲线的连续弓丝放置于下颌时，可减轻尖牙牙根的近中位移，但由于力值不够精确无法解决问题，而且可能产生副作用，应慎用。

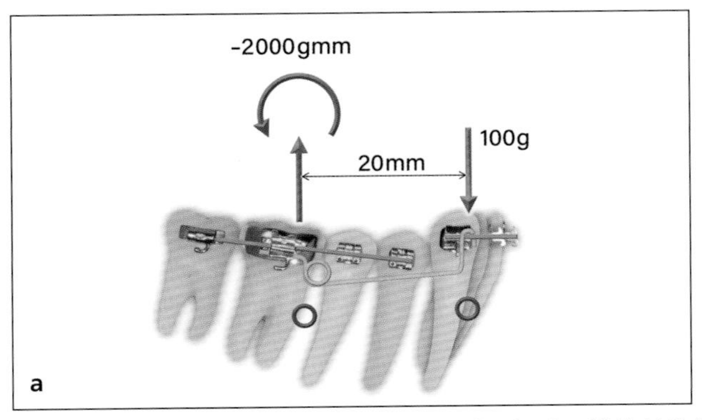

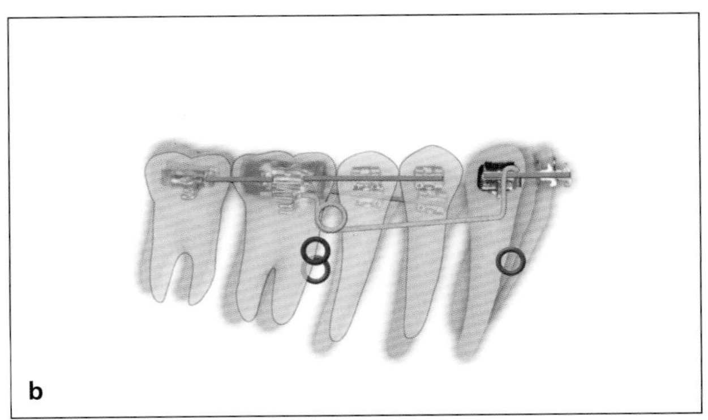

图7-4 三段式后倾（或压低）弓丝。（a）后牙段旋转和伸长的力系统。（b）施加比以往更大的力作用于6颗前牙，前牙的压低量保持在最小。

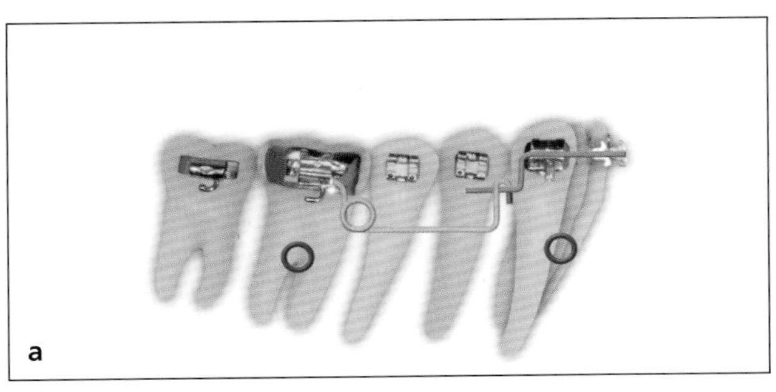

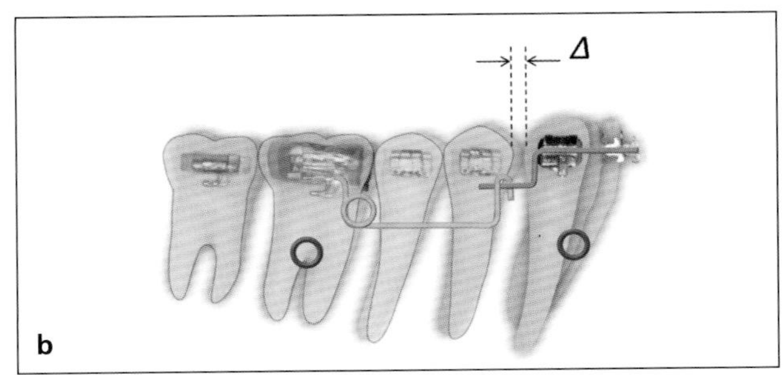

图7-5 后倾后牙。（a）后牙段不插入稳定弓丝，仅在第一磨牙处弯制后倾弯和弹性曲。（b）因为越隔纤维或结扎的钢丝，使前磨牙发生倾斜移动，而非整体移动。尖牙远中无须施加远移力即可出现间隙（Δ）。

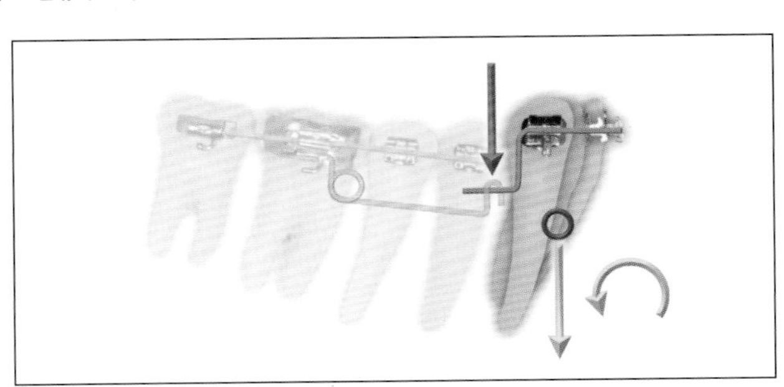

图7-6 在前牙段阻抗中心的远中施加压低力（红色箭头）时，可在切牙不发生唇倾的情况下使其远中倾斜移动。当压低力位于阻抗中心时（黄色箭头），前牙段将被压低及发生轻微舌倾。

第6章讨论的三段式压低辅弓可用于后牙段的伸长和后倾（旋转）（图7-4）。虽矫正器及力系统和压低机制相似，但也区别显著。在压低过程中，力只分布于切牙上，但对于伸长，压低力全作用于6颗前牙。同时，使用较大的力——每侧约100g，而不是30～40g。重点是产生1个足够大的力矩以有效后倾和伸长后牙段。图7-4a显示了1个-2000gmm的后倾力矩。注意，压低力只作用于前牙段的阻抗中心以避免前牙的唇倾。在一些病例中，可通过后倾后牙获得间隙，无须加载远中力。由于越隔纤维和结扎在一起的后牙段，前磨牙会自发地向远中倾斜。后倾曲上的挂钩可向远中滑动，使后牙段向远中移动（图7-5）。因此，产生的间隙有利于下颌中度拥挤牙列的排齐。与大多数连续弓丝不同的是，此压低力作用于前牙段阻抗中心的远中，不会发生下切牙的唇倾（图7-6）。这确保了切牙不发生唇倾的同时有更大范围的远中移动。舌弓或横腭杆（TPA）有助于维持弓形、牙弓宽度和磨牙的颊舌向倾斜。

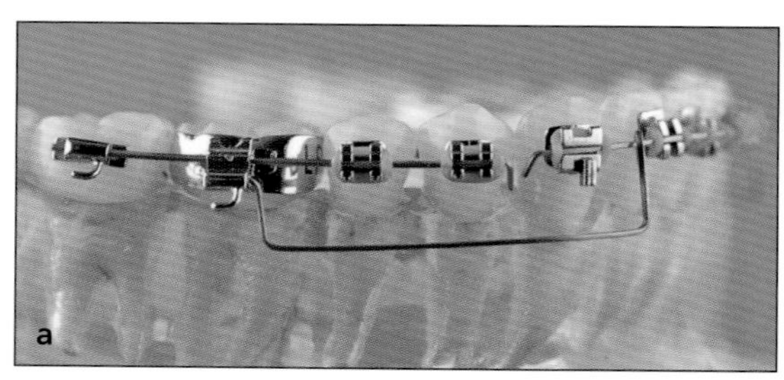

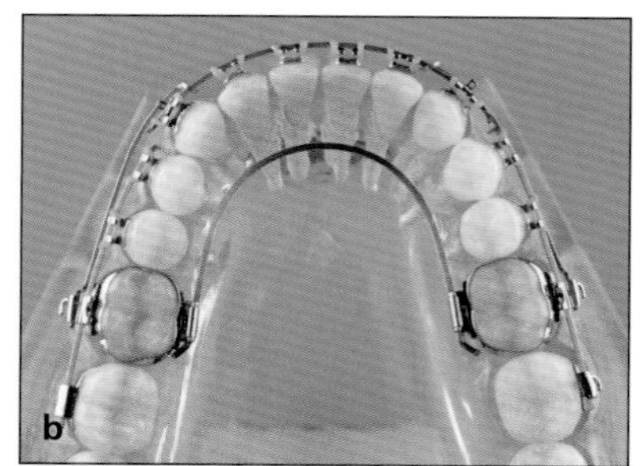

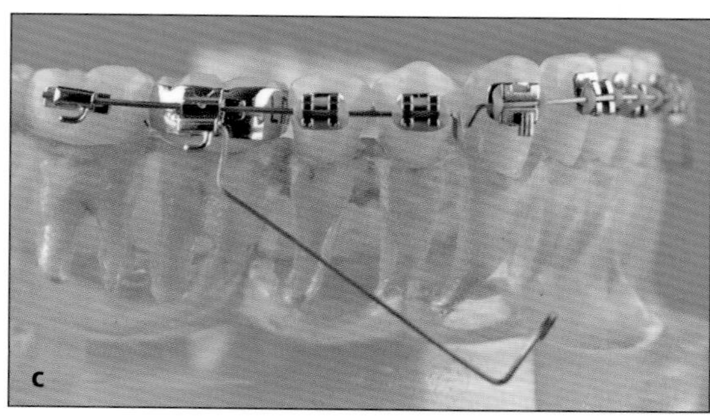

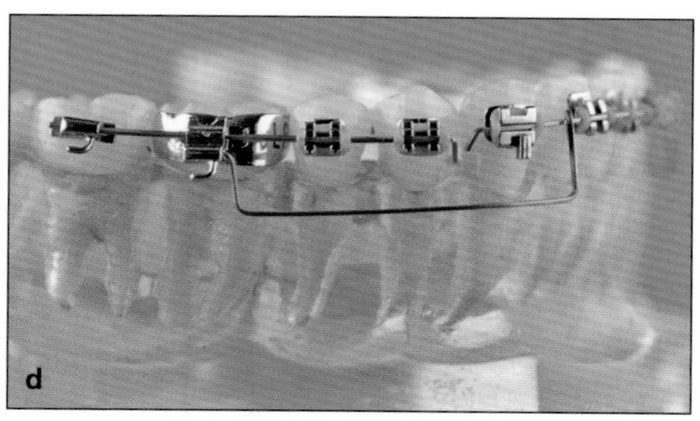

图7-7 三段式后倾（压低）弓的组成：（a）后牙段、前牙段及后倾（伸长）曲。（b）被动式舌弓用于稳定后牙左右两段。（c）非激活形态。（d）激活形态。

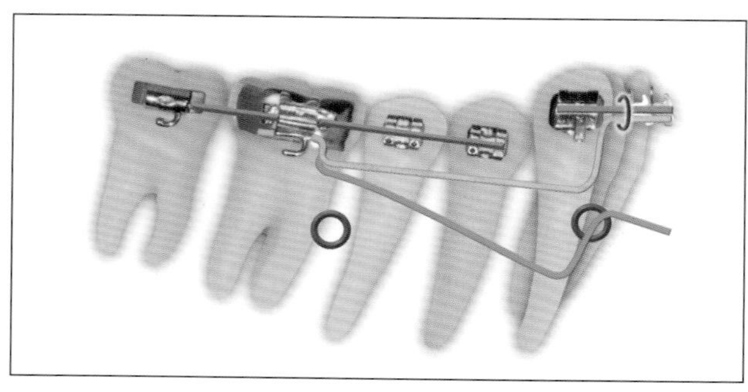

图7-8 如果后牙无须远移，采用连续型后倾曲弓，仍可实现对前牙区力的控制。

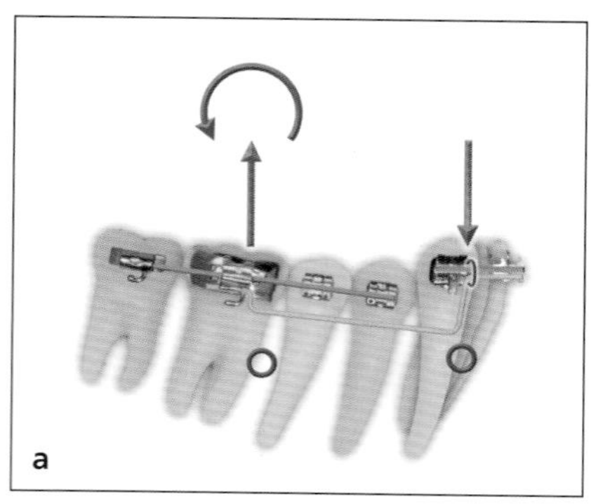

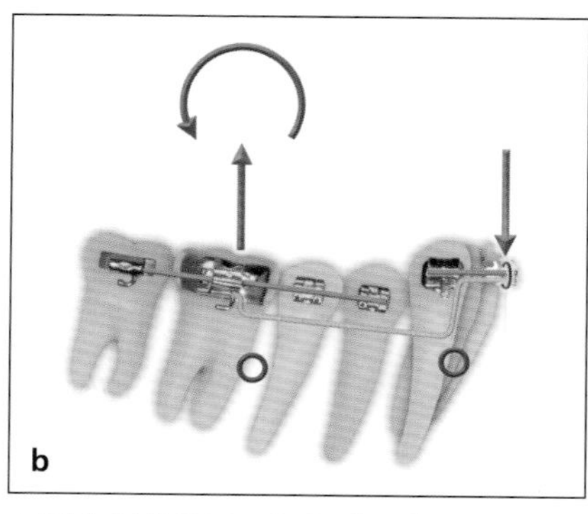

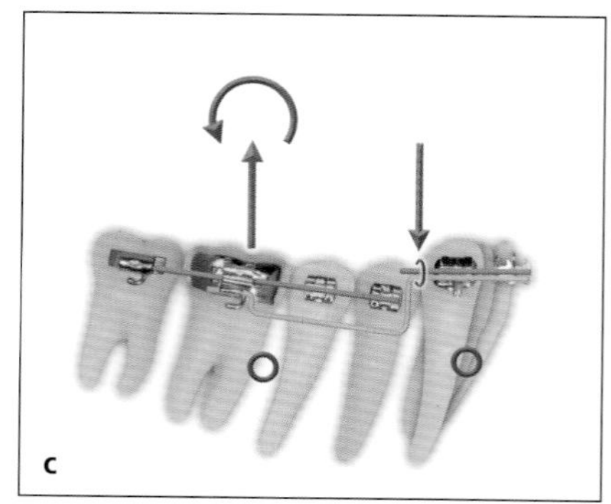

图7-9 前牙区施力点位置的变化：压低力可分别位于（a）通过阻抗中心、（b）阻抗中心近中、（c）阻抗中心远中。施力的位置不仅影响切牙唇倾度，也影响后牙段的旋转，前牙压低力越靠前后牙段发生的旋转越大。

图7-10 （a）深覆㿻患者的托槽难以正确粘接。（b）上颌牙弓粘接1个暂时性平面导板（图中未显示），用连续的后倾弓以伸长和旋转后牙。

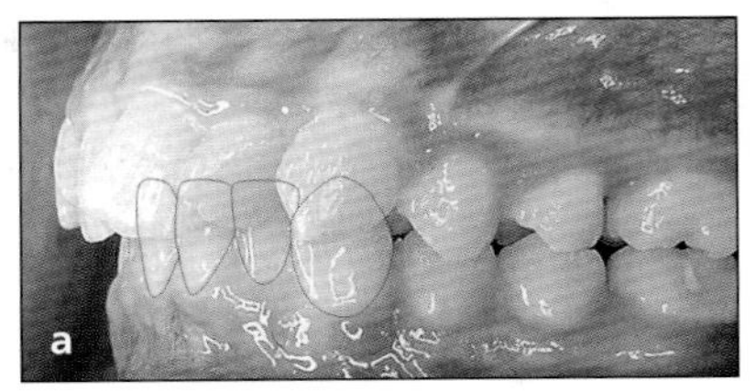

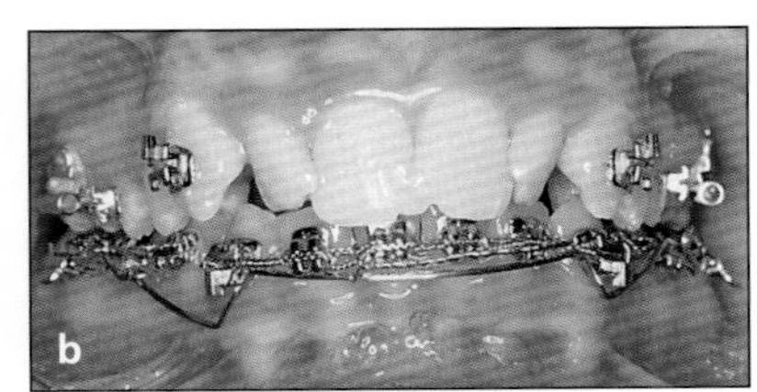

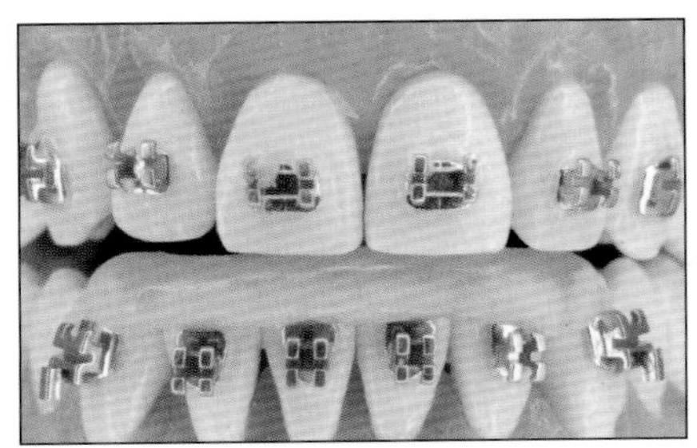

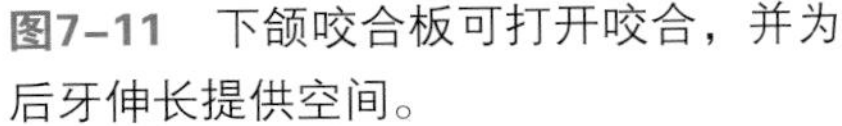

图7-11 下颌咬合板可打开咬合，并为后牙伸长提供空间。

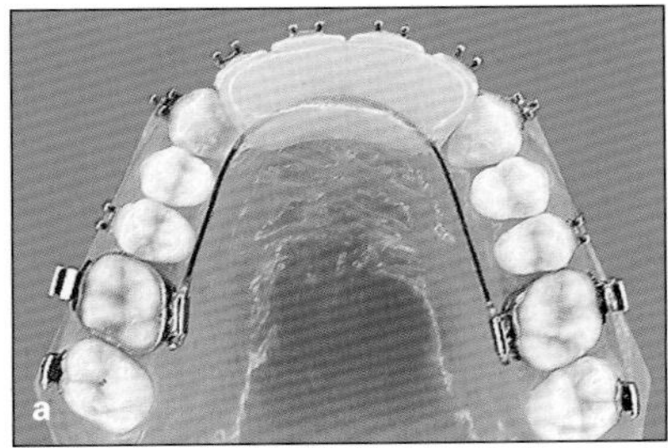

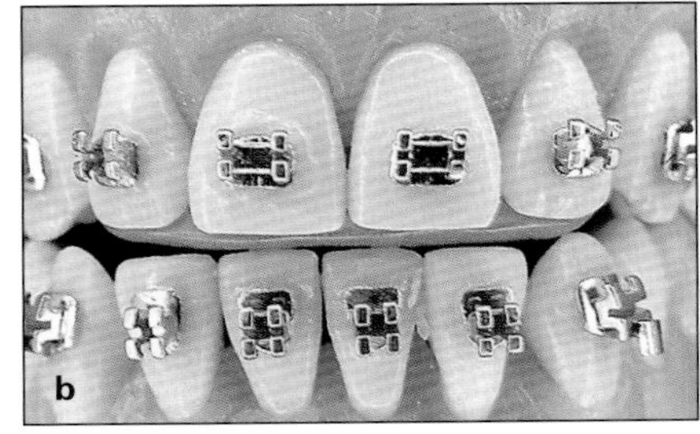

图7-12 （a和b）上颌咬合板易粘接在腭部马蹄形弓丝上，其可直接在口内制作或技工室加工完成。

三段式后倾弓（Ⅰ型伸长或压低辅弓）包括后牙段（舌弓相连的左右两段）、前牙段和左右后倾伸长曲（图7-7）。如果后牙无须远移，采用从右至左磨牙辅弓管的连续后倾曲弓丝（无滑动钩）以简化设计（图7-8）。施加在切牙上的着力点可更靠近阻抗中心或切牙托槽（图7-9）。力的作用位置不仅影响切牙的唇倾度，而且影响后牙段的旋转，相对于后牙的伸长后移，切牙的压低力越靠前，产生的后牙旋转力越大。

只使用弓丝和托槽较难整平深覆㿻患者的下颌牙列，因为咬合力常使下颌切牙托槽脱落。图7-10显示了放置于磨牙辅弓管的Ⅰ型连续压低辅弓。在切牙中线处施加一压低力（150g），可使后牙发生伸长和旋转。在上颌牙弓暂时粘接固定平面导板可防止下颌前牙区托槽的脱落。一旦下颌牙弓伸长整平（约10周后）应立即去除平面导板。

Ⅱ型后牙伸长

在后牙㿻平面保持稳定的情况下，排齐过程中后牙段的伸长和旋转比平行伸长容易得多。Ⅱ型整体伸长的力学机制需要垂直力并且要避免颌内力矩的产生。不利的力矩可能来自切牙段的台阶、下颌的Spee曲线及几乎所有类型的切牙压低力。

Ⅱ型后牙伸长的矫正原理主要是依靠前牙平面导板使后牙咬合分离，促使后牙自行萌出伸长，或者使用垂直向弹性牵引使后牙伸长。下颌咬合板打开咬合可为后牙伸长提供空间（图7-11）。通常不使用连续弓丝，以便分离的上下颌后牙段可作为整体一起伸长。上颌牙弓中的平面导板可与腭弓相连（图7-12）。图7-13为一名前牙深覆㿻的生长型患者。使用前牙平面导板和垂直向弹性牵引，并通过上颌后牙段的平行伸长以矫正前牙深覆㿻（图7-13d～f）。上颌弓丝被切断以利于后牙的平行伸长。图7-13g和h显示了治疗前后的头颅侧位X线片。

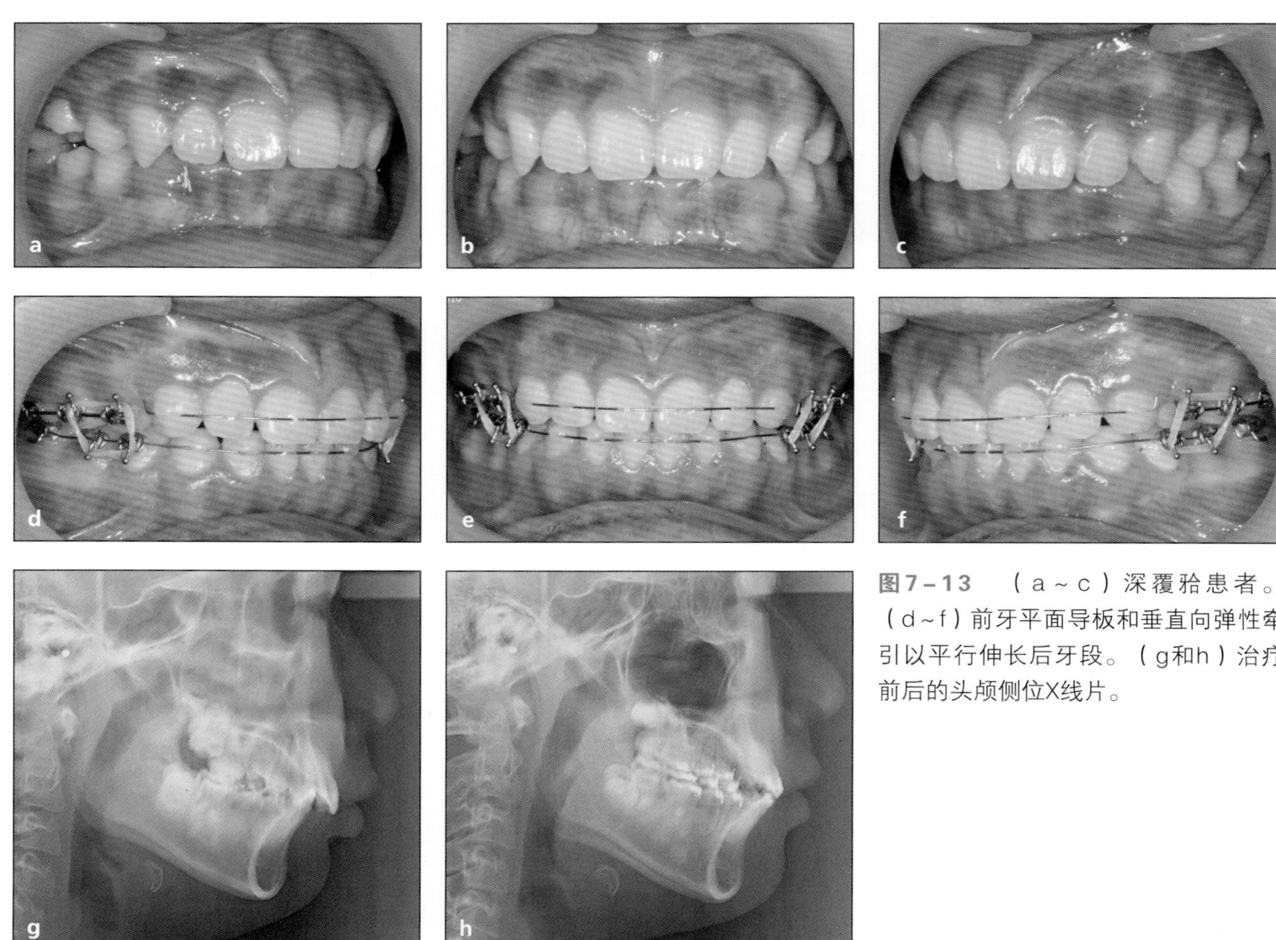

图7–13 （a～c）深覆殆患者。（d～f）前牙平面导板和垂直向弹性牵引以平行伸长后牙段。（g和h）治疗前后的头颅侧位X线片。

咬合板就位后，后牙发生分离。根据错殆畸形类型的不同，后牙段可以作为整体一起加力（图7–14），也可个别牙齿单独加力（图7–15）。如果需要整体伸长，垂直向弹性牵引需通过牙段的阻抗中心。弹性牵引会使上颌殆平面变平、下颌后牙殆平面变陡（图7–14）。有时牵引方向偏向Ⅱ类或Ⅲ类牵引或力不通过阻抗中心时，应注意仔细评估牙移动的方向以尽量减少问题的出现。综上，通过Ⅱ型伸长来矫正深覆殆，是依靠上下颌的垂直向弹性牵引，而不是弓丝之间相互的力学作用，避免了不利力矩的产生。

此方法也可能会产生副作用。例如，牵引力位于阻抗中心颊侧，则后牙可能会向舌侧倾斜。如果短时间内使用，问题不大。因此为了控制牙弓宽度，建议使用舌弓。

图7–16a为上下颌牙弓不调的深覆殆病例，注意尖牙和第一前磨牙托槽之间的台阶。后牙因咬合板（图7–16b中的粉红色部分）分离，使上下颌的后牙区产生间隙。箱型牵引（绿色）的合力接近上下颌后牙的阻抗中心。在不改变后牙殆平面倾斜度的情况下，后牙得以伸长（图7–16c）。

需要支抗控制时，使用纤维增强复合材料（FRC）带比稳定弓丝更有利（图7–16d）。这里的不同之处在于上颌，如果尖牙和第一前磨牙之间有台阶，则只在上颌牙列粘接托槽。对于有些患者，深覆殆应在早期予以矫正，一种方法是在粘接托槽前使用FRC带并施加垂直向牵引（图7–16e～g），之后去除FRC带并粘接托槽以便后续治疗。

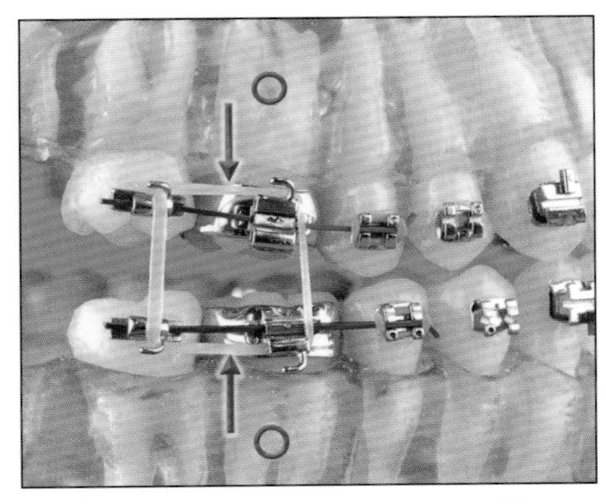

图7-14 后牙因咬合板分开，并用稳定的弓丝以使后牙整体伸长。弹性牵引力到阻抗中心远中的合力（红色箭头），用于伸长和旋转后牙。

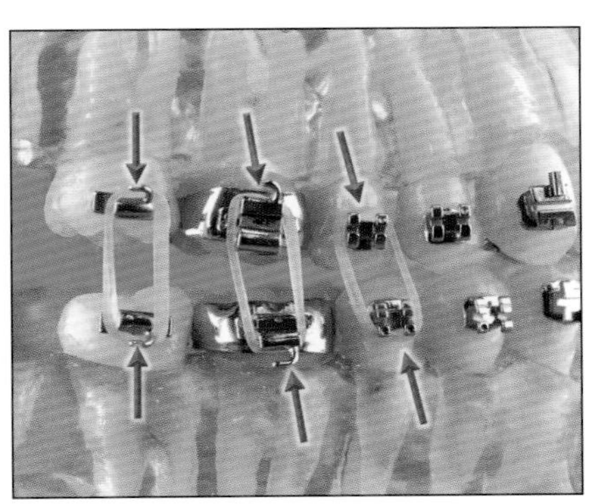

图7-15 当需要单独移动后牙以实现最大牙尖交错时，可不用弓丝连接，直接个别牙齿单独加力。

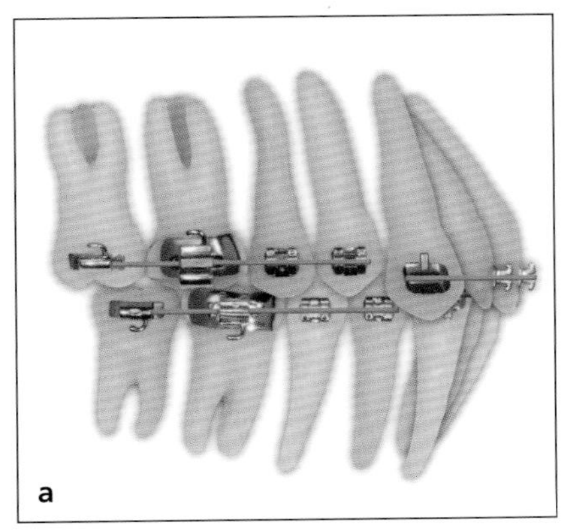

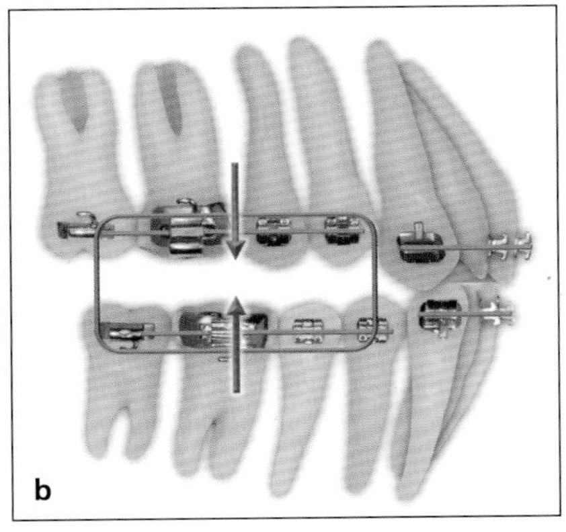

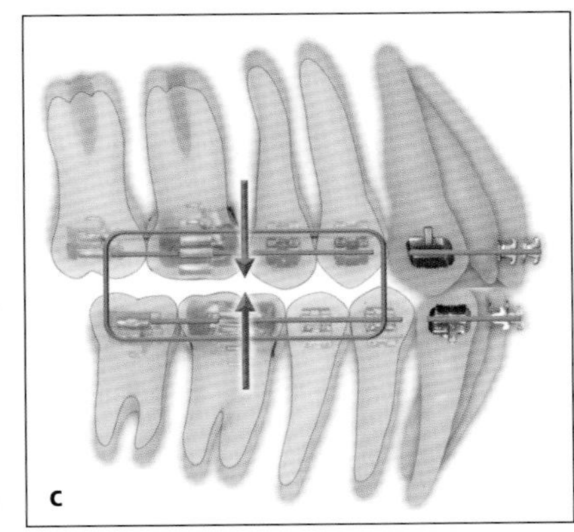

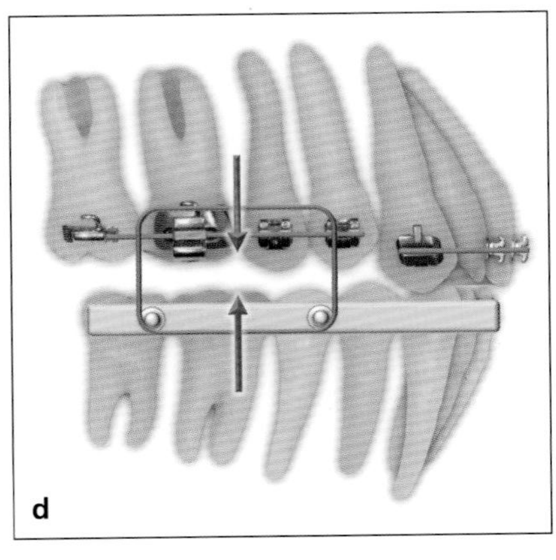

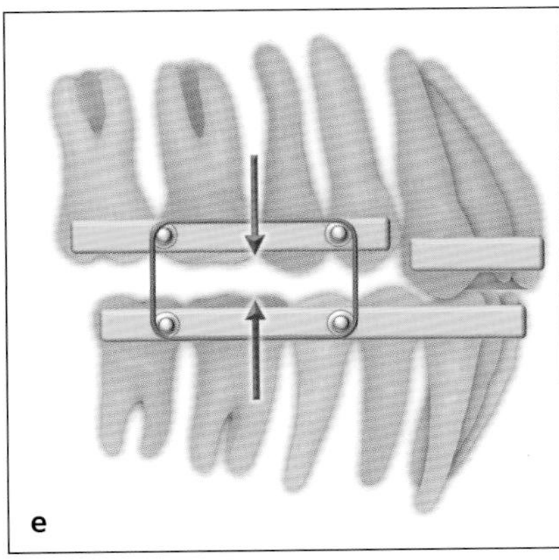

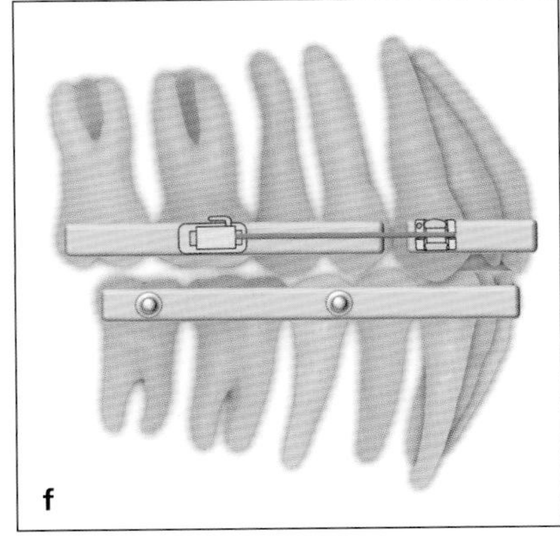

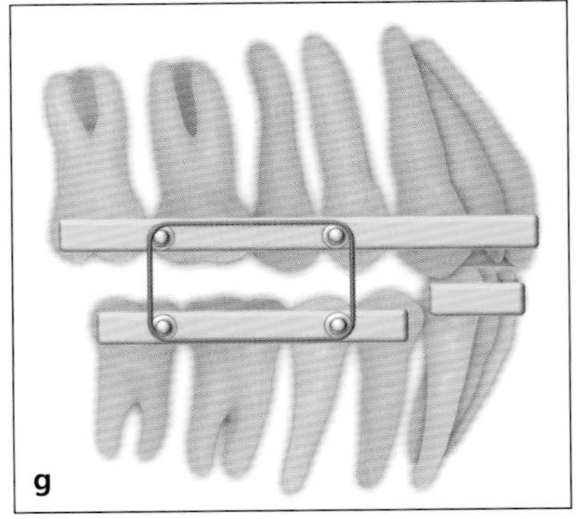

图7-16 （a）通过在上下颌牙弓行Ⅱ型伸长以矫正深覆殆。（b）后牙因咬合板（粉色）分开，并使用箱型弹性牵引（绿色）。合力（红色箭头）靠近后牙段的阻抗中心。（c）在不改变后牙段牙平面倾斜度的情况下，伸长后牙段。（d）如果台阶仅出现在上颌牙弓时，可使用FRC带增强下颌全牙弓支抗。（e）FRC可在粘接托槽前使用以矫正早期的深覆殆。（f）深覆殆矫正后，需使用连续弓丝来保持伸长的效果。（g）如果台阶出现在下颌牙弓时，可使用相同的原理以放置FRC带。

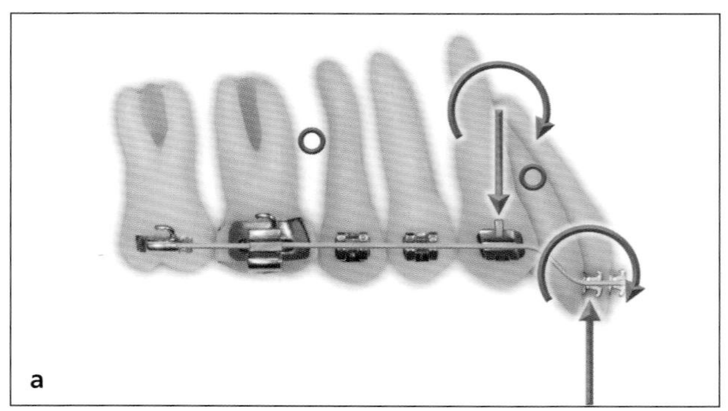

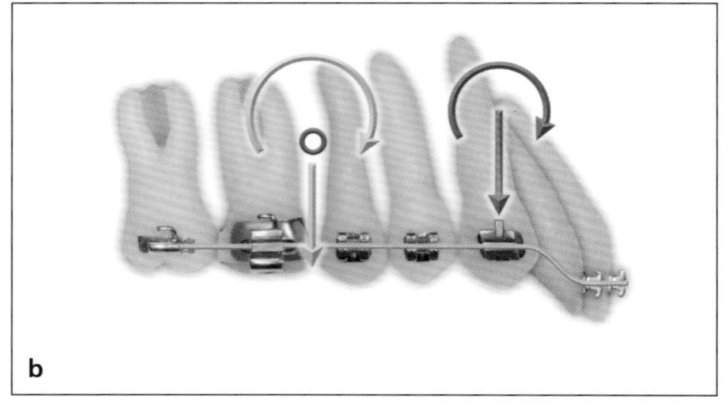

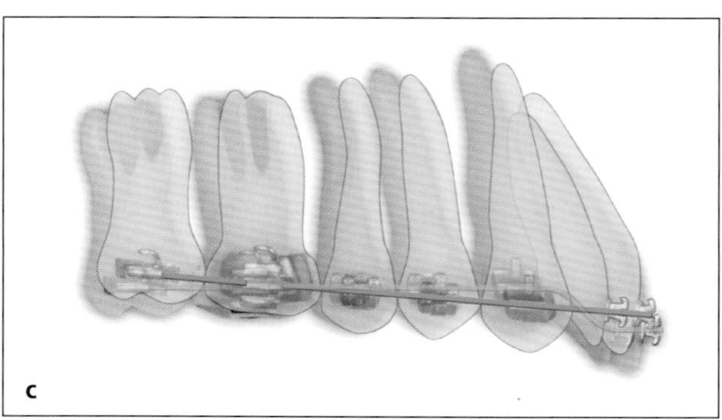

图7-17 使用连续弓丝整平深覆𬌗。（a）红色箭头显示托槽上牙齿的受力情况。（b）前后阻抗中心的等效应力。此时后牙段的力矩较大，是因为尖牙的伸长力与后牙阻抗中心的垂直距离较大。（c）后牙段的旋转和伸长，使𬌗平面变陡，伴随前牙段的压低。

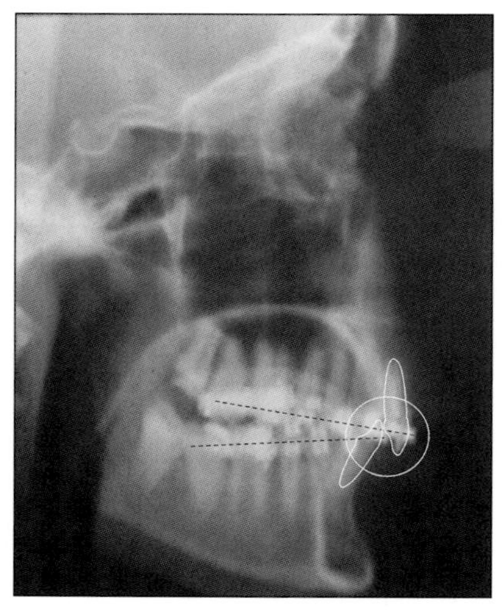

图7-18 使用连续弓丝整平深覆𬌗。注意上颌倾斜的𬌗平面和下颌较直的𬌗平面（虚线）。前牙区的垂直向重叠（或深覆𬌗）未及明显改善（圆圈）。

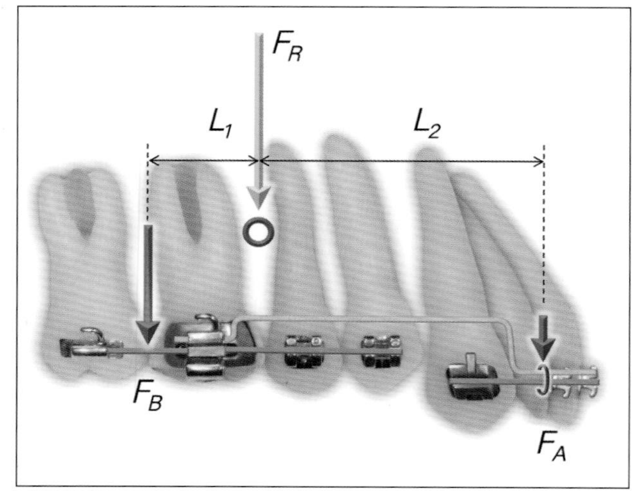

图7-19 后牙平行伸长可在后牙阻抗中心的远中加载伸长力（F_B）来实现。由于L_1较短，所以需要较大的力值F_B以平衡前牙段的压低力（F_A）产生的力矩。

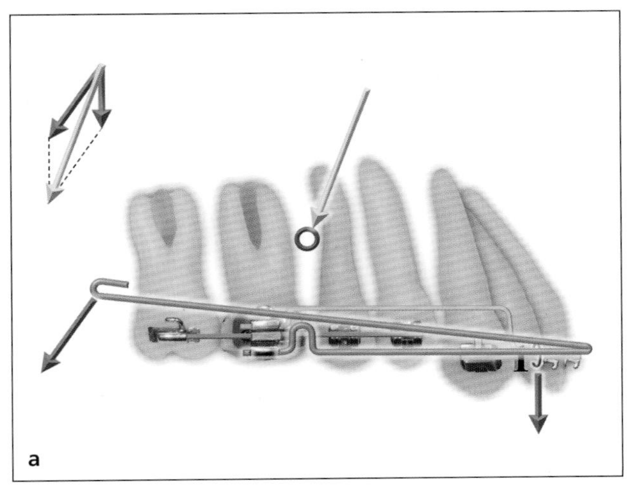

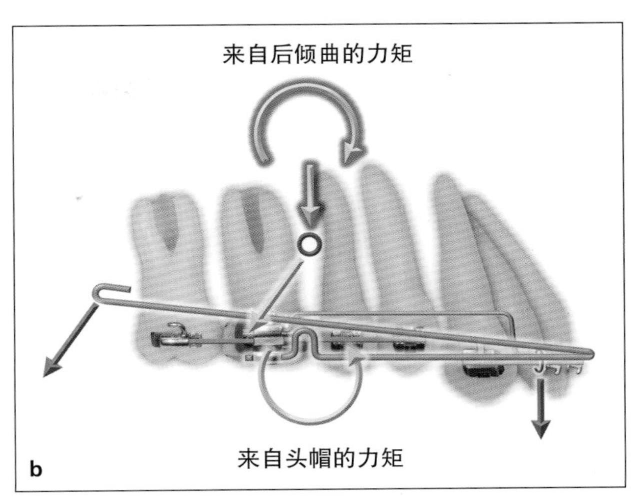

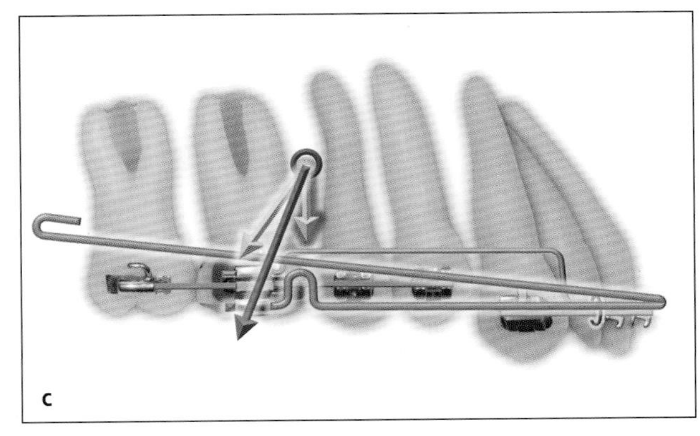

图7-20 尽量向后、向下的低位牵引头帽，可有效平衡来自前牙的倾斜力矩。（a）合力（黄色箭头）通过阻抗中心。（b）低位头帽（黄色箭头）与后倾曲（暗黄色箭头）在阻抗中心处会产生相互抵消的力矩。（c）后牙段的合力（红色箭头）作用于阻抗中心。

如果使用连续弓丝对切牙施加压低力时（图7-17a），后牙将发生伸长和旋转。由于伸长力与后牙段的阻抗中心垂直距离较大，所以旋转不可避免。因此，用等效应力换算，后牙段的阻抗中心处表现为较大的力矩（图7-17b）。结果，䝙平面会因后牙段的旋转和伸长而变陡，同时伴随前牙段的压低（图7-17c）。但使用前后牙的连续性弓丝依然是有利的，我们的主要目标是伸长后牙段，也会发生少量的前牙压低。至少，这可以防止前牙的进一步伸长。但如何避免上颌䝙平面变陡和下颌䝙平面变平的副作用（图7-18）？后牙的整体伸长可通过在后牙段阻抗中心的远中加载1个伸长力（F_B）来实现（图7-19）。为了使合力通过阻抗中心（后牙段平移所需），在阻抗中心周围测量的前后牙段的力矩之和必须为零。此时垂直牵引存在问题，因力臂的长度有限（图7-19中的L_I），力值（F_B）应该更大。解决此问题的方法之一是使用低位牵引头帽（图7-20）提供1个尽量向后且直接向下的力。这是一个用于平衡来自前牙倾斜力矩的有效方法。当然，头帽的作用力与前牙的压低力并不能完全平衡，因为切牙区的压低力持续作用，而头帽间断佩戴。注意，如图7-20b和c所示，如果要准确平衡后牙区平行伸长力，需要加载1个通过上颌牙弓阻抗中心向后、向下的作用力。这不是1个瞬间的平衡力，而是一种持续力，需要严格监控患者的进展。

图7-21中的患者同时采用连续型压低辅弓和低位牵引头帽进行治疗。头帽的力是向下、向后的，可产生较大力矩来平衡压低力。该患者处于生长发育高峰期，下颌骨生长良好，大多数的Ⅱ类错䝙畸形和深覆䝙大多为此类病例（图7-21i）。

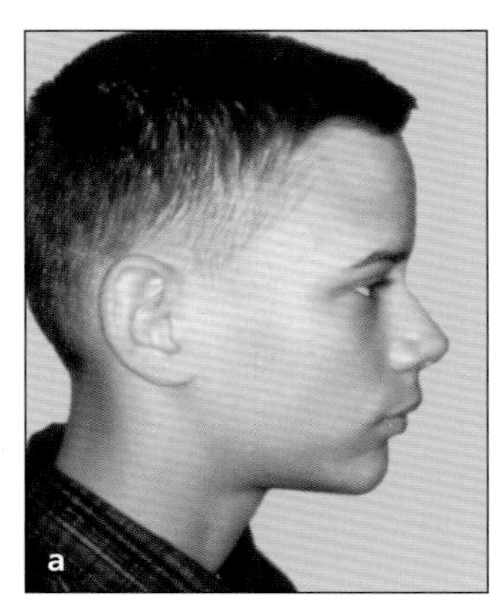

图7-21 用连续型压低辅弓和低位头帽治疗深覆𬌗患者。（a~d）治疗前。（e~h）治疗后。（i）上颌后牙区明显伸长，𬌗平面得以维持，下颌良好的生长发育有助于安氏Ⅱ类错𬌗畸形和深覆𬌗的矫正。

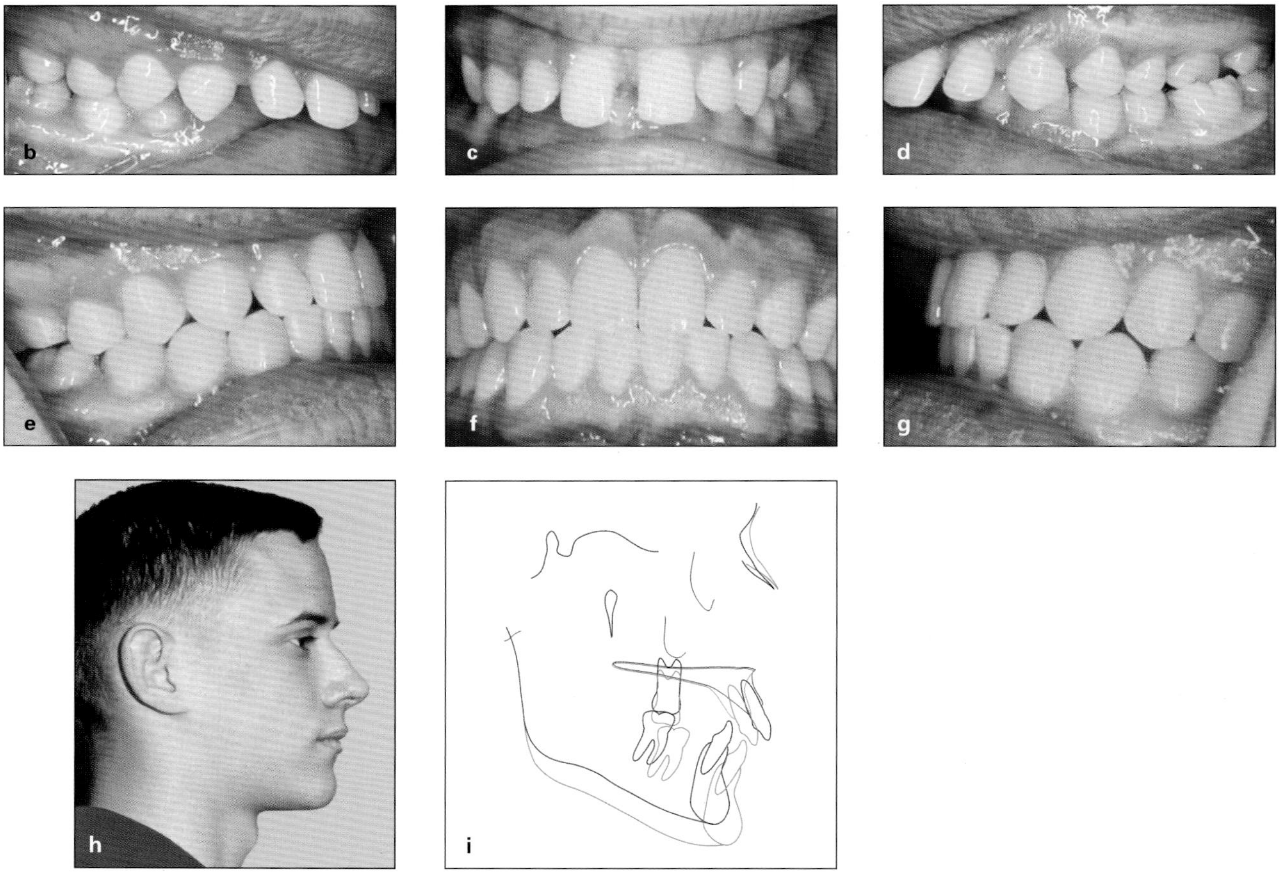

Spee曲线和反Spee曲线

常见深覆𬌗的矫正方法之一是在下颌牙弓放置曲度较大的反Spee曲线弓丝，或者在上颌弓丝中放置曲度较大的Spee曲线弓丝。然而，无论从诊断角度还是从生物力学角度来看，都无多大意义。

从正畸治疗的𬌗平面或咬合曲度目标入手，当然，咬合面并不是平直的，存在一定Spee曲度。如图7-22所示，第一磨牙前方有明显的小曲度。第一磨牙远端的曲度被标出，这是由于第二磨牙在萌出过程中未完全形成的轴向倾斜产生的。在发育后期，上颌第二磨牙牙冠表现出类似的远中向倾斜。

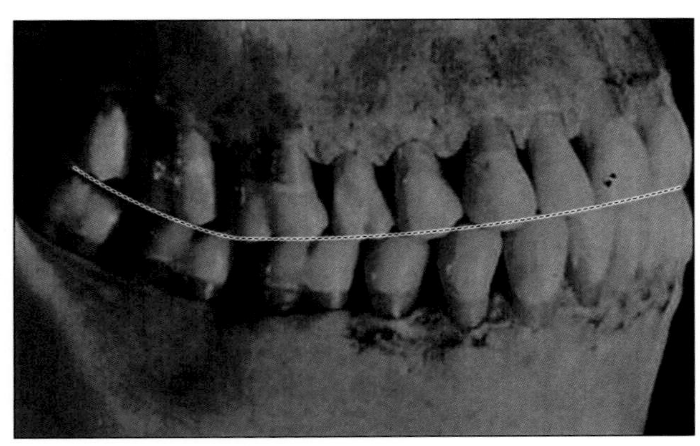

图7–22 自然𬌗平面的Spee曲线。第一磨牙的前方有少许曲度、第一磨牙远端的曲度以及第二磨牙在萌出时的轴向倾斜。

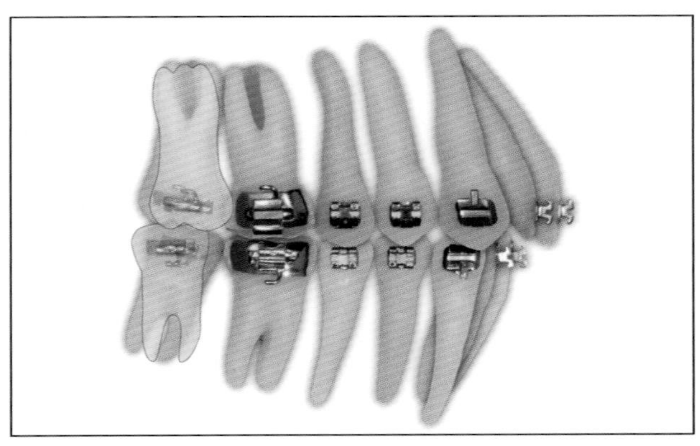

图7–23 由于水平力矩，当上颌第二磨牙向前移动，而下颌第二磨牙向后移动时，使Spee曲线变平，可能会使Ⅱ类错𬌗畸形情况恶化。

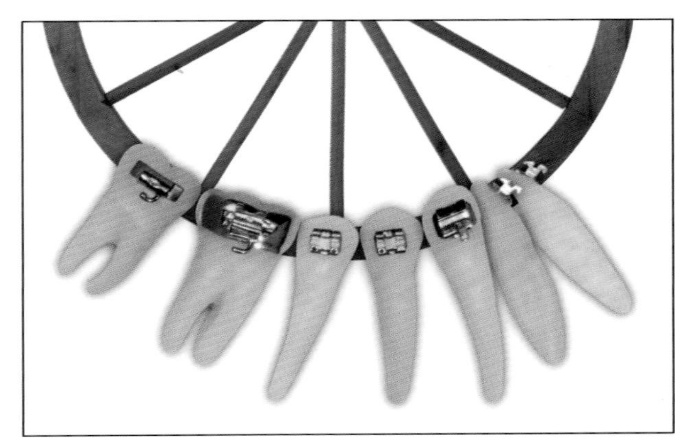

图7–24 对下颌Spee曲线的误解：认为牙齿类似于马车车轮上的辐条。

后牙段的曲度是天然存在的，不应该被整平。随着上颌第二磨牙前移和下颌第二磨牙远移，水平力矩将加剧Ⅱ类错𬌗畸形（图7–23）。那么为什么有些正畸医生认为完成后的牙弓应该把牙齿排列成一个平整的𬌗平面呢？也许是因为无法轻易矫正深覆𬌗，或者是希望在滑动过程中让弓丝在颊管中滑动。当然还有其他合理的生物力学方法在解决深覆𬌗和间隙关闭问题的同时仍保持正常的𬌗平面曲度。

另一种误解与患者下颌过深的Spee曲线有关。假设托槽按照Spee曲度排列，牙根由前向后呈发散状。有人认为，牙齿类似马车车轮上的辐条（图7–24）。然而，在典型的深覆𬌗患者中，牙齿的轴倾斜度都相对正常，深覆𬌗是因为垂直向位置而不是牙齿角度引起的。图7–25中的患者咬合较深，但牙齿角度趋近正常，下颌切牙牙根不像“车轮”模型那样，通过唇侧骨板偏向唇侧。所需要的垂直向牙移动主要是通过伸长或压低牙齿，以及伴随少量的轴倾度变化。如前所述，任何后牙段的伸长均应是平行移动的（Ⅱ型伸长）。因为弓丝上的弧度会产生力矩，所以在此类错𬌗畸形中，下颌牙弓不推荐使用反Spee曲线。

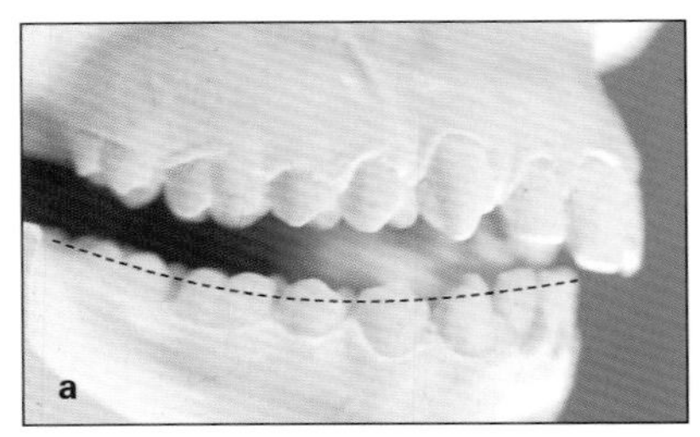

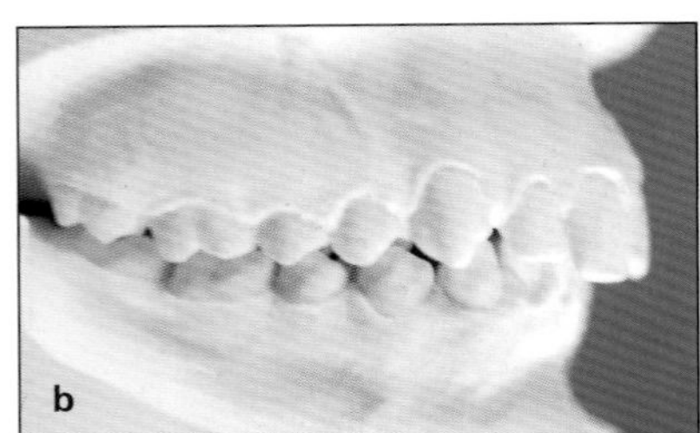

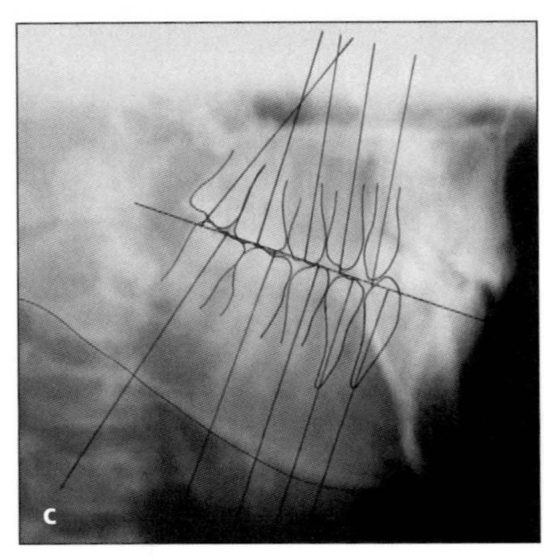

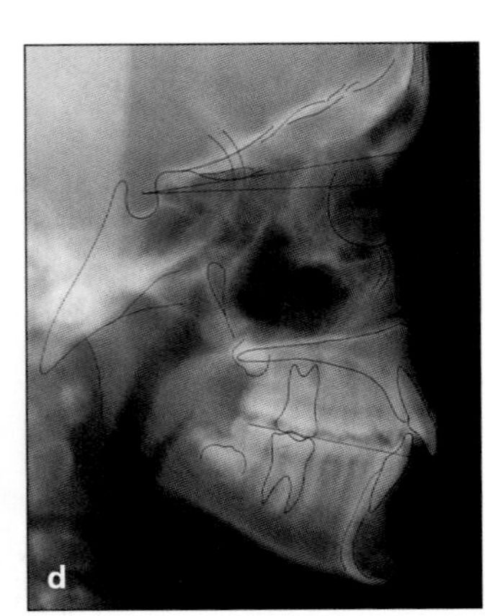

图7-25 患者表现出过深的Spee曲线和深覆殆。（a和b）切牙角度相对正常。（c和d）切牙过度萌出。

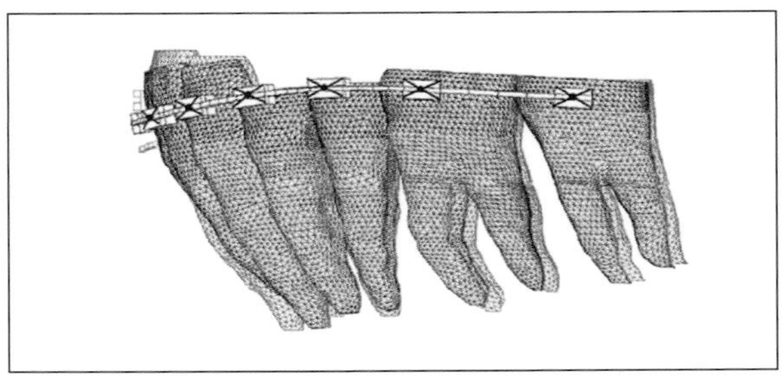

图7-26 反Spee曲线在下颌牙弓的作用。注意，个别牙没有垂直向的变化，但所有牙的牙根都向牙弓中心汇聚。（转载自Kojima和Fukui）

Kojima和Fukui[1]用数值分析的方法研究了在牙弓上放置连续反Spee曲线弓丝的效果（图7-26）。将托槽排成一条直线，反Spee曲线放置于下颌牙弓中。值得注意的是，当所有牙齿的牙根向牙弓中心汇聚时，牙齿没有发生垂直向的变化。这在意料之中，因为位于圆上的均匀曲线传递的是力矩，而不是垂直力。深覆殆可能改善，但牺牲了有利的牙齿轴倾度。

由于深覆殆，假设在下颌牙弓中放置1根过于夸张的反Spee曲线的弓丝（图7-27a），会发生什么样的变化？与图7-25中的患者不同，其存在需要矫正的牙轴倾斜度的问题。拔除第一前磨牙，关闭拔牙间隙时，前后牙区将发生倾斜。

即使在此，也需要考虑到力矩，1个反Spee曲线的弓丝也许是不利的。牙（托槽）的差异仅存在于尖牙和第二前磨牙间。从尖牙近中到第二前磨牙远中，所有托槽排列良好（图7-27b）。现在让我们逐步分析，从问题区域开始——尖牙至第二前磨牙。在这2个托槽间的直丝（Ⅵ级几何构型；参见第4章）会产生大小相等、方向相反的力偶（图7-27c）。假设弓丝末端回弯或将牙齿结扎在一起，牙根产生同时移动。现在整个弓丝上增加曲度，并仅放在这两颗牙齿上（图7-27d）。同样，这也不是问题，因为同时移动牙齿所需的力矩增加了。平直一端或圆的一端将产生相等且相反的力偶。

当弓丝在全牙弓的托槽中同时加载曲度，就会

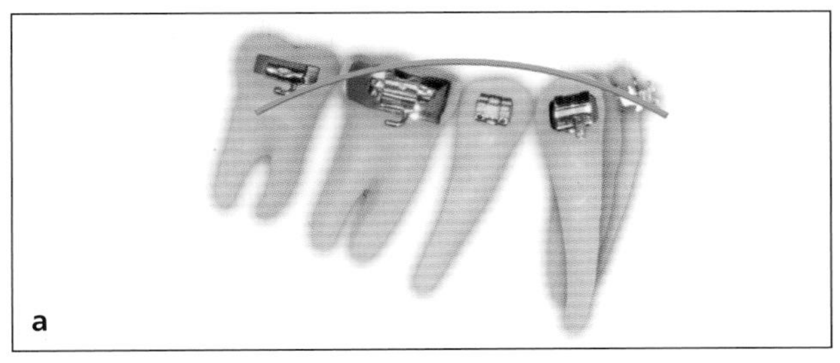

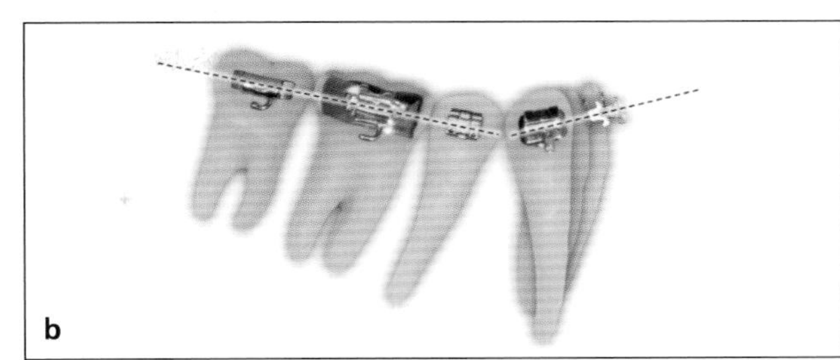

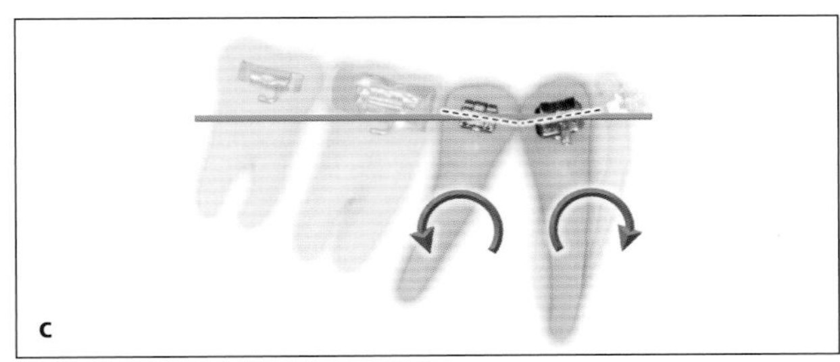

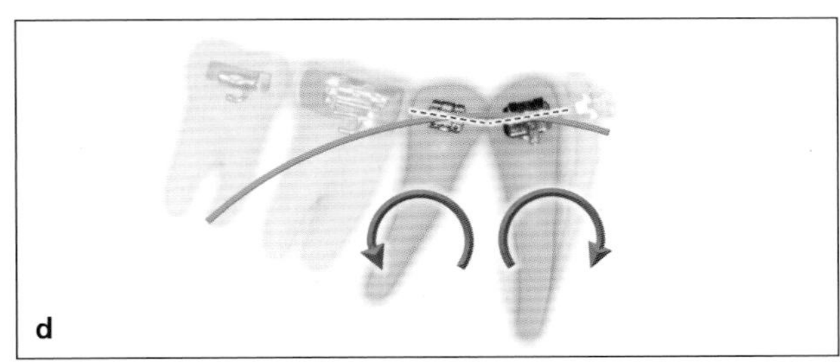

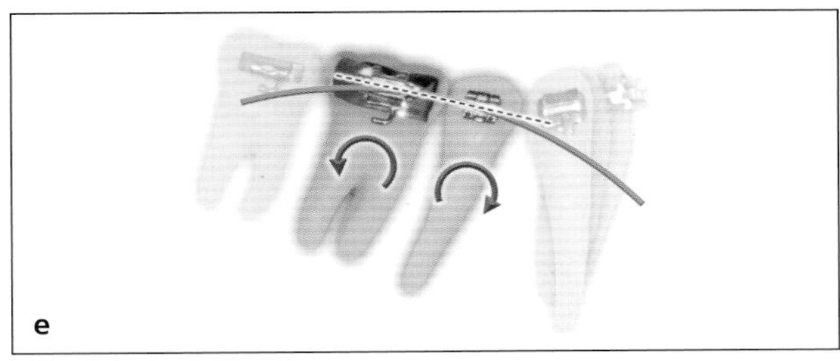

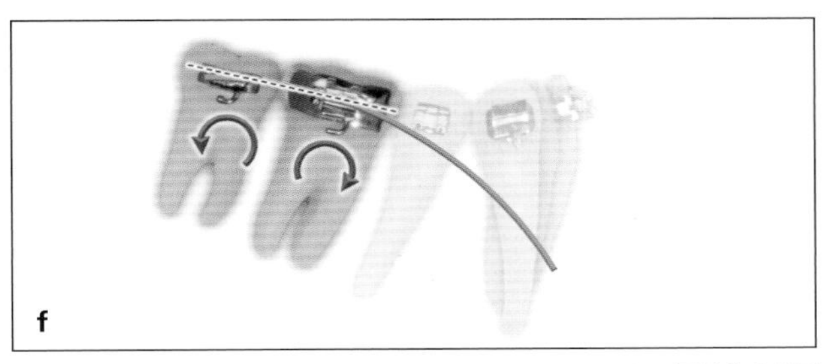

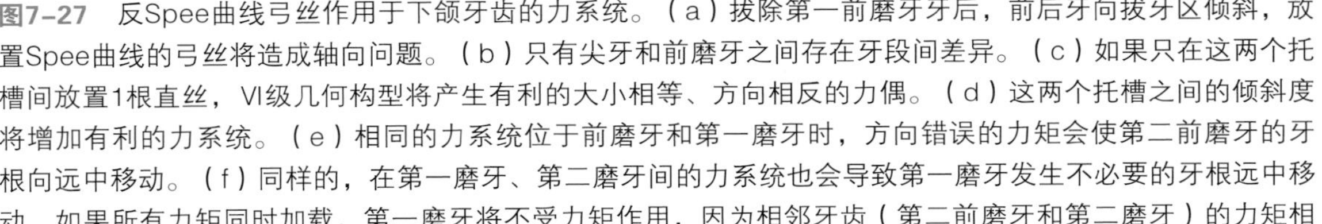
图7-27 反Spee曲线弓丝作用于下颌牙齿的力系统。（a）拔除第一前磨牙牙后，前后牙向拔牙区倾斜，放置Spee曲线的弓丝将造成轴向问题。（b）只有尖牙和前磨牙之间存在牙段间差异。（c）如果只在这两个托槽间放置1根直丝，VI级几何构型将产生有利的大小相等、方向相反的力偶。（d）这两个托槽之间的倾斜度将增加有利的力系统。（e）相同的力系统位于前磨牙和第一磨牙时，方向错误的力矩会使第二前磨牙的牙根向远中移动。（f）同样的，在第一磨牙、第二磨牙间的力系统也会导致第一磨牙发生不必要的牙根远中移动。如果所有力矩同时加载，第一磨牙将不受力矩作用，因为相邻牙齿（第二前磨牙和第二磨牙）的力矩相互抵消。而第二磨牙则会受到不需要的后倾力矩。

出现问题。如图7-27e所示，曲度产生了1个错误方向的力矩，使第二前磨牙的牙根向远中移动，而且第一磨牙和第二磨牙之间的任何曲度（图7-27f）都会产生不必要的牙移动。如果所有力矩同时加载，第一磨牙将不受力矩作用，因为相邻牙齿（第二前磨牙和第二磨牙）的力矩相互抵消。而第二磨牙则会受到不需要的后倾力矩。因此，即使在需要改变牙齿轴倾度的患者中，如果使用带反Spee曲线的连续弓丝，弓丝产生的力矩也可能是错误的。所以，如果使用连续弓丝来治疗此类错𬌗畸形，反Spee曲线应只放置于尖牙和第二前磨牙之间。

在支抗丧失导致牙齿倾斜的拔牙病例中，可以使用连续弓丝（直丝的或带有局部曲度的弓丝）来矫正这个问题。这个机制的作用范围很小，因为弓丝的作用位于尖牙和第二前磨牙之间的一小段托槽间。分段式方法可以有更好的力系统，从而实现简单的控根移动。图7-28a和b为矫正牙齿轴倾度和消除深Spee曲度所需的力系统。弓丝分为前、后两段。1根具有曲度（反Spee曲线）的0.018英寸×0.025英寸的钛钼合金丝位于第一磨牙和尖牙上的辅弓管（图7-28c和d）。托槽间距从5mm显著增加到14mm，可降低力偏差率并产生一恒定的力矩，使其作用范围更广。随着有效的整体运动的实现，每个牙段内良好的轴倾度可保持不变。

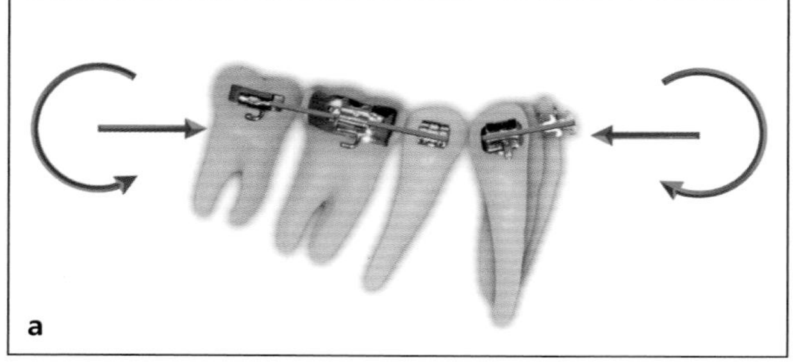

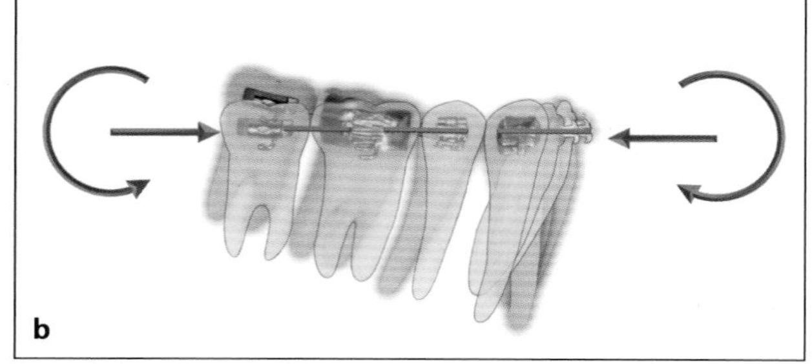

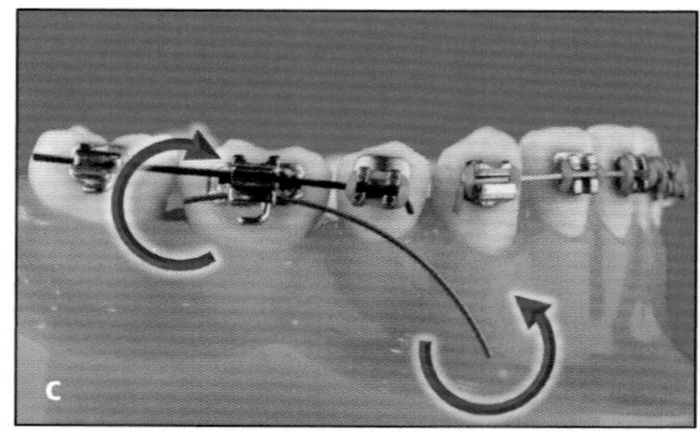

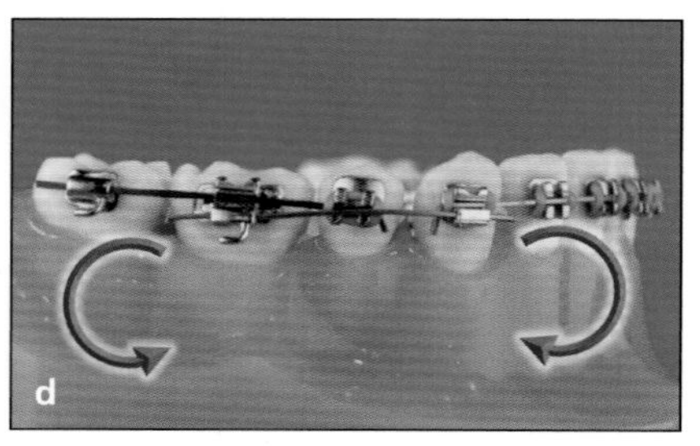

图7-28 来自图7-27中错𬌗畸形，牙弓分为前、后两段。（a）来自正确分段弓丝的矫正力系统（红色箭头）。（b）对作用力的反应。（c）反Spee曲线弓丝未激活形态。这个弯曲度可持续提供矫正所需的力。蓝色箭头表示的是反Spee曲线弓丝的作用力系统。（d）激活形态。红色箭头显示的是作用于牙段上的力系。

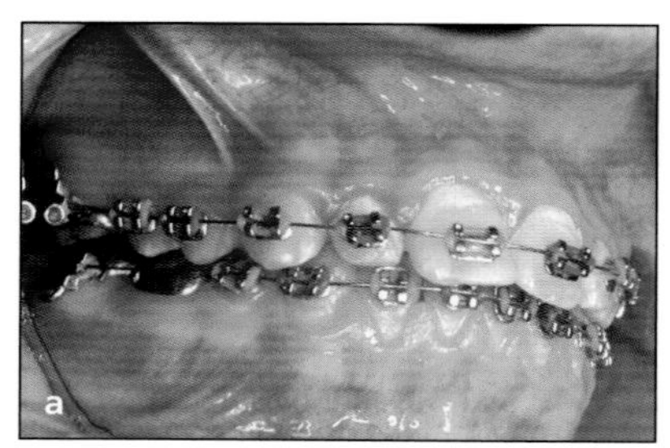

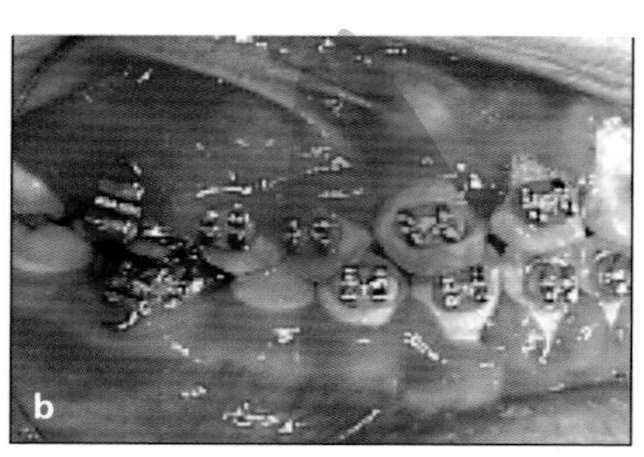

图7-29 （a）患者正畸结束时仍存在深覆𬌗。（b）上颌牙弓放置局部夸张的Spee曲度弓丝，结果导致尖牙和前磨牙牙根接触。

图7-29中的患者，在正畸结束时仍存在深覆𬌗，如果在上颌放置局部带有夸张Spee曲度的弓丝来矫正此类问题，会造成尖牙和第一前磨牙牙根的接触。此局部曲度产生错误的力学系统，主要来源于切牙托槽高度不足从而导致两颗牙垂直向移动不一致。垂直向作用力才是所需要的正确矫正力。

人们常认为整平Spee曲线需要增加牙弓长度。事实上大我认为每整平1mm的Spee曲线，则需要增加1mm的牙弓长度。然而，由于种种原因，这种常规观念是不正确的。首先存在不同类型的Spee曲线，如果牙齿排列正常（图7-30a）无须增加牙弓长度，因为牙齿和托槽只需垂直向移动。关于长度增加的困惑，早期的大部分正畸医生使用1根柔韧的黄铜丝在牙模的咬合面上测量其轮廓。当弓丝拉直时，它就变长了。但是，这种整平及增加的长度与所需空间的多少无关。如果将连续弓丝放入曲线过大的牙弓中，可以看到同样的效果（图7-30b）。插入的弓丝比延长弓丝还短，此类矫正会使前牙散开出现间隙。如果弓丝可以自由向远中滑动，这种延长效应就会消失。

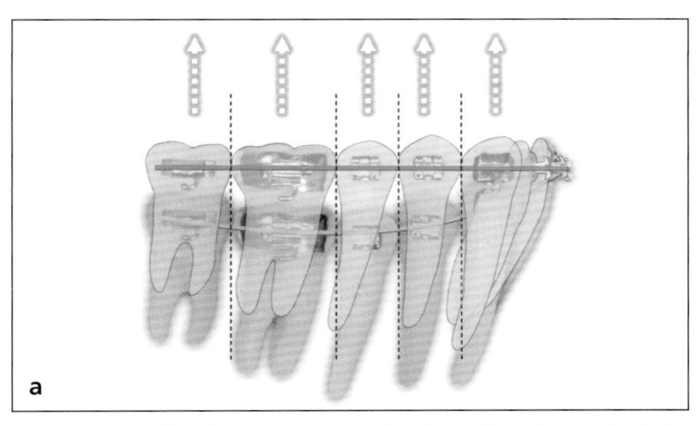

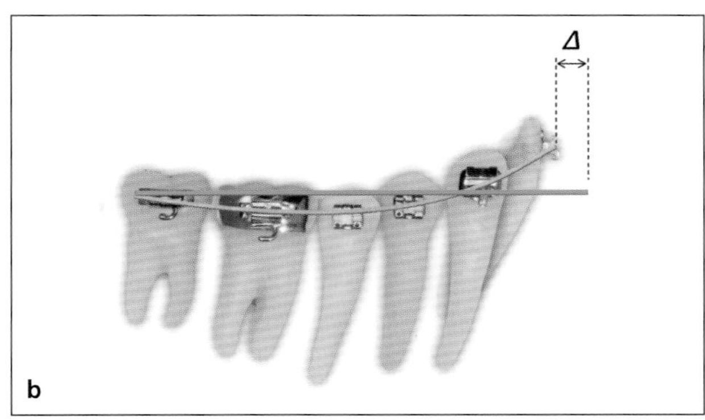

图7-30 整平中的Spee曲线。（a）正常轴倾度的牙齿整平，无须增加牙弓长度。（b）认为间隙需要增加的误区来自有曲度的弓丝和直弓丝的投影长度存在差异（Δ）。这是用连续弓丝整平牙列的局限之处。

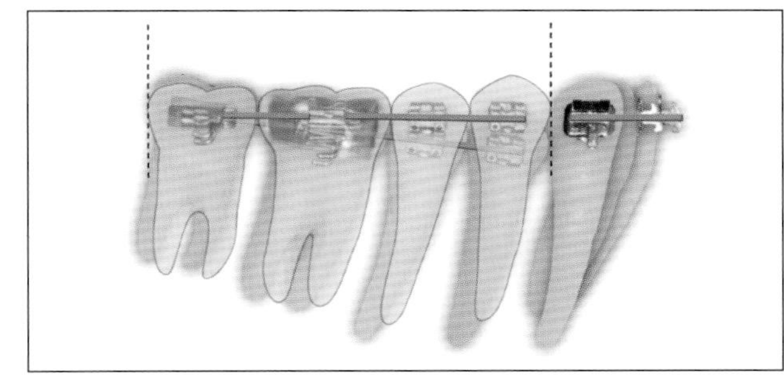

图7-31 对于牙轴不正的后牙进行倾斜移动时，可能需要增加一些牙弓长度，但所需量不大。

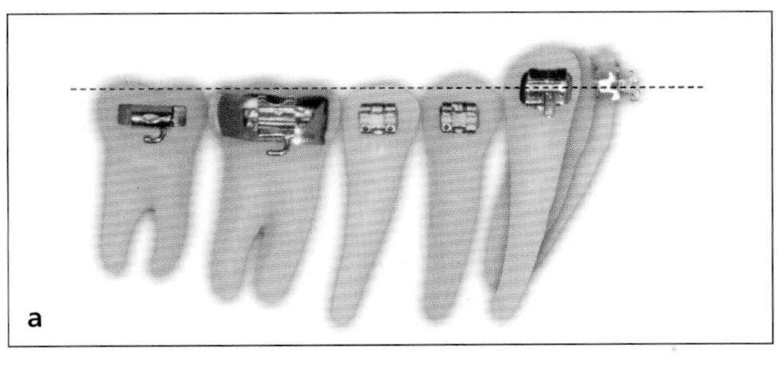

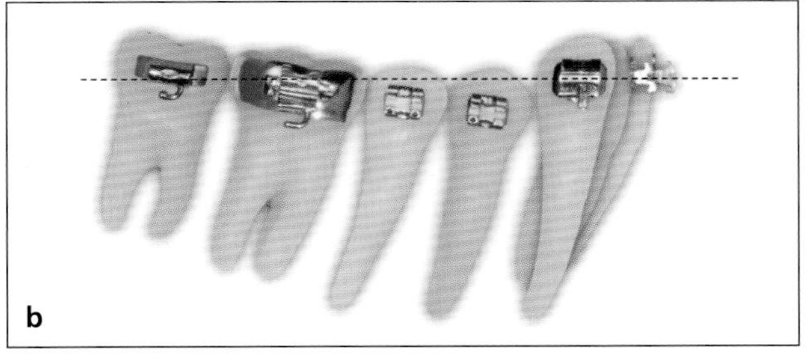

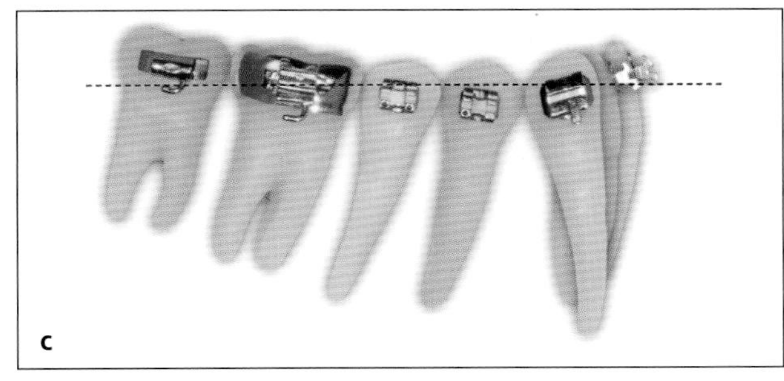

图7-32 许多Spee曲线看似一样，但牙齿位置和所需的生物力学不同。（a）无力矩的平行伸长。（b）后倾的下颌后牙段。（c）位于尖牙和第一前磨牙间大小相等、力矩相反的牙根运动。

对于牙轴不正的牙齿进行倾斜移动时，可能需要增加一些牙弓长度。图7-31中的后牙段近中倾斜，因此需要更多的空间。但即使是这种类型的咬合曲度，此类微小的角度变化也不需要额外的空间。简而言之，增加牙弓长度补偿过深Spee曲线的必要性被夸大了。

有些Spee曲线过深，建议减小，因为牙齿最初的解剖学基础差距很大、生物力学机制有所不同（图7-32）。

注意，图7-32a～c虽然具有类似的殆曲线，但如果观察牙齿轴倾度，则会发现结构上还是大不相同的。

参考文献

[1] Kojima Y, Fukui H. A numerical simulation of tooth movement by wire bending. Am J Orthod Dentofacial Orthop 2006; 130:452–459.

推荐阅读

[1] Andrews FL. The six keys to normal occlusion. Am J Orthod 1972;62:296–309.

[2] Baldridge DW. Leveling the curve of Spee: Its effect on the mandibular arch length. J Pract Orthod 1969;3:26–41.

[3] Braun S, Hnat WP, Johnson BE. The curve of Spee revisited. Am J Orthod Dentofacial Orthop 1996;110:206–210.

[4] Germane N, Staggers JA, Rubenstein L, Revere JT. Arch length considerations due to the curve of Spee: A mathematical model. Am J Orthod Dentofacial Orthop 1992;102:251–255.

[5] Roberts WW III, Chacker FM, Burstone CJ. A segmental approach to mandibular molar uprighting. Am J Orthod 1982;81:177–184.

[6] Romeo DA, Burstone CJ. Tip-back mechanics. Am J Orthod 1977;72:414–421.

[7] Woods M. A reassessment of space requirements for lower arch leveling. J Clin Orthod 1986;20:770–778.

思考题

1. 三段式的后倾（压低）弓可用以竖直和伸长后段。假设在每侧后牙段阻抗中心上需加载-2000gmm的力矩，那么在前牙段的中切牙和侧切牙间需要施加多大的力？

2. 三段式的后倾（压低）弓可用以竖直和伸长后段。假设每侧后牙段的阻抗中心需要-2000gmm的力矩，使后牙向远中移动，那么前牙段需要加载多大的力？比较问题1和问题2中后牙段的伸长力。

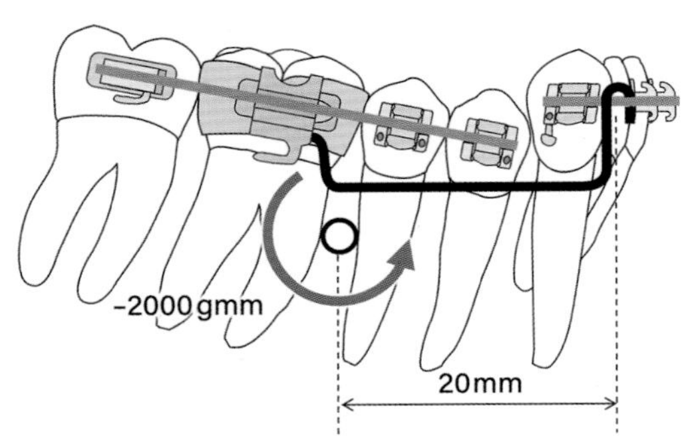

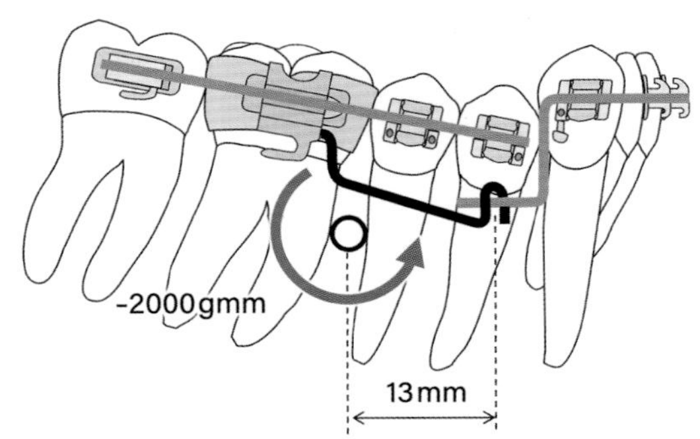

3. 需要-2000gmm的力矩竖直第二磨牙，那么在（a）和（b）中各需要施加多大的垂直力（F_A，F_B）？哪种方式更好？

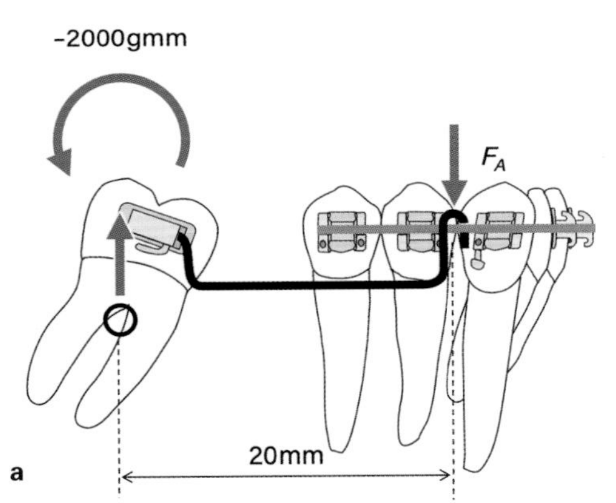

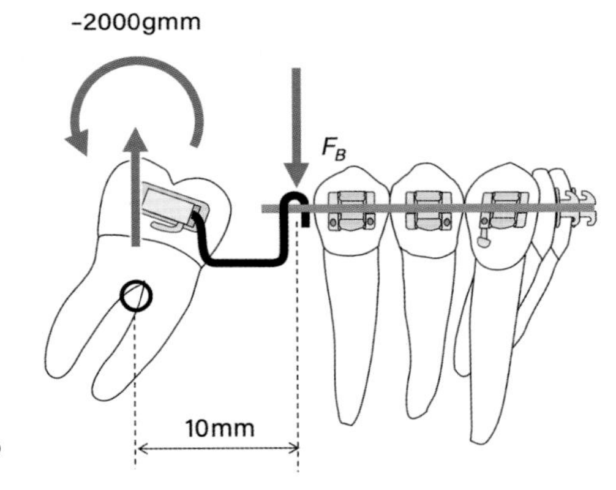

4. 需要50g力以激活三段式后倾弓。（a）、（b）中前后牙段将产生什么变化？

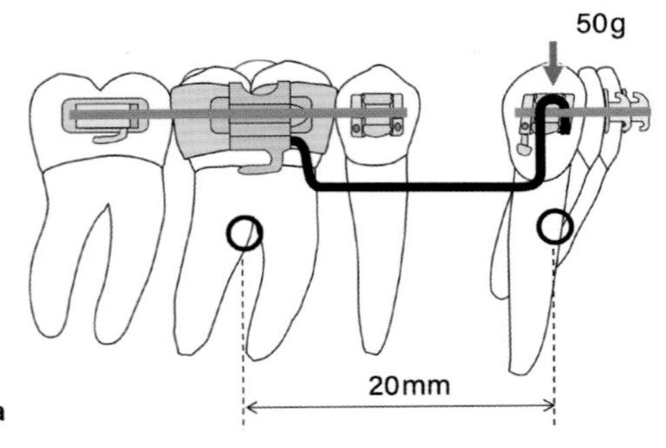

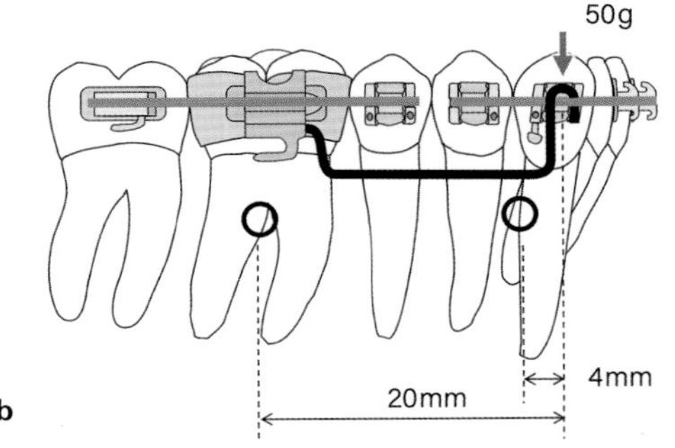

5. 粘接于下颌切牙上的咬合板可用于后牙咬合分离。垂直弹性牵引用于平移上颌后牙段（Ⅱ型伸长）。此方法对下颌牙弓会产生怎样的副作用？如果是这样，对深覆𬌗的矫正有何影响？

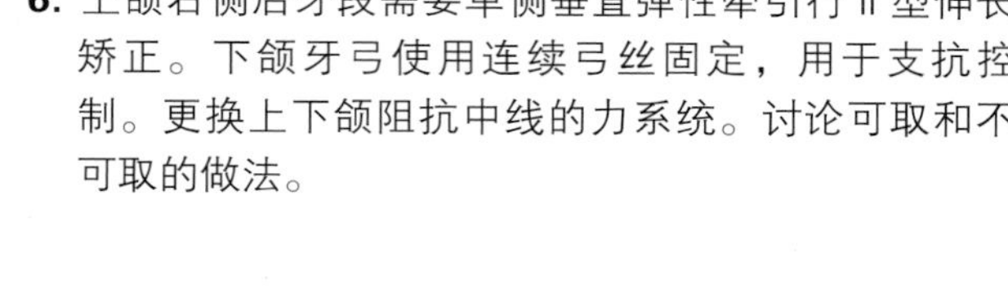

6. 上颌右侧后牙段需要单侧垂直弹性牵引行Ⅱ型伸长矫正。下颌牙弓使用连续弓丝固定，用于支抗控制。更换上下颌阻抗中线的力系统。讨论可取和不可取的做法。

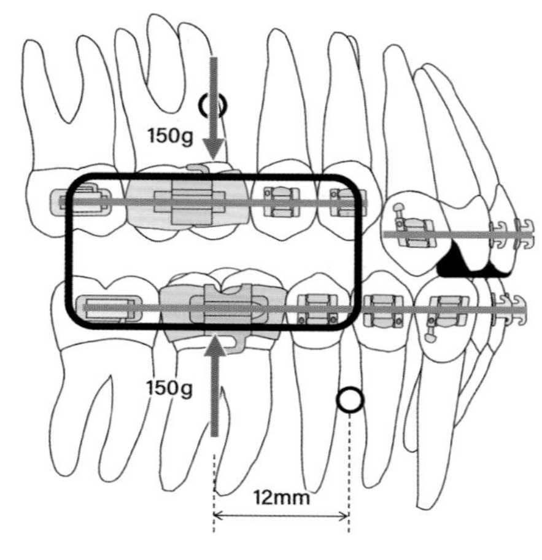

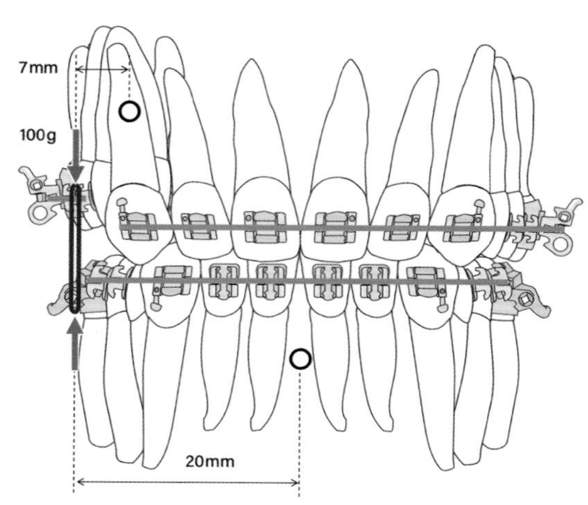

7. 下颌牙弓放置三段式后倾曲及Ⅱ类弹性牵引。当前牙段施加100g的作用力时，找出上颌牙弓、下颌前牙段、下颌后牙段阻抗中心的等效应力值。

8. 在下颌牙弓单侧放置1条反Spee曲线弓丝。每两个托槽之间的测量力矩值依次给出（例如，第一磨牙、第二磨牙）。力矩因不同的牙齿角度和托槽间距而不同。将尖牙、第二前磨牙、第一磨牙和第二磨牙的总力矩相加。忽略任何无关的垂直和水平力及尖牙前面的力矩。每颗牙上的力矩都是均匀的吗？请讨论其影响。

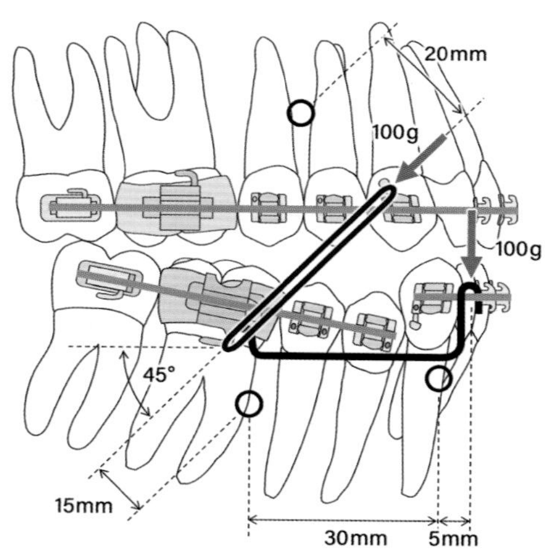

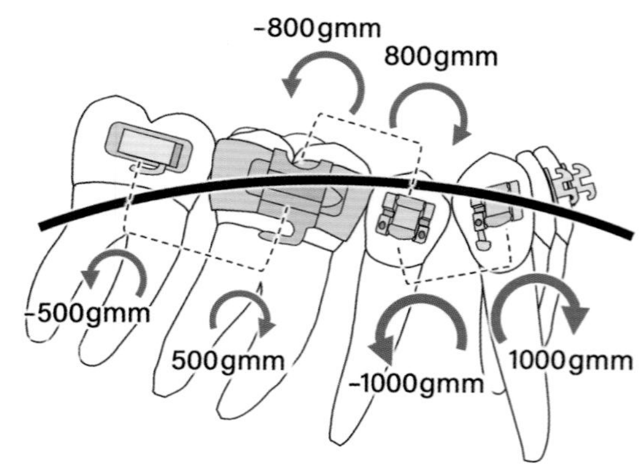

第8章

Equilibrium 平衡

"任何物体总保持匀速直线运动或静止状态，直到外力迫使它改变运动状态为止。"

—— Isaac Newton

平衡的重要概念基于牛顿第一定律——在静止或匀速运动的物体中，所有力和力矩之和为零。当具有作用力的弓丝放入所有托槽中时，弓丝将发生弹性形变，但仍处于平衡状态。弓丝不会加速或施加任何力来移动患者的牙齿，因此作用力与反作用力处于平衡状态。平衡力图和平衡原理在解决正畸矫正器中的未知问题时非常有用。它有助于选择最佳的矫正器或及时做出调整。临床医生对治疗都会预设一个目标，除非弓丝或矫正器能够处于平衡状态，否则目标无法实现。利用牛顿第三定律，反转作用力和力矩的方向通过平衡力图，得出非激活力系统描述的作用于牙齿上的反作用力系统。平衡原理不仅有助于理解矫正器，也适用于理解牙移动的生物力学和颞颌关节的生理应力。

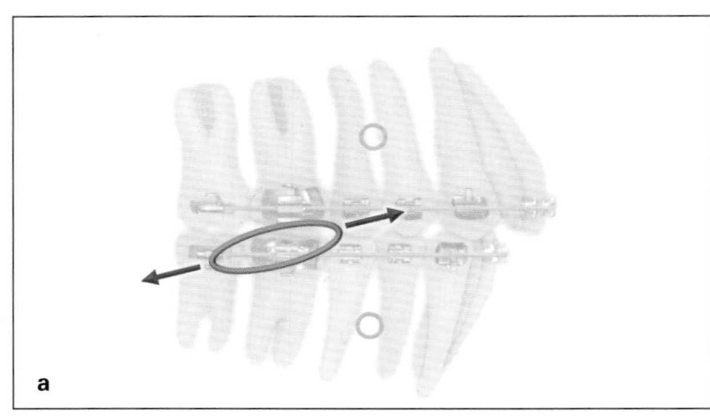

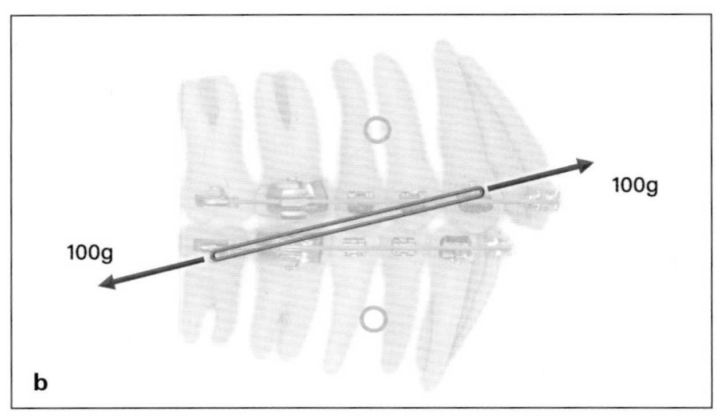

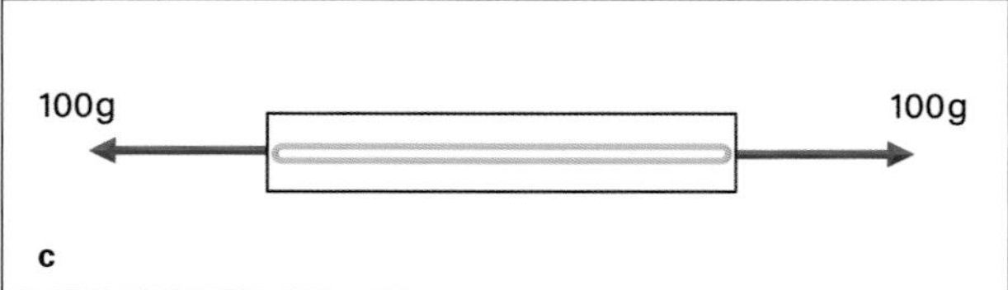

图8-1 牛顿第一定律。（a）位于下颌第二磨牙上的橡皮圈开始加力，正畸医生加载100g的力向前拉伸。（b）一旦橡皮圈被拉紧，它将保持拉伸，并处于静止的平衡状态。（c）在受力分析图中，只显示作用于物体上的力，因此，橡皮圈被简化为简单的矩形。

可应用于正畸领域的物理学中最重要的概念就是平衡原理。它基于牛顿第一定律，该定律指出，除非受到外力的作用，否则物体将保持静止或以恒定速度运动。将正畸力传递给牙齿和骨骼的机械构件都是矫正器，而这种储能装置是所有正畸矫正器的主动部件。矫正器可以由多种材质制成，包括金属、橡胶、聚合物，它储存着正畸医生加力过程中所需要的机械能并能缓慢释放。正畸矫正器有许多不同的用途和形状：弓丝、螺旋弹簧、橡皮圈、正位器和圈形弹簧等。

受力分析图

正畸矫正器总是处于平衡状态，因为它们通过传递力量来移动牙齿。平衡意味着作用在正畸矫正器上的合力为零。为了更好地理解平衡力学，需要分析矫正器的受力分析图。以1个简单的矫正器为例（例如弹性牵引），我们单纯考虑此矫正器，而排除其他结构。如果将橡皮圈挂在下颌第二磨牙上（图8-1a），并向前施加100g的力（图8-1b），受力分析图显示了作用于橡皮圈的力（图8-1c）。在正畸治疗中，矫正器的重量常被忽略。橡皮圈可用一简单的矩形来表示。画出受力分析图上所有的力和力矩，并检查所有的力和力矩总合是否为零。此情况下，这2个蓝色箭头为橡皮圈的拉伸力，它们被认为是激活作用力，因为作用于矫正器上并施加力量。

拉伸的橡皮圈处于一平衡状态，因为所有力的总和为零［100g+（-100g）=0g］。在临床上，我们明白橡皮圈是处于平衡状态的，它不会加速移动牙齿。最重要的是，它不会在患者牙上施加不平衡的合力，不会将牙齿推到天花板上、门外或窗外。一旦认识到矫正器是处于平衡状态的（而不是推、拉或旋转患者牙齿），平衡原理将帮我们解决未知力的问题。在图8-1c中，用测力计测量了右侧的力（100g），无须再测量左侧力，因为橡皮圈必须处于平衡状态；因此左侧力必须是1个大小相等、方向相反的力（-100g）。具有作用力的橡皮圈验证了静止或匀速运动物体的牛顿第一定律。另外，图8-2阐述了牛顿第三定律：对于每个作用力，都有1个大小相等、方向相反的反作用力。在此图中，Sisyphus将岩石向上推起（作用力，蓝色箭头），同时，岩石

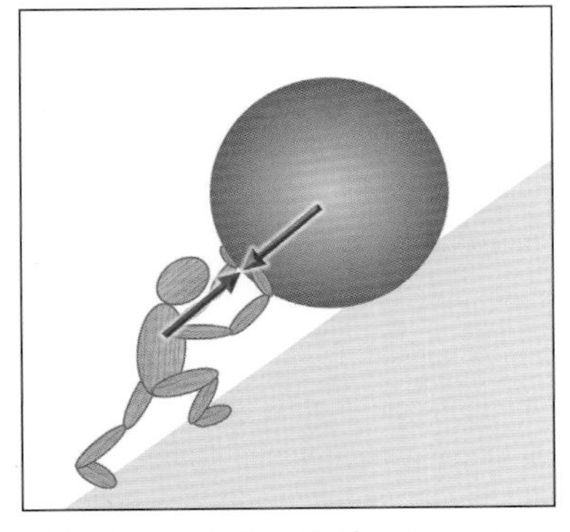

图8-2 牛顿第三定律。Sisyphus将岩石向上推（作用力，蓝色箭头），岩石向下推Sisyphus（反作用力，红色箭头），2个作用力大小相等、方向相反。

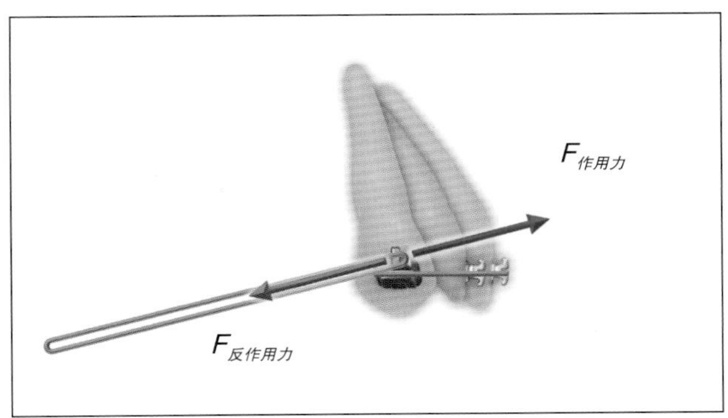

图8-3 矫正器和牙齿的2个大小相等、方向相反的力分别为作用力和反作用力。临床上将矫正器激活所需的力称为“作用力”，而矫正器对牙齿的作用力称为“反作用力”。

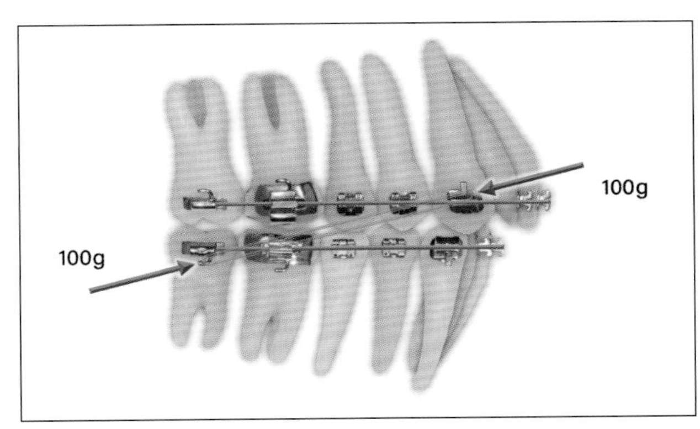

图8-4 为上下颌不平衡反作用力的示意图。这不是1个平衡力图，尽管所有的力总和为零。

向下推Sisyphus（反作用力，红色箭头）。

如图8-3所示，尖牙牵引钩上存在的两种力（蓝色箭头和红色箭头）：牵引钩保持橡皮圈向前拉伸，蓝色的作用力使矫正器发生形变，而红色的是橡皮圈的反作用力起到移动牙齿的作用。牛顿告诉我们，当物体相互作用时，总是存在2个大小相等、方向相反的力：作用力和反作用力。正是这些力（红色箭头）来移动牙齿（图8-3）。注意，图8-4与图8-1b相同，只是力的方向相反。此受力图只显示作用物体的力系统，例如作用于牙齿的橡皮圈（不包括咀嚼力、重力等）称为“反作用力受力图”。因为被激活的矫正器总是处于平衡状态，其力图也应始终处于平衡状态。

图8-1c为橡皮圈的反作用力图。从概念上讲，此图正确描述了静止状态的橡皮圈（矫正器）的加力情况。然而，图8-4显示了上下颌牙弓上的不平衡力。严格来说，这不是1个准确的受力图，因为它描绘了不止1个物体（牙齿）的受力情况。它没有显示作用于牙齿的所有力［例如牙周膜（PDL）的应力］。图8-5为平衡状态下的2个有效力图。图8-5a所示为矫正器图，作用力下处于平衡状态；图8-5b所示为反作用力，来自牙周组织的应力也处于平衡状态。因此，如果考虑牙周膜支持组织，牙齿和矫正器都有合适和正确的平衡力。

图8-6a显示螺旋推簧同时远移两颗尖牙。因为图中仅描绘了尖牙所受的远中力，这可能意味着在尖牙和第一磨牙的螺旋推簧可以远移尖牙并避免支抗的丢失。然而这种图示是错误的，此情况使用了螺旋推簧和弓丝这两种矫正器。螺旋推簧在近中方向受到尖牙托槽的挤压，但位于螺旋推簧中的弓丝防止螺旋推簧进一步压缩。弓丝对螺旋推簧产生向后的推力，使螺旋推簧处于平衡状态（图8-6b）。

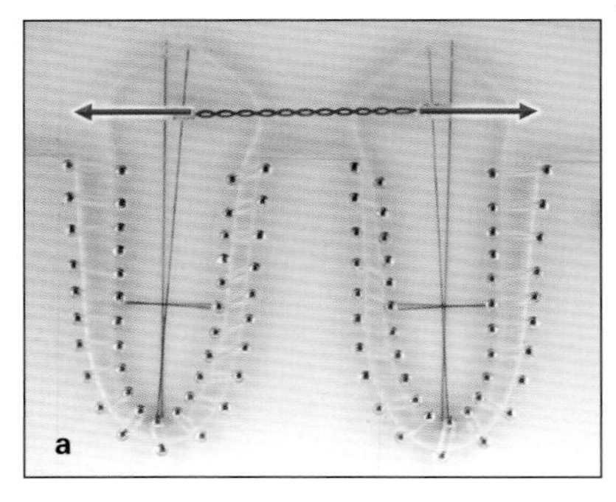

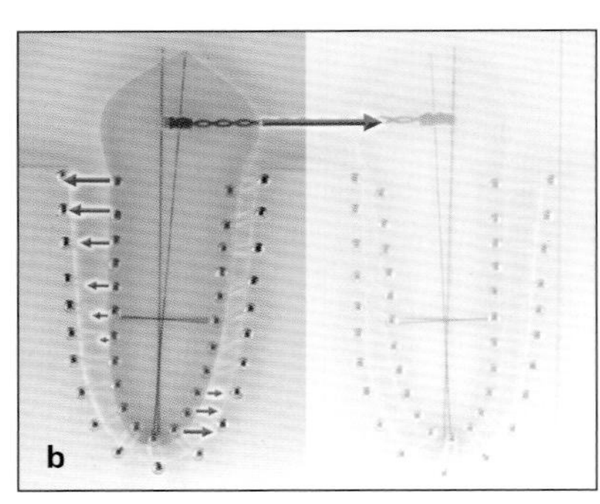

图8-5 两张平衡力图。（a）蓝色箭头表示作用力的推簧。（b）红色箭头表示蓝色牙齿所受的反作用力和牙周组织中所受的应力。牙周膜应力的受压侧和垂直分力未被描述，因为它们的总和为零。

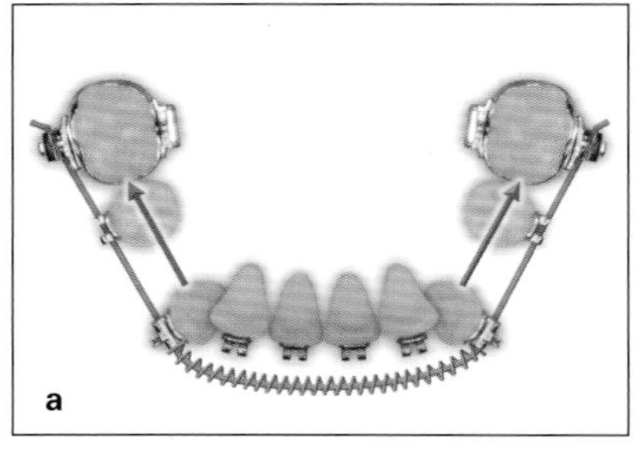

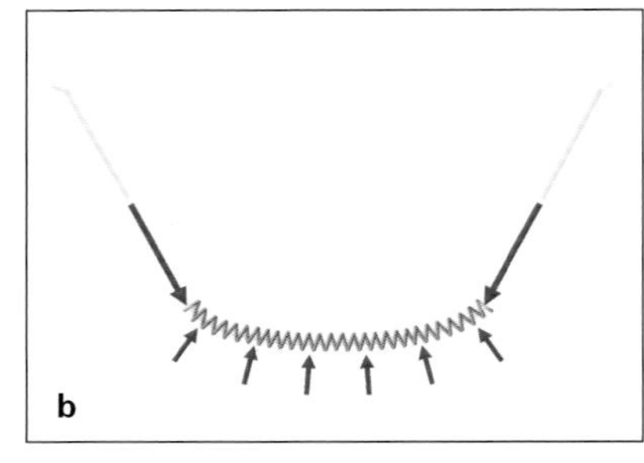

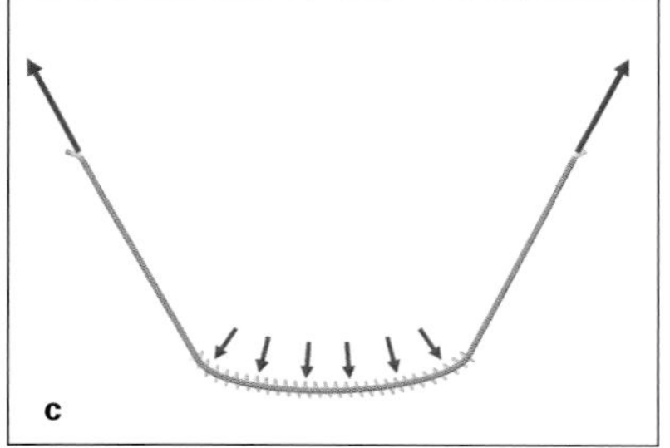

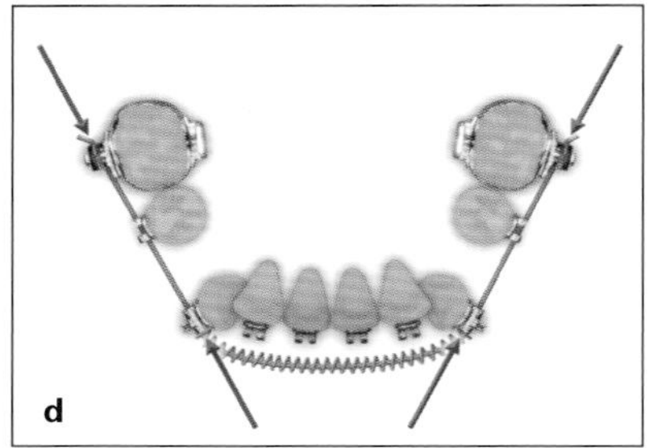

图8-6 矫正器不可能产生单一的远中力。（a）图示螺旋推簧推尖牙向远中，这种提示是错误的。（b）螺旋推簧处于平衡状态。（c）弓丝处于平衡状态。（d）作用于牙齿上的反作用力系统。

弓丝末端的远端力和螺旋弹簧的推力使弓丝也处于平衡状态（图8-6c）。因此，这两种矫正器的合力是作用于弓丝末端的远端力和作用于螺旋推簧两边的近中力相互作用对螺旋推簧进行压缩。图8-6d为牙齿上的反作用力受力图。无论是多么高级和精密的矫正器，都不可能克服物理定律，即单一远端力是不存在的。如果不回弯弓丝以消除远中力，会发生什么情况？弓丝将从患者口中滑出。

例如，将1个100g的颌间牵引力加载于上颌牙弓，那么下颌磨牙上所受力是多少？答案来自牛顿力学的第一定律和第三定律。第1步，将矫正器放置于一个平衡状态（图8-1b），因为右边测得的力是100g，左侧未知力必然也是100g（第一定律）。第2步，将矫正器作用力图确定的力方向进行反转（图8-4），图示为作用于牙（牙弓）上的反作用力；因此，橡皮圈给牙弓提供了大小相等、方向相反的力。有些正畸医生认为，这个结论来自牛顿第三定律，但这并不正确。这实际上是牛顿第一定律中平衡原理的应用。虽然第三定律涉及反向力，但此图第2步不涉及计算，根据物体间总存在一对大小相等、方向相反的力而得出的结论。

有些正畸医生错误地运用牛顿第三定律来解释支抗。例如，间隙关闭时，矫正器（例如拉簧）为前后牙段提供了1个大小相等、方向相反的力。牛顿第三定律似乎支持这一假说，但并非正确的应用。另外，运用牛顿第一定律解释才是正确的，虽然前后牙的力学系统可能不同，但是力的大小是一样的。

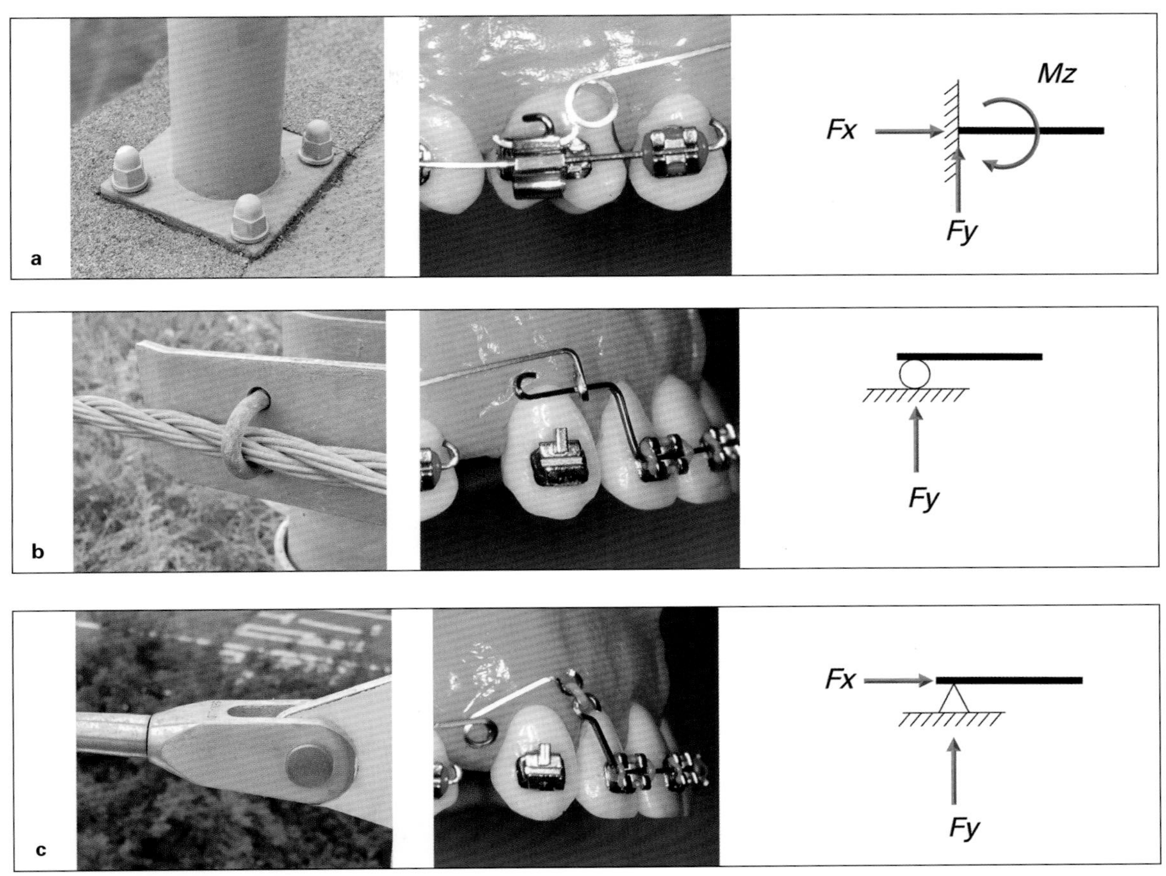

图8-7 压低曲的3种支撑结构类型：（a）固定支撑、（b）滚轴支撑、（c）铰链支撑。正畸矫正器主要是由这3种支撑类型之一相互连接。

支撑类型和反应数量

当激活弹簧或矫正器发生弹性形变，并与托槽、牵引钩或小孔等附件相连时，这些附件的作用力体系使矫正器处于平衡状态。矫正器与附件的接口为支撑结构。力系统依支撑结构类型的不同而有所区别。为了建立1个有效的平衡力图以分析矫正器的受力体系，识别矫正器支撑结构的行为方式至关重要。正畸矫正中主要有以下3种支撑结构：固定支撑、滚轴支撑和铰链支撑。图8-7展示了这3种支撑结构。

固定支撑

固定支撑结构限制矫正器在各个方向的平移或旋转。固定支撑架在任何平移或旋转方向上约束设备。它能抵抗水平力（F_x）、垂直力（F_y）和力矩（M_z），即在二维上有3个反应元。压低曲的远中末端插入辅弓管或方丝弓托槽的槽沟，此结构无活动性且摩擦力较大，称为"固定支撑"（图8-7a）。电器中的焊接接头是典型的固定支撑。

滚轴支撑

滚轴支撑允许矫正器在滚子中自由滑动和旋转。此结构可以是任意角度，它可以抵抗垂直于表面的单个力（F_y）（图8-7b）。它只有1个反应元——与接触点垂直的单一作用力。如果忽略摩擦力，平直弓丝上压低曲的近中钩子可作为滚轴支撑结构。Begg托槽无法施加水平力或力矩，可作为滚轴支撑装置。

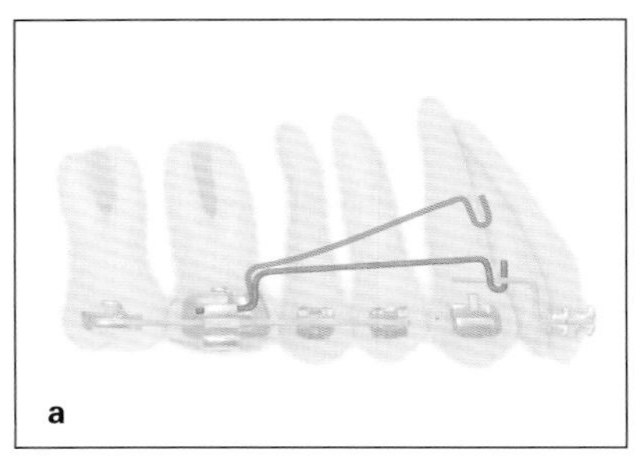

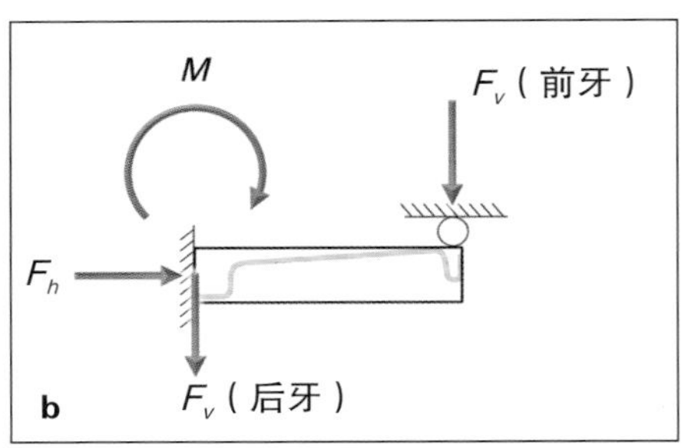

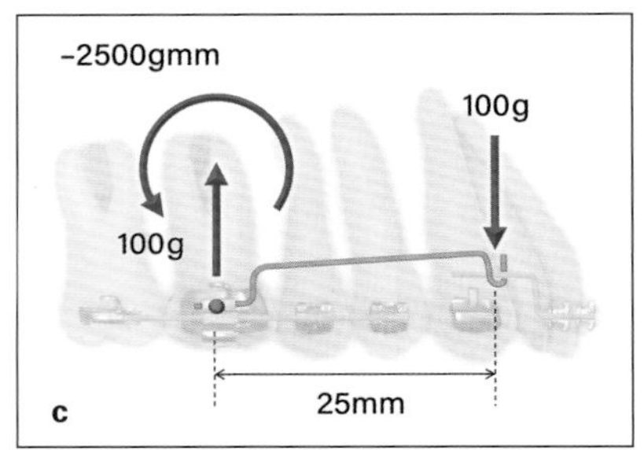

图8-8 压低曲的平衡力图。（a）独立的激活压低曲用橙色表示。（b）末端支撑类型及未加力。（c）用平衡力学计算未加力，力的总和及力矩为零。

铰链支撑

铰链支撑只允许转动，同时抵抗水平力和垂直力（F_x，F_y），力的方向可以改变，但不存在力矩。具有摩擦力的钩子（图6-36b），或橡皮圈与钩子，或小孔之间的连接是铰链支撑的例子（图8-7c），头帽J钩也是此类型（图4-29）。

现在让我们以具有力和力矩的压低曲为例。图8-8显示了激活的压低曲；激活的弓形用橙色描绘，未加力的弓形用绿色描绘（图8-8a）。激活曲单独讨论并且被替换为黑色的矩形框。曲的远端插入辅弓管，前端的钩子与稳定弓丝连接，并替换为相应的支撑类型。支撑结构的力系统已被描述，但力的大小和方向不确定。向下的作用力施加于前端，而向上、水平向和逆时针的力偶位于曲的末端（图8-8b）。前端测得一向下的作用力（100g）。由于垂直和水平力［100g+（-100g）］之和为零（前端链铰支撑结构无法提供任何水平力，Fh=0gmm），激活后的压低曲处于平衡状态。从磨牙辅弓管（红点）测得的力矩之和也为零（100g×25mm=+2500gmm，磨牙辅弓力偶为-2500gmm）。此矫正器的受力分析情况已描述完全（图8-8c）。

在图8-9中，反作用力用红色表示，以显示牙移动方向。切牙远中端受到压低力，磨牙托槽受到伸长力和逆时针力矩，使后牙段牙冠向后、根向前倾斜。

作用在磨牙上的力可以用多种方式描述（图8-10）：（1）托槽中心的力和力偶（图8-10a）；（2）向下的力和2个在托槽边缘产生的单力力偶（图8-10b）；（3）近中力较大的2个力（图8-10c）。以上3种情况都处于平衡状态。

图8-8c为平衡状态下压低曲的受力分析图。假设切牙区测得100g的力，则无须测量磨牙托槽受到的作用力和力矩。通过牛顿第一定律可计算出所有未知力。图8-9基于牛顿第三定律可以得出反作用于牙齿上力的和力矩。这是无须分析的部分。临床医生通常更感兴趣的是这种反作用力图——作用在牙齿上的力（图8-9），而不是由此导出的作用力图。虽然所有力和力矩的总和为零，反作用力图并未显示出平衡系统中所有的真实物体，在概念上不应称作为“平衡力图”。对反作用力图的误解是很常见的，这些图中的力和力矩都是独立存在的，分别作用于磨牙辅弓管和切牙托槽。就是这些不平衡力推动了牙移动。这是1个不全面的平衡力图。因为牙齿通过反作用力和牙周膜应力而处于平衡状态的，这些并未被描绘出来。相比之下，在真实的平衡力图中，力和力矩是作用于整个牙弓的，而不是作为独立的个体。

然而，一旦我们理解了上述过程，可省略中间

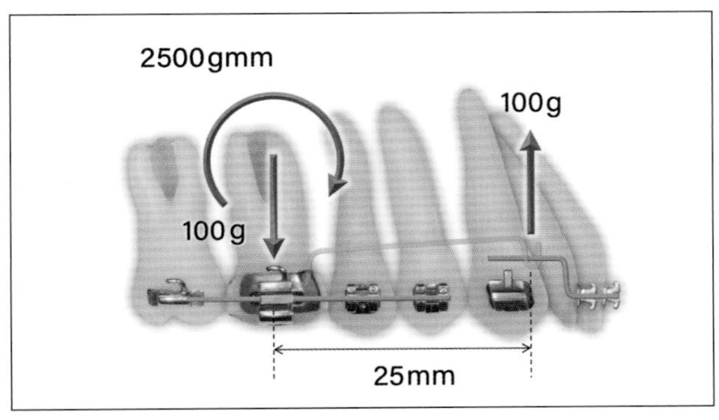

图8-9 反作用力图显示作用于牙齿上的力。反作用力体系（红色）的方向与图8-8c所示的作用力相反（基于牛顿第三定律）。

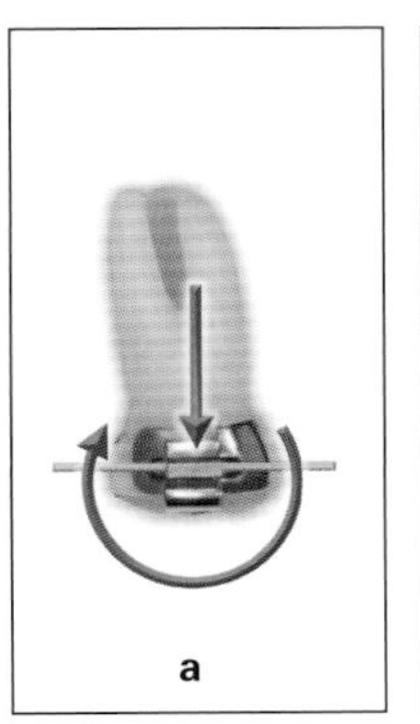

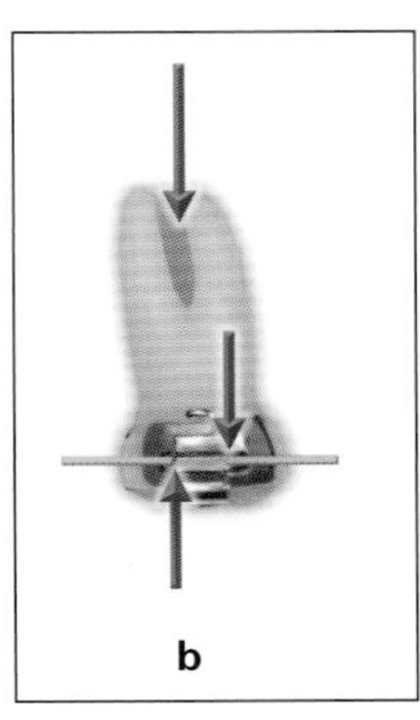

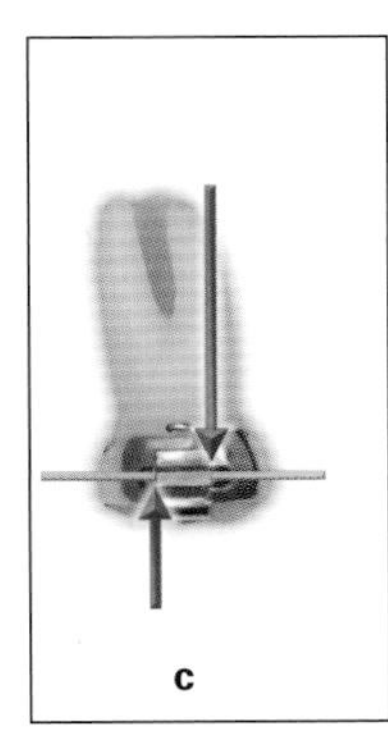

图8-10 作用在磨牙上的力系统可以用多种方式来描述：（a）托槽中心的力和力偶，（b）向下的力和2个在托槽边缘产生的单力力偶，（c）近中力较大的2个力。

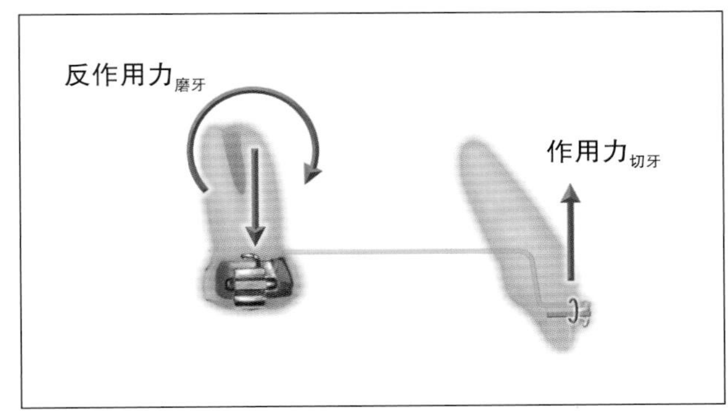

图8-11 错误图示。切牙和磨牙的力系统并非作用力与反作用力。这是对牛顿第三定律的误用。

过程，以便在同一张力图上用相反的方向描绘牙齿和矫正器的受力情况。最终的图示为牙齿或矫正器的反作用力图。

还应注意，根据许多文献经常提到的牛顿第三定律（图8-11）认为切牙受到压低力的同时，磨牙也会受到1个大小相等、方向相反的伸长力和后倾力矩，这是不正确的。这个例子阐述并强调了平衡原理（牛顿第一定律）是应用于单一物体中的（例如压低曲）。另外，牛顿第三定律（作用力与反作用力法则）是存在于两个物体之间的（例如压低曲和牙齿）。

平衡法则的基本概念和公式

平衡系统计算中所用公式非常简单。因为矫正器是处于静止状态而不是加速状态，因此下面信息是已知的：

1. $\sum F = 0$
2. $\sum M = 0$

其中F为力，M为力矩。这两个条件便可写成6个方程，皆为三维空间中每个分量：$\sum F_x=0$，$\sum F_y=0$，$\sum F_z=0$，$\sum M_x=0$，$\sum M_y=0$，且$\sum M_z=0$（图8-12a）。在本章中，我们将只考虑两个维度，因此平衡法则所需要的方程只有3个：$\sum F_x=0$，$\sum F_y=0$，$\sum M_z=0$（图8-12b）。

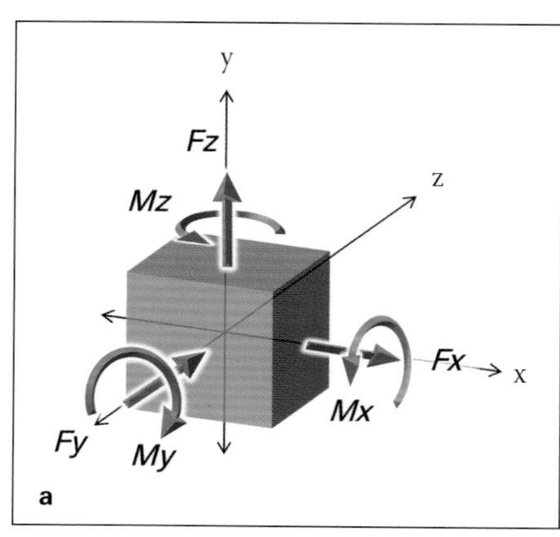

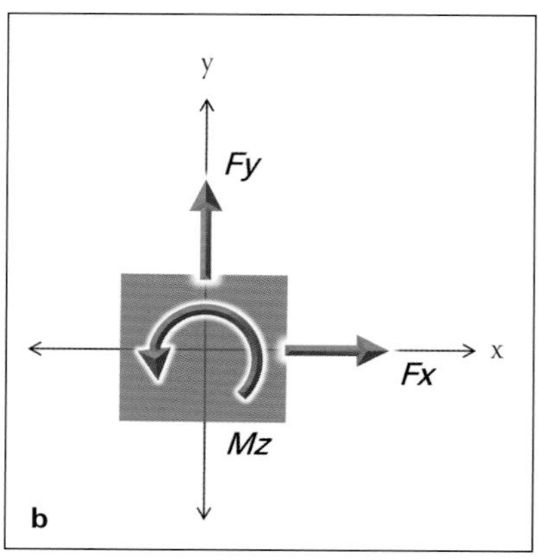

图8-12 自由度。三维（a）中的物体有6个自由度，而二维（b）中的物体有3个自由度。

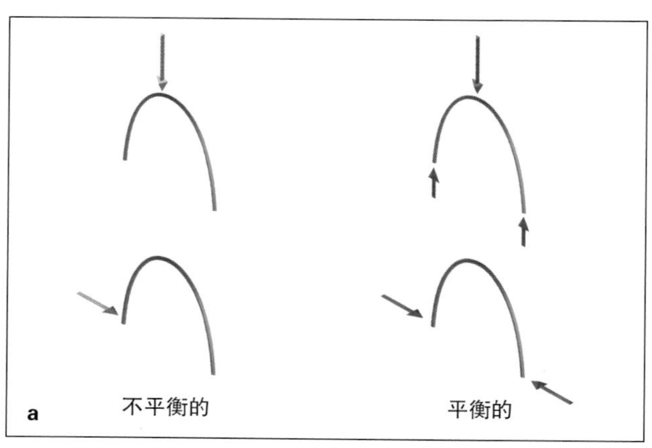

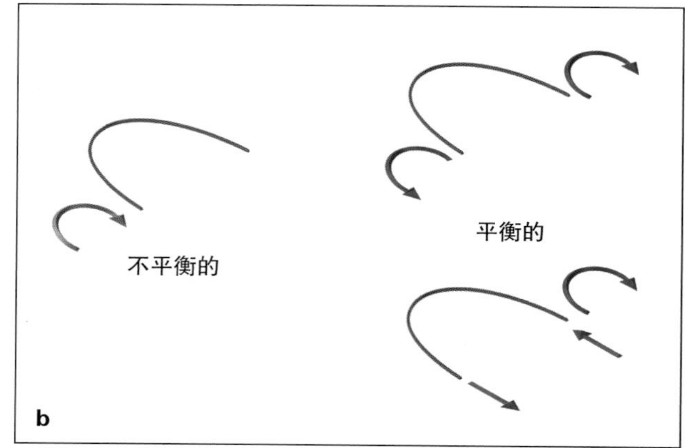

图8-13 平衡原理告诉我们所有力和力矩的总和必须为零。在弓丝中任何不平衡的力（a）或力矩（b）都不可能存在。

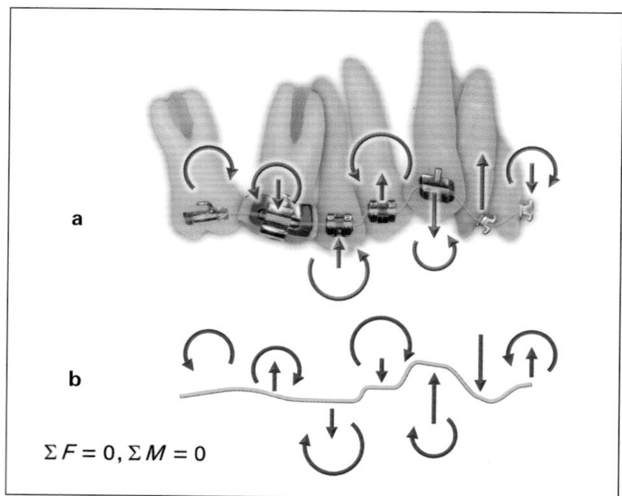

图8-14 不管加载在牙齿上的力多大多复杂，弓丝总是处于平衡状态。（a）反作用力（红色箭头）独立作用于每颗牙齿上。（b）力系统（蓝色箭头）作用于整个弓丝。力矩和力之和为零。所有力和力矩都极为相似。

想象一下，将1根弓丝插入错𬌗畸形患者的所有托槽中，必须施加力使弓丝或牙周膜发生弹性形变。当患者离开诊室时，尚未在弓丝上施加任何力。平衡公式告诉我们，牙弓上任何不平衡的力都不可能存在（图8-13a）。因为它们的总和为零，所以平衡力是可能的，力矩也是如此（图8-13b）。不可能只在牙弓上传递出1个力矩以移动磨牙（图8-13b）。力偶和力或力偶单独产生的平衡力矩可能满足平衡需求。因此，如图8-13所示，不平衡力体系作用于牙弓上是不可能的——再多的弓丝弯制或托槽粘接都不能使其发生。1个简单的平衡力图可以避免麻烦，因为它能快速识别出弓丝上不可能发生的力学变化。

无论多大、多复杂的单独力作用于牙齿上，弓丝或在矫正器总是处于平衡状态。如图8-14a所示，

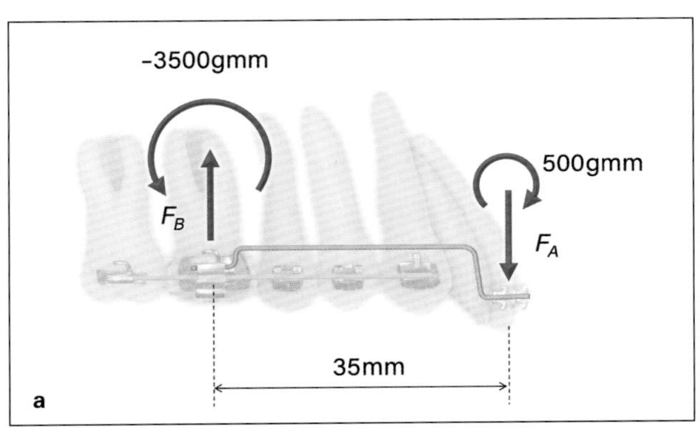

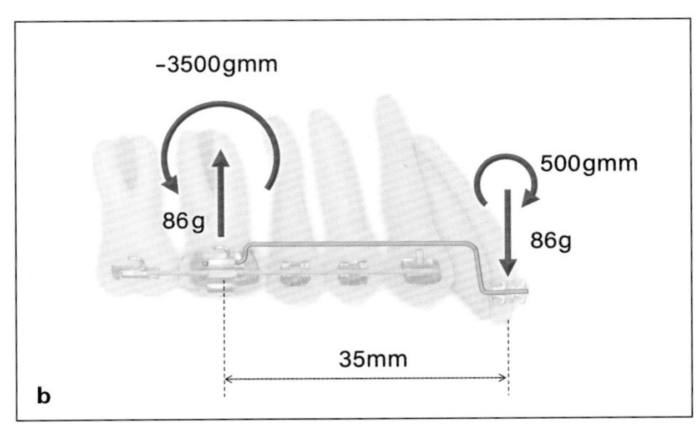

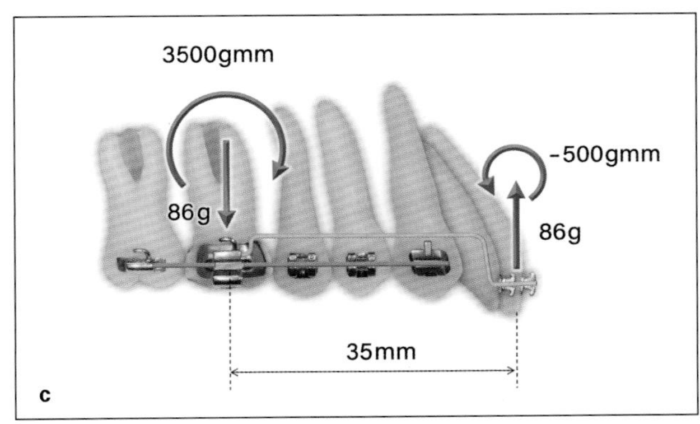

图8-15 平衡原理为解决未知力提供边界条件。（a）测量切牙（500gmm）和磨牙托槽（-3500gmm）作用力的力矩，F_A和F_B为未知数。（b）压低曲在86g的垂直力作用下处于静止平衡状态，垂直力无须测量。（c）红色箭头为牙齿上的反作用力，力的方向与平衡力图（b）相反。

1根弹性镍钛丝被放置于严重错位的托槽中，每个托槽可产生许多作用于牙上的力和力矩（红色箭头）。这些反作用力使牙齿发生移动，但作用于弓丝的力（图8-14b）处于平衡状态，因为弓丝上的力和力矩之和为零。从这条直丝引出的力系统并不总是让所期望的牙移动，但可以确保弓丝和托槽的几何形状会产生1个处于平衡状态的力系统。与其让矫正器随意发挥，不如提前思考并合理利用这些力学。

平衡原理的首要价值在于它提供了1个强大的工具来解决未知力，这样我们才能更好地设计矫正器。这种工具称为“边界条件”，它提供了求解未知力的简单方程。图8-9压低曲的反作用力图很容易确定。我们可以测量出切牙区对牙弓的作用力，并用磨牙托槽或后牙段阻抗中心处的等效力系统代替。压低曲的作用力图可以提供1个相似的结果，但并没有必要。类似的深覆殆情况如图8-15a所示。让我们测量切牙（500gmm）和磨牙托槽（-3500gmm）的反作用力矩。其他所有的力都无须测量，可以通过边界条件计算得出。

$$\Sigma M = 0$$

$$500\text{gmm} + (-3500\text{gmm}) + M = 0$$

$$M = 3000\text{gmm}$$

M来自垂直力。因为所有的力矩已经测量过，所以在切牙和磨牙上没有其他力偶。所有水平向的力可被忽略。

$$F_B \times 35\text{mm} = 3000\text{gmm}$$

$$F_{磨牙} = +86\text{g}$$

$$\Sigma F = 0$$

$$F_{切牙} = -86\text{g}$$

图8-15b已给出完整答案，这是处于平衡状态的反作用力图。为了得出牙齿上的力，注意，所有力和力矩的方向都是反向的（图8-15c）。

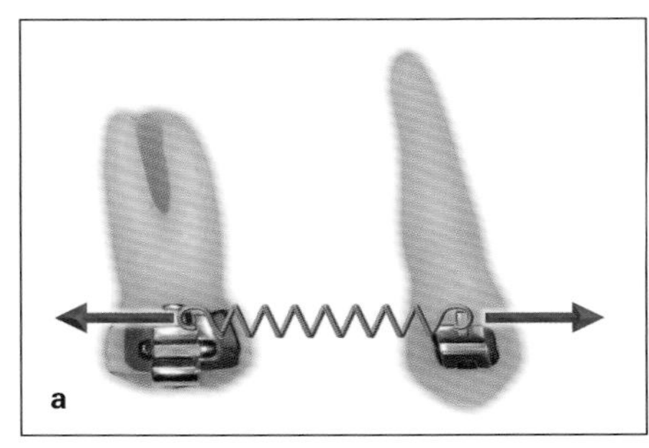

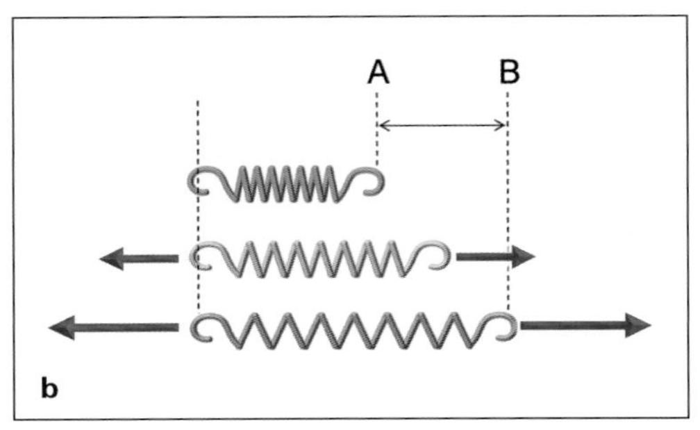

图8-16 平衡体不一定是刚性体。（a）对处于平衡状态的弹性螺旋弹簧施加作用力。（b）螺旋弹簧的形状在从A点移动到B点的过程中不断变化，但弹簧始终保持平衡，具有大小相等、方向相反的作用力。

平衡原理不仅适用于刚性体，还适用于非刚性体、变形体，甚至等速物体。对螺旋弹簧施加作用力（图8-16a），虽然发生了形变，但它与反作用力始终处于平衡状态。弹簧未加力前（未激活）的原始形状为被动形状，蓝色箭头表示激活力系统（图8-16b）。在图8-16b中，A点和B点之间可以发生位移，但合力仍然为零。其他处于平衡状态的物体的例子有被挤压的气球（其中，点与点之间距离的改变）和形状改变的弹性跷跷板。

运用平衡原理解决问题

现在将平衡原理应用于临床。我们决定在第一磨牙和切牙区使用2×4的矫正器（图8-17）。假设在切牙上加载1个40g的压入力，为防止切牙唇倾，应增加300gmm的根唇向转矩。问题是：第一磨牙会发生什么呢？

步骤一

图8-17显示了作用在牙上的反作用力，必须从中确定所有其他力。在这一步，将已知力的方向进行反转并开始绘制力图（图8-18），这样它们就变成了作用力——作用在弓丝上的力（牛顿第三定律）。所有作用力都用蓝色标记。

步骤二

公式1：

$$\sum F = 0$$

在磨牙上添加平衡所需的力。因为有1个向下的力作用于切牙区，所以在磨牙上放置1个向上的力的箭头（图8-19a）。除了磨牙力的大小外，图中的力现处于平衡状态。根据公式1，这个磨牙力的大小应该为40g（图8-19b）。

步骤三

公式2：

$$\sum M = 0$$

为了使平衡状态存在，任何点周围的力矩之和必须为零。让我们对图8-20a中切牙处的红点周围力矩进行求和。选择这个点较为方便，因为它简化了计算，消除了切牙上的力。然而对于任意点，这个公式都是成立的。

$$40\text{g} \times 30\text{mm} + (-300\text{gmm}) + M_{磨牙} = 0$$

$$M_{磨牙} = -900\text{gmm}$$

作用在磨牙区弓丝上的力矩是逆时针900gmm（图8-20b）。平衡力图现已完成，垂直力也得以平衡。磨牙、尖牙区弓丝上的力偶与40g垂直向力产生的力偶平衡。

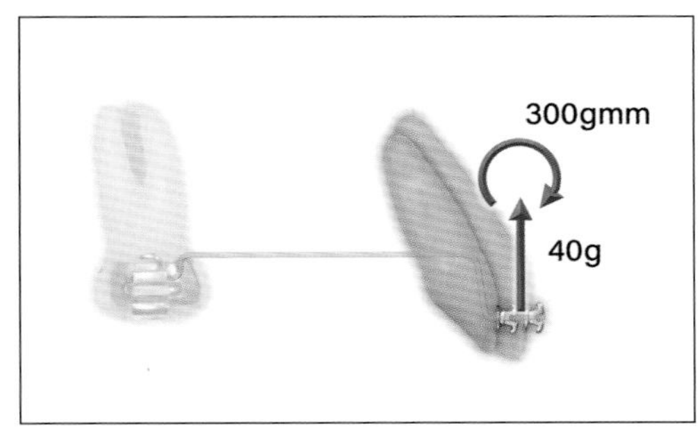

图8-17　在切牙上施加红色的作用力，以防止压低时发生唇倾。

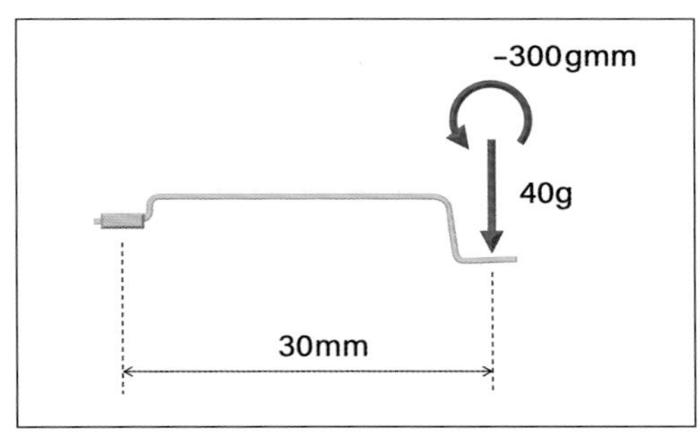

图8-18　切牙压低曲作用力的受力分析图，其中蓝色所示为切牙上已知力的反作用力的方向。

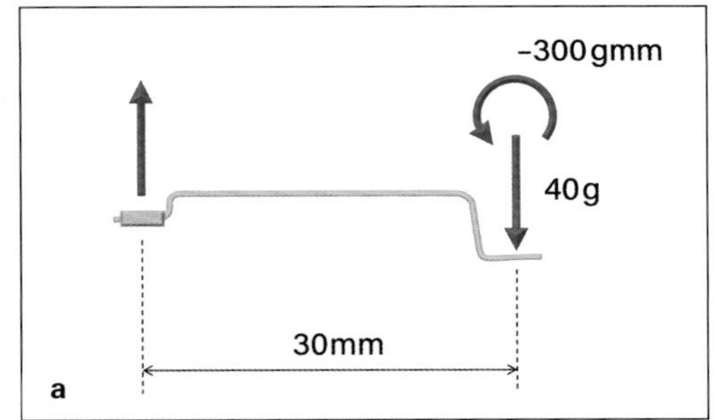

图8-19　（a）在第一磨牙上增加垂直力来维持切牙区力的平衡。（b）此力为40g。

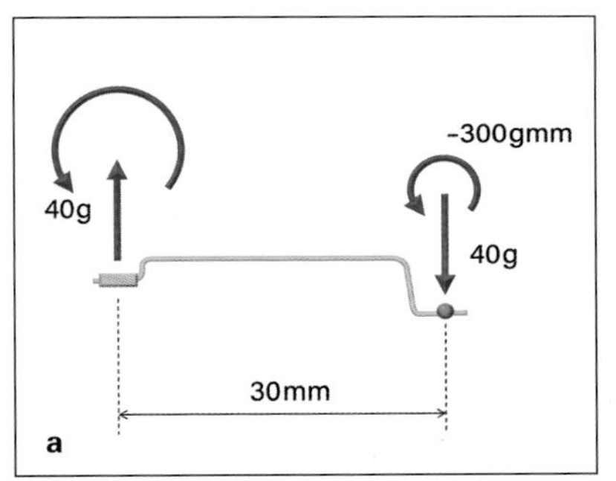

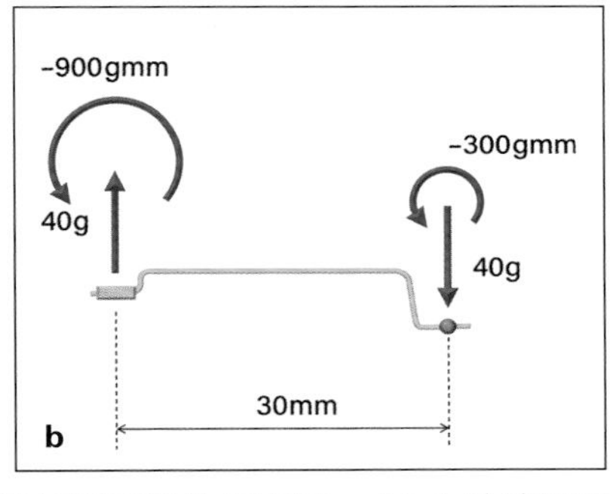

图8-20　（a）磨牙需要施加1个力矩才能使矫正器处于平衡。（b）计算结果为-900gmm，压低曲上平衡的力和力矩，使之处于平衡状态。

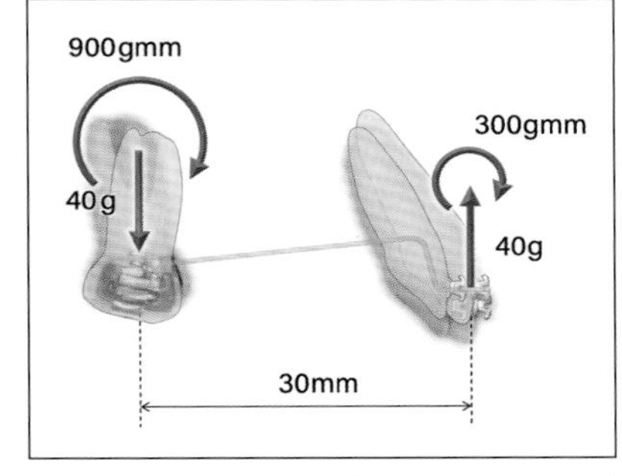

图8-21　我们感兴趣的是牙弓受到反作用时牙的受力情况。力系统的方向是反向的，用红色标识。磨牙会伸长，牙冠将向远中倾斜，牙根会向前移动。

步骤四

当然，临床上我们想知道作用在牙齿上的力，如前所述，这是1个简单的步骤，力图上所有的力和力矩都是相反的。图8-21中的红色箭头表示牙上的反作用力系统。现在我们可以回答磨牙会发生什么的问题了。磨牙将被伸长，牙冠远中移动，牙根向前移动。这个力和力矩都很小，所以支抗足以应对切牙的压低。在后牙段增加更多的牙齿可以增强支抗。

力图也可以更加复杂（例如水平向力），但是我们一向保持简单，以发展平衡原理并更好地应用它。为了更好地定义磨牙移动，需要将磨牙辅弓处的力替代为在阻抗中心处的等效力。如果阻抗中心非常接近磨牙颊管的中心，那么在这种情况下可忽略此步骤。

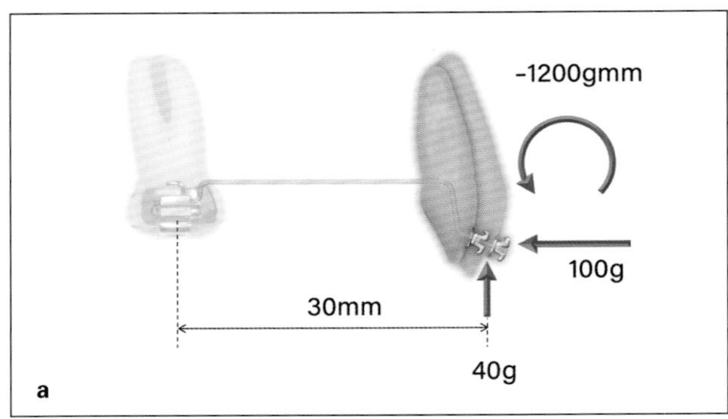

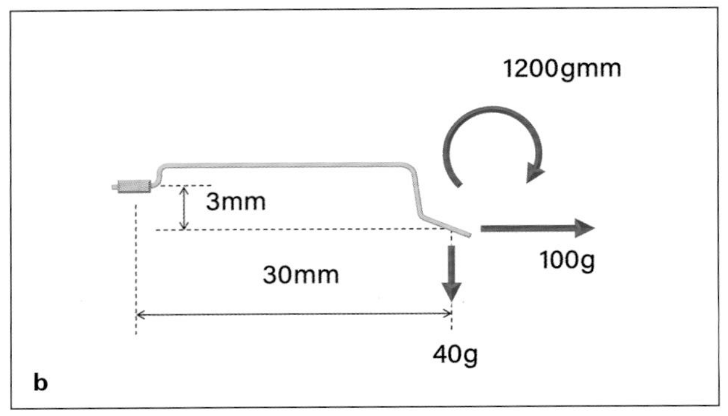

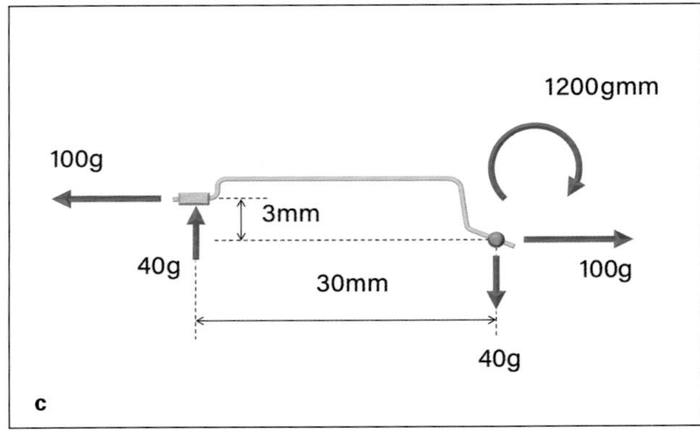

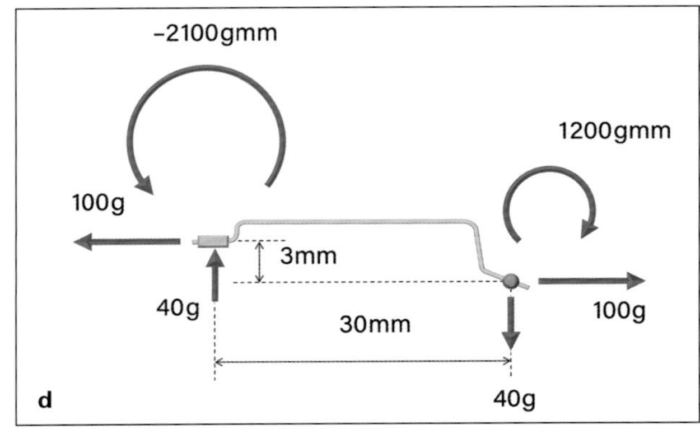

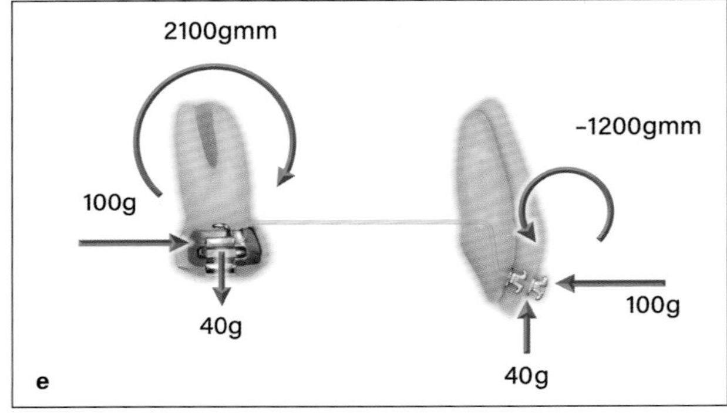

图8-22 （a）在切牙段上施加红色力，用于压低切牙和使切牙根舌向移动。（b）在平衡力图中的作用力弓丝中，已知力的方向是反向的，并用蓝色标识。（c）用力学平衡原理解决磨牙上的未知力。（d）力矩平衡用以求解磨牙处的未知力矩。选择任意一红点进行力矩计算，用已知力和力矩来计算反作用力。（e）根据力和力矩的方向与（d）相反，得出作用于牙齿上的反作用力（红色）。

重要考量

图8-21显示牙齿上的受力情况，引出问题：如果我们只使用此图而不是先将弓丝（矫正器）置于平衡状态呢？除非正畸医生完全理解这个力图的含义，否则这很可能是错误的。所有红色的力和力矩之和都为零，但每个力和力矩分别作用于单颗牙齿（磨牙和两颗切牙）。图8-20b中蓝色的平衡力图显示了作用于弓丝的力。有时初学者会认为这个反作用力图（图8-21）中垂直向力可整平牙弓的殆平面，或者这些力矩将使殆平面变陡。但这并不正确。这900gmm的力矩和40g的力仅作用于磨牙上，主要作用是让磨牙牙冠远中倾斜。切牙也是如此，主要用于压低。蓝色力作用在弓丝上，而红色力独立存在，不会相互作用。

另一错误是从单颗牙齿上的不平衡力反作用力图得出不适当力和力矩方向。有些力可能是来源于其他矫正器的错误放置，或者可能使用的是作用力而不是反作用力。明智的做法是将矫正器置于平衡状态，充分理解矫正器的力学作用以避免错误的发生，然后才能反转受力方向以获得牙齿上的力。当完全理解就可以只使用反作用力图。对于1根弓丝，

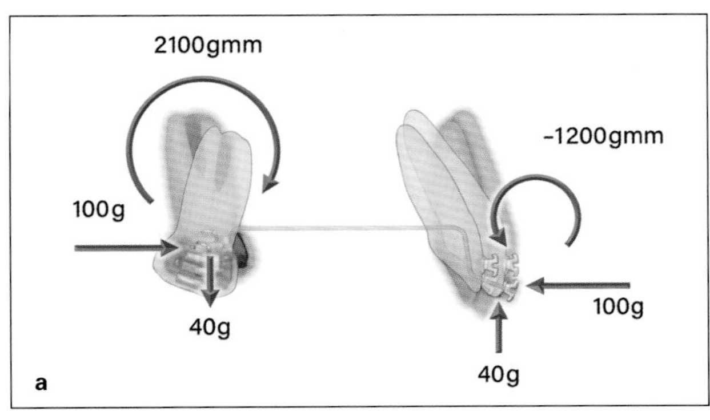

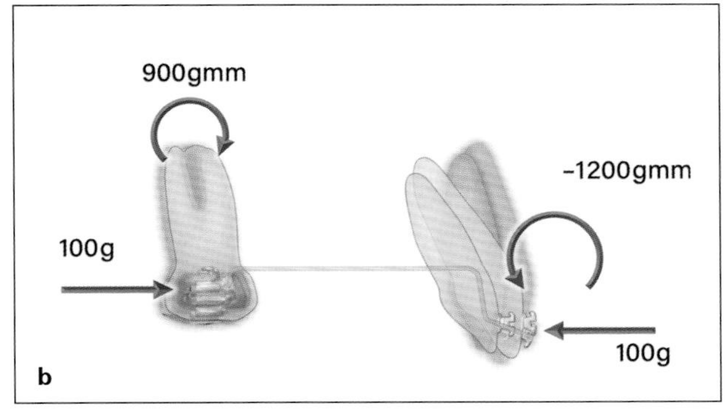

图8-23 （a）2100gmm的力矩将使磨牙向后过度倾斜。（b）反作用力图告诉我们，去除40g的压低力后，磨牙只产生900gmm的力矩。

作用力和反作用力总是大小相等、方向相反的。但如果存在未知力，则应用平衡力图分别研究每个矫正器构件。

临床病例

另一名深覆殆患者，上颌中切牙舌倾（图8-22a）。我们决定施加40g的压低力和100g的后倾力，以改善切牙的轴倾度。在弓丝上放置1200gmm的力矩（转矩）。那么磨牙上的力系统是什么？

首先，开始绘制平衡力图（图8-22b），它显示了弓丝上已知的力和力矩，蓝色作用力和图8-22a上一样，只是力的方向是相反的。

在图8-22c中，基于公式，水平向和垂直向力（蓝色箭头）放置于磨牙颊管处的弓丝上。垂直向上力40g和远中力100g。

公式用来计算磨牙处的未知力矩。在切牙托槽处（红点）任意选择1个方便的点，并将该点的所有力矩相加（图8-22d）。

$$40g \times 30mm + (-100g \times 3mm) + 1200gmm + M_{磨牙} = 0$$

$$M_{磨牙} = -2100gmm$$

平衡力图现已绘制完成（图8-22d）；所有力和力矩方向相反，图示作用在牙上的力（红色箭头）。然而，尽管所有力（图8-22e）的总和为零，但这并不是1个平衡力图，因为不平衡的力作用于牙齿上。

如果我们想将力系统放置于切牙上，那磨牙上存在1个重要的支抗问题。1个2100gmm的力矩将使磨牙向远中倾斜（图8-23a）。借助作用力图（弓丝上的力）和反作用力图（牙齿上的力），我们对力系统进行一些创造性的思考。也许不需要40g的力就可以压低切牙。让我们来计算这个压低力：

$$(-100g \times 3mm) + 1200gmm + M_{磨牙} = 0$$

$$M_{磨牙} = -900gmm$$

现在磨牙上的力矩变成了900gmm（图8-23b）。这样就好多了。有必要的话，也许可以通过增加牙齿数量或者使用头帽来增加支抗。另一种可能是在治疗后期进行切牙牙根的移动。注意，水平向远中倾斜力（100g）会在平衡力图上产生1个逆时针的旋转（图8-22d）。如果我们增加这些力，那么磨牙会受到1个更小的力矩。这是另一种可能，但切牙牙冠会进一步舌倾，这并不是一个可接受的矫正目标。因此，对于1个较大的磨牙力矩来说，解决后倾问题是有限的。我们可以尝试许多可能性，再选择最佳的力系统。然而，除非力系统处于平衡状态，否则是不可能实现的。图8-22和图8-23的思维顺序对我们在即使不计算实际数字的情况下也有所帮助。

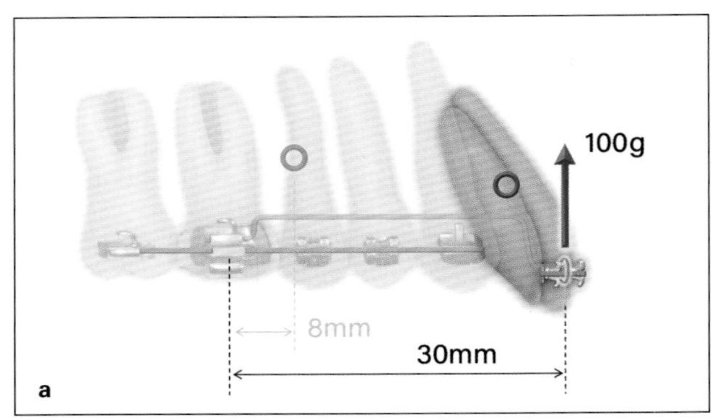

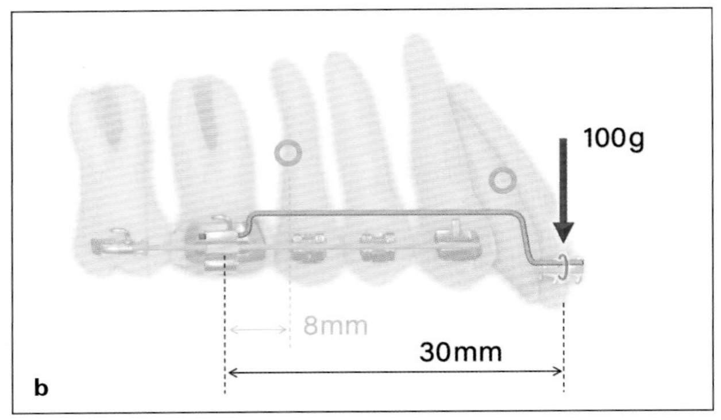

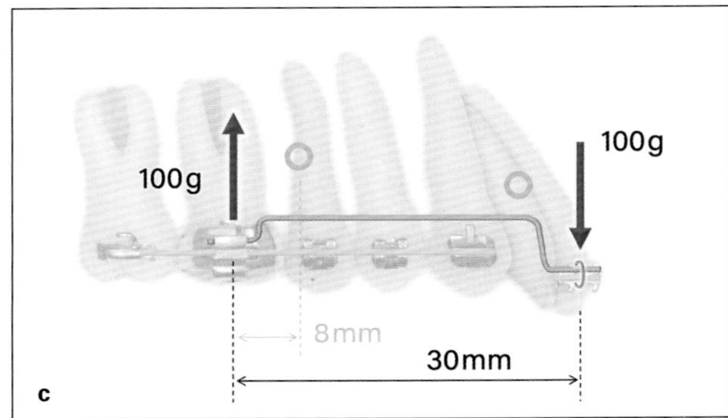

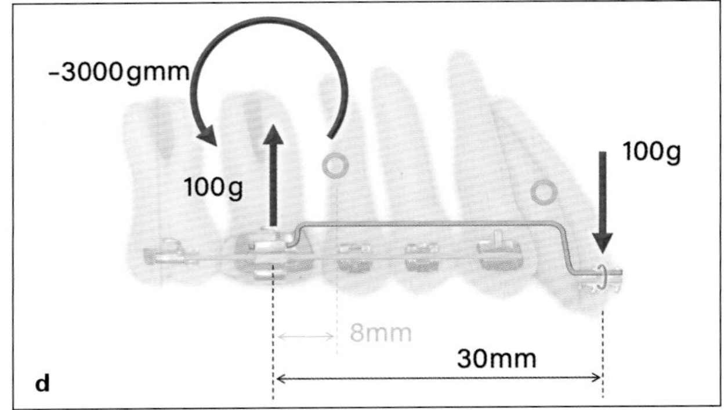

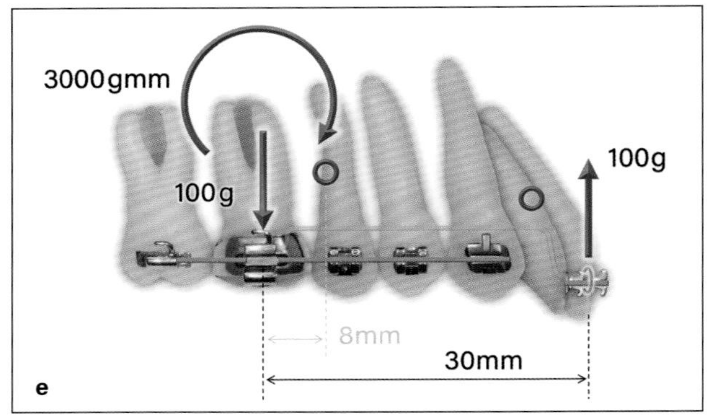

图8-24 （a）100g的压低片段弓作于前牙，整个颊侧牙段作为支抗。（b）牙上的作用力系统，与压低力的方向相反。（c）力学平衡用以计算磨牙处100g的向上力。（d）力矩的平衡力图用以计算3000gmm的逆时针力矩。根据完整的力系统以绘制平衡力图。（e）反向力原理显示作用于托槽上的反向力。

例如，以上例子告诉我们，如果不测量压低力和根舌向转矩，可能会施加更大的力，导致明显的支抗丧失。

总结

使用牙齿上的反作用力图可为临床医生提供1个更有力的治疗计划工具。临床医生可尝试不同的策略来优化治疗。矫正器用在患者身上反复试验非常耗时，而且可能导致永久性伤害。然而，在图表上试错，不仅对正畸医生和患者友好，而且更具通用性。

当托槽位置的力已知时，平衡原理可被用于确定正畸矫正器的未知力。然而，当颊管和托槽上的力与力矩重新放置于相应的阻抗中心时，替代力系统是必要的。到目前为止给出的例子中，磨牙的阻抗中心和磨牙颊管中心足够近，则不需要替代力系统（图8-23）。

平衡和等效性

在本书中，两个重要的物理学原理被应用于正畸临床：等效性和平衡性。在本章中，这两种公式

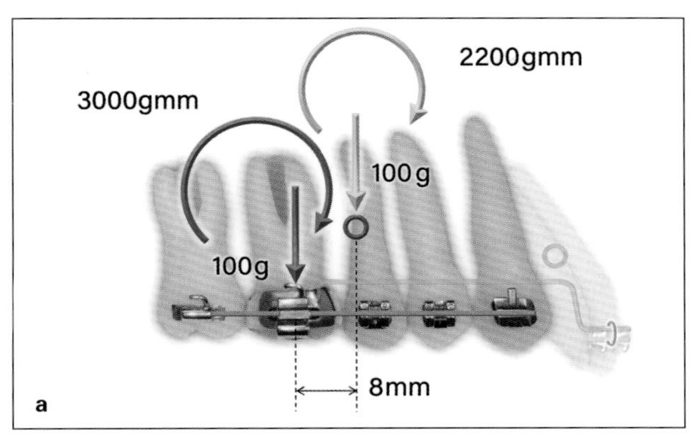

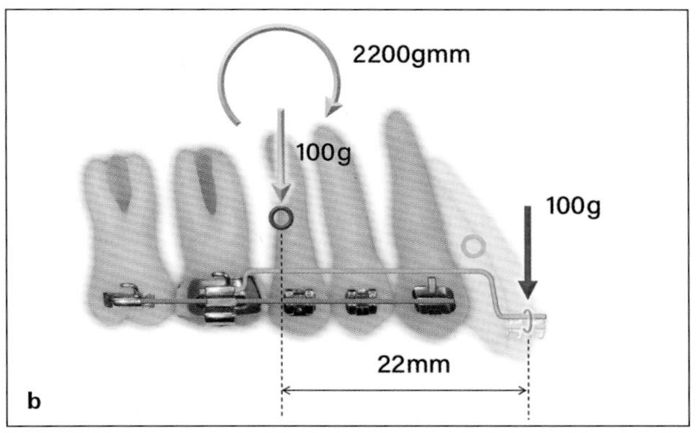

图8-25 （a）在后牙段的阻抗中心处用替代的等效力体系（黄色箭头）来预测后牙段的力矩。（b）不使用平衡原理，直接用等效性原理来替代前牙段力，也可以得到同样的结果。

都是必需的。图8-24a显示了100g压低力的前牙片段弓。对于支抗，使用从尖牙到第二磨牙的整个颊侧牙段。我们想知道后牙段会发生什么变化和它的支抗效果。图8-24b为1个向下力施加于牙弓的作用力图。应用公式，在磨牙颊管中心的牙弓上施加100g的向上力（图8-24c）。切换到公式时，计算出磨牙颊管处的力矩为-3000gmm（图8-24d）。在这种相对简单的情况下，力的方向与平衡力图相反，从而得出作用在磨牙上的力和力矩。我们的答案是磨牙颊管中心100g的伸长力和3000gmm的顺时针力矩（图8-24e中红色箭头）。

为了预测后牙段力矩，需要在后牙段的阻抗中心替代这个力系统（图8-25a）。这里应用等效公式。在后牙段阻抗中心，有100g的咬合力作用于牙齿，产生+2200gmm的力矩（黄色箭头是红色箭头等效力体系的替代）。在等效性章节（参见第3章）和深覆䄱矫正章节中（参见第6章）中，我们并未运用平衡原理来解决类似的问题。而是直接用阻抗中心100g伸长力和+2200gmm力矩（100g×22mm=+2200mm）来代替切牙区100g的向下力（图8-25b）。当然，即使在这个特殊情况下仅使用了等效性原理。答案也是相同的，因此在使用如压低辅弓这种静态力系统的机制中，已知切牙区的所有力时，无须绘制平衡力图。

平衡和创造性生物力学

来自物理学的平衡原理和其他原理既可以模拟治疗阶段，也可以为矫正器的选择和使用提供科学依据。让我们来讨论几个例子，通过这些可以用简单的图来尝试不同的治疗模式，而不是让患者反复试验。

图8-26为第一前磨牙被拔除，伴随尖牙高位近中倾斜的病例。治疗目标是远中竖直尖牙。注意，如何让尖牙的阻抗中心向远中轻微移动，并有明显的䄱向移动。为了消除所有的摩擦力，让我们用1个简单的垂直曲牵引尖牙，图8-27为想要作用于牙上的力系统，使用200g水平力以关闭间隙（简单起见，忽略垂直曲上的所有力矩）。为了防止磨牙前倾，将在磨牙颊管上施加2000gmm的力矩，在距离磨牙阻抗中心10mm处，可能会产生10mm的力。这对患者来说是一种可行的力系统吗？让我们举几个有效的平衡力图来回答这个问题。

所有力和力矩的方向在图8-28中都是反向的，这些力的总和为零，但力矩之和不为零。弓丝上有1个不平衡的-2000gmm的力矩，因此这个力系统是不可能实现。我们决定在尖牙和磨牙上施加2个垂直力（力偶），使这个垂直曲达到平衡状态（图8-29a）。力方向相反的反作用力图（图8-29b）是

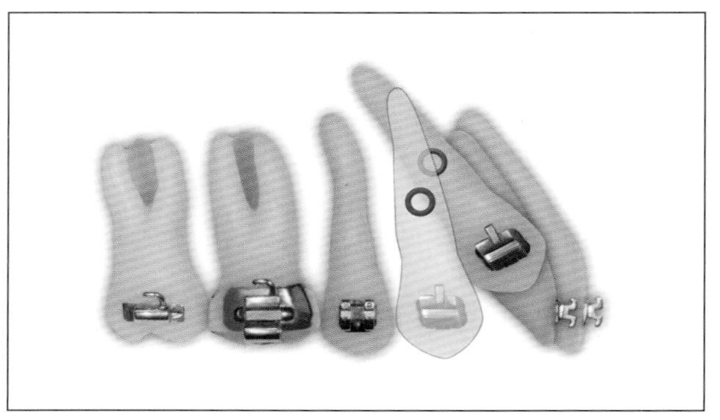

图8-26 为拔除了第一前磨牙伴随尖牙高位近中倾斜的病例。治疗目标是远中竖直尖牙。注意，如何让尖牙阻抗中心向远中轻微移动，并有明显的𬌗向移动。

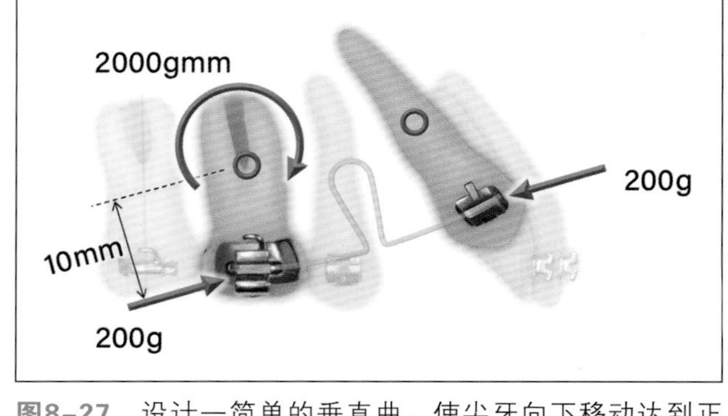

图8-27 设计一简单的垂直曲，使尖牙向下移动达到正常咬合状态。尖牙处的作用力是我们想要的力系（红色箭头）。在磨牙上放置10mm的力矩以提供合适的支抗，这个力系可行么?

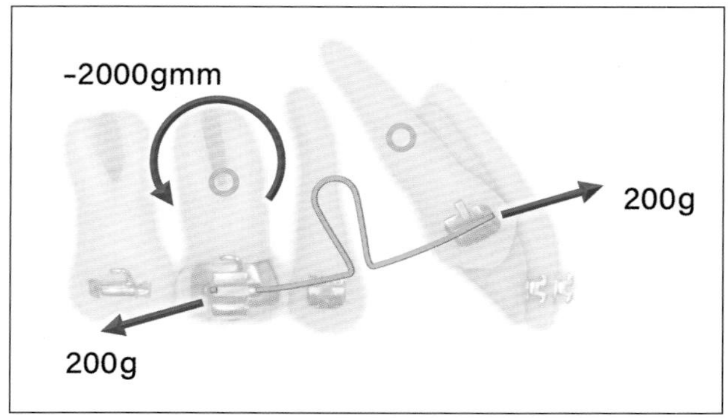

图8-28 垂直曲反向力的作用力系。图上的力不是平衡的，因为在磨牙上还有1个不平衡的-2000gmm力矩。

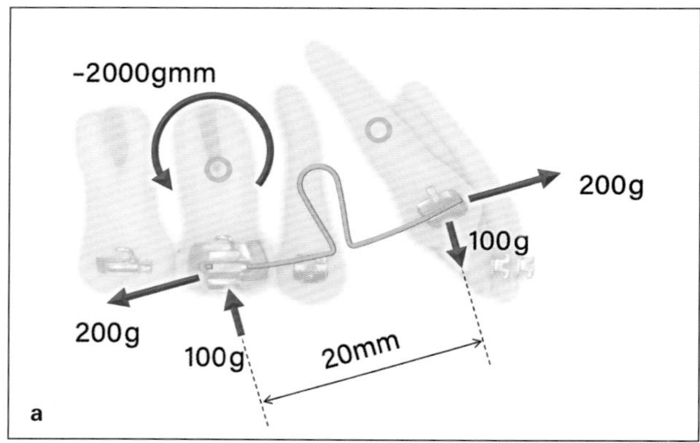

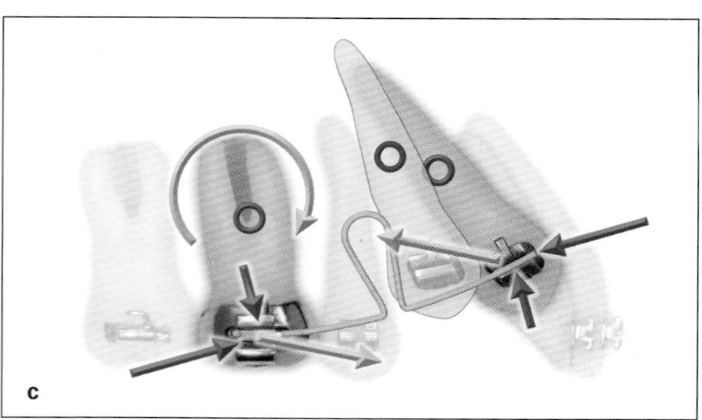

图8-29 （a）垂直曲可通过增加2个垂直力（100g）以达到平衡。（b）为用于模拟和评估的反作用力图。牙上所受力为a中所有力方向的反向力。（c）水平力和垂直力（红色箭头）被单个力（黄色箭头）替代。磨牙上的力是合力，有足够的力矩来防止磨牙前倾。尖牙上的黄色合力具有少量压低力，作用力线更靠近阻抗中心，这是不可取的。此模拟过程可以避免治疗过程中长时间的临床失误（注意，尖牙压低而不是伸长）。

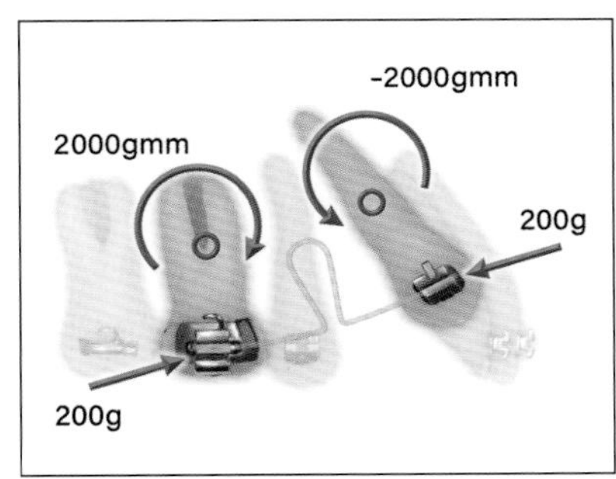

图8-30　尖牙区放置力偶时牙齿所受力的反作用力图。但效果不尽如人意，因为尖牙可能会平移甚至唇倾。

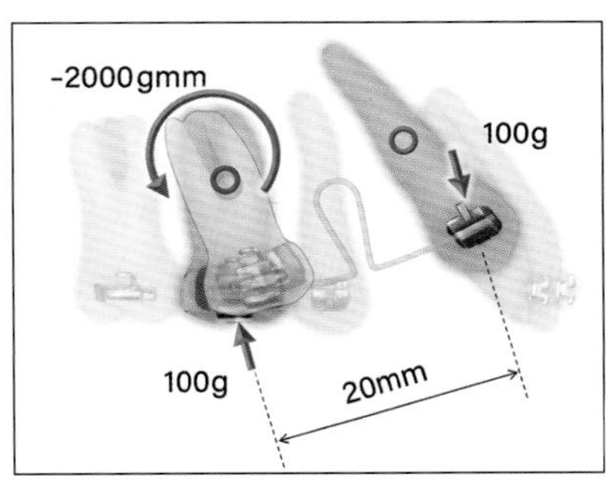

图8-31　在尖牙处施加伸长力时牙齿所受力的反作用力图。这对尖牙来说是可取的，但是磨牙失去了有利的力矩，将发生前倾。

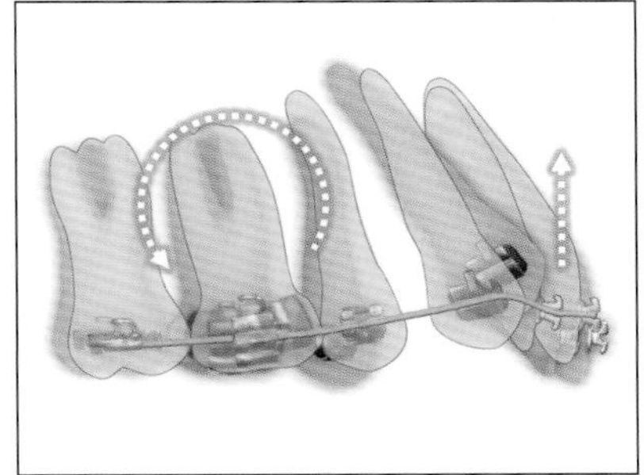

图8-32　直的水平弓丝可促使尖牙萌出，但会明显压低切牙，导致前牙区的开殆和磨牙支抗的丧失并发生前倾。在这种错殆畸形中，单丝矫正在获得理想力系统方面存在固有的局限性。

合理的，用以讨论圈曲矫正器及其可行性。

磨牙上的力系是合理的。合力如图8-29c中的黄色箭头所示。应该有足够的力矩来防止磨牙因施加的红色近中力而向前倾斜。尖牙的问题更多。阻抗中心处的预期运动是向下、向后的，但对尖牙的压低力是不合适的。这不是一个好的结果，因为尖牙已是低位错殆畸形。此外，力的作用线被移动到更靠近阻抗中心的位置，以产生少量的根近中移动。尖牙将围绕牙尖附近的旋转中心倾斜，使牙尖发生远移（注意，图8-29c中蓝色标识为所预期的尖牙移动后的位置）。所以，没理由将这种矫正器用在患者身上，因为我们知道这个力系是不可取的。

现在用图8-29b中反作用力图上的红色力来计算牙齿上的力，事实上，没有必要回到垂直曲上的原始平衡力图。可以在垂直曲上尝试不同的反作用力，看是否能改善结果。

如果水平向的作用力减小到100g，则磨牙所需的力矩和垂直力就会减少。但尖牙上仍然存在压低力，合力的作用线保持不变，所以这并不是实质性的改善。

另一种可能性是去除垂直力，在尖牙上放置一对逆时针力偶（冠向前、根向后）。但是，这样也无法令人满意，因为尖牙可能会发生平移和唇倾——与我们想要的运动相反（图8-30）。

考虑在尖牙上施加伸长力，这有利于尖牙移动，但是反作用力图告诉我们，磨牙失去了有利的力矩，并且会向前倾斜（图8-31）。简而言之，因为我们不能改变物理学定律，所以如果我们需要使用垂直曲矫正器，但这也不是一个好的解决方案。通过平衡原理来分析比通过将矫正器放入患者口内来观察到的任何意想不到的副作用要好得多。

事实上，任何单一矫正器都无法有效地解决这个问题。带有圈曲的直丝弓、后倾弯或弹力链在保护后牙支抗的同时也能压低尖牙或至少阻止其萌出。即使是直的水平弓丝也可促进尖牙萌出，但会明显压低切牙，导致前牙区的开殆和磨牙支抗的丧失并使之前倾（图8-32）。

为了获得理想和一致的力，更好的解决方案是使用双丝来治疗高位错殆畸形的尖牙病例。磨牙和切牙用硬丝连接，以稳定牙弓（图8-33a），另一根从磨牙颊管牵引钩处伸出的弹力线或弹簧附着于尖牙上，并使弹簧处于平衡状态（图8-33b）。弹簧可对尖牙施加200g向下、向后的拉力（图8-33c）。只要距离尖牙阻抗中心足够远，尖牙的牙冠会向远中

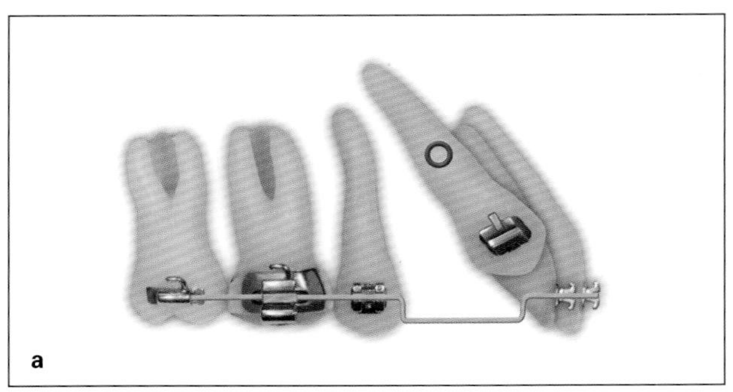

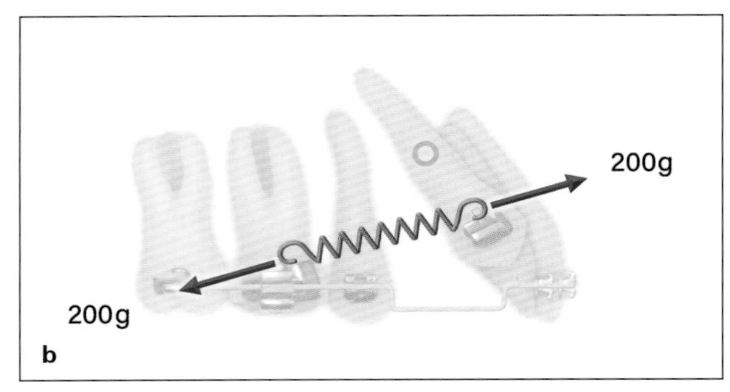

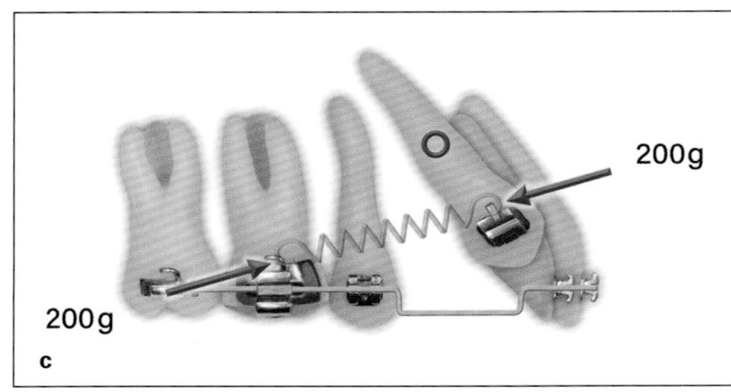

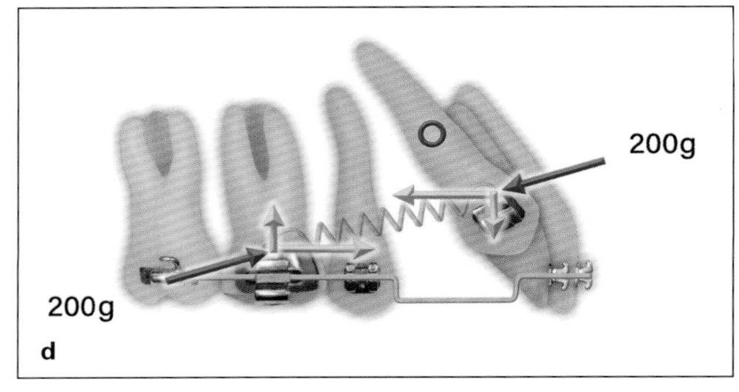

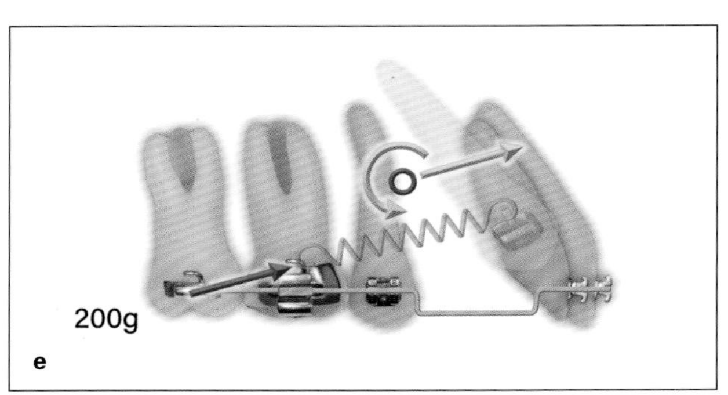

图8-33 双丝系统适用于治疗严重移位的尖牙。（a）磨牙和切牙由硬丝连接，以稳定后牙增强支抗。（b）1个弹力线或弹簧连接磨牙上的牵引钩和尖牙。通过作用力（蓝色箭头），使弹簧处于平衡状态。（c）尖牙上反向的反作用力系统（红色箭头）显示，200g的力矩离尖牙阻抗中心足够远，易使尖牙发生远中倾斜。（d）尖牙上受的合力（黄色箭头）的替代分力显示阻抗中心可向𬌗向和远中移动，这是可行的。（e）整个主弓丝在所有支抗段的阻抗中心处可替代的等效力系统（黄色箭头）。使用主弓丝和轻力，有利后牙段支抗的保持。

移动，牙根向前移动。作为独立的施力装置，弹簧力的大小是可以调节的。如果需要，弹簧可以连接到尖牙舌侧的钩子上，以最大限度地减少尖牙的旋转。与单丝矫正不同，这个回缩力有1个伸长的分力（图8-33d）。主弓丝可用纤维增强复合型材料代替，以获得更好的稳定性。

附着于磨牙颊管上的弹簧所产生的近中力用于整个主弓丝（图8-33e）。因为主弓丝是硬丝，任何的支抗丧失都会发生𬌗平面的改变。如果力量足够轻，足以维持后牙的支抗。

如果切牙需要明显的压低，双丝有利于𬌗平面的整平，在这种情况下可以用压低辅弓来取代主弓丝（图8-34a）。超过20mm的100g压低力可以在磨牙上产生2000gmm的力矩（图8-34b）。用200g的近中力足以使磨牙向前移动（图8-34c），从而起到很好的支抗作用。注意观察双丝系统如何很好地控制力系统、力的大小、力的方向和力的作用点，而单丝矫正并不总能做到这点。同时，如果有指征，还有减少深覆𬌗的效果。

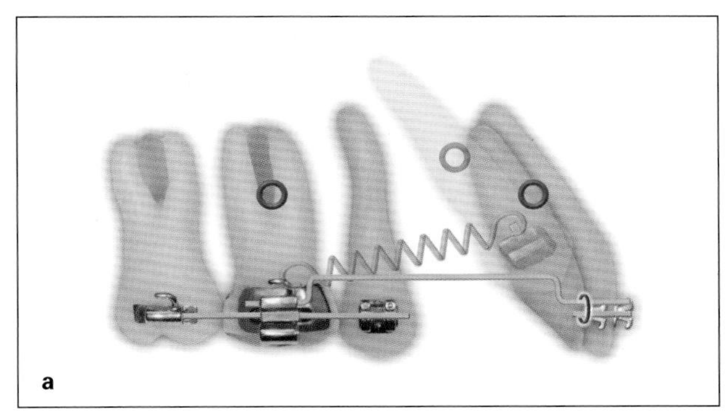

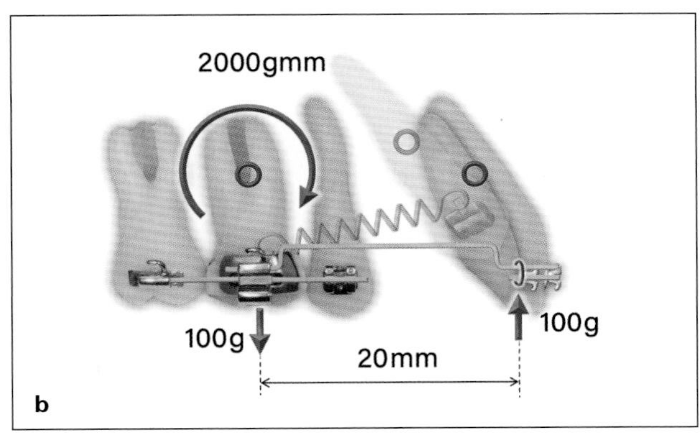

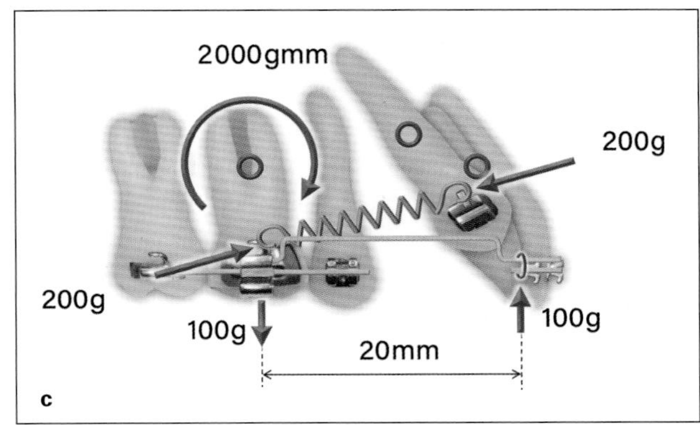

图8-34 （a）用压低辅弓以压低切牙。（b）反作用力系统。超过20mm的100g压低力可以在磨牙上产生2000gmm的力矩。（c）弹簧和压低辅弓的联合力系。2000gmm的力矩与200g的近中力足以使后牙段移动，也可起到良好的支抗作用。

重要注意事项

在应用平衡原理时，需要对作用于矫正器和牙齿上的作用力与反作用力图中进行思考。只要理解其中原理，反作用力图当然可用来制定正畸策略，从概念上讲，处于平衡状态的是矫正器而不是牙齿。牙齿也可处于平衡状态，但反作用力图中在牙齿上描绘的力是不完整的。

常见误区

对于右侧牙弓狭窄患者，治疗目标是使下颌右侧牙弓扩大多于左侧（图8-35a）。在下颌有舌弓的情况下，向右侧施加更大力量的最佳方式是什么？我们是否有如图8-35b所示的单侧弯制外展曲？或者，在两侧扩弓的同时通过弯制圈曲来减小左侧弓丝的硬度以减小扩弓力（图8-35c）。这实际上是1个棘手的问题。根据平衡定律。无论矫正器设计得多巧妙，力都必须是相等且相反的（图8-35d）。

是否可以利用舌弓进行牙齿差异性移动？答案是肯定的。因为在每颗牙齿上施加的不是水平向力，而是不同的力矩。图8-35e中的红色箭头显示作用在牙齿上的力，右侧磨牙上施加冠颊向转矩，由于每个磨牙托槽间的距离较大，所以垂直力的副作用较小。图8-35f（蓝色箭头）显示了有效的平衡力图，图中右侧磨牙上有1个力矩，同时每颗磨牙都有垂直力作用于牙弓上。下颌右侧磨牙发生颊倾（图8-35g），舌弓的不对称应用将在第12章进行更详细的探讨。

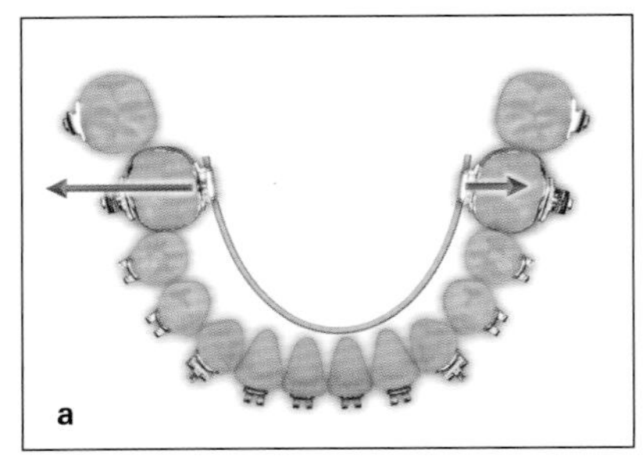

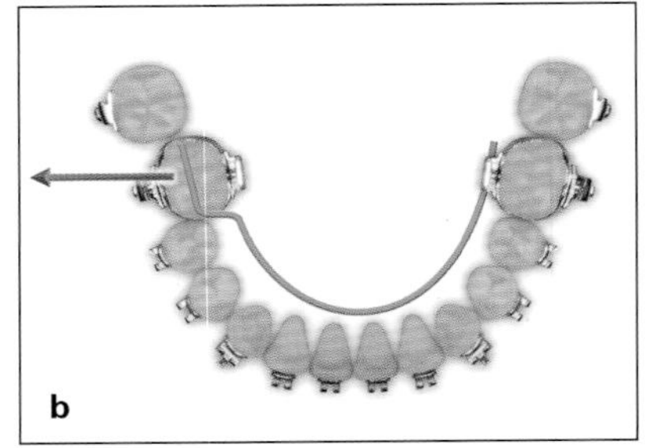

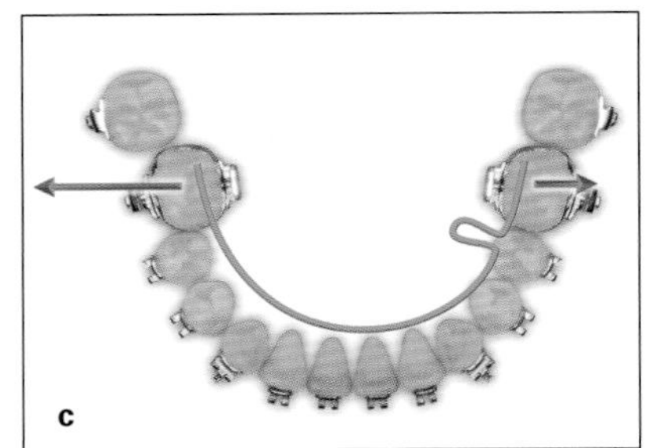

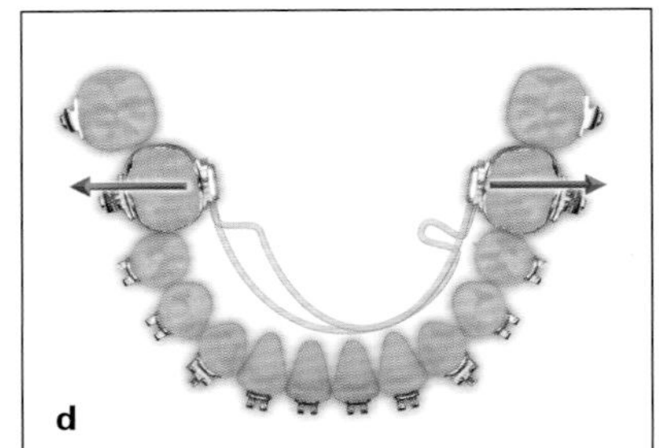

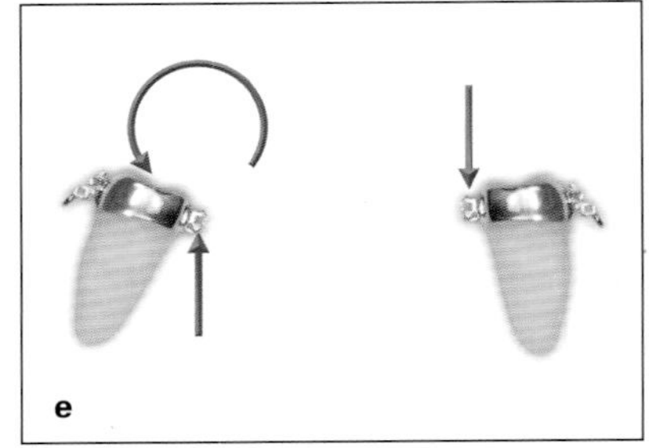

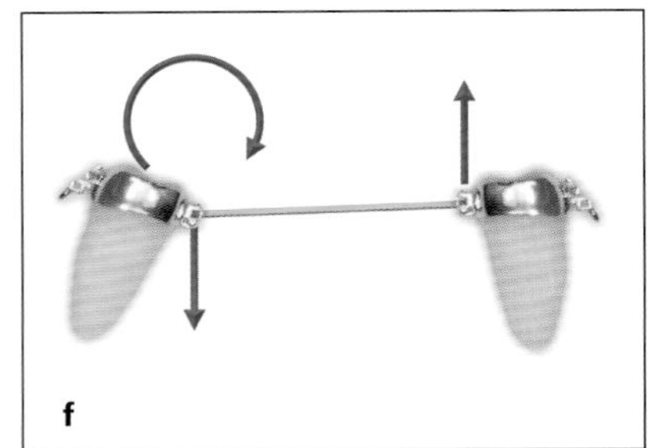

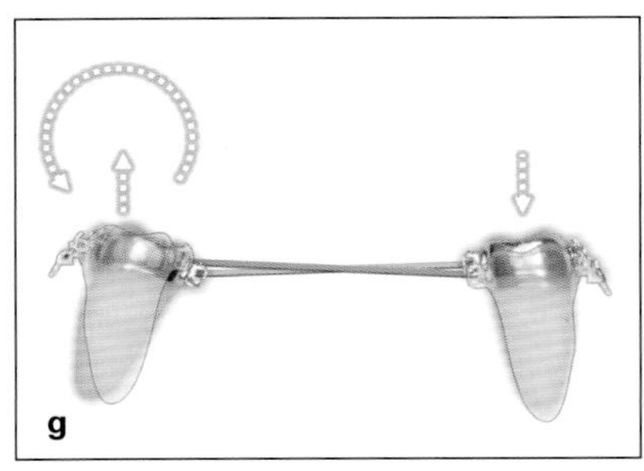

图8-35 （a）右侧牙弓狭窄患者。在下颌有舌弓的情况下，向右侧施加较大力（相对左侧）的最佳方法是什么？（b）在舌弓的右侧弯制外展曲，这是不可行的，因为舌弓不平衡。（c）降低左侧舌弓的硬度，这种装置仍然不可行。（d）无论矫正器设计得多巧妙，力必须是大小相等、方向相反的，不能违背物理学定律。（e）作用在牙齿上的反作用力系统（红色箭头）显示冠颊向转矩施加于右侧磨牙上，副作用（垂直力矩）很小，因为每颗磨牙垂直力之间的距离很大。（f）平衡状态下的作用力图，反作用力用蓝色标识。（g）下颌右侧磨牙发生颊倾，适当的双侧颊向扩弓是必要的。

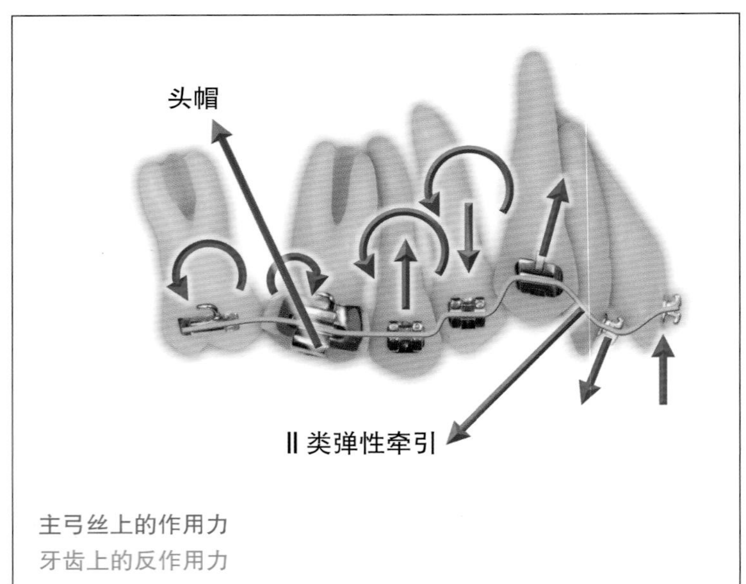

图8-36 令人困惑的受力图示。图中应清晰地标明所显示的力是作用在矫正器上的还是作用于牙齿上的。在这里一些力作用于牙齿上，一些力作用于弓丝上。如果弓丝发生弹性形变或作为主弓丝时，那么来自头帽和橡皮圈的力会产生不同的作用效果。图中的弹性牵引作用于主弓丝，但不是来自主弓丝的反作用力。

讨论

有些治疗方法是不可能实现的。平衡理论让我们明白了哪些矫正是科学可能实现的。在期刊或者会议上发表的受力分析图有利于展示力系统的新观点。有争议的物体——矫正器，而不是牙齿（除非它们与牙周支持组织处于平衡状态）——应该总是处于平衡状态。图中应该清楚地标明所显示的力是作用在矫正器上的还是作用在牙齿上的。应避免像图8-36那样的受力图，一些力作用在牙上，另一些力作用在弓丝上，却没有任何解释。此外，弓丝（其描述的力系统）也不处于平衡状态。

本章将平衡概念应用到矫正器设计中。其他矫正系统也同样有效和有用。牙移动或整形外科的生物力学可以从牙齿或骨骼置于平衡状态开始。在平衡的基础上，对下颌骨的功能性运动和颞下颌关节的应力进行研究或建模。平衡的概念并不局限于正畸矫正器，它具有普遍性和广泛的应用前景。

推荐阅读

[1] Burstone CJ. The biomechanics of tooth movement. In: Kraus B, Riedel R (eds). Vistas in Orthodontics. Philadelphia: Lea and Febiger, 1962:197–213.

[2] Burstone CJ, Koenig HA. Force systems from an ideal arch. Am J Orthod 1974;65:270–289.

[3] Halliday D, Resnick R, Walker J. Fundamentals of Physics, ed 8. Hoboken, NJ: Wiley, 2008.

[4] Smith RJ, Burstone CJ. Mechanics of tooth movement. Am J Orthod 1984;85:294–307.

思考题

以下问题均使用平衡原理。首先绘制1个平衡力图，所有给定的力都作用在处于平衡状态的物体上——牙弓、矫正器、单颗牙齿或上下颌骨。必须在下面的图中仔细检查力的方向。例如，如果指定的是反作用力的方向，那么在图中要标记相反方向。简而言之，首先从作用力平衡图中获得正确的结果，而牙齿上获得的力则要反转方向。

1. 使用压低辅弓向两侧前牙段施加的30g力（中点处受力60g），找出作用在磨牙颊管上的所有力和力矩。

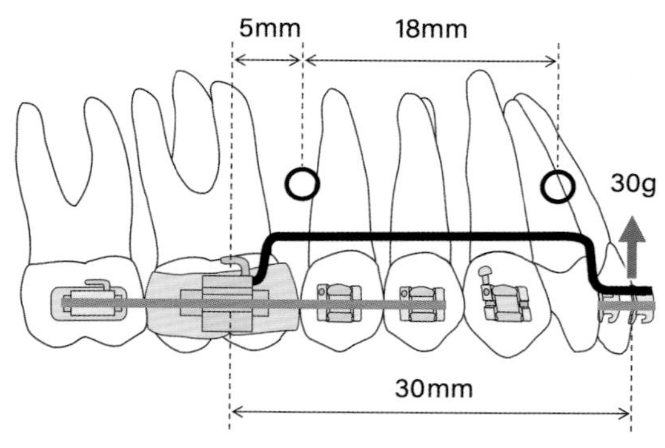

2. 假设舌弓向左侧磨牙施加200g力，找出作用于舌管上的所有力和力矩。（a）假设左右2个力偶相等。（b）假设右侧没有力偶。确定所有力和力矩的方向。

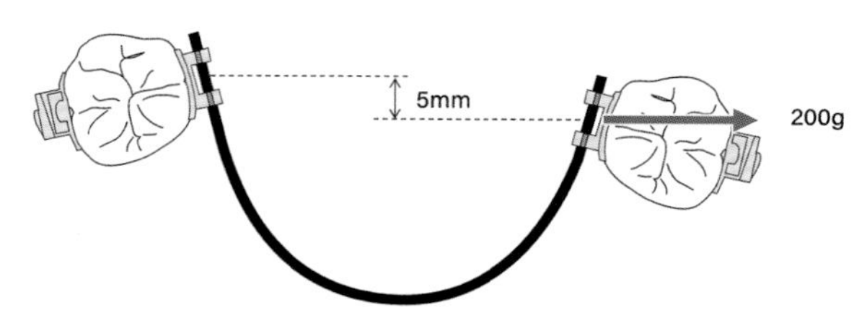

3. 假设舌弓施加2000gmm的力矩以使左侧磨牙发生顺时针旋转。不施加其他力偶或水平向力，找出所有其他作用于磨牙颊管上的力。

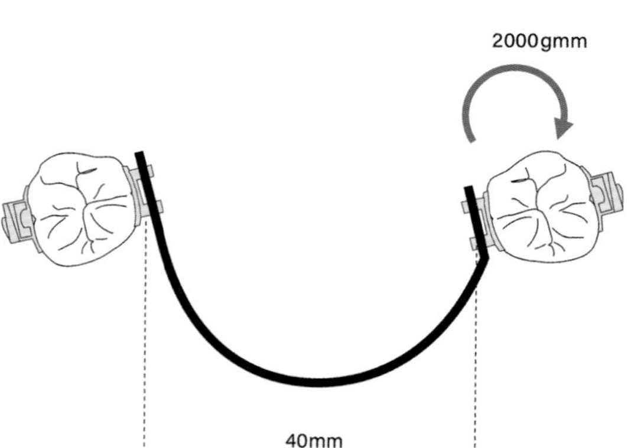

4. 间隙关闭过程中放置于偏近中的垂直关闭曲会产生不对等的力偶，找出所有作用于尖牙和前磨牙上的力。图示给出的力和力矩都作用于牙上。

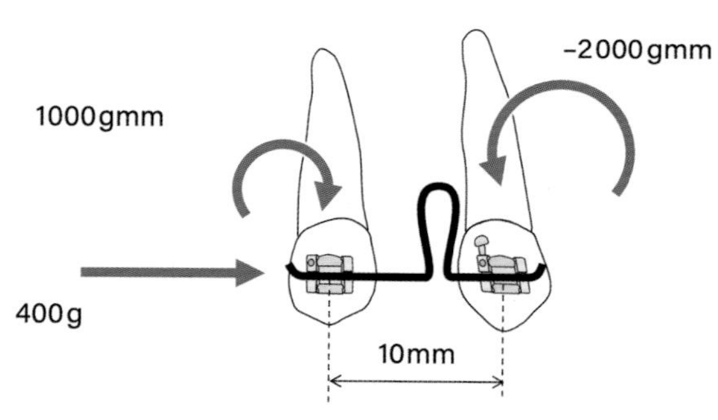

5. 用直丝整平尖牙和前磨牙。忽略水平力，并假设每个托槽上的力偶相等，求解未知的力和力矩，以及不良的副作用有哪些。

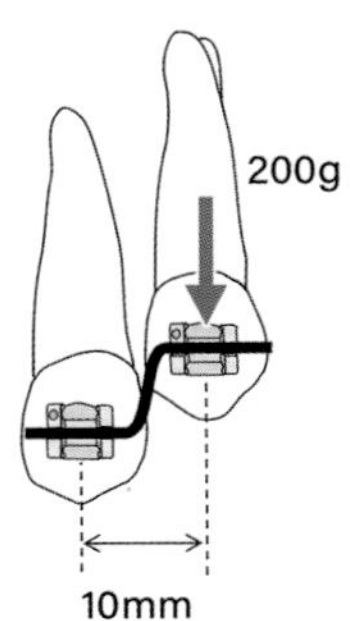

6. 通过舌弓施加力偶用以颊向竖直右侧磨牙。忽略水平向力，假设左侧磨牙上没有施加其他力偶，找出作用于两颗磨牙的所有力，以及不良的副作用有哪些。

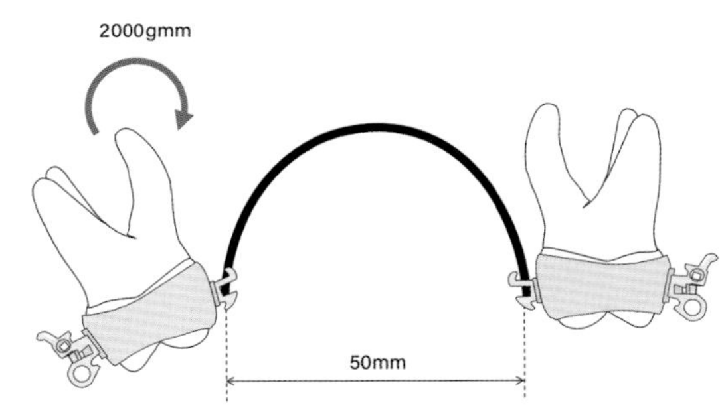

7. 控根曲使尖牙牙根向远中移动。找出作用于尖牙和磨牙托槽上的力与力矩。

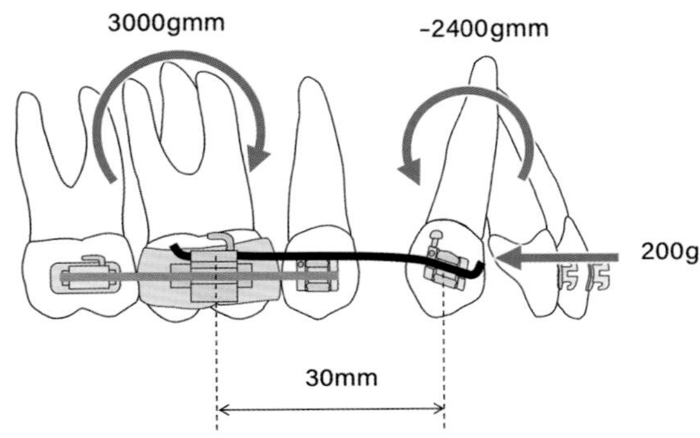

8. 假设受试者用1000g的力紧咬牙齿时，且下颌处于平衡状态。确定髁突处所受的力。这是众多简单的颞下颌关节模型之一，有人认为髁突不是承受压力的区域。

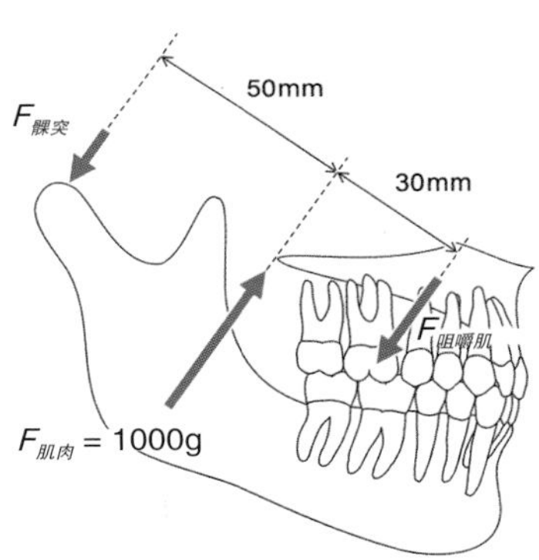

9. 图示矫正器包括头帽、带圈弓丝和颌间弹性牵引，找出作用于后牙段阻抗中心的合力和力矩，忽略磨牙双颊管的垂直向差异。合力的垂直向分力是令人满意的。

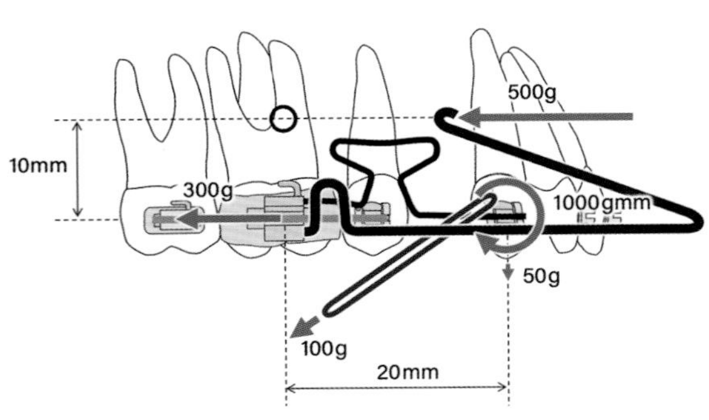

10. 由肌力作用的Herbst矫正器处于平衡状态，找出作用于每颗磨牙阻抗中心的力和力矩。

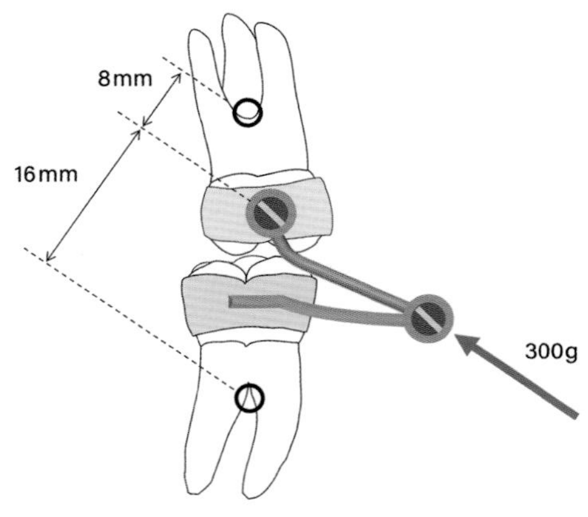

第2部分

The Biomechanics of Tooth Movement
牙移动的生物力学机制

第9章

The Biomechanics of Altering Tooth Position
牙齿位置改变的生物力学机制

"预测是非常困难的，尤其是关于未来的预测。"

—— Niels Bohr

本章阐述了产生不同类型牙移动的正确力系统和最优力值。在确定所需的力之前，需要用一种精确的方法描述牙移动［例如旋转轴（中心）或螺旋轴等］。简单牙移动由一对力产生，也可由力线经过阻抗中心的单个力产生。复合牙移动则由简单移动的组合产生，其力线远离阻抗中心。理论上，所有旋转轴都可由1个力产生，其作用线位于牙齿上或牙齿外。临床医生必须估计力的位置，并用托槽处的力矩和力［力矩与力的比值（*M*/*F*）］替代它。牙移动后，力系统随时间的变化而改变，这是评估最优力系统时需要考虑的部分。在临床上如何加力，应该着重考虑的是力会对牙周膜和骨骼产生怎样的牵拉与张力，而不只是单纯考虑力的大小。

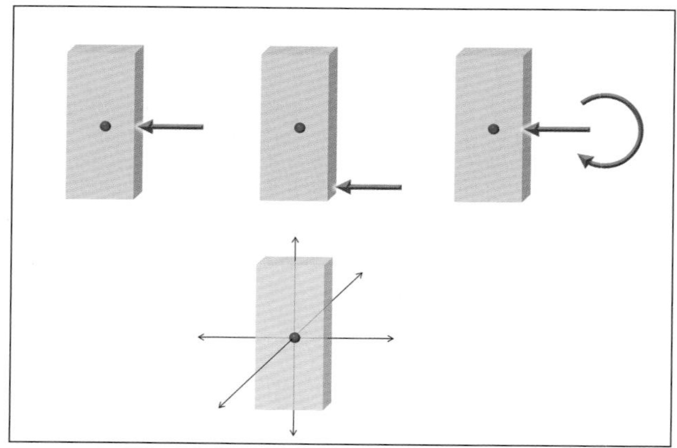

图9-1 作用于物体质心上的力通过平移产生线加速度。如果力从质心处移开，物体将经历线加速度和角加速度的组合。在给定的平面上，每个质心点以90° 投影形成1个轴，无论是哪个平面上的轴都将相交于1个点。

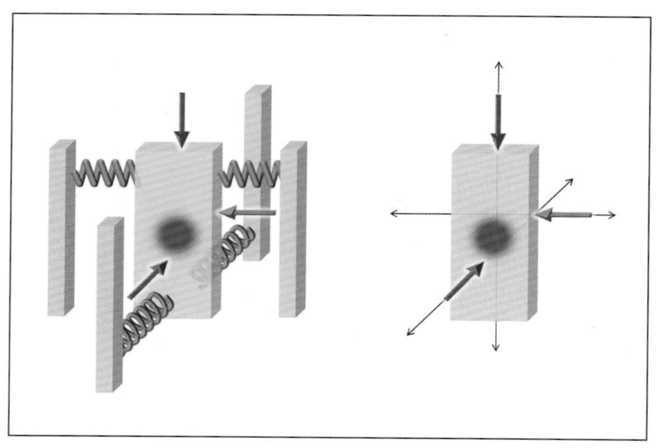

图9-2 方块由连接在支架上的弹簧固定。它移动但不加速。作用在阻抗中心点上的力将导致方块平移。每个阻抗中心点以90° 投影都能形成1个轴，但是所有的轴可能不会在1个点处相交。因此，由于未知因素，阻抗中心通常被描述为1个圆（二维）或1个球体（三维）而不是1个点。

正畸治疗的核心包括力系统作用下的牙移动、骨移位、生长和整体改建。本章讨论力系统和牙齿位置变化之间的关系。

牙移动的最优力系统是什么？要回答这个问题，必须考虑几个因素。应该施加多大的力？力应该是间歇的、恒定的，还是规律变化的？力是否能将牙齿正确地移动到目标位置？值得关注的是牙移动模式的定量分析——如何将牙齿从位置A移动到位置B，以及这种移动需要什么力系统？如果切牙向舌侧倾斜移动、向舌侧平移，或者当牙根向舌侧移动时牙冠保持不动，那么力系统会有什么不同？

自由体和约束体

想象一下1个漂浮在太空中的方块。通过其质心的力将产生线加速度（图9-1）。如果力从质心处移开，方块将经历线加速度和角加速度的组合。纯力矩或力偶只产生围绕质心的角加速度。

牙齿不是自由体。它受牙周膜和其他牙周及骨结构约束。把图9-1中的方块想象成1个与固定在墙上的弹簧相连接的约束体（图9-2）。施加1个力，但它没有加速。弹簧悬挂的方块可视为1个变形的结构。作用在阻抗中心上的力将导致方块发生平移。阻抗中心点与质心点类似，它是发生平移的点，但是它们具有完全不同的位置。首先，质心是可以在三维空间中找到的点。每个质心点以90° 投影可形成1个轴，而所有轴，无论它们位于哪个平面上，都将相交于1个点。对于受约束的物体来说，这不一定是正确的（注意，图9-2中红色轴不相交于一点）。1颗牙齿或1组牙齿的阻抗中心位置受多种因素影响。因为牙齿在形态上不对称或牙周膜具有不对称属性（各向异性），力的方向可能会改变阻抗中心的位置。随着时间的推移，牙移动过程中的生物学变化会改变牙根长度和牙周支持以及牙周膜特性。因此，阻抗中心（或三维中的阻力轴）在治疗过程中可能会有所改变。

在三维空间上，牙齿具有单个阻抗中心点是理想化特例，即认定牙周膜为各向同性。非对称性和变异性不是很普遍，因此阻抗中心的概念实际上是有用且有效的。最好不要把牙齿的阻抗中心看作1个

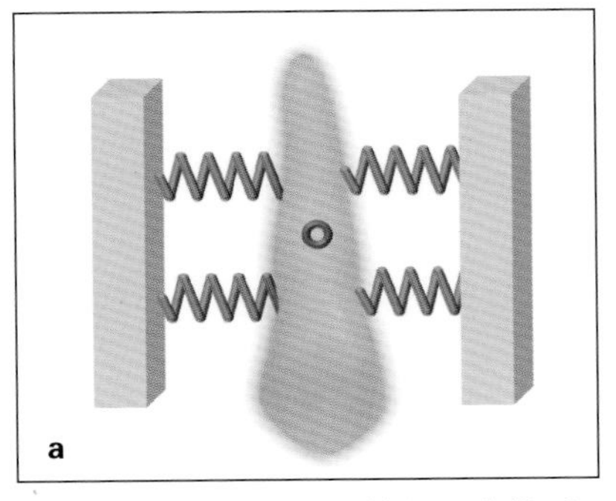

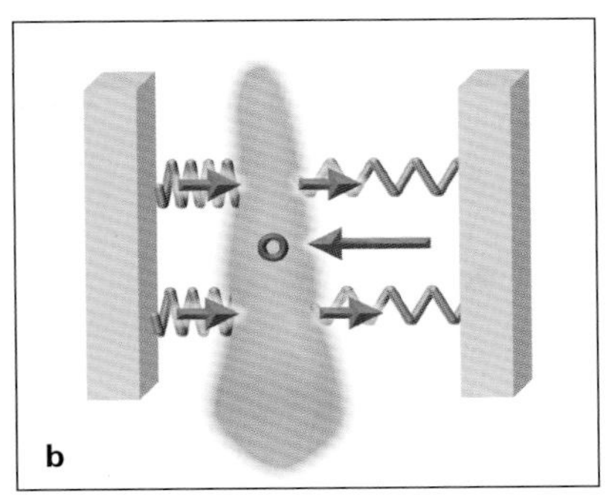

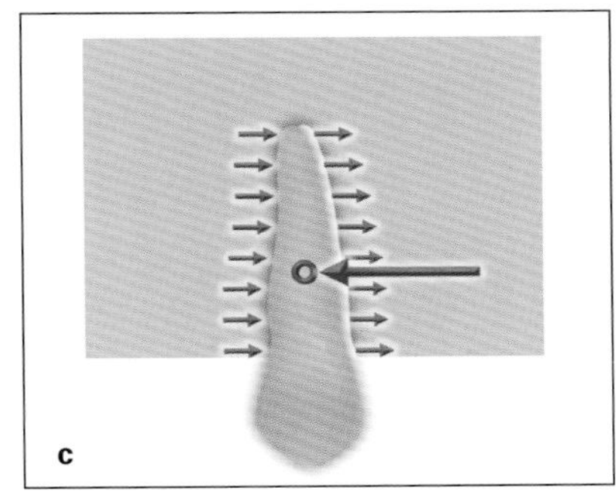

图9-3 带弹簧支架的简化牙齿模型。（a）被动状态。（b）在阻抗中心处施加使牙齿平移的力。当一根弹簧伸展，另一根弹簧压缩时，牙齿会移动，但仍处于平衡状态。（c）1个真实的牙齿模型。施加的力由牙周膜中所有压应力、拉应力（红色小箭头）和剪切应力之和来平衡。

点，而应该把它看作一个圆（三维的球体）。第10章从三维角度更详细地讨论了这些阻力和旋转轴，而本章则在二维中介绍和拓展了这些概念。

在第8章中，平衡的概念应用于弓丝和正畸矫正器中，牙齿也处于平衡状态。在本章中，附加弹性物的牙齿二维模型演示了力与牙移动之间的关系。为进一步简化，图9-3a显示了根部装有弹簧的尖牙模型。在牙齿的阻抗中心处施加1个力，使牙齿平移（图9-3b）。当一根弹簧伸展，另一根弹簧压缩时，牙移动了，但它仍然保持平衡。牙齿平衡力图（图9-3c）显示牙齿处于平衡状态时，施加的力由牙周膜中所有压应力和拉应力（红色小箭头）的总和所平衡。不要混淆矫正器平衡力图和牙齿平衡力图，它们是两个截然不同的系统。

描述牙齿位置变化的方法

在我们能够准确地将力与牙移动联系起来之前，需要有一种明确的方法来描述牙齿位置的变化，例如中切牙应该向舌侧倾斜的说法太模糊了。中切牙可以绕根尖或根部中心的牙轴倾斜，每一种都需完全不同的力系。其他的定性描述，如“外展”、“排齐”和“打开咬合”都太不精确，不能作为建立合理的力学系统的基础。有许多可用并且有效的方法来描述牙齿的位置和移动。我们分析一下每种方法的优点。

方法1

图9-4a中直立的切牙往舌侧移动并压低，其唇倾度也得到改善。这种描述是定性的，而且过于含糊。方法1是描述围绕切牙阻抗中心轴的平移和旋转。紫色圆为阻抗中心点，虚线连接移动前后的阻抗中心点（图9-4b）。这是它的平移路径，因此可以绘制出它的x和y坐标。切牙不仅要平移而且必须绕其阻抗中心点旋转（图9-4c）以达到最终的所需位置。总旋转角度和平移幅度及方向决定了牙移动（图9-4d）。旋转发生在与力作用平面成90°角的轴上。

这种方法既有优点也有缺点。优点是施加的力与阻抗中心点之间存在直接关系（作用在阻抗中心点上的单个力使牙齿平移，而一对力则使牙齿围绕阻抗中心旋转）。缺点是阻抗中心的位置是估计出来的，并不是1个真正的解剖点。特别是在不对称的牙齿和三维空间中，实际的点可能不存在。然而，任何估计的阻抗中心点都可以准确地从牙齿的初始位置复制到最终位置，并可靠地给出所需力的方向。

所施加力的作用线不一定与阻抗中心路径相同。任何与临床无关的微小偏差都将忽略不计。

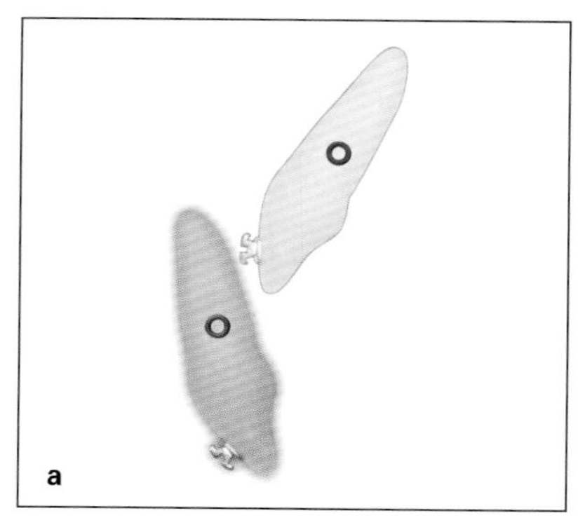

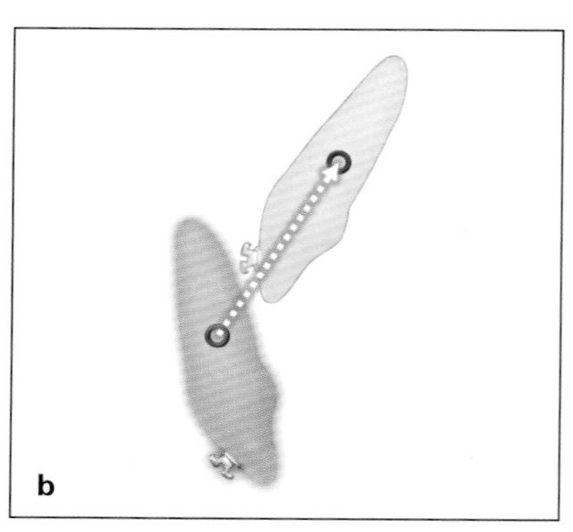

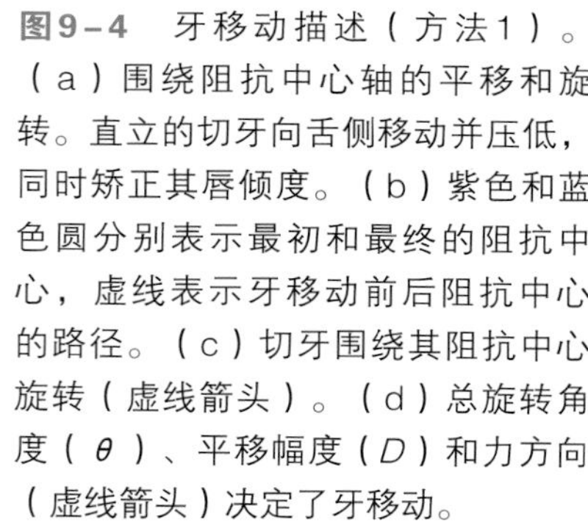

图9-4 牙移动描述（方法1）。（a）围绕阻抗中心轴的平移和旋转。直立的切牙向舌侧移动并压低，同时矫正其唇倾度。（b）紫色和蓝色圆分别表示最初和最终的阻抗中心，虚线表示牙移动前后阻抗中心的路径。（c）切牙围绕其阻抗中心旋转（虚线箭头）。（d）总旋转角度（θ）、平移幅度（D）和力方向（虚线箭头）决定了牙移动。

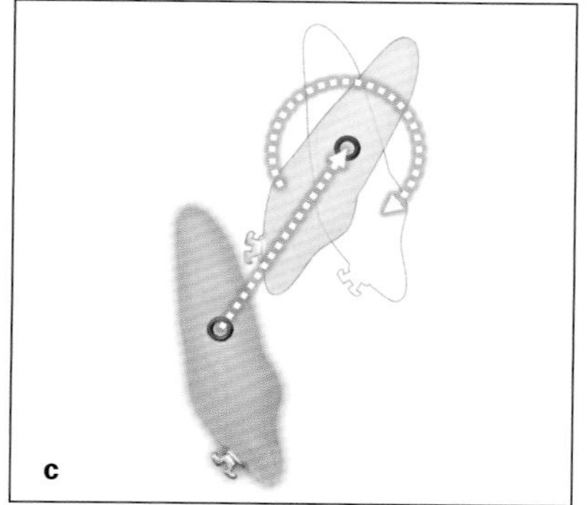

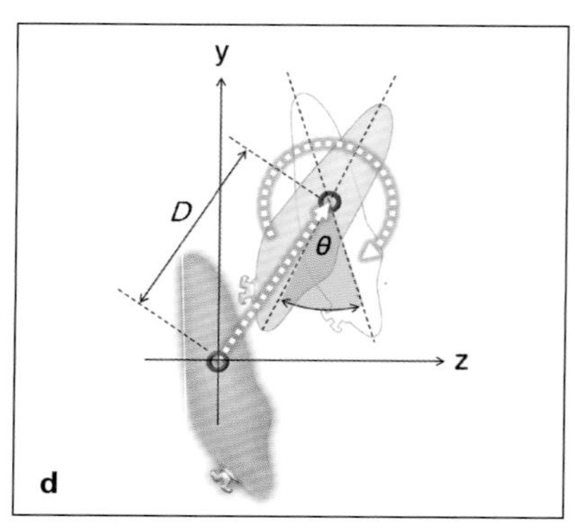

方法2

描述牙移动最常见的方法是基于托槽位置的变化（方法2）。从某种意义上说，托槽中内置了1个局部坐标系。如果托槽正确地粘接到牙齿上，除了殆龈高度外，还可以建立3个旋转轴（图9-5a）。E. H. Angel将这些轴分为第一、第二和第三序列。就是临床医生常说的“转矩”、“旋转”和“倾斜”。为了避免混淆，本章描述的是绕x轴（图9-5b）、y轴（图9-5c）和z轴（图9-5d）的旋转。像“转矩”这样用来描述牙移动的术语让人误解且不正确。在本章中，“转矩”一词仅用于描述由力偶或纯力矩组成的力系。倾斜角或轴倾角的变化不应称为“转矩”。围绕托槽的z轴旋转改变了牙齿的近远中向轴倾度，围绕x轴旋转改变了唇舌（颊舌）倾斜度，围绕y轴旋转改变了牙齿的扭转（图9-5）。托槽中预设了各种角度。想象一下，这是1个装满了许多松散托槽的袋子；我们可以把它描述为1个由独立坐标系组成的袋子。在三维空间中，任何托槽（牙齿）都可以进行3个方向上的平移和旋转。在给定方向上移动的潜力被量化为自由度，并且空间中的1颗牙齿具有6个可以完全控制的自由度。使用圆丝的方丝弓矫正器只有5个自由度。

托槽处的牙移动可以用两种方式来描述。从位置1到位置2坐标系的改变可以基于初始牙齿（托槽）位置的坐标系设定，也可以使用远离目标牙的总坐标系。考虑方法2时，其中唯一的坐标系在粘有托槽的牙上。在图9-6中，切牙向前移动并压低；出于演示目的，位移被夸大了。因为只发生整体移动，所以顺序对描述牙移动并不重要。可能有3种路径（1、2、3），并且都有相同的终点（图9-6a）。临床医生可以从头到尾查看托槽路径，以确定作用力的方向（作用线）。这是不正确的，只有在阻抗中心点与托槽的移动相互平行，牙齿发生平移（没有旋转）的特殊情况下才成立。在图9-6b中，连接位置1和位置2阻抗中心点的一条线平行于托槽路径。图9-6a中的3条路径都是有可能的。然而，临床医生必须选择最有利的路径来达到这一目标。这种

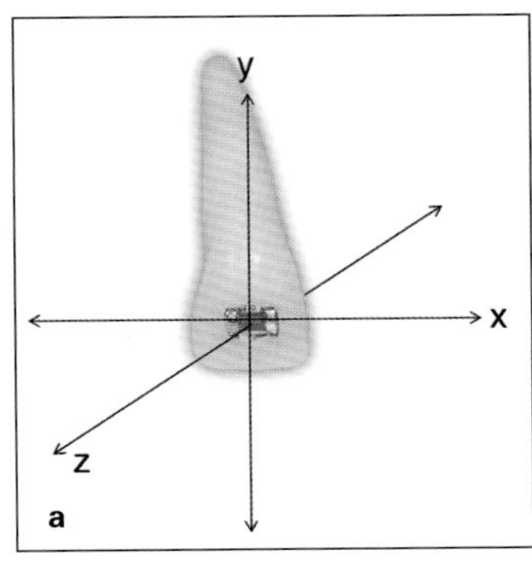

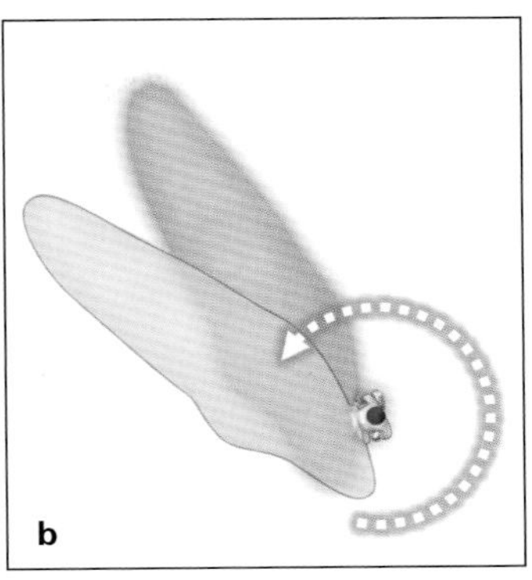

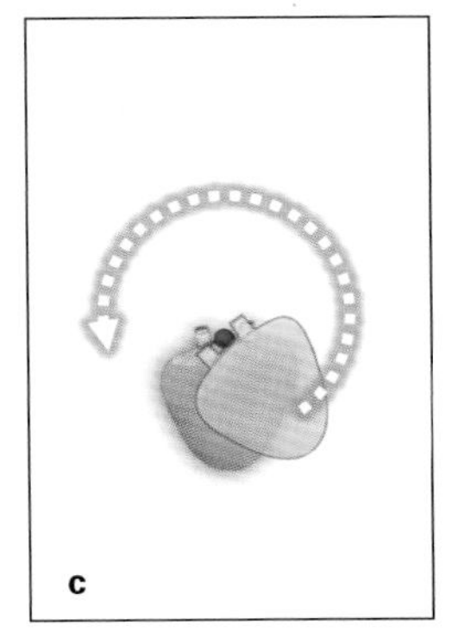

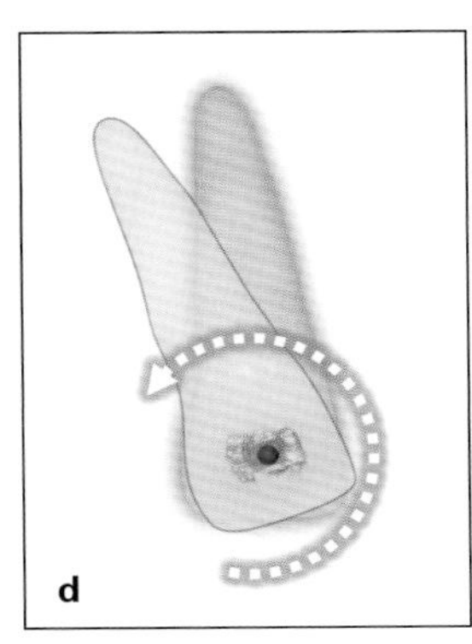

图9-5 用改变托槽位置的方法描述牙移动（方法2）。（a）在具有3个旋转轴的托槽中，为每颗牙齿建立了1个局部独立的坐标系统。（b）x轴旋转：第三序列旋转或转矩。（c）y轴旋转：第一序列旋转或扭转。（d）z轴旋转：第二序列旋转或倾斜。

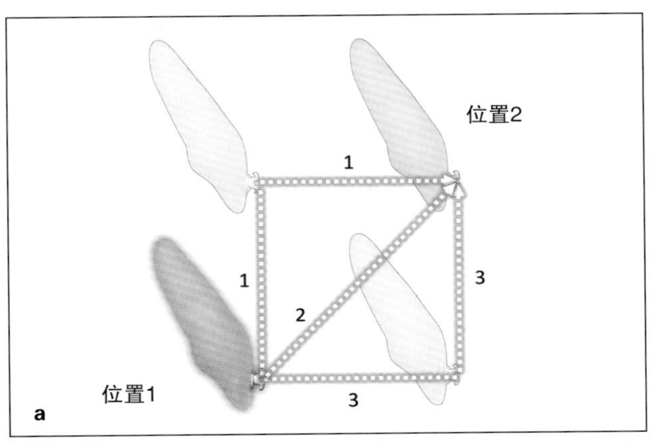

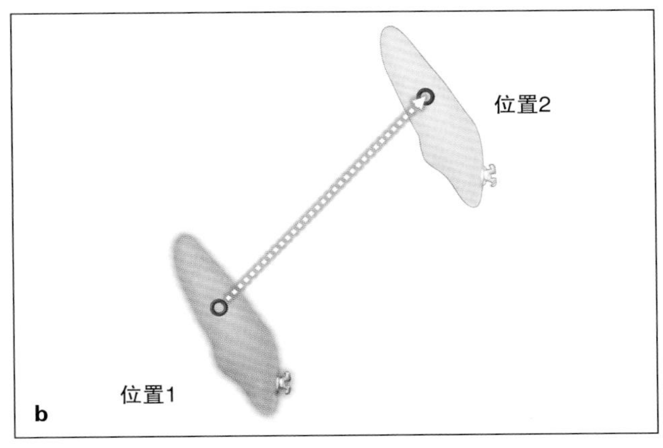

图9-6 （a和b）切牙向前移动并压低。因为只发生平移，所以移动的顺序并不重要。可能有3条路径（1、2、3），它们有相同的终点。临床医生通常通过观察托槽以确定所需的牙移动并评估结果（a）。只有当牙齿平移时，托槽的移动路径和移动所需力的作用线才是相同的。阻抗中心、托槽和受力方向的路径是平行的（b）。

描述牙移动的方法仅适用于牙齿平移；然而，如果我们还必须围绕任何轴或多个轴旋转托槽，就会变得更加复杂，因为旋转的顺序会导致不同的牙齿终末位置。

使用角度来描述移动并不是什么新鲜事。著名物理学家Euler详细地描述了测量欧拉角时的正确操作。使用角度描述移动的有趣之处在于它们不是累加的（即无论顺序如何，它们都不能相加）。例如，银行账户是累积的。无论存取款的顺序如何，总余额都是一样的。图9-6中平移的托槽也是如此；顺序没有区别。切牙可以先移动到唇侧，然后再压低，也可以先压低，然后再移动到唇侧；无论哪种方式，它最终都会在相同的位置。但这对于角度来说并非如此，角度是非累积的。

注意，图9-7中向舌侧倾斜的切牙。坐标系标注在托槽处。让我们尝试2条不同的路径。如图9-7a所示，将首先平移切牙。平移后，牙齿显示为白色。接着牙齿绕托槽上的x轴旋转，其最终位置显示为蓝色。在图9-7b中，顺序改变了：切牙首先绕x轴旋转，然后平移。请记住，坐标系是固定在牙齿上的。注意，图9-7b中的蓝色牙齿最终的位置与图9-7a中的完全不同。此示例是二维的，在其他平面上添加额外的旋转只会使顺序问题复杂化。

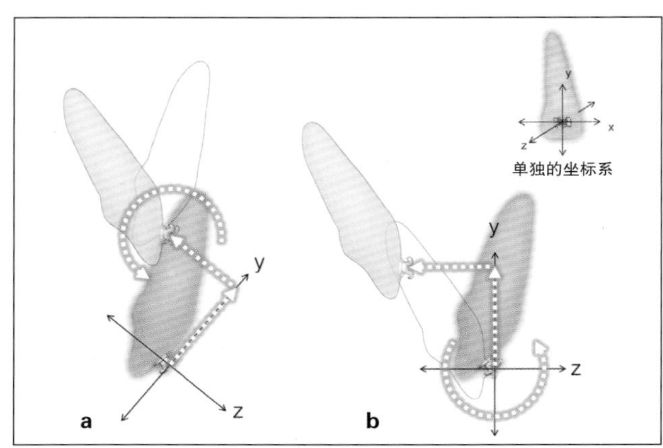

图9-7 在每个托槽中使用单独的坐标系进行旋转和平移。（a）切牙首先平移（白色牙齿），然后旋转到最后的位置（蓝色牙齿）。（b）改变顺序：先旋转切牙托槽（白色牙齿），然后平移（蓝色牙齿）。用于描述移动的欧拉角不是累积的。最终的结果取决于顺序。

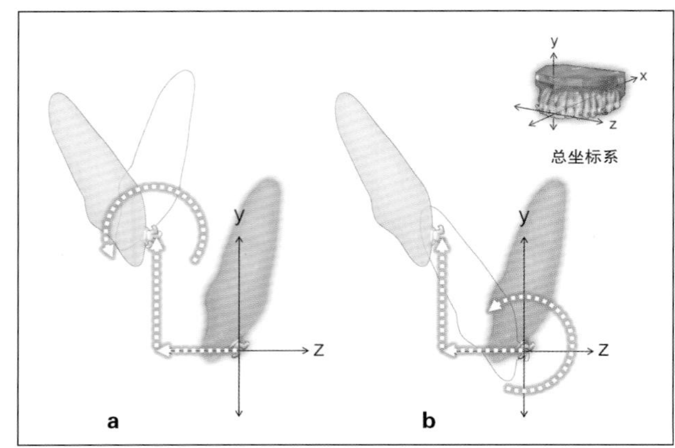

图9-8 在总坐标系下测量每个托槽的旋转和平移。切牙是先平移再旋转（a）还是先旋转再平移（b），没有区别。

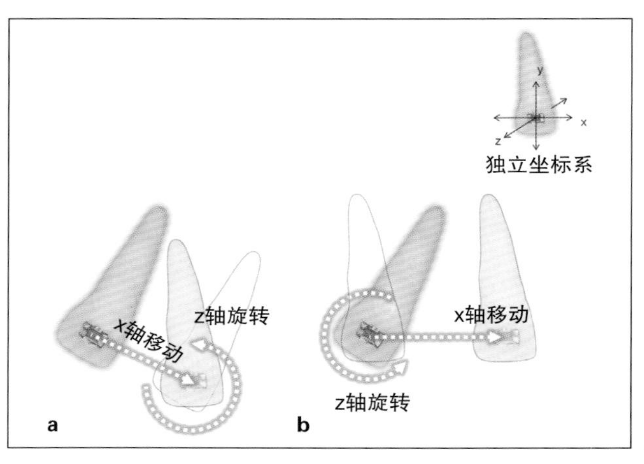

图9-9 x轴移动和z轴旋转的最终结果取决于顺序。（a）先移动，然后旋转。（b）先旋转，然后移动。牙齿的最终位置（蓝色牙齿）与顺序有关，并且移动不是累积的。

简而言之，如果将托槽本身当作唯一的坐标系，则任何3个给定的托槽角度都不足以描述牙齿到终点的移动，因此必须给出顺序。另外，如果使用其他外部参照或总坐标系，则测量到公共参照的3个轴角就足够了。方法2的修改是使用基于殆平面的总坐标系（图9-8）。切牙先平移然后绕x轴旋转（图9-8a）与先绕x轴旋转然后平移没有区别（图9-8b）。

图9-9显示了中切牙在二维模式下的移动：x轴上向左移动和z轴上旋转。如果没有总参考坐标，则终点是不确定的，因为它取决于顺序。不仅需要知道所使用托槽的数据并将它们粘接在正确的位置上，而且要知道托槽坐标系和总坐标系之间的关系。托槽之间的一根或一系列的弓丝最终可以排齐牙齿。排列顺序由弓丝-托槽系统的生物力学和生物反应决定，不受任意的整体移动和旋转顺序支配。此外，最终的殆平面倾斜度可能不平行于任何原始的总咬合参考平面。

方法2中托槽位置的优点是在治疗期间提供明确的标志，前提是它不改变。这种方法对临床医生来说很容易理解和使用，因为它与矫正器很好地联系在一起（例如“我想让牙齿往上，因此我必须在弓丝上弯制上抬曲”）。总参考平面也应该保持不变。如果大多数牙齿都不整齐，这可能会很困难。

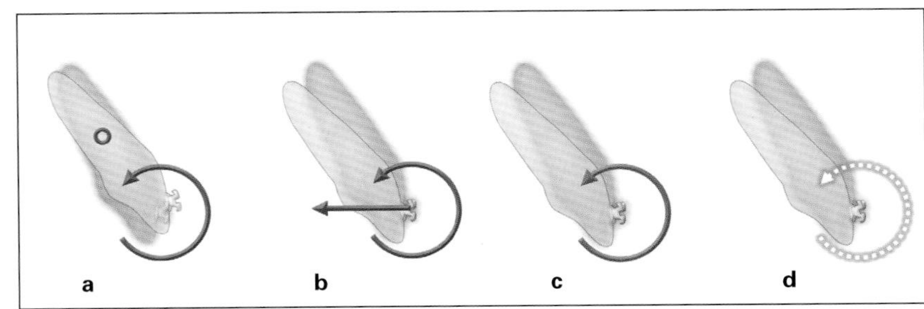

图9-10 （a）当在托槽上施加力偶时，牙齿围绕阻抗中心旋转。（b）要绕着托槽旋转，必须施加1个舌向力和力偶。（c）一些临床医生可能认为，如果将扭曲的钢丝放入托槽中，会产生1个力系，施加力偶，使牙齿绕托槽旋转，但这是不正确的。（d）施加力偶时托槽的错误路径。

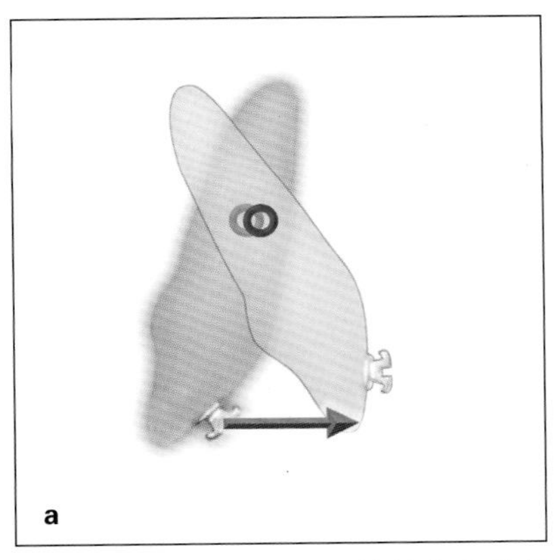

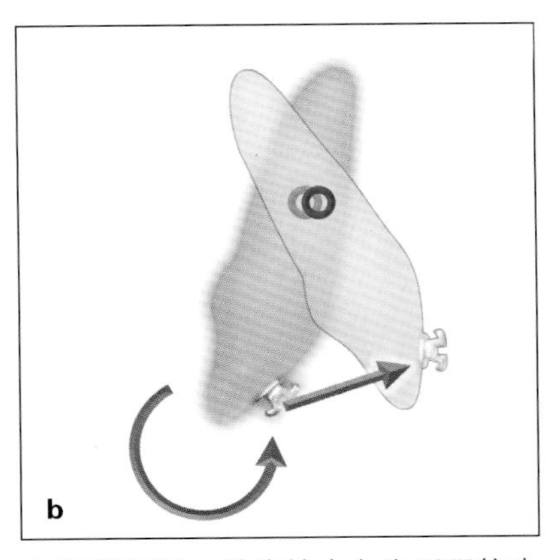

图9-11 作用在牙冠上的单个力将使切牙向唇侧倾斜，其旋转中心靠近阻抗中心。（a）正确的力系。（b）仅观察托槽位置（托槽路径）的变化并不能直接得出正确的力系。注意，方向错误的压低力和不必要的力矩。

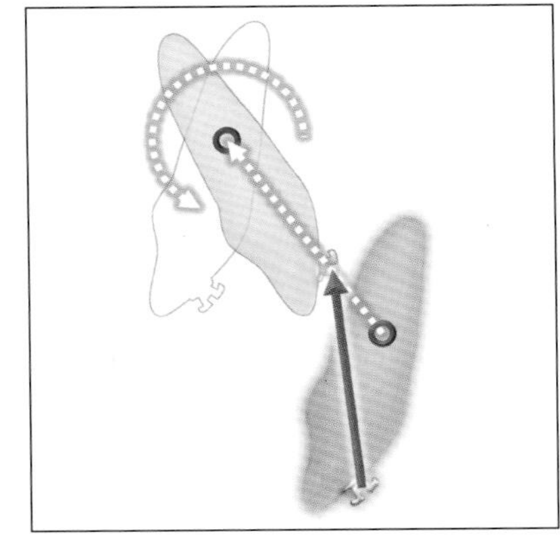

图9-12 切牙向舌侧移动并压低，其倾斜度也发生改变。沿阻抗中心路径的力和围绕阻抗中心的旋转提供了有关牙移动和力系的有效信息（虚线箭头）。连接托槽移动前后的线（灰色箭头）不是力的作用线。

然而，牙齿位置的变化和根据托槽位置产生这种变化的力系之间的关系是复杂的。一个很好的例子是在弓丝上施加扭转力，在理想情况下，力系可能是一对的（图9-10a）。当力偶施加在托槽上时，一些临床医生认为牙齿会围绕托槽旋转。牙齿围绕托槽旋转也需要1个力；因此，可能会出现支抗丧失和非预期的牙齿终末位置（图9-10b）。这一谬论通常建立在观察移动前后托槽位置的基础上，并假设任何整体移动都意味着力在该方向上，然而任何旋转都意味着需要一对力（图9-10c和d）。图9-11a中的力系是正确的；对牙冠施加1个力，切牙会向唇侧倾斜，其旋转中心在阻抗中心附近。只观察托槽位置的变化（图9-11b）会得出错误的结论：方向错误的压低力和不必要的力矩。如图9-12所示，切牙向舌侧移动并压低，其倾斜度也发生改变。沿阻抗中心路径的力和围绕阻抗中心的旋转提供了有关牙移动和力系的有效信息。注意，连接前后托槽的线（灰色箭头）不是力的作用线。仅在平移（没有旋转）的特殊情况下托槽路径才与阻抗中心路径平行。

设想一下，我们使用最新、最好的托槽，让牙齿在1个正确𬌗平面倾斜度的直丝上排齐，就可以观察到完美的咬合。这里有1个问题是：如果从错𬌗畸形开始治疗，应该最先使用哪种旋转（x轴、y轴或z轴旋转），因为轴角的改变对顺序敏感，由于缺乏1个好的参考平面，所以无法呈现最佳的顺序。

使用相同的托槽角度，最终的结果可能会因牙

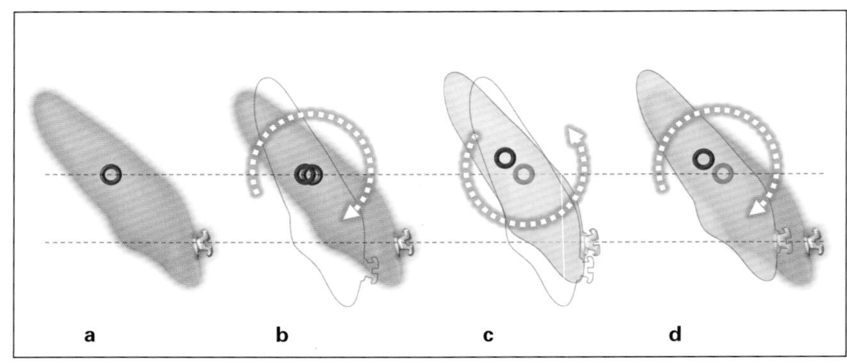

图9-13 目标是使上颌切牙舌倾，并保持托槽的殆龈高度不变。（a和b）施加单个力使切牙向舌侧倾斜，用圆丝使牙根向前移动（从a到b发生顺时针旋转）。（c）在下一阶段，必须压低阻抗中心并绕阻抗中心旋转向远中移动，以矫正颊舌向倾斜（逆时针旋转）。（d）顺时针旋转的最直接移动。注意，托槽路径的更改不会随阻抗中心位置的变化而变化。

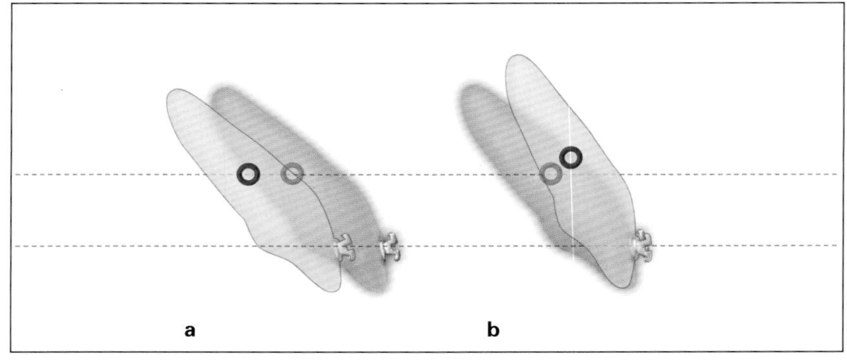

图9-14 托槽路径的殆龈高度在（a）和（b）中没有改变。它仅在整体移动期间与阻抗中心路径平行（a）。

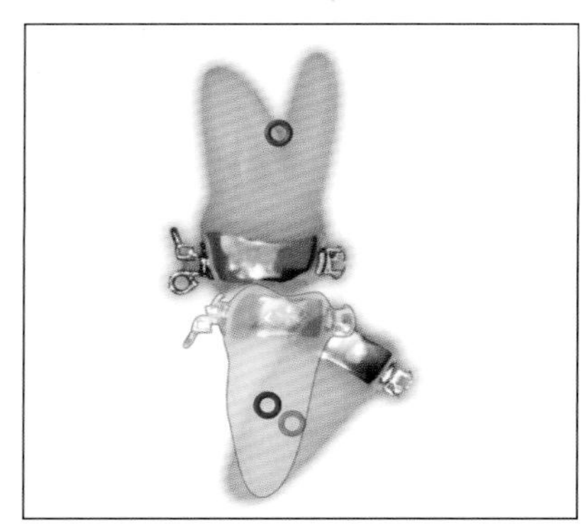

图9-15 下颌磨牙向舌侧倾斜。来自交互牵引的单个力可以使磨牙在一个阶段的移动中达到良好的排齐。

移动的顺序而有所不同。可能性是无限的；它不只是由托槽预设角度决定的。正畸医生应该选择牙齿从初始位置移动到治疗结束时最终位置的最佳路径。也许最好是一个阶段的移动，而不是一系列独立的旋转。矫正器施加的力作用在直丝与托槽上，使得牙齿排齐，但该顺序在一些特殊情况下使用并不是最好的，因为移动过程中可能会发生额外的牙移动。

在另一个例子中，目标是使上颌切牙舌倾，并保持托槽的殆龈高度不变。一种可能的方法（图9-13）是用单个力，在圆丝上使切牙冠舌向倾斜，牙根向前移动（图9-13a和b）。由于没有施加压低力，因此阻抗中心的位置变化不大。在下一阶段（图9-13c），必须压低阻抗中心并向远中移动，以矫正颊舌向倾斜。最直接的移动如图9-13d所示。注意，托槽的路径与阻抗中心路径相差甚远。图9-14显示了另一种可能性：将托槽舌向平移，然后围绕托槽进行x轴旋转。如图9-13和图9-14所示，沿着阻抗中心的路径和围绕阻抗中心的旋转比仅从托槽位置的变化规划力学机制更有用。在完成阶段中，建立三维的托槽角度是有帮助的，因为在该阶段使用直丝稳定和精细调整咬合比较简单，但认为它可以正确指示牙移动的顺序或提供治疗过程中所需的正确力系是错误的。再次强调，正畸医生必须独立思考，而不是依赖矫正器。

因此，描述牙移动的方法2可能导致低效甚至错误的牙移动路径；此外，力矩和力的方向与托槽位置没有直接关系。例如下颌磨牙向舌侧倾斜的错殆畸形。交互牵引的单个力可以直接使磨牙在一个移动阶段达到良好的排齐状态（图9-15）。如果使用

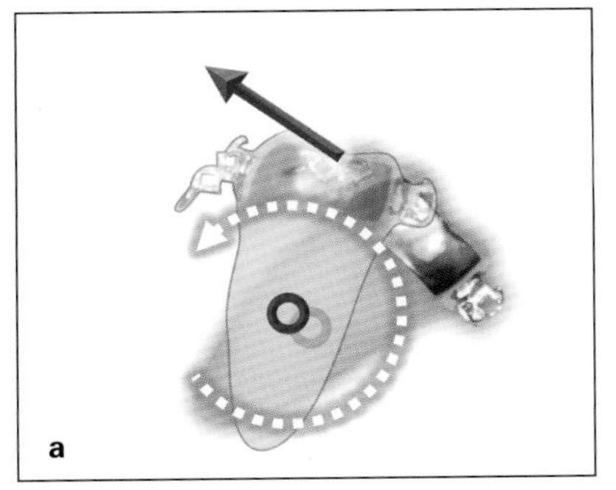

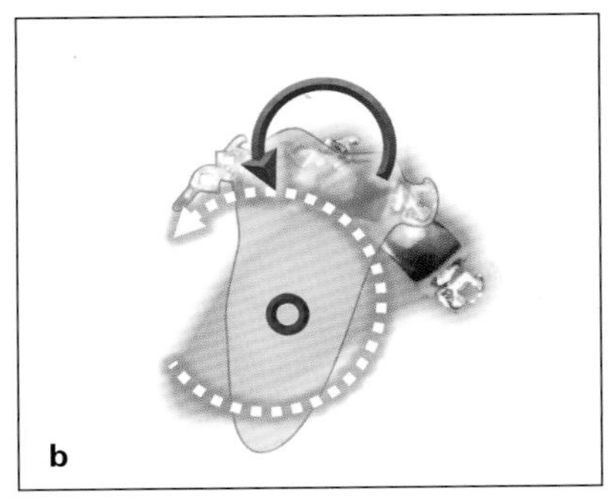

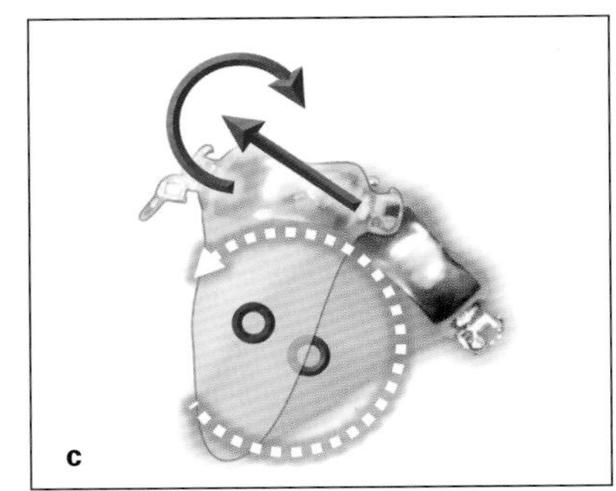

图9-16 （a）如果使用弓丝，则使用圆丝是合适的，因为不需要力矩。（b）如果需要围绕阻抗中心旋转，则不表达转矩，此时颊侧力更有效。（c）如果需要围绕根尖旋转，则需要在托槽上施加与转矩方向相反的单个力。牙齿的旋转方向（虚线箭头）与各力系相同。

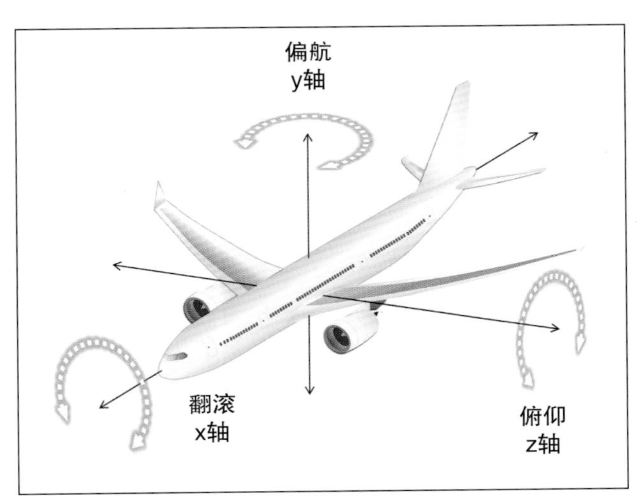

图9-17 飞行员控制飞机时考虑三维方向的旋转：翻滚（x轴）、偏航（y轴）和俯仰（z轴）。他们不能盲目使用一系列与外部坐标系无关的旋转指令。为了在保持高度的同时平稳地向右转弯，需要一系列协调的动作，如通过翻滚向右倾斜，然后轻微的俯仰。控制顺序是非常重要的。简单地通过旋转来控制方向舵只会使飞机坠毁。我们能指望1根直丝自动做出协调动作吗?

弓丝，则使用圆丝是合适的，因为不需要力矩（图9-16a）。如果需要围绕阻抗中心旋转，则不表达转矩，此时颊侧力更有效（图9-16b）。如果需要围绕根尖旋转，则需要在托槽上施加与转矩方向相反的单个力（图9-16c）（注意，某些类型的牙移动需要转矩，而其他类型则不需要）。在不了解所涉及的力和力矩的情况下，只是简单地查看托槽角度之后，很容易施加不适当的转矩。

会使用“欧拉”角等术语（“倾斜”、“转矩”和“旋转”）的专业人士不只有正畸医生。飞行员控制飞机时考虑三维方向的旋转（图9-17）：翻滚（x轴）、偏航（y轴）和俯仰（z轴）。他们不能盲目使用一系列与外部坐标系无关的旋转指令。为了在保持高度的同时平稳地向右转弯，需要一系列协调的动作，如通过翻滚向右倾斜，然后轻微的俯仰。控制顺序是非常重要的。简单地通过旋转来控制方向舵只会使飞机坠毁。

方法3

描述牙移动的方法3是建立二维旋转中心或三维旋转轴。步骤如下：

1. 确定牙齿上的任意标志点。在本例中，它位于根尖（红点）（图9-18a）。
2. 在移动前后的牙齿上放置标志点。
3. 连接2个标志点（图9-18b）。

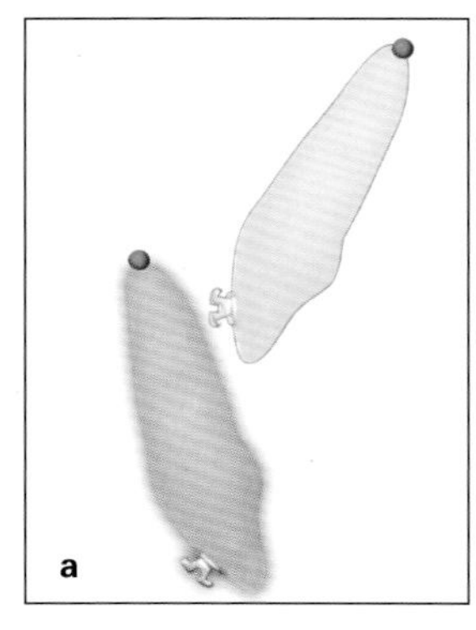

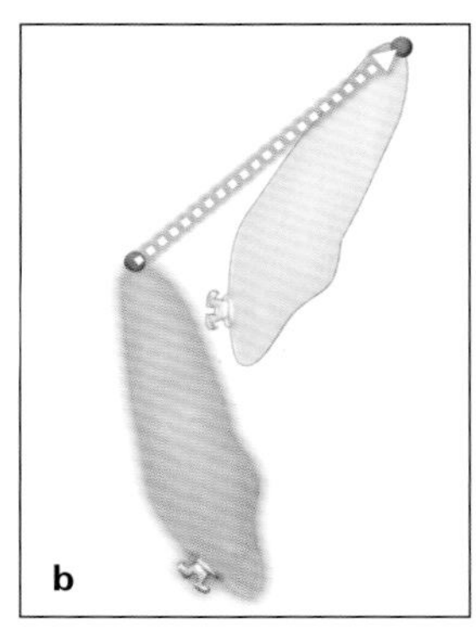

图9-18 使用旋转中心描述牙移动（方法3）。（a）确定牙齿根尖上的任意标志点（红点）。（b）将牙移动前后的两点连接起来。（c）在这条线的中点处做1条与其垂直的线。（d）在牙齿（切缘）移动前后放置第二个任意标志点。（e）连接两个第二标志点（切缘），并在其中点处做1条垂线。（f）旋转中心是两条垂线的交点，用蓝点表示。（g）牙齿上的每个点或牙齿的任何延伸部分都围绕旋转中心旋转。（h）牙齿的起始和终末位置正确，而中间的位置却可以不同，并且牙移动不一定遵循圆弧的轨迹。

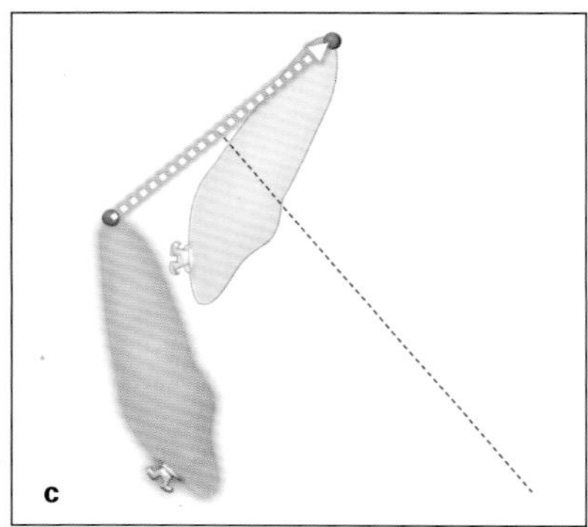

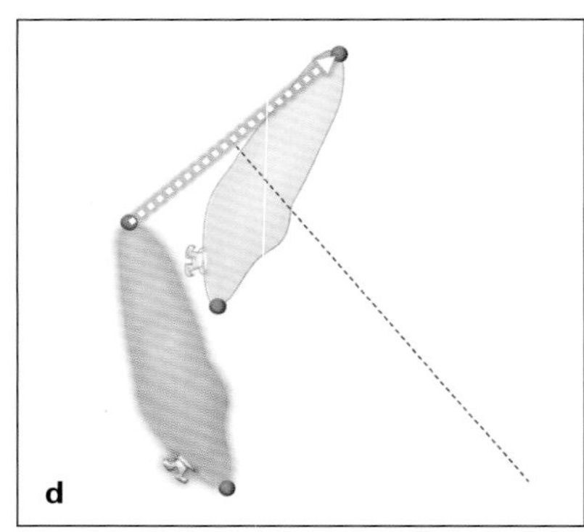

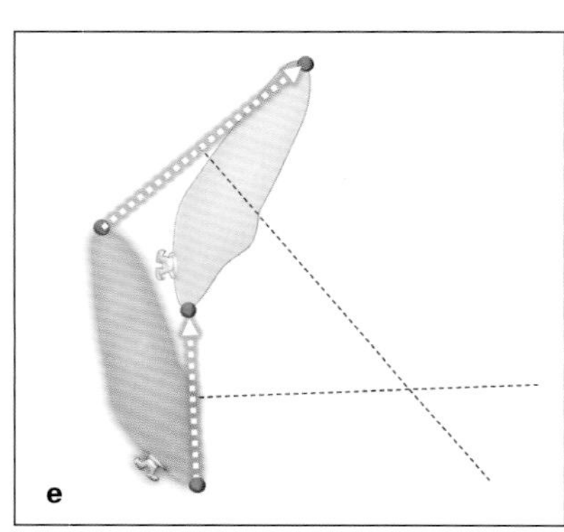

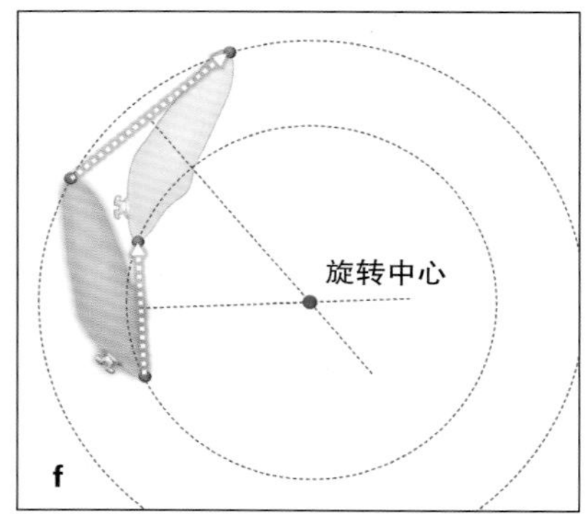

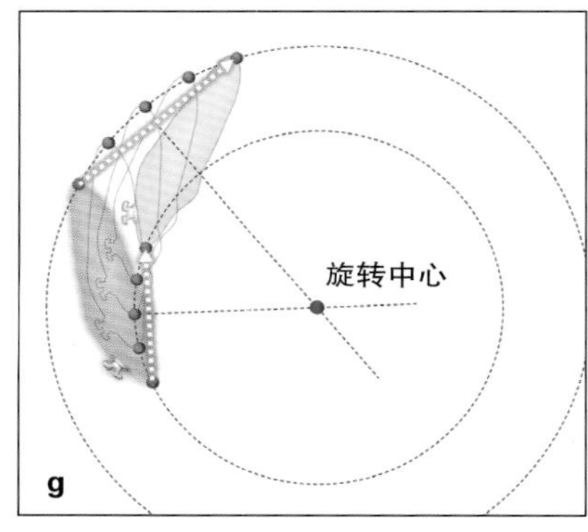

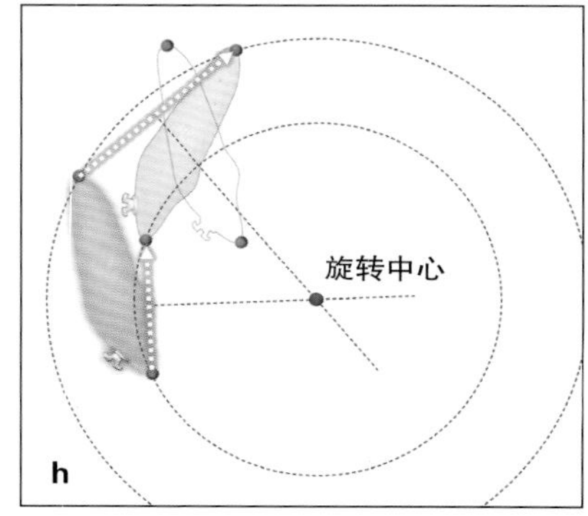

4. 在这条线中点处做1条与其垂线（图9-18c）。
5. 在移动前后的牙齿上放置第二任意标志点（切缘）（图9-18d）。从理论上讲，第一和第二标志点可以放置在任何地方；但是，为了提高相交点的准确性，建议第一（根尖）和第二（切缘）2个标志点放置在尽可能远离彼此的位置。
6. 连接第二标志点（切缘），并从其的中点处做1条垂线（图9-18e）。旋转中心是两条垂线的交点，用蓝点标记（图9-18f）。牙齿上的每个点或牙齿上的任何延伸部分（例如粘接的托槽或作用线）都绕着这个同心圆的中心旋转（图9-18g）。

注意，所有中间位置的牙移动顺序都遵循1个圆弧，而牙齿的任何2个位置之间的移动则呈一条直线。实际上，牙齿的起始和终末位置正确，而中间位置却可以不同，牙移动不一定遵循圆弧的轨迹（图9-18h）。因此，严格地说，旋转中心称为"瞬时旋转中心"。

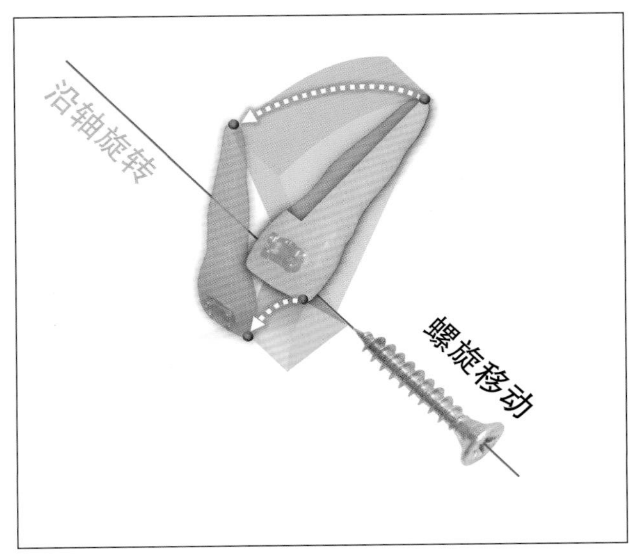

图9-19 牙移动的三维常用描述。"螺旋运动"沿轴旋转。注意，这是1个左向螺钉，这意味着逆时针旋转将推进螺钉。

"旋转中心"的概念存在许多局限性。首先，它是二维的。为了描述三维中的牙移动，使用了旋转轴。与二维平面垂直的直线可以形成旋转轴。牙齿可以在三维空间中绕轴旋转。旋转轴不必位于牙齿内部；例如，旋转轴可以是远离牙齿的任何位置（x轴、y轴和z轴），与牙齿的常规坐标系成任意角度。当然，这使得临床医生很难将牙移动形象化并将其与矫正器联系起来。对于正畸医生来说，使用更熟悉、更直观的垂直投射可能更容易。虽然三维空间中的旋转轴似乎可以定义大多数类型的牙移动，但也有一些特殊的情况没有涵盖。Nägerl等提出了一种更通用的方法，使用螺旋运动的概念[1]（图9-19）。所述螺旋运动包含1个旋转轴，同时沿该旋转轴平移。沿旋转轴的螺旋运动可以描述三维空间中的任何运动。旋转轴也是瞬时的，仅描述前后位置，而不描述中间牙移动的路径。由于三维正畸与三维生物力学还处于初级阶段，为简单起见，本书关于旋转中心的大部分讨论内容使用二维表示。第10章讨论了三维移动及其生物力学。

力系与牙移动

接下来的章节将讨论力系和牙移动模式之间的关系。这部分内容是在大量研究的基础上完成的，包括使用理论分析、有限元分析等数值技术的研究，对人类与动物的实验研究，以及使用传感器、激光反射、全息干涉术的直接测量的研究。研究范围从宏观的头影测量到光的微观波长。

基本的牙移动

2个基本的牙移动是围绕阻抗中心的旋转和平移。理论上，在理想模型中，作用线通过阻抗中心的力（图9-20中红色箭头）产生平移（图9-20中虚线箭头）。牙齿的每个部分都沿力向量平行移动。在许多正畸教材中，这种移动称为"整体移动"。纯力矩或力偶将使牙齿围绕其阻抗中心旋转（图9-21）。为简单起见，假设牙移动（图9-20中虚线箭头）平行于所施加的力（红色箭头）。这可能是一个很好的预估；然而，最近的研究表明，这在特殊情况下并不完全正确[2-3]。

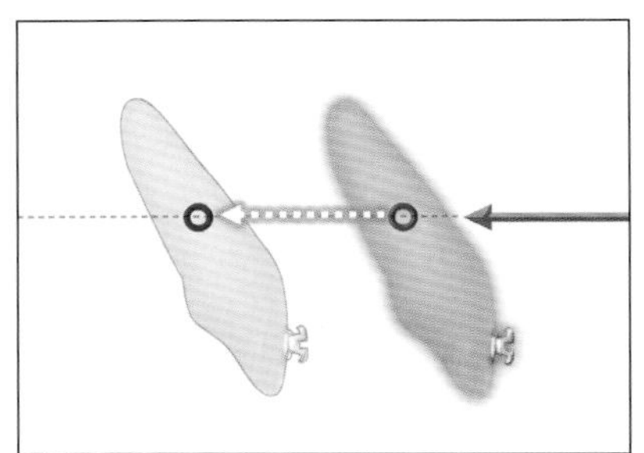

图9-20 作用线通过阻抗中心的力（红色箭头）产生平移（虚线箭头）。牙齿的每个部分都沿力向量平行移动。在许多正畸教材中，这种移动称为“整体移动”。

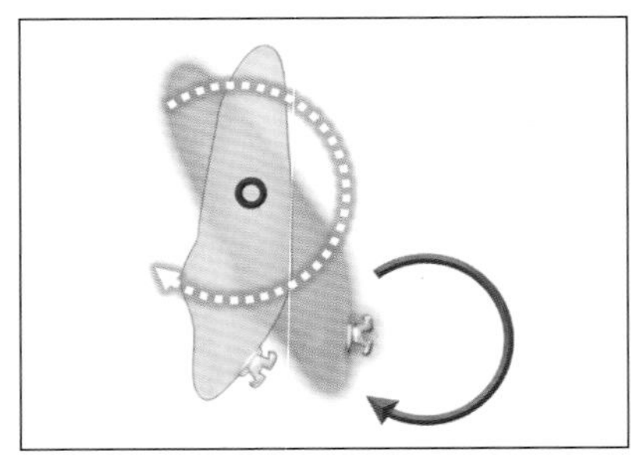

图9-21 纯力矩（力偶）将使牙齿围绕其阻抗中心旋转。

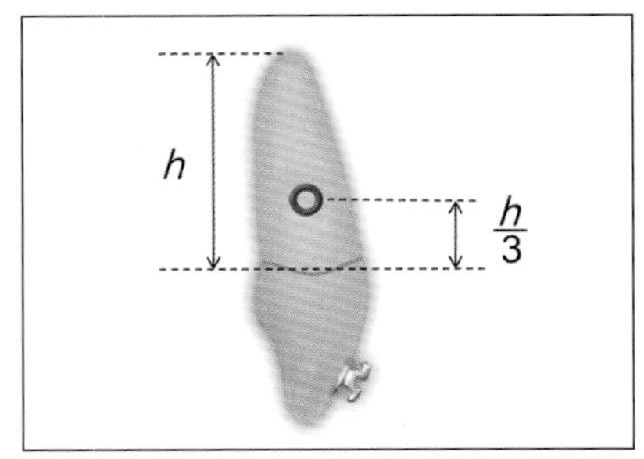

图9-22 研究表明，单个对称抛物线形牙根（三维）的阻抗中心位于从牙槽嵴到根尖距离的1/3左右（近牙槽嵴端[4]）。

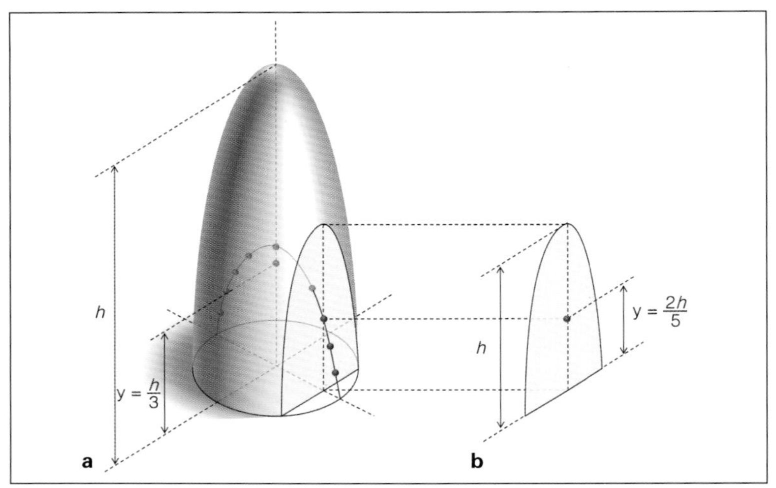

图9-23 （a）旋转抛物面的质心（CM）也位于1/3的距离，其计算与大多数阻抗中心研究无关。（b）薄壳理论可以更好地将牙周膜建模为覆盖旋转抛物面的几个二维薄壳（每个薄壳的质心在底部到顶端总高度的2/5，紫点）的总和，该理论也给出了1/3的距离（a中红点）。

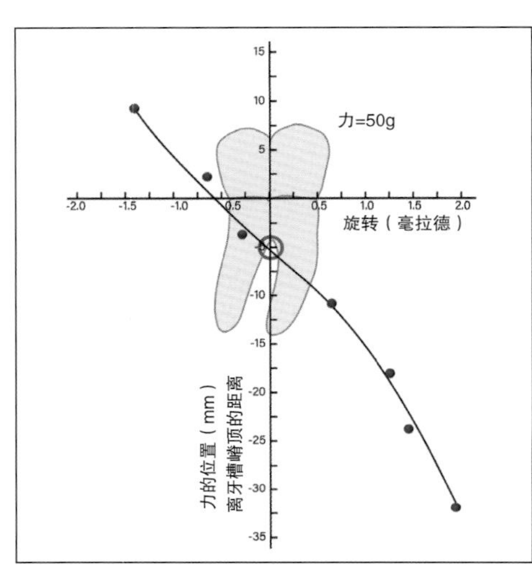

图9-24 下颌磨牙的阻抗中心位于其根分叉附近。（转载自Burstone等[4]）

研究表明，1个对称的、抛物线形的牙根（三维）的阻抗中心位于牙槽嵴顶到根尖距离的1/3左右，近牙槽嵴端[4]（图9-22）。旋转抛物面的质心（CM）也位于1/3的距离，其计算与大多数阻抗中心研究无关（图9-23a）。薄壳理论（图9-23b）可以更好地将牙周膜模拟为覆盖旋转抛物面的几个二维薄壳（每个薄壳的质心在底部到顶端总高度的2/5，紫点）的总和，同时也给出了1/3的距离（图9-23a中红点）。据估计，磨牙的阻抗中心接近它的根分叉处[5]（图9-24）。

当牙周膜应变较小时，阻抗中心的位置与施加的力大小无关（图9-25）。然而，如果力足够大，不仅牙周膜，牙槽骨甚至牙齿本身都会发生非线性形变；因此，阻抗中心的位置可以随着力的大小而改变。本章讨论的阻抗中心和旋转中心与力大小无关，只考虑牙周膜空间中的牙移动，而不考虑周围骨骼中的牙移动。这简化了对牙移动的生物力学的理解和表述。未来的研究需要更好地定义力或力偶

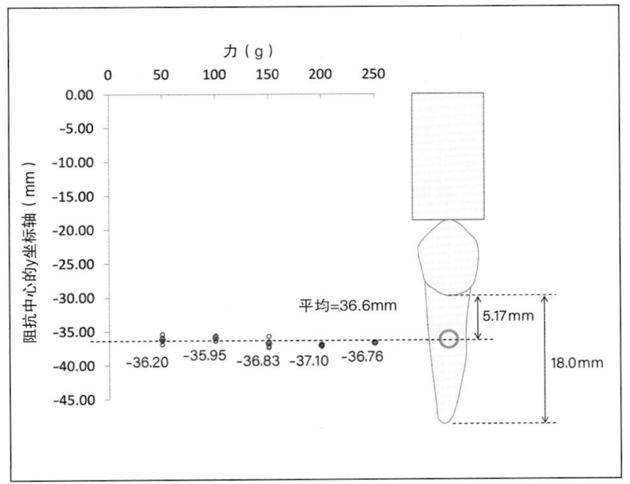

图9-25　当牙周膜应变较小时，阻抗中心的位置与施加的力大小无关。

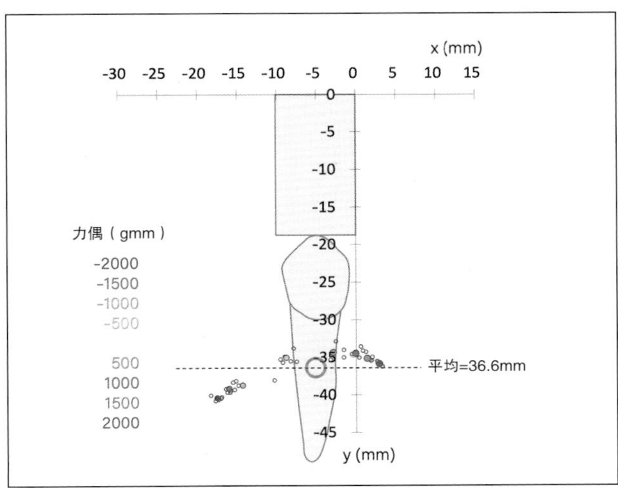

图9-26　当力偶的大小增加时，旋转中心水平移动；也就是说，随着力偶的增加，牙齿伸长得更多。

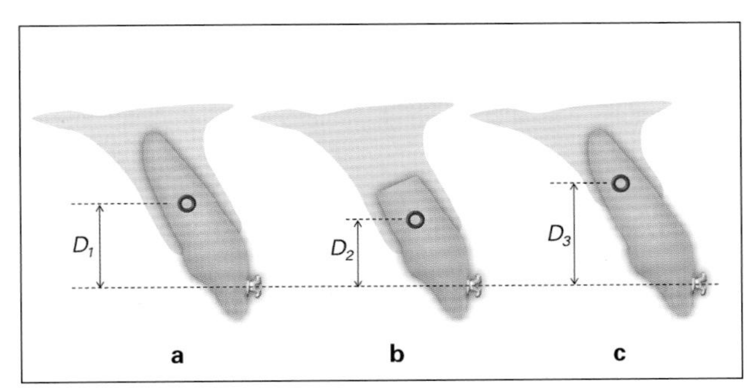

图9-27　3种情况下阻抗中心的临床意义。（a）托槽处*M/F*比为10mm，相当于力通过阻抗中心（D_1）。（b）对于明显的牙根吸收，需要较低的*M/F*比（D_2）。（c）有明显牙槽骨丧失的成人患者需要最高的*M/F*比使牙齿往舌侧平移（D_3）。

大小与旋转中心之间的关系。值得注意的是，在一项研究中，力偶的大小增加，旋转中心水平移动；也就是说，随着力偶的增加，牙齿伸长得更多（图9-26）。这项研究没有区分牙周膜应变引起的牙移动和牙槽骨形变产生的牙移动[2]。

需要更多的研究确定各个平面上所有牙齿、牙段和全牙弓的阻抗中心。即使不考虑三维空间阻抗中心的复杂性，这些知识也是必要的。我们还应该认识到，在治疗过程中，不同牙齿形态、牙周组织和牙周变化的患者之间存在着显著的差异。

思考一下图9-27所示的3颗中切牙的临床意义。在图9-27a中，托槽上任意但典型的*M/F*比为10mm，相当于力通过阻抗中心。在图9-27b中，牙根吸收的量意味着需要更小的*M/F*比。图9-27c中成人患者牙槽骨丧失较多，需要最大的*M/F*比使牙齿进行舌侧平移。近远中滑动所产生的摩擦力在图9-27c是最大。如前所述，由于存在变化，在二维中阻抗中心不应被视为一个点，而应被视为一个圆。即使有这些限制，“阻抗中心”对于实际临床应用仍然是一个有用的概念。

1个纯力矩或力偶使牙齿围绕其阻抗中心旋转。如图9-28所示，在中切牙的不同托槽位置施加力偶可以使切牙产生围绕阻抗中心的旋转，而不是一些正畸医生认为的围绕托槽旋转。如果在牙齿的不同部位，甚至在远离牙齿的延伸部位施加相同大小的力偶，则作用是相同的。围绕托槽旋转需要力偶和1个力。与力不同的是力偶是自由向量，力偶的施力点不会改变牙移动方式。注意在图9-29中，只要所施的力矩相同，2个大小相等、方向相反的力所产生力偶的方向是没有差别的。

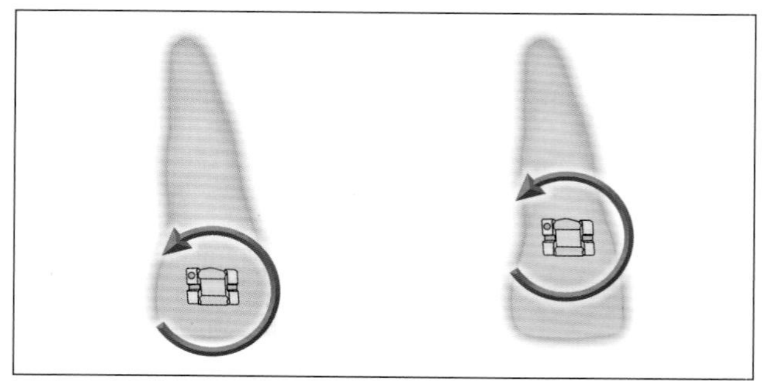

图9-28 在切牙的不同托槽位置施加力偶；然而，这两个动作都产生了围绕阻抗中心的旋转。

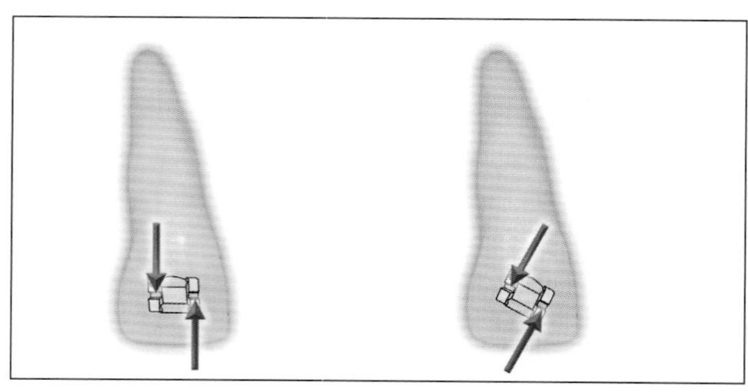

图9-29 在力的系统中，2个大小相等、方向相反的力所产生的力偶方向是没有差别的。所有牙齿将围绕阻抗中心旋转。

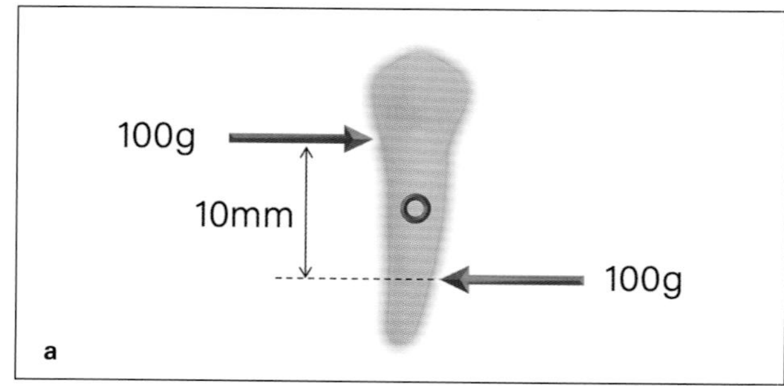

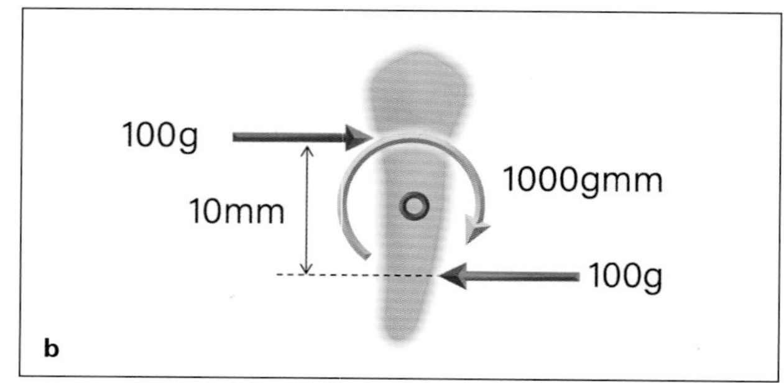

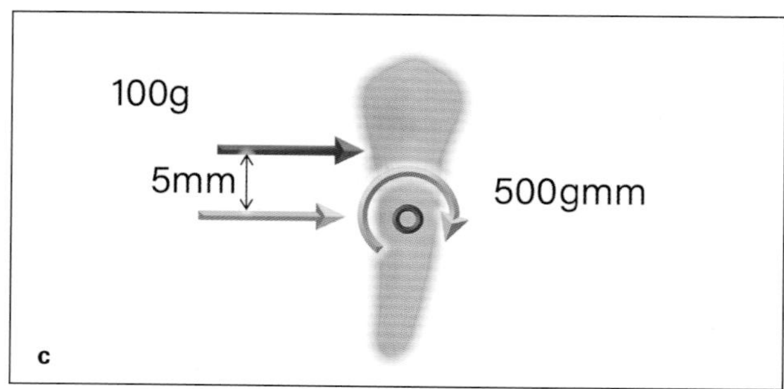

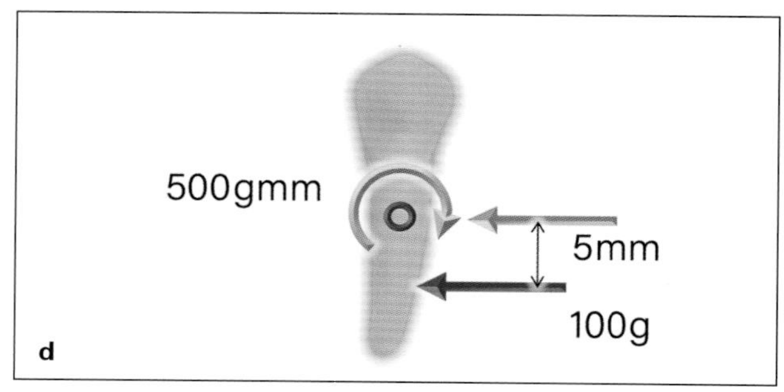

图9-30 （a～d）将力偶视作1个自由向量，使1颗牙齿绕着它的阻抗中心旋转。有关说明，请参见正文。

把力偶看作是1个自由向量，使1颗牙齿绕着它的阻抗中心旋转可能很困难，我们来计算相同力偶对1颗牙齿的影响。如图9-30a所示，对尖牙施加2个大小相等、方向相反的100g力。力矩等于力乘以与2个力之间的垂直距离（图9-30b）：

$$100g \times 10mm = +1000gmm$$

现在计算关于阻抗中心的力矩：

$100g \times 5mm = +500gmm$（图9-30c）

$100g \times 5mm = +500gmm$（图9-30d）

2个力矩相加得到+1000gmm，这和我们将这个力乘以其与另一个力的垂直距离得到的结果是一样的。

现在将力偶往冠的殆方移动（图9-31a）。上部力（左红箭头）在阻抗中心（图9-31b和c）处的力矩为：

$100g \times 22mm = +2200gmm$（顺时针方向）

下部力（右红箭头）在阻抗中心（图9-31d和e）处的力矩为：

$100g \times 12mm = -1200gmm$（逆时针方向）

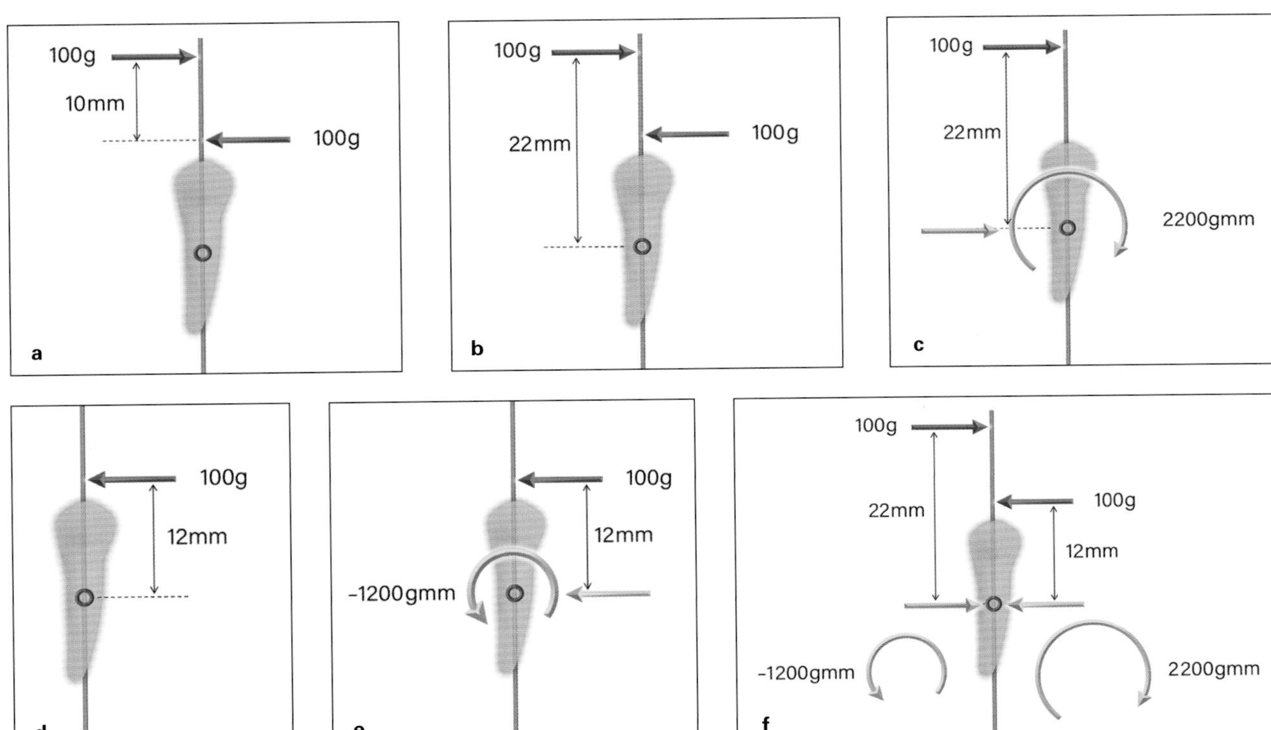

图9-31 （a~f）力偶往牙冠的殆方移动；然而，阻抗中心处的力矩与根方放置的力偶相同。有关说明，请参见正文。

将2个力的力矩相加，仍然得到相同的答案：+1000gmm（图9-31f）。因为力偶是自由向量，所以偏颌方位置的力偶与更靠近根尖位置的力偶相比，阻抗中心处的力矩是一样的。

1个纯力矩或力偶不会对牙齿产生作用力。所有力的总和为零。对于临床医生来说，牙齿会在没有合力的情况下移动，这让人感到困惑。力偶会在仅有1个力矩的特殊情况下，产生绕阻抗中心的旋转。

复合牙移动

当力的作用线远离阻抗中心时，这种移动称为“复合牙移动”。图9-32中的各个舌向力的作用线指向阻抗中心的殆方或根尖，每种作用线都产生1个不同的旋转轴。阻抗中心殆方的力产生不同程度的舌倾（顺时针旋转），而阻抗中心根尖的力产生根舌向移动（逆时针旋转）。当力施加在牙槽嵴顶水平时（图9-33a），它会使切牙绕着根尖的一条轴向舌侧倾斜（顺时针旋转）。由于力不与牙体长轴垂直，因此会产生1个暂时将被忽略的小压低分力。舌向力可以用阻抗中心处的1个等效力和力偶来代替（图9-33b中黄色箭头）。单个力使牙齿平移，而力偶会使牙齿绕着阻抗中心旋转。在这种特殊的情况下，每个移动均会在根尖产生旋转中心。在图9-33b中，透明牙齿显示牙齿平移，蓝色牙齿显示牙齿绕阻抗中心旋转。

在确定正畸矫正器所需的力系时，首先确定产生所需旋转中心的单个力的位置。任何所需的旋转中心都可以用单个力在牙齿上或牙齿外完成；难点在于找到力的作用线。当然，例外情况是围绕阻抗中心旋转，需要力偶。为了确定力的位置，“木棍”图是最有用的。例如，牙冠在根尖处绕旋转中心向舌侧倾斜移动（图9-34中蓝点）。牙齿用灰色木棍表示，紫色圆表示阻抗中心（图9-34）。施加在牙槽嵴顶的力（红色箭头），使切牙绕着根尖倾斜移动。阻抗中心处的力被单个力（图9-34b中黄色箭头）和一对力偶（图9-34c中黄色弧形箭头）替

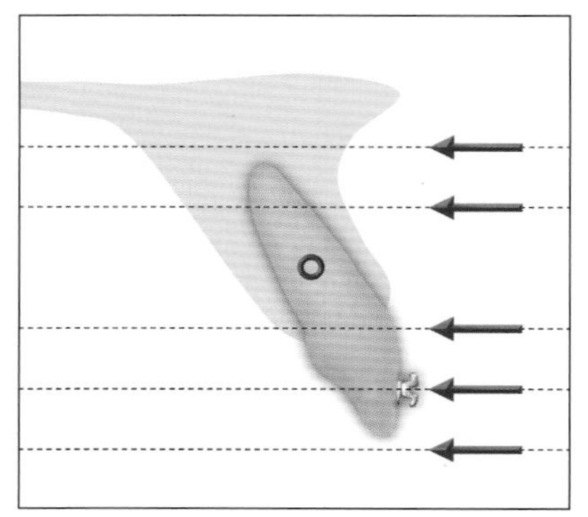

图9-32 各个舌向力的作用线指向阻抗中心的殆方或根尖，每个都产生1个复合牙移动。

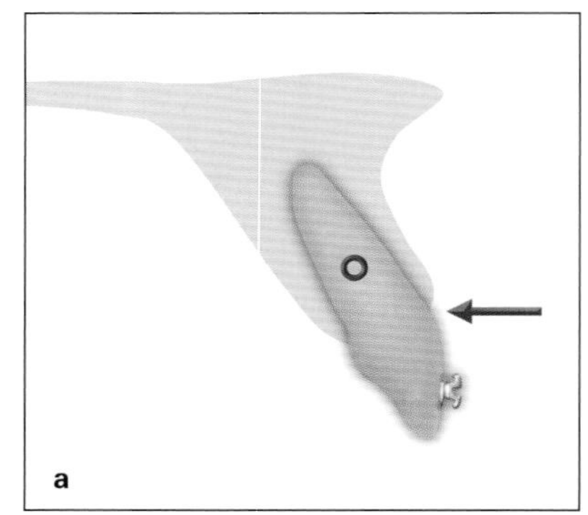

图9-33 （a）牙槽嵴顶水平的力会使切牙绕着根尖的一条轴向舌侧倾斜（顺时针旋转）。（b）舌向力可以用阻抗中心处的1个等效力和力偶来代替（黄色弧形箭头）。单个力使牙齿平移，而力偶会使牙齿绕着它的阻抗中心旋转。每个移动均会在根尖产生旋转中心。

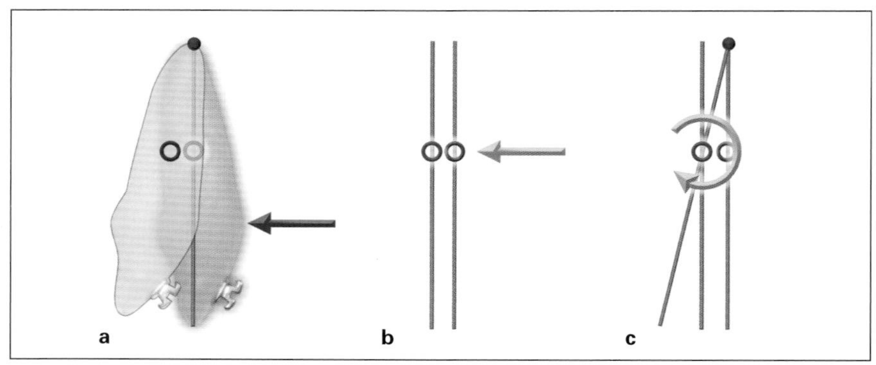

图9-34 控制性倾斜移动木棍图。（a）在牙槽嵴顶区域施加1个力（红色箭头），通常使切牙围绕根尖倾斜移动。在阻抗中心处，等效的力由单个力（b中黄色箭头）和力偶（c中黄色弧形箭头）代替。（b）分力使木棍（牙齿）往舌侧平移。（c）顺时针方向力矩（黄色弧形箭头）使牙齿绕其阻抗中心旋转，此时旋转中心在根尖（蓝点）。

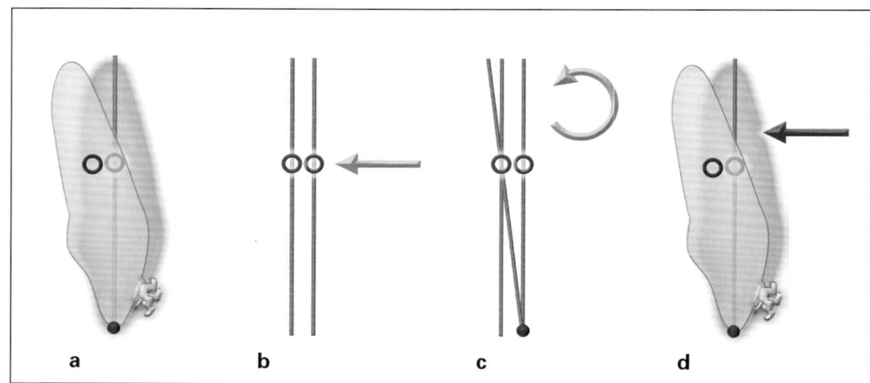

图9-35 牙根移动的木棍图。（a）假设我们不知道使切牙围绕其切端旋转的力应该放在哪里。（b）很容易看出，阻抗中心沿着施加力的作用线移动。因此，力的方向一定是往舌侧（黄色箭头）。（c）旋转木棍，使旋转中心位于切牙切端。逆时针方向的力偶可以实现这一点（黄色弧形箭头）。（d）只有位于阻抗中心根方的力（红色箭头）才能达到这一结果；因此，力的位置位于阻抗中心根方。

代。在图9-34b中，木棍（牙齿）在分力作用下往舌侧平移。最终，在平移之后（图9-34c），顺时针力矩使木棍（牙齿）围绕其阻抗中心旋转，这样旋转中心就在根尖（蓝点）。在这个例子中，我们通过研究知道了产生围绕根尖旋转的红色力的正确位置[6]；所以我们的分析只是用来解释为什么旋转中心可能在根尖。但是假设我们不知道在哪个位置施加力使切牙围绕根尖倾斜移动。此时木棍图就很有用。如果我们画出牙齿的前后位置，就很容易看到阻抗中心沿着力的作用线方向移动。这告诉我们力的方向一定是往舌侧的（图9-34b）。剩下的问题是力的位置。木棍旋转，其旋转中心在根尖。则顺时

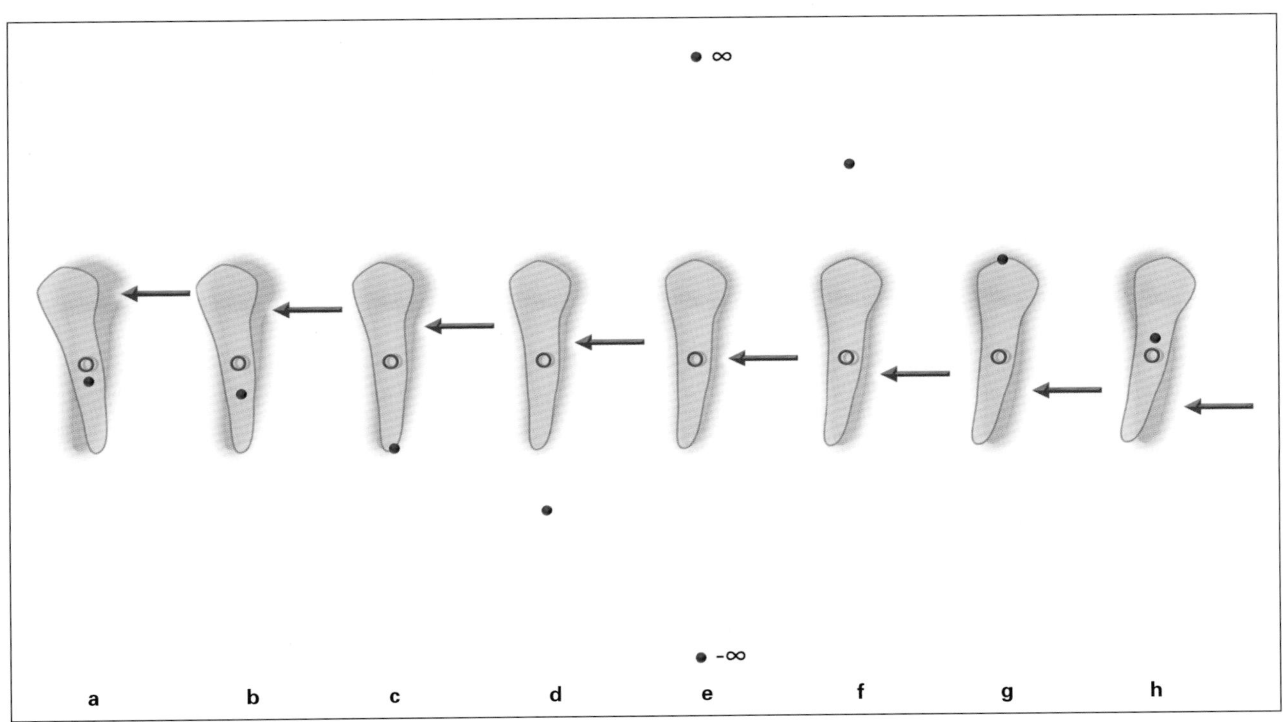

图9-36 改变与牙体长轴成90°角的水平力位置的影响。力的位置将依次从冠方往根方移动。（a）力作用在托槽水平，旋转中心（蓝点）大概在阻抗中心（紫色圆）的根方约1mm。（b）力往根方移动。牙齿倾斜移动，牙根的移动方向仍然与牙冠相反，但比（a）部分要小。（c）力施加于牙槽嵴顶。旋转中心位于根尖。牙齿的任何部分都没有往作用力的相反方向移动。（d）力位于阻抗中心稍殆方。冠和根尖向同一个方向移动。旋转中心不再位于牙上。（e）作用在阻抗中心的力产生平移，此时旋转中心位于无穷远处。（f）力位于阻抗中心稍根方。旋转中心从无穷远处回来，位于牙冠的殆方。（g）力更靠近根尖。旋转中心位于切牙切端时牙根开始移动。（h）将力进一步向根尖移动，使旋转中心靠近阻抗中心，但位于阻抗中心殆方，牙移动开始接近力偶的移动。

针方向的力偶可以实现这一点（图9-34c）。力位于阻抗中心的哪一边可以产生顺时针力偶？只有靠阻抗中心殆方的力才能达到这一效果；因此，力的位置必须靠近阻抗中心殆方，其确切位置必须通过计算确定。

看另一个需要移动切牙牙根的例子（图9-35）。（旋转阻抗中心位于切牙切缘，蓝点）。与图9-34不同的是，我们一开始就知道力的方向。在图9-35a中，阻抗中心往舌侧移动；因此，在阻抗中心处需要施加往舌侧的黄色的力（图9-35b）。力偶使木棍（牙）旋转的方向是什么，才能使旋转中心位于切牙切缘？正确的方向是逆时针（图9-35c）。那么单个力的方向呢？它位于阻抗中心的根方（图9-35d中红色箭头）。研究表明，其位于阻抗中心根方2~4mm。但是托槽上什么样的力系可以使矫正器传递产生切牙牙根移动的力？这就是最简单的部分：1个等价力系，等同于根上的单个力。本章后面将给出更详细的论述。

图9-36改变与牙体长轴成90°角的水平力位置的影响。这些图形在本质上是通用的，并不一定反映准确的位置。在一定程度范围内，力的大小似乎不会影响旋转中心，如图9-38中所示。认为重力比轻力更能引起牙齿倾斜移动的旧观念肯定是不正确的。

在图9-36a中，力作用在托槽水平，旋转中心（蓝点）在阻抗中心（紫色圆）的根方1mm左右。力与阻抗中心的距离足够远，以至于力矩的作用超过了力的作用，所以牙移动类似于力偶产生的移动。让我们将力依次往根尖方向移动（图9-36b），旋转中心往根方移动，牙根的移动方向仍然与牙冠

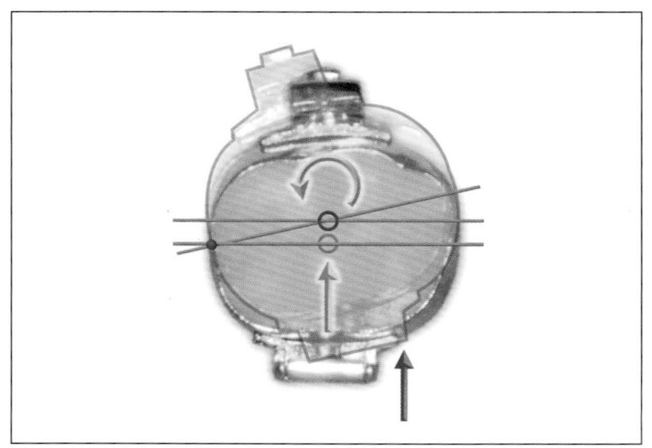

图9-37 殆面观可使用木棍图。1颗磨牙绕着近中接触区附近的旋转中心移动。（a）在磨牙远中施加力（红色箭头），将使木棍往颊部发生平移，并使其围绕其阻抗中心逆时针方向旋转。（b）旋转中心可能位于近中接触区，这取决于力放置在多远的地方。

相反，但移动幅度比（a）部分要小。如果力施加于远离根尖的牙槽嵴顶，则旋转中心往根方移动（图9-36c）。如图9-36d所示，旋转中心远离牙齿时，力位于阻抗中心稍殆方；冠和根尖向同一个方向移动。通过阻抗中心的作用力产生平移，此时旋转中心位于无穷远处（图9-36e）。

将力往阻抗中心根尖轻微移动（图9-36f），可以使旋转中心往牙冠殆方移动。如图9-36g所示，可能会出现旋转中心位于切牙切端的牙根移动。将力进一步向根尖移动，使旋转中心靠近阻抗中心，但仍位于阻抗中心殆方，牙移动开始接近力偶产生的移动（图9-36h）。

从图9-36a和h可以看出，当力远离阻抗中心时，牙齿的一部分会向与所施加力相反的方向移动。换句话说，牙移动变得类似于由力偶引起的旋转。

与图9-34和图9-35相同的木棍图可以用于殆面观。1颗磨牙绕着近中接触区附近的旋转中心移动（图9-37）。远中的力（红色箭头）将使木棍（牙齿）向颊侧平移，并使其绕阻抗中心逆时针方向旋转。旋转中心（蓝点）可能位于近中接触区域，这取决于力放置在多远的地方。力的位置越远，旋转中心就越接近阻抗中心。

图9-38中的8个二维物理模型演示了力的位置和大小的影响。通过一系列模拟牙周膜的弹性装置将牙悬吊起来。绿线绘制在透明牙齿上，红线绘制在背景上，以便它们在静止时重合。施加1个力（红色箭头）移动牙齿时，通过两条线之间的间隙和角度可以看出移动和旋转的量。如图9-34和图9-35所示，绿线与红线相交的位置（蓝色圆）表示的是图9-34和图9-35中的旋转中心。首先要注意的是，无论力施加在哪里，阻抗中心都与所施加的力平行移动。在某些情况下，如图9-38a和b所示，牙齿的某些部分可能向与力相反的方向移动，但阻抗中心绝不会这样。当力的位置从托槽向下移动到根尖（图9-38a～d）时，交点（蓝点）的移动如图9-43中的曲线一样，这将在本章后面讨论。图9-38a和b中可以注意到，力的大小并不影响交点的位置（旋转中心，蓝点），随着力大小的增加，只有旋转的量增加。还要注意图9-38a和f中牙齿移位量。这两种力系在牙冠处显示出相似的牙齿位置移动量，但所使用的力的大小却完全不同。根据皮链的伸长量，图9-38a采用极轻力，图9-38f采用极重力；然而，牙周膜感受到的最大压力是相同的。换句话说，在非控制性倾斜移动中非常轻的力可以产生非常大的应力（图9-38b）。尽管力值很小，但面颊肌肉和舌头对牙冠反复施加轻微的颊舌力会导致生理性的非控制性倾斜移动。因此，牙周膜的宽度在接近根中部时最窄，从根中部开始往冠方和根方变宽。根据经验，临床医生已经知道拔牙最有效的方法（用最少的力量）是使牙反复发生非控制性倾斜移动，这会对牙周膜和骨产生非常大的应力。还要注意旋转中心的位置在阻抗中心附近突然发生变化。

综上所述，在复合牙移动中：（1）阻抗中心单个平行于外力移动；（2）1个具有正确作用线的单个力可以产生任何所需的旋转中心或旋转轴；（3）旋转中心与力的大小无关；（4）当力靠近阻抗中心时，旋转中心发生改变。即使是围绕阻抗中心的异常旋转，也可以通过施加1个远离阻抗中心的力来获得，而且这个距离无须很大。从图9-39可以看出，

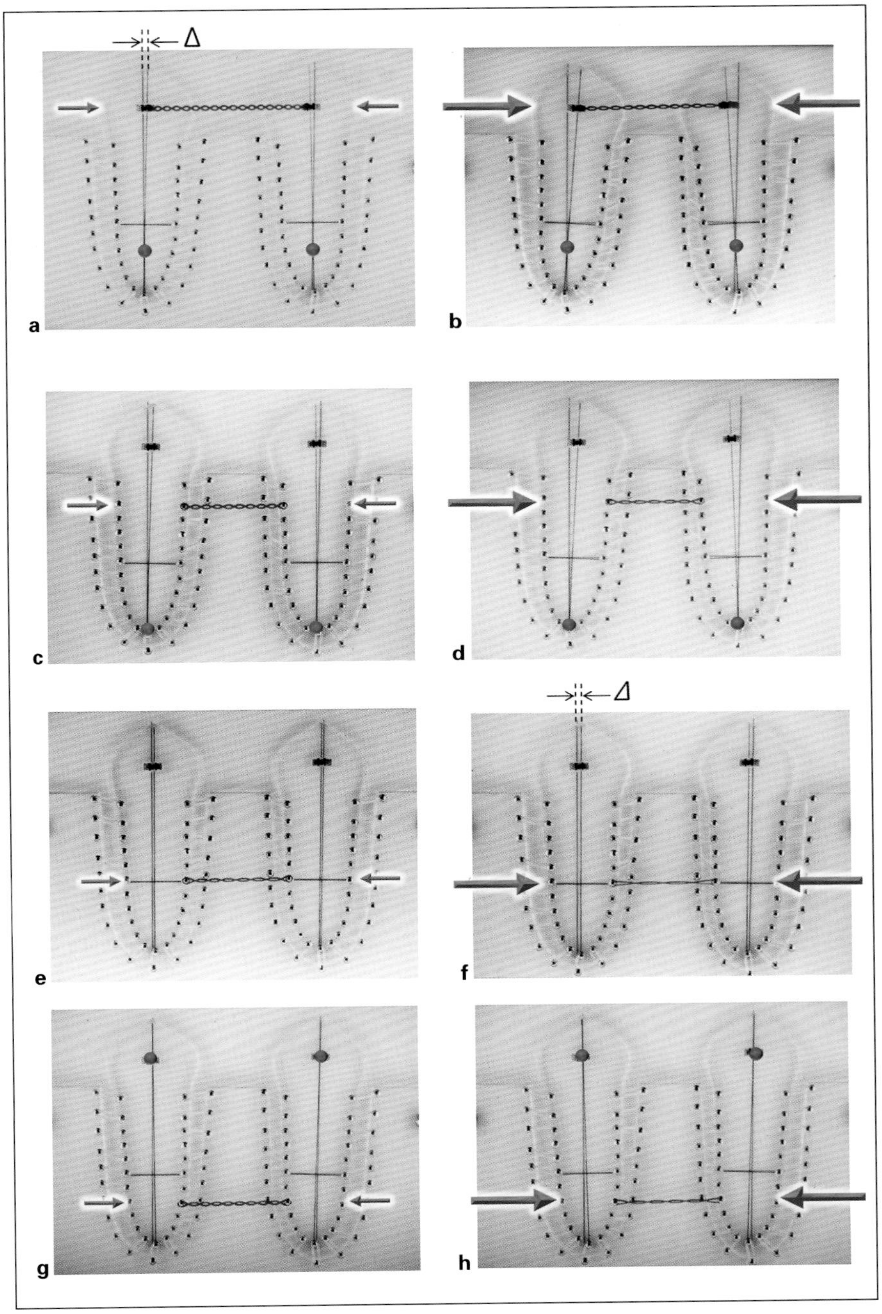

图9-38 8个二维物理模型演示了力的位置和大小的影响。通过一系列模拟牙周膜的弹性装置将牙悬吊起来。绿线绘制在透明牙齿上，红线绘制在背景上，以便它们在静止时重合。施加1个力（红色箭头）移动牙齿时，通过两条线之间的间隙和角度可以看出移动和旋转的量。绿线和红线相交的位置（蓝点）就像木棍图中的旋转中心。（a和b）非控制性倾斜移动。（c和d）控制性倾斜移动。（e和f）平移。（g和h）根移动。比较（a）与（b）、（c）与（d）、（e）与（f）、（g）与（h），力的位置是相同的，但是在右边（b、d、f和h）的力值更大。力的大小不影响旋转中心的位置。注意，尽管施加的力大小不同，（a）和（f）中托槽的移动量是相似的。

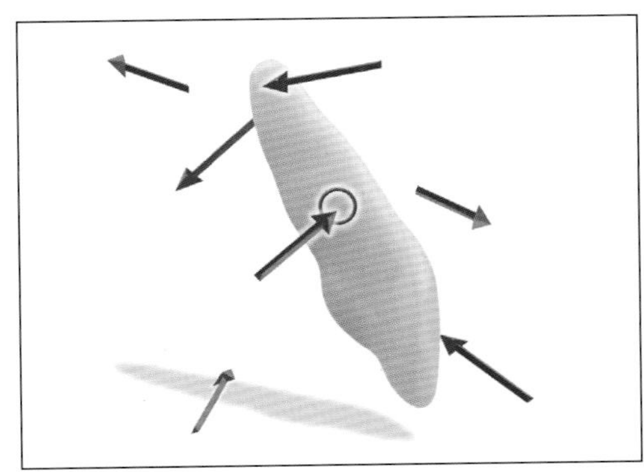

图9-39 在三维空间中存在无限个力的位置和相应的旋转轴。

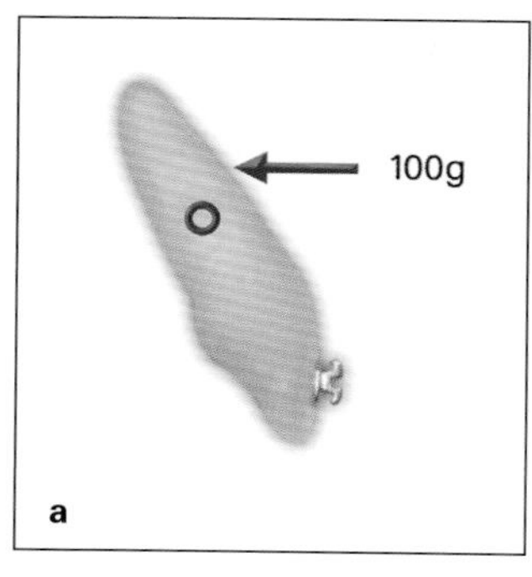

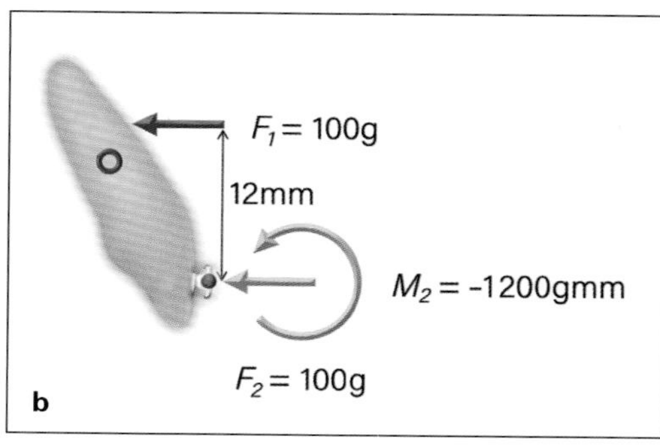

图9-40 （a）阻抗中心根尖的力（红色箭头），它可以产生牙根移动，其旋转中心位于切缘周围。（b）黄色力系与单个红色力系相等。

三维空间中有不计其数的力位置，它们不一定有1条通过牙齿本身的作用线。

托槽上的力系

一个明显的问题是：矫正器必须施加什么力系在托槽上以产生所需的旋转中心。我们知道，在阻抗中心根方2mm施加的力可以产生围绕切缘的牙根移动，但无法在如此根方的位置施力。使用延长弓丝（杠杆臂）有时可以在根方施加1个力，但由于压迫牙龈，存在一些限制。最常见的方法是把力施加在托槽上。因此，有必要在托槽上用1个等效的力系来代替正确的单个力。图9-40a显示了阻抗中心根方的力（红色箭头），它可以产生牙根移动，其旋转中心位于切缘周围。现在可以用第3章中讨论的等效公式，用托槽上的等效力系来代替根部的100g力（图9-40b）。

$$\Sigma F_1 = \Sigma F_2$$

因此，必须在托槽上加100g。

$$\Sigma M_1 = \Sigma M_2$$

选取托槽上的1个点（红点）来计算力矩的总和。必须在托槽上施加一对1200gmm的力偶（黄色弧形箭头）。黄色的力系等价于单个的红色力。其他力特性，例如力-挠度（F/Δ）比和力矩-挠度（M/θ）比，可能会在弹簧形变期间发生变化，因此可能不会始终保持等效的M/F比。如果力矩（力偶）和力之间有一个比率，则托槽处的力系就已确定。这里的比例是12：1。牙齿的旋转中心由M/F比决定，与力的大小无关。如果使用M/F比，则必须给出施力点。M/F比的测量单位是毫米（mm），M/F比简单地表示必须将单个力放置在距离托槽多少毫米的地方。

有人认为，如果需要施加很大的力才能将弓丝放入托槽中，那么牙齿在牙周膜处会受到过大的压力，这是有害的，可能会导致不良的副作用，如牙根吸收。然而，这并不总是正确的。不应该将插入矫正器所需的力与牙周膜将感受到的压力混为一谈。例如，假设一只海象有1颗很长的尖牙（图9-41）。我们在阻抗中心上任意施加100g力（图9-41a）。为了进行比较，将在两个不同的水平上替换这个力系：（1）在距离阻抗中心10mm的托槽A处；（2）在牙尖距离阻抗中心60mm的托槽B处（图9-41b）。因为托槽A距离阻抗中心10mm，所以托槽处需要100g的力和-1000gmm的力矩（图9-41c中黄色箭头）。阻抗中心到托槽B的距离为60mm，因此托槽处需要-6000gmm的力矩以及100g的力（图9-41d中黄色箭头）。当正畸医生将弓丝放入每个托槽时，他/她有什么感觉。如果阻抗中心上有托槽，100g会感觉很轻，弓丝也很容易插入，因为不需要任何力矩。如果正畸医生在托槽A处插入弓丝，则需要更大的力，因为需要100g的力和-1000gmm的力矩。然而，牙齿本身的感觉就像矫正器通过阻抗中心传递了100g力一样。如果正畸医生将弓丝插入托槽B处，因为力矩为-6000gmm，他需要非常用力才能完成。然而，即使激活矫正器需要付出很大的

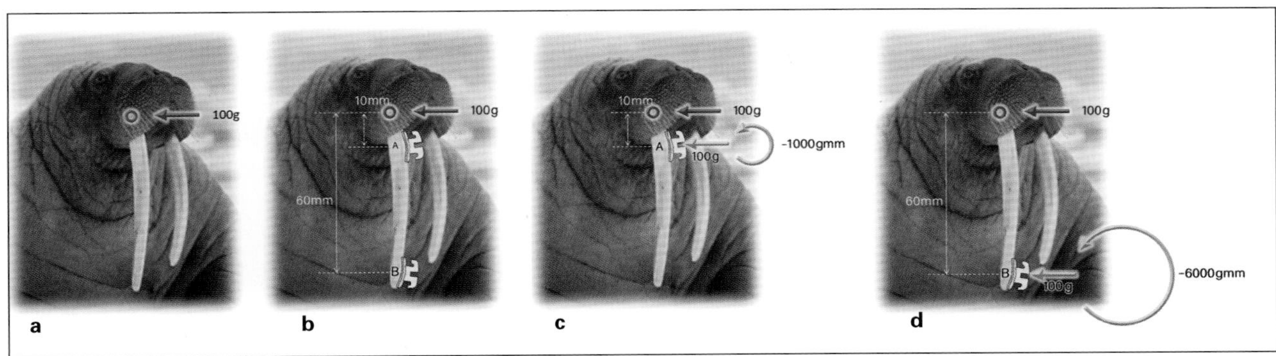

图9-41 用一只具有很长尖牙的海象展示了需要多大的力放置弓丝才不会影响作用在牙齿上的力系。（a）在阻抗中心上施加100g的力。（b）将托槽A放置在距离阻抗中心10mm的位置，将托槽B放置在牙尖距离阻抗中心60mm的位置。（c）托槽A（黄色弧形箭头）处替代的等效力系。（d）托槽B（黄色弧形箭头）处替代的等效力系。所有的力系都是等效的，因此牙齿感受到的应力是相同的。

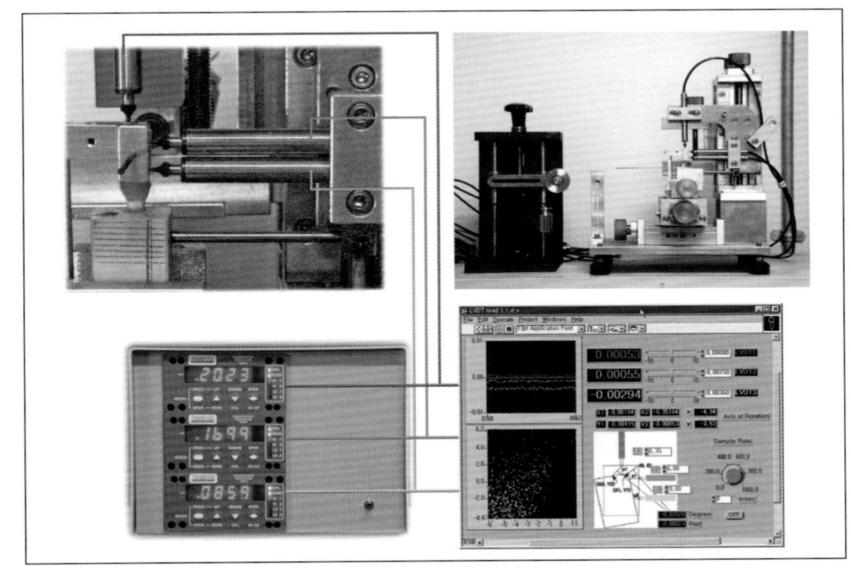

图9-42 无限分辨率LVDT用于检测和追踪不同载荷条件下上颌尖牙和硅胶牙周模型的微小移动。

力，作用在牙齿上托槽B处的力系对切牙的影响与通过阻抗中心施加的100g力没有什么不同。

有了这个基本概念，让我们根据一些实验进一步研究阻抗中心和旋转中心的位置。由于牙齿在牙周膜空间内的移动或旋转量非常小，因此需要激光全息图或无限分辨率的线性可变位移传感器（LVDT）等尖端技术来检测和跟踪在各种载荷条件下的牙移动。在1个将离体的上颌尖牙置于硅胶牙周组织模型（图9-42）的实验中，演示了当水平力垂直移动时，旋转中心的正常顺序变化。当力的位置与旋转中心作图时，会形成1条典型的双曲线（图9-43）。水平轴表示力距离阻抗中心的位置（a）。纵轴表示旋转中心（b）相对于阻抗中心的位置。对应的*M/F*比在第二纵轴上显示出。因为牙齿形态和牙周膜本构行为可能有很大的变化，所以旋转中心绝对位置不如图的形状来得重要。

我们从基本移动开始阐明图9-43中1个纯力矩或力偶的应用。在距离阻抗中心冠方较远的位置（力A，a=25mm或*M/F*比=13mm），旋转中心（蓝点）开始从阻抗中心移动到A'。从所有实际目的来看，由于力矩的影响超过了力的影响，距离阻抗中心如此之远的力就像力偶。现在让我们将力往根方移动到托槽的水平（力B，a=12mm或*M/F*比=0mm）。旋转中心仍然非常接近阻抗中心（蓝点），可能只在

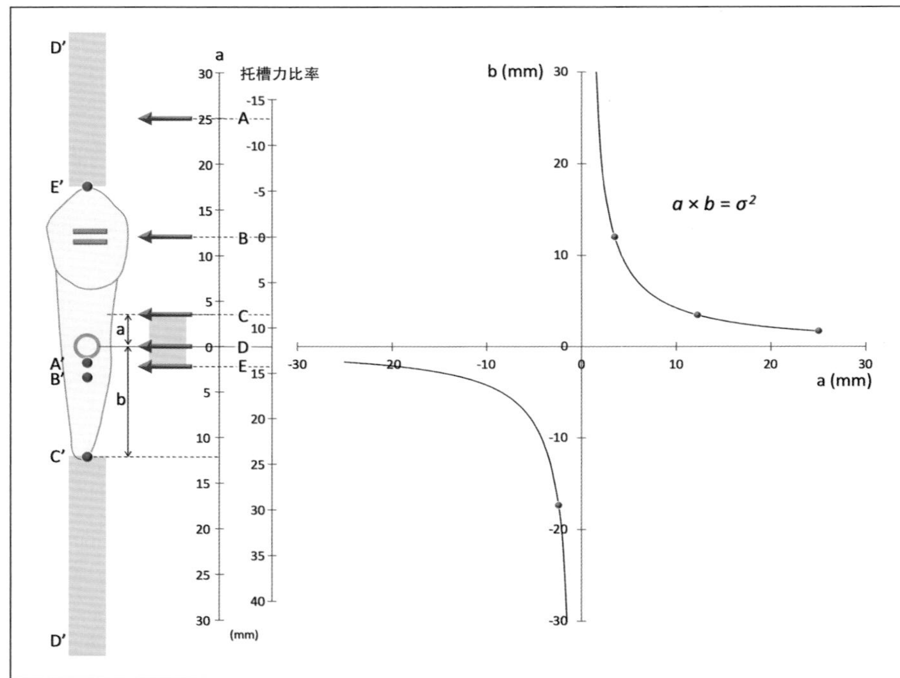

图9-43 施力点与阻抗中心（a）的距离与旋转中心到阻抗中心（b）距离相比，形成1个典型的双曲线。每个力（a）或者在托槽上（A到E）的*M/F*比都有1个相对应的旋转中心（A'到E'）。当力接近阻抗中心时（C～E）旋转中心突然从牙尖（E'）转变到C'（牙齿外的灰色区域），从负的无穷大到正的无穷大。

根方再远几毫米。临床医生应该意识到，托槽上的力偶或单个力都会产生大致相同的效果。然后，将力往根方移动到略低于牙槽嵴的水平（力C, a = 4mm或*M/F*比=8mm）。此时旋转中心在根尖（C'）。如果力移动到阻抗中心（力D）时，则会发生平移，并且旋转中心位于无穷远处（D'）。当力稍微移动到阻抗中心的根方时（力E，a=-3mm或*M/F*比=14mm），可以观察到牙根移动，此时旋转中心从无穷远处（D'）移动到牙尖（E'）。曲线的形状向我们表明，在切缘上方和根尖下方通常需要的点周围，在狭窄的施力点范围内（力C和力E之间的灰色区域）需要高精度的旋转中心点，这些点对于控制性倾斜移动、平移和牙根移动的发生很重要。

在前牙内收的过程中，大多数临床医生倾向于考虑必须施加在托槽上的力系。托槽处的*M/F*比是必须施加在托槽处的等效力矩和力。越来越多的正畸医生开始使用各种辅助装置，并需要1个完善的生物力学方案来确定单个力距离托槽的位置。

我们根据图9-43中描述的数据和概念，从临床的角度更详细地研究托槽的受力系统。带有橡皮圈或弹簧力的圆丝只提供单个力（图9-44a）。旋转中心稍位于阻抗中心根方时，冠往舌侧移动，根向唇侧移动，称为“简单的倾斜移动”或“非控制性倾斜移动”。为了避免牙根向相反方向移动及实现更理想的唇倾度，旋转中心的位置必须靠近根尖；这需要舌向力（红色箭头）和逆时针力矩（图9-44b中红色弧形箭头）。力矩的方向通常称为“根舌向转矩”。如果切牙需要舌向平移，而力保持不变，则必须增大力矩（图9-44c）。最后，当力保持不变时，对于牙根的移动（围绕切缘的轴旋转），力矩必须进一步增大（图9-44d）。

注意，控制性倾斜移动（围绕根尖旋转），舌向平移和牙根移动都需要相同方向的力矩或转矩。这可能不是很直观，因为在图9-44b和d部分，牙齿向相反的方向旋转。如牙移动双曲线图所示（图9-43），大多数重要的旋转中心都在很窄力的位置范围内。这一狭窄的作用力位置范围（图9-45中阻抗中心近的灰色区域）是“临界区”；需要注意的是，当单个力作用在这个区域时，可能使旋转中心从无穷远移动到切缘或从无穷远处移动到根尖（图9-45）。相比之下，使牙齿绕阻抗中心或靠近阻抗

图9-44　托槽和旋转中心处的力系。（a）托槽上的单个力导致非控制性倾斜移动。（b）控制性倾斜移动。（c）平移。（d）牙根移动。

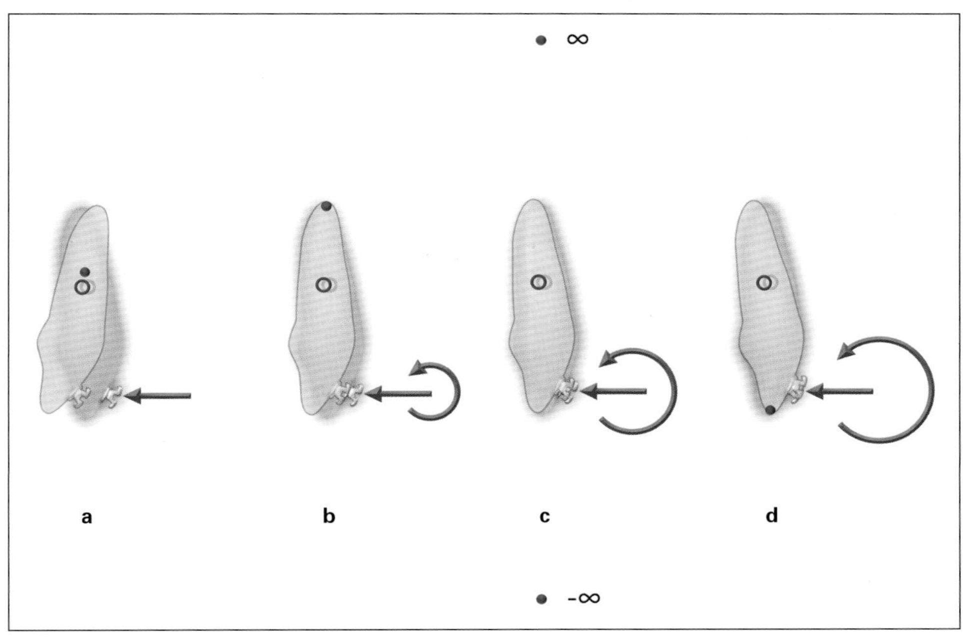

中心旋转并不具有挑战性，因为灰色区域外的许多力位置都可以达到这一效果。Nägerl等提出了一个比例理论（图9-46），即从所施加的力到阻抗中心的距离（a）乘以从阻抗中心到旋转中心的距离（b），得到1个常数（σ^2）。σ^2的值可能随力的方向而变化；但是，此公式在三维空间上是有效的：

$$a \times b = \sigma^2$$

σ^2是牙周组织对牙齿支持力变化量的测量值，称为“旋转中心常数”（牙齿在给定力方向上）。图9-47显示了不同σ^2值下的牙周膜支持示意图。σ^2越高，临界区越宽（图9-47a）。高σ^2使实现任何旋转中心的可预测性变得容易得多，低σ^2意味着在定位力以实现精确旋转中心时具有更高的灵敏度（图9-47b）。理论上，如果σ^2=0（图9-47c和d），无论力施加在哪里（阻抗中心处除外），都会围绕阻抗中心旋转（图9-47c和d中红色箭头）。理论上，平移是可能发生的，但在实践中却极其困难（图9-47c）。只要稍微偏离阻抗中心，或者在除实际阻抗中心之外的任何位置施加的力都会产生旋转。

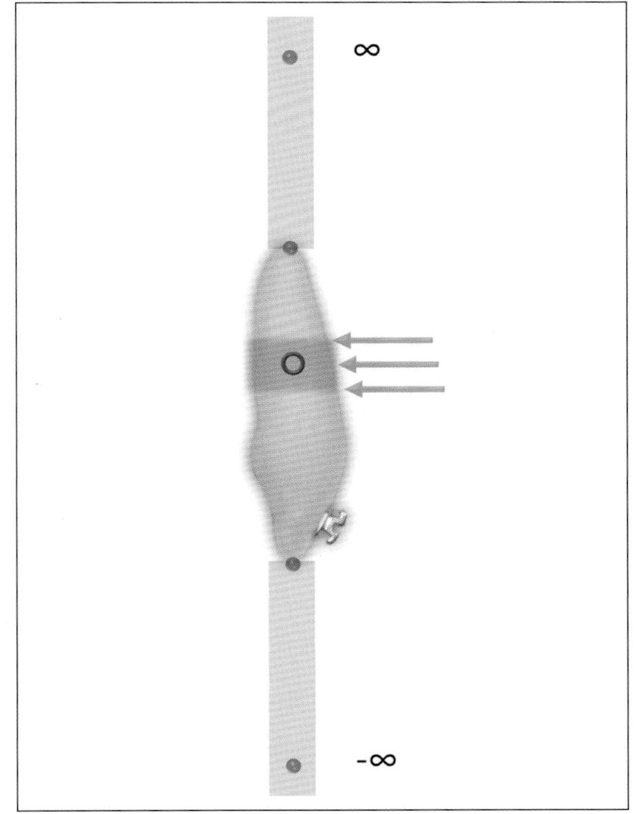

图9-45　在阻抗中心周围狭窄的范围内，可以发现从根尖到上无穷远，从下无穷远到切端作用力的重要旋转中心。这一狭窄的力位置范围就是“临界区”。

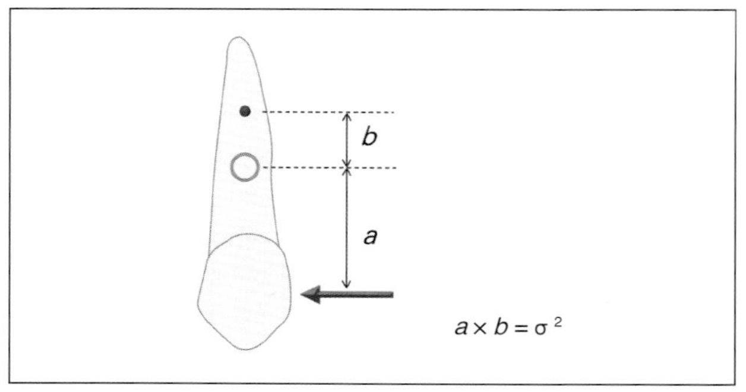

图9–46 Nägerl等提出了一个比例理论，即从所施加的力到阻抗中心的距离（a）乘以从阻抗中心到旋转中心的距离（b），得到1个常数（σ^2），称为“旋转中心常数”。σ^2是牙周组织对牙齿支持力变化量的一种度量[1]。

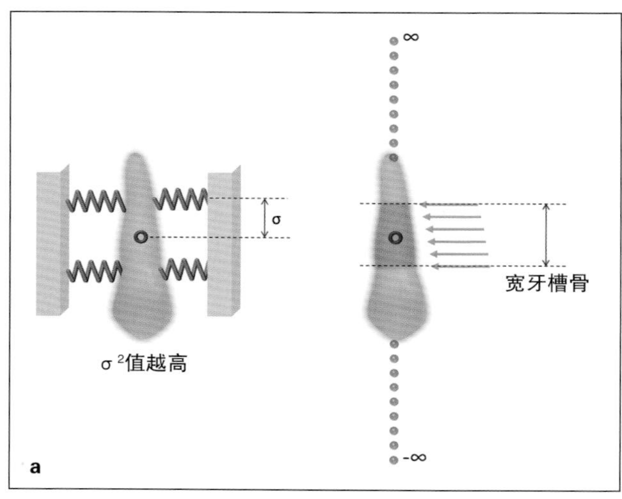

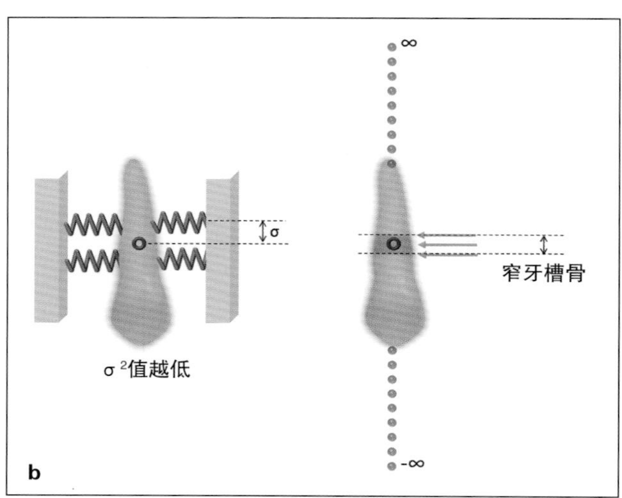

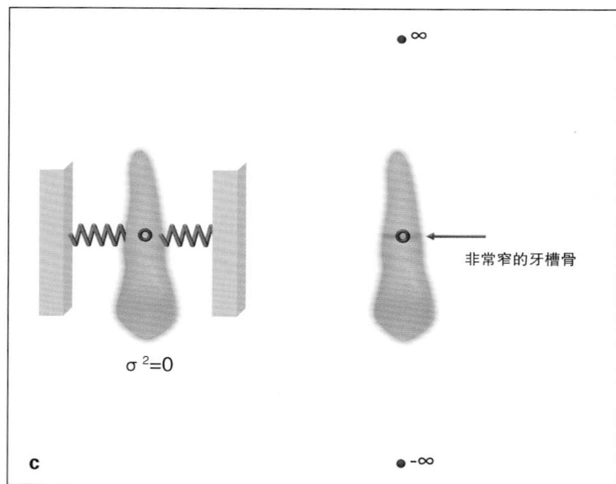

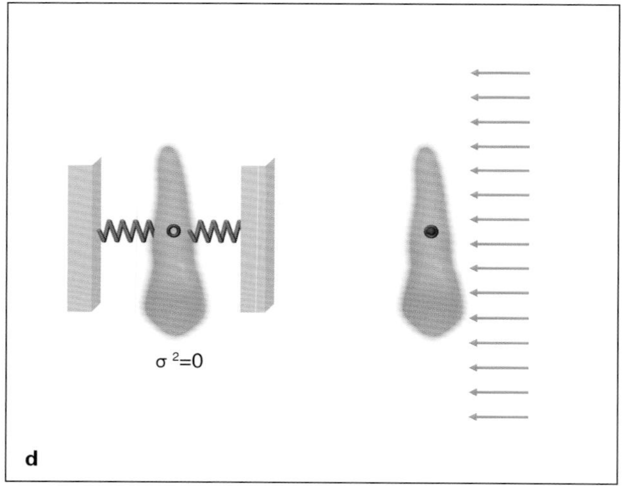

图9–47 （a）σ^2值越高，临界区越宽。（b）σ^2值越低，临界区越窄。（c）当σ^2=0时，不可能产生各种类型的牙齿运动。作用在阻抗中心上的单个力产生平移。（d）无论力施加在哪里（阻抗中心处除外），都将产生围绕阻抗中心的旋转，但是出现平移很难。

对σ^2的详细描述超出了本书的范围；然而，较长的根明显具有较大的σ^2值。同样，更宽的根和牙齿在一起具有更大的σ^2值。σ^2是由根的形态和牙周反应决定的，而不仅仅是由根的长度决定的。

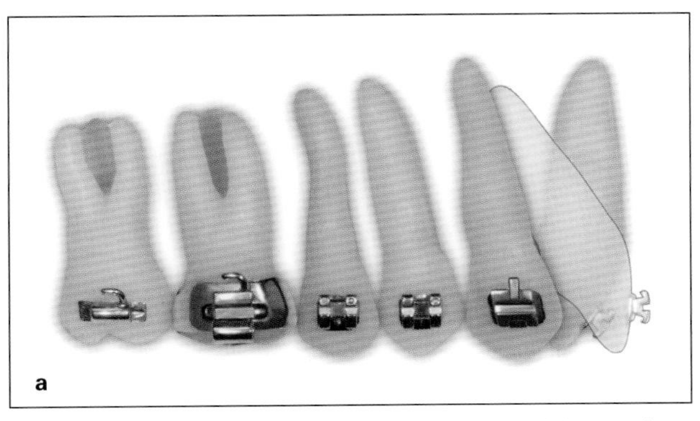
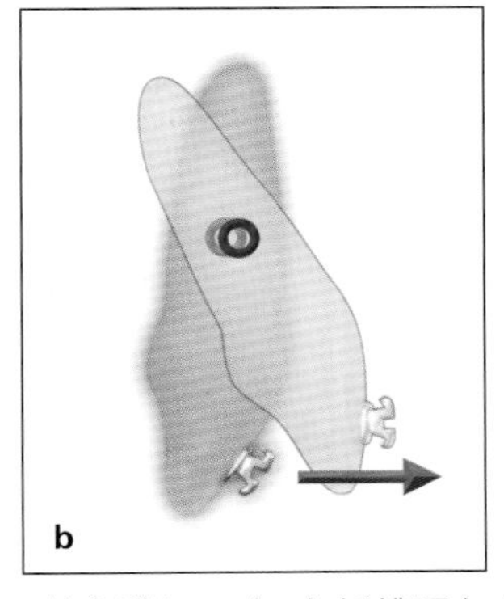
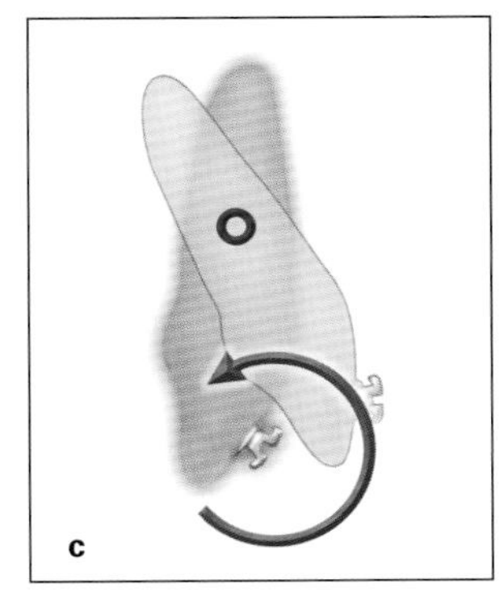

图9-48 Ⅱ类2分类非拔牙病例。（a）上颌中切牙唇倾，牙弓长度增加。（b）托槽唇向力或者（c）根舌向转矩都可以实现这一目标。

在阻抗中心附近旋转时托槽上的力偶或单力

在正畸弓丝上弯曲可以产生力偶或转矩。任意位置的力偶或托槽水平的单个力产生的旋转中心大致相同；牙齿倾斜移动时，牙冠向一个方向移动，而根尖向相反的方向移动。正畸医生历来被教导，弓丝上的转矩或托槽中的转矩会使牙齿围绕托槽旋转。然而，要使牙齿绕着托槽旋转，既需要力矩（力偶或转矩），也需要作用力。单个力使牙齿围绕其阻抗中心根方1～2mm的轴倾斜移动，转矩使牙齿围绕阻抗中心倾斜移动。在临床上，不可能区分这两种方法之间牙移动的不同。当显示为倾斜移动时，哪一种更有效？由于两种完全不同力系的最终结果是相似的，所以选择哪一种取决于临床应用的可行性和可能的最佳平衡力图。我们来思考几个例子，在这些例子中，与转矩放置相比，力是更好的选择。第12章展示了一些病例，在这些病例中，选择力偶比选择单个力更好。

图9-48a为Ⅱ类2分类非拔牙病例，上颌中切牙唇倾，牙弓长度增加。切牙处所需的旋转中心在阻抗中心附近；牙冠向前移动，牙根向后移动。无论是托槽上的唇向力（图9-48b）还是根舌向转矩（图9-48c）都可以达到这一目标。但是，哪一种效率更高呢？唇向力是更好的选择，它可以借助圆丝实现整平，而且非常简单。在治疗开始时施加唇向力。另外，为了施加转矩，需要1根全尺寸的方丝，而且在放置带转矩的方丝之前，必须完成牙齿的排齐。对于带转矩的弓丝来说，摩擦力是一个更大的问题，因为弓丝必须向前滑动才能唇倾。此外，如果是陶瓷托槽，插入1根带转矩的方丝可能会导致托槽脱落，或者导致托槽碎裂。单力也更有利，因为稍偏根方的旋转中心会减少根尖的唇向移动。

在第二磨牙完全萌出之前完成Ⅱ类患者的治疗是很常见的。第二磨牙正面观如图9-49所示。下颌磨牙的位置是正确的，但上颌磨牙的位置偏颊侧。磨牙绕着阻抗中心附近的轴旋转将改善其倾斜度及减少颊侧覆盖。一种可能是在第二磨牙上粘接颊管，并放置带冠舌向转矩的全尺寸方丝（图9-49a）。从理论上讲，这样的力系是很好的，但实际上这并不是一个好的选择，原因有很多。粘接表面的局部拉应力很高，新粘接的颊管可能达不到足够的粘接强度来承受转矩。实际上，很难通过第一磨牙和第二磨牙颊管放置带转矩的全尺寸弓丝。可能首先需要整平。此外，由于不可预测的力与方丝的弯曲有关，因此施加恒定的力偶也很困难。当磨牙向舌侧倾斜移动时，托槽上弓丝的几何形状发生变化，纯转矩不再出现。总体不确定性增加。

在牙冠上施加单个舌向力要简单得多，可以用1根较细的圆丝或指簧来完成（图9-49b）。因为没有相关的力矩，力系更容易预测，最终结果是相似的。很多时候，转矩的选择是错误的；转矩常常

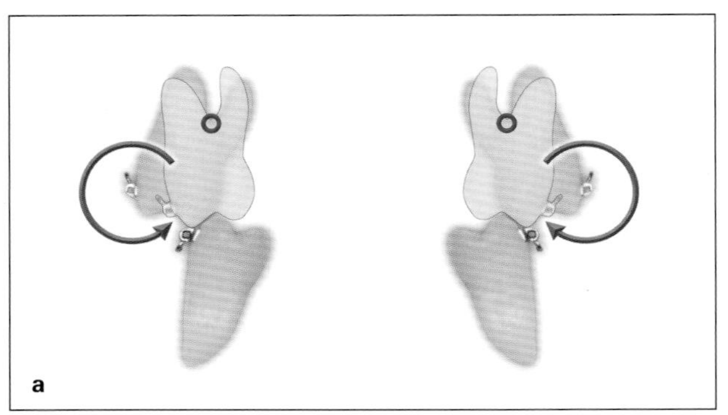

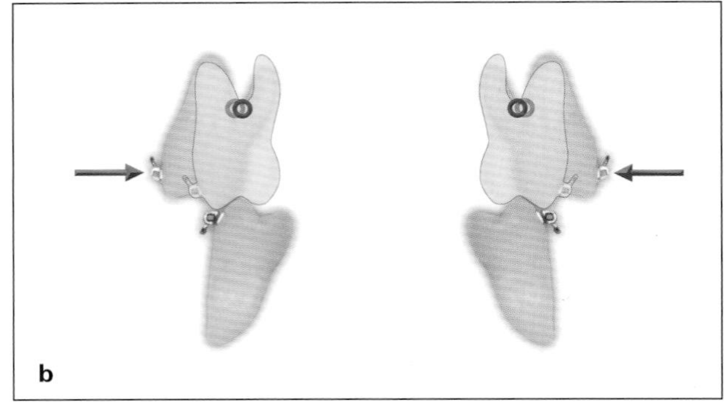

图9-49 上颌磨牙向颊侧萌出。通过力偶（a）或对冠施加单个的舌向力（b），使磨牙绕着阻抗中心附近的轴旋转，将减少颊侧覆盖。舌向力（b）是最好的选择。施加转矩可能需要初步整平。连续转矩很难实现，因为当磨牙舌向移动时，力系会发生变化，而且是不确定的。

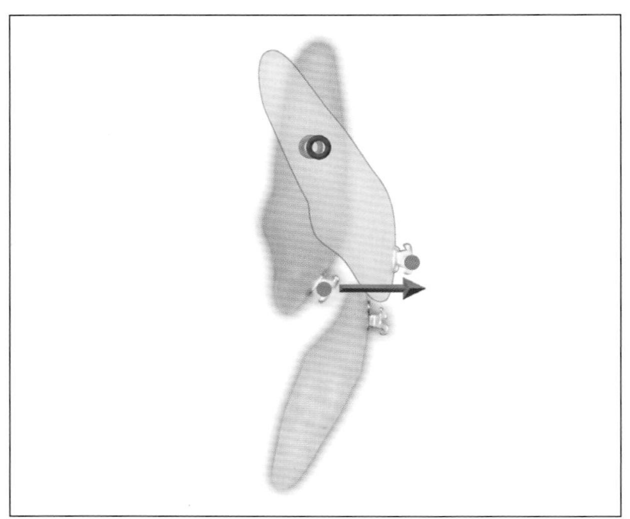

图9-50 在一个简单的前牙反殆病例中，圆丝在没有任何转矩的情况下提供单个力（红色箭头），在矫正上颌切牙轴倾斜度的同时会唇倾上颌切牙。注意，阻抗中心仅水平移动。

被错误地用来矫正长轴倾斜度，而不用力偶系统。“磨牙的转矩不当”在语义上没有意义。

像方丝弓这样复杂的矫正器是为了同时施加力和力矩而研制的，有时人们认为，更简单的矫正器控制较少，因此自由度较少，总是会产生折中的结果。但事实并非如此，因为并不是所有的治疗都需要6个自由度。例如，在简单的前牙反殆中，圆丝矫正器（甚至压舌板作为杠杆）可以在矫正上颌切牙长轴倾斜度的同时矫正反殆（图9-50）。不需要“转矩”。

有许多使用单力矫正器（1个自由度）并在所有空间平面上发生有益牙移动的例子。这包括通过阻抗中心或其他相关点围绕所有轴（x轴、y轴和z轴）进行平移和旋转。如有需要，即使从颊管或托槽中取出弓丝以消除弓丝上不需要的力矩，也可以进一步加强这一简单的“单力”矫正。本书还讨论了弓丝延长线（悬臂梁）的使用，通过它，可以在阻抗中心附近、阻抗中心处或远离阻抗中心施加单个力，以产生不同的旋转中心。这是对牙冠施加简单力而不施加力偶概念的单独应用；如果定位正确且可行，单个力就能产生任何需要的旋转中心。

当倾斜移动需要单个力和力偶时

如前文所述，如果目标允许牙根向相反方向移动，托槽上的单个力是如何产生令人满意的倾斜移动的。图9-51a比较了围绕阻抗中心舌倾切牙和围绕根尖倾斜切牙。二者最终都是正常的切牙长轴倾斜度。然而，围绕根尖的倾斜移动允许更多的内收，因此适用于过大的覆盖和拔牙病例。保持根尖的位置不动称为“控制性倾斜移动”。牙齿的任何部分都不会朝与所施加力相反的方向移动。如前所述，需要力矩和力。为简单起见，本章到目前为止都忽略了力的方向。图9-43中的M/F比中的力指的

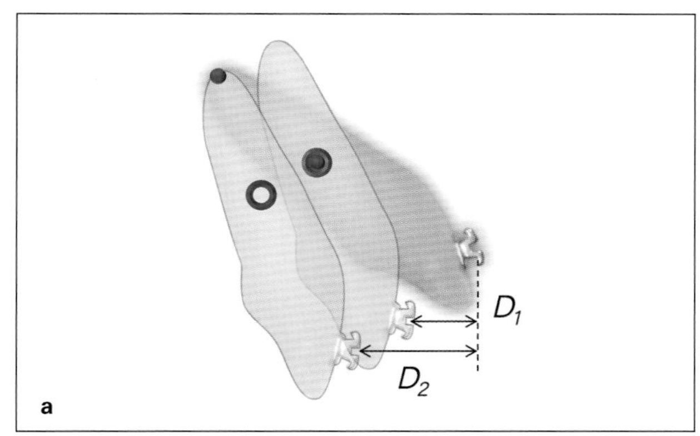

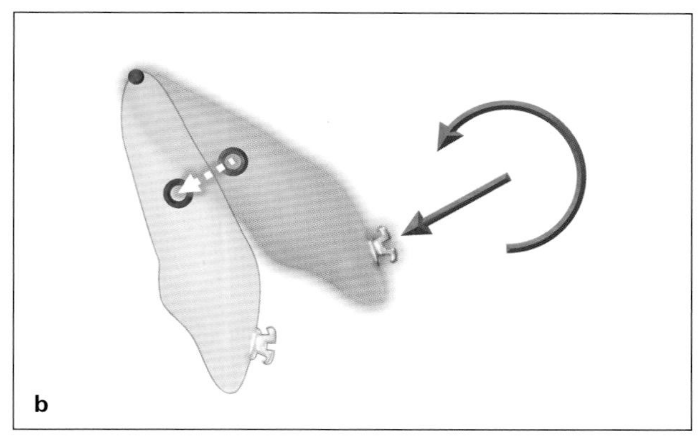

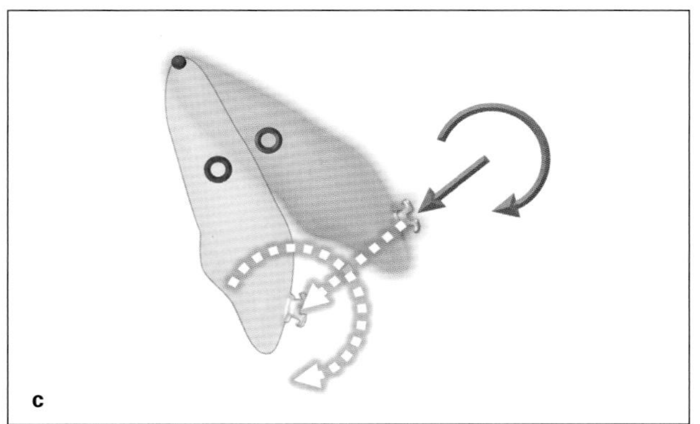

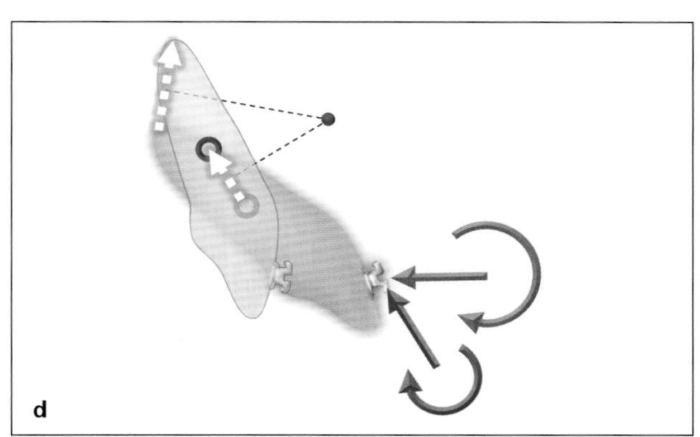

图9-51 在大多数需要切牙大量内收的错殆畸形中，需要防止根尖前移。（a）比较非控制性倾斜移动（D_1）和控制性倾斜移动（D_2）时托槽的移动。二者最终都是正常的切牙长轴倾斜度。控制性倾斜移动内收量更多。（b）需要舌向力和力矩（红色弧形箭头）。对于极大的覆盖和拔牙病例，提示需要力和力矩。阻抗中心（虚线箭头）的移动方向与力的方向相同（红色箭头）。（c）托槽向下、向后移动，并沿顺时针方向旋转（虚线箭头）。一些临床医生错误地认为所需的力系与托槽移动方向相同（灰色力系）。（d）深覆殆的患者。根没有向前移动，阻抗中心必须向上和向后平移。正确的力系用红色箭头表示。托槽的移动（灰色箭头）不是正确的力系。

是与牙体长轴成90°角的力。图9-51b显示了切牙绕根尖旋转（蓝点）。注意，舌向力和力矩（根舌向转矩）都是必需的。阻抗中心往殆方和舌向移动。力方向是反映阻抗中心位移方向的平均值（虚线箭头）。阻抗中心移动方向与施力的方向一致（除了一些已经讨论过的例外情况和因素，这里将不予考虑）。

如前所述，许多正畸医生描绘托槽上的牙移动路径。注意图9-51c中托槽是如何向下、向后移动以及顺时针方向旋转的。一些正畸医生错误地认为在这条路径（灰色箭头）中找到了必要的力系。然而，产生所需旋转中心的正确力系显示为红色（图9-51c）。第12章讨论了不同托槽位置和所产生力系之间的关系；这是一个完全不同的问题，即使在这里，也必须将我们的答案与牙齿的阻抗中心联系起来。临床医生无法推断出任何角度偏差都意味着相应的力偶，任何x轴、y轴、z轴的改变给出了正确的力的方向或大小。这样看托槽位置的变化，就是让托槽来做思考。将位置1的阻抗中心与所需的位置2连接，得到力的平均方向；围绕阻抗中心旋转的角度给出了方向，并与所需力矩的大小相关。诚然，我们可能无法准确地知道如何定义所述的正确阻抗中心位置；但是，可以准确地复制从第一颗到下一颗牙齿轨迹的任何阻抗中心点。即使存在一些误差，对阻抗中心的估计也比托槽好，因为它离阻抗中心很远，所以只能受到力系间接的影响。估计值越接近阻抗中心，力和力矩方向的解释就越可靠，因为我们要看的是初始位移。简而言之，托槽位置的变化应称为“托槽路径”，与该路径的力系没有直接关系（除了极少数纯平移的情况外）。阻抗中心的路径（平移和旋转）与该阻抗中心路径所需的力矩与力的方向、大小直接相关。

一些患者不需要加深覆殆，对这些患者来说，需要不同的方法（图9–51d）。根部没有向前移动，阻抗中心必须向上和向后平移。此时力的方向为向上、向后，力矩为顺时针方向，与托槽旋转路径（灰色箭头）方向相同。正确的力系用红色箭头表示。如果正畸医生不加思考地使用托槽，力将被放置在是错误的方向上（灰色箭头）。如果在这种情况下使用直丝弓矫正器，则力系也不正确。

在图9–52中最近一项使用LVDT的实验研究表明，牙齿的位移矢量（虚线箭头）不一定与所施加的力矢量（红色箭头）平行[2–3]。蓝色小圆是在不同水平力（红色箭头）作用下的旋转中心，该力垂直于尖牙的解剖长轴。不同的旋转中心有1条与牙齿长轴成11°角的线性渐近线（黑线）。牙齿的阻抗中心沿虚线箭头垂直于这条线移动。在给定的外力作用下，由不同的旋转中心形成的虚线称为“牙齿的功能轴”。如图9–26所示，阻抗中心附近旋转中心的一小部分水平移动是由力偶轻微的垂直伸长移动造成的。解剖长轴与给定力方向的夹角、牙根的形态和曲率以及牙周膜的非均质性可能会影响功能轴的角度。需要更多的研究以探索力方向与牙移动之间的关系；目前最好也是最实际的假设是，阻抗中心的移动方向与力的作用线平行。我们应该预料到，随着新知识的掌握，可能需要对这一原则进行一些修改。

人们常说，产生非控制性倾斜移动的“轻”力也能产生最佳的牙移动速率。这是正确的，因为在牙冠处测量的牙移动可以很快。如图9–53所示的上颌重叠，切牙使用圆丝和橡皮圈进行内收的力造成的。如预测的那样，旋转中心接近阻抗中心（图9–53a）。让我们看看牙根的受压侧，它决定了牙移动的速度。图9–53b中，压力侧的应力用红色小箭头表示；同样的分析也适用于张力侧。目标是舌向移动切牙，而进展是通过牙根舌面的骨吸收量来衡量的。唯一有用的吸收是牙槽嵴舌侧的一小块蓝色骨区。根唇面（灰色区域）骨吸收的方向错误。为什么牙移动得这么快？这在一定程度上是由倾斜移动造成的；倾斜移动产生的角度给人一种视觉错觉，因为它增加了切缘处的牙齿移位量。注意，阻抗中心几乎没有移动。基于骨改建，少量的改变对于达到最终牙齿位置是有用的。

更重要的是，即使是很轻的力，牙周膜中的局部应力也可能过高（图9–38a和b）。数值分析表明，非控制性倾斜移动产生的局部高应力是相同大小的作用力产生的平移均匀应力的5倍[7–8]。图9–54a和b中的X线片和解剖模型显示，一名患者的正畸治疗使切牙舌向倾斜，唇侧根形明显。尚不能证明牙根吸收是由这种类型的牙移动引起的，但牙根吸收可能（图9–55）是由根尖处较高的应力和通过皮质骨板的大量牙根移动（或随后的根舌向移动）造成的。

图9–56显示了一个病例的一系列头颅侧位X线片，该病例由于非控制性倾斜移动导致切牙舌向移动，并伴有根的移动（图9–44a和d）。切牙根尖经历了所谓的“往返”，前后移动，这是不可取的。治疗开始时，患者切牙长轴倾斜度相对正常（图9–56a）；发生非控制性倾斜移动后，根尖明显穿出唇侧皮质骨板（图9–56b中箭头）。随后，进行牙根移动，使根尖舌向移动，在唇侧看到新骨形成（图9–56c中箭头）。从生物力学的角度来说，通过单个力来使牙冠发生非控制性倾斜移动是非常容易的，但是它发生得太快了，以至于临床医生没有注意到它的副作用。牙根移动所需的力系（旋转中心位于牙冠处）可能看起来很简单，因为它可以通过阻抗中心根方的单个力系或托槽上的等效力系来实现；然而，它需要复杂的临床矫正器来避免支抗丧失的不良副作用。

如图9–57所示，为中切牙之间的间隙。最好的

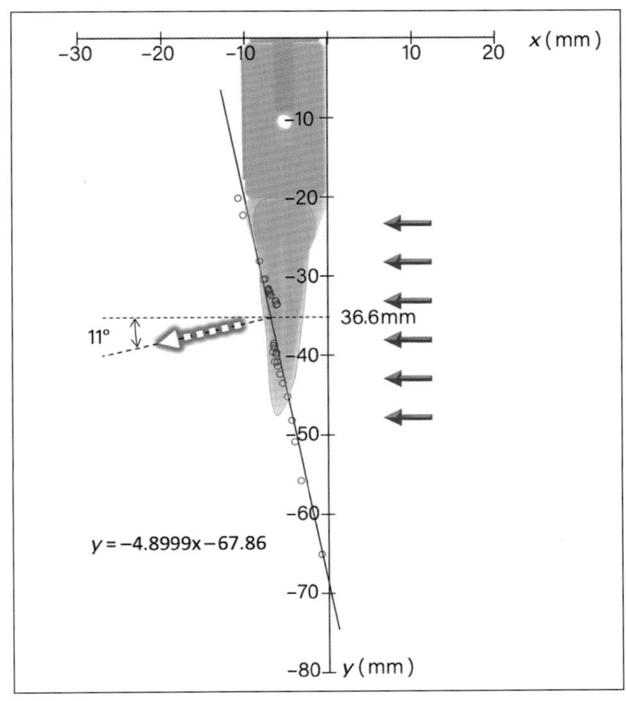

图9-52 牙齿的功能轴。蓝色小圆是在不同垂直高度的水平力（红色箭头）作用下的旋转中心。虚线是牙齿的功能轴，旋转中心的渐近线。阻抗中心垂直于功能轴移动，如虚线箭头所示。阻抗中心冠方的力逆时针旋转牙齿，阻抗中心根方的力顺时针旋转牙齿。

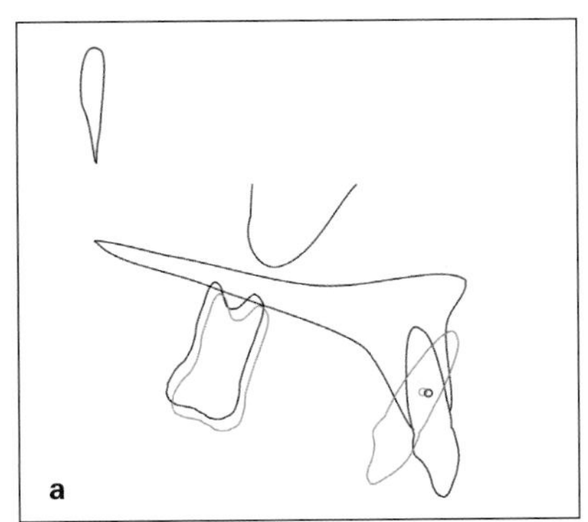

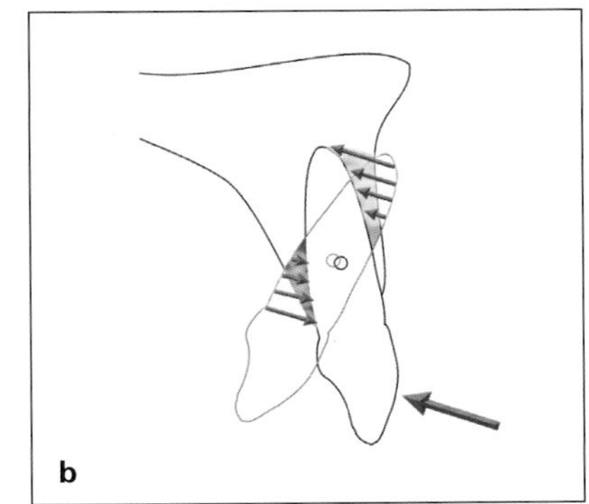

图9-53 切牙内收通过使用圆丝和橡皮圈进行非控制性倾斜移动而实现。（a）如预测那样，旋转中心接近阻抗中心。（b）压力侧的应力用红色小箭头表示。注意，最大应力出现在根尖和牙槽嵴顶。唯一有用的吸收是牙槽嵴顶舌侧的一小块蓝色骨区。根唇面骨吸收方向错误（灰色区域）。

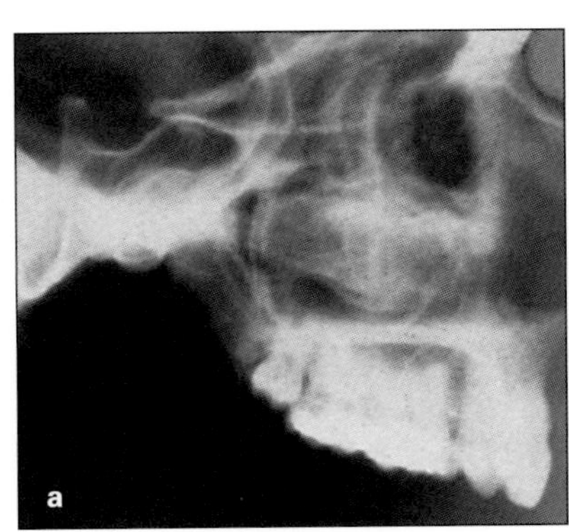

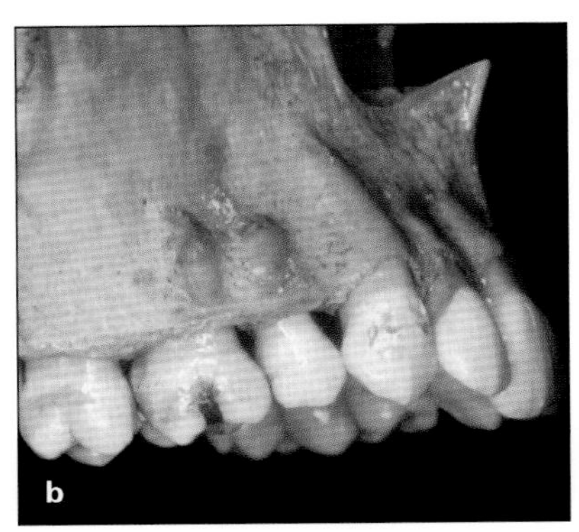

图9-54 X线片（a）和解剖模型（b）显示后牙牙根穿出皮质骨。

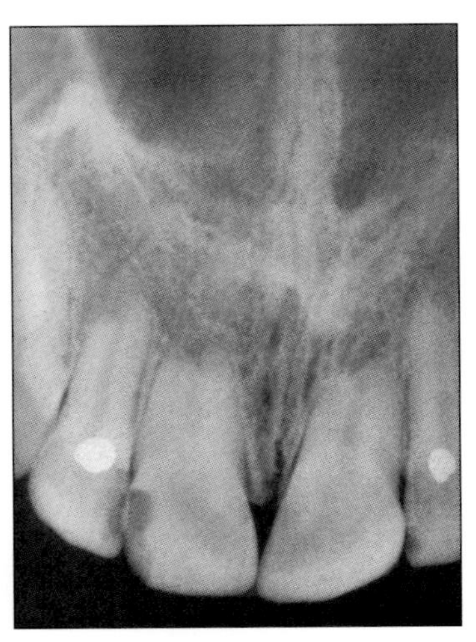

图9-55 注意根尖处高应力可能导致牙根吸收。

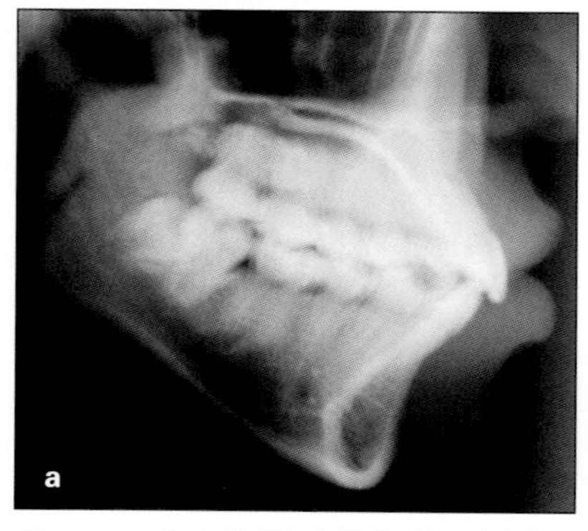

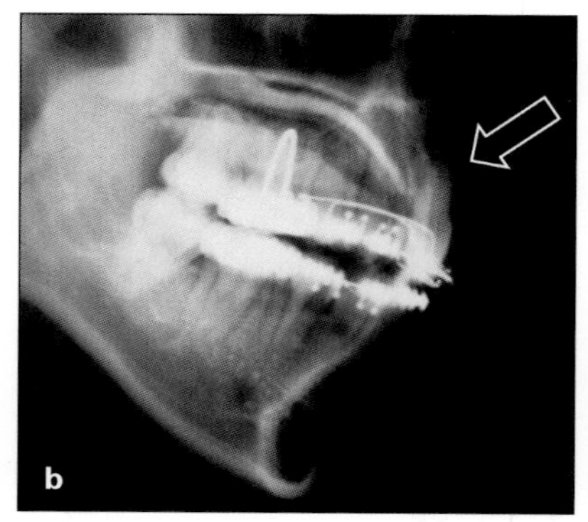

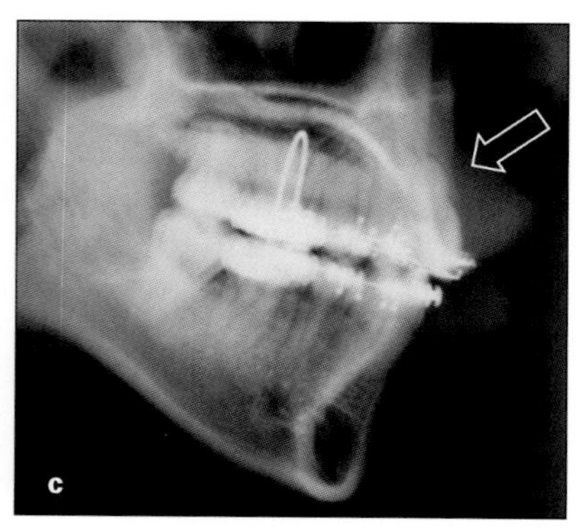

图9-56　切牙通过非控制性倾斜移动往舌向移动，牙根也随之移动。切牙根尖经历了所谓的“往返”移动，这是不可取的。（a）治疗开始时，患者切牙长轴倾斜度相对正常。（b）根尖部穿过唇侧皮质骨板（箭头）。（c）牙根移动，使根往舌侧移动，唇侧可见新骨形成（箭头）。

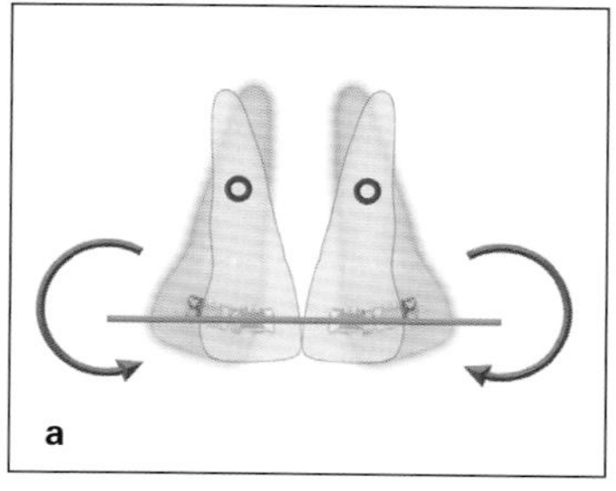

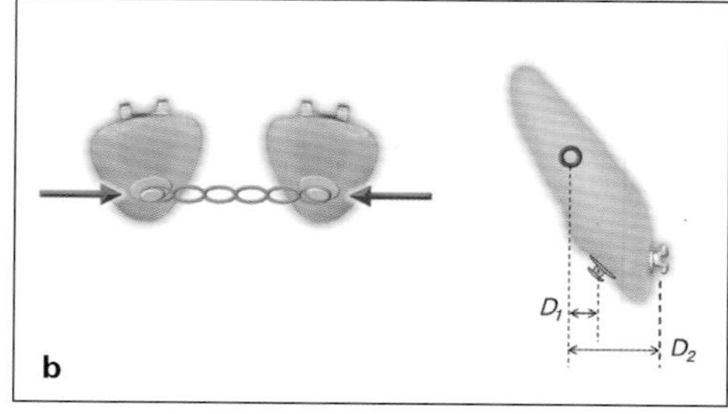

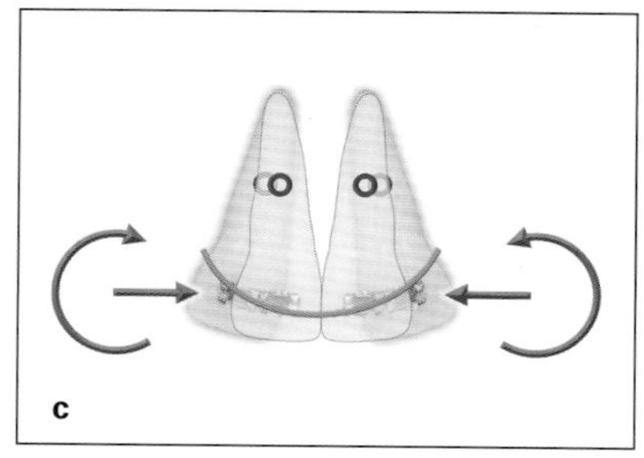

图9-57　关闭中切牙间隙的方法。（a）将1根直丝放入托槽中，将产生相等且相反的力偶，使牙冠倾斜移动，靠在一起。虽然力系看起来是正确的，但由于高摩擦力，围绕阻抗中心的纯旋转可能不会表现出来。（b）不上弓丝，只用简单的皮链，并在牙齿舌侧加上舌侧扣，加力效果比上直丝更好。旋转中心更接近根尖，以获得更好的倾斜度和稳定性。在侧面观中，$D_1 < D_2$，牙齿的旋转将减小。（c）来自弯曲的片段弓带力矩的力可以产生控制性倾斜移动所需的相等且相反的力偶。

治疗方法是什么呢？在托槽中放置1根直丝将产生相等且相反的力偶（图9-57a）。力矩的方向将使牙冠倾斜移动。虽然力系看起来是正确的，但由于切牙在远中方向的初始高摩擦力，围绕阻抗中心的旋转可能无法表现出来。相反，图9-57b更好，因为没有力偶的力是在没有弓丝的情况下使用的。从𬌗面视角来看，在舌侧使用舌侧扣将进一步减少切牙旋转的趋势。理想情况下，旋转中心应该更接近根尖，以获得更好的倾斜度和稳定性。来自弯曲的片段弓丝引发的带力矩的力可以产生所需的相等且相反的力偶（其方向是冠分开，根在一起），这是控制性倾斜移动所需的（图9-57c）（注意，正确力矩方向与常规直丝给出的方向相反）。然而，由于摩擦力是不可预测的，力系控制非常困难。带有传递力和力矩的循环无摩擦机制可能提供更可预测的力系统。

最优力系的特性

什么是最佳作用力？当然，这取决于治疗目标。它包括力的传统组成部分：大小、方向和作用点。本章主要考虑了力的作用点（即*M/F*比）。大量证据表明托槽上的*M/F*比决定了旋转中心，而力的大小不是决定旋转中心的主要因素[9]。

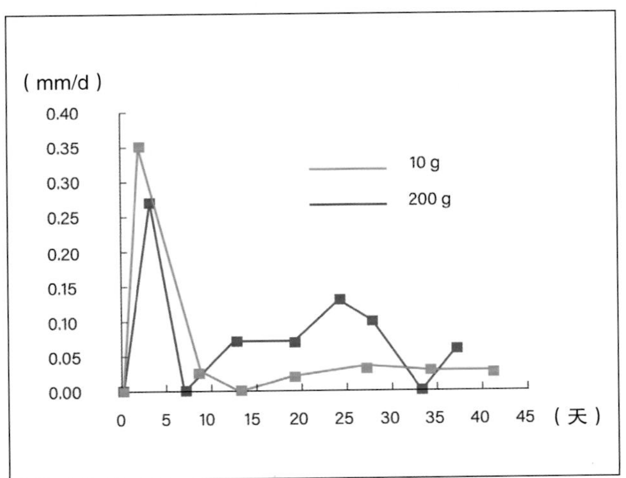

图9-58 牙移动速率与时间的关系图。该图显示了3个不同的阶段：初期、延迟期和延迟后期。

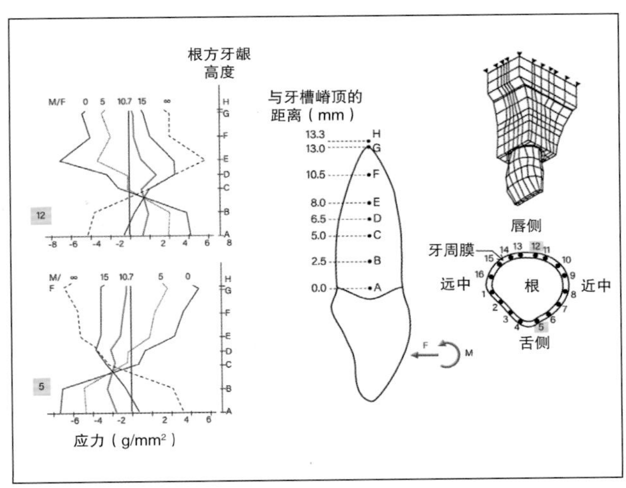

图9-59 牙齿的三维应力图可以作为理解随后发生的生物变化的起点。结果表明，对于不同的旋转中心，如果外力保持不变，最大应力水平会有很大差异。平移产生的应力水平最低，因为应力-应变分布更均匀（绿线）。

对于任何给定的*M/F*比，使用的最优力大小是多少？目标通常为快速的牙移动，最小的疼痛反应、最小的组织损伤（牙根吸收和牙槽骨丧失），以及最小的支抗丧失。在临床水平上，学者已经研究了牙移动的速度，并证实与力的大小有关。典型图如图9-58所示。随着时间的推移，反应可以分为3个不同的阶段：初期、延迟期和延迟后期。初期可以立即观察到非常迅速的牙移动。这是由牙周膜的非生物、纯受力形变所致。这种机械移动也称为“生理活动”。在这一初始阶段，牙周膜中产生的应力启动了骨改建的级联反应。这种骨改建需要时间，因此有延迟期。高应力产生坏死也会增加延迟期。延迟后期涉及骨改建的生物学反应：骨吸收和附着。最显著的是延迟后期的生物移动。在应力较低的情况下，有时没有延迟期。

更大的力不一定会使牙移动得更快。本章根据牙周膜中的最大应力水平，给出了不同类型牙移动的相对力大小。这可能是最先进的技术，但需要更好的方法。分布在牙骨质、牙周膜和颌骨上的是应力，而不是力；生物反应就是对这些压力的反应。因此，应该更多地关注牙周膜中的应力和应变，而不是施加在牙齿上的作用力的绝对大小。因此，在接下来的章节中，我们将重点研究施加在牙齿上的力与牙周膜及牙槽骨中分布的力（应力）与形变（应变）之间的关系。这些讨论在物理及生物学上为牙移动和支抗控制的最优力水平提供更基本的理解。牙齿的三维应力图可以作为理解随后发生的生物变化的起点（图9-59）。结果表明，对于不同的旋转中心，在施加的力不变的情况下，最大应力水平会有显著的变化。平移产生的应力水平最低，因为应力-应变分布更加均匀（图9-59中绿线）。

图9-60是1个“工作假设”图，显示了牙周膜中的压应力和骨吸收率之间的关系。维度和斜率是概念性的；然而，未来在应力-应变和分子水平上对图表概念的研究将很重要。图9-60显示，在没有附加应力的情况下，不会发生骨吸收。应力增加到开始发生骨吸收的程度时称为“阈值”。有人提出了临界力的概念来解释支抗控制的基本原理。多低才算足够低？Weinstein有一项有趣的经典研究[10]。他

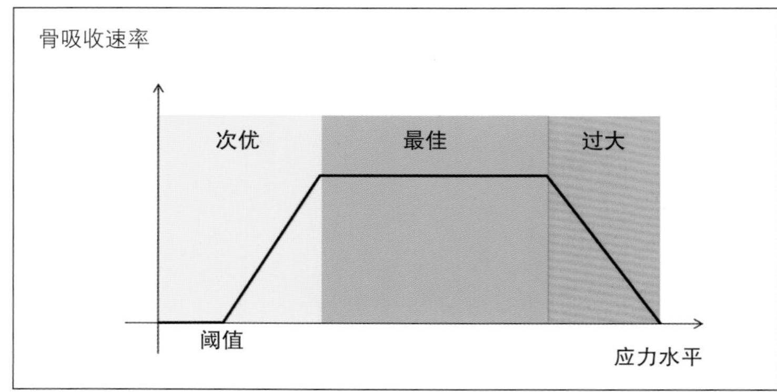

图9-60　牙周膜压应力与骨吸收速率之间的假设关系。

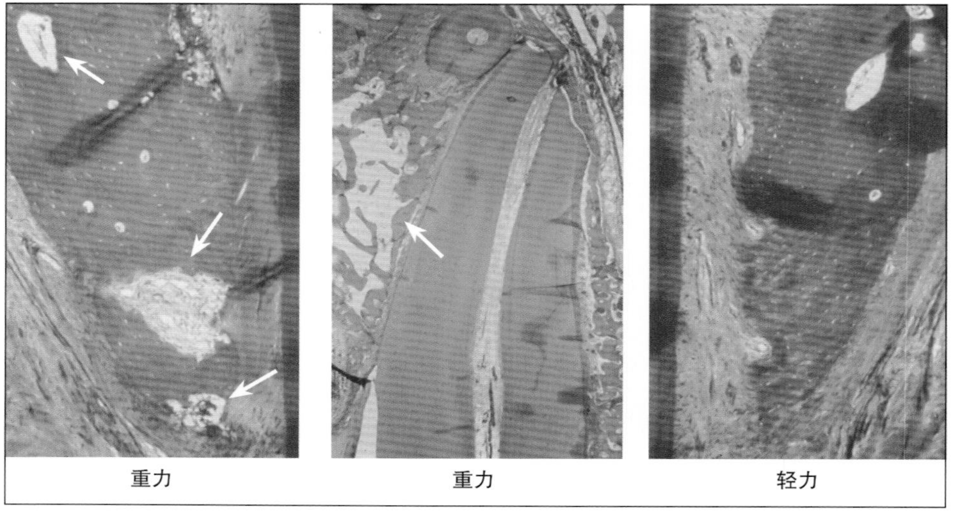

图9-61　实验动物受压侧的显微照片。重力作用下产生无菌性坏死和透明样变（白色箭头）。使用轻力观察到无透明样变的骨吸收。

证明了2g的力可以引发牙齿的倾斜移动，并得出结论，如果阈值存在，则小于2g。未来对低应力下牙齿平移的研究可能会更明确地提出1个阈值。

随着应力的增加，骨吸收速率成比例的增加（最佳应力）。任何应力的进一步增加都不会增加骨吸收速率。较高的应力水平会导致不良的组织变化，从而降低骨吸收的速率（过度）。多高才算高？一项二维研究表明，超过1.56g/mm^{2}的应力可使牙周膜受压部位的毛细血管破裂。在尖牙内收时，平移产生的应力超过147g，控制性倾斜移动产生的应力超过74g，非控制性倾斜移动产生的应力超过20g，牙根移动产生的应力超过83g。因此，大于这些力值的力即为过大的力[8]。然而，本研究并未提出特定力值大小，因为过于简单的二维数学模型设定牙周膜应是均匀和各向同性的，具有线性的应力和应变关系。它还忽略了牙周膜厚度的变化以及骨骼和牙齿的不规则性。尽管如此，它在描述力的大小和牙齿运动类型之间的一些基本关系方面是有用的。力的大小需要根据所需的牙齿运动类型来增加或减少。

我们对牙齿在外力作用下反应的一般理解倾向于符合图表，但还需要更多的研究。对实验动物的组织学研究（图9-61）表明，过大的应力可以使毛细血管破裂，阻塞牙周膜的血流，导致无菌性坏死和透明样变[9]（图9-61中白色箭头）。需要移除的坏死区可能会暂时减慢牙移动的速度，尽管随后可能会迅速破坏吸收。用较轻的力可观察到无透明样变的骨吸收。

任何最优力的定义都必须包含力的持续性。一些矫正器储存能量并在很长一段时间内传递力量，

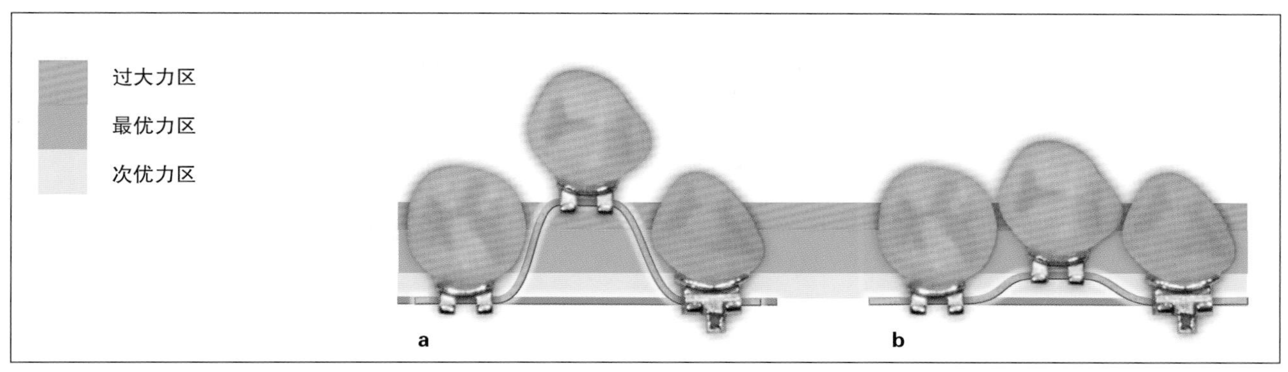

图9-62 高F/Δ比的弓丝用于移动位于舌侧位的前磨牙。（a）在初始激活时施加过大的力。（b）由于受力水平很低（次优力区），牙齿在最优力区（狭窄的绿色区域）非常有限的范围内，很难达到最终的理想位置。

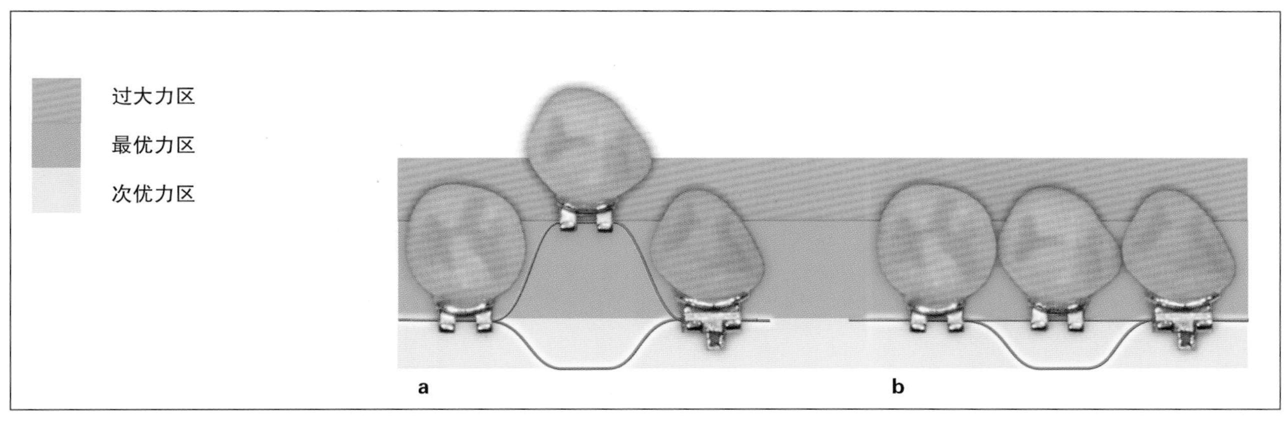

图9-63 低F/Δ比的弓丝用于移动位于舌侧位的前磨牙。（a和b）在向颊侧的整个移动过程中，弓丝过度弯曲，以便在宽的最优力区（宽绿色区域）完成整个颊向移动过程。

而另一些矫正器本质上是相对间歇性的。目前，流行使用所谓连续生物量级的力或应力。快速腭部扩弓是使用螺丝钉间歇性施力的一个例子。力的持续性是如何衡量的？一种衡量标准是单位时间（g/d）内的力变化量。最常用的方法是将力的变化与矫正器挠度或牙齿位置的变化（g/mm）联系起来。在其他章节中，正畸矫正器的力恒定用挠度描述，F/Δ比描述了牙移动时力的变化，因为矫正器的挠度通过失活而减小。然而，并不是所有的矫正器都遵循胡克定律，它们在力和挠度之间不存在线性关系。

让我们思考一个前磨牙严重舌向移位的情况（图9-62a）。如果放入的弓丝具有较高的F/Δ比，则在初始激活时会施加过大的力，并且牙齿会暴露在过大的力区（红色区域）中。当牙齿继续移动时，最优和次优力区在快速的顺序通过；由于在次优力区的力水平非常低，所以牙齿处于最优力区非常有限的范围内，很难达到最终的理想位置（图9-62b）。因此，合力水平不是最优的。相比之下，在整个颊向移动过程中，具有低F/Δ比的弓丝（即不是直弓丝），例如过度弯曲的丝或过度成形的曲，则可以在较宽的最佳作用力区（图9-63中绿色区域）中完成整个颊向移动过程。有关F/Δ比的更多详细信息参见第6章。当矫正器失去控制时，不仅力会发生变化，其他参数（例如M/F比）也会发生变化（参见第13章）。

动态力的影响，例如快速变化的力（高频率和低频率），可能为优化正畸力的传递提供一个有趣的可能性。希望今后的研究将集中在正畸力系的优化上。

参考文献

[1] Nägerl H, Burstone CJ, Becher B, Messenburg DK. Center of rotation with transverse forces: An experimental study. Am J Orthod Dentofacial Orthop 1991;99:337–345.
[2] Choy KC, Kim KH, Park YC, Han JY. An experimental study on the stress distribution in the periodontal ligament. Korean J Orthod 2001;31:15–24.
[3] Choy K, Kim KH, Burstone CJ. Initial changes of centres of rotation of the anterior segment in response to horizontal forces. Eur J Orthod 2006;28:471–474.
[4] Burstone CJ. The biomechanics of tooth movement. In: Kraus B, Riedel R (eds). Vistas in Orthodontics. Philadelphia: Lea and Febiger, 1962:197–213.
[5] Burstone CJ, Pryputniewicz RJ, Weeks R. Center of resistance of the human mandibular first molars [abstract]. J Dent Res 1981;60:515.
[6] Tanne K, Koenig HA, Burstone CJ. Moment to force ratios and the center of rotation. Am J Orthod Dentofacial Orthop 1988;94:426–431.
[7] Tanne K, Koenig HA, Burstone CJ, Sakuda M. Effect of moment to force ratios on stress patterns and levels in the PDL. J Osaka Univ Dent Sch 1989;29:9–16.
[8] Choy KC, Pae EK, Park YC, Kim KH, Burstone CJ. Effect of root and bone morphology on the stress distribution in the periodontal ligament. Am J Orthod Dentofacial Orthop 2000;116:98–105.
[9] Burstone CJ. Application of bioengineering to clinical orthodontics. In: Graber LW, Vanarsdall RL, Vig KWL (eds). Orthodontics: Current Principles and Techniques, ed 5. Philadelphia: Elsevier Mosby, 2012:345–380.
[10] Weinstein S. Minimal forces in tooth movement. Am J Orthod 1967;53:881–903.

推荐阅读

[1] Burstone CJ. The biophysics of bone remodeling during orthodontics—Optimal force consideration. In: Norton LA, Burstone CJ (eds). Biology of Tooth Movement. Boca Raton, FL: CRC Press, 1989:321–333.

[2] Burstone CJ, Every TW, Pryputniewicz RJ. Holographic measurement of incisor extrusion. Am J Orthod 1982;82:1–9.

[3] Burstone CJ, Pryputniewicz RJ. Holographic determination of center of rotation produced by orthodontic forces. Am J Orthod 1980;77:396–409.

[4] Burstone CJ, Pryputniewicz RJ, Bowley WW. Holographic measurement of tooth mobility in three dimensions. J Periodontal Res 1978;13:283–294.

[5] Christiansen RL, Burstone CJ. Centers of rotation within the periodontal space. Am J Orthod 1969;55:353–369.

[6] Coolidge ED. The thickness of the human periodontal membrane. J Am Dent Assoc 1937;24:1260–1270.

[7] Dathe H, Nägerl H, Kebein-Meesenburg D. A caveat concerning center of resistance. J Dent Biomech 2013;4:1758736013499770.

[8] Dermaut L, Kleutghen J, Clerck H. Experimental determination of the center of resistance of the upper first molar in a macerated, dry human skull submitted to horizontal headgear traction. Am J Orthod Dentofacial Orthop 1986;90:29–36.

[9] Geramy A. Alveolar bone resorption and the center of resistance modification. Am J Orthod Dentofacial Orthop 2000;117:399–405.

[10] Nikolai RJ. On optimum orthodontic force theory as applied to canine retraction. Am J Orthod 1975;68:290–302.

[11] Nikolai RJ. Periodontal ligament reaction and displacements of a maxillary central incisor loading. J Biomech 1974;7:93–99.

[12] Smith R, Burstone CJ. Mechanics of tooth movement. Am J Orthod 1984;85:294–299.

[13] Soenen PL, Dermaut LR, Verbeeck RMH. Initial tooth displacement in vivo as a predictor of long-term displacement. Eur J Orthod 1999;21:405–411.

[14] Steyn CL, Verwoerd WS, Merwe EJ, Fourie OL. Calculation of the position of the axis of rotation when single-rooted teeth are orthodontically tipped. Br J Orthod 1978;5:153–156.

[15] Synge JL. The tightness of teeth, considered as a problem concerning the equilibrium of a thin incompressible elastic membrane. Phil Trans R Soc Lond 1933;231:435–470.

[16] Tanne K, Nagataki T, Inoue Y, Sakuda M, Burstone CJ. Patterns of initial tooth displacements associated with various root length and alveolar bone height. Am J Orthod Dentofacial Orthop 1991;100:66–71.

[17] Vanden Bulcke MM, Burstone CJ, Sachdeva RC, Dermaut LR. Location of the center of resistance for anterior teeth during retraction using the laser reflection technique. Am J Orthod Dentofacial Orthop 1987;91:375–384.

[18] Vanden Bulcke MM, Dermaut LR, Sachdeva RC, Burstone CJ. The center of resistance of anterior teeth during intrusion using the laser reflection technique and holographic interferometry. Am J Orthod Dentofacial Orthop 1986;90:211–219.

[19] Yettram AL, Wright KWJ, Houston WJB. Center of rotation of a maxillary central incisor under orthodontic loading. Br J Orthod 1977;4:23–27.

思考题

1. 在（a）~（e）中给出了单个力与托槽之间的垂直距离。黑色圆是阻抗中心。要在托槽处用等效的力系替代每个力，请给出托槽处所需的*M/F*比。绘制托槽处力系的正确方向，在接近旋转中心处绘制1个点，并在旋转中心周围用弯的虚线箭头绘制旋转方向。

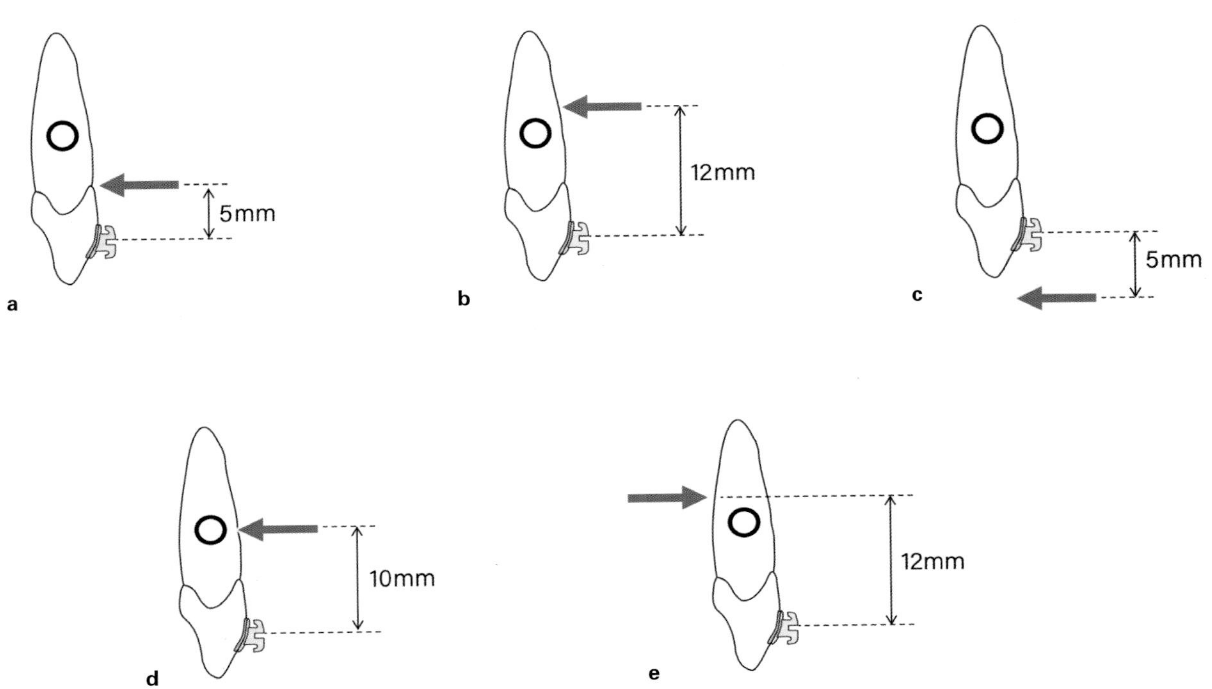

2. 给出舌侧托槽处的近似力系统，使颊倾的上颌左侧磨牙绕绿点从（a）向（c）旋转。指示力矩和力的正确方向。黑色牙齿表示移动前，灰色牙齿为移动后。

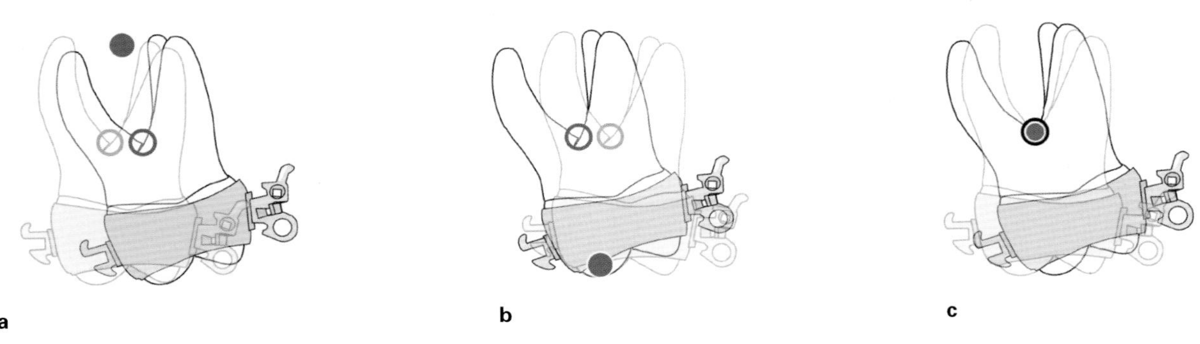

第10章

3D Concepts in Tooth Movement

牙移动中的三维概念

Rodrigo F. Viecilli

"看似简单，却令人疑惑。
我们泛泛的思考，却生活在细节中。"

—— Alfred N. Whitehead

随着时间的推移，科学理解牙齿生理性移动的参考文献也在不断增多，经历了从二维向三维模式的转变。然而，牙移动的经典二维概念可能并不总是适用于三维。本章讨论了牙移动概念的演变，并概述了支点与枢轴点、旋转中心与旋转轴、阻抗中心与阻力轴、质心与重心等概念之间的区别。

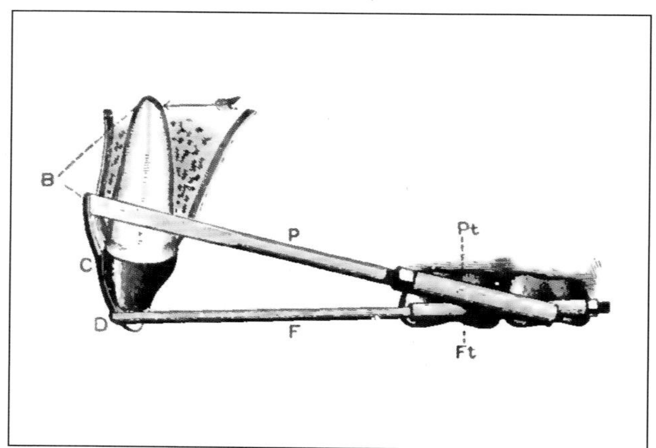

图10-1 Calvin Case于1916年发明的用于控制冠和根倾斜的简单矫正器。（转载自A Practical Treatise on the Technics and Principles of Dental Orthopedia）

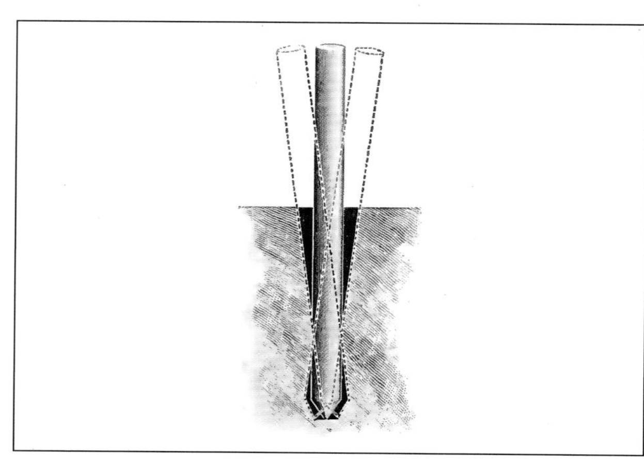

图10-2 由Calvin Case在1921年描绘的牙移动的原始实验模型，使用木棍来确定支点或旋转中心。

牙齿的阻抗中心最初被定义为自由体的质心。最初在二维空间上被理想化，它可以通过反复尝试施加1个力直到获得平移来确定，也可以通过施加力偶来确定。在二维中，当施加力偶时，因为合力为零，阻抗中心与旋转中心重合。作为质心的阻抗中心在没有合力的情况下不会平移；因此，只有当应用力偶时，它才与旋转中心重合。

本章讨论阻抗中心概念的演变，从简化的二维模型转变为对牙移动生物力学广义的三维理解。

牙移动参考标准的起源

1916年，Calvin Case使用个性化的牙移动装置，记录力的作用线，目的是为了控制牙齿的倾斜移动趋势（图10-1）。通过这个方式，他对牙移动的参考标准有了一些理解，即应该以哪个位置为基准以获得良好的冠或根移动。然而，这个想法花了40多年才演变成阻抗中心的概念，这一概念由印第安纳大学的Charles Burstone和James Baldwin于20世纪50年代提出。

这种科学上的空白以及大量的缺乏科学、严谨的正畸学文献常常导致旋转中心、阻抗中心、支点和枢轴点的概念混淆。早期的正畸医生曾经提到支点和枢轴点，试图初步描述牙移动的生物力学。

支点与枢轴点

1921年，Calvin Case在他的教科书中加入了1个图形，试图解释牙齿是如何在力的作用下移动的。他将我们今天所知的旋转中心命名为“支点”（图10-2）。

在物理学上，支点是指杠杆的支撑，而枢轴是杠杆绕其转动（旋转）的点。当1个力被施加到1个受支撑的杠杆上时，它通常绕着支点转动，所以这两个术语经常互换使用。然而，如果施加在杠杆上的总载荷是力偶（即合力为零），则杠杆将绕其质心旋转，因此严格上讲，枢轴点（旋转中心）可能与支点不同。因为这两个概念更适用于简单的杠杆力学，所以不能很好地描述牙移动。

旋转中心与旋转轴

几何上，二维物体绕旋转中心旋转，三维物体绕旋转轴旋转。在二维的正交投影中，物体看起来像围绕1个点旋转。在三维中，旋转中心足以描述牙齿从位置A到位置B的移动。然而，在三维中，描述

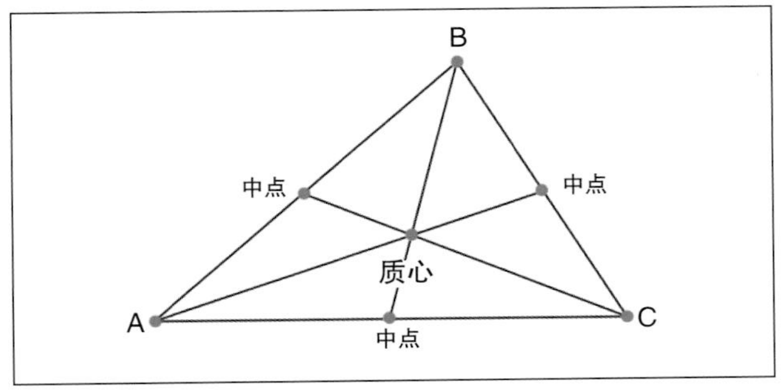

图10-3 三角形的质心（重心）可以由中线的交点确定。

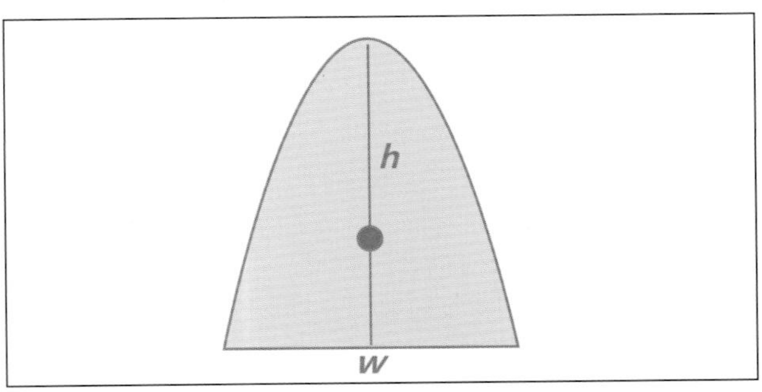

图10-4 抛物线下区域的形心表示根部或牙周膜阻抗中心的投影，位于高度的40%处，更靠近底部。

物体运动唯一全面的方法是利用螺旋轴理论，与旋转中心的描述相比，螺旋轴理论涉及更精细的数学运算。Chasles定理指出，在欧几里得三维空间中，任何物体的任何运动都可以用绕轴旋转和沿同一轴平移来描述。对于牙移动严谨的三维理论来说，这是描述任何类型移动的唯一方法。然而，在正畸中，由于牙移动计划往往是简化的，我们常常根据三维牙齿的二维投影来考虑，因此旋转轴（旋转中心）的投影点已经足够临床应用。另外，将牙移动描述为单个三维移动而不是组合移动更为合适，因为它不会发生与移动顺序相关的模棱两可的情况，因为在三维中以不同顺序组合的不同旋转可能会形成不同的终末位置。

“阻抗中心”概念的由来

“阻抗中心”这个术语最早是由Leonardo da Vinci在他1505年出版的著作《Codex on the Flight of Birds》中使用的。正畸阻抗中心的概念源于Charles Burstone和James Baldwin系统、严谨的探讨，他们也是印第安纳大学正畸生物力学学科的创始人。Burstone和他的研究小组参与了牙移动参考的所有二维与三维科学模型的演变和形式化，最终形成了阻力轴和阻力体积的概念，这将在本章后面进行解释。

“阻抗中心”概念的科学发展

与任何科学模型一样，牙移动的参考模型也随着时间的推移而不断完善。下面描述了每个模型的基本原理以及它是如何建立的。

形心、重心（重力中心）和质心

形心是一个物体的平均几何中心（图10-3）。在自由均质物体中，质心（重力中心或者重心）和形心位于同一点。物体运动的惯性或阻力在所有方向上都是相同的，因此1个点就足以描述这种阻力。由于正畸力学转导过程（即机械刺激在何处以及如何转化为牙移动）尚未完全清楚，因此第一个阻抗中心的数学模型利用二维牙根或牙周膜（PDL）投影的形心来表示牙移动的阻力。

二维投影模型

第一个模型是基于牙根或牙周膜近似二维投影的形心，其理论基础是牙移动的最大阻力将由这些来表示。例如，单根抛物线牙根或牙周膜投影的模型如图10-4所示。在这个模型中，代表阻抗中心的形心位于牙根长度的40%处，靠近牙槽嵴端。

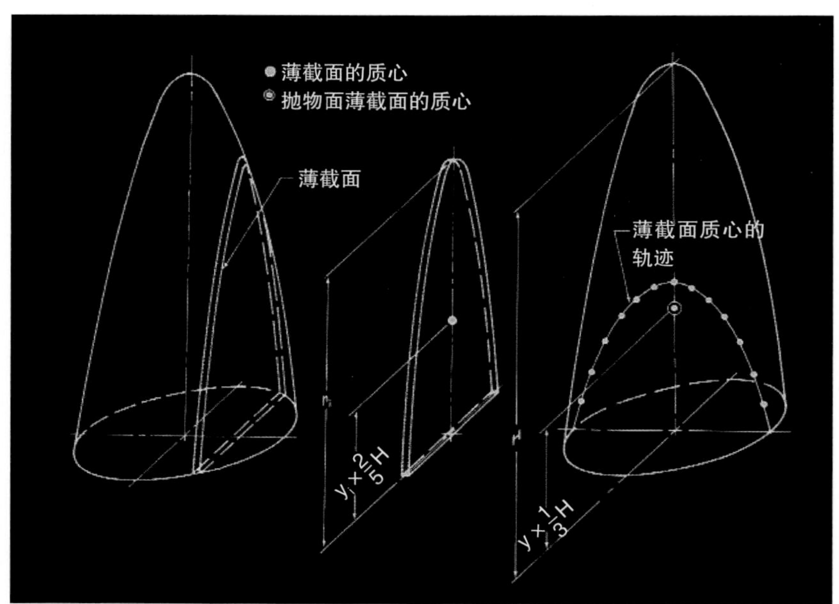

图10–5 旋转抛物面质心的确定。（转载自Burstone和Pryputniewicz）

三维对称模型

在这个模型中，整个牙根由1个旋转抛物面表示（由1个抛物线截面区域沿其长轴旋转而成），被认为是牙移动阻力的元素[1]（图10–5）。形心位于长轴的33%处，在更靠近牙槽嵴的根中部内。

如果要模拟三维牙周膜阻力，旋转抛物面的表面区域（或薄体积壳）的形心可能是更合理的阻抗中心模型。该模型从未发表过，但笔者计算出其表面为34%，与Burstone和Pryputniewicz发表的原始体积模型在临床上没有显著差异[1]。同样值得注意的是，由于旋转抛物面是1个对称实体，如果我们假设牙周膜阻力是均匀的，这就可以将阻力表示为1个点（例如质心）。

三维非对称模型和阻力轴

最近，根据有关正畸力学转导的最新研究成果，专家们重新讨论了牙移动的参考模型。因为应力测量的是内阻（每无穷小面积的力），所以它可能是测量牙周膜对瞬时牙移动“阻力”的理想科学度量。然而，如果阻抗中心概念的临床目的是为了预测骨骼改建后未来的牙移动，那么骨和牙齿的形变可能不一定需要计入牙周膜应力模型中，因为这些形变大多是可恢复的。

在天然牙中，牙周膜的应力是不均匀的。这确实是非常合乎逻辑的，因为牙齿牙周膜不具有轴对称的形态，并且牙周膜在组织学上是不均一的和各向异性的（即材料特性在大小方面的变化取决于负载的方向）。此外，由于牙周膜的应力–应变曲线是

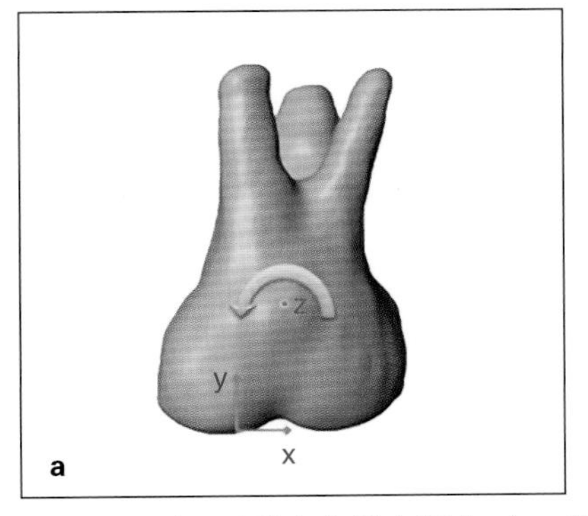

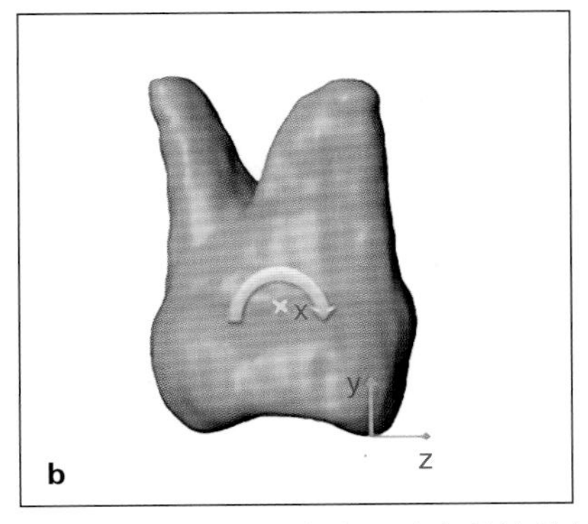

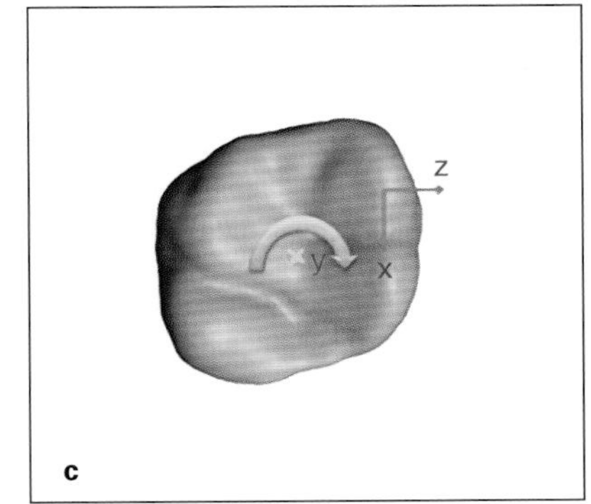

图10-6 由3对垂直力偶在颊（a）、近中（b）和牙尖（c）方向上确定的旋转轴。

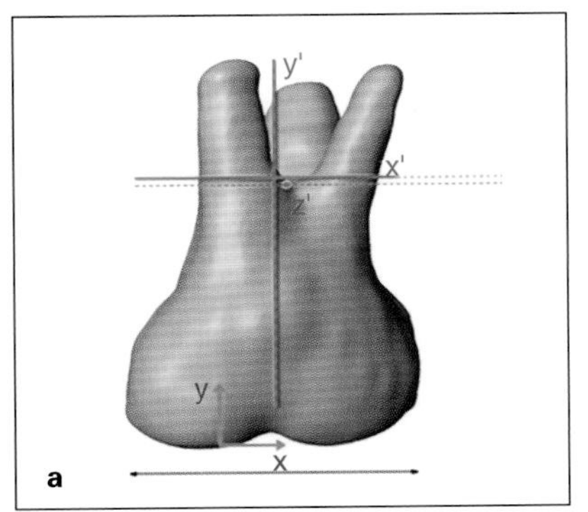

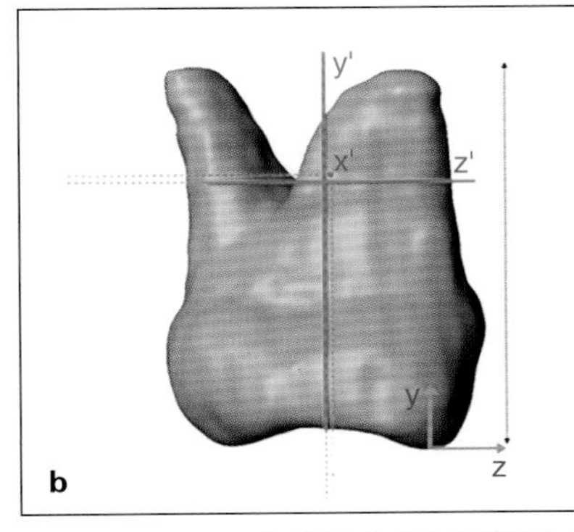

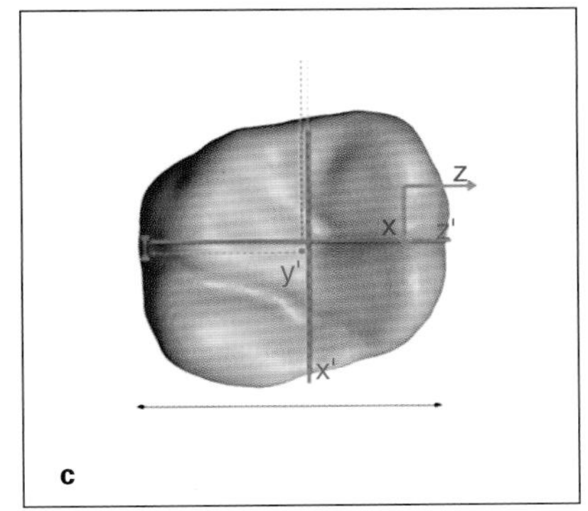

图10-7 （a~c）阻力轴的三维位置。在每个视野中，正确的平移参照可视为直线的两个轴的交点。

非线性的，因此如果由于形态而引起的阻力在不同方向上不同，则牙周膜在一个方向上会比在另一个方向上更硬。对牙周膜压力的生物反应随着压力阈值的不同而变化，而且随着时间的推移，在不同方向的牙移动中增加了更多的潜在差异。

1991年，Nägerl等证明了在牙移动的各个方向上，阻抗中心的位置有很大的差异[2]。2009年，笔者证实了这一发现，并指出在三维中，阻力轴可以作为更充分的参考，因为力偶会产生围绕1个轴的旋转，而这个轴可以作为平移的参考[3]。2010年，在狗的牙齿中发现，不同方向的阻抗中心在统计学上是不同的[4]。

笔者最近对上颌第一磨牙模型中进行了有限元分析，以确定由于牙周膜轴不对称而可能存在的阻力轴位置差异[5]。结果发现，三维阻力轴确实不在三维点相交；在上颌第一磨牙研究中，阻力轴之间最大相差0.6mm。考虑到各运动方向上PDL应力场差异的所有可能原因，我们有理由相信，阻力中心是1个现实的物理实体并不存在的点。

如果每个可能的正交运动方向都有3个阻力轴（图10-6），那么哪个应该作为每个方向上平移的参考？此外，垂直于视野方向的平移参考总是在两个轴的交叉处，这两个轴可以视为该视图上的线（图10-7）。

另一个问题是，当施加力偶时，阻力轴和旋转轴是否相同。然而，这个问题是没有意义的，因为必须使用两个轴的组合来确定作为平移参考的二维投影点（这样物体就不会在任何方向上旋转）。所以至少有1个旋转轴永远不会和这个点重合。如图10-8所示，可以更好地理解这一点。

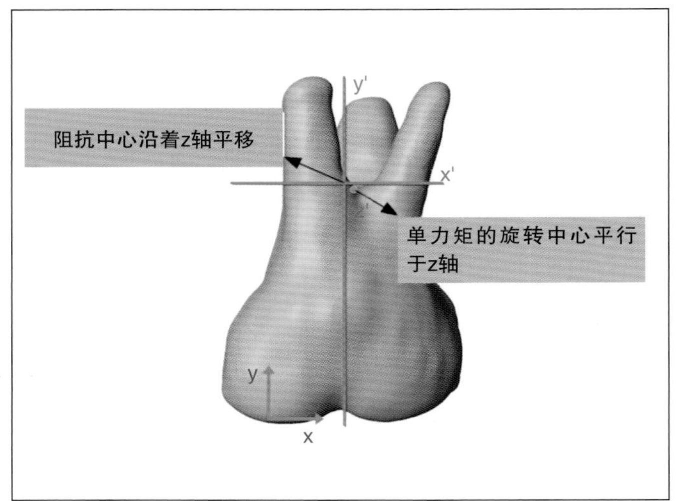

图10-8 旋转中心的z轴投影（由颊向力偶获得）不同于颊向平移的阻抗中心的投影。

值得注意的是，在牙齿的各个部分，形态不对称将导致建立的阻力轴不重合，轴之间的距离可能会增加。这是今后要研究的课题。

三维阻力体积

Dathe和Nägerl建立了1个三维体积阻抗中心的数学模型[6]，它可能是不同牙齿平移方向阻力轴交点的所有可能位置。临床上，人们认为存在1个三维的阻力体积（1个体积中心，而不是1个点），具有一定程度的不确定性，这取决于形态和前面讨论的其他不对称反应的来源。

“阻抗中心”和“阻力轴”概念在实践中的局限性

需要注意的是，在牙移动过程中，阻力轴的位置可能会发生变化，因为牙周膜、牙根和骨都受制于恒定的生物模型。因此，临床医生不应将轴的位置视为静态特征。临床上，如果使用系统来控制牙移动，我们应该从基于科学文献的最佳猜想开始，然后根据先前配置所实现的移动和预期的未来结果，不断修正矫正器和力系统。

参考文献

[1] Burstone CJ, Pryputniewicz RJ. Holographic determination of centers of rotation produced by orthodontic forces. Am J Orthod 1980;77:396–409.
[2] Nägerl H, Burstone CJ, Becker B, Kubein-Meesenburg D. Centers of rotation with transverse forces: An experimental study. Am J Orthod Dentofacial Orthop 1991;99:337–345.
[3] Viecilli RF, Katona TR, Chen J, Hartsfield JK Jr, Roberts WE. Three-dimensional mechanical environment of orthodontic tooth movement and root resorption. Am J Orthod Dentofacial Orthop 2008;133:791.e11–791.e26.
[4] Meyer BN, Chen J, Katona TR. Does the center of resistance depend on the direction of tooth movement? Am J Orthod Dentofacial Orthop 2010;137:354–361.
[5] Viecilli RF, Budiman A, Burstone CJ. Axes of resistance for tooth movement: Does the center of resistance exist in 3-dimensional space? Am J Orthod Dentofacial Orthop 2013;143:163–172.
[6] Dathe H, Nägerl H, Kubein-Meesenburg D. A caveat concerning center of resistance. J Dent Biomech 2013;4:1758736013499770.

第11章

Orthodontic Anchorage 正畸支抗

Rodrigo F. Viecilli

"大自然只用最长的线来编织图案，所以每一小块织物都能揭示整个织锦的组织结构。"

—— Richard P. Feynman

本章阐述了正畸支抗的生物力学基础。生物反应的强度与机械刺激有关，当这种刺激与生物环境相结合时，会影响临床对支抗值的评估。某些矫正器有可能改变牙移动的自由度，并具有选择性增强支抗的潜力。本章讨论了这些矫正器和增强支抗这一典型临床策略的科学原理。

支抗的定义及临床认识

广义上，正畸支抗是对牙移动的抵抗。因此，矫正器或牙槽复合体的支抗值与其抵抗移动的能力有关。在口内支抗中，临床对支抗的感知直接与各单位间牙移动相对速度的差异有关。下文将讨论可能影响牙槽骨单位支抗值的变量。

基础科学视角下的支抗基本原理

牙移动的速度是许多相互交织的基本科学变量间相互作用的结果。其中许多变量的影响还没有被量化，但一些变量，已经开始被熟知。

机械变量

阻力轴处的牙周膜应力与牙齿总负荷

当应力施加到牙周膜（PDL）时，正畸牙移动就开始了。最初破骨细胞的数量与第三主应力（“最大应力”）成正比。如果应力足够低，组织仍能存活，就会发生直接的骨吸收，骨吸收后牙周膜间隙自然变宽，这会迅速导致牙移动。如果应力过高，会发生玻璃样变性，这可能会延迟牙移动，因为坏死的组织必须在破坏吸收后被移除。根据口内负荷的大小，相对于没有发生坏死的较大牙齿而言，支撑力较小的牙齿可能会在过度应力下发生延迟移动。大的牙齿会发生直接的骨吸收，这样它就可以开始更快地移动，至少一开始是这样的。

较大牙齿自然有更多的牙周膜支持，当施加相同的力时，牙周膜的应力值比较小牙齿的应力值小。因此，较大牙齿的支抗值也较大。在其他条件相同的情况下，较小的应力吸引较少的破骨细胞，因此牙移动会较慢。这就是磨牙比切牙具有更强支抗的主要原因。

值得注意的是，不同类型的移动会导致牙周膜中不同的应力场模式，因此牙齿的支抗值也取决于所需的移动类型。平移通常比控制性倾斜移动具有更强的支抗值，而控制性倾斜移动又比非控制性倾斜移动的支抗更强。例如，由于作用在牙齿上的总负荷减少，所以对同一牙齿而言，施加在托槽上的力相同时，平移时所受应力是非控制性倾斜移动的1/3。

作用在牙齿上的总负荷是在阻力轴上的等效力系。施加100cN的力在托槽上，使牙齿倾斜移动时，牙齿的总负荷为100cN（力）+ 100cN × d（力矩），其中d是到阻力轴的距离。平移时，由于总力矩为零，负荷较小，并且在托槽上施加1个反力矩来抵消倾斜力的力矩。这就解释了为什么在倾斜移动时，较大的峰值应力会影响牙周膜。

生物变量

生物变量是内在因素，局部（牙齿到牙齿）或个体之间都有所不同。两个主要的类别是炎症反应和骨量与骨质。

炎症反应

在相同的机械刺激下，牙周或骨组织的炎症反应强度可能会有所不同，这会影响破骨细胞的吸引力和牙移动的速度。这些差异会影响不同个体之间以及同一个体内部牙齿的支抗值。造成这种个体内反应差异的原因之一是血管供应。与另一个相比，一个牙槽部位的血管供应减少将导致更少的细胞募集机会，并可能促进缺血和坏死，从而延迟牙移动。此外，在不同的个体之间，可能存在基因谱的差异，从而导致前列腺素、细胞因子、白三烯和生长因子等生物介质的性能差异。这些可以转化为不同程度的炎症，从而影响支抗潜力。

图11-1 施加到牙齿上的负荷（此处仅显示1个方向），用于计算支抗值。力固定为8cN，力矩固定为50cNmm。

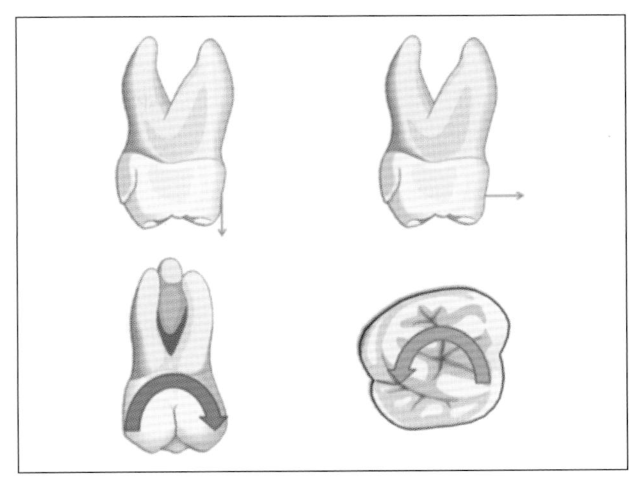

骨量与骨质

密度。如果牙齿周围牙槽中松质骨的骨体积分数减少，则说明骨的孔隙率增加。因此，破骨细胞需要吸收较少的骨来为牙移动提供空间。骨密度降低也可能促进破骨细胞的活动。不同牙槽部位和个体的皮质骨厚度、松质骨体积分数及骨密度不同，可能影响牙移动速度和支抗值。

骨改建率或转换率。高的骨转换率或快速的更新周期意味着大量破骨细胞正在快速吸收骨，而成骨细胞正在迅速重塑新骨。这是骨修复的自然过程。进行骨改建的细胞数量越多，与牙移动相关的骨重塑就越容易发生。因此，在快速的骨改建中，牙槽骨部位的支抗值将会降低。转换率可能随颌骨、牙槽部位或个体不同而改变。同时需要注意的是，骨骼形态和转换与整体骨骼代谢直接相关，包括营养缺乏，肾脏、肠道或甲状旁腺功能异常，局部病理状态。这些因素都可以改变不同个体间或同一个体不同时期牙槽骨的支抗潜力。

临床上骨损伤可导致骨体积和骨密度的减少，以及由于炎症增加而导致的骨转换增加。在过去的100年里，人们使用了不同的方法来治疗骨损伤和增加牙移动。这并不是什么新的概念，但最初这种效应只能用皮质骨体积减小来解释，因此手术方法更激进并且涉及去皮质骨术。牙槽骨水平的频繁骨损伤和牙根吸收的影响仍未得到充分的研究。

根据牙周膜应力确定支抗值

笔者进行了有限元分析，以计算在正畸排齐阶段所发生的不同类型移动中，在平均大小和理想咬合（第三磨牙除外）的牙齿中产生相同牙周膜应力所需的负荷比[1]。此时，采用了适用于小负荷的线性模型。该方法包括对所有牙齿的不同移动施加相同的负荷（力，8cN；力矩，50cNmm）（托槽处的压低/伸长力、托槽处的颊/舌向冠倾斜、远/近中冠倾斜以及垂直于𬌗平面的力偶）。模拟负荷如图11-1所示。然后，牙周膜被纵向分为3个区域（其中一个

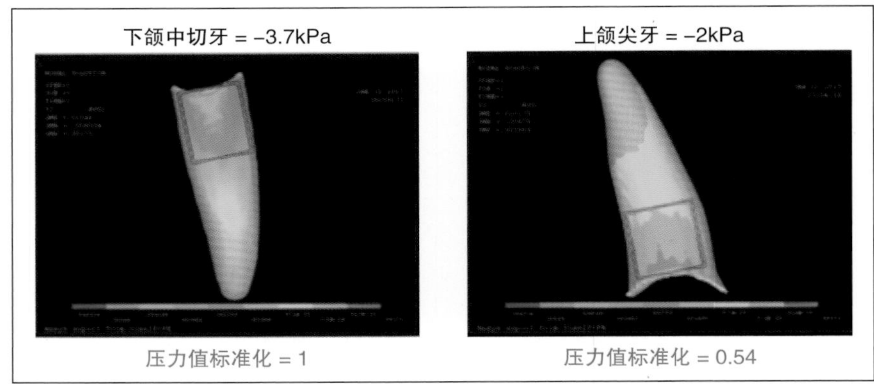

图11–2 冠唇向倾斜的第三主应力分析示例，比较上颌尖牙和下颌中切牙的标准牙周膜区域。相同的力（8cN）对上颌尖牙产生的应力是下中颌切牙应力的54%。因此，在这一特定移动中上颌尖牙的支抗值是下颌中切牙的1.85倍。

区域包含应力最高的第三个区域），横向分为4个区域（其中一个区域包含应力最高的第四个区域）。这两个区域的交集确定了平均应力的分析区域。应力之间的比值决定了每颗牙的支抗值。计算示例见图11–2。

口内支抗的临床策略

牙齿和单元的数量

增强1个单元支抗最简单的策略是增加单元内牙齿的数量。这扩大了单元的整体支持力，降低了峰值应力，从而减少了破骨细胞的数量。如果需要关闭切牙和尖牙之间的间隙，在包含第二前磨牙和第一磨牙的上颌后牙支抗单元中增加第二磨牙，在后牙支抗中有什么临床意义？在没有第二磨牙的情况下，前牙和后牙的支抗比接近1：1，这意味着预计每个单元可以关闭50%的间隙。通过增加第二磨牙，这一比例变为1.6：1，这意味着在7mm、8mm的间隙关闭中，我们可以预期前牙后移量为4.8mm，后牙前移量为3mm（减少约2mm的支抗丧失）。

获得差应力的分差力矩（支抗）

增强支抗的第二个主要策略是在2个单元中施加不同的力矩。为了理解这一点，让我们研究一下图11–3中的示例。为了倾斜移动其中一颗磨牙以矫正反秴，设计反应系统使对侧磨牙平移。如前所述，与倾斜移动相比，平移时的应力至少要低3倍，因为倾斜移动时作用在牙齿上的总负荷包括力和力矩。在平移过程中，作用在牙齿上的总负荷仅包括所施加的力。系统中的垂直向力是相等和相反的，并且倾向于保持应用分差力矩实现的应力差。这一策略也被有效地用于间隙关闭（图11–4），在临床研究中证实是有效的。

在本章中，我们还将讨论由弯制后倾弯造成的牙齿倾斜是否影响其支抗潜力。假设1颗垂直的磨牙与1颗牙冠向远中倾斜10°的磨牙相比。如果在垂直磨牙的颊管上施加倾斜力，则阻力轴处的力系统将是倾斜力加上10×d的力矩，其中d是到阻力轴的距离（参见第3章）。在向远中成角度的磨牙中，到阻力轴的距离减小。用10的余弦函数可以计算出垂直

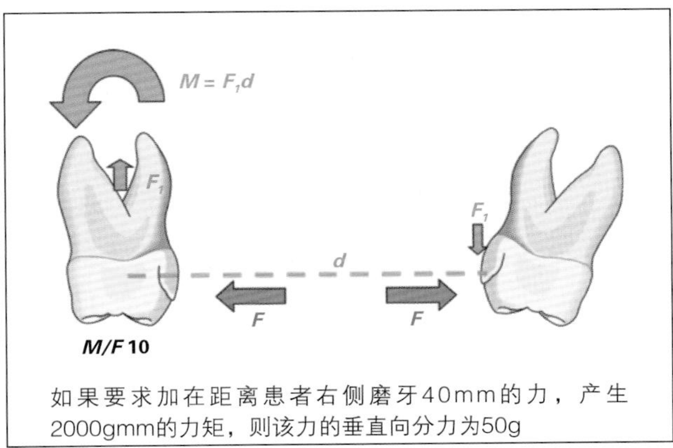

图11-3 分差力矩加载系统，用于矫正由于上颌磨牙舌倾而导致的反殆。该力系统的目的是对患者的右侧支抗磨牙施加平移力，对左侧磨牙施加倾斜力，这可以通过激活腭弓来实现。作用在支抗牙上的红色水平力（*F*）加上垂直力（F_1）施加的橙色力偶（*M*）在阻抗中心处的总力矩为零，而倾斜的牙将受到来自F_1和F的较大矫正倾斜的力矩。这将使反作用牙的牙周膜承受的应力显著降低，从而加强其支抗。

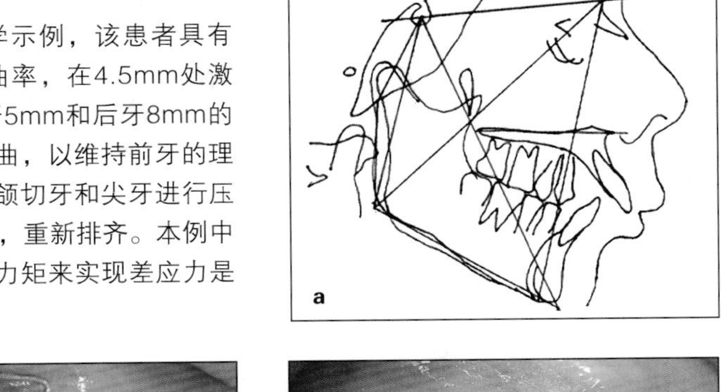

图11-4 （a）用于关闭16岁高角患者间隙的T型曲力学示例，该患者具有12mm的覆盖。（b）T型曲具有典型的Burstone预激活曲率，在4.5mm处激活，产生大约250cN的力。将其向后移动3mm，达到前牙5mm和后牙8mm的初始力矩比。（c）当前牙倾斜时，在曲的前部增加V形弯曲，以维持前牙的理想力系统。需要注意的是，当间隙关闭完成时，必须对下颌切牙和尖牙进行压低，以使覆殆正常，并避免前牙干扰。（d）前牙根移位后，重新排齐。本例中没有使用口外、弹性或种植体支抗来关闭间隙。利用分差力矩来实现差应力是一种具有良好生物力学基础的强大支抗策略。

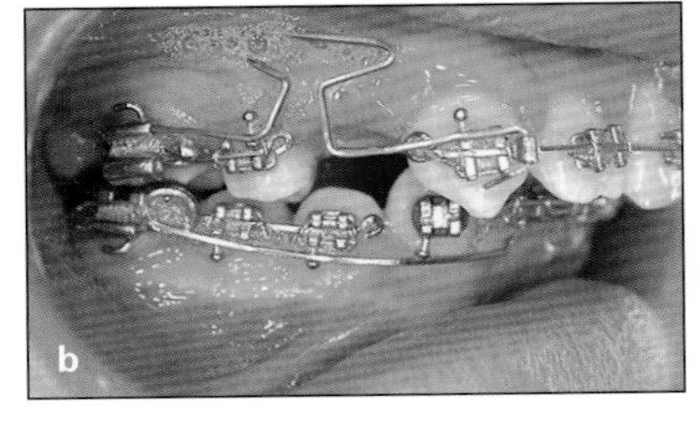

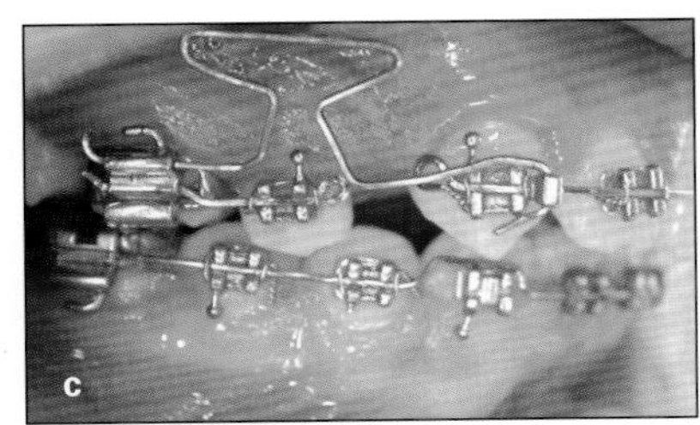

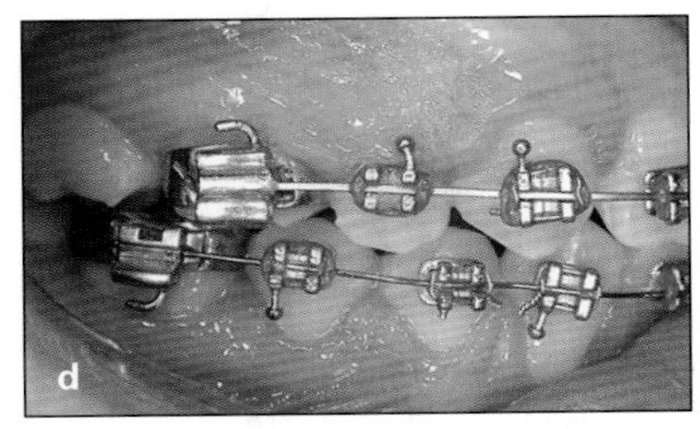

距离，垂直距离少了98.4%（图2-10）。因此，到阻力轴的距离只减少了1.6%，这意味着力矩将减少1.6%。这是一个微不足道没有临床效果的影响。要将作用在磨牙上的力矩减少30%，它必须向后倾斜至少45°，这在临床上是不切实际的。因此，可以通过改变牙的角度来改变牙的支抗潜力。然而，在以往的正畸技术和方法中提到小于10°的微小角度变化，作为支抗增强策略基本上是无用的。如前所述，在关闭间隙的过程中积极应用力矩可以更好地增强支抗，因为它们具有经过证实的科学依据。

我们推测Tweed在其原始技术中最初观察到的支抗增加效应，是否就是因为在间隙关闭过程中弯制了曲而产生的（如下文所述，而不是在间隙关闭前）。正如我们所展示的，在间隙关闭过程中施加后倾力矩与在间隙关闭前施加后倾或者在间隙关闭前使牙齿倾斜并不具有相同的效果。在移动过程中弯制后倾曲，可以获得一些优势，因为传递了分差力矩，从而减少了阻力轴上的总负荷。

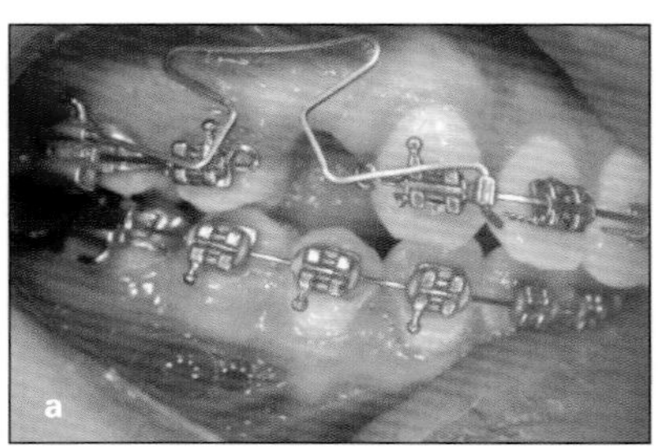
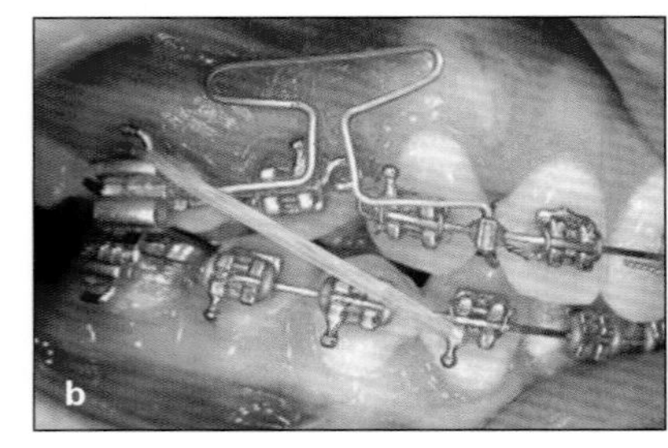
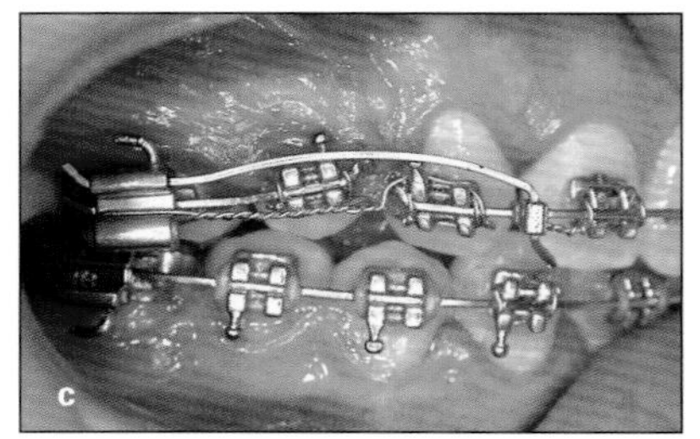
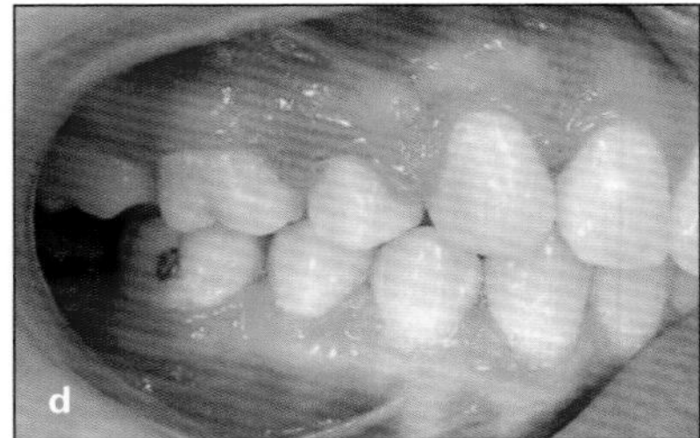

图11–5 在关闭间隙阶段，使用由0.017英寸×0.025英寸TMA丝弯制成的8mm×16mm的T型曲。（a）T型曲初始加载系统为每个单元提供大约6mm的力矩–力（*M/F*）比，在8mm的激活状态下提供300cN的力。在关闭大约4mm的间隙后，当尖牙达到Ⅰ类关系时，T型曲向每个单元提供的*M/F*比改变为大约10mm。（b）此时，增加上下颌间Ⅲ类牵引。（c）安装由0.019英寸×0.025英寸TMA丝弯制成的校准α–β根簧，向后牙段提供12mm的*M/F*比，向前牙段提供10mm的*M/F*比。（d）该弹簧激活后在连接前后段的结扎处产生大约250cN的力。

增加作用单元的力或减少反作用单元的力以获得差动力/力矩

也可以通过向主动单元增加更多的力或通过抵消反作用力单元上的一些力来增加主动单元的移动，并规划力和力矩的大小，使一个单元平移而另一个单元倾斜移动。在口腔内，这可以通过使用上下颌弹性牵引或固定功能矫正器（例如Forsus、Herbst等）来完成。该策略的一个实例如图11–5所示。

咬合锁结与干扰

加强口腔内支抗的第三个主要策略是基于尖窝交错。正畸医生很早以前就注意到，咀嚼肌肉强健的患者通常更难移动牙齿或关闭间隙。虽然这方面的数据很少，但如果目标牙与对颌牙具有良好的尖窝交错，那么保持咬合接触和对牙齿表面施加压力会增加牙移动的机械阻力，这是符合逻辑的。如果患者大部分时间保持咬合接触，那么作用在牙齿上的负荷也将分布到对颌牙列，从而降低作用在牙周膜上的应力。虽然这是一种自然现象，但正畸医生已经尝试通过添加适合于2个牙弓咬合的䝠垫来加强咬合接触，并通过增强与目标牙的咬合接触以维持支抗。

即使在咬合接触间歇性存在的情况下，经常出现的咬合负荷仍可能会干扰牙周膜中的应力模式，从而促进有组织的细胞反应，以实现预期的移动。因此，咬合负荷是牙移动模式和速度的1个不可预测的因素，特别是在后牙。覆盖不足或覆䝠过深也会导致前牙移动更难控制（图11–6）。咬合干扰，特别是在肌肉强健的患者中，是规划正畸力学时要考虑的1个关键因素。

软组织负荷与生长相关变化

软组织负荷对牙齿的影响不容忽视。口周组织的功能异常会对牙齿位置产生显著影响。在支抗计划中必须考虑到功能障碍或侵犯软组织空间的影响，因为这些组织能够在牙齿上产生负荷。例如，舌位置靠前的患者可能会增加前牙单位的支抗值，因为舌头施加的负荷会抵消一些矫正器对前牙产生的力。

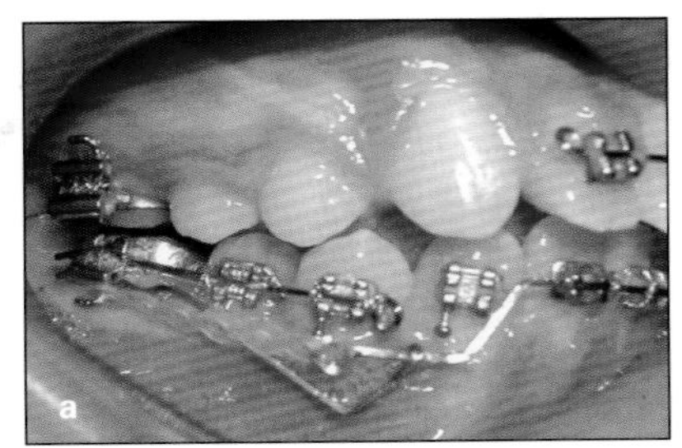

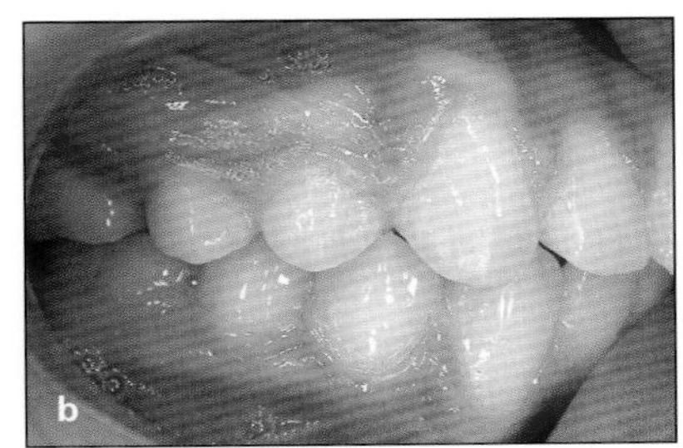

图11-6 （a和b）1个Burstone三段式压低辅弓，用于沿下颌切牙的长轴压低下颌切牙，并在间隙关闭前消除前部干扰，以矫正Ⅱ类尖牙关系。在获得足够的覆盖和较浅的覆殆后，使用0.017英寸×0.025英寸带有后倾弯的TMA片段弓封闭小间隙，以加强支抗和激活后倾。前牙有干扰时，关闭间隙可能导致Ⅱ类磨牙关系或髁突后移。评估咬合干扰是一个合理的支抗计划的关键部分。

骨骼的生长移位（下颌骨的差异生长）也会改变牙齿的表观支抗值。临床上，上颌后牙可能有更多的支抗，因为下颌在生长高峰期并不是1个稳定的参照物。

口内支抗装置的自由度及其生物力学基础

在设计支抗单元时，有时将牙弓两侧的牙齿连接起来是很方便的。这通常是用如横腭杆（TPA）、舌弓、Nance弓和马蹄弓之类的矫正器来完成的。马蹄弓与舌弓相似，但用于上颌牙弓。

除了连接牙齿以建立1个更有价值的新支抗单元外，这些矫正器还改变了牙移动方式。本节讨论这些类型的矫正器如何改变牙移动的自由度，以及如何影响或改善治疗结果。三维中有6个自由度，由3个平移和3个旋转组成。选择的不同矫正器，它们会受到不同的影响。

TPA通过坚硬的弓丝（通常是0.036英寸不锈钢，用于稳定）连接上颌第一磨牙或第二磨牙。因为弓丝非常硬，所以它按如下方式改变了磨牙在6个自由度中的移动：

1. 垂直于殆平面的牙齿旋转：这在正畸医生想要控制磨牙旋转的情况下很有用（例如在关闭间隙阶段）。另一种用途是使用磨牙颊管的位置作为排齐阶段确定上颌牙弓形状的向导。磨牙不能独立旋转，但可以作为一个整体旋转。
2. 颊舌向平移：由TPA的刚度决定，两颗磨牙在舌向平移时均受到部分限制。这对正畸医生有利，也有助于控制牙弓的形状。因为要让一侧的磨牙向舌侧平移，对侧磨牙需要向颊侧平移。当使用弓丝排齐旋转的相邻牙齿（例如前磨牙和第二磨牙）时，在一定程度上增加了牙弓形状和宽度的稳定性。
3. 殆面-根尖向平移：腭部和舌的存在可能会限制牙齿朝这个方向移动。从理论上讲，在TPA的中心添加丙烯酸可以增强此效果，但是由于舌施加力的间歇性和可变性，对伸长控制的效果是不可预测的。在任何情况下，磨牙都必须在这种自由度下一起平移。
4. 冠舌或颊旋转：大多数TPA都带控制牙齿倾斜的

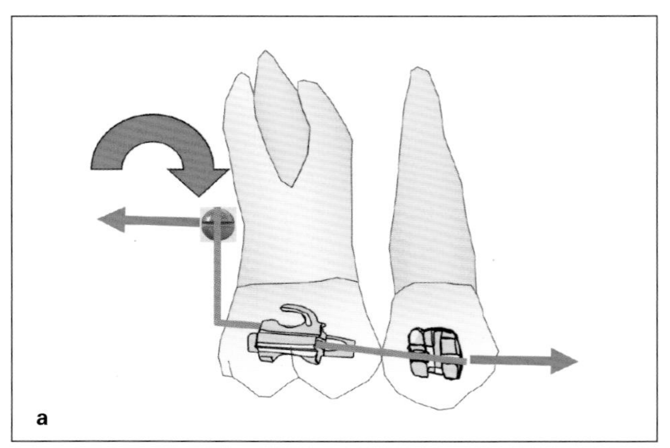

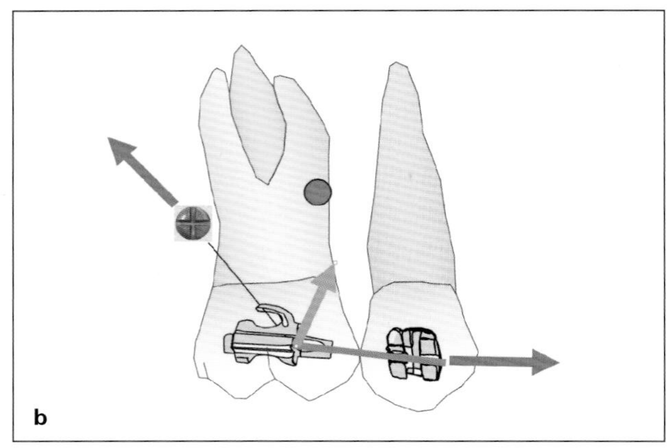

图11-7 （a）连接牙齿的弓丝上力的演示图。如果支抗钉是稳定的，则它可以通过产生与施加在后牙上的大小相等、方向相反负载来稳定弓丝。（b）将不锈钢结扎丝扎在第一磨牙上，以稳定后牙段。这种机械设计实际上会迫使后牙段绕着支抗钉旋转。结扎丝上产生张力负荷，因此合力系统（假设的蓝色力）与约束相匹配；也就是说，旋转轴位于支抗钉上。蓝色力将产生围绕阻力轴（中心）的力矩。这种机械结构将导致殆平面变平，最终使咬合打开（开殆）。

连接杆［例如，原始的Burstone或Atkinson（通用）型］。因此，牙齿不能单独的倾斜变化；为了让磨牙牙冠进行舌侧旋转，对侧的牙冠必须进行颊侧旋转。这也有助于在安装方丝后，以磨牙为参照，排齐所有牙齿。当然，只有当磨牙已经处于理想位置时，排齐时使用TPA才会出现这种情况。其他TPA设计（例如Burstone Precision TPA系统）可以在颊管上安装圆丝，保持牙齿自由倾斜。对于某类移动，使用只有一侧是圆形的方丝是有用的。

5. 近中平移：两颗磨牙被限制在一起平移。这意味着磨牙仍然可以朝这个方向移动，但必须一起移动。如果只有其中一颗磨牙近中存在间隙，那么可能对防止磨牙近中移动有一定的价值。否则，没有任何限制。
6. 冠远中或近中旋转：两颗磨牙被限制一起旋转。近中平移的基本原理也适用于此。

一段时间以来，人们认为TPA可以增强前后（近远中）支抗，因为它会迫使磨牙沿着牙弓的正常弧度移动到皮质骨中。研究表明，TPA似乎没有增加任何支抗值，以防止近中移动[2]。临床研究的结论是合乎逻辑的，因为任何一种磨牙近中移动，无论有没有TPA，都会涉及皮质骨改建，因为磨牙的牙槽突始终更厚。然而，如果只有1颗磨牙的近中存在间隙，则可能存在支抗增强的情况，因为对侧牙移动会受到邻牙的限制。

另一种改变牙移动自由度的方法是使用正畸支抗钉。需要注意的是，只有通过经典的间接支抗方法，通过刚性材料使支抗钉与牙齿紧密连接，才能完全限制牙齿在各个方向上的移动。例如，在支抗钉头部槽沟中插入方丝并将其粘接到牙齿上，可产生仅取决于支抗钉稳定性的牢固支抗（图11-7a）。

另外，经常有人建议使用不锈钢结扎来尝试获得间接支抗，即通过将支抗钉与托槽结扎，将牙齿连接到支抗钉（图11-7b）。这一方法不会产生牢固的支抗。相反，如果不仔细规划，它将增加限制，从而改变牙移动，并可能导致意想不到的临床副作用。

参考文献

[1] Viecilli RF, Katona TR, Chen J, Hartsfield JK Jr, Roberts WE. Orthodontic mechanotransduction and the role of the P2X7 receptor. Am J Orthod Dentofacial Orthop 2009;135:694.e1–694.e16.

[2] Zablocki HL, McNamara JA Jr, Franchi L, Baccetti T. Effect of the transpalatal arch during extraction treatment. Am J Orthod Dentofacial Orthop 2008;133:852–860.

推荐阅读

[1] Burstone CJ. The segmented arch approach to space closure. Am J Orthod 1982;82:361–378.

[2] Burstone CJ, Koenig HA. Optimizing anterior and canine retraction. Am J Orthod 1976;70:1–19.

[3] Hart A, Taft L, Greenberg SN. The effectiveness of differential moments in establishing and maintaining anchorage. Am J Orthod Dentofacial Orthop 1992;102:434–442.

[4] Kawarizadeh A, Bourauel C, Zhang D, Gotz W, Jager A. Correlation of stress and strain profiles and the distribution of osteoclastic cells induced by orthodontic loading in rat. Eur J Oral Sci 2004;112:140–147.

[5] Viecilli RF. Self-corrective T-loop for differential space closure. Am J Orthod Dentofacial Orthop 2006;129:48–53.

[6] Viecilli RF, Kar-Kuri MH, Varriale J, Budiman A, Janal M. Effects of initial stresses and time on orthodontic external root resorption. J Dent Res 2013;92:346–351.

[7] Viecilli RF, Katona TR, Chen J, Hartsfield JK Jr, Roberts WE. Three-dimensional mechanical environment of orthodontic tooth movement and root resorption. Am J Orthod Dentofacial Orthop 2008;133:791.e11–791.e26.

[8] Xia Z, Chen J, Jiang F, Li S, Viecilli R, Liu S. Clinical changes in the load system of segmental T-loops for canine retraction. Am J Orthod Dentofacial Orthop 2013;144:548–556.

第3部分

Advanced Appliance Therapy
先进的矫正器治疗

第12章

Lingual Arches
舌弓

“新观点，总会遭受质疑和反对，仅仅是因为它并不常见。”

—— John Locke

精密舌弓的用途是十分广泛的。它既可单独应用也可与唇侧弓丝结合应用。考虑到错𬌗畸形的种类各有差异，双侧力学机制是最好的治疗方式，而不是像连续弓丝一样通过邻牙间相互作用的方式。从理解托槽-弓丝间作用来看，舌弓就是1个简单的矫正系统，因为它只与牙弓双侧2个附件相连接。新设计可在上颌插入马蹄形舌弓或横腭弓。如果以正确的力系统进行评价，传统的理想弓形可能并不是正确的形状。舌弓主动矫正独特的应用包括进行单侧磨牙后倾和单双侧磨牙旋转。本章我们将详细阐述如何成形1个能够产生理想力系统的舌弓。

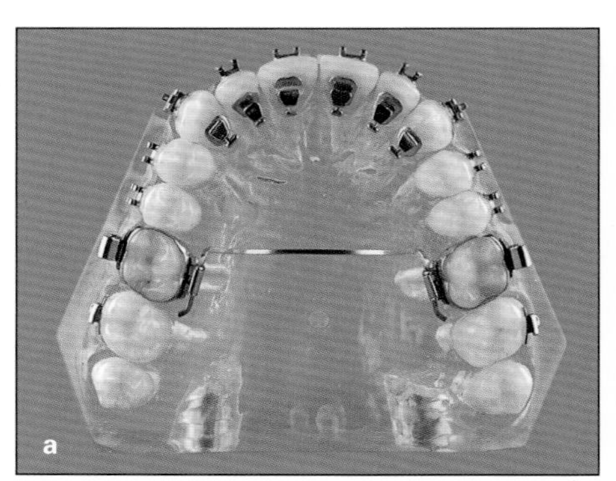
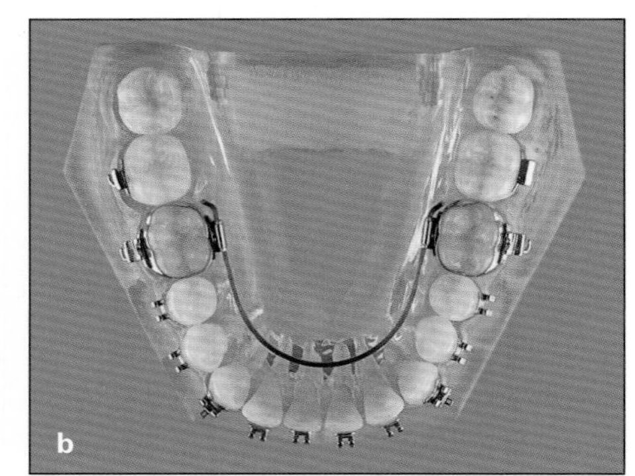

图12–1 连接双侧第一磨牙的舌弓：（a）横腭杆（TPA）；（b）马蹄形舌弓。

“舌弓”这个词可以指代许多不同的事物，例如置于多个牙冠舌侧托槽内的舌侧弓丝。本章所研究的舌弓，是指跨牙弓连接两颗牙齿的舌弓，而这两颗牙通常是指双侧第一磨牙（图12–1）。舌弓可以作为被动应用以保持牙齿的位置，也可以作为主动应用以移动牙齿。被动应用包括间隙维持、支抗增强，以及作为附加辅簧的承载结构。主动应用包括旋转磨牙、对称和不对称的扩弓或缩弓以及后倾单侧磨牙。

唇侧矫正装置的局限性

舌弓可以单独使用，也可以配合唇侧矫正器进行使用（图12–2）。有时必须使用舌弓进行辅助治疗。这是因为唇侧弓丝存在两个主要的局限性，即需要评估邻牙支抗和后牙牙弓宽度的不稳定性。

在建筑领域，应用拱形结构已经有几千年的历史。拱形结构非常稳定，可以抵抗垂直载荷。许多大教堂、桥梁以及凯旋门（例如St Louis拱门）中都能发现拱形结构。然而，拱形结构的游离端在受到横向力后，其结构会非常不稳定，所以需要在游离端加强支撑。牙弓弓丝也是如此。即使是最硬的全尺寸0.022英寸×0.028英寸不锈钢唇侧弓丝，如果在其末端加载1个横向力，弓丝可能会产生1个较低的力–挠度（F/Δ）比（图12–3）。因此，在应用Ⅱ类及Ⅲ类弹性牵引、使用头帽是在协调上下颌牙弓间关系的过程中，钢丝会受到一些横向力的影响，从而经常导致末端磨牙宽度丢失。这个时候我们可以考虑使用低刚度的直镍钛弓丝。连接牙弓双侧牙齿的直镍钛弓丝可以有效排齐牙齿，同时由于弓丝的刚度低也就不会改变弓形。与宽度稳定性相关的因素是磨牙颊舌向倾斜度的控制。从理论上讲，1根方形弓丝完全插入磨牙颊面管或托槽内时，它可以主动控制或被动维持磨牙颊舌向的倾斜度；然而，在临床上，来自橡皮圈或头帽的垂直或水平向分力使得弓丝“转动”，从而导致磨牙倾斜以及潜在的牙弓宽度变化。

应用唇侧弓丝最重要的一个局限性是其固有的支抗选择。邻牙决定支抗的大小和力系统。如图12–4所示，双侧第一磨牙颊向错位，在排齐的过程中，唇侧弓丝会以第二磨牙和第二前磨牙作为支抗（红色箭头），从而可能对支抗邻牙产生副作用（图12–4a）。然而，应用舌弓治疗时，它是使用跨颌交互支抗发生作用（图12–4b）。在对称或非对称性力体系中，跨颌支抗的用途有很多。唇侧弓丝只能以邻牙作为支抗去移动磨牙。而磨牙支抗为后牙移动提供了更多有用的合理的力学机制。

左右侧磨牙间的跨牙弓距离是口腔内最大的托槽间距之一。托槽间距增加有许多优点，例如比较低的力–挠度（F/Δ）比、牙移动范围增加、力臂加

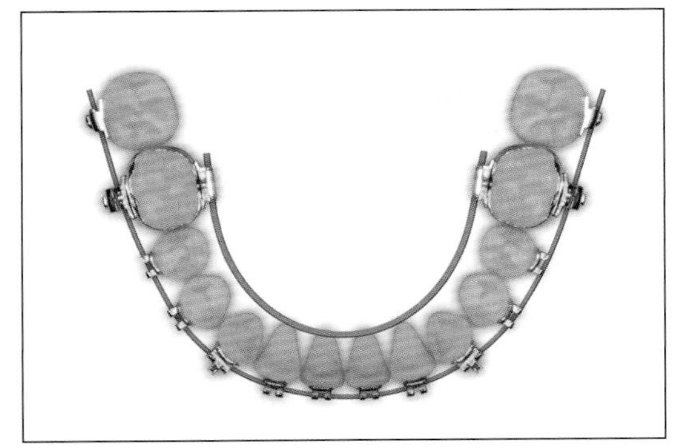

图12-2 由于唇侧矫正器具有其独特的局限性，使得舌弓既可单独使用，也可以配合唇弓矫正器使用。

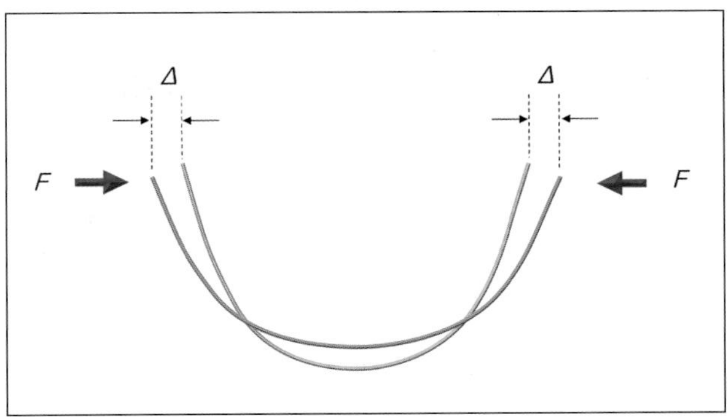

图12-3 即使是最硬的全尺寸0.022英寸×0.028英寸不锈钢唇侧弓丝，如果在其末端加载1个横向力，可能会产生1个较低的力-挠度（*F/Δ*）比。

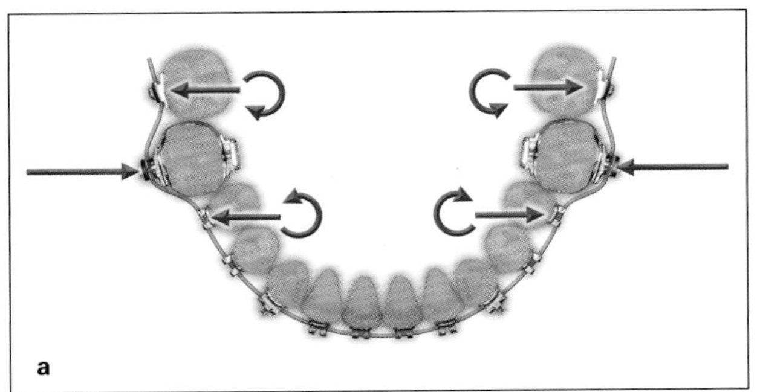

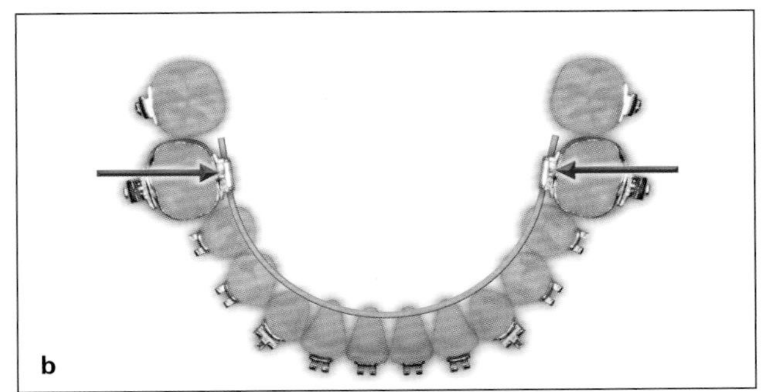

图12-4 （a）唇侧弓丝以第二磨牙和第二前磨牙作为支抗移动第一磨牙，从而可能对支抗邻牙产生副作用。（b）跨牙弓的舌弓通过利用交互支抗移动第一磨牙，因此不会产生任何副作用。

大、简化弓丝-托槽的几何分析。舌弓是1个结构非常简单的固定矫正器，它可以直接插入到托槽中。舌弓的制作、插入和移除方法可以从其他文献中获取[1-2]，而本章重点介绍的是舌弓的生物力学。

附件

用于被动矫正时，舌弓可以固定焊接到带环上；也可以从附件上拆卸下来，可拆卸的舌弓可以灵活地进行主动或被动调整。如图12-5所示，0.036英寸（0.9mm）的不锈钢丝紧贴在舌鞘内。舌弓与舌鞘间留有余隙，同时由于弓丝形变，舌鞘常常会发生变形，这会使得舌弓在三维空间上失去对磨牙6个方向自由度的完全控制。因此，选择1个坚固的、精密的、贴合的托槽（图12-6）或锁盖式托槽（图12-7）是更适用的。在使用唇侧弓丝进行治疗时，普遍需要应用滑动力学，所以即使是全尺寸的钢丝，托槽和弓丝之间总是会留有一点余隙。相比之下，配合使用0.032英寸×0.032英寸的方形舌弓，让其与舌侧托槽或锁盖式托槽紧密贴合，更能够保障对牙齿6个方向自由度的完全控制。对于一些特殊的情况，可以使用0.032英寸的圆丝，它可以允许牙齿围绕托槽的x轴进行一定程度的旋转运动，从而改变牙齿的转矩。

预成角度的精密舌侧托槽（上颌牙齿为-12°，下颌牙齿为+6°）是更为适用于临床的（图12-8）。定位托槽，使其与牙齿治疗后的殆平面平行，这样可以简化舌弓的弯制。如果牙齿最初的颊舌轴向的倾斜度是正常的，那么不需要对弓丝进行扭曲或调整，就可以轻易地将平直弓丝插入托槽内。

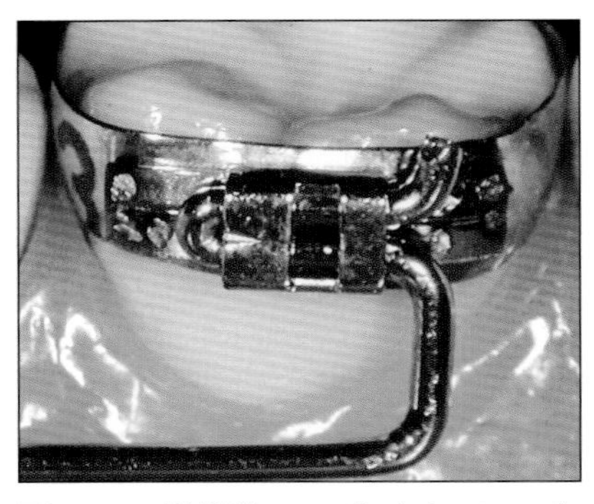

图12-5 折叠的0.036英寸（0.9mm）不锈钢丝紧贴于舌鞘内，然而二者间仍留有余隙，导致舌弓丧失对磨牙6个方向自由度的完全控制。弓丝上的转矩也容易使舌鞘变形。

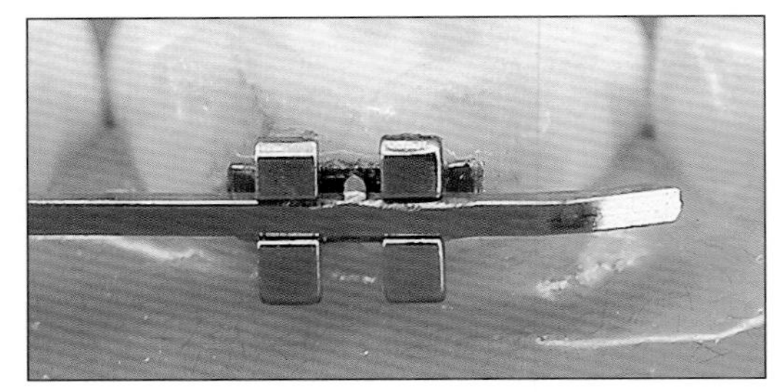

图12-6 精密贴合的舌侧托槽，使用O形结扎圈或金属结扎丝固定舌弓。

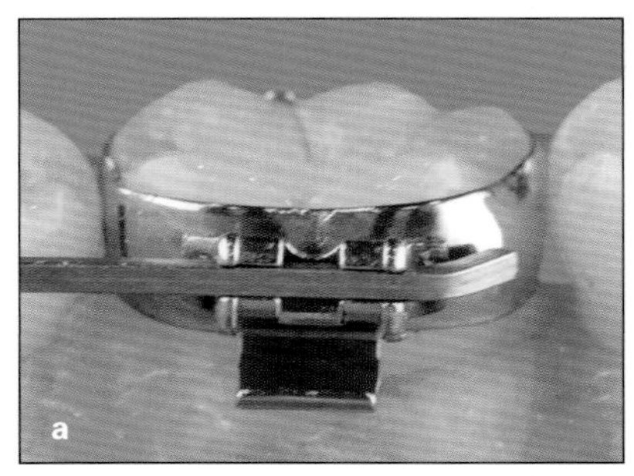
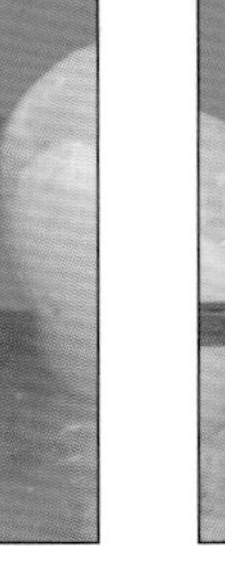
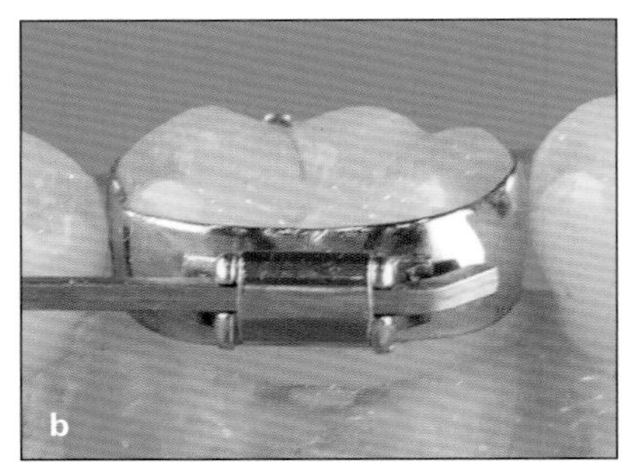

图12-7 精密的舌侧锁盖式托槽。0.32英寸×0.32英寸方形弓丝与托槽精确密合，可以确保在三维空间上对牙齿6个方向自由度的完全控制。（a）盖打开（b）盖闭合。

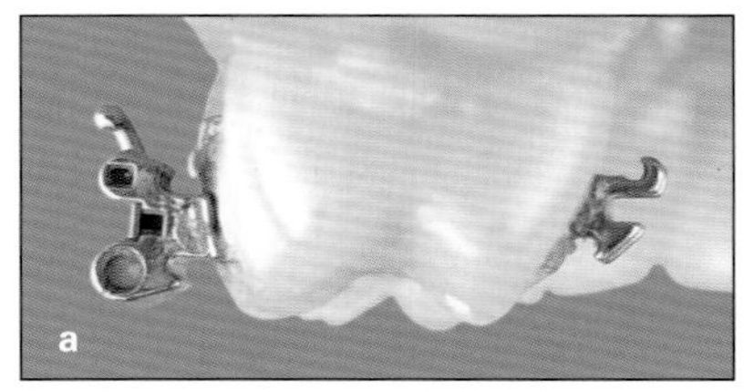
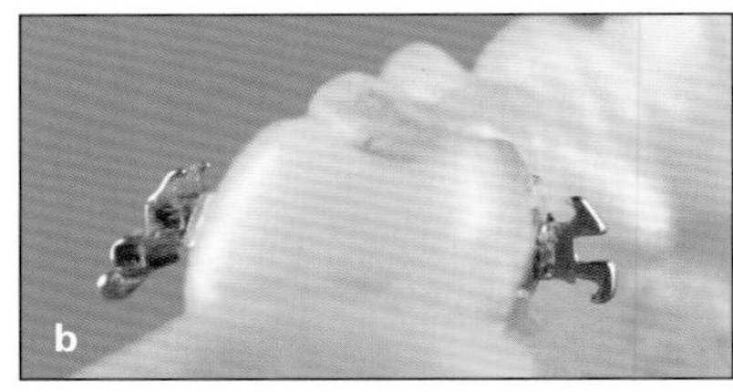

图12-8 为了便于使用，舌侧托槽为预成角度。（a）上颌牙齿：-12°；（b）下颌牙齿：+6°。

舌弓结构

在本章，所有跨牙弓连接2个托槽的舌侧矫正器都称为“舌弓”。通常舌弓连接双侧第一磨牙，也可以连接第二磨牙甚至是尖牙。上颌舌弓的结构有两种基本设计：横腭杆（TPA）和马蹄形弓。虽然TPA通常从托槽近中插入（图12-9a），但有时也需要从远中插入（图12-9b）。如果第二前磨牙舌侧错位或腭隆突明显，从远中插入便可避免压迫软组织。TPA位置偏远中将会影响力系统，同时还会产生力与力矩（在本章后文论述）。上颌马蹄形弓具有简单、易制作的优点，不需要形成腭轮廓外形（图12-10）。其与TPA弓丝方向成90°角，它的力系统适合于某些特殊类型的牙移动，这将在本章后文论述。

由于舌头的原因，下颌舌弓必须是马蹄形。常用的有两种类型。下颌高位舌弓（图12-11a），与切牙舌侧隆突相接触，用于间隙维持或增强切牙支

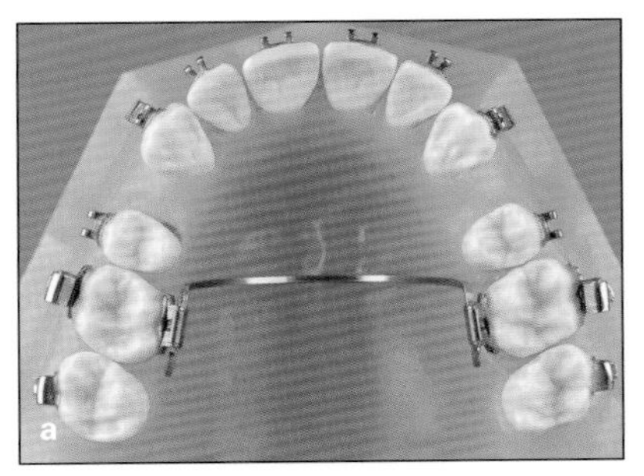
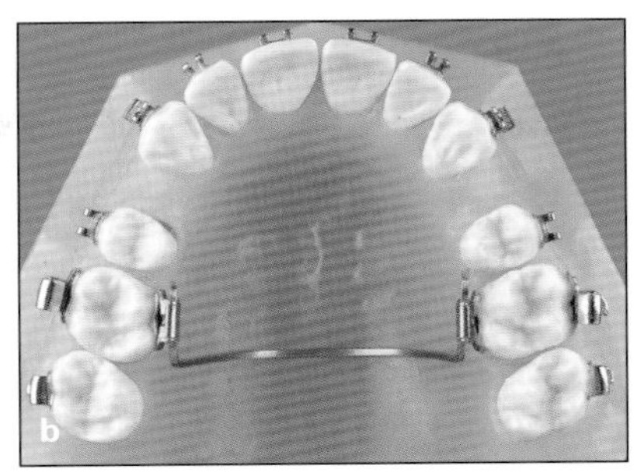

图12-9 上颌TPA，通常从托槽近中插入（a）；有时从远中插入更合适（b）。

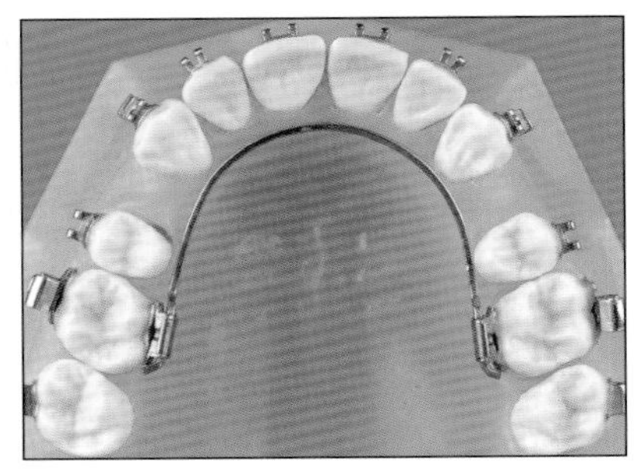

图12-10 上颌马蹄形舌弓具有简单易制作的优点。由于其与TPA弓丝方向成90° 角，这种力系统适合于某些特殊类型的牙移动。

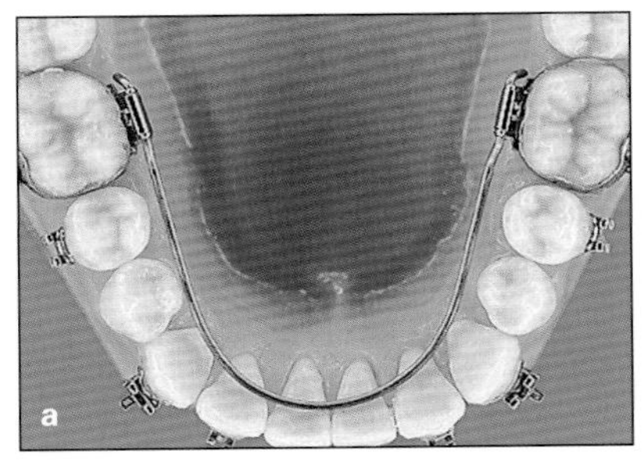
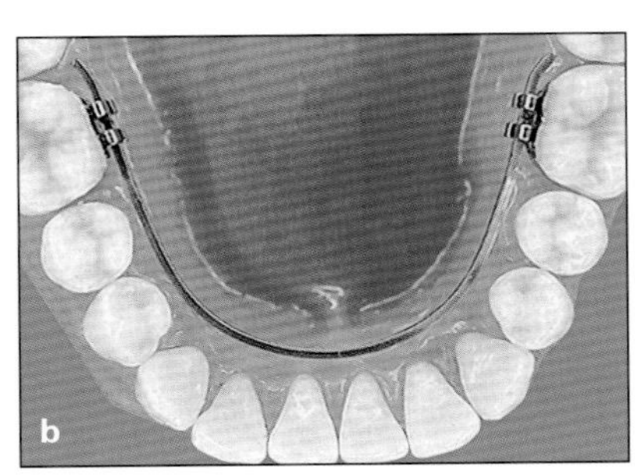

图12-11 （a）下颌高位舌弓：接触切牙舌隆突，用于间隙维持或增强切牙支抗。（b）下颌低位舌弓：放置于舌下，不与下颌切牙接触。其被动应用，可防止副作用的发生或主动应用，可用于反殆治疗、控制牙弓宽度、旋转磨牙和后倾磨牙。

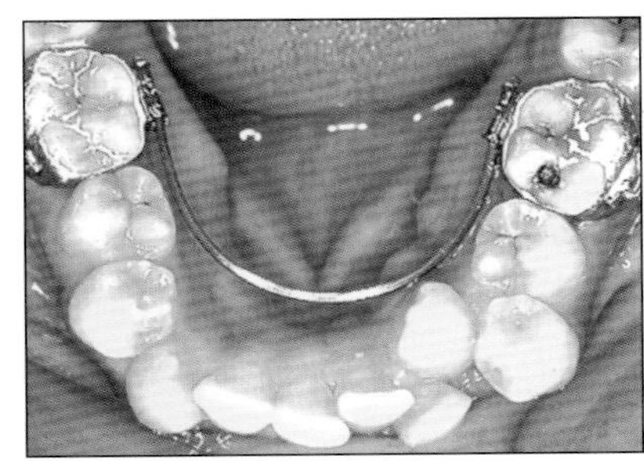

图12-12 下颌低位舌弓位于舌下。其额外的优点在于不需要贴合周围不齐的牙齿，易于弯制及就位。

抗。在拔牙治疗时，它可用于防止下颌切牙舌倾。下颌低位舌弓（图12-11b），位于舌下，不接触下颌切牙。下颌低位舌弓的应用更为普遍，包括控制后牙宽度、控制磨牙颊舌轴向的倾斜、用于反殆治疗以及作为指簧的承载结构。下颌低位舌弓的制作应尽量远离舌尖，这样舌头就不会对舌弓施加任何垂直或向前的力。位置低有额外的优势，因为不需要贴合周围不齐的牙齿，所以更易于弯制及就位（图12-12）。

弓丝尺寸和材料

通过改变舌弓的整体结构、弓丝的横截面（尺寸和形状）以及弓丝的材料，便可改变弓丝的F/Δ比。舌弓应用于被动矫正时，弓丝需要具有比较高的F/Δ比，此时可以选择应用全尺寸0.032英寸×0.032英寸的不锈钢方丝。对于主动矫正，选择0.032英寸×0.032英寸β-钛合金方丝更合适，因为它的弹性模量仅为不锈钢丝的0.42，其力的大小便为不锈钢丝的0.42倍，作用范围是不锈钢丝的2倍。如果要避免出现不需要的转矩，则使用0.032英寸不锈钢或β-钛圆丝。表12-1根据弓丝的材料及横截面的形状和尺寸，总结了不同舌弓的相对刚度。为简单起见，将1根0.036英寸不锈钢圆丝的相对刚度作为基准，其值表示为1.0。注意，使用0.032英寸×0.032英寸托槽可以计算获得全部钢丝的刚度和力（包括和不包括弯制第三序列弯曲）；这些弓丝与托槽均精密贴合，余隙量也最少。

表12-1 舌弓的相对刚度

材料	弓丝尺寸（英寸）	相对刚度*
不锈钢丝	0.036	1.0
不锈钢丝	0.032×0.032	1.06
不锈钢丝	0.032	0.62
β-钛丝	0.032×0.032	0.45
β-钛丝	0.032	0.26

*将1根0.036英寸的不锈钢圆丝相对刚度作为基准，其值为1.0。

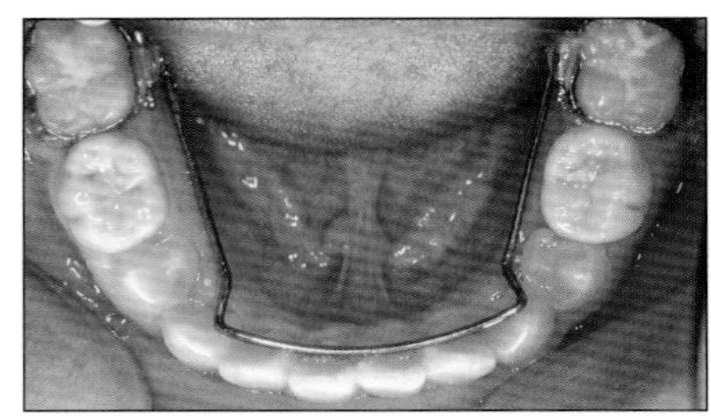

图12-13 舌弓最简单的应用方式之一是间隙维持。通过弓丝与下颌切牙舌隆突接触，阻止磨牙前倾。

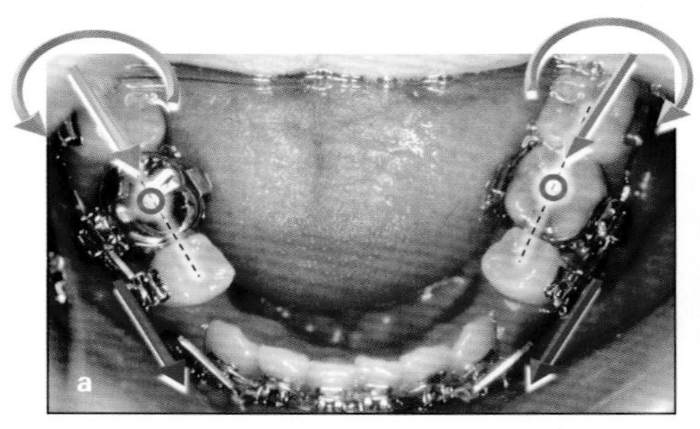

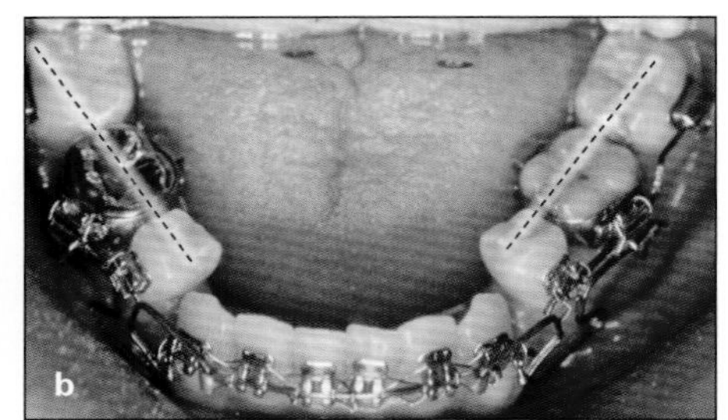

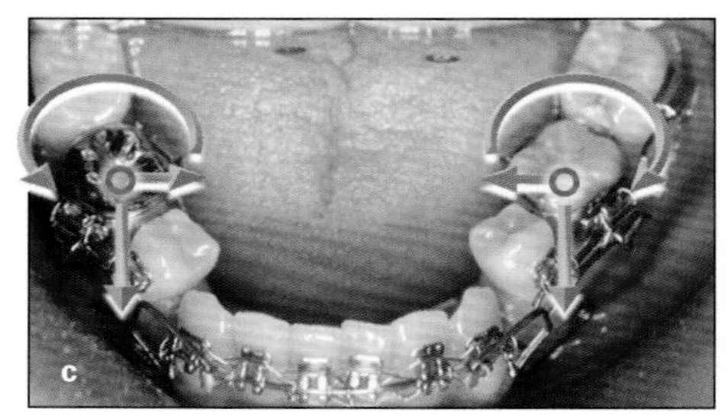

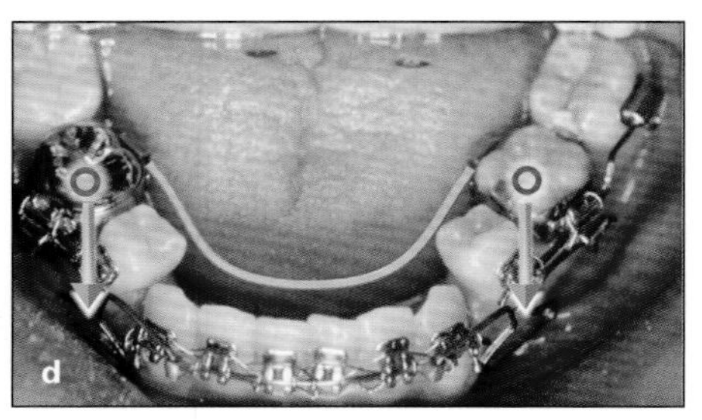

图12-14 这是个未应用舌弓的拔牙病例。（a）间隙关闭前，间隙关闭簧向前的力作用于阻抗中心的颊侧，每个阻抗中心处的力系统用黄色箭头表示。（b）间隙关闭后，下颌颊侧牙段在关闭间隙后不仅向近中移位，而且近中向内发生旋转（虚线）。（c）下颌颊侧的力系统表示为侧向和前向的力。（d）如果放置1个刚性的被动舌弓，二者间大小相等、方向相反的力和力矩将相互抵消，而前向的分力（黄色箭头）仍然存在。

被动矫正

被动舌弓的一个重要功能是将后牙固定为一个整体，保持牙弓的宽度和形状，这个时候采用全尺寸不锈钢丝。舌弓最简单的应用之一是间隙维持，使前弓（舌弓前部）接触切牙舌面（图12-13）。

舌弓可以防止间隙关闭过程中产生副作用。图12-14展示了一例未应用舌弓的拔牙病例。其只描述了下颌后段牙弓的力系统。间隙关闭簧向前的力（图12-14a中红色箭头）作用于阻抗中心的颊侧（阻抗中心，图12-14a中紫色圆）；每个阻抗中心处的力系统用黄色箭头表示。因此，下颌颊侧牙段在间隙关闭后不仅向近中移位，而且近中发生向内旋转（虚线）。在图12-14c中，下颌颊侧的力系统表示为侧向和前向的力。如果放置1个刚性被动舌弓，即可以消除大部分位移和旋转的副作用。二者间大小相等、方向相反的力和力矩将相互抵消；而前向的分力（图12-14d中黄色箭头）仍然存在。无

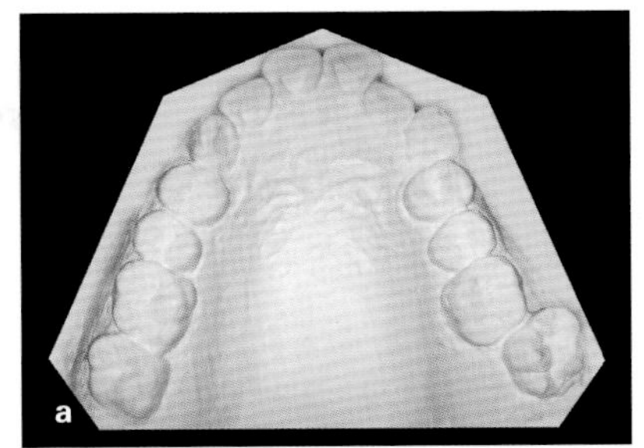
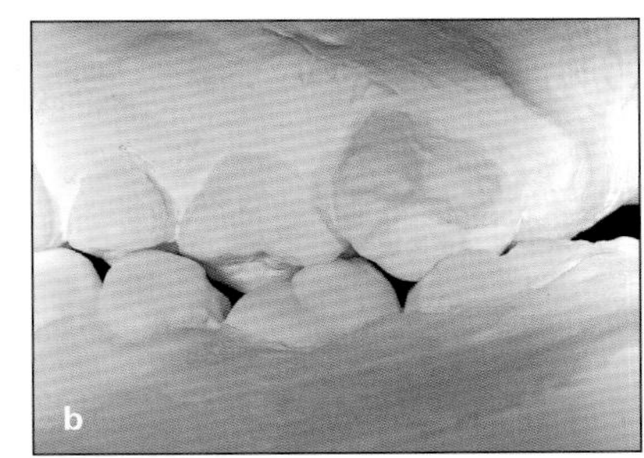
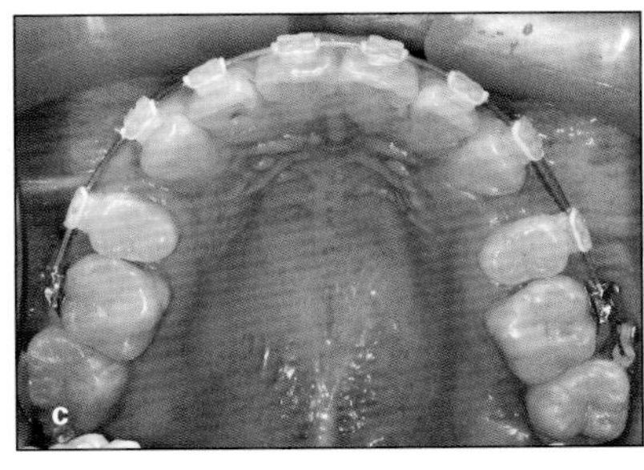
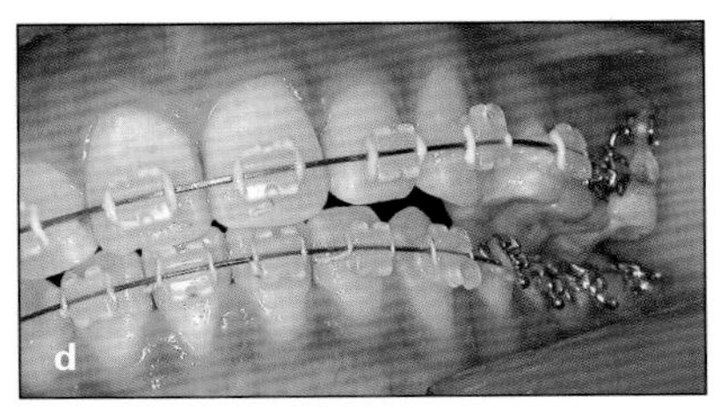

图12-15 通过在唇侧应用1根弹性的镍钛丝来矫正上颌左侧第二磨牙单侧局部锁𬌗。（a和b）治疗前。（c）整平后，从𬌗面观可以看到牙齿排列良好。（d）然而，侧面观显示，排齐导致整个左侧后部牙齿发生颊向移位。

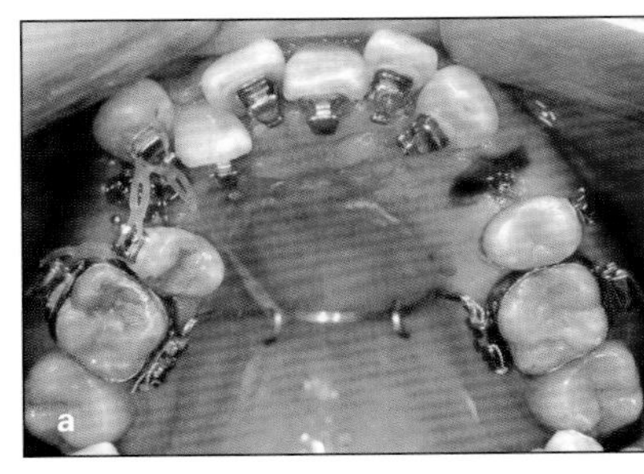
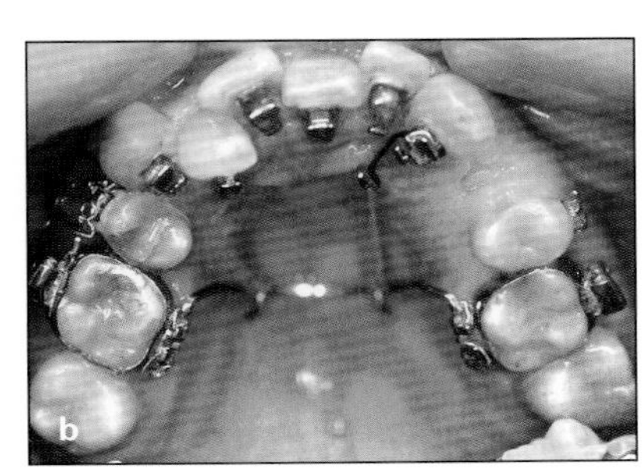

图12-16 （a和b）被动舌弓可作为连接辅助弹簧或弹性皮链附件的刚性承载结构。从舌侧可以达到独特的力作用线效果。

论弓丝有多硬，前向的分力都不会被消除。这是无法克服的物理定律。

通过在唇侧应用1根具有弹性的镍钛丝来矫正上颌左侧第二磨牙单侧局部锁𬌗（图12-15a和b）。整平后，从𬌗面观上看，可见牙齿排列良好（图12-15c）；然而，侧面观（图12-15d）显示，排齐的发生是由于整个左侧后部牙齿支抗丧失，发生颊向移位所造成的。这使得一个简单的局部错𬌗畸形变成了一种新的多数牙的锁𬌗，而这更难以治疗。如果在整平前应用上颌被动舌弓（横腭杆或马蹄形弓，16-26），则可以防止这种副作用的发生。

被动舌弓可作为连接辅簧或连接弹性皮链附件的刚性承载结构（图12-16）。在一些患者中，仅依靠唇侧弓丝排齐和整平牙齿，可能会产生不必要的副作用。舌弓在治疗过程中不以邻牙作为支抗，通过不断改良，为治疗提供了许多创新的可能性。牵引钩、悬臂梁、弹性体和金属簧的设计与制造都很简单。

如图12-17所示，1个带圈的指簧被焊接到下颌舌弓上，用于下颌切牙的排齐。其中支抗由刚性连接的双侧第一磨牙提供。唇侧弓丝的排齐效果可能是令人满意的，但它使用邻牙作为支抗，可能会导致副作用的发生。有时可以在切牙粘接托槽之前就放置上舌弓。因为咬合干扰、美学因素或为生物力学改良等诸多考量因素，我们会延迟托槽的安放，这会消除唇侧弓丝-托槽在排齐过程中所产生的不必要的副作用。

如图12-18a所示，该患者双侧上颌第二磨牙锁𬌗。矫正只需要对双侧第二磨牙施加单一的作用力（图12-18b中红色箭头）。在双侧第二磨牙上放置

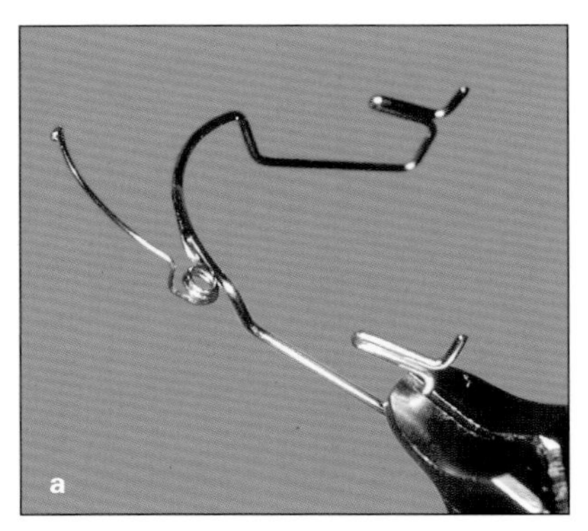
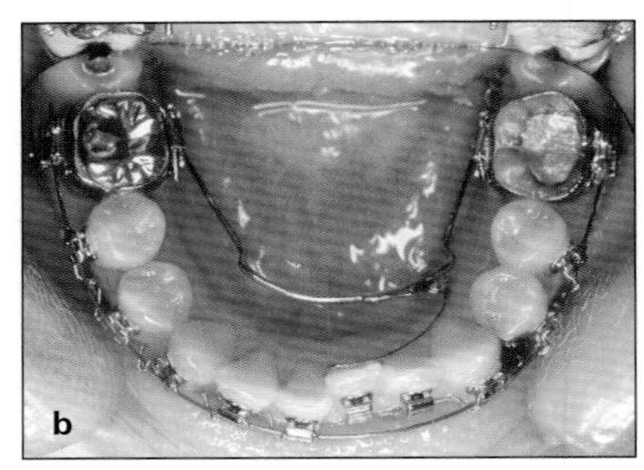
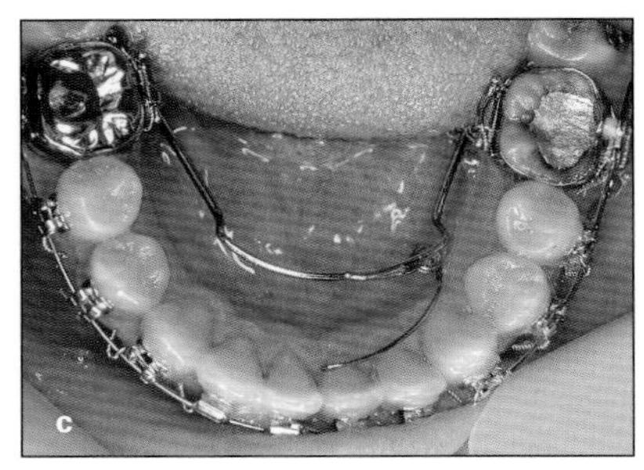

图12-17 （a）在下颌舌弓上旋焊接1个带圈的指簧，用于下颌切牙的排齐。由于支抗是刚性连接的双侧第一磨牙而非邻牙，所以在排齐的过程中不会产生副作用。（b）治疗前口内观。（c）治疗后口内观。

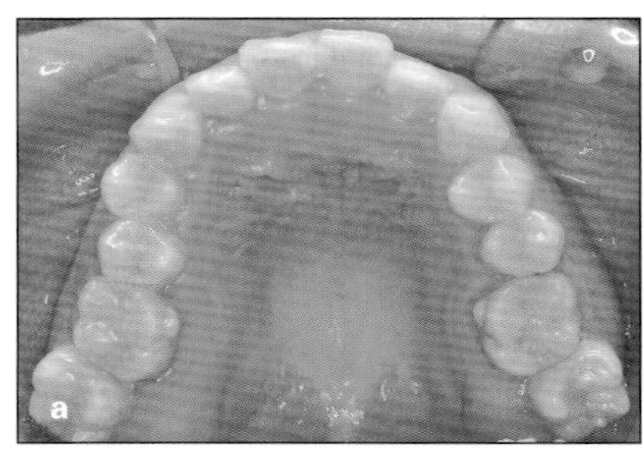
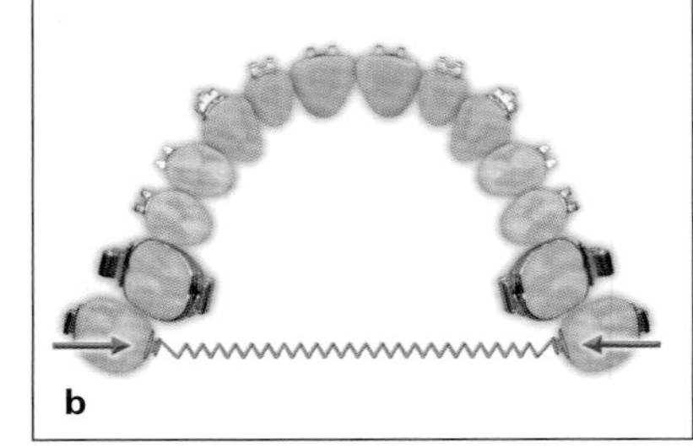
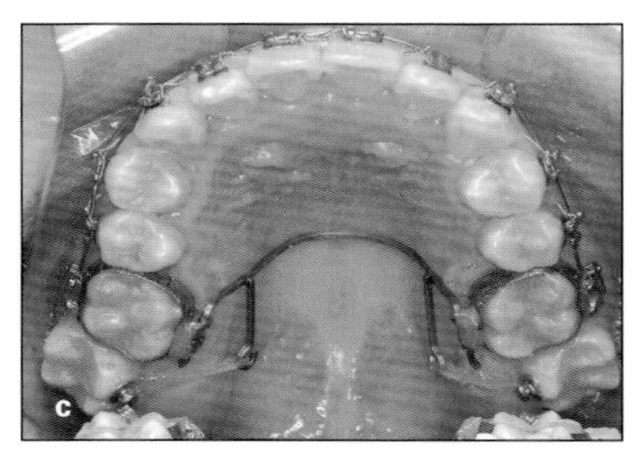
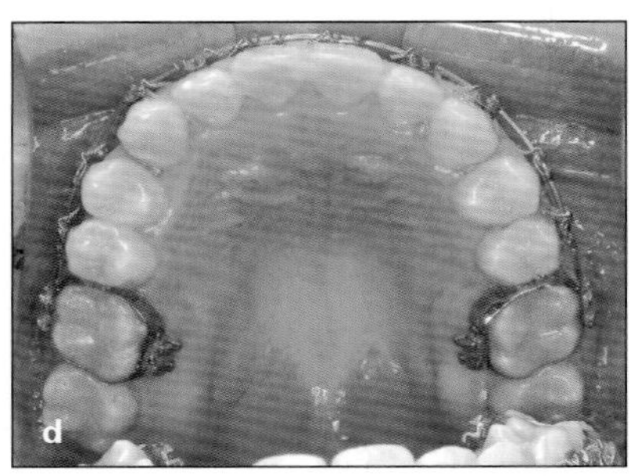

图12-18 （a和b）对于双侧上颌第二磨牙锁殆的患者，矫正只需要对双侧第二磨牙施加单一的作用力（红色箭头）。因此，在双侧第二磨牙放置单一的弹性橡皮链或螺旋弹簧，将是最简单和最好的矫正机制；然而，这对于患者而言是不舒适的。（c）相反，将弹性橡皮链与被动舌弓上焊接的延伸牵引钩连接，在殆面观上会传递相同的力系统（更舒适）。（d）双侧第二磨牙缩窄后。

单一的弹性橡皮链或螺旋弹簧，将是最简单和最好的矫正机制；然而，这对于患者而言是不舒适的。相反，将弹性橡皮链与被动舌弓上焊接的延伸牵引钩连接，它会与单个螺旋弹簧一样，传递相同的力学体系，而且对患者而言会更舒适（图12-18c和d）。如果没有应用舌弓，任何唇侧的弓丝都会使牙弓后段的宽度增加，形成1个锥形的弓形（图12-15d）。

图12-19中的患者双侧第一磨牙局部牙釉质发育不良（图12-19a），因此拔除上颌第一磨牙而不是前磨牙。在拔牙前，上颌第一磨牙已经是安上了临时牙冠。前后段牙弓分别放置了被动TPA。将TPA上牵引钩的位置放置于靠近阻抗中心水平处（图12-19b和c）。前段双侧前磨牙被连接成为1个刚性单元。开始治疗时前牙不粘接托槽。牙弓后段是仅有两颗第二磨牙的刚性单位。后部TPA需要为弹性牵引留出额外的空间（图12-19c）。由于牵引力是作用于前后牙段的阻抗中心处，间隙关闭主要是依靠牙齿的平移来完成的。另外，第二磨牙近中移动也为第三磨牙的萌出提供了空间（图12-19d）。间隙关闭后，需要协调匹配前后段牙弓宽度。第14章将详细分析本病例的生物力学。

使用2个被动舌弓，通过倾斜设计作用力线，从而实现不同类型的间隙关闭（图12-20a～d）。从头

图12-19 患者上颌牙弓需要拔牙治疗。（a）由于双侧第一磨牙局部牙釉质发育不良，拔除上颌第一磨牙而不是前磨牙。（b）前后段牙弓分别放置被动TPA。将TPA上的牵引钩设计靠近阻抗中心水平。（c）由于弹性力作用于前后段牙弓的阻抗中心，间隙闭合以牙齿的平移为主。（d）注意，第二磨牙近中移动为第三磨牙的生长提供了空间。

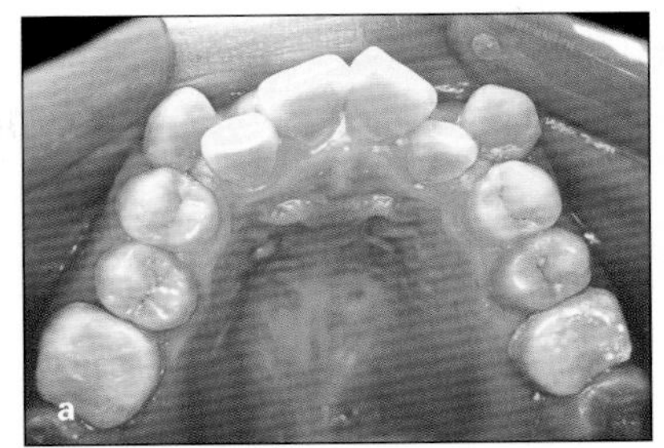

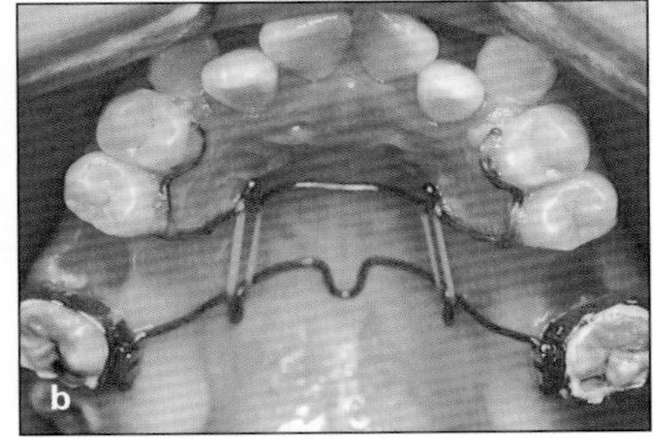

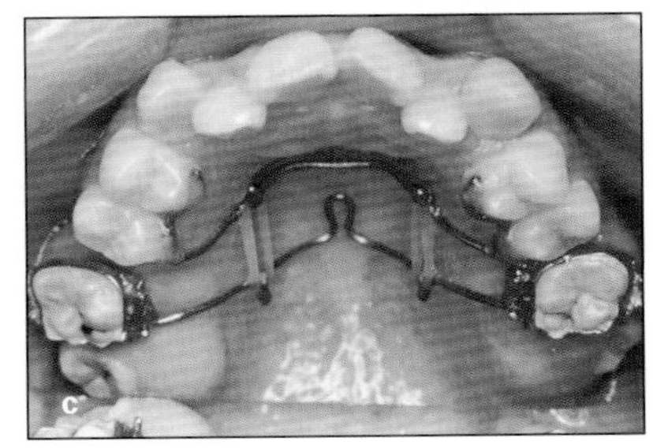

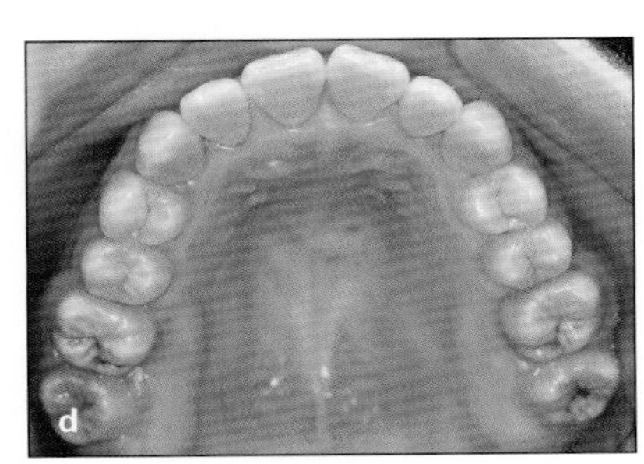

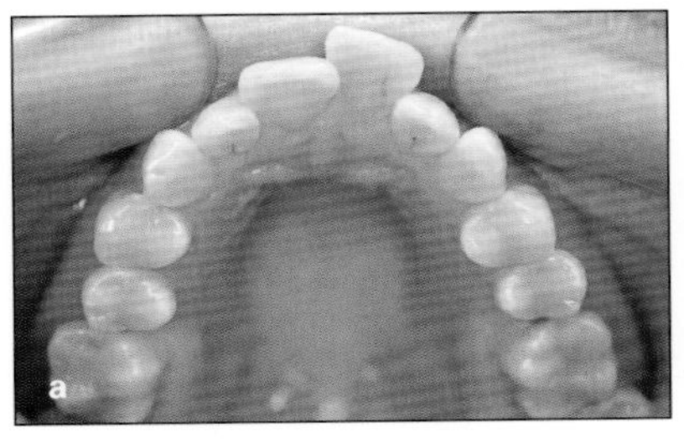

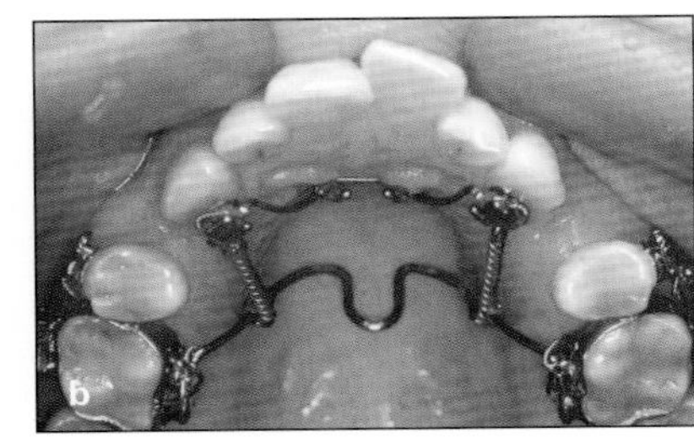

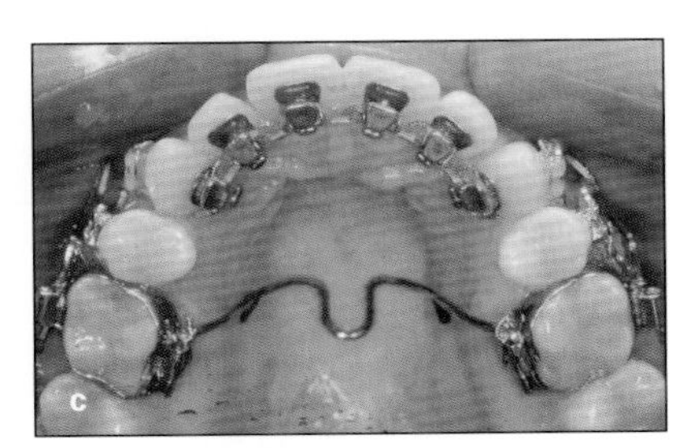

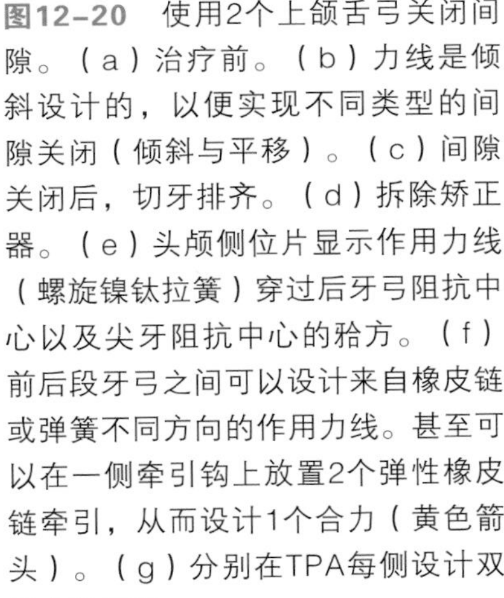

图12-20 使用2个上颌舌弓关闭间隙。（a）治疗前。（b）力线是倾斜设计的，以便实现不同类型的间隙关闭（倾斜与平移）。（c）间隙关闭后，切牙排齐。（d）拆除矫正器。（e）头颅侧位片显示作用力线（螺旋镍钛拉簧）穿过后牙弓阻抗中心以及尖牙阻抗中心的𬌗方。（f）前后段牙弓之间可以设计来自橡皮链或弹簧不同方向的作用力线。甚至可以在一侧牵引钩上放置2个弹性橡皮链牵引，从而设计1个合力（黄色箭头）。（g）分别在TPA每侧设计双橡皮链牵引。

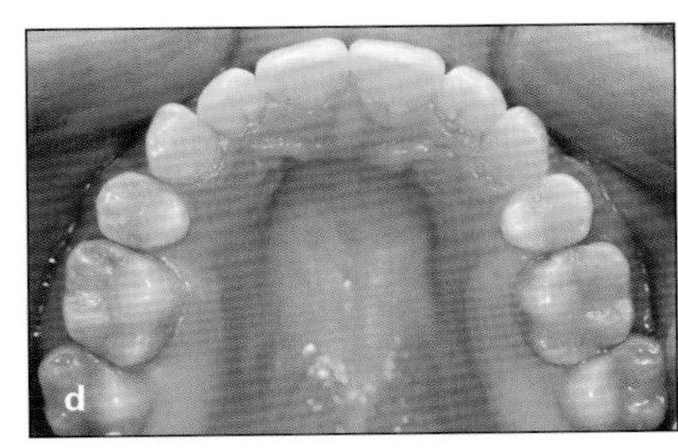

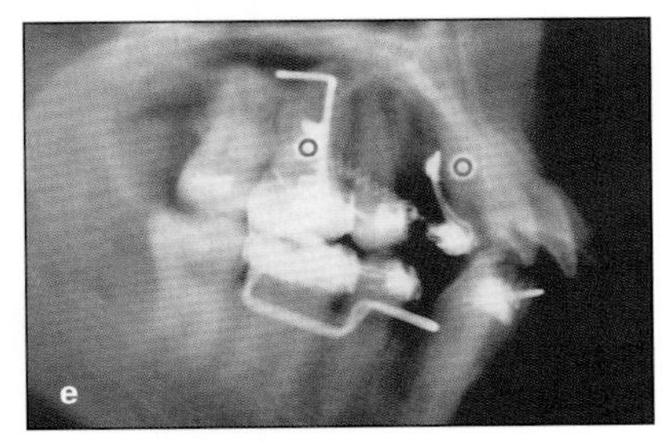

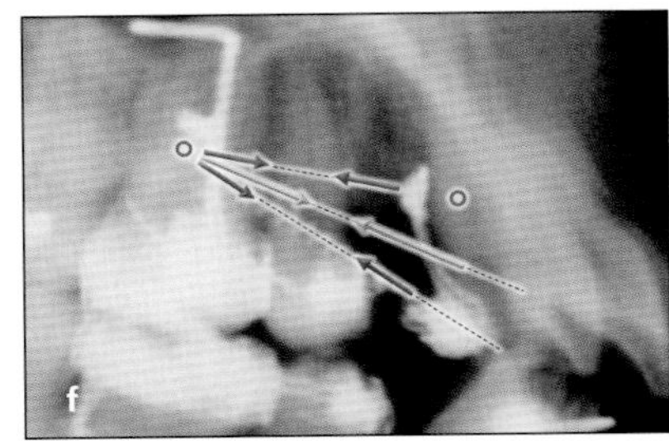

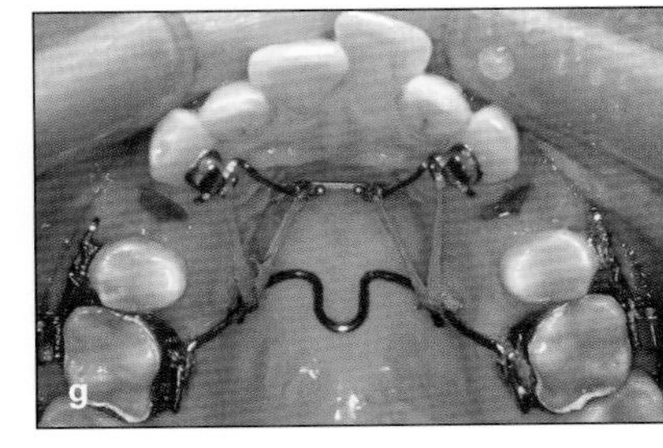

颅侧位片上可以看出，作用力线（螺旋镍钛拉簧）通过后牙段的阻抗中心（图12-20e）。作用力线位于尖牙阻抗中心的𬌗方，因此尖牙远中倾斜。注意，前后牙段之间力作用线方向不同，可能导致牙移动方式不同（图12-20f）。而且也要注意，可以同时使用2个弹性橡皮链（图12-20g）作用于牵引钩上，从而设计1个合力（图12-20f中黄色箭头）。黄色的合力是等效于牵引钩上2个单独的橡皮链所产生的红色力（双向力）。

被动舌弓是否也适用于需要单侧不对称牙移动

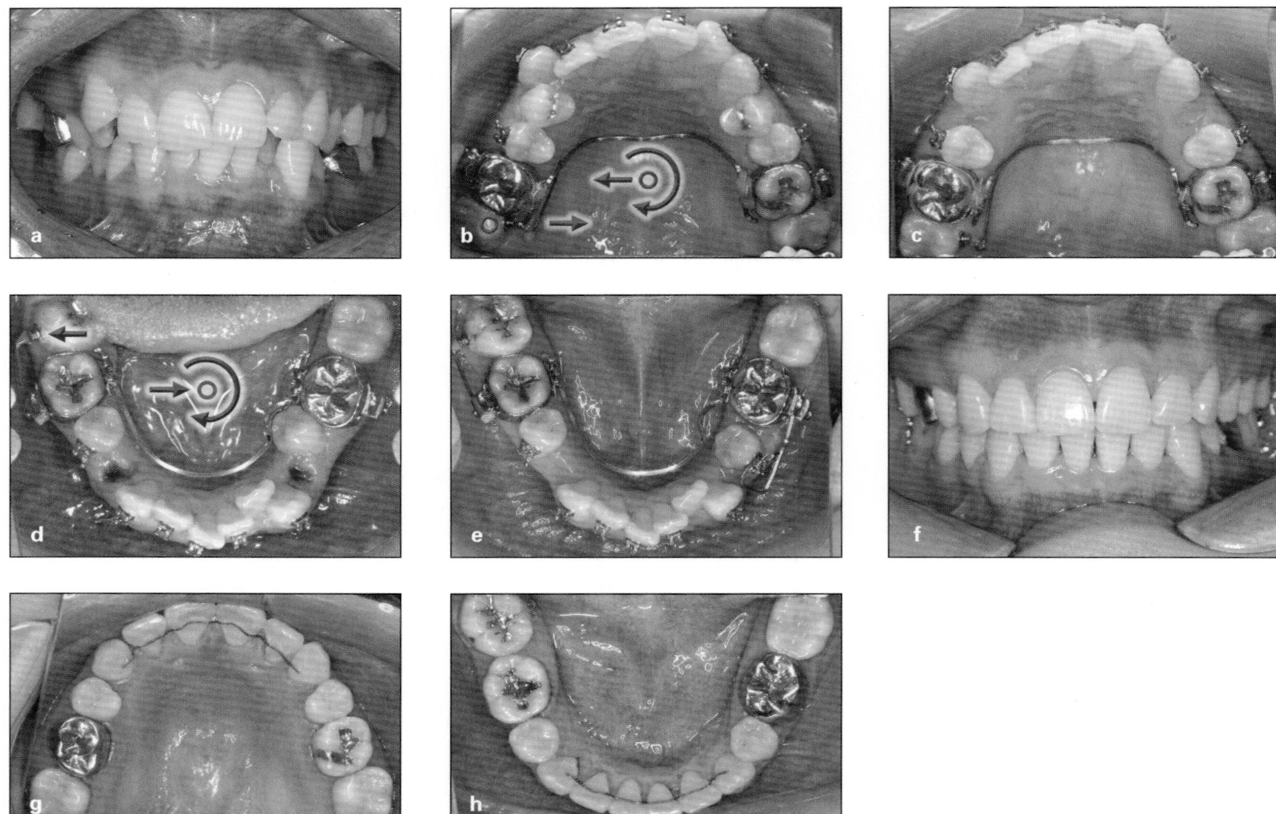

图12-21 被动舌弓可以作为不对称牙移动的有效刚性支抗。（a）该患者上颌右侧第二磨牙锁殆。（b）治疗前。非激活力图显示，第二磨牙上1个标记为红色的舌向力和在支抗单位阻抗中心处的反作用力系统。（c）治疗后。被动TPA所连接的支抗牙在治疗后保持不变。（d）治疗前。同样的原理应用于下颌牙弓，通过从第一磨牙颊侧插入的悬臂簧，使第二磨牙受到1个颊向力。（e）治疗后。注意，下颌左侧第二前磨牙在颊侧移动时，两颗磨牙由被动舌弓连接，形成1个固定支抗。（f~h）拆除矫正器后，上颌弓和下颌弓匹配良好，表明该方法的副作用最小。

的情况？我们已经看到了在牙齿整平前，如何放置被动舌弓可以防止副作用的发生。被动舌弓可以作为牙齿不对称移动的有效刚性支抗。如图12-21所示，患者上颌右侧第二磨牙单侧颊向锁殆（图12-21a）。在上弓丝整平牙列前，先放置焊有矫正上颌右侧第二磨牙的辅助悬臂簧的被动TPA。刚性连接双侧上颌第一磨牙使其成为一个整体，这个支抗整体的阻抗中心位于双侧第一磨牙阻抗中心之间。图12-21b未激活力图中显示了在第二磨牙上的1个舌侧力以及在整体支抗阻抗中心的反作用力系统。注意，受到反作用力系统的支抗牙未发生变化（图12-21c）。同样的原理也可应用于下颌牙弓上，通过插入第一磨牙颊侧的悬臂簧作用于下颌右侧第二磨牙的颊侧，使其受到颊向力（图12-21d和e）。如果第二磨牙近中也向内旋转，牵引钩应尽量放置于近中处；在第一磨牙颊面管远中弯制垂直曲可以降低F/Δ比。同时注意，以连接两颗磨牙的被动舌弓作为环形支抗，使下颌左侧第二前磨牙颊向移动。治疗后，上颌牙弓和下颌牙弓匹配良好，这也表明该方法的副作用最小（图12-21f~h）。

为了使第二前磨牙远中舌向旋转，可以在颊侧施加1个远中力或是在其舌侧施加近中力（图12-22）。如果计划施加1个近中力并应用其力矩来矫正扭转牙，那舌弓将是进行橡皮链牵引的理想附着点（图12-22a），因为这样可以以双侧磨牙作为支抗，而不是前牙。同时，应用舌侧和颊侧弹性牵引，会产生1个单力矩或是单力偶。由于阻抗中心位于颊侧托槽的舌侧，在尖牙后移的过程中，尖牙

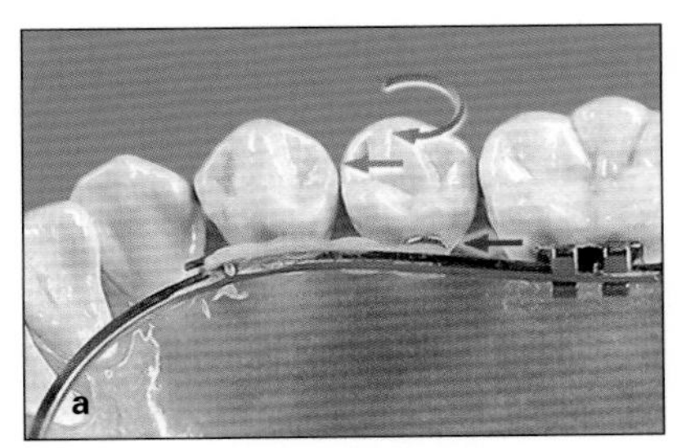
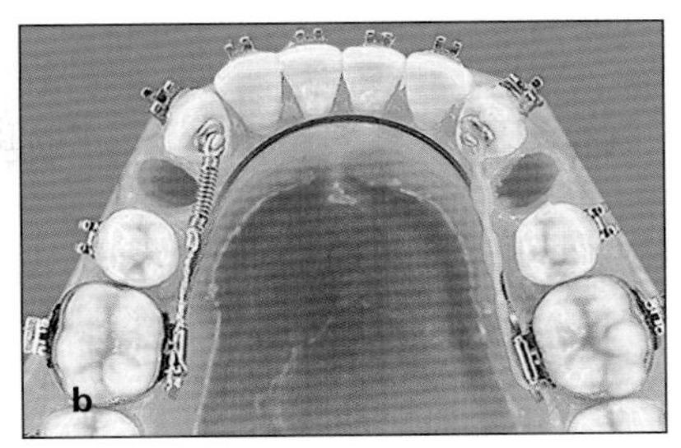
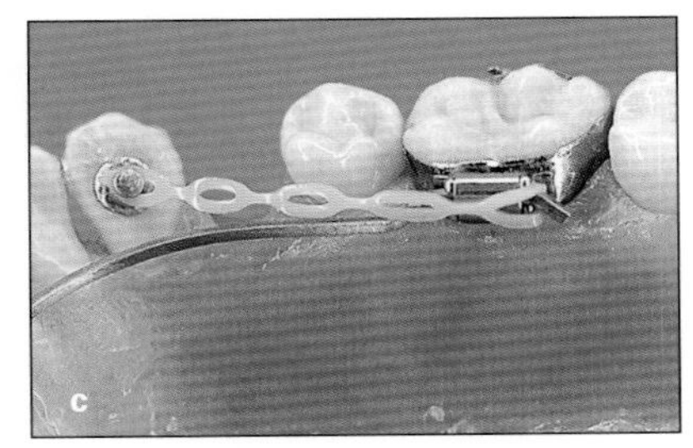

图12-22 （a）为了使第二前磨牙远中舌向旋转，并向使其整体近中移动，可以应用舌弓在其上施加近中力（红色箭头）。黄色箭头表示在阻抗中心上的等效力系统。在颊侧施加弹性橡皮链将产生1个由错误方向上的力引发的不协调力系统。（b）尖牙后移时，将远中力部分或全部施加于尖牙的舌侧扣上，可解决或减少尖牙不良的旋转问题。（c）舌弓可以防止磨牙或后段牙弓的旋转。

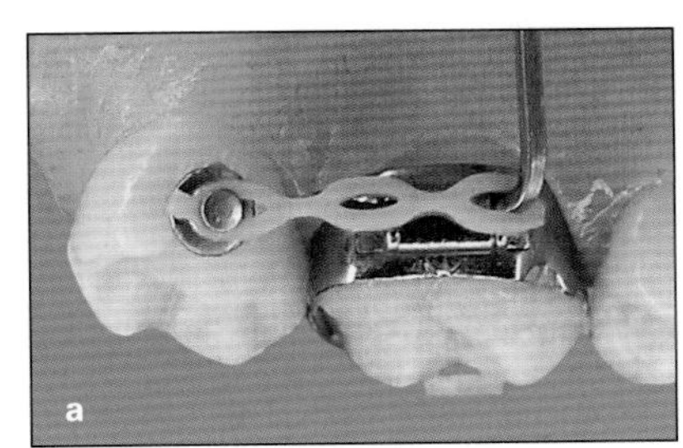
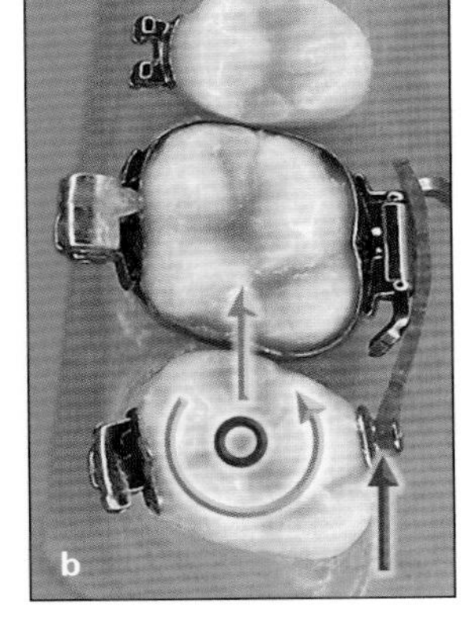

图12-23 （a和b）通过舌弓到牙齿舌侧扣上的橡皮链，可以产生1个理想的力矩来转动磨牙，这是颊侧弓丝不容易做到的。

会发生远中舌向旋转的趋势。通过将部分或全部远中力施加于尖牙的舌侧扣上，便可以解决这个问题（图12-22b和c）。唇侧弓丝也可以传递1个抗旋转力矩给尖牙；但这种方法的缺点是增加了矫正系统的摩擦力。

使用连续弓丝中排齐整平颊向萌出的第二磨牙，有一个其固有的副作用，即第二磨牙发生近中腭向旋转。第14章将会详细讨论这个常见问题。使用1根颊侧直丝矫正时，会出现第一磨牙间宽度增加。有时在前段牙弓成功完成治疗后，第二磨牙萌出时却发生旋转。此时，应用舌弓通过其上的牵引钩附件进行橡皮链牵引，可以产生所需的力矩来旋转磨牙（图12-23）。舌侧橡皮链牵引也会在阻抗中心处产生1个近中力（图12-23b中黄色等效力体系）。如果第二磨牙和第一磨牙相接触，作用在第二磨牙上的力系统接近于力偶系统。

对于第二前磨牙需往近中腭侧旋转排齐且需远移从而关闭间隙而言，图12-24所示的舌侧橡皮链是一种理想的牵引方式。同时舌弓能够提供良好的支抗，以防止舌侧牵引过程中第一磨牙发生近中颊向旋转。不同于颊侧弓丝的摩擦力依赖于牙齿排齐与否，舌侧橡皮链牵引的摩擦力是很小的。如果单侧磨牙也需要近中颊向旋转，那么在矫正磨牙旋转后再放置舌弓。仅用1个橡皮链就可以在每颗牙的阻抗中心处产生大小相等、方向相反的力偶（图12-25a）。上颌左侧第一磨牙近中舌向旋转，而第二前磨牙近中颊向旋转。在无颊侧弓丝参与的情况下，仅在舌侧通过应用1个橡皮链施加单一矫正力。而这个舌侧力（红色箭头）可以替换成在牙阻抗中心处的1个力和力偶（黄色箭头）。由于牙齿已经相互接触，在牙接触区域附近的大小相等、方向相反的力就相互抵消。而只有磨牙近中颊向旋转和前磨牙近中舌向旋转的力偶仍然存在（图12-25b和c）。磨牙充分旋转完成后，如果前磨牙依旧扭转不齐，可插入对称的被动舌弓，继续矫正扭转前磨牙。如果只需转动第二前磨牙，就必须放置被动舌弓，才可使

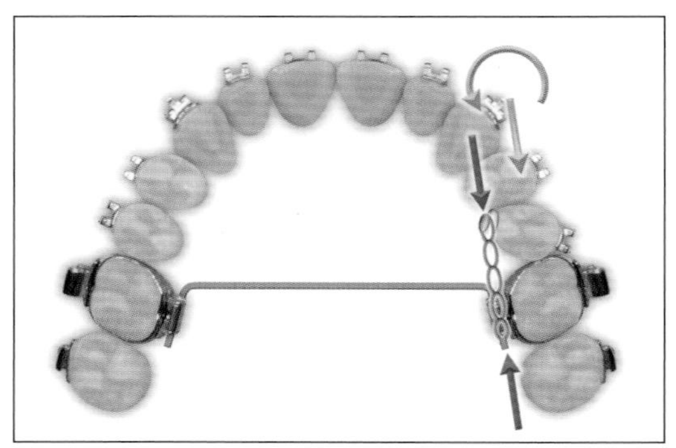

图12-24 对于旋转第二前磨牙，使其近中舌向扭转，并远中移动关闭散隙，选用舌侧橡皮链是一种理想的牵引方式。同时舌弓能够提供良好的支抗，防止舌侧牵引过程中第一磨牙发生近中颊向旋转。

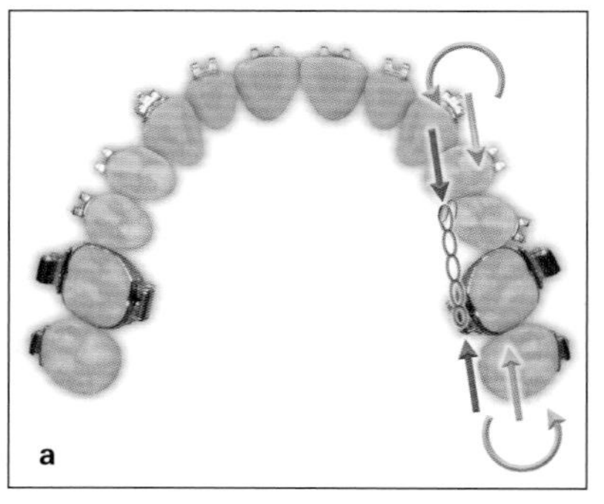

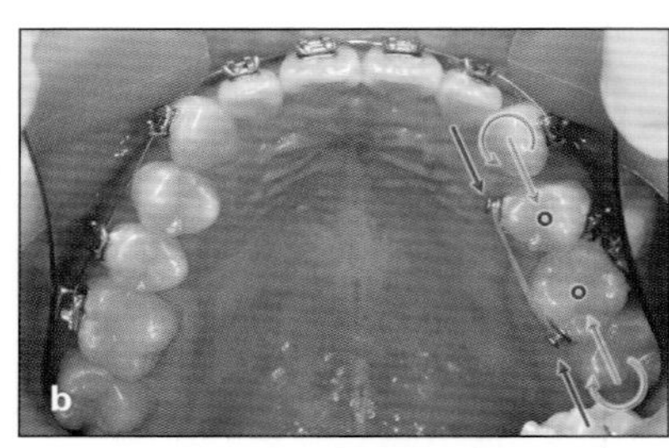

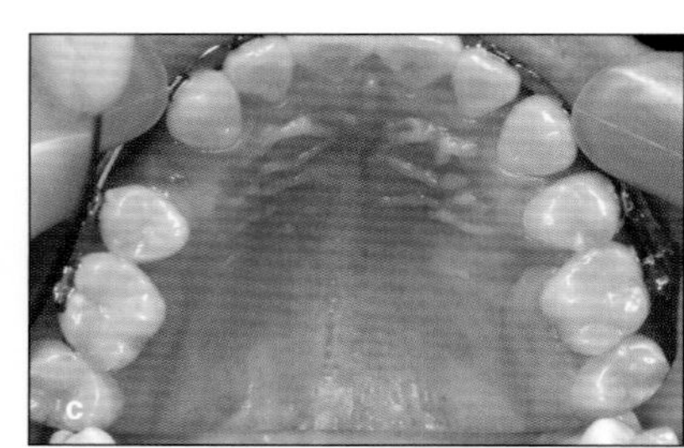

图12-25 （a）磨牙近中舌向旋转，第二前磨牙近中颊向旋转。在无颊侧弓丝参与的情况下，仅在舌侧通过应用1个橡皮链施加单一矫正力。（b）这个舌侧力（红色箭头）相当于在牙阻抗中心处黄色的力和力偶。这对力偶将使牙齿按所需的方向旋转。（c）最终排齐。在旋转过程时，在颊侧应用弓丝只会增加摩擦，而被动舌弓就可以有效防止第一磨牙的扭转。

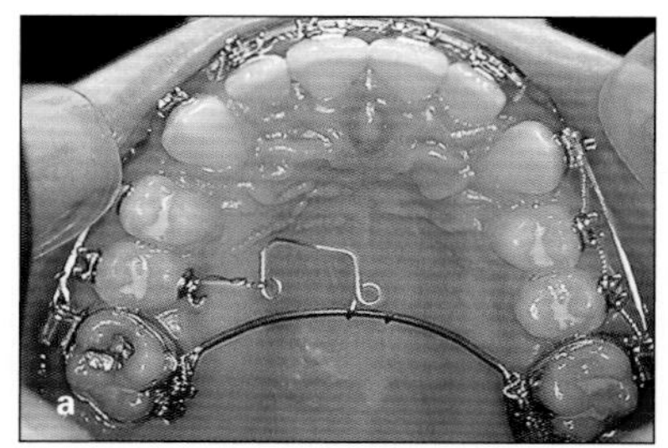

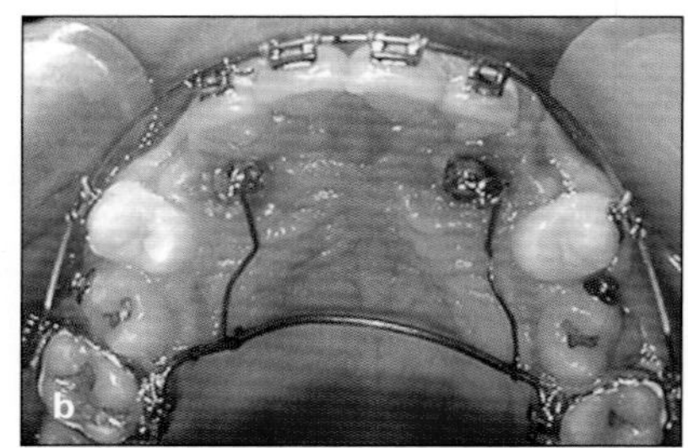

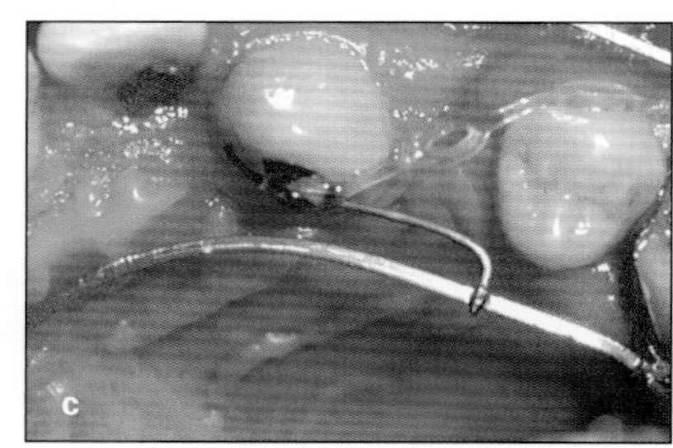

图12-26 舌弓上的辅助弹簧。（a）腭向牵引上颌第二前磨牙上的辅簧。（b）牵引阻生尖牙的辅簧。（c）唇向移动尖牙的辅簧。反𬌗会阻碍在尖牙唇侧放置托槽。

用舌侧橡皮链进行牵引。

被动舌弓上的辅助弹簧装置可用于腭向牵引上颌第二前磨牙（图12-26a）。被动舌弓的其他应用包括牵引阻生尖牙的辅簧（图12-26b）以及牵引由于咬合干扰无法粘接唇侧托槽的反𬌗牙（图12-26c）。

在初始牙齿排齐和整平的过程中，无论是否粘接唇侧托槽，通过舌弓指簧移动主要问题牙，都是一种有效的辅助唇侧弓丝排齐牙齿的方式。在主要问题牙完成初始移动后，再在个别牙齿上粘接唇侧托槽进行排齐矫正。这对于牙齿列排齐是最有效的力学机制，它可以避免由于使用连续弓丝造成不必要的牙移动。

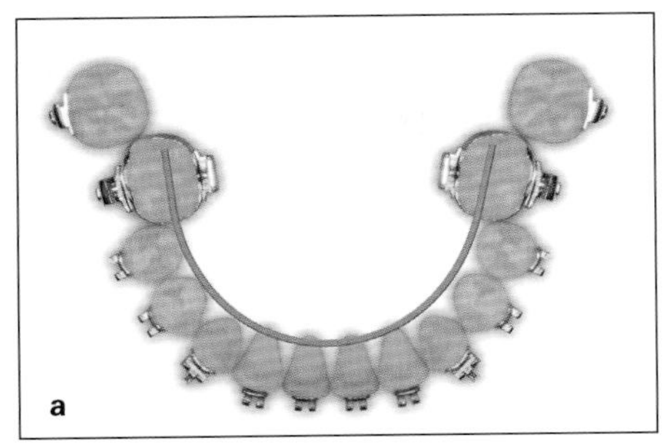

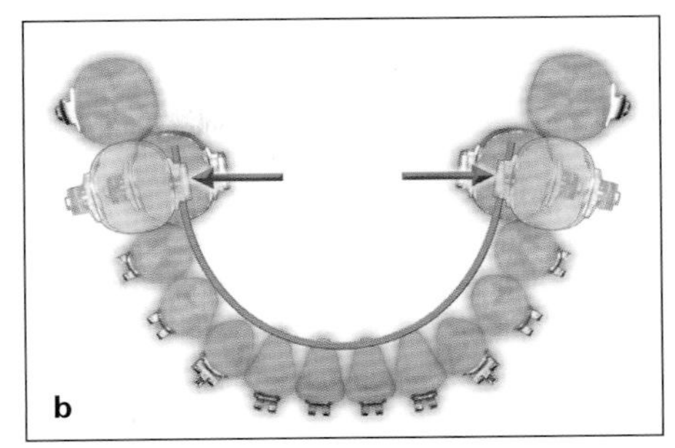

图12-27 1根刚度无限大的理想弓丝会减少副作用的产生。（a）只有舌向力传递到磨牙上，磨牙将向舌侧平移。（b）平衡力图显示的是作用于舌弓上的颊向力（红色箭头），无力矩。牙周膜空间内的牙齿位移量很小，在图中它被夸大了；加力必须循序渐进。

主动矫正

通过改变舌弓的被动形状，使其进入磨牙附件后产生矫正力系统。这种矫正方法对于传递对称和非对称力系统都非常有用。此外，因为舌弓只涉及2个附件，为我们了解正畸矫正器的力系统提供了1个简单的模型。在第14章，我们将研究双直丝弓的双托槽系统。本章则是在三维结构上进行更详细、全面的分析。

形状驱动舌弓的力系统

关于主动舌弓的介绍，过往的资料更多强调的是舌弓在不同应用情况下的形状，而未对其中的力学系统进行分析。然而，本书主要阐述的是正畸矫正器产生的正确以及错误的力系统。形状驱动矫正器通常采用理想牙弓形状，即以最终牙弓或是被动牙弓的形状作为治疗开始时托槽安放的位置。E. H. Angle将这种预定的形状命名为理想弓。在今天以某种形式上看，它可以称为“直丝弓”，或者更确切地说是“预调矫正弓”。在唇侧矫正器中使用理想弓进行治疗是一种典型的形变矫正方法，在这种方法中弓丝发生弹性形变后进入错位的托槽内。当金属弓丝去形变回弹到原本的预成形状和理想形状时，它将可能把牙齿带到理想的位置。舌弓通常也会采用这种矫正原理。

假设患者需要扩宽磨牙间牙弓宽度。理想形状弓的力系统取决于弓丝的刚度。为了更好地理解，如图12-27a所示，刚性体弓丝用灰色表示。让我们设想这是1根刚度无限大的弓丝（$F/\Delta=\infty$），尽管事实上不存在这种钢丝。弓丝在插入磨牙颊面管时没有发生形变，牙移动仅受到牙周韧带支持组织形变的影响（例如最初的机械位移和随后的生物反应）。磨牙仅受到舌向力（图12-27b中红色箭头）作用，从殆面观看牙齿向舌侧平移。在牙周韧带范围内牙齿的位移量是很小的，图示是为了生动体现而夸大了。当然刚度大的舌弓需要经常调整，因此临床效率较低。

相比之下，我们现在弯制1根刚度小的弓丝（图12-28a），其与预成理想的弓丝形状（绿线）是相同的。要将高弹性弓丝安放在两颗磨牙附件内（橙线），附件处弓丝需要受到颊向力和力矩（蓝色箭头）。为什么额外需要力矩呢？为了使弓丝进入并贴合托槽，需要使用1个颊向力将舌弓进行扩展，弓形也就从绿色的U形变成了橙色的V形（图12-28b）。而为了使弓丝能够完全进入托槽，需要力矩（图12-28c）。与图12-27所示的刚性舌弓不同，弹性舌弓经历了复杂的弹性形变，并在磨牙上产生力矩。图12-28d中的第一磨牙一开始就会受到所需要的舌向力和不想要的磨牙近中舌向旋转的力矩。

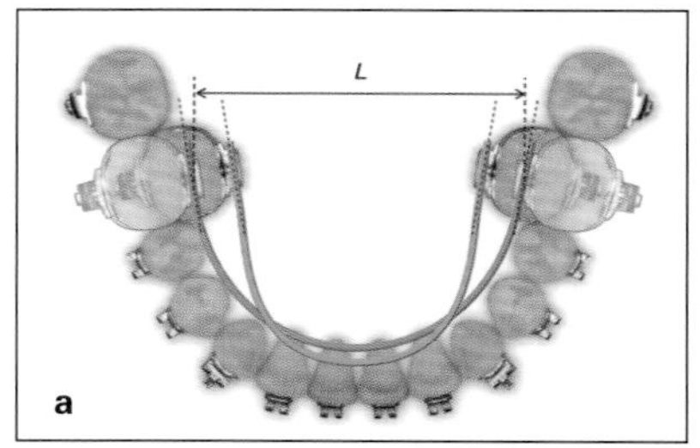

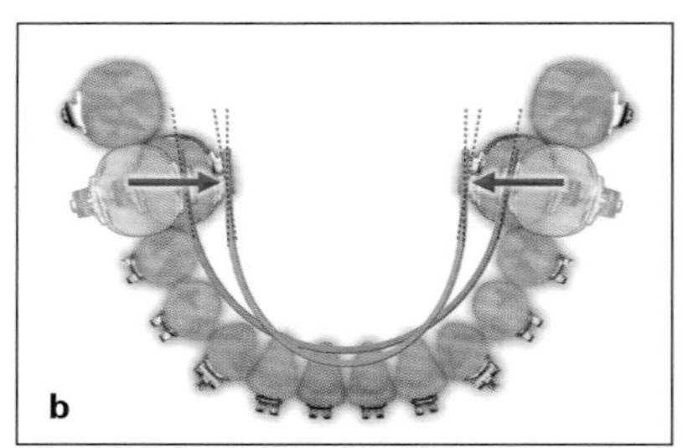

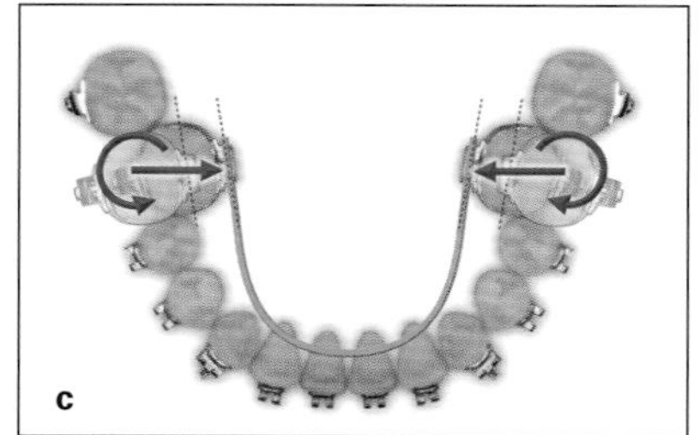

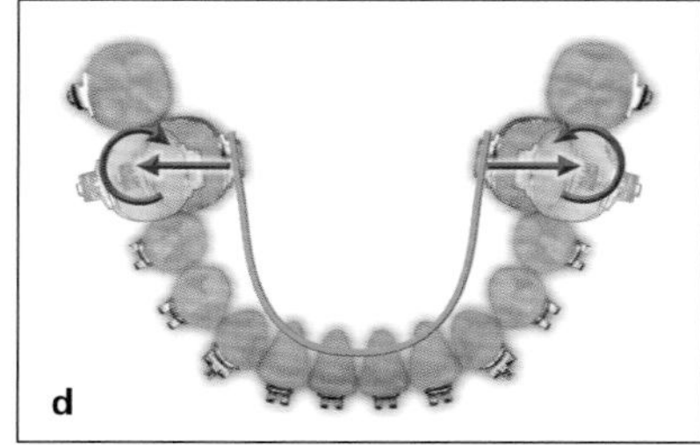

图12-28 （a）1根弹性理想弓丝，其理想形状（绿线）与图12-27相同。要将高弹性弓丝放入两颗磨牙附件内（激活形状，橙线），需要颊向力和力偶（蓝色箭头）。（b）为了将舌弓放入托槽中，只应用单个力将其扩展，舌弓形状从U形变成V形，要完全插入舌弓需要力偶。（c）牙上所受到的弓丝回弹力系统。两侧第一磨牙一开始变化受到所需的舌向力以及不想要的磨牙近中舌向旋转的力矩。

弹性舌弓具有更大的加力范围，较少需要调整。事实上，它的宽度可以比预期成形得更窄，从而确保有更有效的力作用于磨牙，达到最终宽度。即使舌弓的长臂与磨牙托槽是平行的，其仍是1个扩大的理想弓形；而且，由于弓丝的弹性形变，也会产生不良的副作用。因此，最适合成形为理想弓的弓丝应具有相对刚度，其F/Δ比很高，在每次弓丝加力激活时，牙齿的位移是处于牙周韧带形变范围内的。

弓丝在去激活回弹到理想弓形期间力系统的变化

假设第一磨牙间宽度（图12-29a）需要扩大（图12-29b），设定绿线为理想牙弓形状（图12-29c）。确定理想弓形状，不需要考虑力系统。临床上，首先确定磨牙目标位置（图12-29c中蓝色牙齿），在该位置弯制被动舌弓（图12-29c中绿线）。然后，将弓丝放置到原始托槽位置上（图12-29c中橙线）的激活过程中，通过应用必要的力系统，使舌弓产生弹性形变。激活的舌弓会对磨牙施加1个力系统，当牙移动到最终目标位置时，舌弓将去激活回弹到其原本的理想形状。这种常见的矫正方法，从理论上看来是合乎逻辑的，并且非常容易理解和应用；但是如前所述，它有其固有的局限性和缺点：会产生不需要的力或力矩，在弹性形变回复期间力系统也会发生变化。

首先，让我们只考虑力系的相对大小。激活舌弓，力系统最初的大小为100%（图12-29c中橙线），而去激活回弹到预成的理想形状（图12-29c中绿线）时则无任何力系统（0）。如果初始力系统的大小被设置在一个最佳的范围内，牙齿将在初始时会发生快速移动。当牙齿穿过最优力区后，力随之持续减小，到达次最优力区，牙移动速度会减慢；在最后阶段，由于力的大小接近于0g，磨牙可能无法到达最终目标位置。

更重要的是，初始的力系统可能是不正确的。图12-29d为下颌左侧第一磨牙的放大图。为了插入舌弓（激活力），在其末端施加缩弓力（蓝色箭头），舌弓（绿线）将弹性形变为橙色形状。当施加舌向力插入时，舌弓插入托槽的末端部分会以一定角度缩窄（图12-29d）。将橙色弓丝放入磨牙托槽内，不仅需要顺时针力矩，还需要很大的舌向力（图12-29e）。注意图12-29d和e中橙色弓形的区别。因为顺时针力矩往往会进一步扩大舌弓，所以在插入过程中需要更大的舌向力。在这种装置结

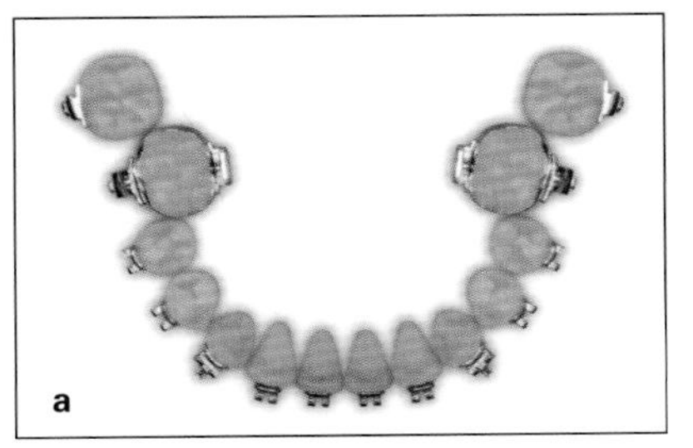

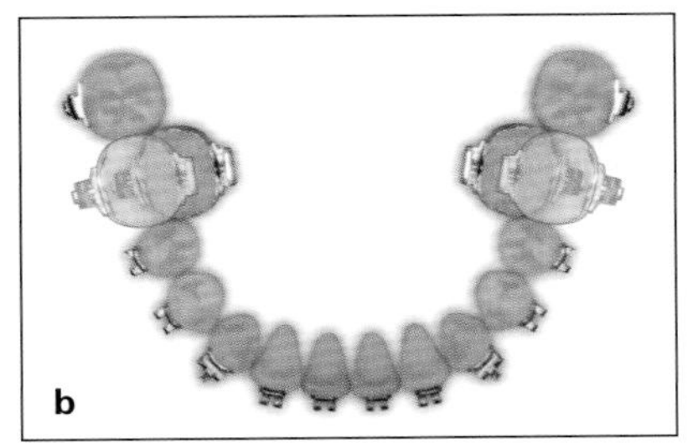

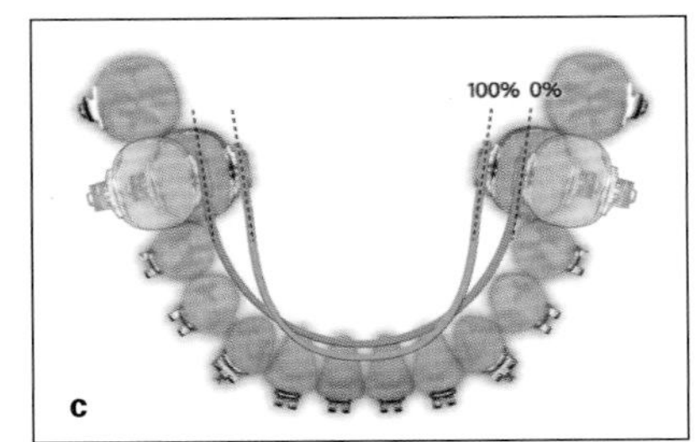

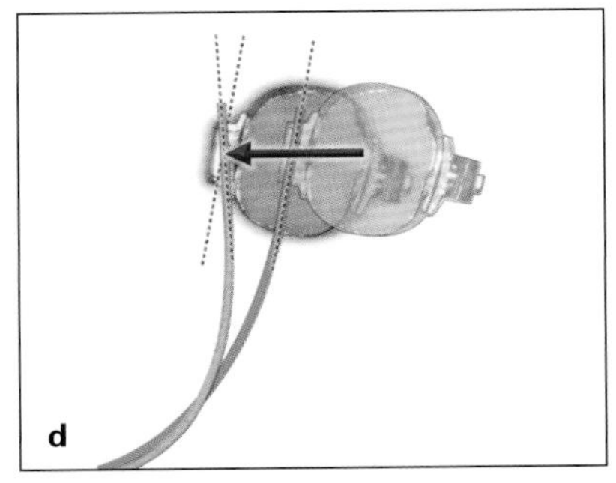

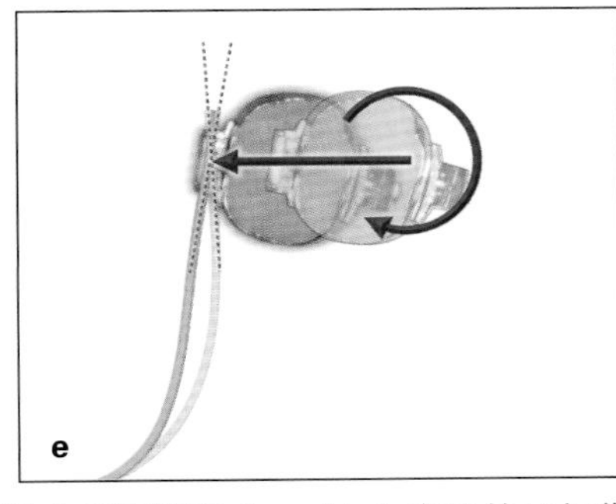

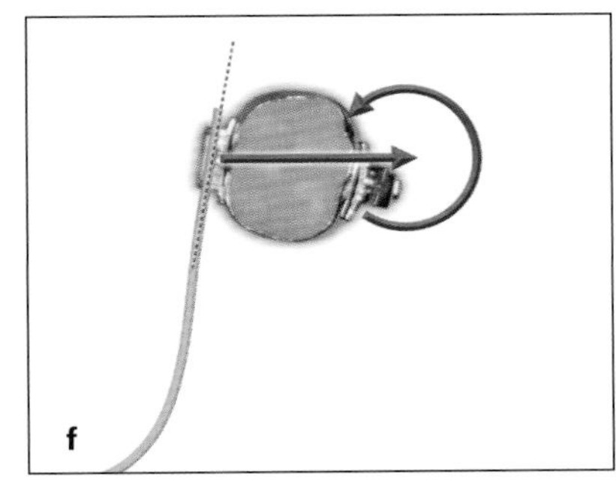

图12-29 形变方法。（a）狭窄的磨牙间宽度需要扩大。（b）磨牙的目标位置为蓝色标记。（c）理想弓形标记为绿色。其形状确定不需要考虑力系统。在激活过程中通过对舌弓施加必要的力和力矩，使舌弓产生弹性形变，将其放置到初始托槽位置上。（d）如果在末端施加缩弓力（蓝色箭头）插入舌弓，预成形状（绿色）将弹性形变为橙色形状。舌弓的左游离端将与托槽形成1个夹角。（e）将橙色弓丝放入磨牙托槽，不仅需要顺时针力矩，还需要较大的舌向力。（f）作用在磨牙上的回弹力系统（红色）与插入所需的激活力系统相等且相反。

构中，力和力矩是相互关联的，而不是单独发挥作用的（力和力矩间关联和去关联原理将在本章后文中讨论）。临床医生在插入并激活舌弓时，运用的是蓝色箭头所示的激活力系统。如图12-29f所示，作用在磨牙上的回弹力系统与激活力系统相等且相反。在这个例子中，磨牙近中颊向的力矩是不必要的。这与图12-28所示的例子类似。图12-30展示了力系统随时间推移而变化的过程。

如图12-30所示的矫正方法存在很多缺点，首先让我们评估下牙移动方向。扩弓初始伴随较大的磨牙近中颊向扭转和远中舌向扭转的副作用力矩，扩弓后期这种力矩方向就变为了反向。随着弓丝弹性形变回复，弓丝形状以及在托槽处弓丝继发几何形状的变化，会使得牙齿的旋转中心不断变化。其次优力系统的力值大小也是不理想的。初始牙齿在最优力区快速移动并伴随着不必要的逆时针旋转，之后在次优力区缓慢移动并伴随顺时针旋转。最优力区后磨牙接近其最终去激活位置（蓝色牙齿）时，

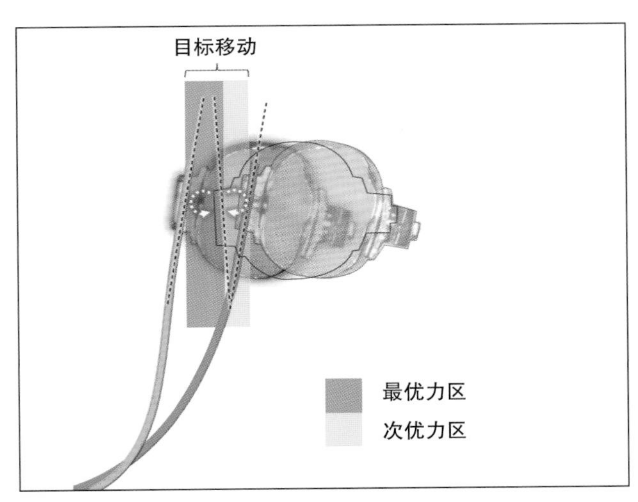

图12-30 形状驱动方法的力学体系变化。弓丝回弹过程中（从橙线到绿线），磨牙先逆时针旋转（左侧虚线箭头），再顺时针旋转（右侧虚线箭头），这是不必要的。初始快速牙移动发生在最优力区，其中包括显著的副作用。此外，牙齿从次优力区到目标位置的移动非常缓慢。

它可能会反向旋转，从而矫正起初牙齿旋转的副作用；然而，这可能需要一个相对较长的时间，因为次优力区力矩和力值是耗散的。最好是直接将牙移动到最后的位置，而不产生这种“往返”移动。

力驱动法

显然，当弓丝完全充分回弹后，牙移动到预定的目标位置，我们就会得到想要的理想弓形；然而，正如前面所讨论的那样，其所相对应力系统可能并不是理想的。一个更好的方法是设计能产生理想力系统的舌弓形状，这种称为“力驱动矫正器”。牙齿是根据力系统做出反应的；它与弓丝的材料、横截面和结构无关。因此，在力驱动法中，应优先确定力系统，之后再考虑最终牙齿的位置。任何结构的舌弓（马蹄形或横腭杆），力系统在舌弓去激活弹性形变回复过程中都会发生变化。力的大小和*M/F*比都会发生改变。换句话说，力系统在整个矫正的过程中并不是一直正确的。因此，必须遵循某些原则。首先，初始力系统必须是正确的，力值处于最优力范围内，*M/F*比是正确的。其次，矫正器就位后，随着牙移动，力和力矩会减小，因此在治疗过程中需要尽可能地维持二者处于最佳水平，特别是在牙移动的末期。这可以通过降低弓丝F/Δ比和增大弓丝激活范围来实现。其中，弓丝的激活范围要比牙移动量更大。这样便能使得弓丝能够稳定传递更持续和适宜的轻力。

为了传递明确的力系统，可以通过运用梁原理和迭代方法计算获取精确的舌弓形状。临床医生可以很容易地在椅旁应用这些原则，弯制适宜的舌弓形状。以下介绍临床操作。

第1步：确定我们想要的力系统。平衡力图是很有用的，它能帮助我们确保力系统的有效性。例如，在图12-31a中，双侧下颌第一磨牙需要受到1个颊向力扩展宽度（殆面观上可见牙齿平移）。

第2步：在原始磨牙位置上弯制被动形状的舌弓，并使其与软组织之间的间隙最小，从而获得最佳的舒适度（图12-31b中绿线）。

第3步：依据去激活回弹力系统，模拟舌弓形状。根据第1步所设想的去激活回弹力系统（施力于牙齿），临床医生对被动舌弓形状加载力。在这个例子中，在磨牙需要移动的方向上简单地加载2个大小相等、方向相反的力（图12-31c中红色箭头）。注意，当应用双侧扩弓力时，舌弓在末端会变宽，并推测形成1个较小锥度的V形。图12-31c中橙线为舌弓的模拟形状。在模拟过程中，选择具有足够弹性的弓丝弯制舌弓（例如β-钛丝），这样使得加载力后弓丝的末端距离（L_2）大于最终托槽间距离（L_1）。通过这个过程，牙齿从初始位置到终末位置，所受到力值一直处于最优力区。图12-31c中绿线为舌弓需要的一般形状。

第4步：将弓丝永久形变成模拟形状。如果弓丝激活仅受到单个力，可以使用测力器测定模拟形状的激活量（图12-31e）。网格纸也可以被用于记录激活量（图12-31f）。为了观察模拟形状弹性形变的情况；有必要增加载荷将舌弓模拟形状进行永久形变。然而，仅通过增加载荷将弓丝形变成正确的模拟形状是不够的。弓丝需要具有能抵抗永久形变的能力（包辛格效应），即需要将弓丝过度弯制，超过模拟形状，然后再回弯到模拟形状。

第5步：试验激活，在最终就位前，口内检验舌弓。在舌弓上施加激活力（蓝色箭头）（图12-31g），如果舌弓形态正确，使用单个力就能很容易将其贴合于磨牙附件上。如果还需要加载力矩才能使其贴合于附件，则需进一步调整舌弓的形状。注意，理想弓（图12-29c中绿线）与力驱动弓的形状（图12-31d，绿线）是不同的，力驱动弓仅需要使用单个力就可使舌弓末端以一定的角度穿过磨牙托槽。放置的舌弓激活形状（图12-31g中橙线）与力驱动法中原始被动形状（图12-31b和c中绿线）相同。舌弓放置后，弓形回弹时牙齿上便会受到力（图12-31h）。如果在弯制舌弓的时候，认真考虑了其在被动状态下患者的舒适度，那么插入后的舌弓就会保持让患者舒适的位置。使用力驱动舌弓，

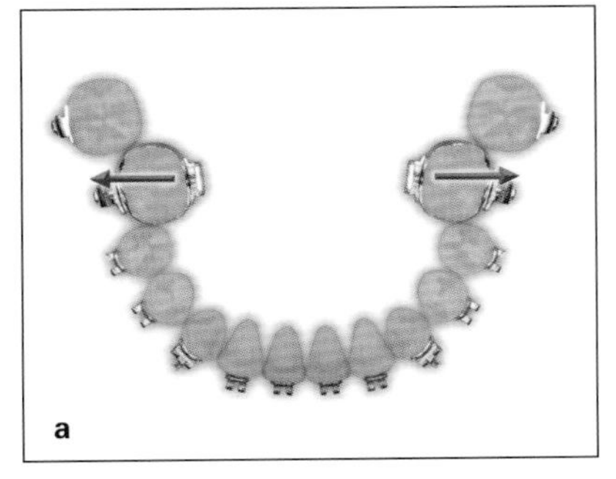

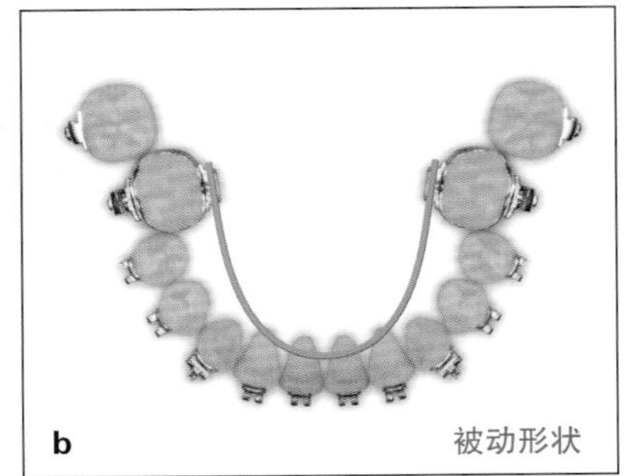

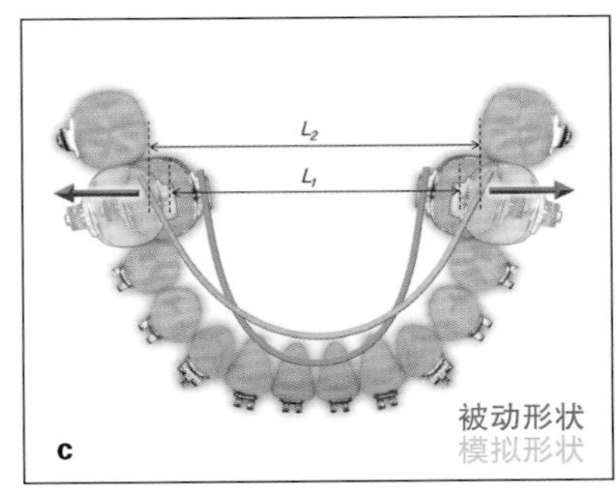

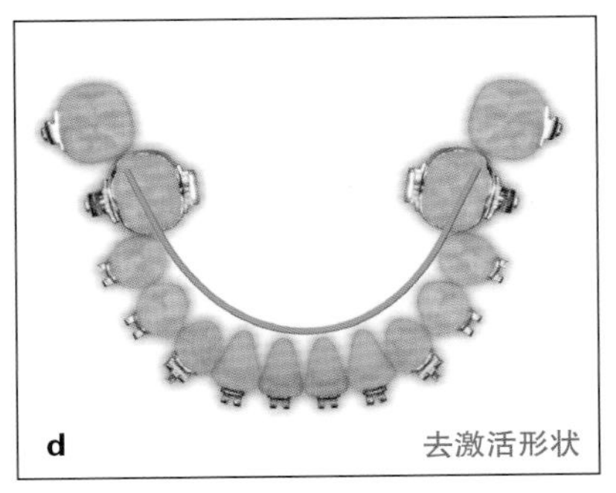

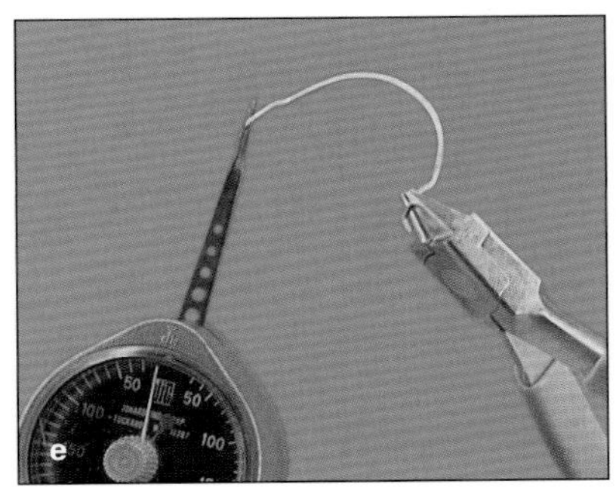

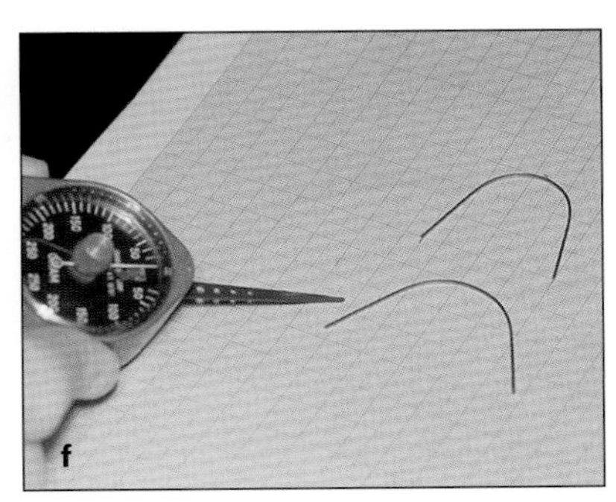

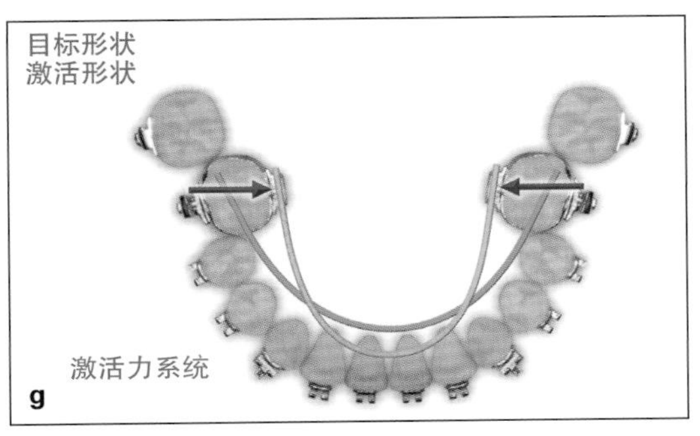

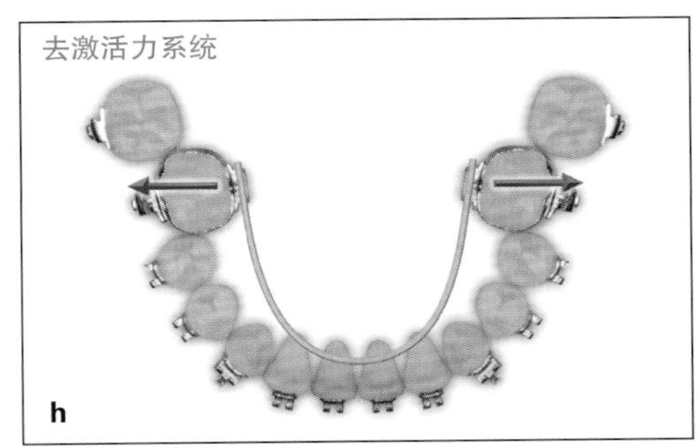

图12-31 力驱动方法。（a）首先建立想要的力体系。平衡力图有助于确保力系统的有效性。（b）在初始磨牙位置上弯制被动形状（绿线）。（c）根据回弹力体系进行模拟。（d）形变回复后形状，与模拟形状相同，是放置前所需的最终形状。（e）确定设定形状的激活量，可以使用测力器。（f）网格纸也有助于记录激活量。（g）激活形状与被动形状相同。（h）一旦安上弓丝，医生手松开，磨牙的初始作用力是正确的。

需要花费时间去弯制1个不压迫组织和舒适的被动舌弓。因为它是基于原始舌弓形态，以力体系为驱动原理弯制的舌弓，其去激活的形态通常比理想弓形更舒适，插入力几乎可以忽略。

遵循上述步骤使用梁理论计算迭代方法。如果检测到激活形状和被动形状有任何偏差，则需要对去激活回弹后的形状进行少许修改，并重复此循环，直到获得正确的形状为止。

力驱动矫正器去激活过程的力学系统变化

力驱动舌弓比形状驱动舌弓更有效。它提供了正确的力系统，使牙齿初始受力就处在最优力水平区域内，牙齿会发生高效移动。牙齿将直接移动到目标位置，而不发生任何不必要的扭转或副作用。对患者而言，它是舒适的，因为激活形状避开了会带来问题的解剖结构。我们在力驱动体系中追踪牙齿的位移。牙齿在单一力作用下处于最佳受力区而

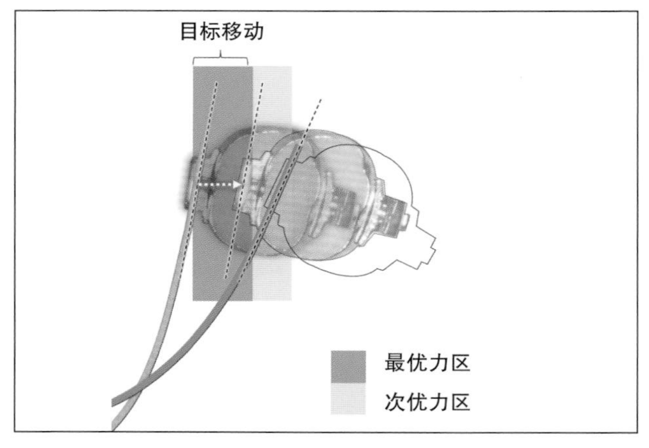

图12-32 力驱动法中的力值的变化区域。最初，力系是正确的，且力值是最大的。力值最佳区域确保了当磨牙接近其目标位置（蓝绿色牙齿或钢丝）时力有效水平的维持。如果力驱动舌弓在双侧扩弓达到目标位置后，进行足够长时间的保持，牙齿将进入次优力区（黄色区域）。当磨牙到达目标位置时，舌弓被移除。

移动。因此，牙齿会快速移动到目标位置（图12-32中蓝色牙齿），不伴随发生相关的副作用。这是一个理想的状态，因为牙移动不会随着最终目标位置的到达而减慢，并且不需要矫正副作用。

如果力驱动舌弓在双侧扩弓达到目标位置后，进行足够长时间的保持，牙齿将进入次优力区（图12-32中黄色区域）。在这个区域内牙移动是非常缓慢的，但磨牙可能依然会移动，并超过它们的目标位置，且沿着弓丝的形状，发生磨牙的扩宽以及远中向外旋转（图12-32中绿色牙齿或钢丝）。因此，当牙齿达到目标位置时，舌弓应当被拆下并被弯制成一个被动形状。与形状驱动型理想舌弓不同，力驱动型舌弓的去激活回弹后形状是没有临床意义的；在达到此形状之前，舌弓应当被移除或修整为被动形状。

形状驱动法易于确定舌弓的非激活形状；然而，这个力系统可能是正确的，也可能是不正确的。磨牙托槽最终的位置决定舌弓线性（平行）和角度的弯制，但这种方法忽略了力系统。而在力驱动方法中，非激活形状是由力系统决定的，不是由最终舌侧托槽位置所决定的。一般来说，通过对被动舌弓施加想要的去激活回弹力系统，获取舌弓正确形状，这个过程称为“模拟”。这个弓形形状首先被模拟形成，然后被永久地形变成模拟形状。舌弓线性以及角度的激活量可能取决于舌弓的整体结构包括弓丝的尺寸、截面形状和材料。因此，为了提供相对正确的力系统，我们将限制激活量具体到毫米或度数，而不强调钢丝的弯曲或扭曲的位置和方式。模拟力系统会提供正确的形状；然而，对于弯制正确的形状和能在必要时调改力系统而言，了解弓丝在何处以及如何弯曲或扭曲是更重要的。记住，即使力系统和舌弓的形状是正确的，牙移动也会发生变化，所以力系统总是需要受到监测和修改的。通过对梁理论的理解，我们可以得到这样的原则，正确形状是基于想要的力系统而确定的。对梁理论的进一步讨论超出了本章的范围，但重要的是，临床医生要注意，弓丝上弯曲或扭曲的量与特定截面上的弯矩或扭曲力矩（扭矩）成比例。弓丝最大应力的截面称为“临界截面”。在模拟过程中，大部分的弯曲或扭曲会在这个区域弯制。有必要进一步讨论并进行更详细的分析和计算评价[3]。

对称应用

双侧扩弓

双侧（对称）磨牙和后段牙弓宽度的矫正需要使用交互支抗来完成，因此应用舌弓是合理的。首先弯制被动舌弓（图12-33）。在应用舌弓时，可以使用Typodont来演示牙移动情况。将树脂牙嵌在弹性材料中，这样力可使牙齿移位，从而显示出牙移动的结果。把舌弓安放在Typodont上，之后在第一磨牙近中侧和远中侧标记红点（图12-33）。随着相邻牙

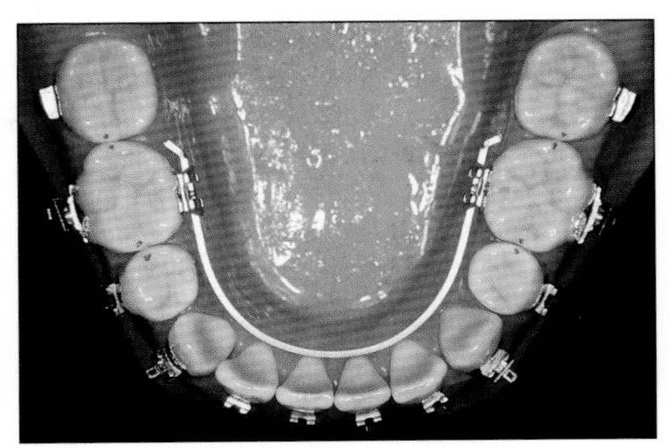

图12-33 首先，弯制被动舌弓。在第一磨牙的近中和远中标记上对齐的红点，以便在Typodont上直观第一磨牙移动情况。

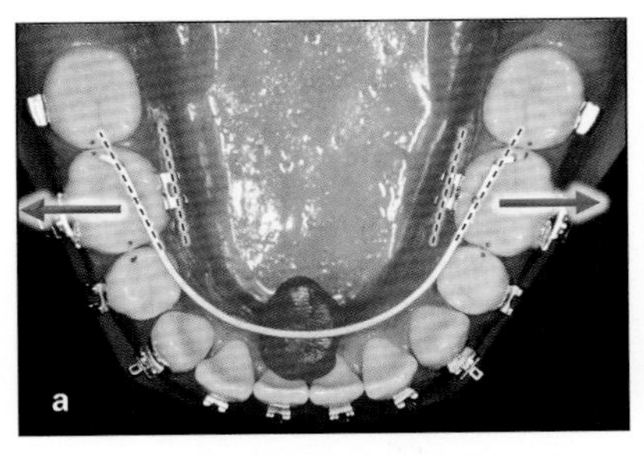

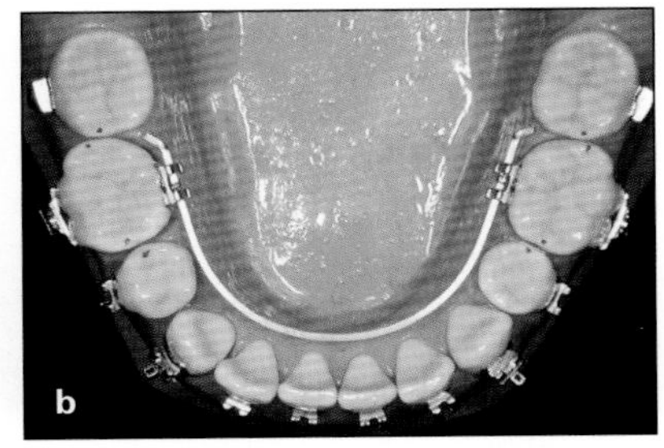

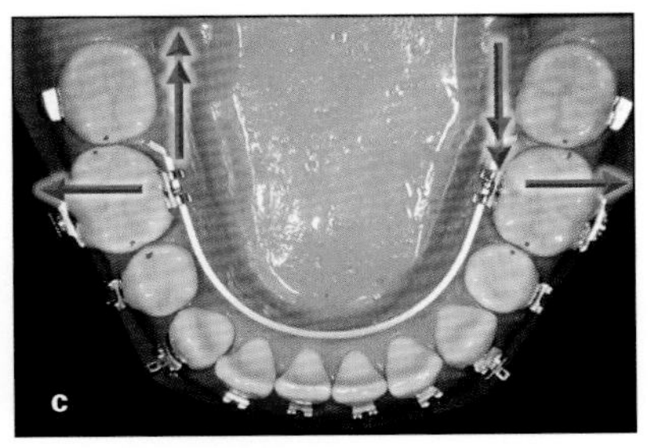

图12-34 用力驱动方法进行双侧扩展。（a）模拟和未激活形状。注意，弓丝和托槽不是平行的（虚线）。（b）激活舌弓放置后。第一磨牙上的2个红点平均移动到颊侧。（c）如果需要控制牙齿倾斜或平移，则可通过扭曲方丝增加力偶完成。使用右手拇指原理（图3-8），根据双箭头呈现力偶（颊根扭矩）方向。

齿上的红点形成一条线，可以很容易地看到放置激活弓丝后第一磨牙的移动情况。

在临床中，下颌磨牙需要扩弓时，我们必须从三维空间上进行思考。从正面观，牙齿需要围绕牙根中心进行倾斜移动。从𬌗面观，牙齿需要进行平移。双侧扩弓是需要在舌侧托槽上应用2个单一颊向的力。在被动舌弓上施加我们想要的去激活回弹力体系，正确的未激活形状便模拟形成了。图12-34a为未激活形状，与双侧扩弓的模拟形状相同。通过去激活回弹力系统，在模拟步骤中确定激活量。注意，弓丝末端与托槽不平行（图12-34a中虚线）。接下来，在最终放置前，在口内用单一的力挤压弓丝末端施加缩窄力，尝试激活并检查其与托槽的贴合度。进行修改，从而调整力值或确保舌弓的被动性。图12-34b显示放置激活舌弓后，第一磨牙颊向移动且无明显旋转发生。第一磨牙上的红点位置表明了近远中接触区位移量相等。如果仅需要磨牙受到单个力，最好使用圆丝（0.032英寸β-钛丝），这样临床医生就不必像对矩形弓丝那样调整3个序列弯曲消除正面观中出现的不必要力矩（转矩）。注意，图12-34b显示舌弓还没有完全去激活，所以牙齿还在最优力区内移动。矫正是由正确的初始力系统所驱动的，只有颊向力且在𬌗向观上无力矩。当牙齿达到目标位置，便更换为被动舌弓。

如果旋转中心需要从牙根的中心位置移动到根尖，我们可以使用方形弓丝来实现。除了弯制前面描述的形状外，沿着牙弓后部弯制一个扭曲，从而在根颊向转矩的方向上传递一对大小相等、方向相反的力偶。这不仅是在弓丝上的一种局部扭曲，而是模拟加载力偶（图12-34c中红色双箭头）后弓丝的形状。

如果使用理想弓形进行扩弓，弓丝远中臂与托

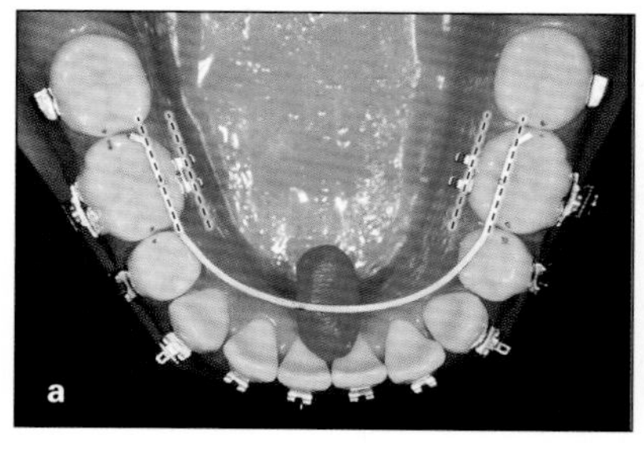
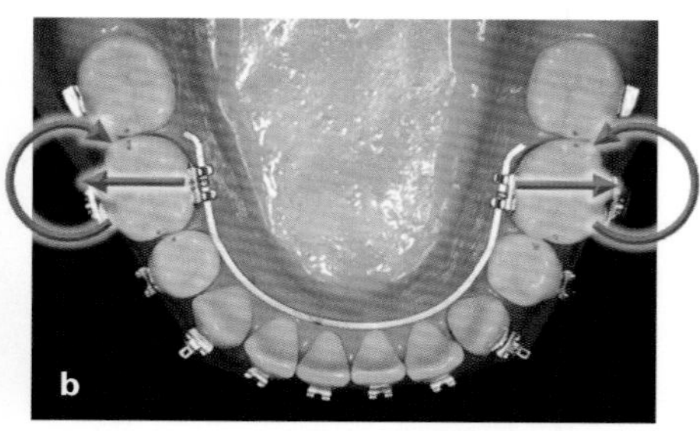

图12-35 采用形状驱动法（理想形状）进行双侧扩弓。（a）末端与托槽平行（虚线）。（b）力矩（近中颊向）是与初始力系统中的颊向力有关。

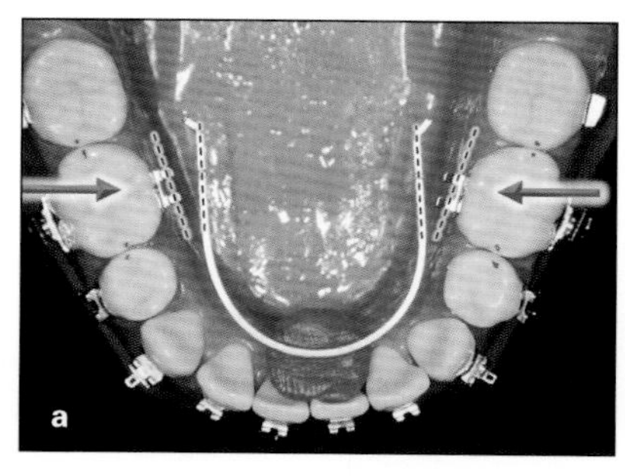
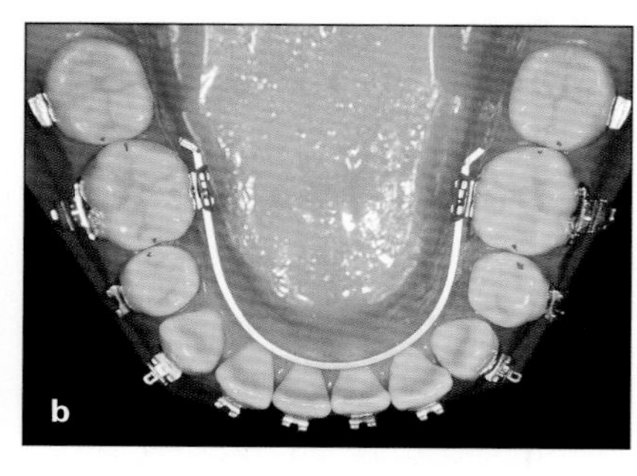

图12-36 采用力驱动法进行双侧缩弓。（a）模拟和去激活形状。注意，弓丝末端和托槽不是平行的（虚线）。（b）插入后，在𬌗向上只观察到磨牙平移运动（无旋转）。

槽平行（图12-35a），则会产生不正确的力。在初始力系统传递的过程中，力偶将使磨牙近中颊向旋转（图12-35b）。最初，磨牙旋转的副作用会比预期磨牙宽度扩大量还要多。还要注意的是，弓丝发生意外变形，可能也会压迫软组织。

双侧缩弓

使用力驱动法进行双侧缩弓矫正时，也应用如上相同原理和顺序。模拟确定去激活后的形状（即对被动形状施加去激活收缩力）。注意，与理想形状不同，舌弓末端与托槽的方向不是平行的（图12-36a）。插入后，只有力（无力矩）作用于双侧磨牙，红点的位置表明磨牙无旋转（图12-36b）。

评价弓丝任意截面上弯矩和扭矩

模拟程序能够确定弓丝正确的未激活形状，同时弯制正确的形状也需要技术。了解弓丝在模拟过程中是如何形变的，对于弯制正确的弓丝形状有很大的帮助。图12-37a描述了1根直的悬臂梁游离端受到去激活回弹力作用（红色箭头）的情况。这可能代表了一种压低下颌切牙的压入性弓，它是以下颌第一磨牙的远中颊面管作为支撑，弓丝与下颌切牙托槽只有单点接触。注意，作用在弓丝上使其变形的力与作用在牙齿上压低力的方向是一致的。假设为模拟形状，其反应为1个压应力，悬臂梁将向下弹性弯曲。当弓丝永久形变为该形状时，这是压低牙齿弓丝正确的未激活形状（图12-37b上方）。

在激活过程中（图12-37b下方），悬臂梁上力的方向（蓝色箭头）和其弯曲的方向与弓丝最后弯制的方向相反。建议对弓丝进行过度弯曲，即超过模拟形状，然后再回弯至模拟形状。如果这样做，在口内放置弓丝激活的方向与弓丝最后弯制的方向相同。图12-37b和c中弓丝未激活的形状（绿色）是相同的，但图12-37c中弓丝更能抵抗永久变形（包辛格效应）。

我们知道弓丝大致的形状，弓丝在末端磨牙托槽的前方向下弯曲。但问题是，我们应该在弓丝哪里弯曲，且弯曲程度是多少？

用刀在弓丝的B点做一个假想的切割（图12-38a）。如果切割是真实的，图12-38a中的切割部分（底部）就会脱落；然而并没有脱落，因为应力（力）使其与弓丝连成一体。因此，这部分会处于平衡状态。我们将假想切割面称为“截面”。当我们成形1根金属丝或弓丝时，沿着金属丝的每个假想

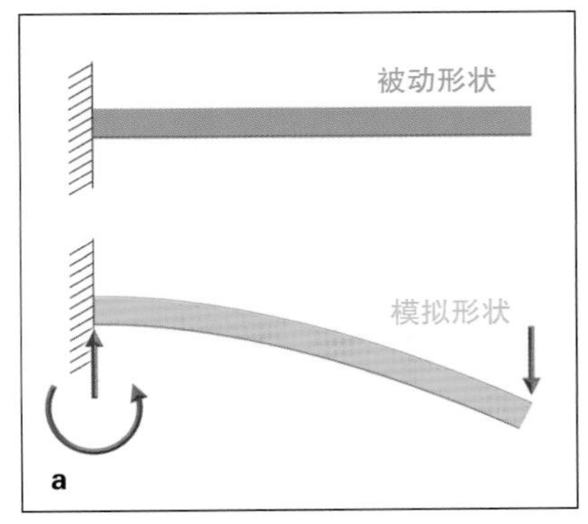

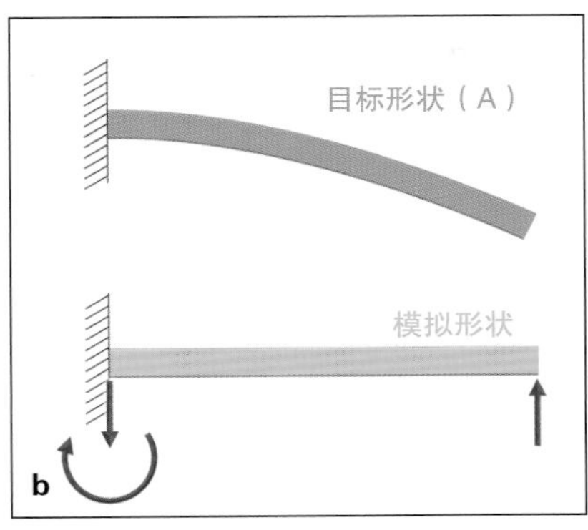

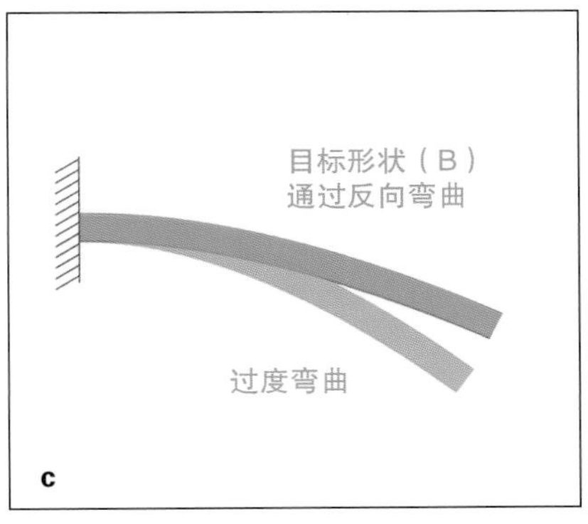

图12-37 单个向下的力作用于悬臂簧自由端，获取其正确形变形状的程序。（a）被动形状和模拟形状。自由端上红色箭头的方向，是我们想要的回弹力系统的方向。悬臂梁处于平衡状态。（b）弓丝永久形变为未激活形状（绿色），与模拟形状相同。应用激活力系统（蓝色箭头）。激活形状（橙色）与被动形状完全相同。（c）为了增加力的作用范围，弓丝过度弯曲，然后再回弯至目标形状。需要注意的是，2个去激活形状（A和B）是相同的，但在B的弯制过程中，最终弯曲的方向是与激活力系统的方向是相同的（b中蓝色箭头）。

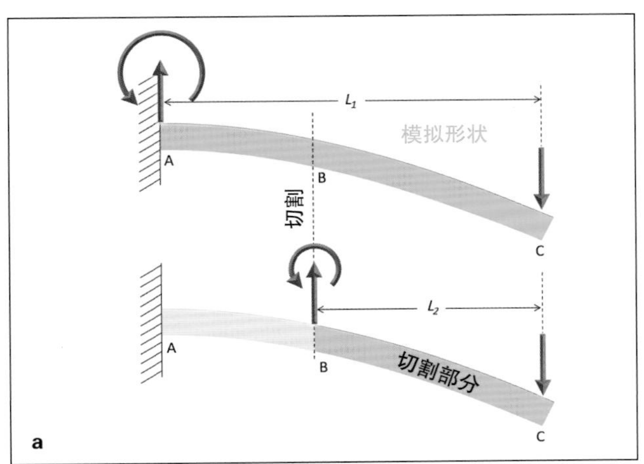

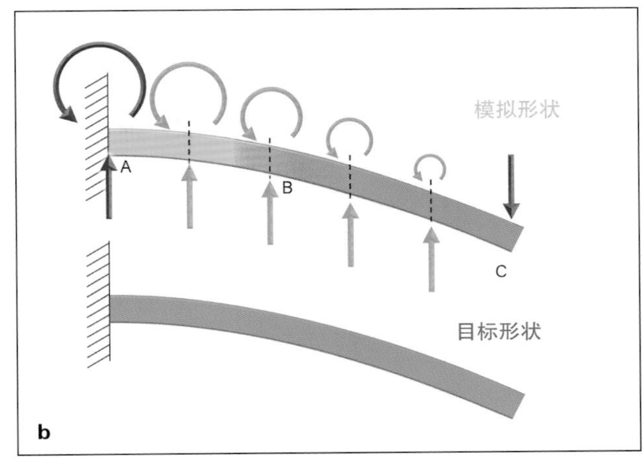

图12-38 在直线悬臂梁的游离端施加单一力。（a）B点处的虚拟切割（截面）将使该段直线处于平衡状态，但B点处的弯矩较小，因为其力臂较小（$L_2 < L_1$）（b）通过改变弓丝的颜色来描述沿导线任意截面上弯矩的大小。最大弯矩的部分用橙色表示，而完全没有弯矩的部分用绿色表示。每个截面的去激活形状的曲率与弯矩成正比。在A点附近发生弯曲，弯矩最大，C点没有弯曲。

截面都会发生永久形变。让我们再看一下这个切割部分（B点）。应力和应变将发生在每个截面的三维方向上。垂直于弓丝长轴的红色垂直力是剪切力。出于平衡所需，在截面上的力矩为弯矩。水平轴向应力（单纯拉伸和压缩）在图中没有显示，它们平行于弓丝长轴（参见第13章）。如果弓丝是扭曲的（非本示图），扭矩（转矩）绕着弓丝的长轴发生作用。沿长轴方向的扭矩不会改变弓丝的整体结构。由于力臂较小（$L_2 < L_1$），弓丝的任意截面上的弯矩较固定端小（图12-38a）。弯矩从A点到C点逐渐减小，其中最大弯矩的部分用橙色表示，而完全无弯矩的部分用绿色表示（图12-38b）。然而，简单起见，无论多大的弯矩在本书中都用统一的橙色来描述。

它还告诉我们在弓丝哪里弯曲以及弯曲程度。每个截面弯曲的弧度与该截面弯矩的大小成正比。

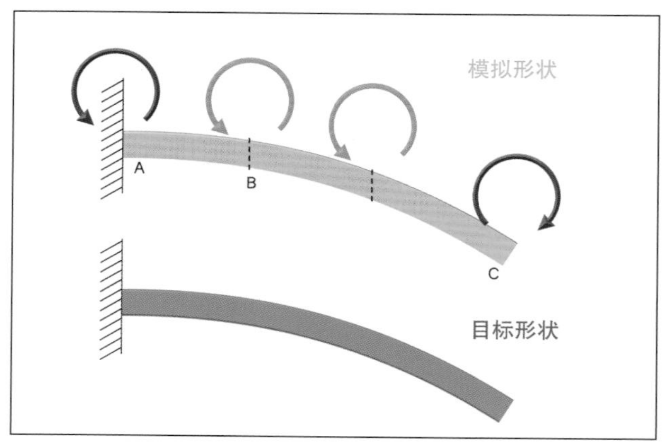

图12-39 一对力偶作用于悬臂梁的自由端。在任意截面处，弯矩相等。因此，弯曲弧度是均匀的，为圆的一段。

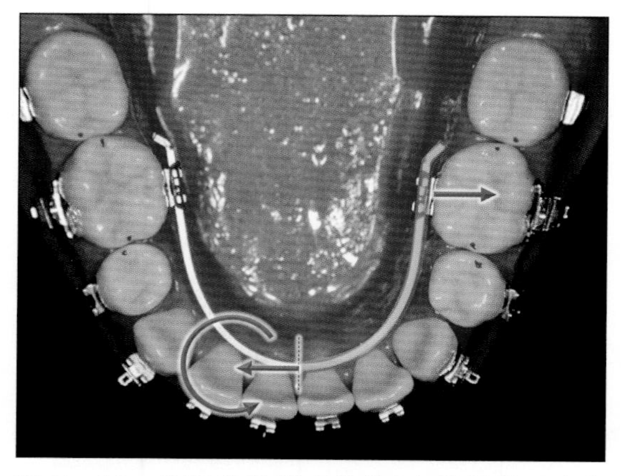

图12-40 在弓丝的顶点处做1个假想截面（虚线），这是在双侧缩弓时，弓丝自由端受单一力作用的临界截面。橙色单元在激活力系统（蓝色箭头）作用下处于平衡状态。

在C点，不存在切割段和弯矩；因此，那里没有弯曲。比较B点和A点截面，A点截面的切割段最长，因此弯矩最大。在A点，弯曲（或弧度）的量必须是成比例的增加，当一个截面具有最大的弯矩时，称为“临界截面”。临界是指弓丝失去弹性的界限，例如永久变形或断裂。那么，对于压低切牙，直丝悬臂梁弯曲是如何产生力驱动形状的？随着钳子向远端移动，钢丝逐渐向下弯曲，弯曲幅度逐渐增大（图12-37b）。前面的模拟方法（图12-37a）也得到了相同的情况。在悬臂梁的前侧向下压，会发现悬臂梁到远端形变会越来越大。明白模拟过程和在弓丝何处弯曲，可以极大地提高对力驱动矫正器的正确使用。

力和力偶是作用于弓丝使其弯曲的2个基本因素。施加力偶作用于悬臂梁自由端，看看弓丝如何弯曲（图12-39）。注意，在每个截面上，不存在剪切力，只需要一对大小相等、方向相反的弯矩，就可以使各部分保持平衡。在游离端只传递一对的力偶，力驱动形状是什么样的？不同于图12-37中的受单个力的例子，所有截面都需要受到一样的弯矩。这就要求沿弓丝向下的弯曲程度相等。换言之，让1根直丝在大小相等、方向相反的力偶作用下保持平衡，会使得弓丝弯曲，而其弧度为圆的一段曲率。图12-38b和图12-39中的曲线看起来是相似的，但是二者曲度和弯曲的位置却有很大不同；因此，二者的力系是完全不同的。

图12-40所示的舌弓仅靠舌向力就能缩窄磨牙间的宽度。在弓丝的顶点（虚线）做一假想截面。橙色单元处于平衡状态，激活力系统用蓝色箭头表示。注意，在截面上存在最大弯矩。这是在模拟过程中观察到的，也与弯矩图预期一样。模拟双侧缩弓时，在游离端施加单一的力，距离这个力最大垂直距离是在顶点附近，所以弓丝大多数的弯曲发生在那里。该区域是高应力临界区，建议在此对弓丝进行过度弯曲以减少永久形变。如果舌弓进行过度弯曲并调整，残余应力将朝着正确的方向释放，从而使永久形变最小化。因此，理想的残余应力不应该被去除（包辛格效应）。这种现象并不奇怪，我们可以发现Y型骨总是在接近顶点处断裂，而这就是临界截面。

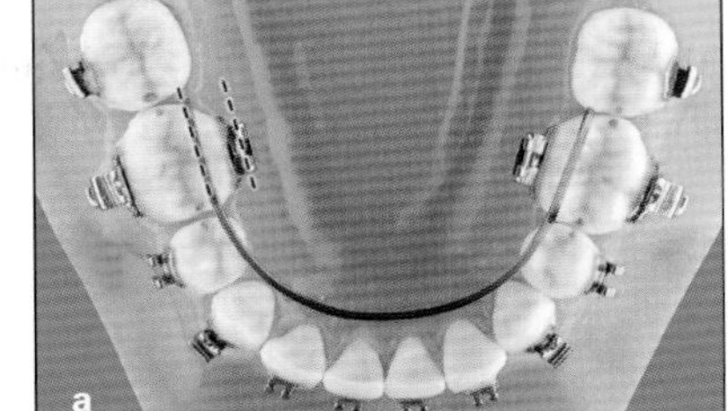

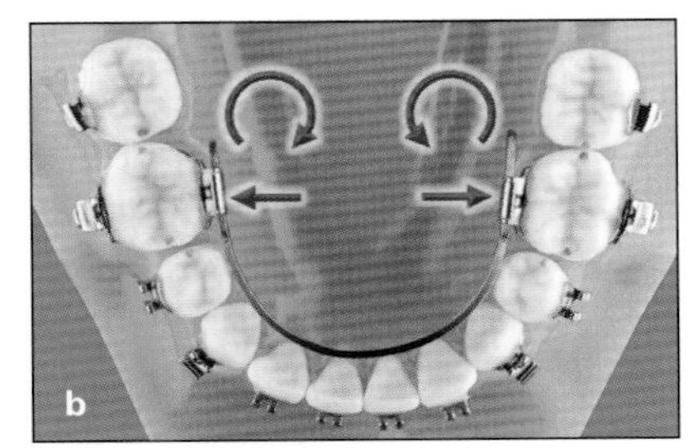

图12-41 以形状驱动法进行双侧扩弓。位于托槽颊侧并与其平行的弓丝（a）会产生磨牙近中颊向力矩（b）。

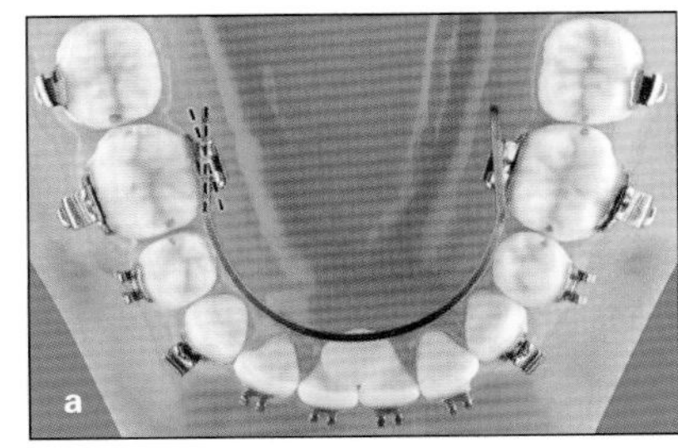

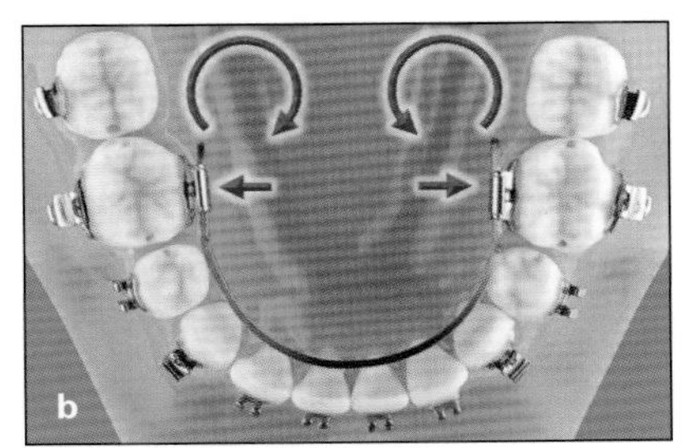

图12-42 以形状驱动法旋转双侧磨牙。弓丝上磨牙近中颊向的弯曲（a）会产生颊向力（b）。

力矩和力的关联和分离

理想弓可以证明弓丝力与力矩关联和分离的现象。如图12-41所示舌弓形状，其远中臂与托槽平行，且宽于托槽；我们已经学过，这会同时产生颊向力和近中颊向力矩；此外，平行臂越宽，颊向力和近中颊向力矩就越大。这种马蹄形结构的舌弓，力和力矩（颊向力和近中颊向力矩）彼此之间存在关联。让我们改变游离臂的角度（图12-42），使它们在宽度不改变的情况下，以近中颊向的角度穿过托槽。不仅产生近中颊向力矩，而且也产生扩弓力。即使舌弓宽度或角度改变，二者间的关联始终都存在。缩小宽度产生1个近中舌向的力矩；二者之间的联系是相同的，只不过方向是相反的。

让我们假设2个相同的马蹄形弓，它们都用于上颌双侧扩弓，以理想形状放置，一个从托槽的前方插入（图12-43a），另一个从托槽后方插入（图12-43b）。典型的前方插入将产生磨牙的扩展和近中颊向的力矩（图12-43a）。在实际中是不可能从后方放置舌弓的。后方放置的舌弓其尖端朝后，将产生扩展力和近中舌向旋转，这与前方插入舌弓的力方向相反（图12-43b）。尽管托槽的形状相同，但力体系中的这些差异并非偶然；它们反映了弓丝在受力情况下如何弯曲，并展示了力和力矩间的关系。因为图12-43a和b中的弓形是互成镜像的，在激活过程中，前方插入和后方插入舌弓，弓丝穿过托槽的角度大小相等、方向相反。

现在让我们弯制1个TPA，弓丝前后端到附件的距离大致相同（图12-43c）。毫无疑问，只有平行扩弓才会产生正确的扩弓力，而不需要任何游离端成角。换句话说，由于其独特的三维结构，TPA将力与力矩分离。增加扩弓量不会改变或产生力矩，同时增加第一序列弯曲的角度也不会改变力。𬌗面观显示，力驱动弓形和理想弓形是相同的。在纯力驱动的模拟过程中，游离端平行于被动形状以相对恒定的角度进行扩展。扩弓过程中的线性平行位移主要是由TPA顶点的弯曲引起的。在这个例子中，这种力和力矩的分离只存在于𬌗面观上；之后将从后视图上分析TPA扩弓与x轴上力矩（第三序列弯曲）之间的关系（图12-51）。如果使用圆丝TPA，可以以单个力进行单纯的扩弓或缩弓（𬌗面观平移运动）。圆丝TPA，其力驱动形状与形状驱动形状相同，除非为了在最优力区有更大的激活范围而夸大了形状驱动的形状。

分离现象在图12-44的弹性Typodont上得到了证明。𬌗面观显示，使用的是理想弓。TPA的游离臂

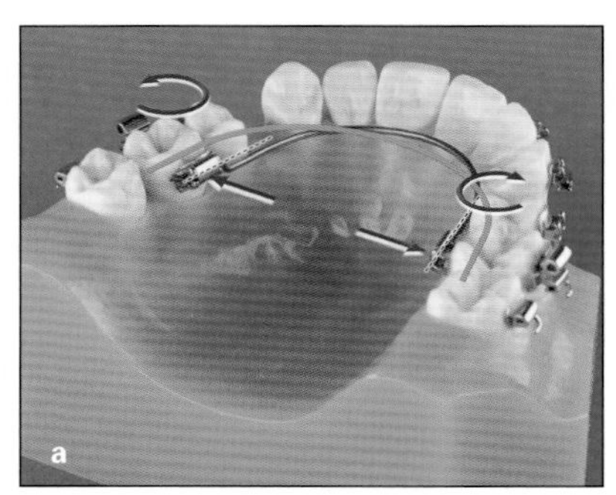
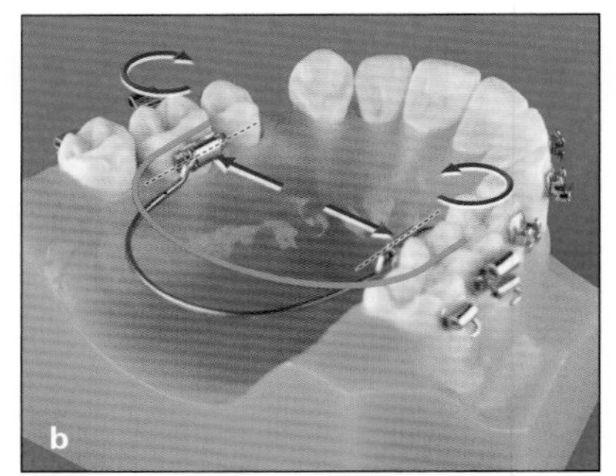
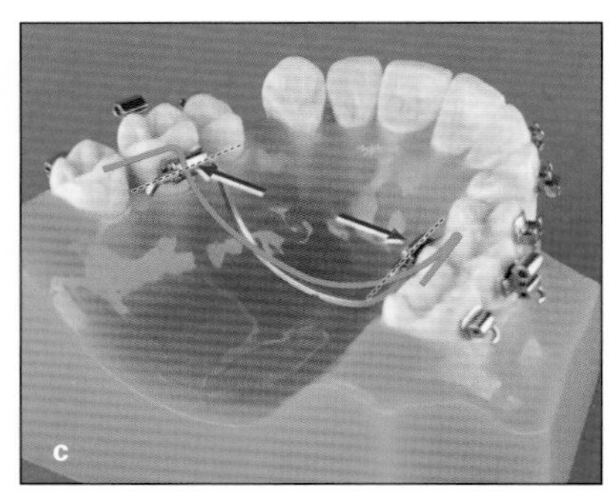

图12-43 使用理想形状进行双侧扩弓，前向插入（a）和后向插入（b），在殆面观上，二者产生的力矩方向相反。垂直放置TPA，平行扩弓时不会产生力矩（c）。（a和b）设计力和力矩相关联扩弓。（c）设计力和力矩分离式扩弓。

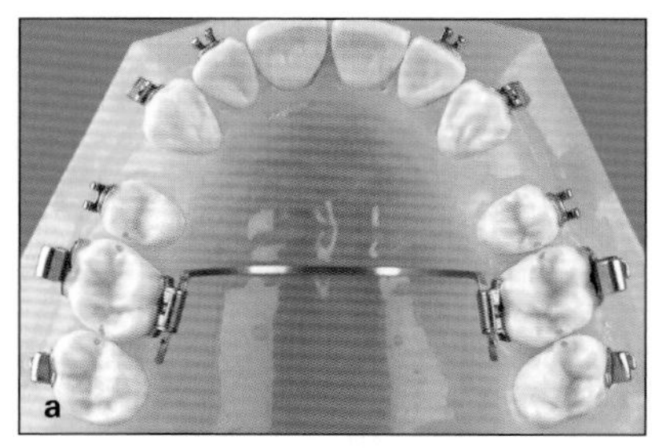
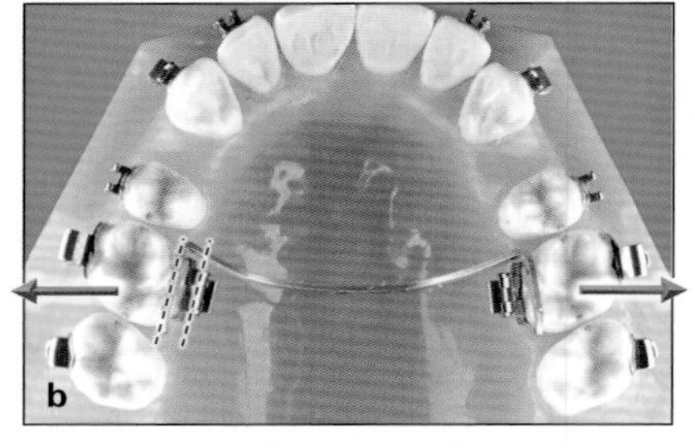
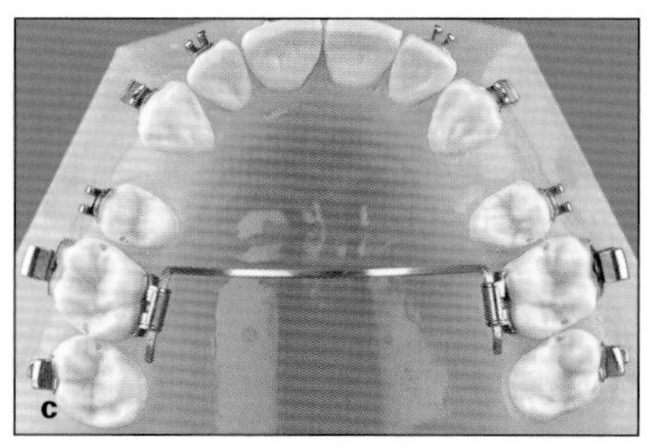

图12-44 分离式TPA。（a）被动形状。（b）模拟（未激活）形状。注意，弓丝和托槽是平行的（虚线）。（c）一旦插入，在殆面观上看，只存在力（无力矩）。

与托槽平行（图12-44a和b）。插入TPA后（图12-44c），由于在牙阻抗中心处只有力的作用而没有力矩，牙齿只发生平移。如图12-44c所示，牙齿移位到颊侧。在这个应用中，理想形状提供了正确的力系统。此外，在整个作用过程中，0mm的*M/F*比是恒定的。圆丝（例如0.032英寸β-钛丝）截面小和弹性模量低，能够降低力的大小，并能更持久地传递力，因此在治疗时使用圆丝是更理想的。如果是这样，未激活形状应该比所需的平移量更宽。当达到理想宽度时，TPA换为被动舌弓。

双侧旋转

许多患者都需要磨牙旋转（绕y轴旋转）。磨牙可以单颗旋转，或者通过旋转牙弓的部分结构来改变整个牙弓的形状。马蹄形舌弓和TPA产生力偶旋转的机制是非常不一样的。首先，让我们探讨马蹄形舌弓，它既可用于上颌牙弓，也可用于下颌牙弓。

为了旋转双侧磨牙（本例中磨牙为近中颊向扭转），在被动形状上施加力偶进行模拟（图12-45）。图12-45a展示了舌弓未激活形状（或模拟形状）。在模拟过程中，舌弓各截面所受的弯矩相同；因此，整个舌弓从一端到另一端均匀弯曲。双侧旋转舌弓与双侧缩弓舌弓形态看起来相似（图12-36）。二者的形状都具有一定的弧度，这可能暗示磨牙会发生远中舌向旋转的效应；然而，这种均匀弧度的形状仅形成双侧近中颊向的力矩（图12-45b）。这种受外力驱动的形状，与理想舌弓形状不同，只是使磨牙近中颊向旋转。在图12-45b中，宽度稍有变化，表明已经通过了牙移动的最优区域。当牙齿到达目标位置时，舌弓应被移除并进行修整作为被动维持用。对于这种类型的牙移动，使用0.032英寸圆β-钛丝是一种很好的选择。模拟应用力偶，未激活形状应该更窄。硬度较低的钢丝，力矩更低，力的作用更为持久，同时增大了最优力范围。对于应用颊侧矫正器排齐牙列，正畸医生早已

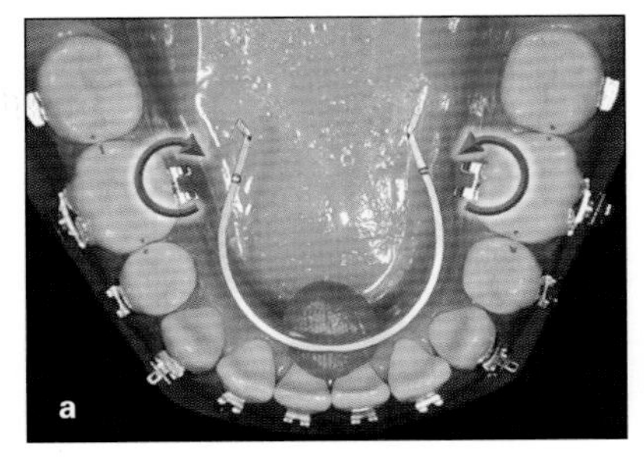
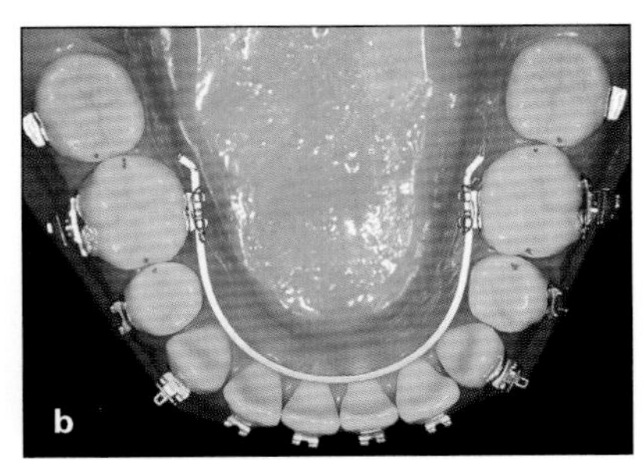

图12-45 使用下颌舌弓旋转双侧磨牙。（a）模拟（未激活）形状。弓丝的每一部分都需要均匀弯曲。（b）一旦插入，初始只产生力矩。

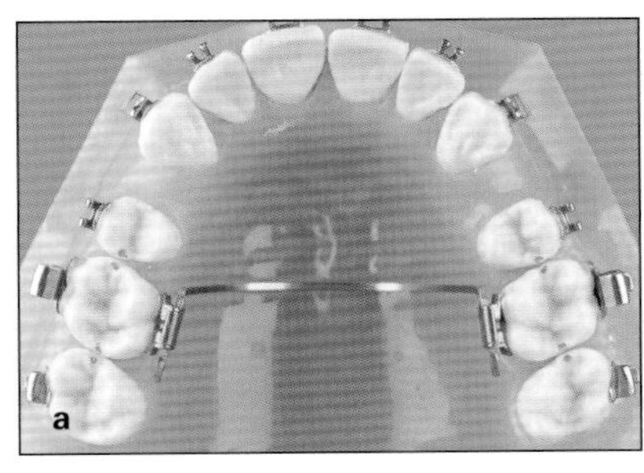
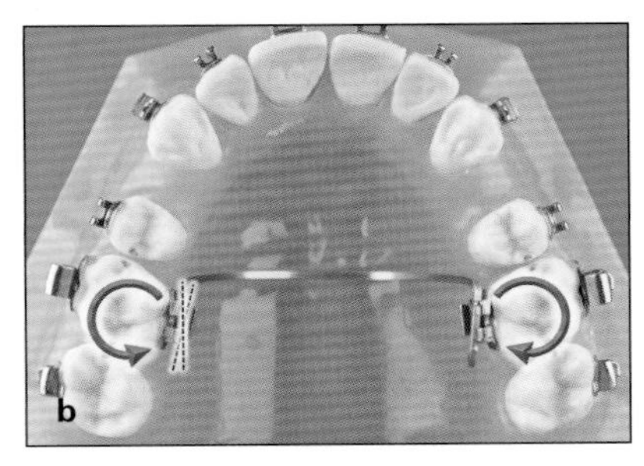
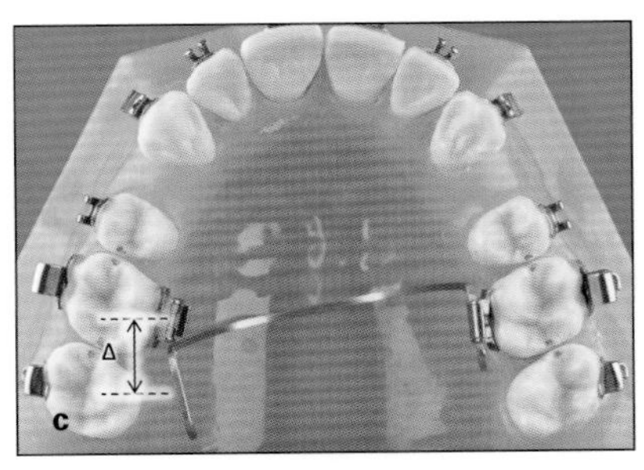
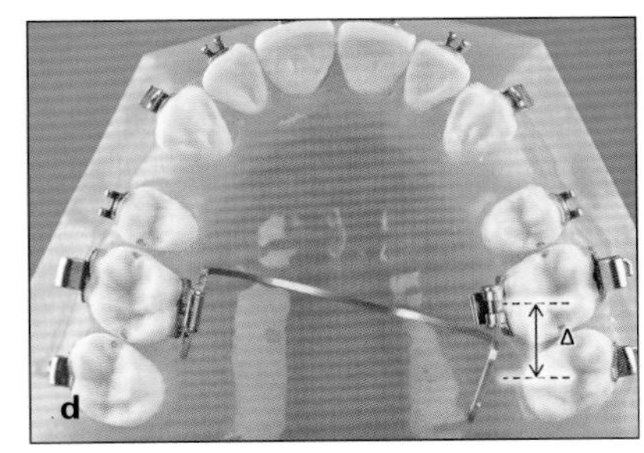
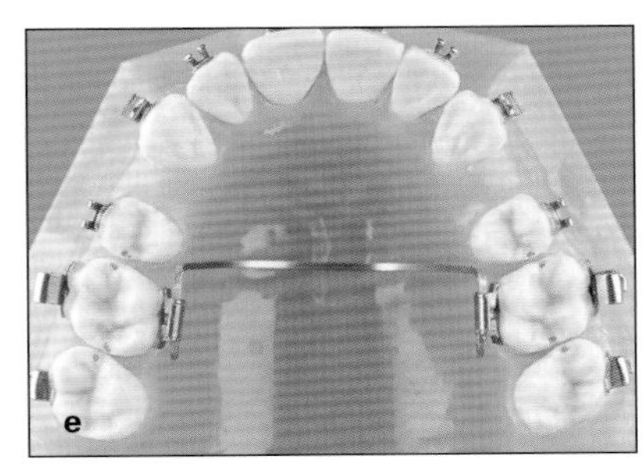

图12-46 使用上颌TPA旋转双侧磨牙。（a）被动形状。（b）模拟（未激活）形状。在这种舌弓设计中，力驱动型和形状驱动型二者的形状在殆面观中看起来一样。双侧水平臂与托槽的交叉角度应相同。（c和d）如果因角度太小无法比较，就只放置一侧，测量对侧距离（Δ），在另一侧依次重复。（e）放置后，磨牙发生旋转并保持原来的宽度。

知道需要使用硬度更低的钢丝和使用更小的力量；但是，传统应用舌弓时依旧选择刚性强以及力大的材料。

应用TPA旋转双侧磨牙，需要完全不同的未激活形状（图12-46）。TPA的游离端横穿过于舌侧托槽的中心，双侧形成角度相等。注意，未激活力驱动形状与形状驱动法形状相似。当力和力矩分离式出现时，类似于理想弓形的结构会起作用。弓丝与托槽间的成角会产生力矩，同时平行的线性位移会产生力。这是一例特殊的病案，根据先前的预测，直丝或是理想弓会起作用。

首先，制作TPA（图12-46a），并模拟力系统（图12-46b）。模拟确定TPA未激活形状，将其放在磨牙托槽上并检查几何形状。应保持托槽中心处牙弓宽度（图12-46b）。TPA臂端与双侧槽沟的角度应该是相同的。如果这种方法很难评估角度，可以只将TPA的一侧置入托槽内，测量另一侧游离端到对侧磨牙托槽的距离（Δ）（图12-46c）。在另一侧也重复这个过程（图12-46d）。这时，两边的距离应该是一样的。注意在放置TPA后，磨牙发生旋转并保持原来的宽度（图12-46e）。

在被动TPA上模拟磨牙近中颊向旋转，弓丝通过扭曲产生的主要形变会发生在TPA蓝色区域（图12-47）。TPA垂直臂的扭曲不会改变牙弓的宽度。相比之下，马蹄形舌弓上的任何弯曲变形都会导致牙齿宽度的变化以及发生牙齿的旋转。

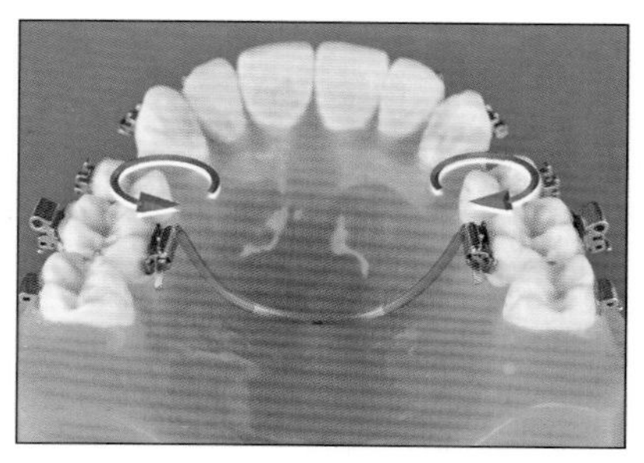

图12-47 在双侧磨牙旋转过程中，TPA的弹性形变大部分发生在弓形蓝色扭曲区域。

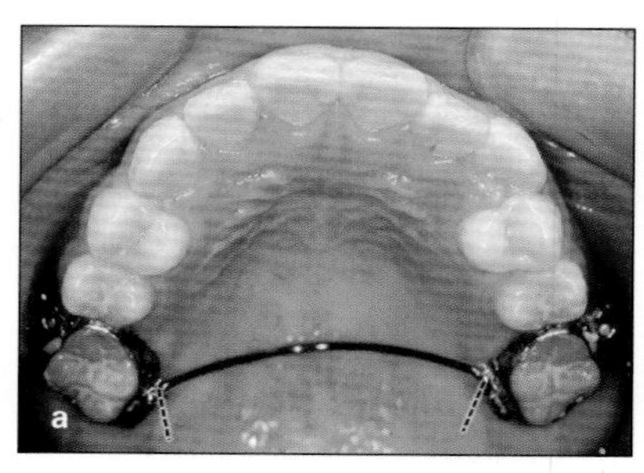

图12-48 （a）两颗磨牙都是近中舌向严重旋转，所以一开始不能放置颊侧弓丝。（b）通过使用TPA，磨牙单独发生旋转。

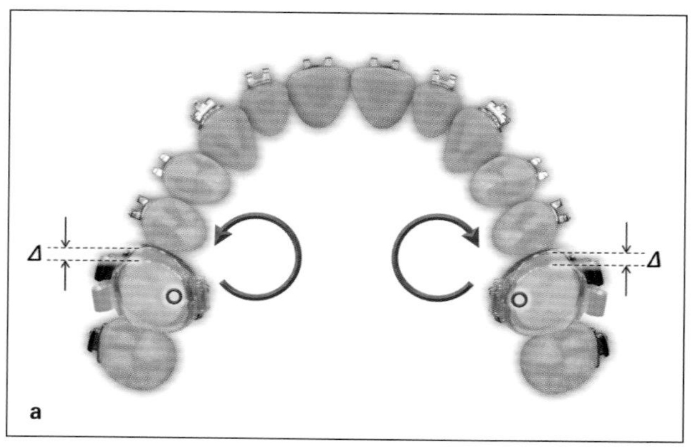

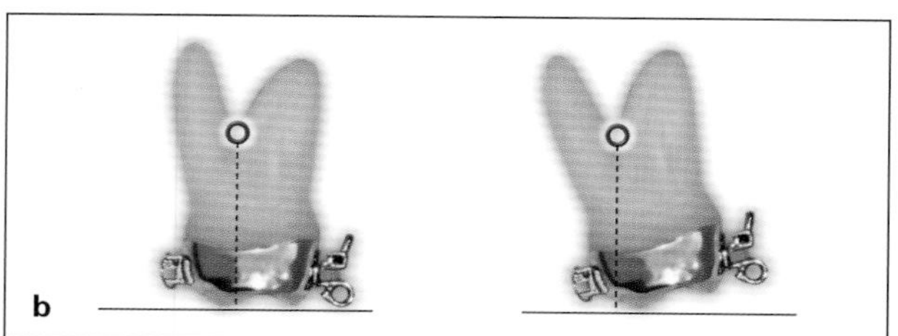

图12-49 （a）磨牙的阻抗中心位于中央窝的舌侧，磨牙围绕阻抗中心旋转，尽管阻抗中心并没有向远中移动，但磨牙的近中接触区向远中位移。（b）因为舌根粗大，舌根向舌侧分叉以及磨牙颊倾，上颌第一磨牙阻抗中心的位置可能会偏向舌侧。

图12-48a中的两颗磨牙都是近中舌向严重旋转，所以一开始不能放置颊侧弓丝。使用唇侧托槽排齐牙列可能会导致副作用，特别是牙弓宽度扩大。跨颌的交互机制能更有效地解决这个问题；然后，再在牙齿唇侧安放托槽，完成上颌牙列的排齐。磨牙独立于其他牙齿发生旋转（图12-48b）。这种方法的优势在于磨牙阻抗中心处发生单纯的旋转。

由于磨牙的阻抗中心位于中央窝的舌侧（图12-49b），所以磨牙围绕阻抗中心旋转时尽管阻抗中心并没有向远中移动，但磨牙的近中接触区会发生远中位移（图12-49a）。这种远中移动有助于Ⅱ类错𬌗畸形的矫正。当末端回弯后，伴有磨牙旋转力矩的唇侧连续弓丝不会允许颊管向远中移动，因此会抑制该运动。上颌第一磨牙上的阻抗中心位置偏向舌侧，可能是由舌根较大、舌根向舌侧分叉和磨牙颊倾造成的（图12-49b）。

关联型与分离型TPA的应用

在上颌牙弓，如果牙齿需要进行单纯旋转运动，TPA比马蹄形弓更具有优势。在使用TPA时，其力系统表现为力和力矩分离，因此可以简化弓形的弯制。TPA也适用于水平向的平行扩弓或缩弓。在TPA上进行横向平行弯曲，牙齿上只会受到1个力的作用；进行1个角度弯曲，就只会获得1个力矩。与此相反，马蹄形弓作用时，力和力矩是联合产生的，所以磨牙无论是要进行单纯平移还是单纯旋转运动，可能都需要对弓形进行线性位移和曲度的复杂弯制。因此，对于牙齿仅需要单纯平移或旋转运动时，分离机制应用会更简易。

很多时候，我们可能既需要力偶来旋转磨牙近中颊向，同时也需要1个力在水平向上增加牙弓的宽度。从近中插入平行于托槽的马蹄形弓（图12-43a）可以为此提供相应合适的力矩（磨牙近中颊

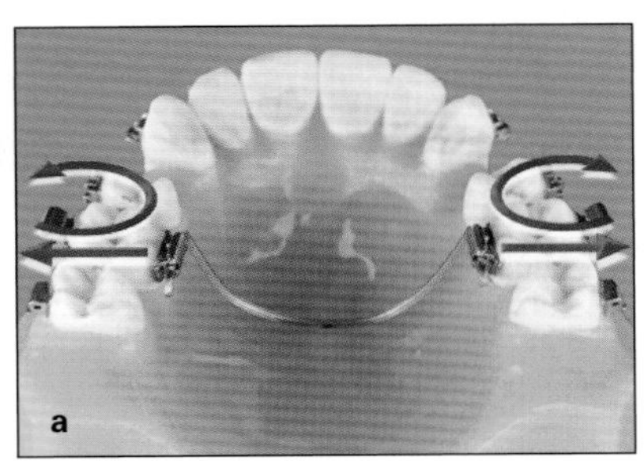

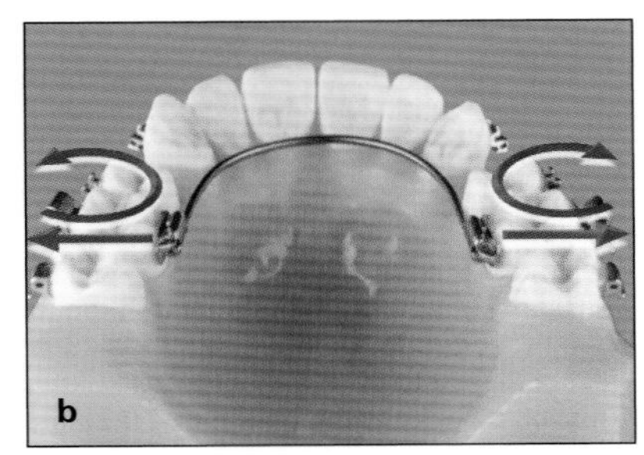

图12-50 如果上颌牙弓需要进行单纯旋转或扩弓，在𬌗面观上TPA（a）优于马蹄形弓（b），这是因为TPA存在力和力矩的分离。

向）和力，我们称其为“构型一致”。如果马蹄形弓的弓形顶端朝后（图12-43b），其在磨牙上产生的力矩是近中舌向，与理想形状方向相反。由于方向错误，我们称其为“构型不一致”。在图12-50中，我们需要的力系统用红色箭头表示。图中显示了2个舌弓：TPA（图12-50a）和马蹄形弓（图12-50b）。𬌗面观上TPA的力与力矩产生是分离的，因此在这种情况下，TPA是更好的选择。力矩-力分离型矫正器是最有效的应用装置，因为它对力和力矩是分别控制的，在牙移动的全部过程中也更容易确定和维持正确的弓形（正确的力系统）。虽然构型一致的马蹄形弓，既会产生力，也会提供与理想弓形相同、方向正确的力矩，至少能提供方向正确的力和力矩；然而，在传递平衡的力和力矩过程中，它不能给出正确的M/F比。因为力和力矩的产生是相互关联的，因此不能对二者进行单独控制。因此，难于精准调控。从弓形的尖端到托槽的距离越大，*M/F*比就越大。

从三维空间上进行思考，可以明确看出，具有分离机制的TPA是一种简单且容易应用的装置。从后方观察双侧第一磨牙（图12-51a）。想要以磨牙根尖为旋转中心从而颊倾磨牙，这就需要1个颊向力以及根颊向转矩的力偶（红色箭头）。如果根颊向转矩增加，就可能发生磨牙的平移。

让我们首先来看看TPA的使用，其理想弓形为绿色弓形，臂端与磨牙托槽平行，并位于托槽的颊侧（图12-51b）。现在应用蓝色的激活力缩窄TPA并将其插入托槽内，这时不仅需要1个力（图12-51c），还需要1个力矩，为了使其能插入托槽内还需要增大力值（图12-51d）。它会正确产生与构型一致的非激活力和力矩（图12-51e）；在以理想弓进行分析时，我们不能确定确切的M/F比，但可以确保方向，将这种构型识别为关联型矫正器。舌弓的臂端与颊向扩弓的形状平行，这会增大颊向力和根颊向转矩。*M/F*比取决于许多参数，例如牙弓的垂直高度；如果想通过这种舌弓以根尖作为旋转中心来控制牙齿的倾斜，尽管力和力偶的方向是有效的，那也纯粹是运气而已。

图12-52展示的是力与力矩的关联。让我们弯制1个被动TPA以维持弓形的宽度。弓丝插入托槽的部分弯制根颊向转矩扭曲（扭矩）（图12-52a）。当试验激活时，弓丝会发生弹性扭曲（图12-52b中蓝色弧形箭头），牙弓将会扩宽。在托槽上的这种弓丝扭曲会产生转矩（力偶）以及伴随的颊向力（图12-52c）。因此，在弓丝上施加扭曲（扭转角度）会产生颊向力和根颊向转矩的关联。

弯制舌弓形状，产生力和力偶，并不简单。我们可以通过应用非激活力系统来模拟弓形；然而，要使舌弓能同时作用力和力矩，并不是一件容易且精确的事。如果在错误的位置上弯制根颊向转矩，那么颊向力或颊向转矩将发生错误的改变。从理论上讲，TPA和马蹄形弓都可以传递同一正确的初始力系统（图12-53）。实际上，在这个需要施加颊向力和根颊向转矩例子中，更适用的舌弓形状是马蹄形弓而不是TPA。此时，应用马蹄形弓，力会从力矩中分离出；施加力偶不会改变弓形的宽度。另

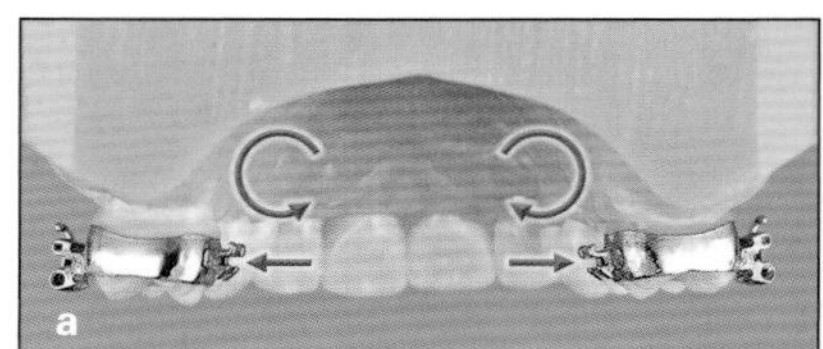

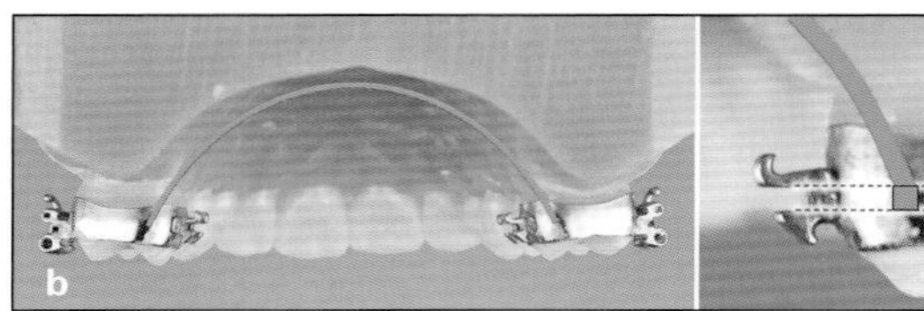

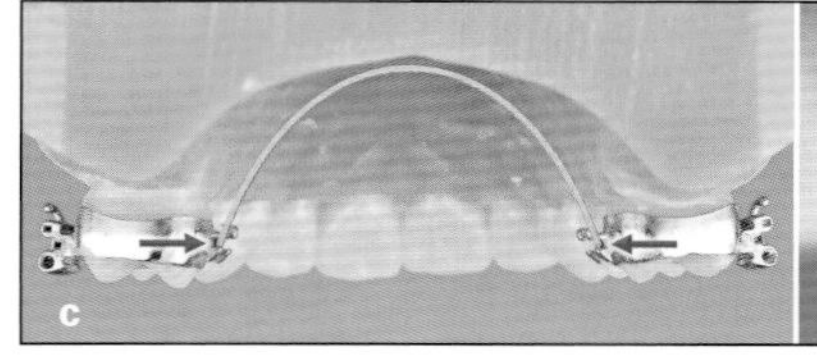

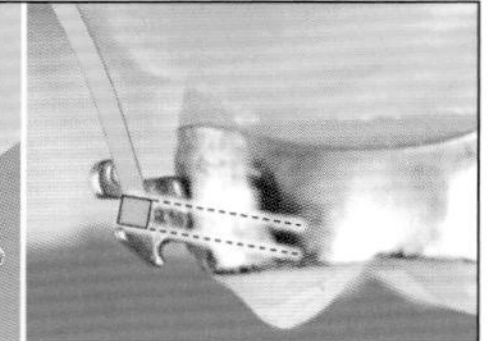

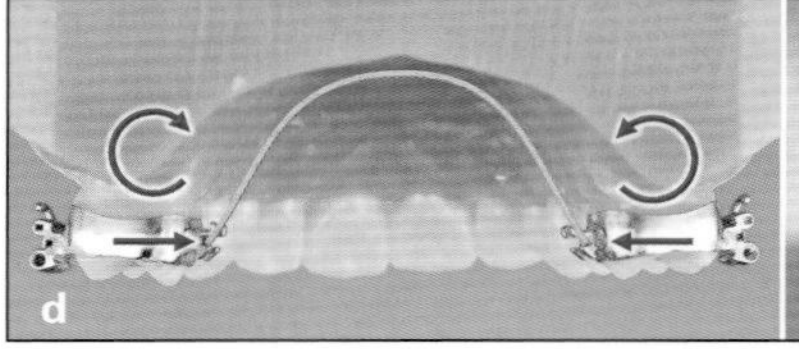

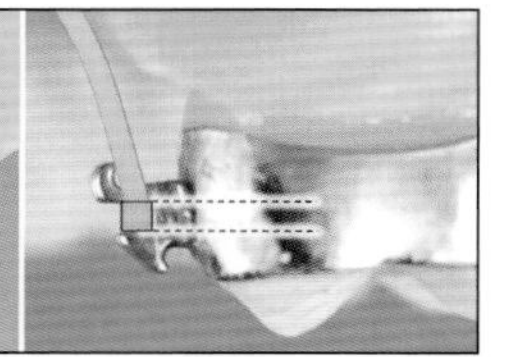

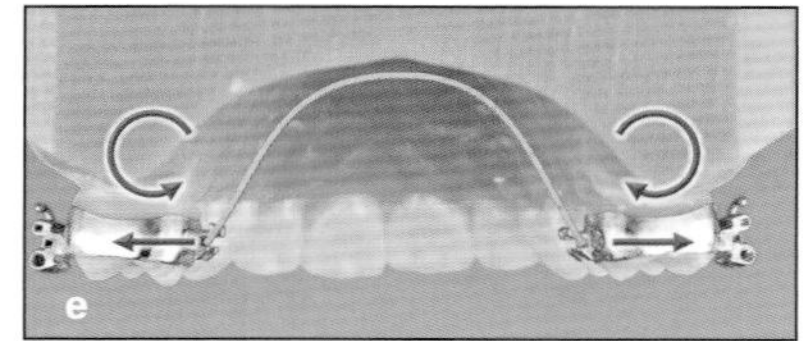

图12–51 后视图上力和力矩关联型TPA。（a）希望磨牙以根尖作为旋转中心向颊侧倾斜。所需要的非激活力系统是以红色箭头作为标识。（b）在不考虑力系统的情况下，将TPA制作成1个理想形状（绿色），其臂端位于磨牙托槽的颊侧且平行于托槽。（c）现在施加蓝色激活力缩窄TPA。注意，弓丝的臂端会与托槽形成1个角度（第三序列弯曲）。（d）放置时不仅需要舌向力，还需要根腭向转矩。（e）它会正确产生关联型的非激活力与力矩。因为力和力矩的方向是正确的，所以它是构型一致的；然而，我们不能确定确切的*M/F*比。如果想要增大根颊向转矩，需要对弓丝增加扭曲，舌弓的宽度会增大，因此这将增大颊向力。对于这种关联型装置，精确控制*M/F*比是困难的。

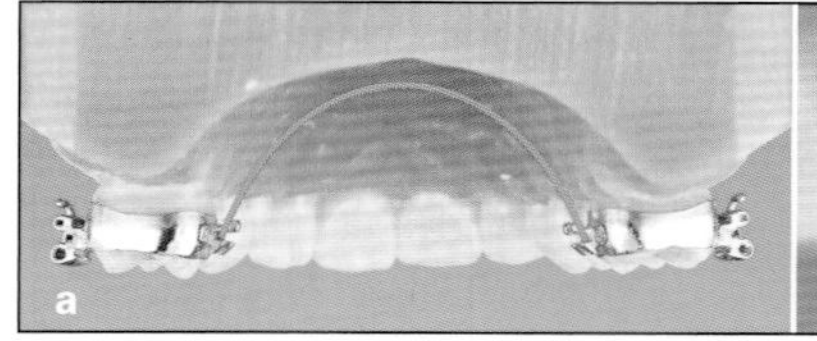

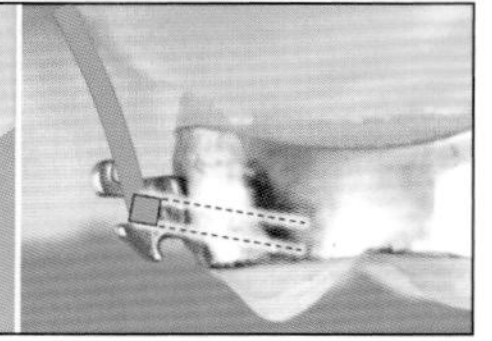

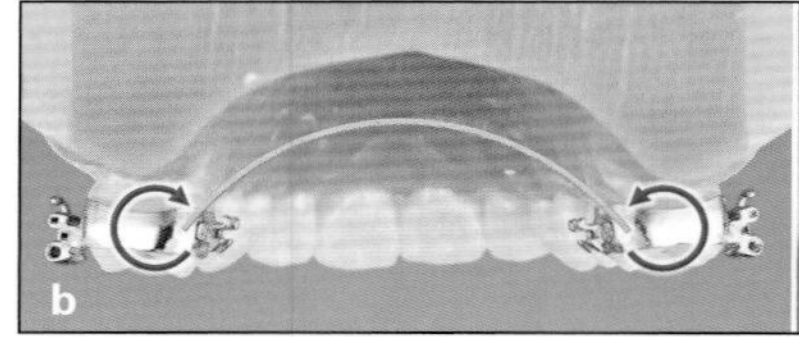

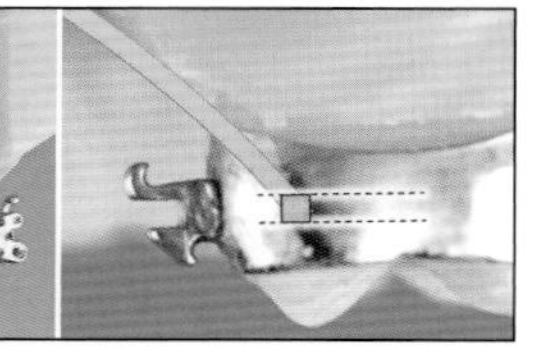

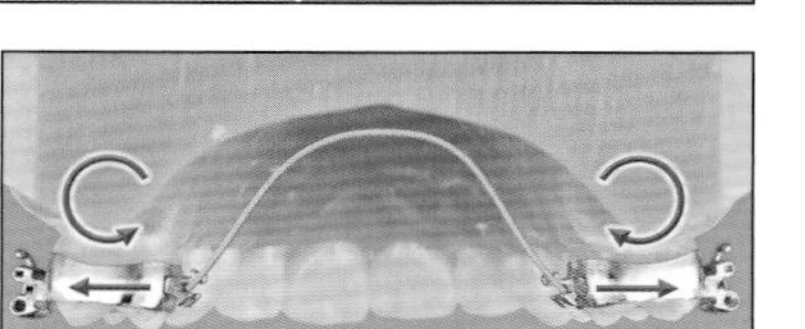

图12–52 TPA扭曲对牙弓宽度的影响。（a）插入前，弓丝与托槽宽度相同。（b）试验激活过程中，弓丝发生弹性扭曲（蓝色弧形箭头），弓形会扩宽。（c）因此，在牙弓上弯制扭转角度会产生相关的颊向力和根颊向转矩。

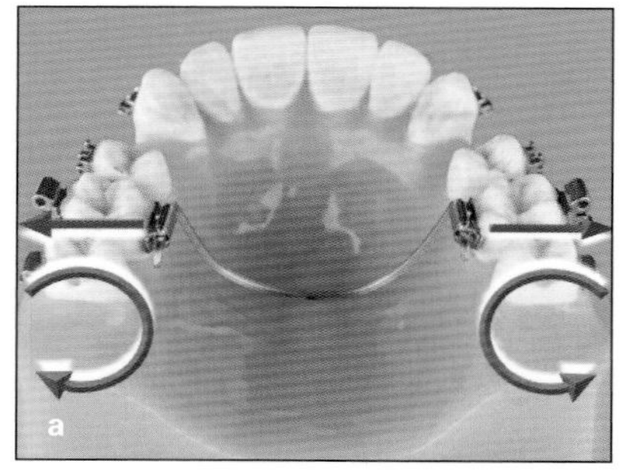

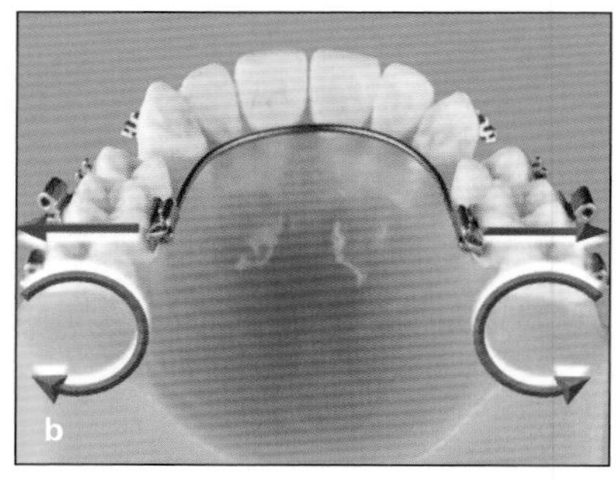

图12–53 TPA（a）和马蹄形弓（b）舌弓在理论上开始都可以传递相同正确的初始力系统。实际上，施加颊向力和根颊向转矩更好的弓形是马蹄形弓，因为它的设计将扩弓或缩弓力从转矩中分离出来。微调可以完成，因为增加转矩不改变弓形的宽度。

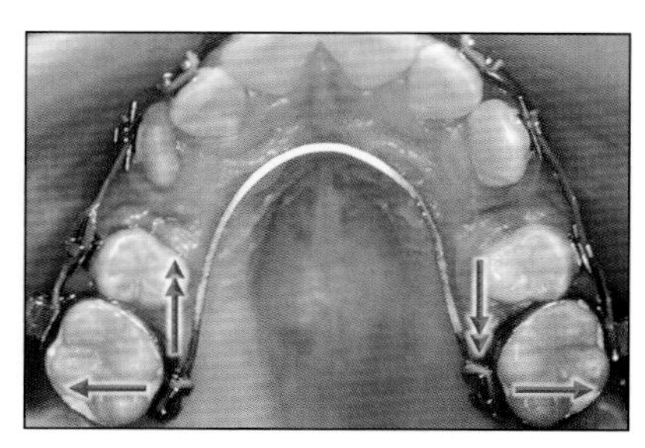

图12–54 马蹄形弓通过倾斜根尖已被用于扩大上颌后段的宽度。扩弓力和力矩（根颊向转矩）作用于磨牙上。在这种类型的应用中，力和力矩是分离的；因为力和力矩是独立作用的，所以更容易操作。

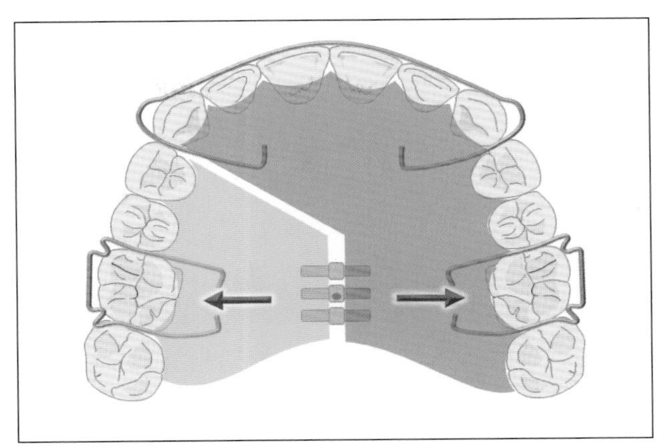

图12-55 一种常见的支抗方法是用较多牙齿的牙弓段去对抗较少牙齿的牙弓段；然而，这种方法很少奏效。

外，TPA（图12-53和图12-54）的应用效果与垂直U形关闭曲完全相同，这将在第13章详细讨论。由于TPA的高度和托槽间距（弓宽）的个体变异性较大，很难对TPA形状进行标准化，因此力和力矩也难以预测。同时为了增加移动牙根的力矩而增大弓丝游离端的扭曲，也将导致其相关水平向力的变化难以预测（图12-53a）。对于马蹄形弓（图12-53b），力和力矩是独立作用的（分离的），因此更容易修改力系统。如果磨牙是倾斜的，而需要磨牙进行移动时，可以减少力值并维持一定量的力矩和/或在不改变力值（牙弓宽度）的情况下通过扭转弓丝游离端增加力矩。应尽可能选择力和力矩分离机制的应用，因为它们减少了力系统的不确定性，使牙移动变得更可预测。

选择马蹄形弓（图12-54）扩展上颌后段牙弓。目标是让磨牙以其根尖作为旋转中心做倾斜运动。需要在双侧磨牙施加颊向力和根颊向转矩。马蹄形弓的设计应该保持简单；注意，整个弓丝在一个平面上，而不是进入腭穹隆。如果不在一个平面，任何力矩都可以改变弓形宽度。在托槽处，增大*M*/*F*比可以使磨牙平移；这种类型的激活应该小心进行，因为颊侧骨板是薄的。对于年轻患者，如果力系统从正面观看接近平行，且倾斜最小，则在扩弓的过程中，腭中缝可能被打开。

不对称应用

单侧扩弓或缩弓

力平衡定律告诉我们，单侧扩弓时作用在左右侧磨牙的水平力值是相同。一种常见的非对称扩弓是用较多牙齿的牙弓段去对抗较少牙齿的牙弓段（图12-55）。然而，在实践中这种方法很少奏效，因为其很难控制力值从而使支抗侧处于牙移动阈值范围以下。这里描述的方法是使舌弓在牙弓左右两侧产生不同的力矩，以实现单侧扩弓或缩弓。两种提供差动力矩的方法是可行的。

第一种方法是施加双侧斜形扩弓力，使作用力线穿过一侧的阻抗中心，而另一侧则接近冠方（图12-56）。非激活力图（图12-56a）显示了力相对于两侧阻抗中心的作用线方向。这是理解支抗机制原理最合适的图。图12-56b中黄色箭头所示的是左侧磨牙托槽处的等效力系统。左侧支抗牙向外侧移位并压低。在牙周膜上更均匀的应力分布可以防止支抗丢失。右侧磨牙应力分布较大，因为托槽处的单一力产生较大的力矩，使磨牙向颊侧倾斜，所以它就迅速地向颊侧倾斜。不良的副作用是右侧磨牙的伸长；然而由于力的垂直分量很小，咬合力就可以使磨牙的伸长量最小化。非激活力图的基本原理是矫正系统的等效力平衡，因此所有的力和力矩之和必须为零。简洁起见，这里省略了矫正器的等效力平衡图。由于矫正器处于平衡状态，托槽上的

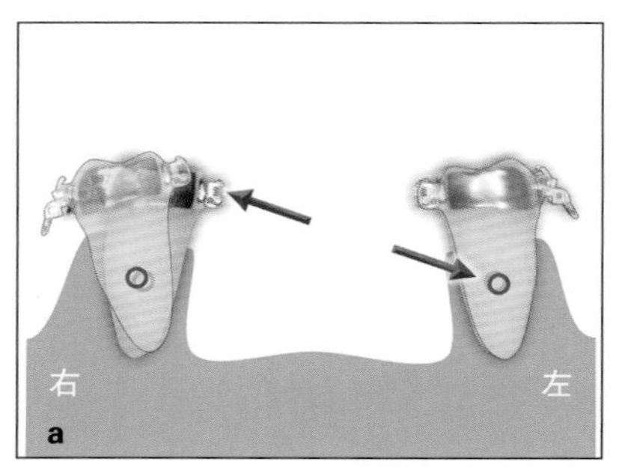

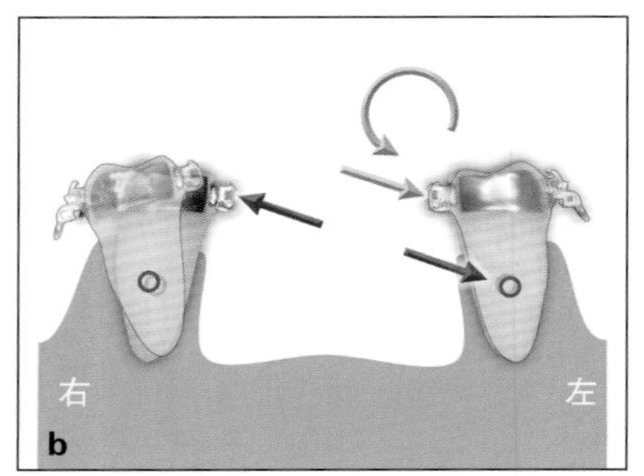

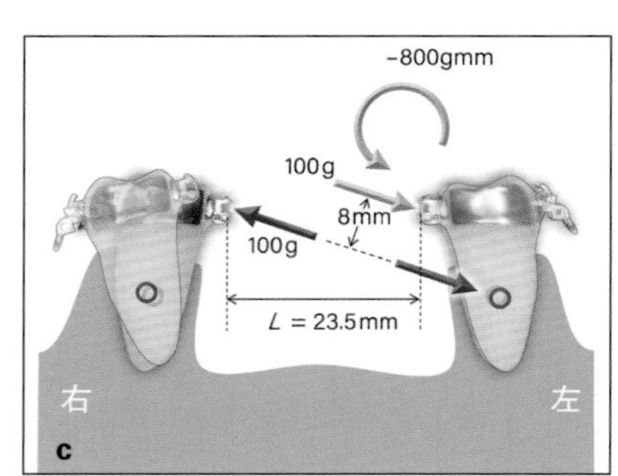

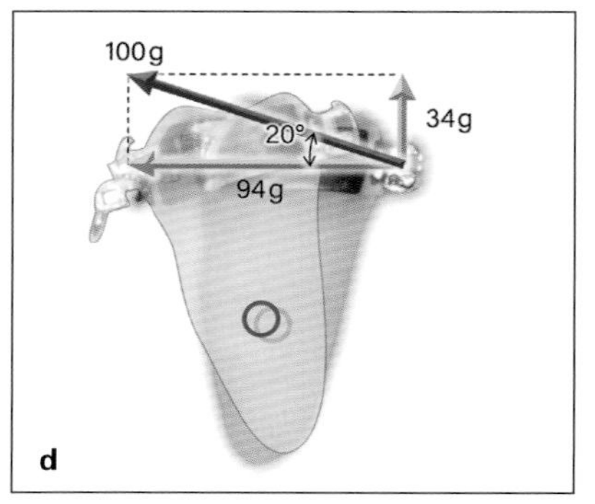

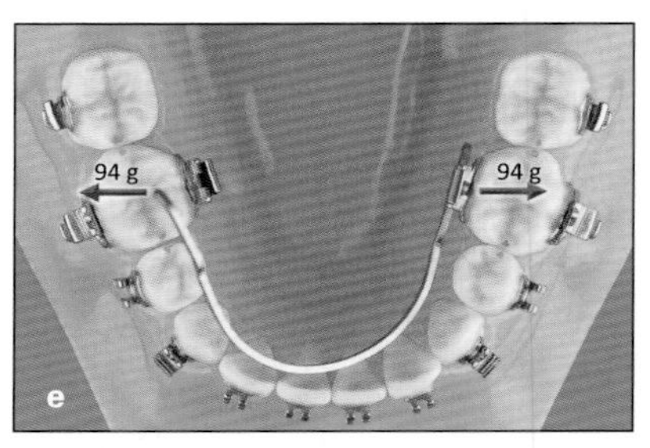

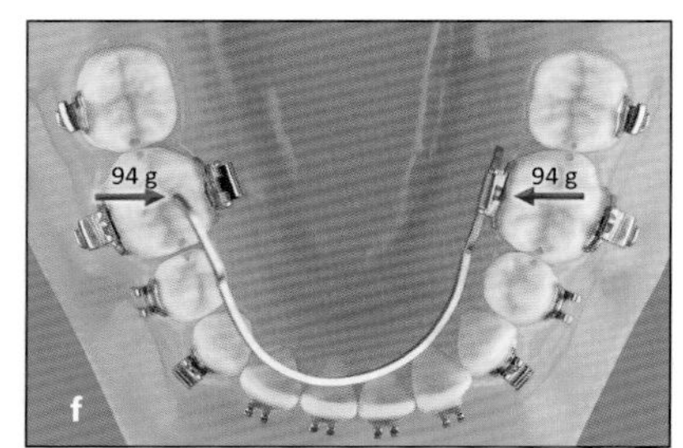

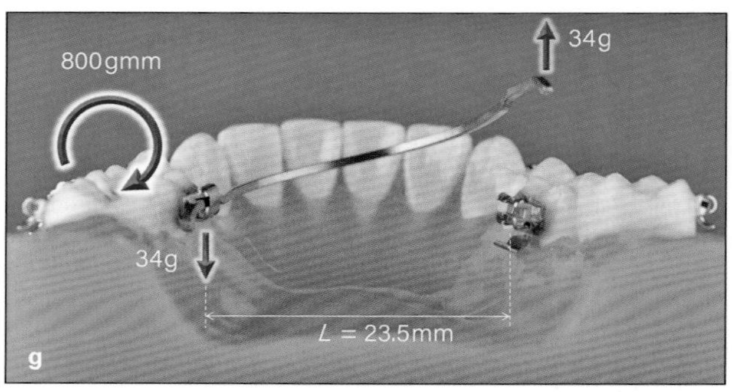

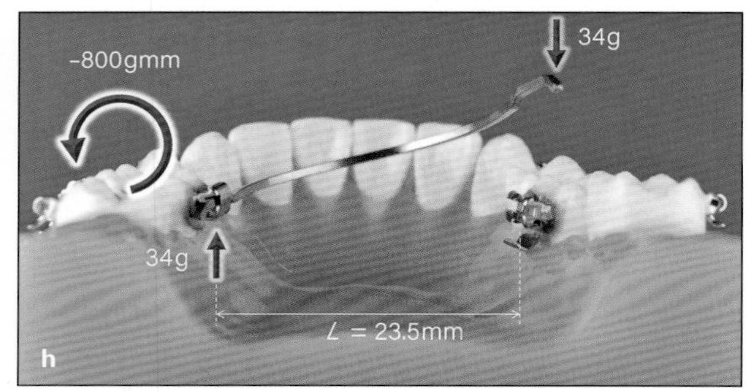

图12-56 通过阻抗中心处的力矩进行单侧扩弓（方法1）。（a）力作用线一侧穿过支抗处阻抗中心（左侧），另一侧接近下颌舌向反殆（右侧）的冠方水平。（b）磨牙托槽处替换等效力系统（黄色箭头）。右侧磨牙发生倾斜移动，左侧磨牙发生平移。（c）任意100g扩弓力在左侧磨牙进行平移需要800gmm的力矩。（d）模拟分两步进行：先进行水平向力激活，之后是力矩垂直激活。因此，力被分解成垂直向分量和水平向分量（黄色箭头）。（e）使用测力计，通过磨牙处水平向分量力模拟形状，去激活形状就产生了。（f）试验激活。按蓝色箭头方向应用测力器进行微调。（g）通过磨牙垂直向分量力模拟力矩所需的去激活形状。（h）试验激活。按蓝色箭头的方向应用测力器。需要34g的垂直力才能产生800gmm的力矩。

所有力之和为零，因此阻抗中心处的等效力之和也为零。

磨牙阻抗中心位置是从托槽进行测量的，而阻抗中心位置会因个体而发生变化，例如牙根长度、形状、倾斜度和托槽的龈殆向位置。因此我们必须考虑到托槽上置换力系统，同时舌弓也在托槽处进行调改。根据牙齿倾斜度和形态微调激活舌弓（改变等效力系统），这是获得成功治疗所必需的。因此，有必要先根据阻抗中心位置制订计划，然后再确定托槽上需要什么力系统。下面将阐述如何将这些原则转化为临床实践。

图12-57 在模拟过程中，弓丝的蓝色区域（a和b）会发生扭曲，红色区域（c）会发生弯曲。（d）模拟后，舌弓右侧游离端与托槽间会有1个第二序列弯曲（轴倾）成角。

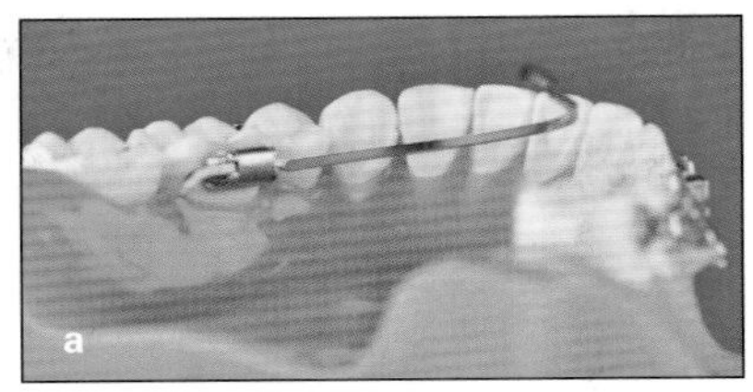
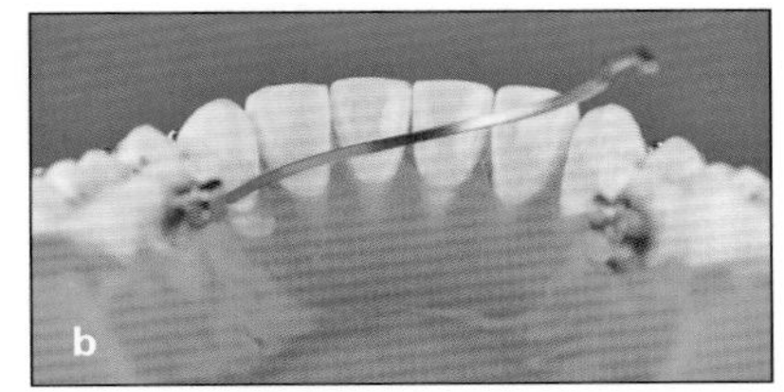
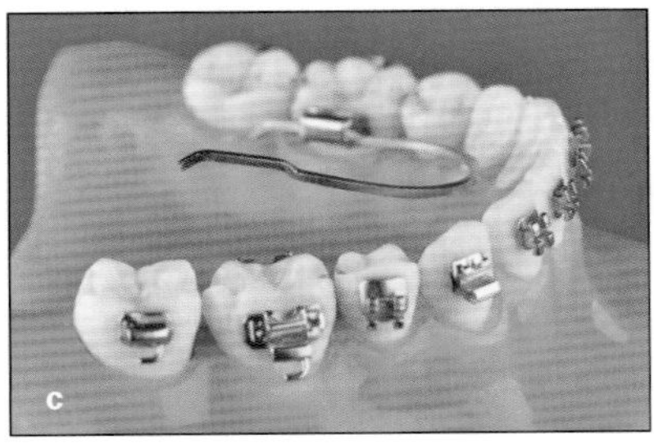
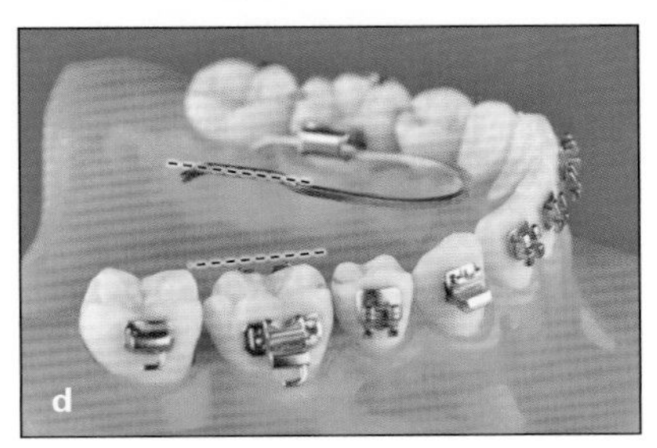

使用力进行单侧扩弓（方法1）

第1步：建立有效的力系统

绘制一张良好的力图对于设计有效的力系统是有益的（图12-56a）。图12-56b中所示的磨牙托槽上黄色箭头所示的力系统等效为左侧磨牙阻抗中心处红色斜向力。任意选择使用100g的扩弓力。测量托槽间距离为23.5mm，托槽到阻抗中心的距离为8mm，因此需要在支抗磨牙上施加800gmm逆时针方向力矩（图12-56c）。形状模拟需要在水平向和垂直向（分别）进行，因此将力分解为垂直分量和水平分量（图12-56d）。

第2步：进行水平向模拟

进行水平向力模拟。如前所述，通过模拟确定去激活舌弓形状。弓丝需要将力和力矩传递到牙齿上，因此弓丝成形更为复杂。而同时垂直向和水平向力以及力矩在这种类型是分别进行的，所以成形是通过一系列步骤依次完成的。进行被动舌弓的水平扩弓模拟（图12-56e）。测力计测量扩弓力为94g。

一个精准的水平向去激活形状被制作而成，其形状与模拟相同，并通过试验激活验证最终去激活形状（图12-56f）。

第3步：进行垂直向模拟

进行垂直向力模拟（图12-56g）。由于被动舌弓宽度为23.5mm，所以需要34g𬌗向垂直力。如果舌弓右侧游离端施加到牙上的力与咬合面的方向维持在90°，舌弓左侧约束端将发生扭转。使用钳子固定左侧的舌弓，在右侧使用测力器，测量转矩的垂直力。用测力器将右侧游离端向𬌗方压入。测得的垂直力乘以与对侧托槽间水平距离即为力矩（图12-56g）。网格纸有助于测量和记录弓丝形变量（图12-31f）。最后，通过试验激活确定形状（图12-56h）。应用模拟原理，可以很容易地形成力驱动舌弓。而其形状与理想弓形是不同的，医生不仅需要学会复制形状而且必须要理解其中的生物力学。

通过第2步和第3步的模拟过程已经明确了正确的未激活形状；而这里将进一步描述弓丝弯制的细节，包括舌弓上弯曲和扭曲的位置。被动舌弓经过扭曲和弯曲，形成了三维模拟形状。大部分弓丝扭曲发生在左舌侧托槽与舌弓尖端之间（图12-57a和b中蓝色区域），这是距力最远的区域。舌弓红色区域发生轻度弯曲（图12-57c）。通过在这些临界截面上弯制扭曲和弯曲，形成舌弓未激活形状。模拟后，舌弓右侧游离端与托槽成一定的角度（图12-57d），看起来可能会使右侧磨牙向前倾斜，但这并没有发生。

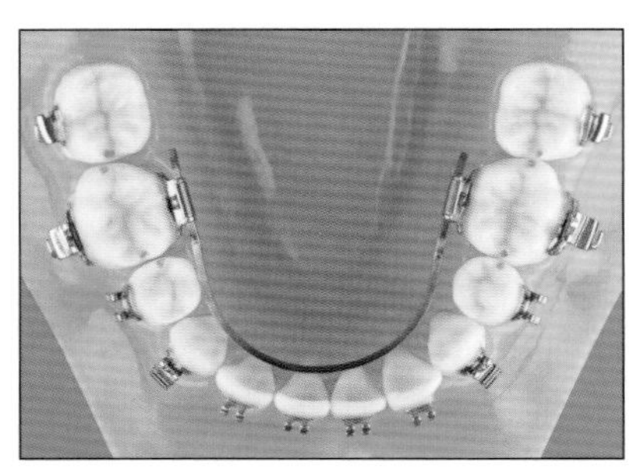

图12-58 将舌弓插入弹性Typodont后，红点显示左侧支抗侧的牙齿未发生移动。右侧显示为牙齿为颊向移动，不伴随任何旋转运动。

第4步：试验激活

在未激活形状完全形成后，进行一次试激活，检查力系统和舒适度（例如弓丝插入1个或多个托槽进行检查）。弓丝在激活过程中会改变其角度，因此使用力将舌弓右侧游离端末端水平推入右舌侧托槽内，不会出现第一、第二或第三序列角度（潜在力矩）；如果未激活形状是正确的，则可以迅速完成最后的插入。如果未激活形状不精确，则需要少量调整，直到右侧游离端在不需要施加扭矩的情况下与托槽贴合。磨削右侧游离端矩形边缘也可以保证不受3个序列弯曲的影响。

图12-58显示了在弹性Typodont上使用斜向力（支抗托槽上力和力矩）激活舌弓进行单侧扩弓的效果。红点显示左侧支抗牙齿未发生移动。右侧显示为牙齿颊向移动，不伴随任何旋转运动。通过咬合力以及磨牙阻抗中心间较大横腭向距离的机制优势将垂直向的副作用最小化。

使用力偶进行单侧扩弓（方法2）

方法2是直接在需要扩弓的磨牙上使用力偶进行单侧反殆的矫正。图12-59a显示的是阻抗中心处的有效力体系，其在托槽处等效力体系为图12-59b黄色箭头所标示。在这种方法中，倾斜患侧牙齿的力偶是由垂直力（而不是水平力）产生的。图12-59a中，未激活力图显示在右侧没有水平扩弓力，而替代的是力偶。红色箭头表示为穿过磨牙阻抗中心的力。右侧磨牙会绕着靠近右侧牙根阻抗中心处的长轴向颊侧倾斜。支抗是通过磨牙压低-伸长阻力提供的。与第一种方法一样，阻抗中心之间的距离很大，因此垂直力相对较小。

图12-59显示了舌侧托槽上的等效力体系。由于双侧磨牙需要受到两对大小不同、方向相反的力偶作用，所以情况会有些复杂。图12-59c中的力系统，只提供近似的力偶作用于患侧磨牙上，尽管它不是完美的治疗体系，但其更简单。因为垂直力未通过阻抗中心，所以会产生副作用；但其相对于阻抗中心产生的力矩却是有利于矫正不对称的。它们使磨牙向右侧移动。方便起见，通常选用图12-59c的力系统，只使用力偶。当右侧磨牙向患者右侧倾斜时，左侧磨牙也会向右侧移动。为了保持其位置，可在舌弓处进行补偿性扩展。

除了几毫米的扩展补偿外，未激活形状是很容易制作的，因为只需要在移动磨牙处进行力偶的弓形形变（以及垂直力）。在力偶侧用钳子固定舌弓，在另一侧以90°向弓丝的殆面施加垂直力，以模拟所需力系统的形状。在模拟过程中，会发生扭曲和弯曲。支抗侧的游离端位于托槽的殆方。通过使用测力器向下按压游离端弓丝臂测量力，直到达到所需的力水平。当正确的未激活形状完成后，将游离臂推到托槽水平，即可获得所需要的力系统。在这个例子中（图12-60），矫正所需要的力矩为1000gmm；因此，将弓丝插入左侧支抗托槽需要33g的垂直力（33g × 30mm = ~1000gmm）。图12-60a显示了插入舌弓后作用在牙齿上的所有力（未激活

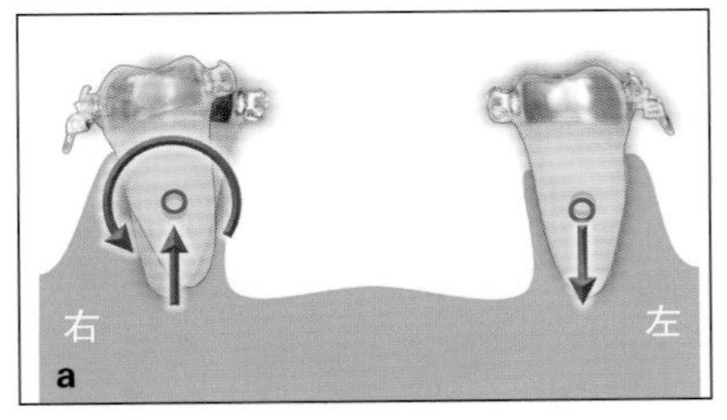

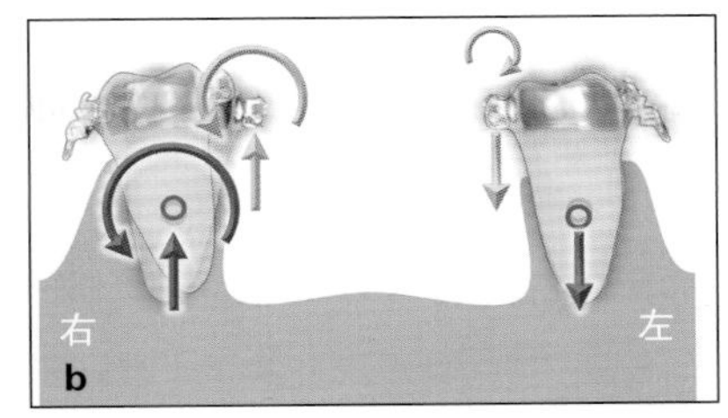

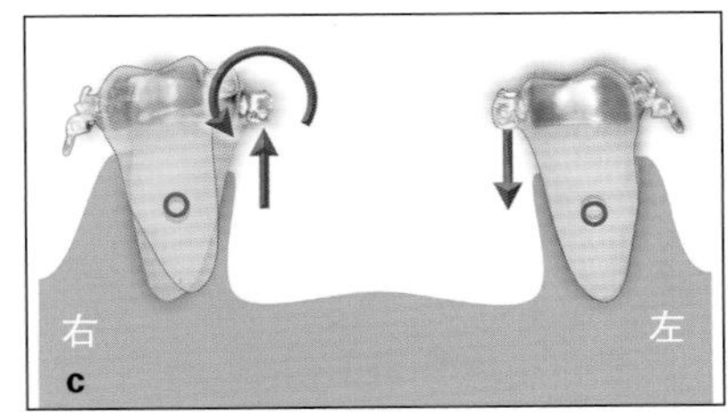

图12-59 在患侧使用力偶进行不对称扩弓（方法2）。（a）阻抗中心处的力系统，力偶使右侧磨牙向颊侧移动，垂直力起支抗作用。（b）托槽处的等效力系（黄色箭头）。（c）支抗侧托槽上没有力偶，其近似b中的力体系，是更简单的力体系。

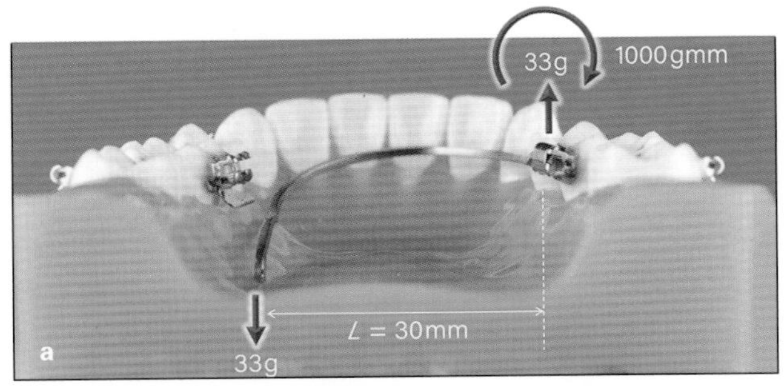

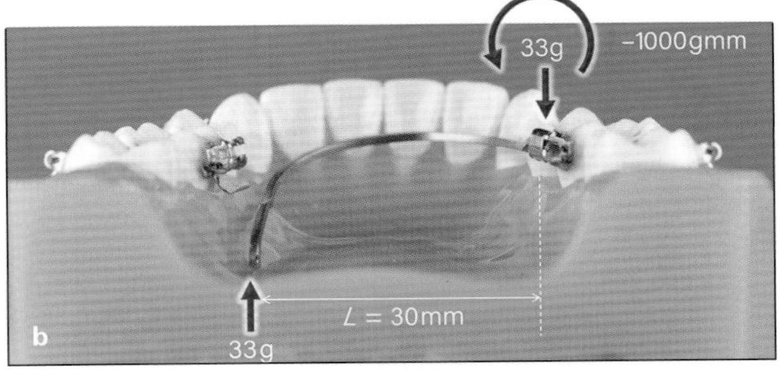

图12-60 （a）未激活力系统（红色）用于模拟正确的形状，计算出的垂直力用以提供所需的力矩。（b）试验激活。激活力系统通过在蓝色箭头的方向上使用测力器，微调形状。

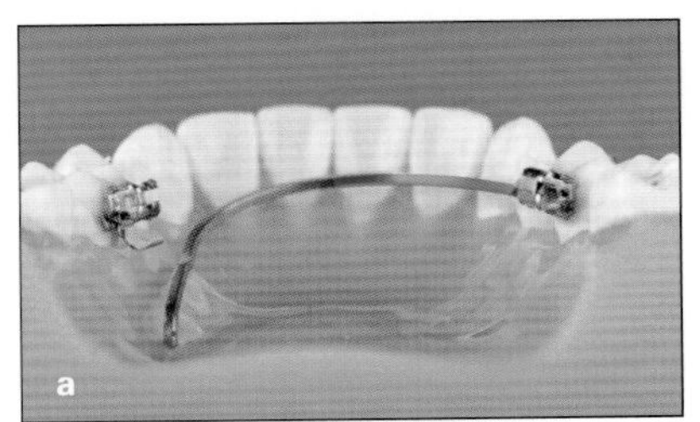

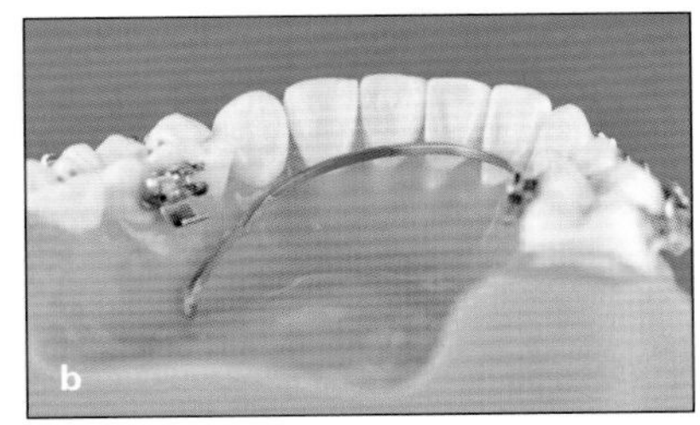

图12-61 在方法2，模拟阶段，弓丝绿色区域（a）发生扭曲，红色区域（b）发生弯曲。

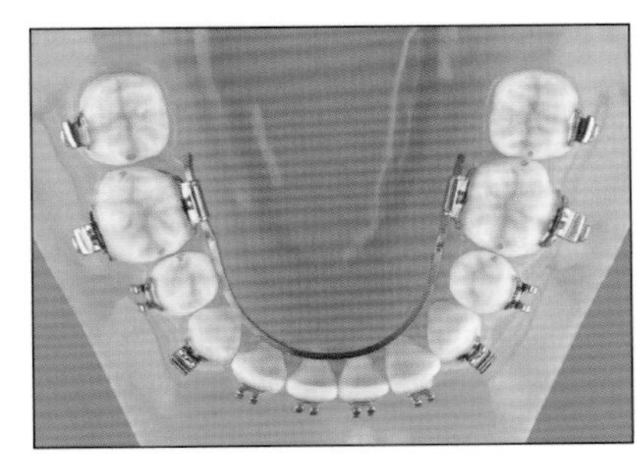

图12-62 应用方法2单侧力偶，模具上所示的效果。右侧磨牙向颊侧移动，左侧磨牙维持不动。注意，方法1（图12-58）与方法2无明显差异。

力）。如果所有的箭头都颠倒过来，就变成正确显示有效力系统的激活力图（图12-60b）。

这种简单的模拟方法（应用未激活力系统，观察舌弓形状变化）决定未激活形状，而这形状需要弓丝进行扭曲（图12-61a中绿色区域）和一些弯曲（图12-61b中红色区域）。垂直力的影响可以忽略不计；因此，图12-60a中左侧磨牙处压低力所导致牙齿的舌倾几乎不会发生。如果左侧磨牙发生舌倾，可以通过增加适当的力矩来补偿。有些人喜欢旋转非力偶侧的弓丝，以确保没有任何力矩从健侧的弓丝中传递出来。

图12-62显示了应用方法2的单侧力偶后Typodont效果。右侧磨牙向颊侧移动，左侧磨牙维持不动。注意，与临床预期相同，方法1（图12-58）与方法2（图12-62）无明显差异。方法1和方法2的选择取决于临床的可行性。一般来说，使用力偶（方法2）提

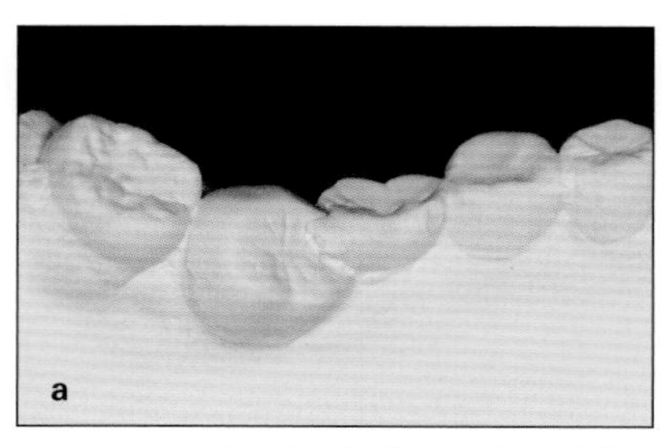
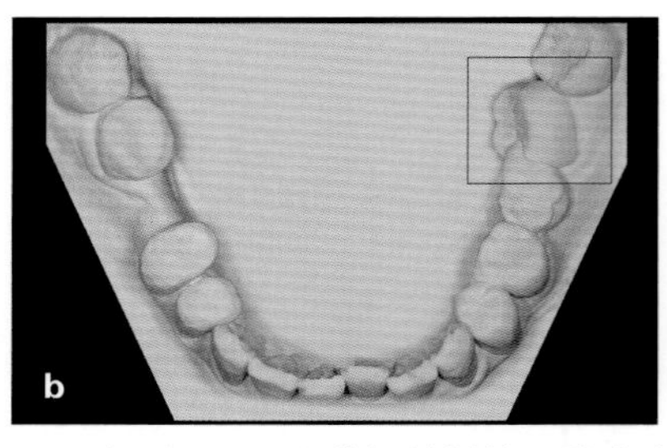
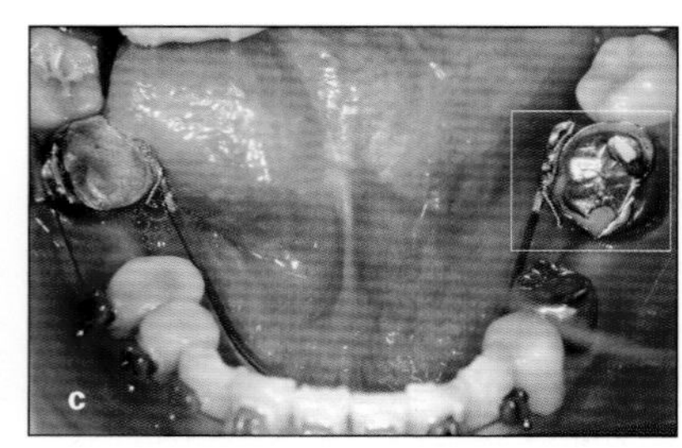

图12-63 （a和b）伴有下颌左侧第二磨牙严重舌倾，需要进行单侧扩弓的患者。下颌左侧第一磨牙为1个桥体。治疗方法为在第二磨牙上作用力偶进行单侧扩弓（方法2）。（c）注意，下颌左侧第二磨牙直立并颊向移动（矩形框），同时下颌左侧第一磨牙的位点被保留下来。

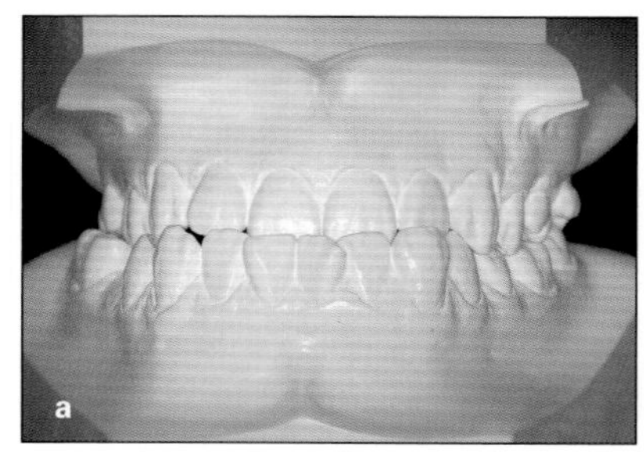
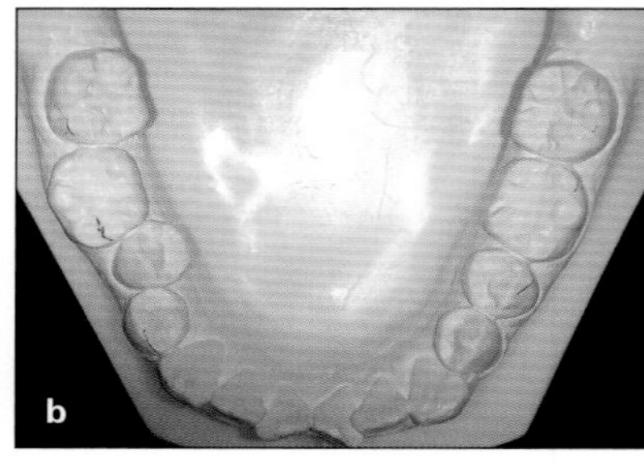

图12-64 （a和b）单侧反殆患者需要下颌右侧第一磨牙单侧缩窄。只在患侧使用力偶（方法2）进行单侧缩弓。（c）带有舒适弯曲的被动舌弓。（d）模拟产生的非激活力系统和未激活舌弓形状。（e）下颌右侧磨牙完成单侧缩窄且无明显副作用发生。

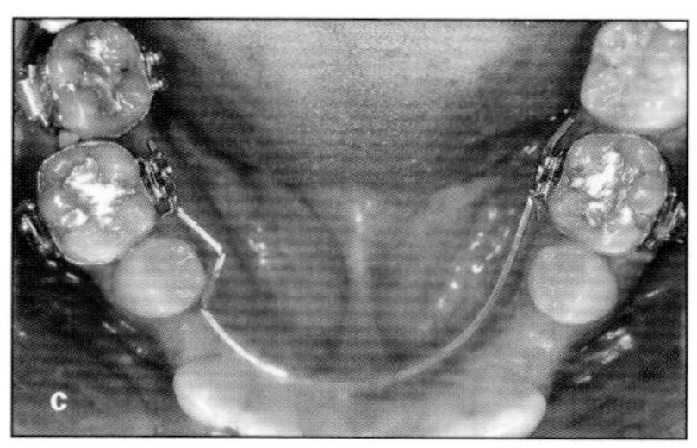
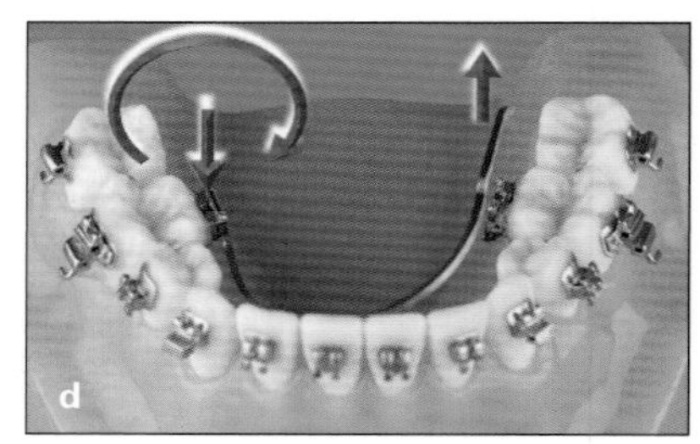
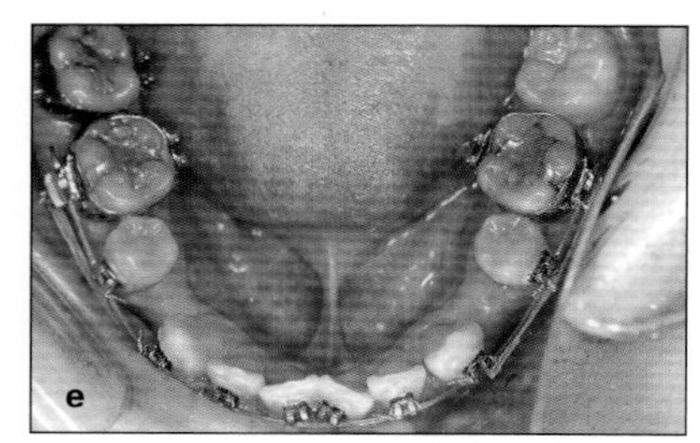

供了1个更恒定的力系统，因为在舌弓去激活的过程中，旋转中心不会发生很大的变化。换句话说，方法2降低了牙移动的灵敏性。另外，方法1在临床治疗实现上是非常困难的，因为平移运动本身对牙齿的受力位置是非常敏感的。在方法2中，只需要将舌弓的一端放入至一侧托槽上，让另一侧在龈殆向上进行垂直位移，就可以完成力矩的测量过程。如果弓丝是殆向移位，放置它就容易很多。这是在对方法1和方法2进行选择时，另一个需要考虑的因素。

图12-63显示的是一个伴有下颌左侧第二磨牙严重舌倾，需要进行单侧扩弓的患者。注意，左侧第二磨牙的舌倾非常严重，因此第一磨牙为带殆支托的桥体（图12-63a）。通过在患侧牙齿上作用力偶完成单侧扩弓。注意，左侧第二磨牙被竖直并向颊侧移动（图12-63b和c中矩形方框）。这种不对称运动无扩弓力参与，只是牙冠颊向转矩移动，同时右侧第二磨牙也保持其原来的位置。如果使用连续唇弓，以相邻的牙齿作为左侧支抗进行治疗，将会使治疗变得更加困难，并可能导致许多潜在的不良反应。

图12-64a和b的患者伴有单侧反殆，需要单侧缩窄下颌右侧第一磨牙的宽度。只在患侧使用力偶（方法2）进行单侧缩弓。如图12-64c所构建的被动舌弓与所有解剖结构之间的余隙最小，所以患者舒适感强。图12-64d显示了放置在右侧托槽之前、模拟或正确的未激活舌弓形状。图12-64d中红色的力系统是非激活力系统，其被用于研究模拟形状。下颌右侧磨牙完成单侧缩窄，且无明显副作用发生（图12-64e）。

图12-65是TPA的前视图，TPA被用于上颌右侧

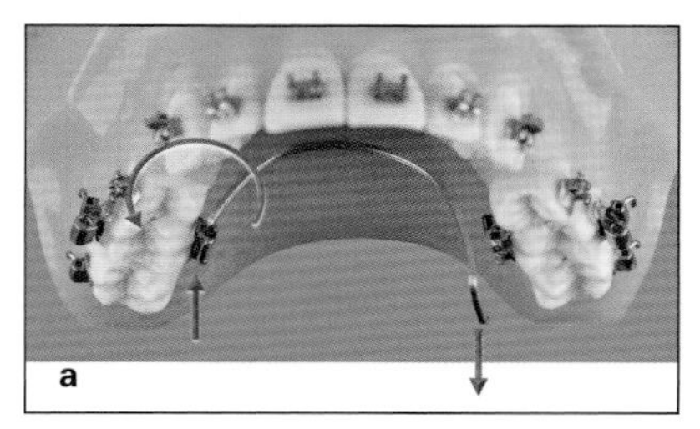
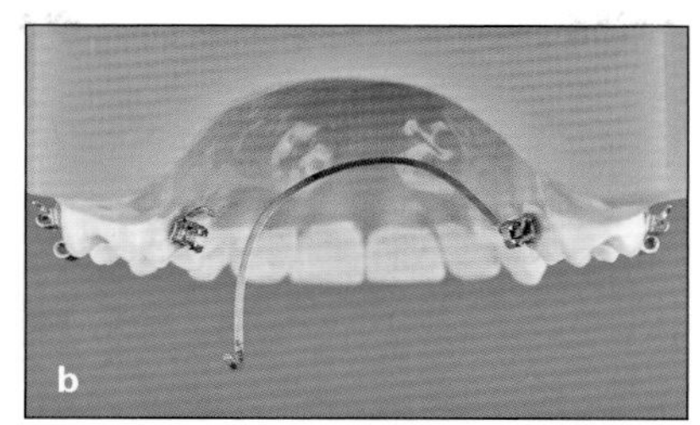
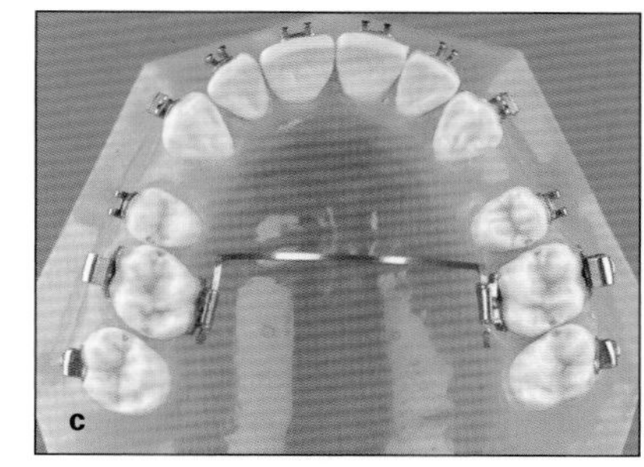

图12-65 使用方法2通过TPA进行上颌右侧单侧缩弓。（a）非激活力系统和模拟形状。（b）由发生在临界截面（红色区域）附近的大量弯曲产生未激活形状。（c）上颌右侧牙弓已缩窄，左侧支抗牙弓保持不变。

图12-66 使用方法1进行单侧扩弓。（a）患者右侧单侧反殆。（b）上颌右侧单侧扩弓。（c）横向力模拟形状。（d）垂直力和力矩模拟形状。

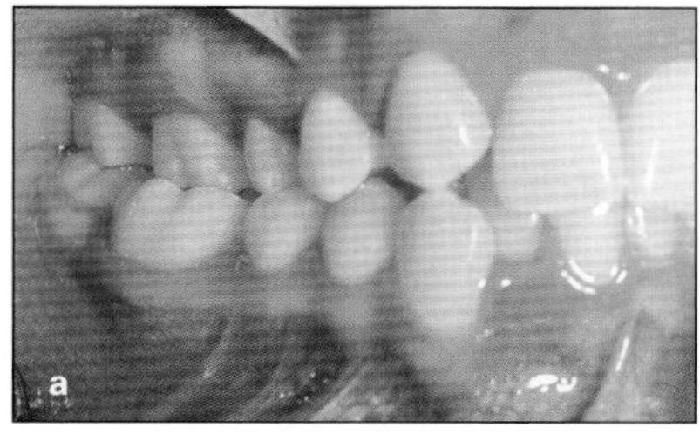
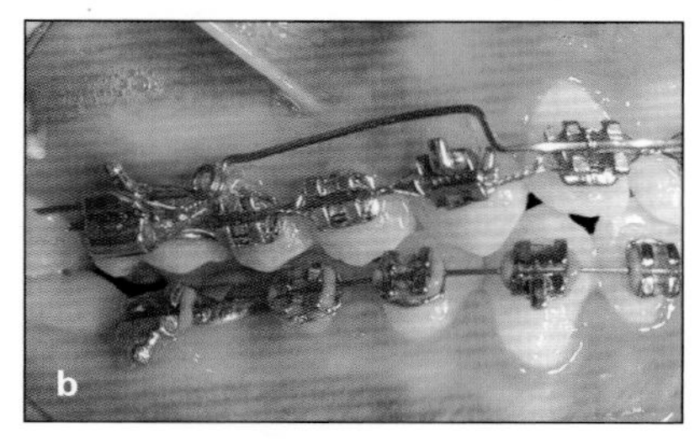
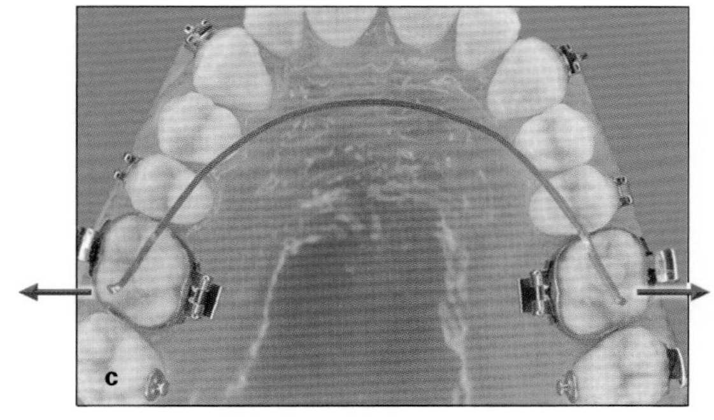
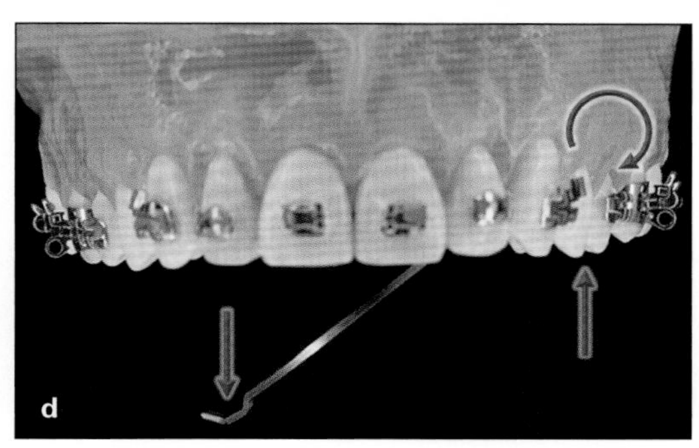

宽度需要缩窄的单侧缩弓。红色箭头代表的是在模拟过程中的力系统，同时也代表舌弓完全插入就位后作用在牙齿上的力（图12-65a）。模拟过程的后视图显示，在邻近患侧磨牙托槽的临界部位（图12-65b中红色区域）进行大量弯曲，形成未激活舌弓形状。在高应力区应避免制作圈型弯曲和折角弯曲或扭曲（特别是靠近舌侧托槽90°弯曲），因为这可能导致弓丝疲劳断裂。如前所述，计算所需的力和力矩，并用测力器测量力。试验激活是将一侧游离端放置左侧磨牙托槽水平，同时原有宽度保持不变。因为在TPA中力和力矩之间可能存在关系，因此应检查弓丝宽度。注意，在这个模拟过程中弓丝不需要扭曲。在图12-65c中，可以看到舌弓插入托槽后Typodont上牙的移动。上颌右侧牙弓缩窄，左侧支抗牙弓维持不动。

图12-66中的患者有单侧反殆，不伴有下颌骨移位。矫正涉及上颌和下颌舌弓（图12-66a和b）。方法1的力系统（在支抗侧增加力偶）由上颌马蹄形弓提供。力驱动形状是依次通过2个单独步骤完成：第1步是扩弓，典型游离端向两侧展开（图12-66c）。第2步是在左侧支抗处弯制扭曲，右侧弯制少量的第二序列补偿弯曲。使用测力器测量水平力和左侧力偶（垂直力）。将原始被动形状和模拟（未激活）形状（图12-66d）记录在图形纸上以供参考。

对于使用方法1和方法2进行单侧反殆矫正时，

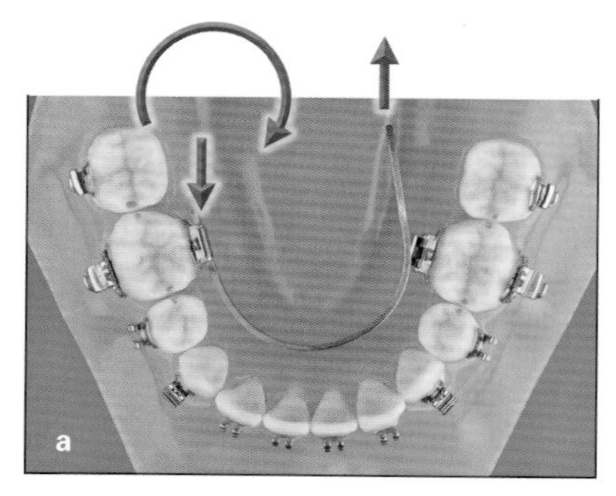
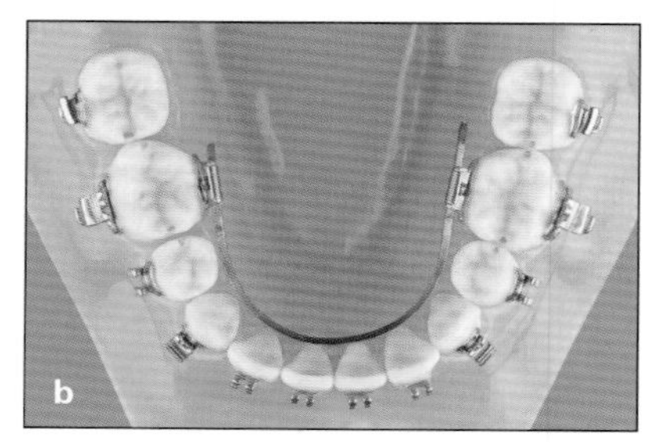

图12-67 使用下颌舌弓进行单侧旋转。下颌右侧磨牙需要近中颊向旋转。（a）模拟形状。邻近右侧附件（红色区域）区域发生大量弯曲。（b）弓丝插入后，右侧磨牙近中颊向旋转。没有明显的副作用发生。

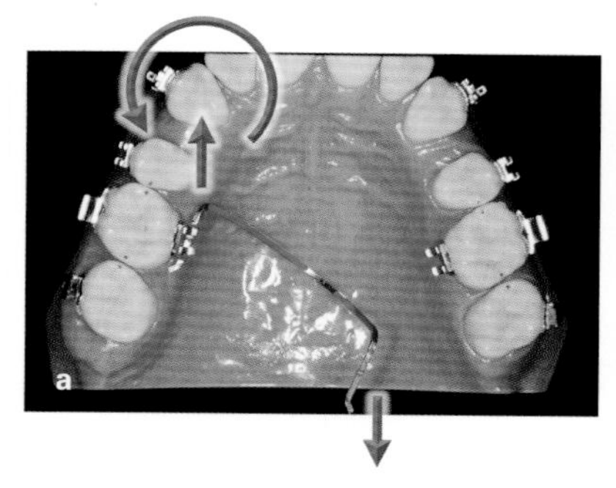
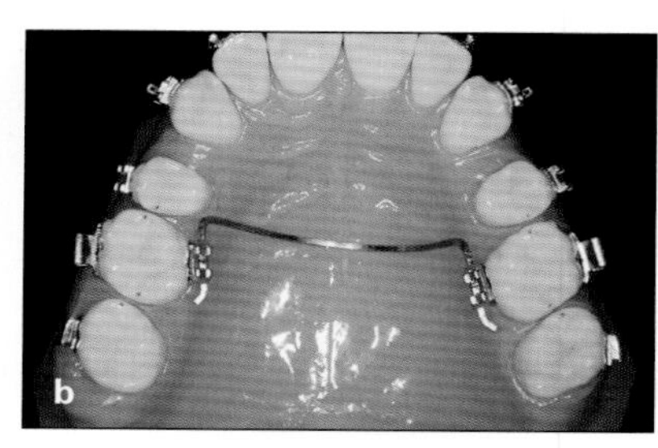

图12-68 使用上颌TPA进行单侧旋转。这是1个有效的设计，因为在𬌗面观，力与力矩是解离的。（a）在模拟过程中，弓丝发生扭曲（蓝色区域）和弯曲（红色区域）。（b）矫正右侧磨牙。支抗控制良好，因为左侧远中力很小。

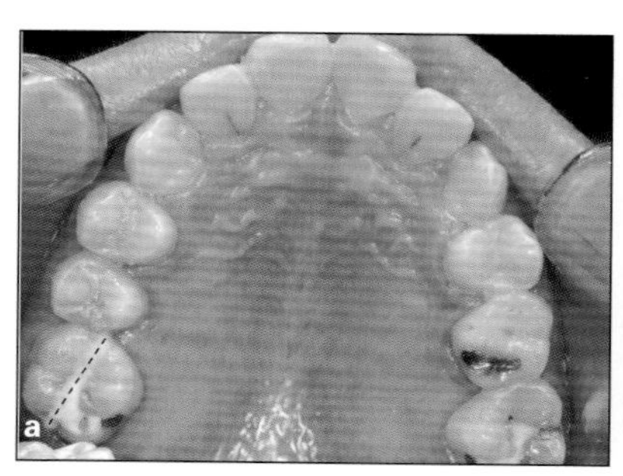
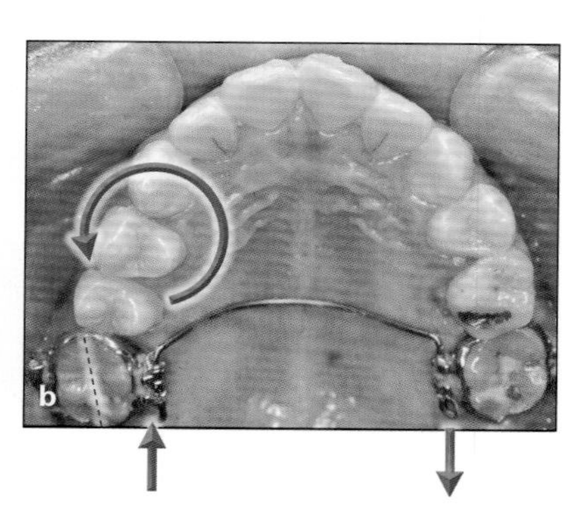

图12-69 （a）患者上颌右侧第一磨牙近中舌向旋转。（b）单侧旋转完成无副作用发生。

马蹄形舌弓比TPA有更多的优点。使用TPA时力从力矩中分离而出，临床医生能应用交互机制矫正反𬌗，因此需要不断修改舌弓来调整治疗结果。从外形舒适度考虑，马蹄形弓较TPA更容易弯制。尽管如此，无论是马蹄形舌弓又或是TPA，方法1和方法2中的力系统都是正畸医生临床治疗有效的选择。

单侧旋转

如果需要矫正不对称（单侧）旋转，舌弓是非常有效的。如图12-67所示的下颌右侧磨牙需要近中颊向旋转。作用在牙齿（托槽）上的力如图12-67a所示。这个力图是基于平衡力图而绘制的，除了力和力矩方向相反，其余是相同的，平衡力系统也证明这个方法是有效的。应用非激活力系统使弓丝变形，得到模拟形状（图12-67a）。注意，要弯制这种形状，需要在邻近右侧附件区域（红色区域）形成大量弯曲，这是关键位置。弓丝插入后（图12-67b），右侧磨牙近中颊向旋转。没有明显的副作用发生。根据自由体受力图，在支抗侧存在1个远中力，在移动侧右侧磨牙上存在1个近中力；因为牙弓的横跨距离很大，这些力都很小。这是另一个合理运用力学优势的例子，即有利的力矩较大且不利的力矩较小。

在上颌牙弓也可运用类似的机制，TPA就是一

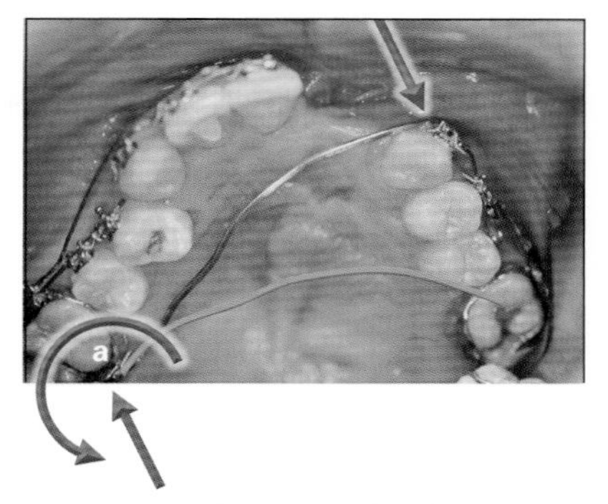
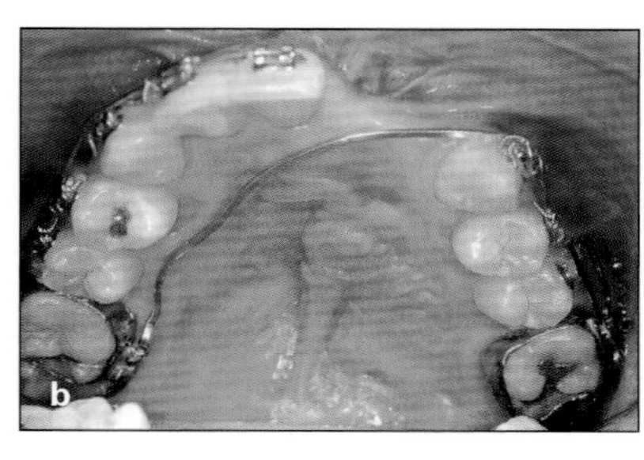
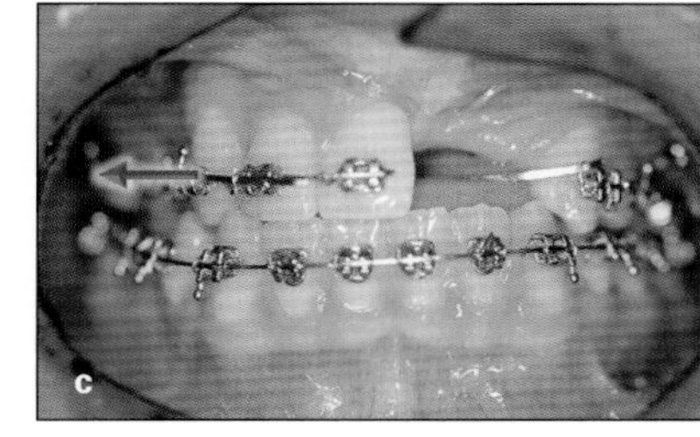
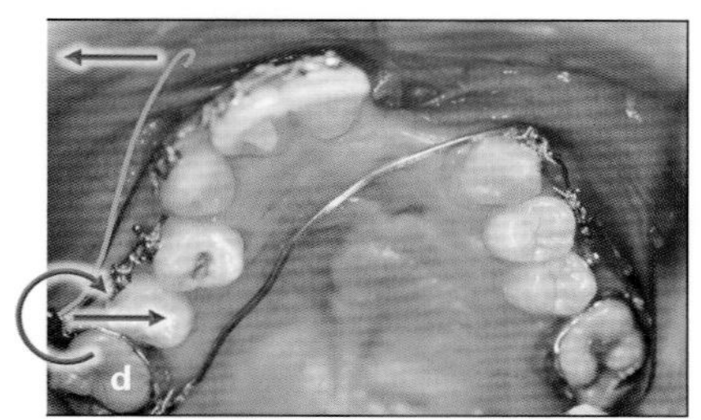
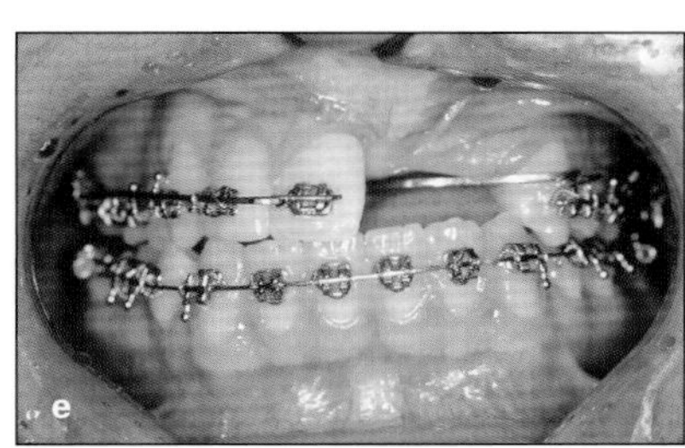
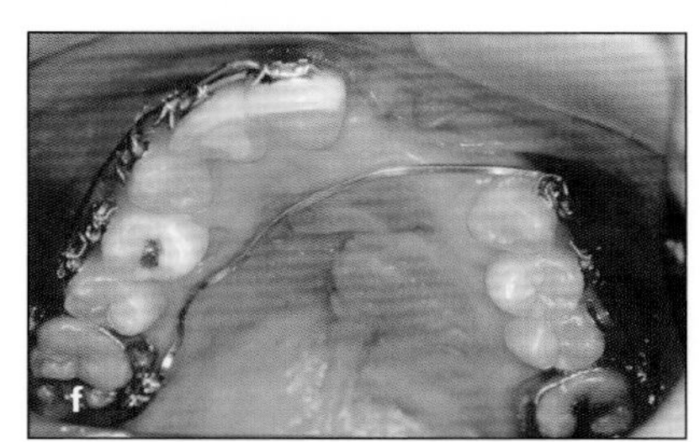

图12-70 该病例上颌右侧后牙段需要逆时针旋转。（a）治疗前口内观。弯制主动改良上颌马蹄形舌弓，弓形末端结构与左侧尖牙近中处有1个力的接触，绿线为未激活形状。（b）单侧旋转矫正完成，且无明显副作用发生。（c和d）治疗前口内观。这名患者也需要进行中线偏斜以及右侧尖牙反𬌗的矫正。1根唇侧悬臂梁从右侧磨牙的颊管延伸到上颌右侧切牙段，施加侧向力，未激活形状显示为绿色。在磨牙处的力矩方向（d中红色箭头）与需要的方向相反，然而TPA所产生的力矩超过了唇侧悬臂梁的力矩。（e和f）治疗后口内观。中线和反𬌗也得到矫正。

种有效的设计，因为𬌗面观可见其力与力矩是解离的。牙齿上的力系统（红色箭头）和未激活形状如图12-68a所示。大量的扭曲发生在邻近右侧附件区域（蓝色区域），在左侧制作补偿弯曲（红色区域）以确保左侧弓丝能够被动就位。在垂直臂上施加扭矩以使TPA的永久变形最小化。图12-68b显示插入TPA后，磨牙扭转得到矫正且支抗控制良好。如图12-67所示，近中力的影响可以忽略不计。

图12-69中患者上颌右侧第一磨牙近中舌向旋转。在颊侧用1根直的金属丝使磨牙向颊侧扩展；此外如果唇侧弓丝末端回弯，磨牙颊管将无法向远中移动（图12-69a）。旋转得到有效矫正如图12-69b所示，副作用也被最小化。扭转得到矫正的同时，没有如左侧远中移位等其他副作用发生。

如图12-70a所示，上颌右侧后牙段需要逆时针旋转。使用改良上颌主动马蹄形舌弓单侧旋转上颌右侧颊段。弓形末端结构与左侧尖牙近中处有一个力的接触。因为它是1个悬臂梁，应用测力器测量力值，使其充足并保证力系统静定。未激活形状用绿线表示（图12-70a）。对于悬臂梁而言，形状并不是关键，只要保障力的大小、方向以及力作用点是正确的就可以了。单侧扭转被矫正，且没有明显的副作用发生（图12-70b）。在前牙观，该患者还需要矫正中线偏斜以及右侧尖牙反𬌗。1根唇侧悬臂梁从右侧磨牙的颊管延伸到上颌右侧切牙段，施加侧向力（图12-70c和d）。磨牙上力矩的方向和我们需要的方向相反，然而TPA所产生的力矩超过了唇侧悬臂梁的力矩。治疗后中线和反𬌗也得到了矫正（图12-70e和f）。这里口腔内托槽间距较大，因此力的副作用也被最小化。

图12-71展示了单侧旋转的另一个例子，应用悬

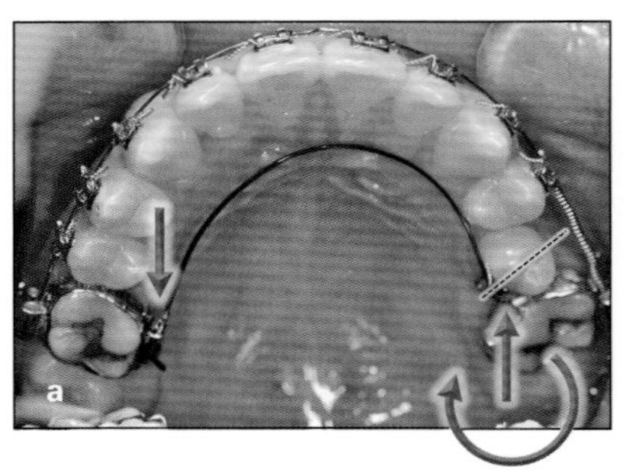

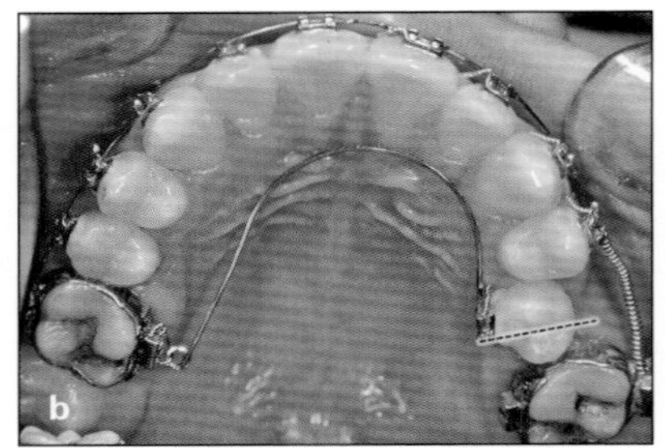

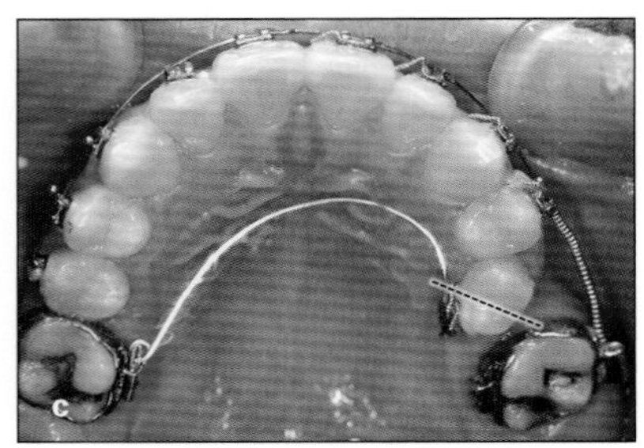

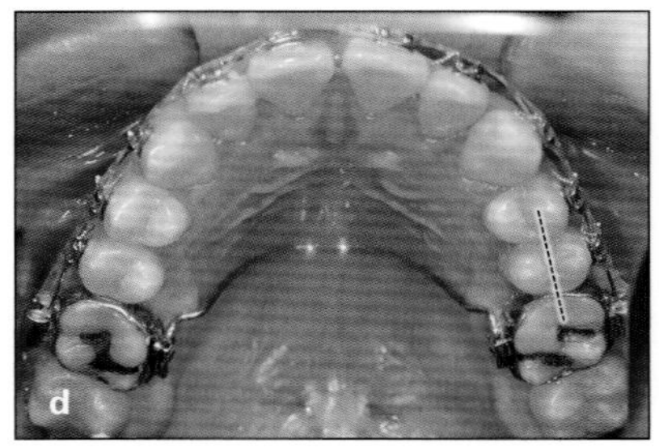

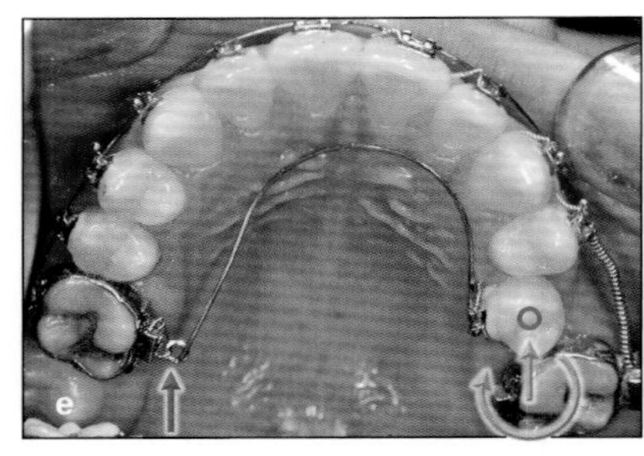

图12-71 使用悬臂梁矫正扭转的上颌第二前磨牙。前磨牙旋转超过100°（a～d中虚线），但是几乎未发生副作用（a～d）。不需要使用平衡力图来验证悬臂梁力系统的有效性；施加力及其等效力系统是穿过合适的阻抗中心就足够了（e）。

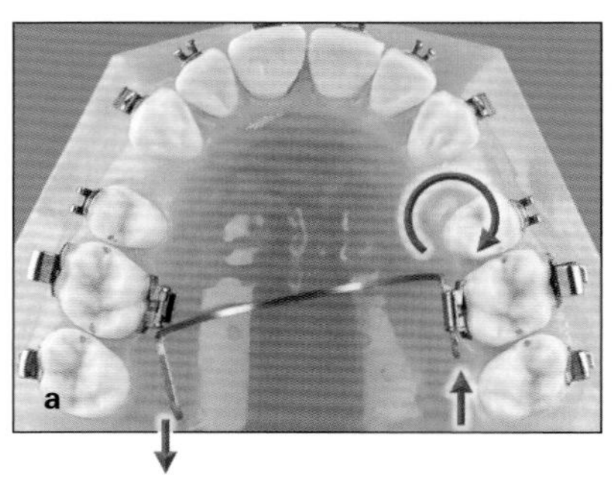

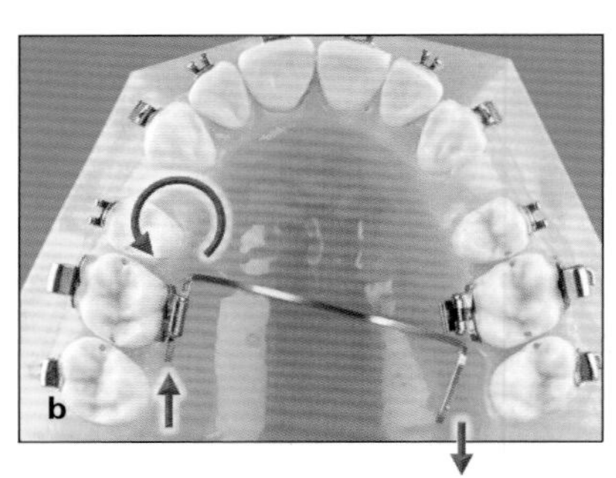

图12-72 分两步远中移动左右侧磨牙的错误方法。（a）首先，成形TPA，应用单力将右侧磨牙向远中移动。（b）然后将力系统反转，远中移动左侧磨牙。除了力是按2个步骤依次施加外，这个图实际上与图12-46（双侧旋转）相同。

臂梁矫正扭转的上颌第二前磨牙。前磨牙旋转超过100°（图12-71a～d中虚线），但是几乎未发生副作用。当单个力作用于支抗牙齿时，有两种选择；一种是全托槽参与，另一种是结扎固定游离端。全托槽参与可能在维持矫正器时更安全，但对于传递正确的力系统而言，悬臂梁是更简单的选择。不需要使用平衡力图来检查悬臂梁力系统的有效性；只要施加的力（基于测力器读数）及其等效力系统是穿过合适的阻抗中心（图12-71e中黄色箭头）就足够了。此外，形态也不是关键。只要力是正确的，任何形状都可以。尽管如此，在对悬臂梁进行微调时，都要考虑到随着时间推移，力的方向可能发生的变化以及矫正装置的舒适度。

因此，对于Ⅱ类患者，猜想可以使用TPA的不对称激活，从而远中移位双侧磨牙。建议的方法是首先成形TPA（图12-72a），应用单力将右侧磨牙向远中移动。相反的，支抗磨牙会受到近中方向的力和近中颊向的力矩。当右侧磨牙完成远中移动后，力系统反转，左侧磨牙开始远中移动（图12-72b）。在此力系统下，通过改变方向是否有可能产生双侧磨牙远中移动？但是，支抗磨牙由于近中颊向的力矩太大而受到较大的切应力。机制上的优势是转动支抗磨牙而不是将另一侧远中移动。这个原因与应用力矩完成单侧旋转的解释机制是相同的；托槽间的远距离是有利于力矩的传递而不是力。图12-72与图12-46中双侧旋转是相同的，但形状是

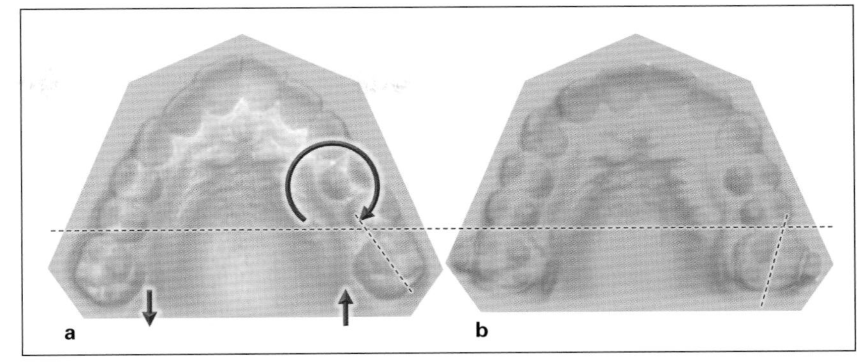

图12-73 （a和b）使用图12-72a中非对称力系统的患者。注意，左侧磨牙受到较大的力矩，而右侧磨牙受到较小的远中力，所以右侧磨牙几乎保持不动。

分两步依次应用的。图12-73为使用图12-72a力系统的患者。注意效果。右侧磨牙没有明显地向远中移动。左侧磨牙因较大的近中颊向的力矩而发生大幅度旋转。改变方向只会产生双侧磨牙旋转，而阻抗中心不会远中移动。这有助于矫正Ⅱ类错𬌗畸形（原因见图12-49）；然而，同样的结果可以更为简单地通过在第一磨牙上应用大小相等、方向相反的力偶来实现。

单侧后倾和前倾机制

通常情况下，当牙弓后段或磨牙需要远中移动时，可考虑在连续弓的唇侧施加大小相等、方向相反的单一力。如果使用前牙作为支抗，牙弓单侧就会出现问题，会产生如切牙唇倾和中线偏斜等并发症。舌弓是否能提供其他可能的治疗方案呢？

首先从𬌗面观来观察。这将很容易想到，在舌侧托槽上应用大小相等、方向相反的单一力（右侧远中作用）产生单侧后倾（右）和前倾（左）；然而，仅凭这些力无法构建有效的平衡力图（图12-74a）。所以，这种做法是不可取的。然而，在相同的𬌗平面上施加力偶，可能会是1个平衡力系统。图12-74b是1个有效的力图，在两侧磨牙上施加大小相等的逆时针旋转力偶后，力系统处于平衡状态。如果插入舌弓，会观察到更多的颊段旋转（右侧近中舌向和左侧近中颊向），而不是来自近远中力所产生的前倾和后倾。这两种情况都可能发生，因此这个舌弓力系统对于某些特定的需要这样移动的错𬌗畸形是有效的。如果只有牙弓单侧（磨牙）需要旋转，另一种可能是只将力偶作用于该侧（图12-74c）。

有时旋转一侧磨牙或牙弓后段可以给患侧远移提供1个有利的力，然而如图12-73所示，这通常是不可能的。我们需要一种更好的方法。舌弓能提供一个重要而独特的力系统，即提供一对大小相等、方向相反的作用于矢状面的力偶（图12-74d）。从临床的角度来看，单个力和力偶对牙冠的影响是无法区分的。此外，这种力系统在完整的唇侧连续牙弓中是不可用的，因为后牙段的前、后倾移动会与前牙段相对抗。

初始形状总是被动形状，然后模拟力偶的加载。通过施加大小相等、方向相反的力偶，模拟下颌马蹄形舌弓：右侧施加后倾力矩和左侧施加前倾力矩（图12-75a）。舌弓顶端发生扭曲（图12-75a和b中蓝色区域），双侧弧度发生轻度弯曲（红色区域）。注意，弓丝有平滑的弧度，这其实也并不奇怪，因为力偶会把1根直丝变形成圆弧的一段。在Typodont模型上，一旦邻牙被移除，插入激活的舌弓后，牙移位更明显。注意，当右侧第一磨牙向后倾斜，左侧磨牙向前倾斜，右侧第一磨牙近中侧的间隙会被打开（图12-75c）。这个动作与前段牙弓无关，因为平衡是通过双侧跨牙弓力系统所建立的。基本上，根据平衡定律，同时产生大小相等、方向相反的前、后倾力矩的上颌牙弓TPA的未激活形状（图12-76）是没有差异的。

让我们来看看理想舌弓上弯制单侧前、后倾弯的三维受力系统情况。图12-77a为TPA的被动形

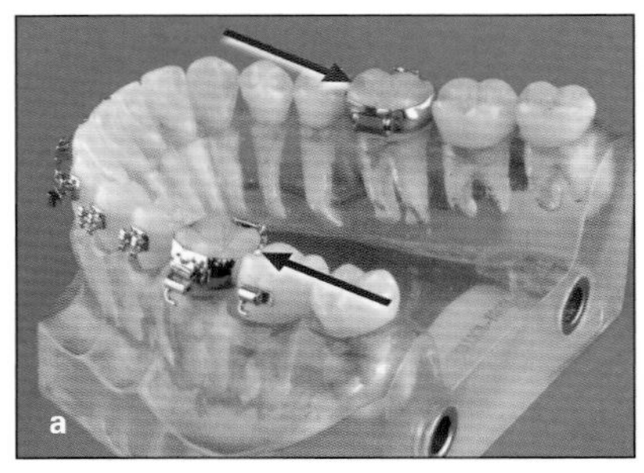
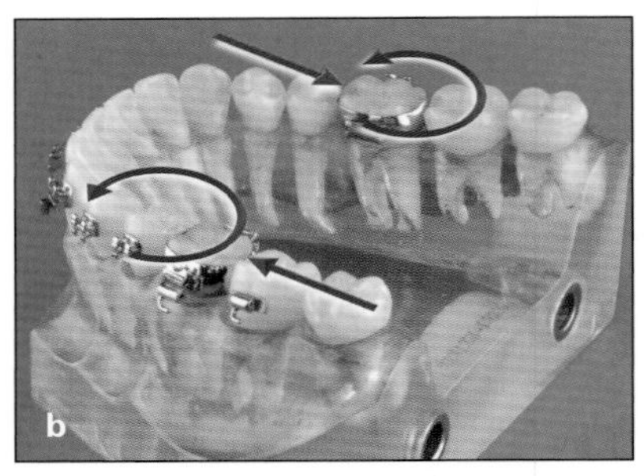
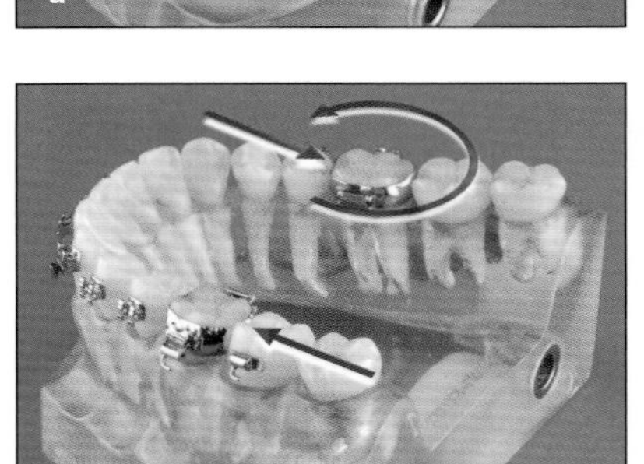
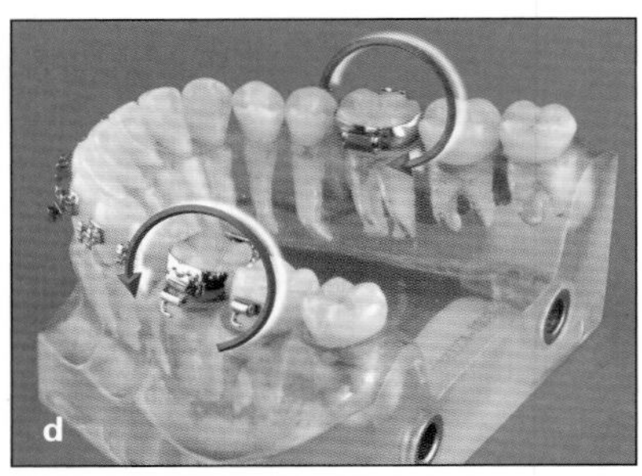

图12-74 使用舌弓进行单侧牙齿远中移动。（a）无效的非激活力图。这是不可能发生的，因为弓丝不会处于平衡状态。（b）一种可能有效的非激活力图，在双侧磨牙应用大小相等的逆时针旋转的力偶；然而，这种旋转很少被指出。（c）另一个有效的非激活力图，只在一侧施加力矩；这也很少被指出，即磨牙或颊段只需要在一侧按这个方向旋转。在（b和c）中，力矩很大，远中力太小而不起作用。（d）有效的非激活力图，在矢状平面上应用大小相等、方向相反的力偶作用；这是最实用的力系统，同时不产生远中移动力。

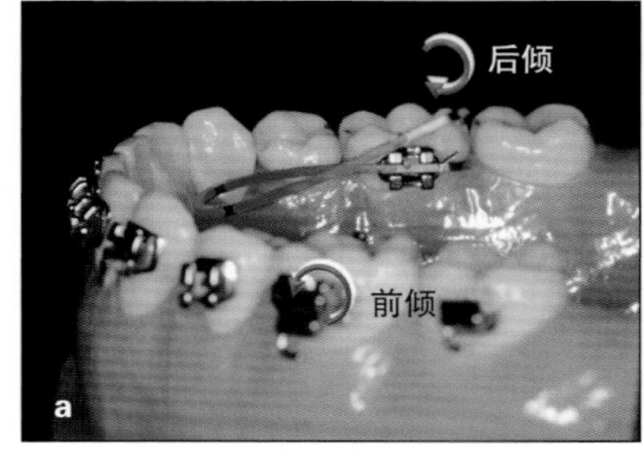

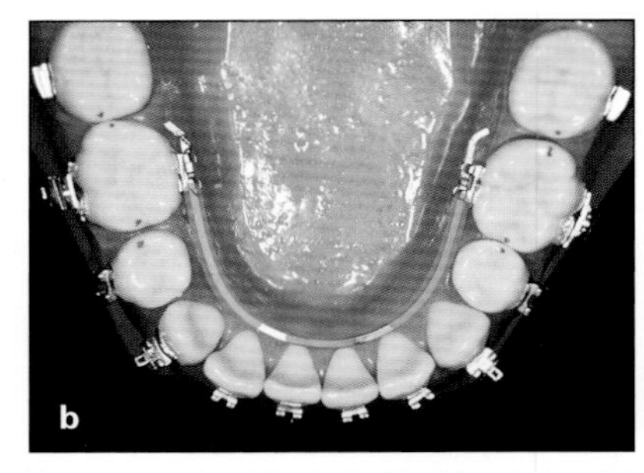
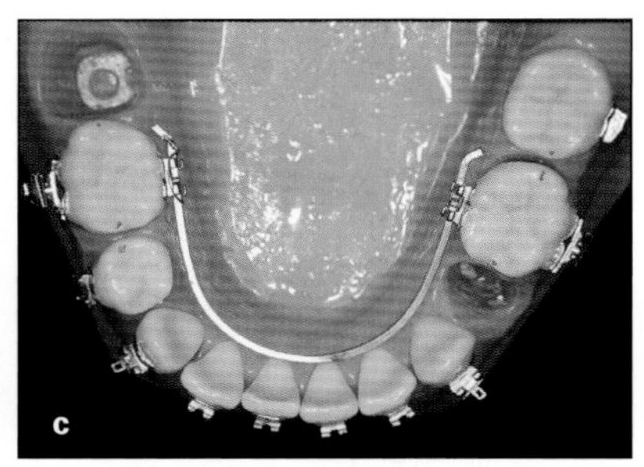

图12-75 使用下颌舌弓进行单侧后倾和前倾。（a）模拟（未激活）形状。沿着弓丝（a和b）会发生扭曲（蓝色区域）和弯曲（红色区域）。（b和c）在不受力的情况下，模具上发生单侧后倾和前倾。

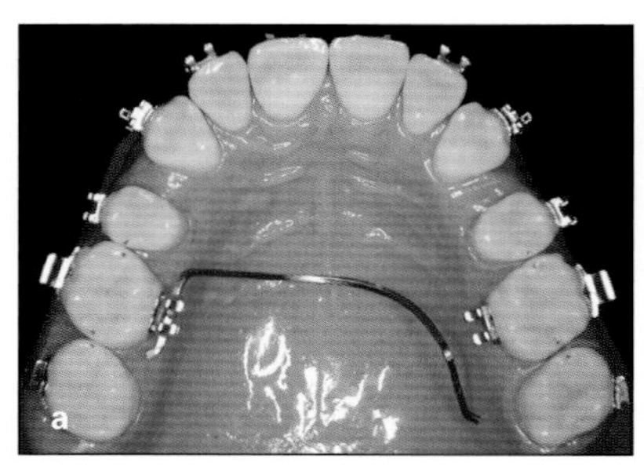
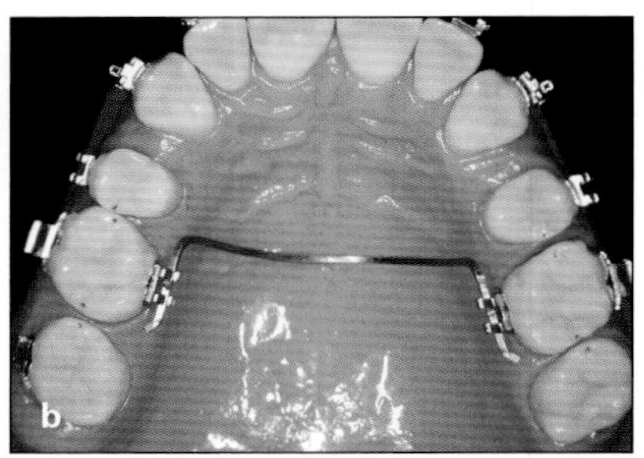

图12-76 （a和b）使用上颌TPA进行单侧后倾和前倾。TPA的去激活形状基本上与马蹄形弓相同，只是形状翻转90°。左侧是后倾。

态，并假设磨牙舌侧附件彼此相互平行。如图12-77b所示，为了实现单侧前倾和后倾，基于理想弓形的方法，弯制第二序列弯曲。这种理想形状在三维空间上会产生非常复杂的力系统。当双侧游离端受到力偶的作用激活时，双侧游离端会相互平行，同时游离端会发生前后向的位移（图12-77c和d）。弓丝在插入托槽就位时，就需要额外的近远中向力。这是不可取的，因为力的作用方向与我们需要的方向相反。在后倾侧，磨牙牙根会发生近中移动（图12-77e）。此外，在𬌗面观上磨牙将发生旋转副作用（图12-77e）。如果左右侧磨牙托槽不平行（一侧的磨牙托槽向后倾斜，另一侧向前倾斜），从侧

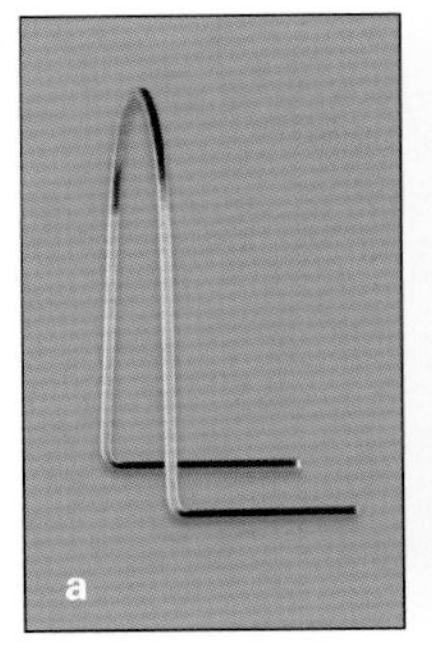

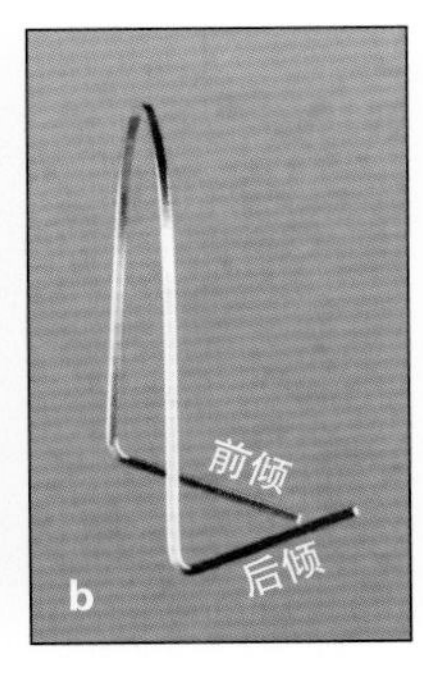

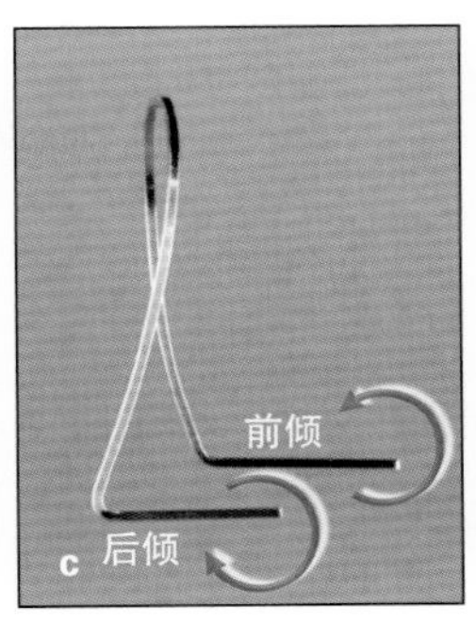

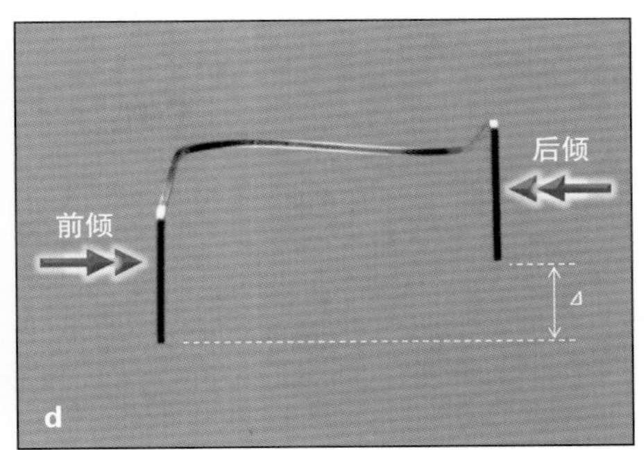

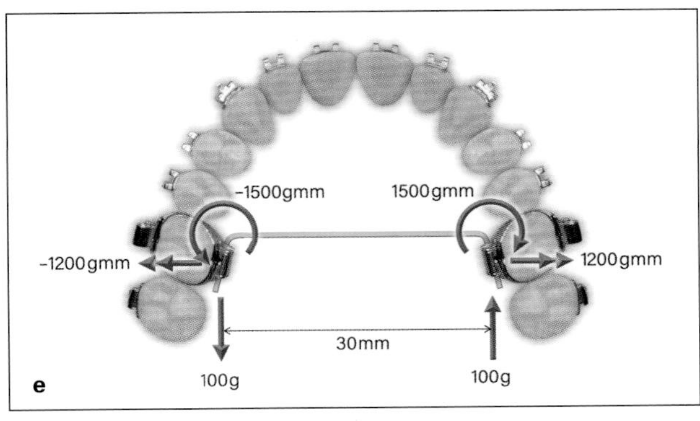

图12-77 对于单侧前倾和后倾，理想弓形不正确的原因。（a）被动形状。（b）根据理想形状的概念，为了实现单侧后倾和前倾，在近托槽处弯制第二序列弯曲。（c和d）使用力偶作用于双侧，使得两侧游离端相互平行时，后倾臂会向前移动（Δ）。因此，后倾侧既受到了后倾的力矩，也受到了前向力。磨牙冠向远中移动，而牙根向近中移动。（e）从殆面观看，近远端作用力会产生不希望出现的磨牙旋转。

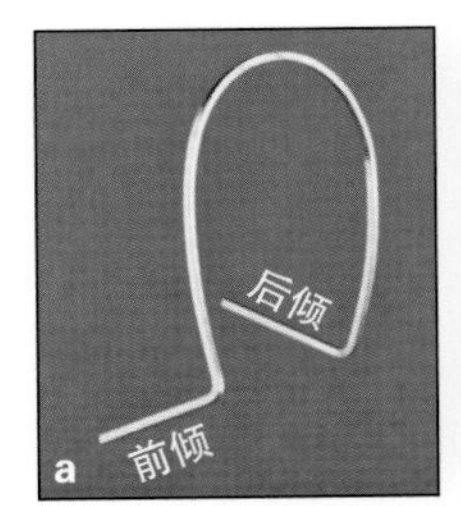

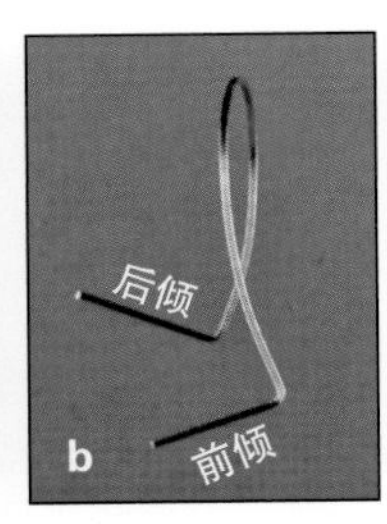

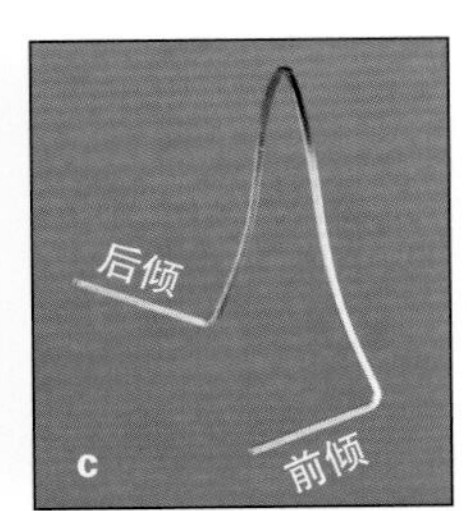

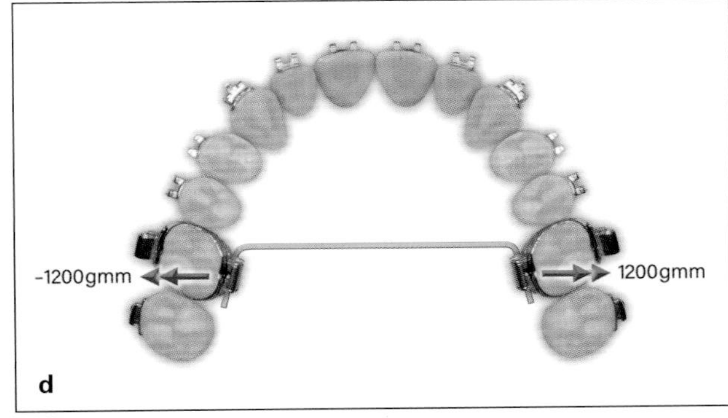

图12-78 力驱动形状（a～c）只产生大小相等、方向相反的力偶（d），而没有任何副作用发生。

面看，TPA的游离臂是平行的，但也会产生这样的力系统。简而言之，这种情况不应该使用理想弓形，因为存在非常复杂的三维副作用。如果图12-77中的TPA发生90°旋转，它就会变成马蹄形舌弓，其不当的形状也会产生同样的副作用。因此，对于单侧前倾和后倾移动时，力驱动形状（图12-78a～c）是必需的装置，只有这样才能只产生大小相等、方向相反的力偶（图12-78d）。

舌弓的另一种应用是通过应用力偶从而平衡左右后牙殆平面，其作用的区域是整个颊段而不只是磨牙。如果我们只倾斜一侧磨牙会发生什么呢？这种治疗方案可行吗？由于舌弓力偶的作用，支抗侧将前倾，所以必须想个办法去防止这种情况发生。实际上，有两种可能的方法来处理支抗侧的副作用。

第一种方法是用唇侧矫正器对抗支抗侧的前倾

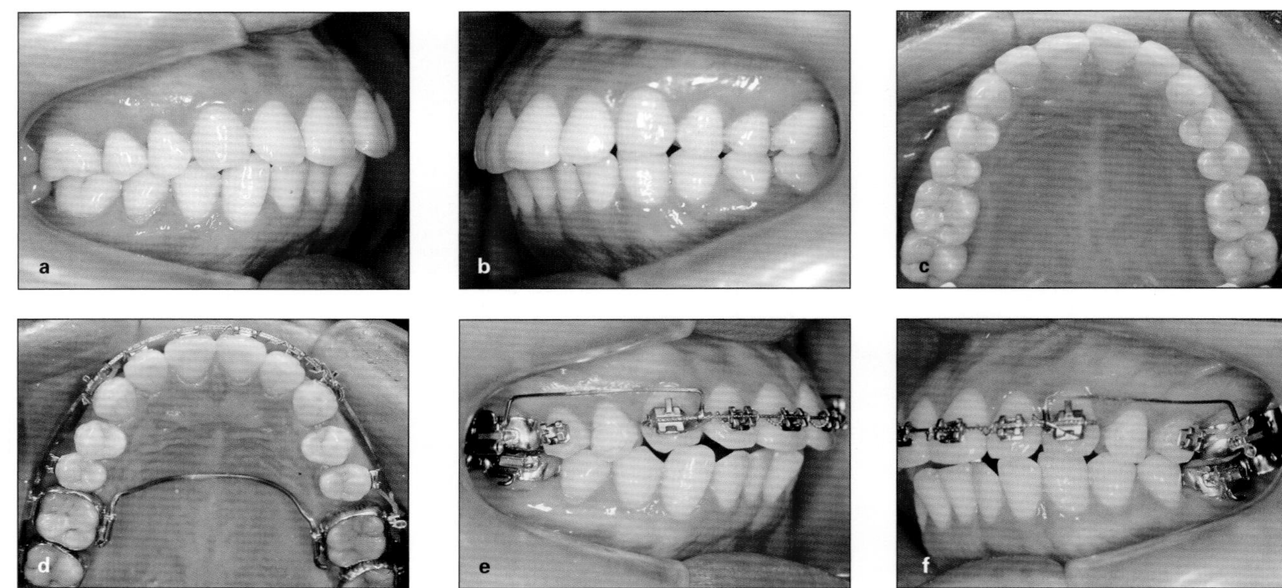

图12-79 （a～c）患者伴有不对称的磨牙关系：右侧为Ⅰ类关系，左侧为Ⅱ类关系。（d）放置1个单侧后倾/前倾的主动TPA。（e和f）在唇侧，将2个对称的后倾悬臂簧插入至牙弓前节段。注意，左侧磨牙的Ⅱ类关系得到了矫正。

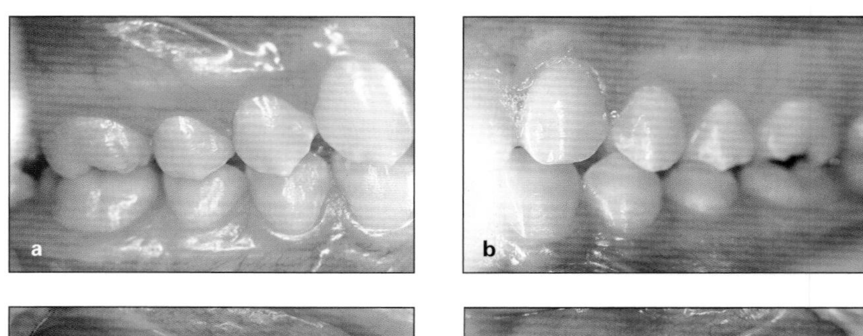

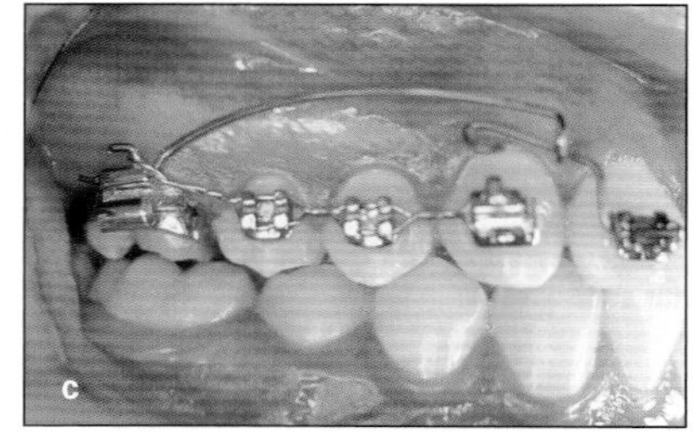

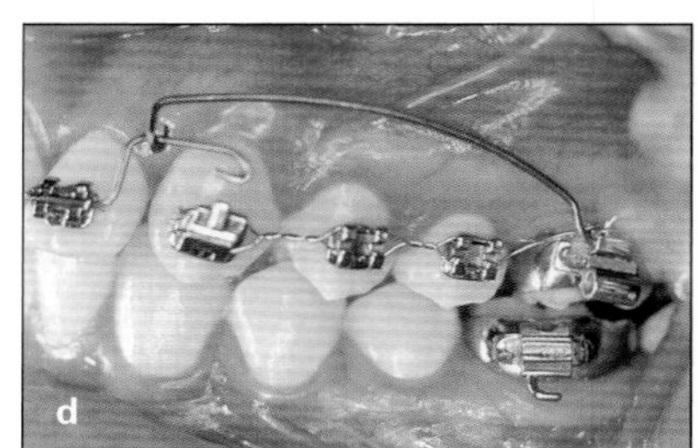

图12-80 （a和b）对右侧Ⅱ类错殆畸形患者置入不对称后倾/前倾主动TPA。（c和d）在双侧唇面添加后倾悬臂簧装置。在前磨牙和尖牙区域，无颊侧弓丝进入，只是放置1根结扎丝进行结扎，使得右侧的牙齿能够分别向远中移动，并维持后牙的殆平面。

力矩。图12-79患者的磨牙关系不对称：右侧为Ⅰ类关系，左侧为Ⅱ类关系。治疗方案是使用单侧后倾/前倾TPA将左侧磨牙后倾。图12-79c和d显示TPA治疗前后的上颌牙弓。可以看到只有左侧第一磨牙向后倾斜。在唇侧，双侧插入2个对称的后倾悬臂簧（图12-79e和f）。两种应用装置的力系统之和如下：右侧前倾舌弓力矩和悬臂簧力矩之和为零，而左侧舌弓后倾力矩因悬臂簧激活而加倍。

另一个相似的患者，伴有右侧Ⅱ类错殆畸形，口内放置1个不对称的后倾/前倾弓（图12-80a和

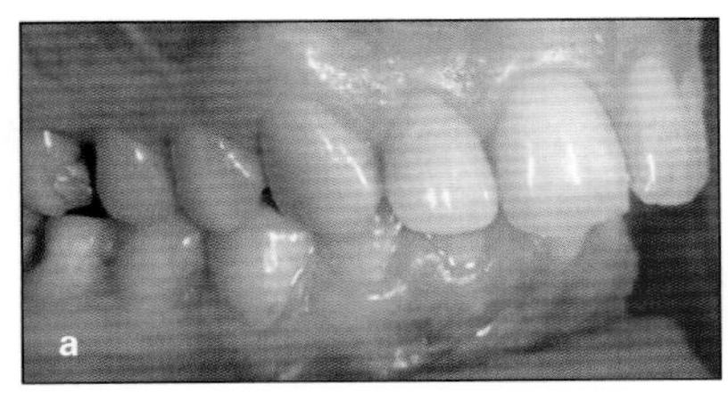
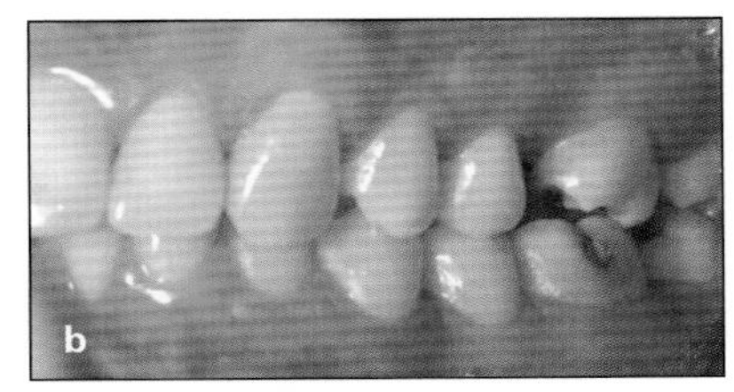
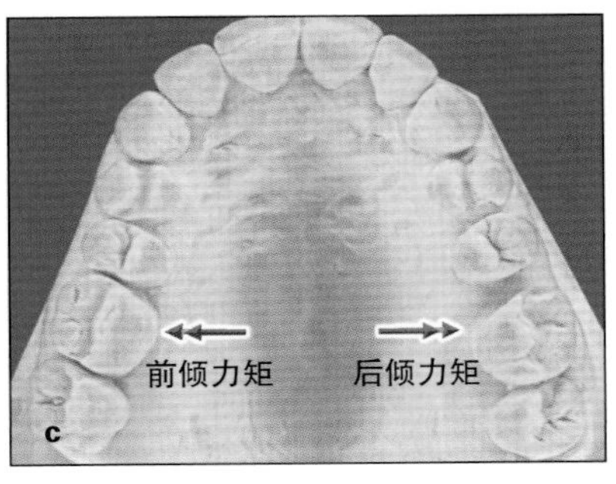

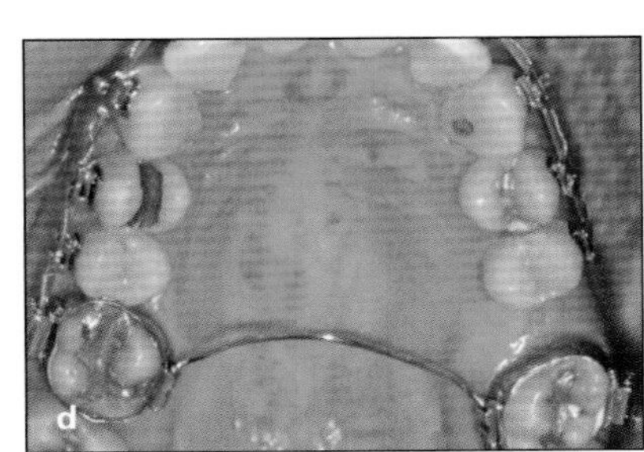

图12-81 （a和b）患者需要上颌左侧第二磨牙后倾。（c）对左侧磨牙施加后倾力矩。（d）所有其他牙齿都牢固地连接在一起，组成1个支抗单位。这样，不易出散隙。左侧第二磨牙的远移，是受力偶的作用而不是远中力。

b）。在双侧唇面增加后倾悬臂簧装置，增强右侧力矩并防止左侧后段前倾。前磨牙和尖牙区域，无颊侧弓丝进入，只是放置1根结扎丝进行结扎，使得右侧的牙齿能够分别向远中移动，并维持后牙的𬌗平面（图12-80c和d）。如果使用一段弓丝连接后段牙弓包括第一磨牙，则当第一磨牙发生后倾时，会使得右侧𬌗平面发生不想要的旋转，这种方法是不可取的。

防止支抗侧发生前倾的第二种方法是将支抗侧所有牙齿连接成1个牙弓片段，或者更好的方法是围绕牙弓连接更多的牙齿。图12-81中的患者需要在上颌左侧进行单侧后倾（图12-81a和b）。所需的力系统如图12-81c所示。右侧的前倾力矩是可以避免的，因为所有的牙齿都作为1个支抗单元紧密连接在一起（图12-81d）。

总结

本章描述了舌弓不同结构和不同应用下的力学系统。因为矫正仅涉及2个托槽，对于分析简单矫正器的三维等效力平衡，舌弓提供了一个很好的机会。我们不仅强调弓形弯制技术，而且也重视发展正确的力学传递理念。力驱动的矫正器形状可能看起来不寻常，且与理想弓完全不同。利用梁理论确定了三维空间的确切力值。理想弓容易形象化，制作简单，但结果难以预测。力系统是复杂的，而且可能会产生许多副作用。所有矫正器设计的出发点都是建构理想且有效的力系统，所有舌弓必须处于平衡力系统中。1个简单的平衡力图并不是浪费时间。矫正器的选择，具体的设计考量和制作将在后面的章节中介绍。

参考文献

[1] Burstone CJ, Hanley KJ. Modern Edgewise Mechanics and the Segmented Arch Technique. Glendora, CA: Ormco, 1986.

[2] Burstone CJ. Precision lingual arches. Active applications. J Clin Orthod 1989;23:101–109.

[3] Burstone CJ, Koenig HA. Precision adjustment of the transpalatal lingual arch: Computer arch form predetermination. Am J Orthod 1981;79:115–133.

推荐阅读

[1] Burstone CJ, Koenig HA. Force systems from an ideal arch. Am J Orthod 1974;65:270–289.

[2] Burstone CJ, Manhartsberger C. Precision lingual arches. Passive applications. J Clin Orthod 1988;22:444–451.

[3] DeFranco JC, Koenig HA, Burstone CJ. Three-dimensional large displacement analysis of orthodontic appliances. J Biomech 1976;9:793–801.

[4] Drenker EW. Forces and torques associated with second order bends. Am J Orthod 1956;42:766–773.

[5] Koenig HA, Burstone CJ. Analysis of generalized curved beams for orthodontic applications. J Biomech 1974;7:429–435.

[6] Koenig HA, Burstone CJ. Force systems from an ideal arch—Large deflection considerations. Angle Orthod 1989;59:11–16.

思考题

下面的问题可能需要应用平衡原理来解决。第1步是绘制一张矫正装置上带有力和力矩的平衡力图，以解决矫正器的未知问题。第2步是得出舌弓的力系统与牙齿上的受力方向是相反的。

1. 上颌右侧第二磨牙颊向萌出并伴有近中舌向旋转。被动舌弓上辅加1根延伸的硬丝，用于牵引腭向第二磨牙。求出第二磨牙和支抗单位（两颗第一磨牙）阻抗中心处的合力系统。

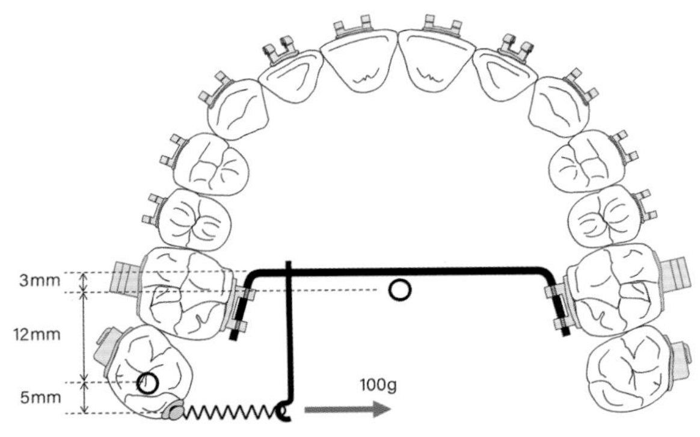

2. 情况与问题1相同，只是用了1根弹性弓丝代替了硬丝。它是如何影响力系统的?

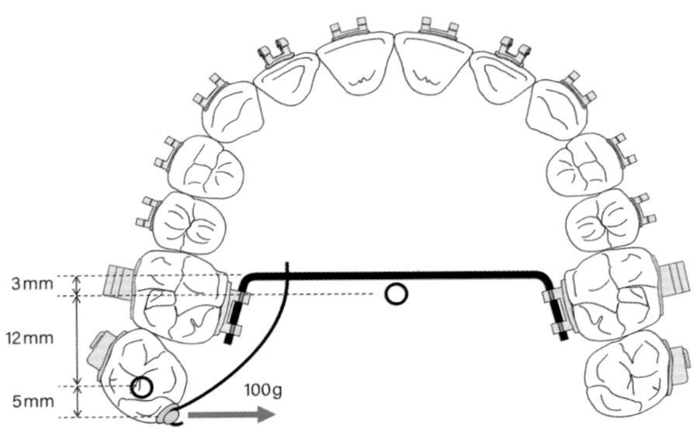

3. 下颌磨牙需要双侧扩弓，左侧磨牙的非激活力是200g，右侧磨牙非激活力大小是多少? 它仍然不处于平衡状态，所以从以下选项中找出力矩：

a. 为得到一张有效的非激活力图，只在右侧磨牙上增加1个力矩。

b. 为得到一张有效的非激活力图，只在左侧磨牙上增加1个力矩。

c. 为得到一张有效的非激活力图，在两侧磨牙上均匀分布力矩。

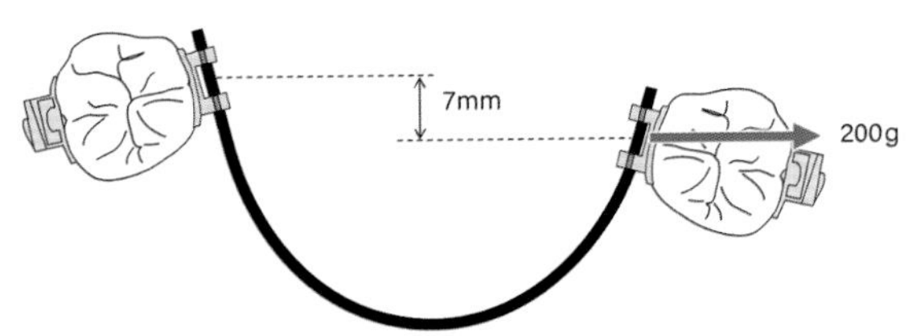

4. 上颌右侧第一磨牙需要单侧扩弓。上颌TPA仅在右侧臂弯制成角（冠颊向转矩），以理想形状驱动形状为基础。画出力系的方向。支抗牙预计会有什么副作用? 忽略水平力。

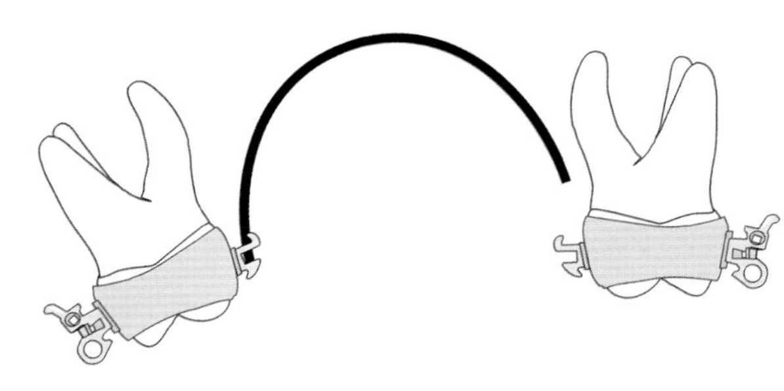

思考题

5. 双侧缩弓时，舌弓臂（未激活）设计成与托槽平行。给出在托槽和磨牙阻抗中心（只需要方向，不需要大小）处作用于每颗牙齿上的力系统。假设托槽处的力穿过阻抗中心。

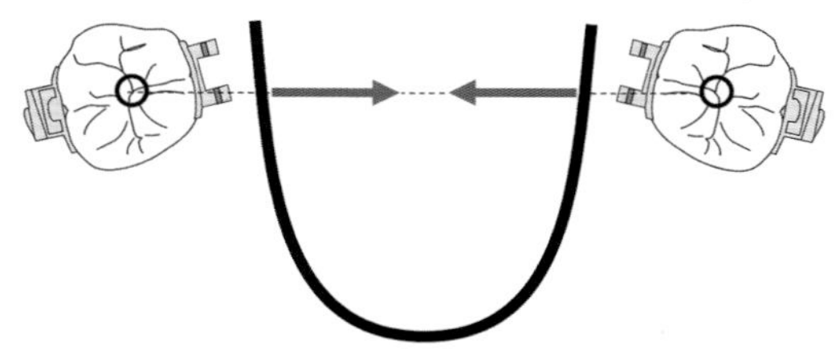

6. 情况与问题5相同，只是后段由刚性弓丝连接，形成左右刚性单元。后节段阻抗中心处替换力系统。描述与问题5的区别。

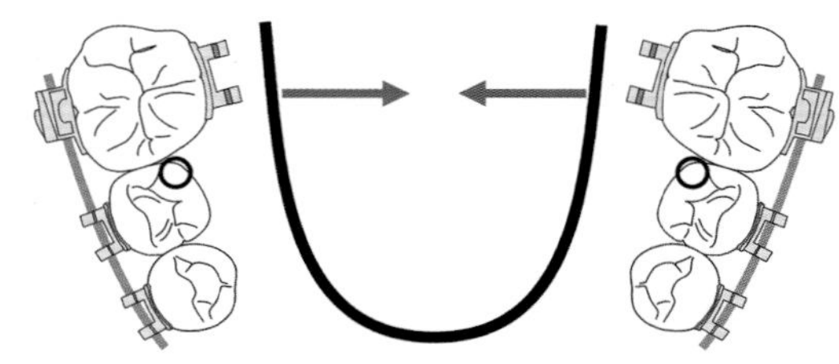

7. 上颌左侧第一磨牙受到了1000gmm的后倾力矩。如果没有其他力存在，作用在上颌右侧磨牙上的有效力系统是什么?

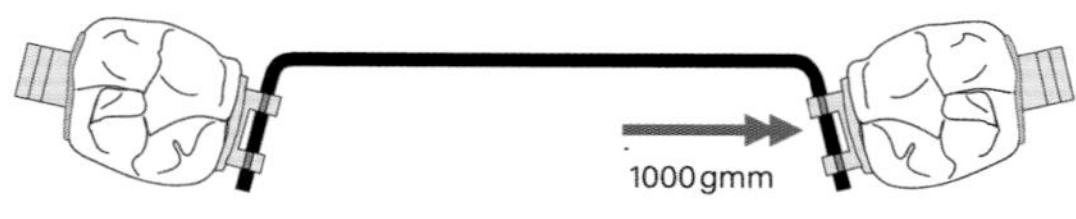

8. 情况和问题7是一样的，只是上颌右侧磨牙已经位于远中了。如果没有其他力存在，作用在上颌右侧磨牙上的有效力系统是什么?

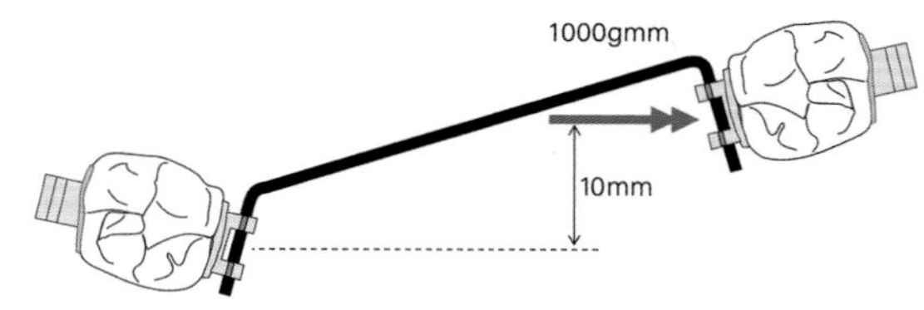

9. 根据理想弓形TPA，将弯曲放置在近磨牙托槽处（左后倾、右前倾）。理想形状会使左侧磨牙受到1个不必要的近中力。计算牙齿上所有其他力和力矩。如果使用这种TPA弓形，副作用是什么?

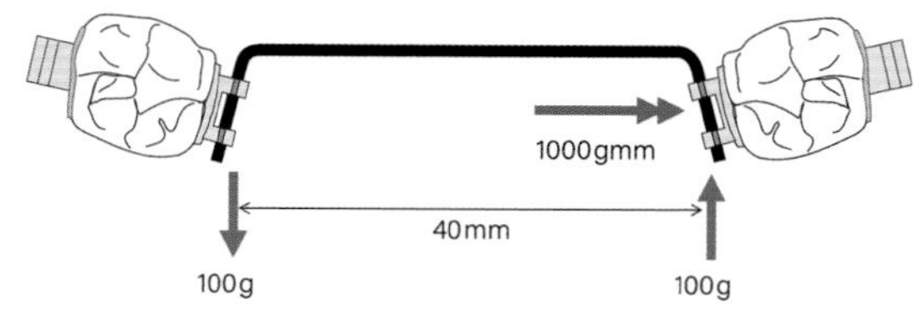

10. 一名患者伴有上颌右侧腭侧反殆，左边颊向锁殆，牙齿轴向倾斜角度差。

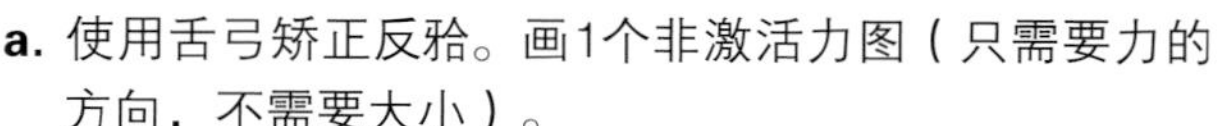

a. 使用舌弓矫正反殆。画1个非激活力图（只需要力的方向，不需要大小）。
b. 首选哪种类型的舌弓? 为什么?

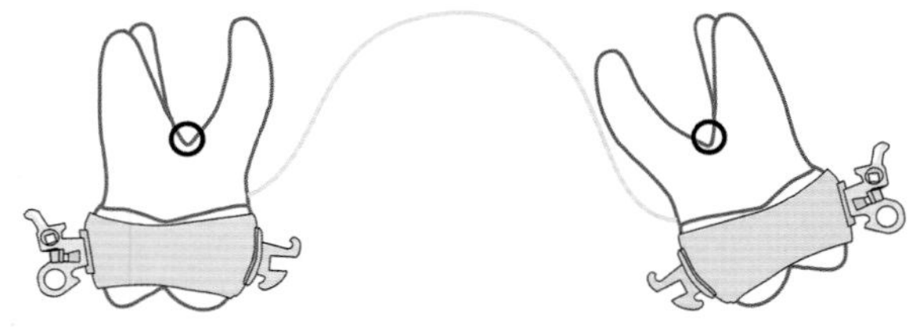

第13章

Extraction Therapies and Space Closure

拔牙治疗与间隙关闭

“道可道，非常道。”

—— 老子

在拔牙病例中，无论是用滑动法还是应用无摩擦力的矫正装置都需要医生对生物力学有深刻的理解。前牙内收以及后牙前移的比例主要由力学系统决定。A组力学（支抗病例）多采用组牙支抗、片段弓或其他支抗装置加强支抗。目前没有证据显示尖牙及切牙分步内收比整体内收更节省支抗。不论是滑动法还是使用无摩擦力的曲，托槽上的力矩/力（*M/F*）是持续不断改变的。不同阶段的牙移动可分为倾斜移动、平移或控根移动。用于关闭间隙的闭合曲可在托槽上提供恒定的*M/F*比，从而最大限度地减少不同阶段的内收时间。本章将讨论闭合曲的设计细节，包括曲的高度、曲在根尖区的位置及托槽间的间距，也会讨论作用力矩和剩余力矩。为了避免副作用的发生，应用临时支抗装置也需要良好的生物力学基础。

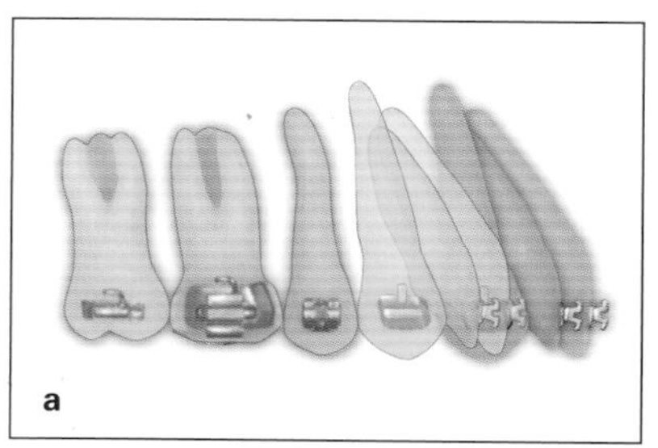

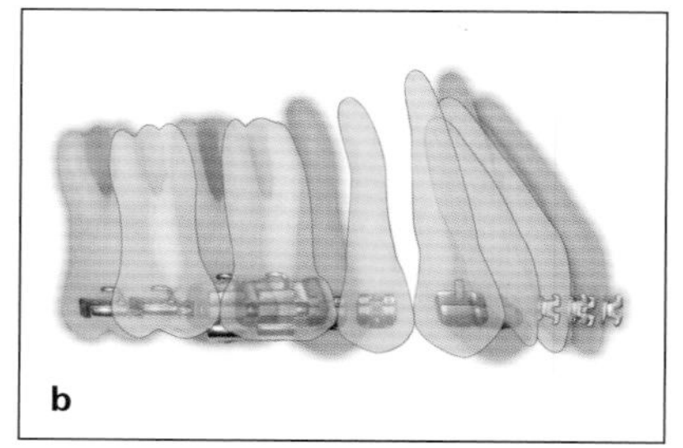

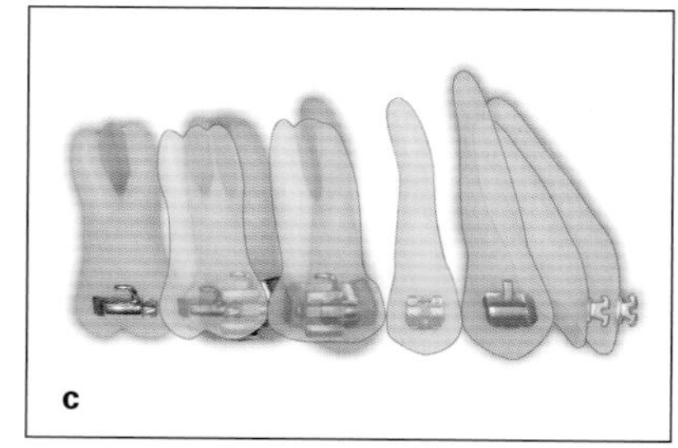

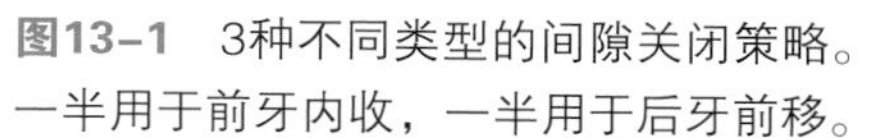

图13-1 3种不同类型的间隙关闭策略。（a）A组力学，绝大多数的拔牙间隙用于前牙内收。（b）B组力学，拔牙间隙一半用于前牙内收，一半用于后牙前移。（c）C组力学，绝大多数的拔牙间隙用于后牙前移。

许多装置及技术均可关闭拔牙间隙，临床医生大多将关注点放在弓丝、托槽、各种技术和特别设计的装置。但如果想要选择最佳的矫正方法并优化装置，应更多考虑关闭间隙的生物力学原理而非装置本身。

牙周膜（PDL）的压力变化是牙移动的基础。对弓丝的材料、尺寸和形状以及托槽的种类或使用的辅助装置类型，PDL并没有偏好。本章将讨论关闭曲法和滑动法关闭拔牙间隙的生物力学原理。关闭间隙的力系受许多因素的影响，例如摩擦力、三维（3D）效应、弓丝横截面的形状与尺寸、托槽宽度、曲的形状和弹性模量等。然而，这里的讨论尽可能简单，本章的目的不是推荐任何特定装置或技术，而是介绍重要的力学原理，以便临床医生可以创造性地设计、选择和改良他人装置，在间隙关闭过程能得心应手地控制力学系统。

间隙闭合差

对于重度拥挤或前牙前突（无论是否有拥挤）的正畸患者常需要拔牙治疗。一旦决定拔牙就必须确定切牙的前后位置，然后才能确定最佳的力系。如果治疗目标是远移尖牙并保持磨牙的矢状向位置，则必须有间隙闭合差。

间隙闭合差可根据前后牙段在间隙关闭的移动比例分为3类：A组力学中绝大多数的拔牙间隙用于前牙内收（图13-1a）；B组力学中拔牙间隙一半用于前牙内收，一半用于后牙前移（图13-1b）；C组力学中绝大多数的拔牙间隙用于后牙前移（图13-1c）。显而易见，A组和C组的力学比B组更具挑战性。

维持磨牙位置的策略：A组力学

正畸矫正器造成牙周膜中的应力变化是牙移动的始动因素。磨牙在上带环前置入分牙圈会使其产生很大的压力，造成牙齿的近中移动。因此，维持后部支抗的策略是尽量保持支抗单元中牙周膜的压力变化小，以免引发正畸牙移动。

增强支抗的最简单方法是增加支抗单元中牙齿的数目，但这种方法存在明显的局限性。这是因为只有在牙齿根部的应力能够均匀分布的情况下，这种方法才能发挥最佳效果。另外，支抗单元中后牙为刚性连接，不允许牙齿的单独移动。被动舌弓维持牙弓的稳定。

全尺寸弓丝可以减少弓丝和托槽间的余隙，使应力更均匀地分布到整个单元（图13-2）。刚性连接的后牙称为“后牙支抗单元”。

利用不受干扰的后部支抗关闭间隙是A组力学中的1个关键因素。从技术上讲，将直的全尺寸弓丝插

图13-2 后牙支抗单元。（a）弓丝插入后牙片段弓。横腭杆用于维持牙弓稳定。（b）刚性紧密连接的后牙形成后牙支抗单元。

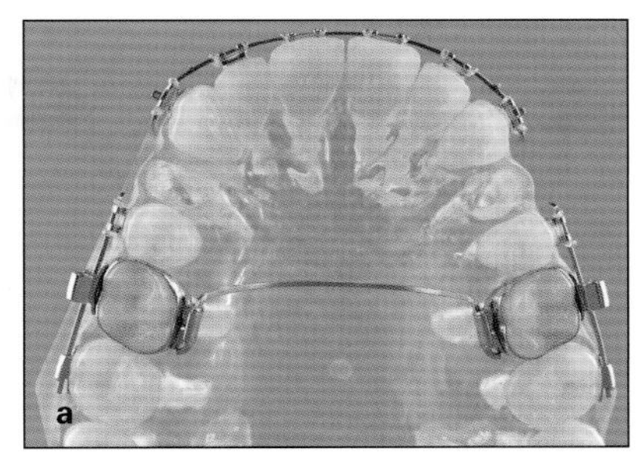

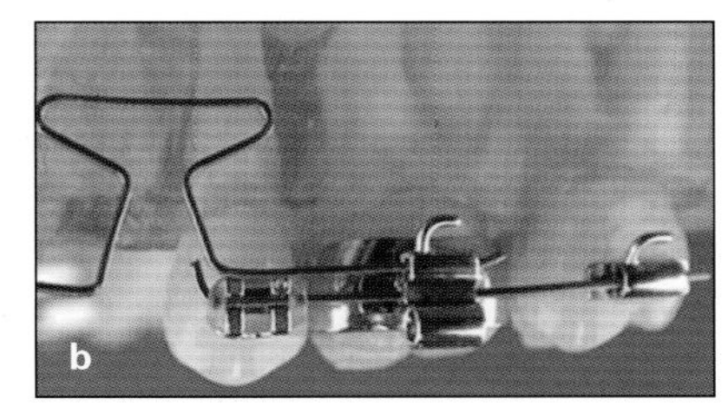

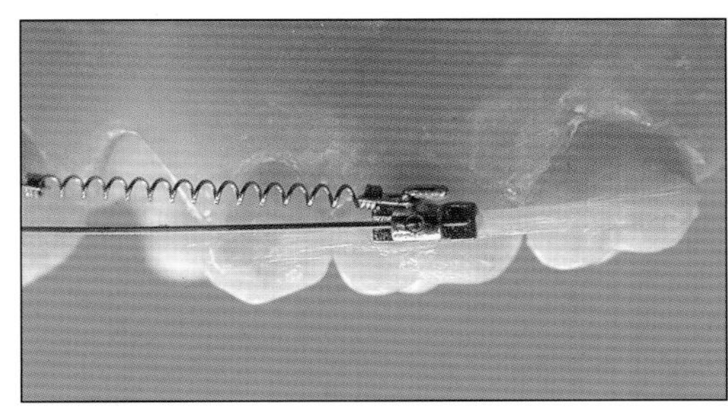

图13-3 粘接的FRC片段弓。FRC相较于弓丝有更好的被动性及稳定性。

图13-4 切牙内收的患者。（a）上颌前牙段和下颌后牙颊侧段由FRC连接。（b）拔牙间隙变小。下前牙以最小的支抗丧失进行内收并且保持良好的尖窝关系。

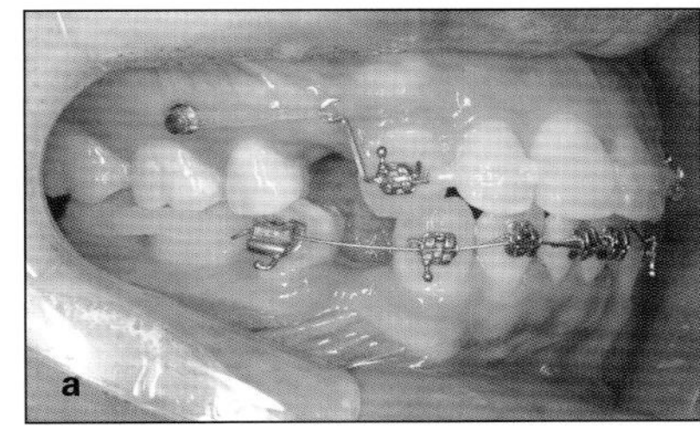

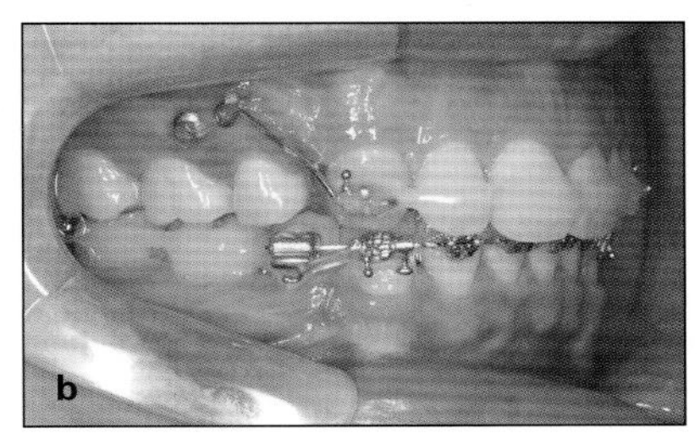

入后牙区托槽可能需要一个整平的过程，因为大多数滑动技术需要用硬丝来关闭间隙。使用完全被动的弓丝可以避免整平，但这很难实现，因为要确保不能发生弓丝的弯曲和扭转。即使弓丝看起来没有施力，但非常小的变形都可能会产生瞬间的力量，从而导致支抗单元承受较高的应力变化。这些应力加上间隙关闭中的应力会导致支抗丧失。

在支抗单元中可粘接的纤维增强复合材料（FRC）片段因其良好的被动性可成为硬丝的替代品（图13-3）。图13-4显示了由FRC连接的下颌后牙颊侧段，应力均匀分布，避免了后牙间因整平而带来的力量。下前牙以最小的支抗丧失进行内收，并且保持良好的尖窝关系，这也是增强支抗的另一个因素。临时支抗装置在上颌间隙关闭中加强支抗（图13-4a）。头帽、上下颌间的弹性牵引（也称为“颌间弹性牵引”）和临时支抗装置都是A组力学可考虑的方法。

间隙闭合差中最重要的因素是力系的应用，它可以在每个单元产生不同的应力，所以支抗单元（后牙）平移，受力单元（前牙或者尖牙）倾斜移动。图13-5展示了PDL内牙移动的物理模型。背景中画有红线，透明牙上画有绿线。透明牙牙根部周围的弹力线模拟牙周膜的纤维。在图13-5a中，1根有角度的弹性皮链从左侧的牙（β，后牙或支抗牙）牵引到右侧的牙（α，前牙或尖牙）。比较图中红线和绿线。作用在支抗牙上的红色力线通过

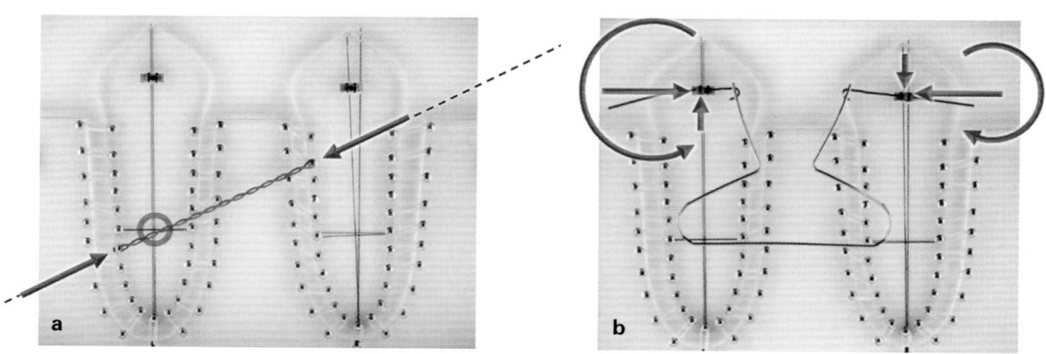

图13-5 牙齿间隙闭合差的物理模型。（a）弹性牵引以一定角度从左侧的牙连接到右侧的牙。（b）T型曲与有角度弹性皮链作用相同。

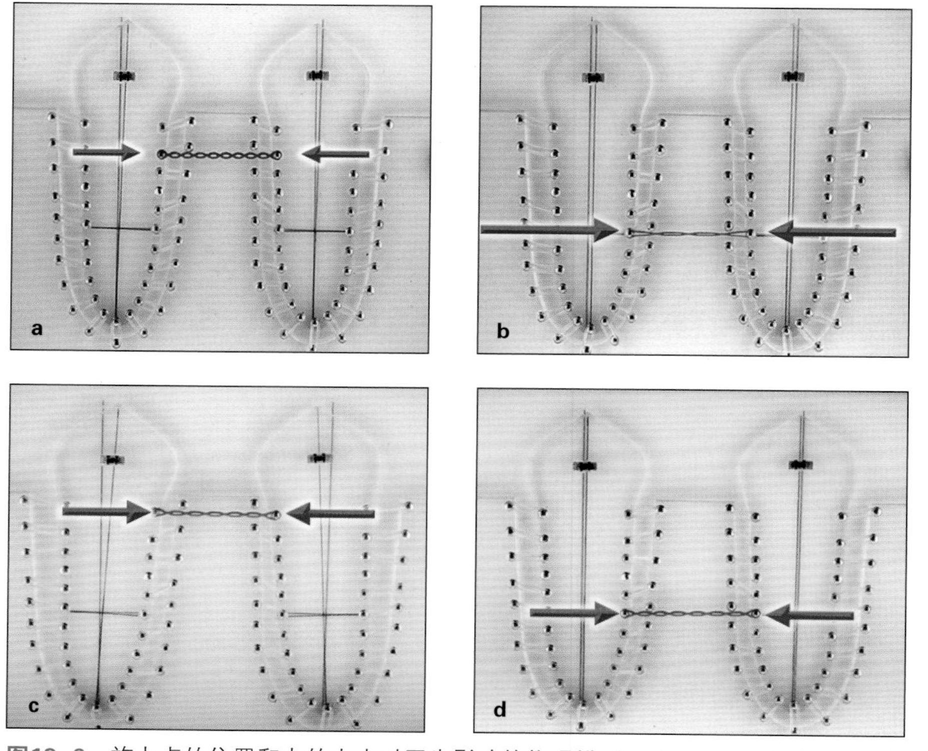

图13-6 施力点的位置和力的大小对牙齿影响的物理模型。（a）在牙槽嵴附近施加轻力。（b）在阻抗中心上施加更大的力。注意，冠的移动大致相同。（c和d）在不同的位置施加大小相同的力。靠近阻抗中心的力可观察到冠移动较少。

它的阻抗中心使牙齿平移。而右侧前牙的红色力线通过其牙槽嵴顶，使其绕根尖发生转动。平移使牙周膜的纤维受到更多压力，因此我们更需要维持支抗。可以看到图中有角度的弹性皮链对前牙有压入力。在临床上是否可以这样放置弹性皮链？因为解剖的限制，答案当然是否定的。但是我们可以应用T型曲施加1个等效的力（图13-5b）。其作用效果与图13-5a相同（参见第3章中对等效力的讨论）。

让我们来比较一下在相同的模型上不同的施力位置所产生的影响有何不同。在靠近牙槽嵴顶的位

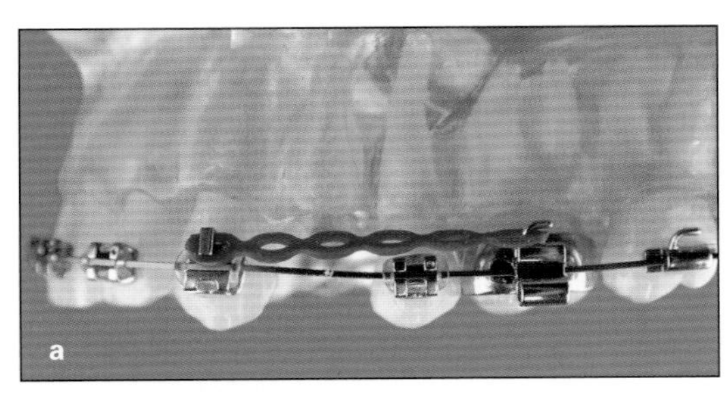
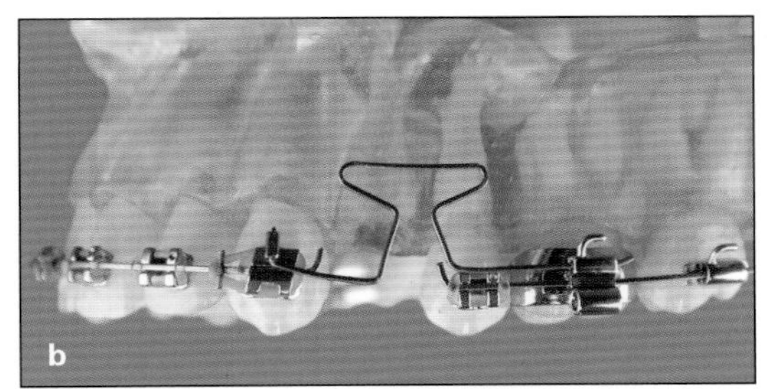

图13-7 间隙关闭的两种基本力学类型。（a）滑动（或摩擦）力学。（b）关闭曲（或无摩擦）力学。在滑动力学中由于摩擦力，牙齿受到的力比施加的力要小。在关闭曲力学中由于没有摩擦力，未造成力的消耗。

置施加1个较轻的力（图13-6a），在阻抗中心施加1个较重的力（图13-6b）。可以注意到在图13-6b中的皮链被拉伸得更长，但二者牙冠的移动幅度是相同的。这又是为什么呢？因为远离阻抗中心的力会产生更大的应力和应变。临床上所有应力的总和，称为“牙移动”。如果我们使用相同的模型并且保持力的大小相等，施力点从䢷方移动到阻抗中心，能观察到更多的牙移动方式（图13-6c和d）。这是可预料的，因为牙周膜受到了更大的应力，因此可以通过改变施力点的位置来改变牙移动。

该模型展示了牙移动的初始阶段（机械位移）和应力-应变模式。生物力学的位移晚于机械位移。是否有可能实现施加相同的力而产生不同的牙齿运动？当然是可以的。因为牙齿形态和数量也可以影响应力。正如上述模型所证明的那样，即使前后牙段所受的合力大小相等、方向相反，如果力线与䢷平面成一定角度，可以产生不同的牙移动。当合力系统中具有大小相等、方向相反的力或不相等的力矩时，也可能出现其他的平衡状态（力不必在同一力线上，这里所使用的弹性模型是一个特例）。

有时候“差动力”这个词用于描述前牙和后牙移动的不同。如果不解释，这个概念可能令人困惑。如果只使用一种矫正器，前后牙所受到的力的大小一定是相同的（平衡原理）。但是我们通常将力量施加在托槽上，就会产生*M/F*比。力大小相等、方向相反，但前后牙的力矩可能不同。因此，会产生不同的*M/F*比。

整体内收 vs 分步内收

在严重拥挤的情况下，有必要先远移尖牙以获得切牙排齐所需的空间。经典的前牙内收分为2个阶段。人们认为先拉尖牙向后再内收4颗切牙可以节省支抗，因为可以在每个阶段使用较轻的力。可是如果这个力足够低，可以使牙齿产生移动么？然而大多数临床医生在整体内收和分步内收关闭间隙时所使用的力的大小是相同的。临床研究表明，整体内收和分步内收所消耗的支抗没有区别[1]。因此，没有必要在内收前牙时分2个阶段，除非有特殊情况，例如前牙拥挤、切牙外翻、拥挤、高位的尖牙或中线不调。两步法内收比较复杂，在治疗过程中尖牙和侧切牙间会有间隙而不美观，且治疗时间加长，更有可能导致医源性副作用（例如切牙伸长），尤其是在应用滑动法关闭间隙时。

牙弓内间隙关闭的力学

关闭间隙有2种基本类型：滑动（或摩擦）法（图13-7a）和关闭曲（或无摩擦）法（图13-7b）。在滑动法中由弹性牵引或拉簧施加力量，托槽沿弓丝滑动。

托槽和弓丝间时刻存在着摩擦力，所以牙齿受

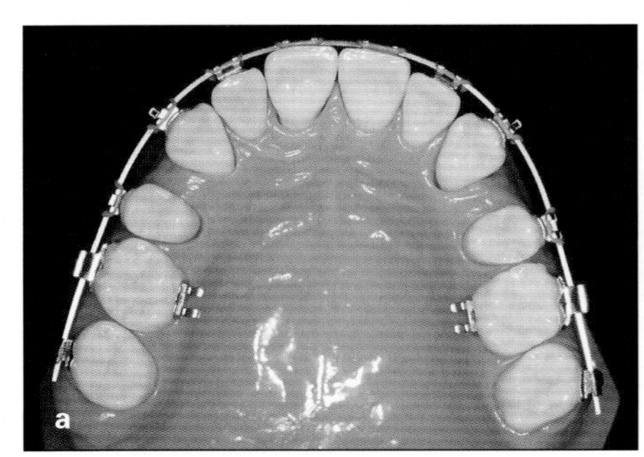
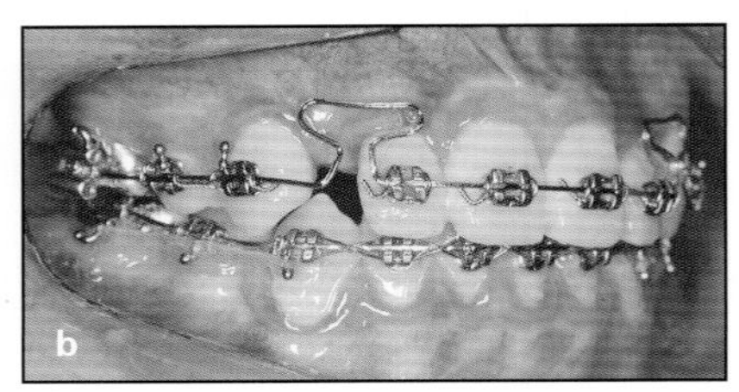

图13-8 连续弓丝。(a)滑动力学中弓线是相对直的。(b)关闭曲机制中常包含1个曲。

到的力小于弹性牵引或拉簧施加的力。主弓丝可产生力矩以防牙齿发生倾斜和旋转(图13-7a)。关闭曲中没有主弓丝，曲同时提供力和力矩，因此不会因为摩擦力而使所施加的力量衰减。因为摩擦力通常是未知的，所以关闭曲法的结果相较滑动法更可预测(图13-7b)。另外，滑动法可以更好地控制所有牙移动，因为弓丝可以起引导作用。无摩擦曲的设计更容易控制差力矩，并能够更好地传递A组和C组力学。

连续弓丝 vs 片段弓

在应用滑动法关闭间隙时，弓丝可以从一侧的后牙(第二磨牙或第一磨牙)连续到对侧的后牙。弓形及弓丝的横截面或材料通常没有变化(图13-8a)。连续弓丝也可以加入无摩擦力的曲(图13-8b)。然而对于连续的弓丝，牙齿(托槽)之间也可能相互作用。因此，加力可能变得复杂和不确定。此外，托槽间距限制了图13-2展示了一种类型的片段弓，其中上颌牙弓分为1个前牙段和2个后牙段。当双侧后牙段通过被动舌弓［横腭杆(TPA)］连接，并插入刚性稳定弓丝时，可以认为上颌主要受力的是两颗牙齿：多牙根的前牙和多牙根的后牙。这两个部分可以通过2个不同截面和材料的曲连接。通过将牙弓简单分成两段，正畸医生只需要在尖牙和磨牙的辅助管间施加1个单力。每侧仅使用这2个附件也增加了管间距离(辅助管之间的距离)，可产生更大和更准确的激活量。

摩擦(滑动)力学

在滑动力学过程中，正面观牙移动通常遵循4期(图13-9)。在三维角度上它更复杂。因为从咬合面的角度来看，必须考虑旋转力矩。这在第16章(关于摩擦力)中有更详细的描述。本章只考虑侧面观中的力系。Ⅰ期牙齿已整平，对其施加向远中的力。因为弓丝和托槽间的相互作用使得牙齿发生不可控制的倾斜移动。在Ⅰ期中是没有摩擦力的。在使用宽的托槽时，Ⅰ期很少发生倾斜移动，因为弓丝形变很小。相较Begg技术中使用的窄托槽允许牙齿在无摩擦力的情况下发生一定程度的倾斜移动。Ⅱ期中可观察到更多的倾斜移动，随着弓丝较托槽形变越大，摩擦越大。形变的弓丝在托槽上产生2个垂直向的力(力偶)以对抗倾斜移动的趋势。来源于力矩的力产生的反向力从而产生摩擦力。当牙齿足够倾斜使弓丝产生足够的形变，从而产生更高的力矩时，牙齿发生平移(Ⅲ期)。当根部直立力矩的增加或远移力量减小、牙齿远移或间隙闭合则停止。牙根发生移动(Ⅳ期)。

滑动力学中有一个问题是其摩擦力是不可预测的，因此传递的力系也是不可预测的。通常的治疗目标是在关闭间隙过程中邻牙向拔牙部位平移，但

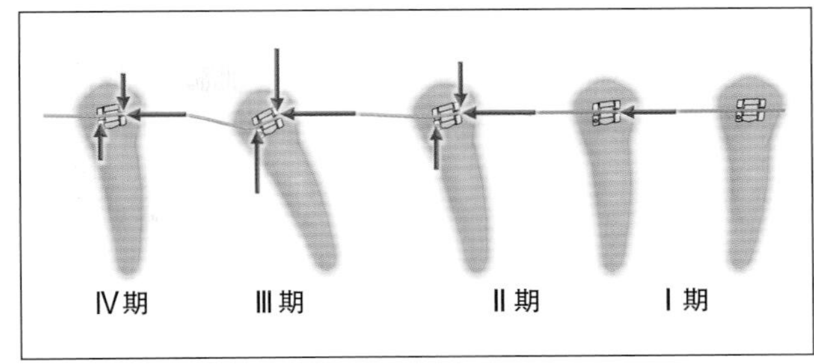

图13-9 滑动力学侧面观的4期（从右到左）。1个力从右向左施加（红色箭头）。Ⅰ期：无控制的倾斜移动。牙倾斜直至托槽和弓丝互相接触。Ⅱ期：有控制的倾斜移动。可观察到更多的倾斜移动，弓丝开始形变。形变的弓丝产生2个大小相等、方向相反的力（力偶），摩擦力增加。Ⅲ期：平移。如果弓丝形变产生的力矩足够大，就会发生平移。Ⅳ期：牙根移动。当根部直立力矩的增加或远移力量减小，牙移动停止。

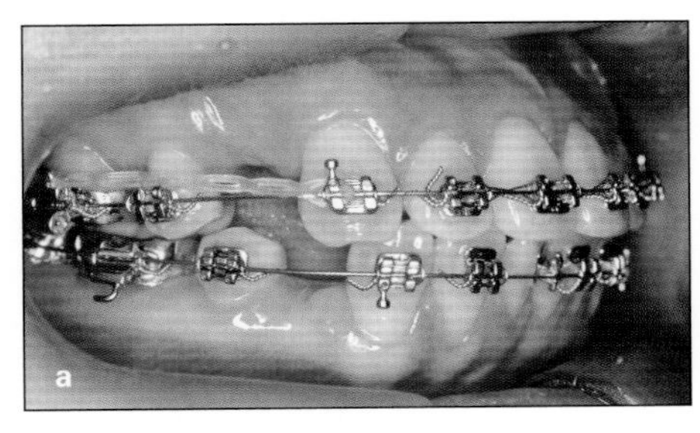

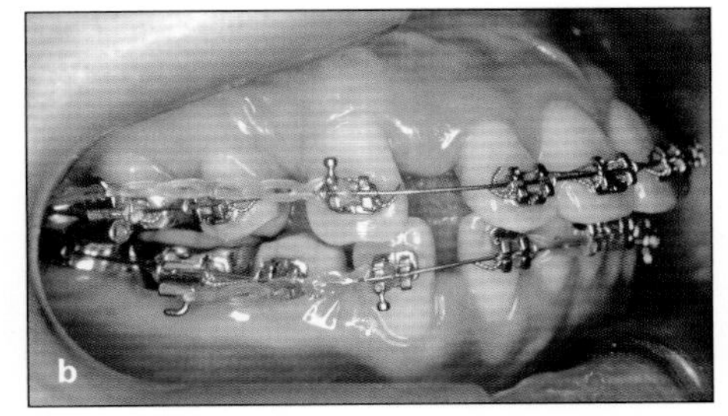

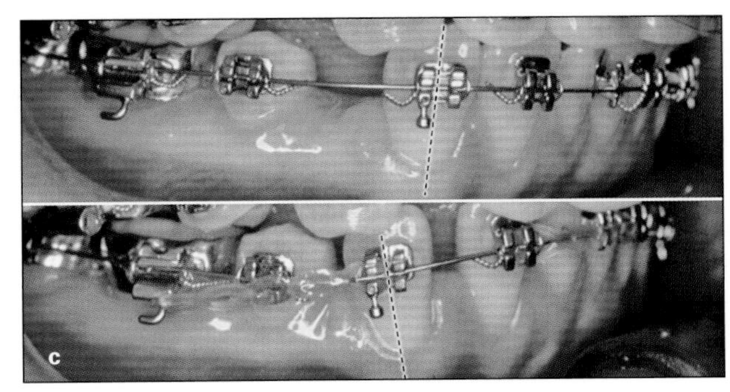

图13-10 滑动力学中弓丝刚度不足的副作用。（a）尖牙内收前。（b）尖牙内收后。（c）医源性的Spee曲线。值得注意的是，Spee曲线是在下颌牙弓形成的。由于尖牙向远中倾斜，弓丝在切牙区和前磨牙区发生形变（Ⅱ期倾斜）。前牙垂直向高度增加（虚线表示内收前后尖牙的牙轴）。

在平移牙齿的过程中会产生很大的摩擦力。事实上摩擦力的方向与施力方向相反。当其力量足够大时完全会使牙齿停止移动。这种现象称为“矫正器强直”。

Ⅳ期中牙齿直立，无间隙关闭。然后，正畸医生用弹簧或皮链加力，又进入倾斜阶段。随着每个重复阶段，牙齿会来回摆动，直到空间关闭。换句话说，在间隙关闭中牙齿的旋转中心不断变化，这在生物学上并不是最直接刺激牙周膜的方式。随着托槽上变化的M/F比，力的绝对值会根据每个阶段不同的摩擦力大小而发生波动。因此，即使施加的力的大小是恒定且适宜的，牙周膜所受的压力在倾斜移动阶段可能太大，在平移阶段可能较小。

间隙关闭中如用滑动法内收尖牙从始至终可能表面看起来像是单纯的平移，然而这是1个复杂的序列阶段。许多摩擦力可以通过避免牙齿平移和允许倾斜移动来消除。这样做的缺点是之后需要进行牙根的移动（轴向矫正）并可能导致不良副作用。

如图13-10所示，如果连续的主弓丝硬度不够，尖牙可能会发生倾斜，导致垂直向高度（即覆殆）增加。在0.016英寸不锈钢弓丝上尖牙被弹性装置施加向远中的力。当尖牙向远中倾斜时，切牙区弓丝殆向形变。

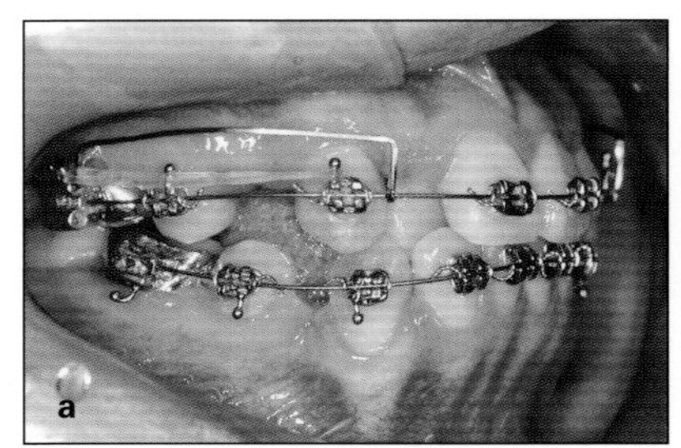

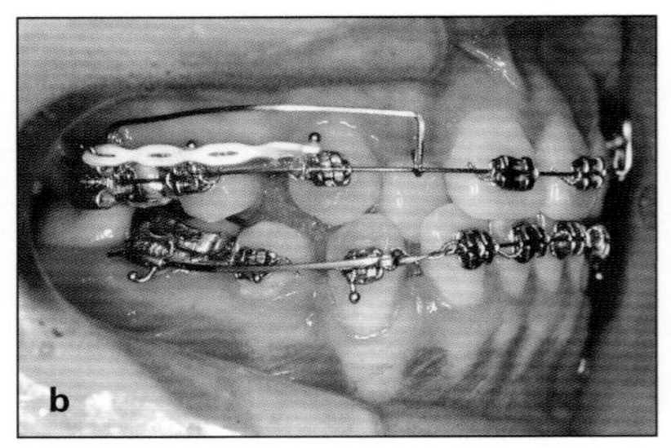

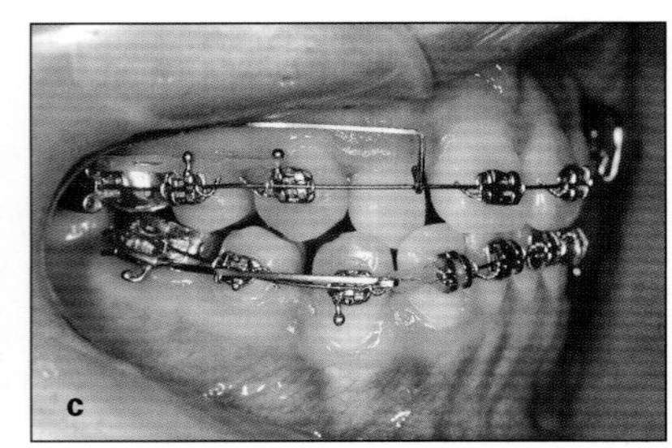

图13-11 在连续弓丝上加入压低辅弓。（a）内收前。（b）内收中。（c）内收后。在尖牙内收过程中压低辅弓提供的压入力可避免切牙伸长。此外，它在磨牙处提供了额外的反向力矩可加强支抗。注意，前牙垂直向高度没有改变。

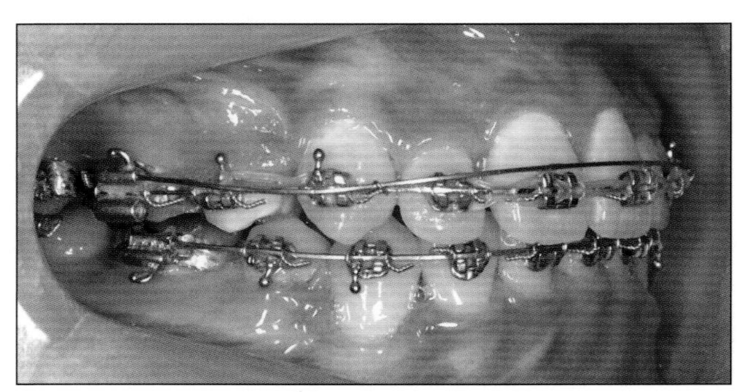

图13-12 在尖牙内收过程中，运用第二根连续且有压入力的弓丝对前牙具有压入力，可防止切牙伸长。

可以注意到下颌Spee曲线发生变化，随着下切牙的伸长和前磨牙的压低覆𬌗增加。为了避免这个副作用，可以插入反补偿曲线的弓丝，但它可能使力系更加不可预测且这样做通常来说是不恰当的。有些人可能会在尖牙和第二前磨牙放置V型曲（或者其他更好的曲）。虽可阻止尖牙倾斜，但会增加滑动摩擦力。较高的摩擦力会阻碍内收。大尺寸弓丝也可以最大限度地减少这种副作用，但摩擦力也会增加。

在尖牙滑动内收的过程中，预防切牙伸长的另一种方法是使用绕过尖牙的压低辅弓装置在尖牙前方施加压入力（图13-11）。或者运用第二根连续且有压入力的弓丝插入磨牙上的辅弓管并将其与前牙段结扎（图13-12）。

如果前牙段整体内收，则弓丝在后牙段发生滑动。因此，在滑动内收前应将后牙整平（图13-7a）。如前所述，在牙移动过程中后牙段的整平可能会导致支抗丧失，这在A组力学中是我们所不想发生的。

由于摩擦力的存在，对施力者来说施加的力系是未知的，并且因为尖牙和第二前磨牙间的托槽间距小，通过应用不同*M/F*比是非常有限的。因此，大多数正畸医生在应用滑动法时多运用了B组力学。间隙闭合差（A组和C组）可能需要额外的装置，包括头帽、上下颌弹性牵引和临时支抗装置等。

无摩擦（曲）力学

简单起见，让我们仅从矢状向考虑滑动力学的力系（图13-13a）。主弓丝的作用是什么？其提供力矩控制牙移动。如果尖牙正在平移（Ⅲ期），托槽上所需的*M/F*比的力矩来自弓丝。如果将长牵引钩（图13-13b）加在磨牙和尖牙上的辅弓管，使力线通过牙齿的阻抗中心，磨牙和尖牙也会平移。这种情况不需要主弓丝。

在无摩擦力学中没有主弓丝，并且常使用专门

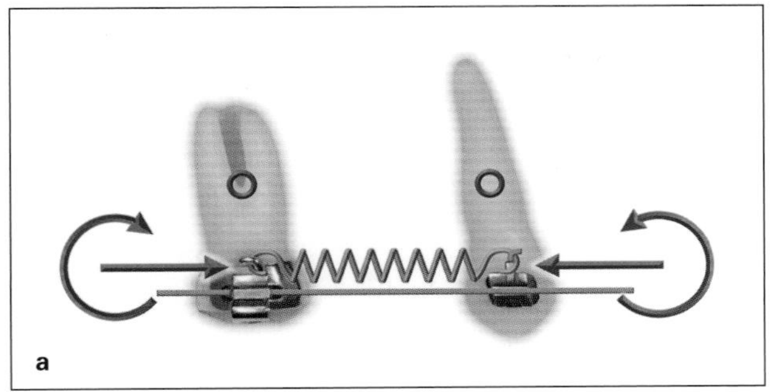

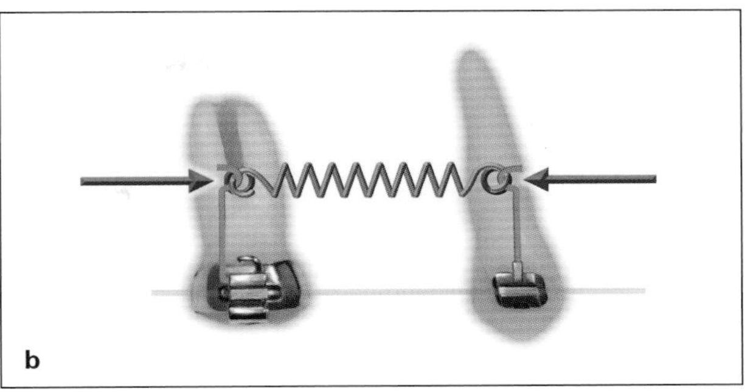

图13-13 尖牙单独内收。（a）矢状向滑动力学Ⅲ期（平移）力系。弓丝提供所需的力矩。（b）带长牵引钩的滑动力学。力的作用线通过阻抗中心。弓丝不产生力矩，因此也可不需要弓丝。

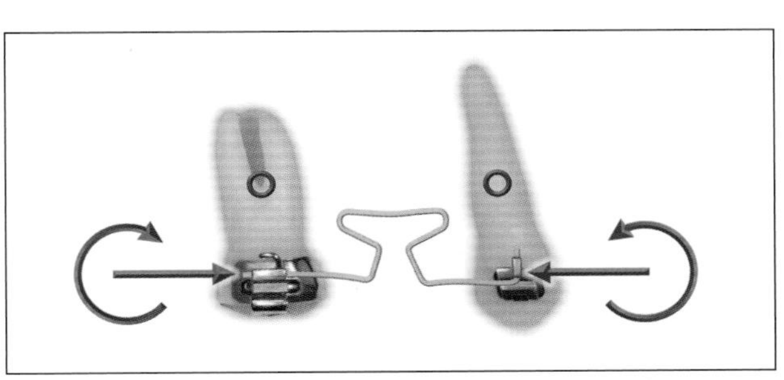

图13-14 应用无摩擦力学单独内收尖牙。曲提供所需的力和力矩，在没有主弓丝的情况下控制尖牙的移动（矢状向）。

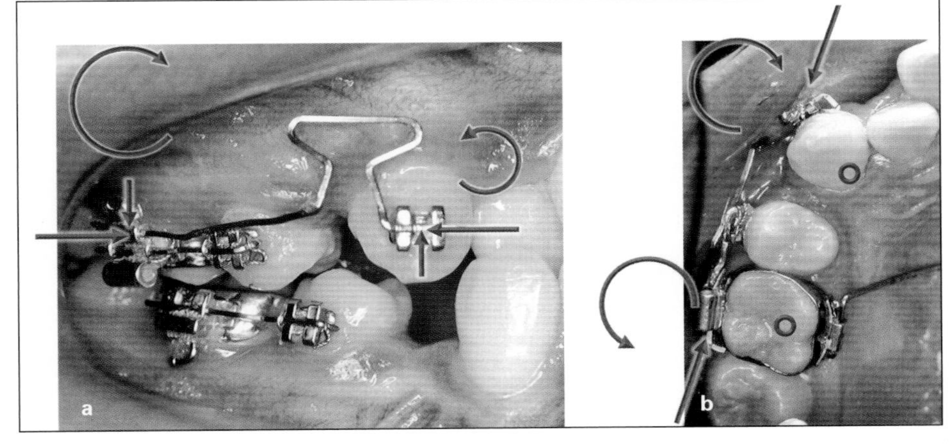

图13-15 采用无摩擦力学的尖牙单独内收。（a）矢状向曲的力系。（b）因为力施加于阻抗中心的颊侧，咬合面的力系统还需要消除旋转的力矩。所有三维空间的力都在曲中。

设计的曲。曲可在三维方向上提供所需的M/F比。因为没有摩擦力，所施加的力也没有衰减，力系更可预测，应用的范围也更大。通常应用曲或无摩擦力装置，间隙关闭所经历的3个阶段与滑动法相同：倾斜移动、平移、牙根移动。装置设计的不同之处在于其有更大的加力范围，更恒定的力和*M/F*比，可以产生更恒定的旋转中心（更少的摆动）。前牙段和后牙段间的力矩差变得简单且实用。

在使用T型曲单独内收尖牙时，矢状向的力系（图13-14）在没有任何主弓丝的情况下为尖牙的移动提供力和力矩。因为力施加于阻抗中心的颊侧，咬合面的力系统还需要消除旋转的力矩（图13-15）。这些三维的影响将在本章后面详细讨论。无摩擦力学中使用的装置可以是静定系统或超静定系统（图13-16）。

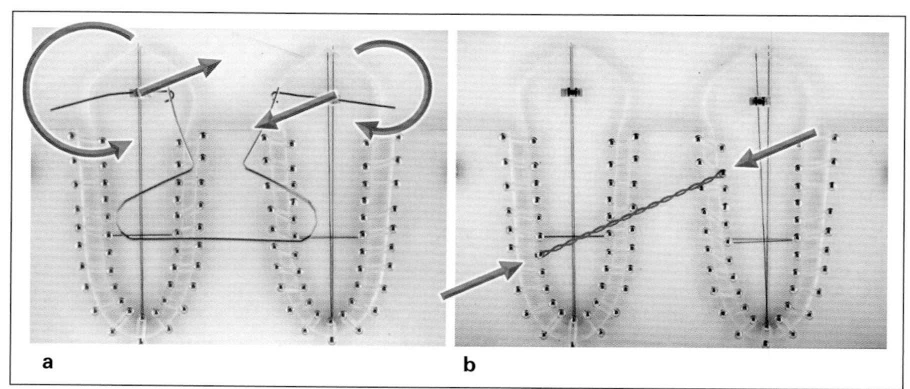

图13-16 两种无摩擦力学。(a)超静定系统。施力点在托槽。(b)静定系统。施力点在牙根上。左边红色的力作用于牙齿的阻抗中心。注意，超静定系统和静定系统提供等效的力系。

静定间隙关闭矫正器

静定矫正器或弹簧的静力学定律（平衡）足以解决弓丝和牙齿上所有未知的力与力矩。我们无法预测结果除非知道所有的力与力矩。1个常见的静定矫正器是压低辅弓装置，用测力计在切牙处测量力的大小。所有之前讨论过的间隙关闭矫正器都是超静定的，即使力的大小已测量或已知。如果使用滑动力学，仍有许多的不确定。包括摩擦力和弓丝上的力矩。无摩擦装置弹簧（曲）需要确定其前后两端的力和力矩。因此即使力已知，除非力矩也是确定的，否则力系也是不确定的。可以通过校准弹簧的材料和尺寸在实验或理论上保持恒定来确定弹簧。

另一种方法是设计一种非常简单的间隙关闭装置，它只产生力，其两端都不产生力矩。如果力可在一端测量，则这种矫正器是静定的。1个简单的橡皮圈、螺旋弹簧或弹性牵引均符合这个描述。当然在托槽的水平高度上放置与殆平面平行的弹簧，在间隙关闭期间一定会造成牙齿倾斜。如果施力点从托槽移到与阻抗中心一致的水平高度，牙齿平移。该系统具有可控性和确定性，该系统使用大小相等、方向相反的力而无力矩。从咬合面看，刚性连接的前牙段和后牙段通过TPA连接，无须使用弓丝即可进行旋转控制。图13-16b显示了临床牙冠下的牙根被施加斜向单力的间隙闭合差。出于解剖学上的考虑，例如较浅的前庭或颊系带使得在牙齿阻抗中心附近施加力是不可实现的，施力点可根据可传递性定律沿力线自由滑动。如果将弹性力沿力线向右牙靠近，力与阻抗中心（效果相同）的关系相同。但施力点的位置越靠近殆方，对黏膜皱襞的影响越小。

图13-17为1个悬臂簧，由0.017英寸×0.025英寸β-钛合金方丝制成，用于前牙段的内收。注意，激活的弹簧的施力点越靠近前方越好，尽可能使弹簧不会过度伸展而远离根尖。然而力线（虚线）靠近或到达阻抗中心。由这种曲施力的牙移动是可预测的，控制前牙段的倾斜移动、平移或基于虚拟的可视化力线后牙段的牙根轻微近中移动。虚线是弹簧的去激活预估路径。弹簧的去激活路径在间隙关闭期间产生1个相对恒定的作用线。如图13-18所示，一个使用上述悬臂簧（静定内收系统）的拔牙病例。如预测的那样，前牙段有控制性的倾斜移动，然后是前牙段的牙根运动，没有平移阶段，所以不需要很大的力。注意，图13-18c中的2个弹性牵引是用于改变力线的。这将在后面牙根移动章节中详细讨论。侧位片及头像测量重叠图展示了最后达到的治疗结果（图13-18e～g）。

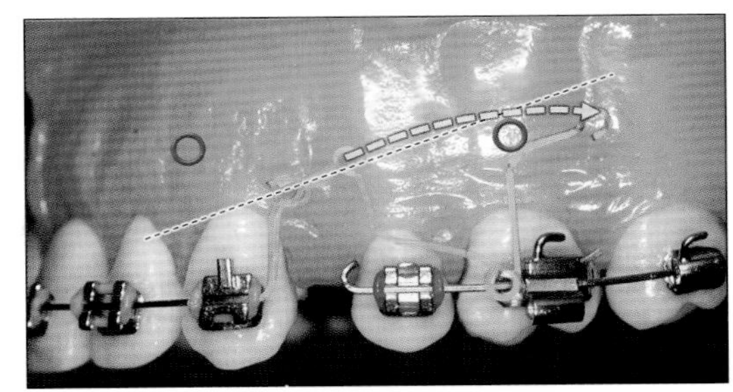

图13-17 由矩形的0.017英寸×0.025英寸β-钛合金方丝制成的静定内收系统。透明的阴影图像显示了激活弹簧的路径。虚线是最初的力线。虚线箭头是弹簧问号勾去激活的预估路径，说明在牙移动的初始有效范围内力线保持相对不变。

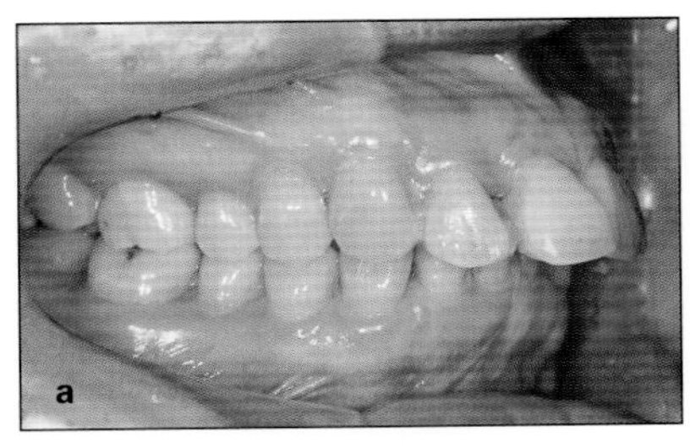

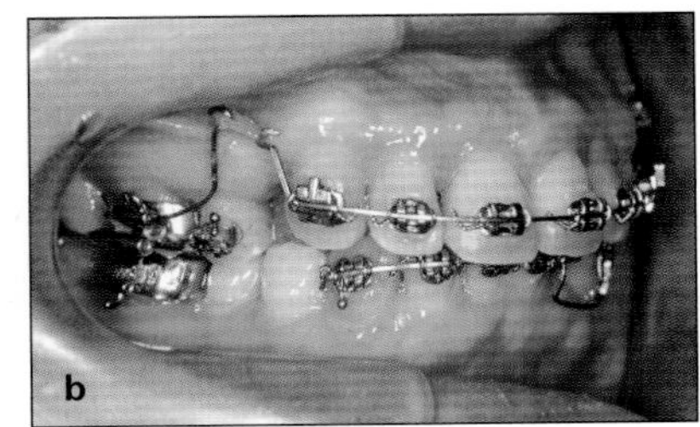

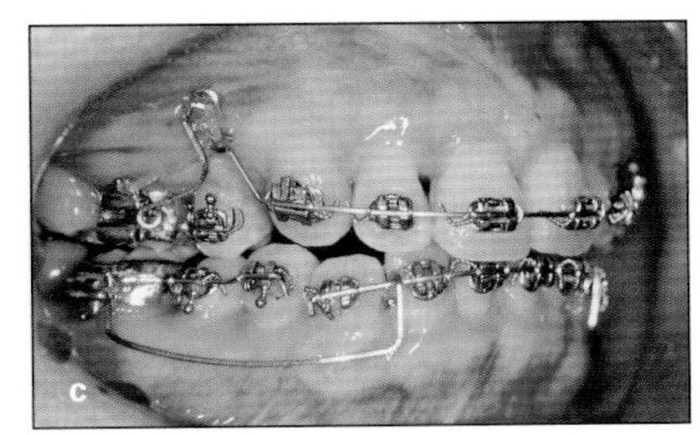

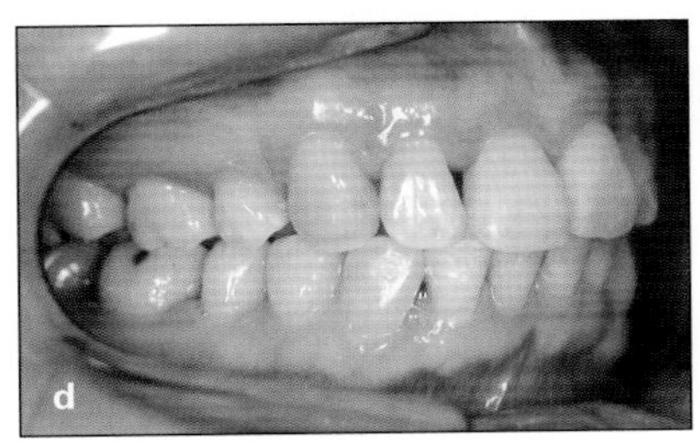

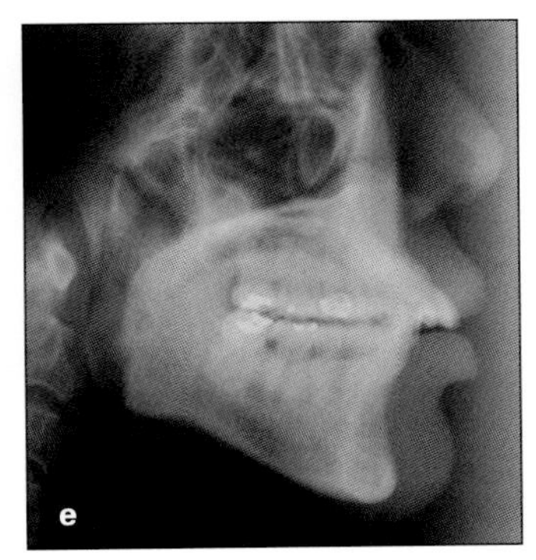

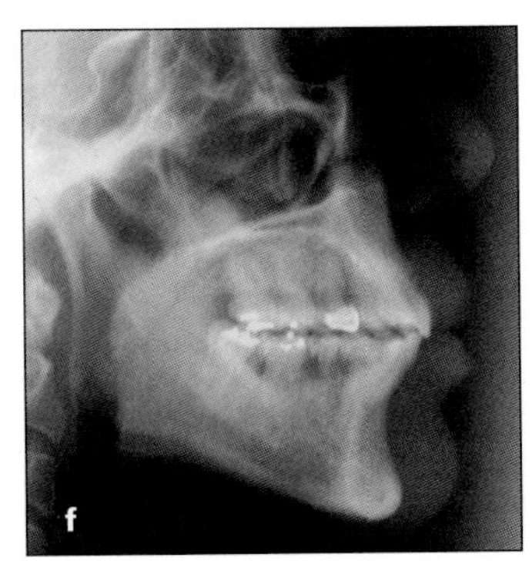

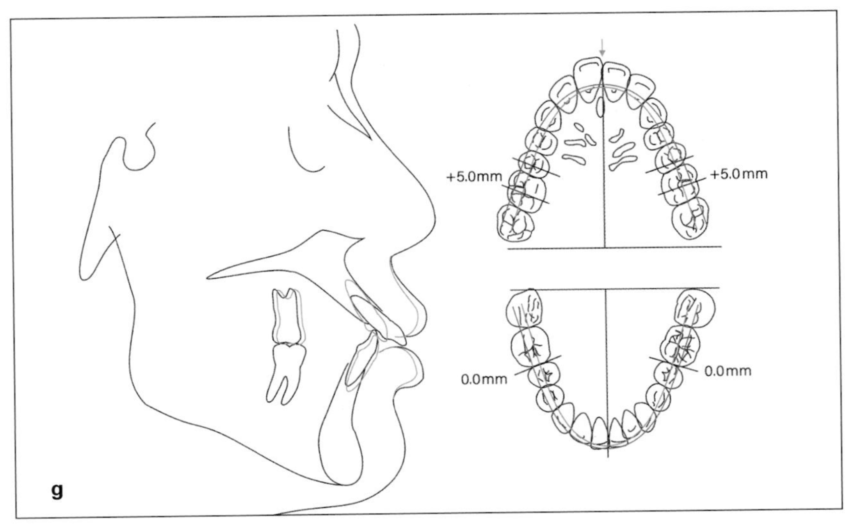

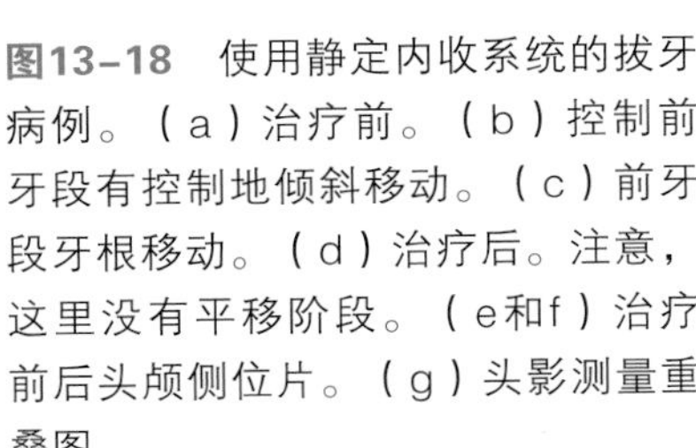

图13-18 使用静定内收系统的拔牙病例。（a）治疗前。（b）控制前牙段有控制地倾斜移动。（c）前牙段牙根移动。（d）治疗后。注意，这里没有平移阶段。（e和f）治疗前后头颅侧位片。（g）头影测量重叠图。

想要在颊侧施加足够远离根尖的力使牙平移是不可能的，有解剖学的限制。在舌侧更有可能实现。如果腭盖足够高，作用线可以放置在阻抗中心附近或根尖区。

图12-19（参见第12章）中患者仅在第一磨牙上存在局限性牙釉质发育不良。因此拔除双侧第一磨牙，2个被动TPA被放置在前部和后部，钩子靠近估计的阻抗中心咬合位置。前后牙段平移缩小拔牙间隙，第二磨牙近中移动提供第三磨牙萌出的空间。如图12-20所示运用2个TPA关闭间隙。

理论上在阻抗中心处传递力线是可行的，但在实际操作中是很困难的。阻抗中心的位置受许多因素的影响，例如牙根长度与形状、牙槽骨水平和牙齿本身的位置。此外即使确定了阻抗中心的确切位置，施加力轻微向阻抗中心的𬌗方或龈方偏移都会产生明显的第二序列旋转（倾斜或牙根移动）。因此建议将舌钩放置在预估的阻抗中心的根尖区，并在冠的托槽上施加额外的力，这样合力就可以很容易改变。如果牙齿倾斜过多，解决方案不是通过制造1个新的TPA重新定位弹簧钩的位置，而是应该减小冠部弹性牵引的力值，或者是增加根尖区弹性牵引的力值。如果牙齿发生牙根移动，应该增加冠部弹性牵引的力值，或者减少根尖区弹性牵引的力值。这是另一个等效的例子——使用复合力而不是单一力来更好地简化和控制临床。

静定弹簧能在所需的施力点传递力，因此不需要任何力矩，它比放置在托槽𬌗面高度的无摩擦弹簧及滑动力学还有另一个优势。设计良好的弹簧在间隙关闭过程中，*M/F*比的变化不是突然的，而是渐进的，因此旋转中心是相对恒定的。对于无力矩的弹簧，阻抗中心的*M/F*比是恒定的，与力的大小无关（图13-6）。因此“摆动”的副作用可降低到最小。

静定间隙关闭采用无力矩的单一力。理想情况下超静定力装置在托槽上使用力矩和力的等效力系，也可以得到相同的结果。但静定力更为简单，可为正畸医生设想1个单一的力和1个想象的力线。力的测定或校准通常很简单，只需要1个测力计。临床或实验情况下的超静力涉及复杂的理论或设备。

超静定力弹簧设计

如果弹簧的两端力和力矩激活后插入托槽或颊管中，其为超静定力系统。由于未知量的增加，所掌握的静力平衡定律不足以确定所有未知的力和力矩。1个简单的线性测力计不足以测量矫正器的力，因为所有的力矩都应该同时测量。一种解决方案是在实验室用精密的传感器测量力系，测试结果可以用图表或数据表表示（图13-19）。

当我们买车时，不需要亲自测试它的各个功能。其技术性能已在工厂进行了测试，测试结果已在用户手册中给出。带有测试结果的正畸曲或弹簧称为“校准弹簧”，与汽车规格相似。校准的测试结果提供了在激活加力时的力和力矩，前后两端间的力矩差以及在弹性范围内允许的最大激活量，以避免永久变形。

可用于间隙关闭的曲和弹簧有很多，在没有科学依据的情况下进行选择是很困难的（图13-20）。除少数例子外大多数曲都没有在实验室或临床中进行完全或部分测试。此外，曲的形状通常缺乏良好的生物力学基础。我们将讨论间隙关闭期间弹簧设计所需考虑的重要变量。超静定弹簧的优点是施力点位于托槽的𬌗平面水平，而等效单力是放置在远离托槽的牙根根尖。

无论使用哪种类型的弹簧，都需要某些性能来提供最佳的力系并保证操作方便。能使牙齿尽快移动到目标位置而不会对牙齿本身和牙周组织产生任何副作用的力系被认为是最佳的正畸力系。牙周组织中所能承受应力水平的准确值尚不清楚，然而持续的轻力被认为能够最有效的产生合理的牙移动速度，减少支抗损失，并减少可能的不适和组织损伤。更重要的是1个最优的力系应该控制旋转中心来移动牙齿到正确的位置。因此弹簧力的大小、力-挠度（*F/Δ*）比和弹簧的*M/F*比是间隙关闭中非常重要

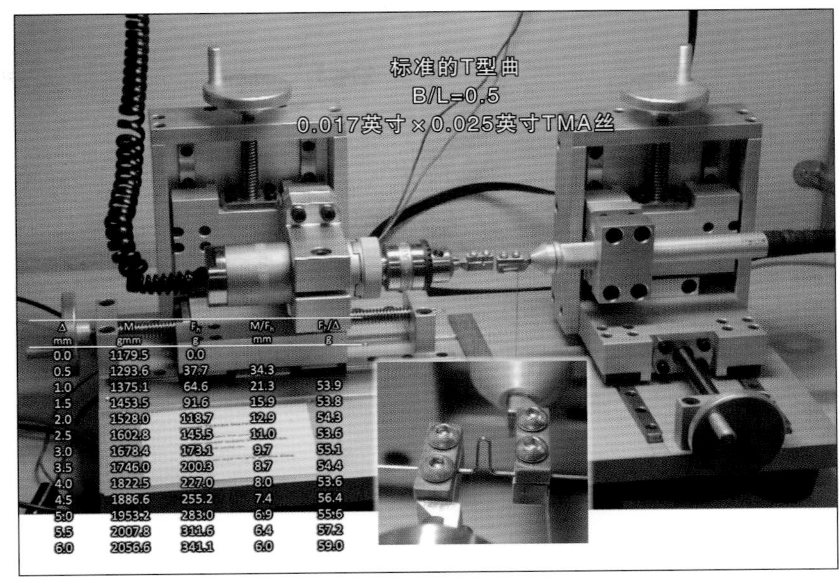

Δ mm	M gmm	F_h g	M/F_h mm	$F_h/Δ$ g
0.0	1179.5	0.0		
0.5	1293.6	37.7	34.3	
1.0	1375.1	64.6	21.3	53.9
1.5	1453.5	91.6	15.9	53.8
2.0	1528.0	118.7	12.9	54.3
2.5	1602.8	145.5	11.0	53.6
3.0	1678.4	173.1	9.7	55.1
3.5	1746.0	200.3	8.7	54.4
4.0	1822.5	227.0	8.0	53.6
4.5	1886.6	255.2	7.4	56.4
5.0	1953.2	283.0	6.9	55.6
5.5	2007.8	311.6	6.4	57.2
6.0	2056.6	341.1	6.0	59.0

图13-19 曲的测试仪。复杂的传感器可用于同时测量力和力矩。测试结果可能以图表或数据表的形式呈现。

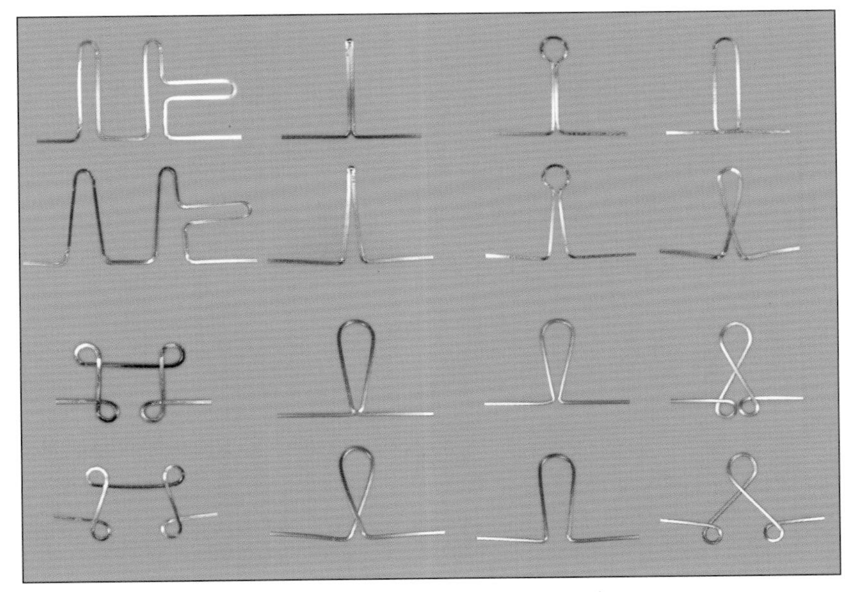

图13-20 各种形状的曲（上面2行：去激活形状；下面2行：激活形状）。它们中的大多数不是在实验室中预先校准的，会产生未知的力系和不可预测的结果。

的特性。

物理特性（例如弓丝的截面、形状、长度）以及材料特性（弹性模量和挠屈强度）决定了弹簧的力系。本章中重点介绍弹簧的形状特性，以及它们与F/Δ比和M/F比的关系。形状特性与材料特性不同，在设计生物力学上有效的曲或弹簧时完全由临床医生掌控。知道在什么位置以及如何弯曲和放置辅弓是非常重要的。但首先必须明白在正畸矫正器激活过程中金属丝内部发生了什么。

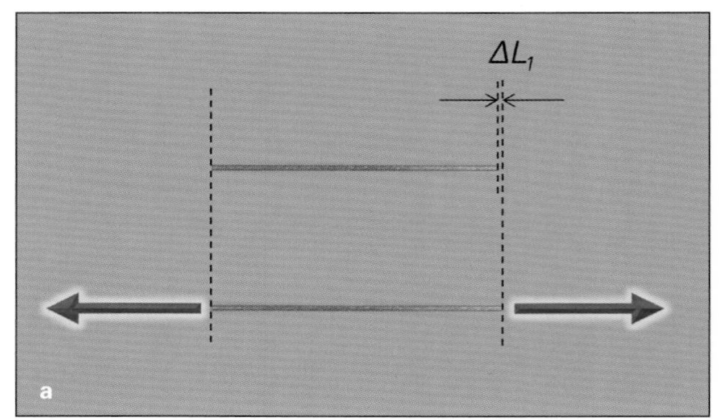

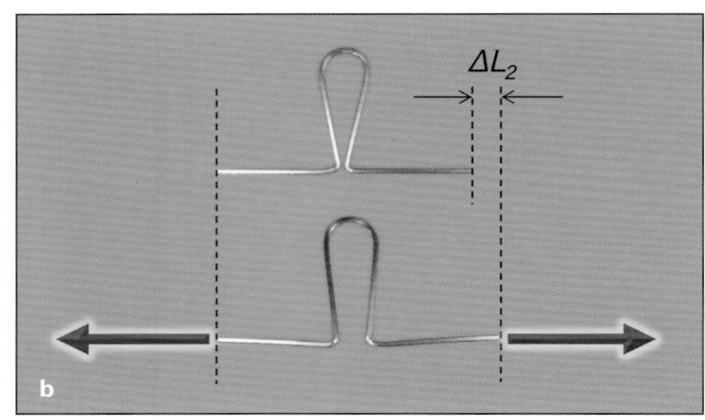

图13-21 弓丝中曲的作用。（a）直丝弓*F/Δ*比极高。（b）即使是1个简单的垂直曲也会显著降低*F/Δ*比（$\Delta L_1 << \Delta L_2$）。

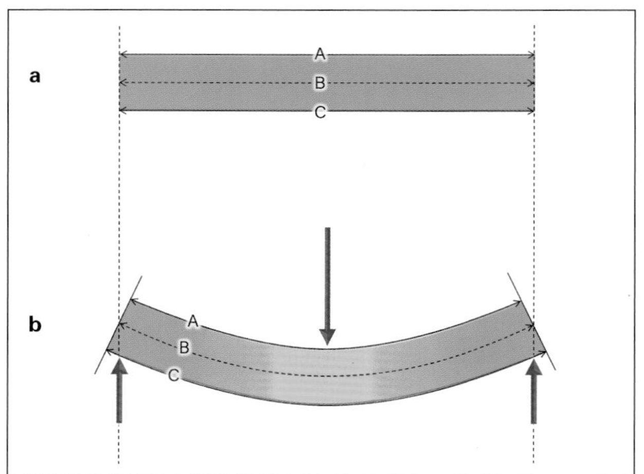

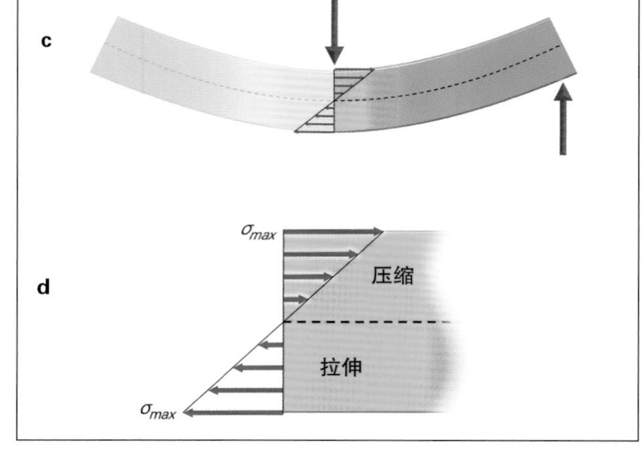

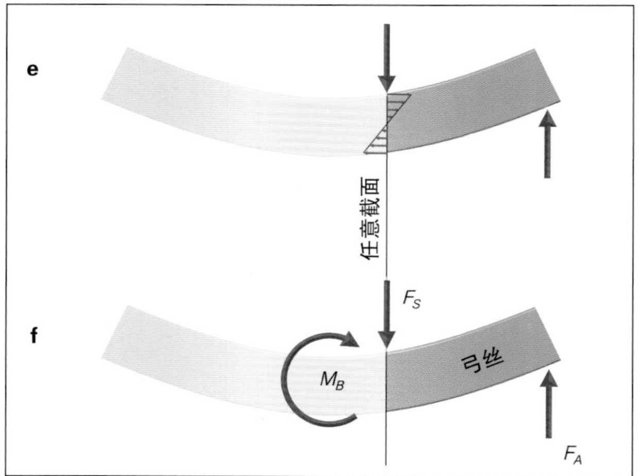

图13-22 弯曲的弓丝。（a）施力前。（b）施力后。注意，在弯曲过程中，上表面（A）的长度减少，下表面（C）的长度增加。中轴（B）的长度保持不变。（c和d）弓丝假想切口（截面）处的应力分布规律。应力从中轴向外表面呈线性增加，上表面压缩、下表面拉伸。（e和f）任意截面的虚线单元在施加的力（F_A）、剪切垂直力（F_S）、弯矩（M_B）的作用下处于平衡状态。沿长轴方向相反的压应力和拉应力被箭头所指的弯矩（M_B）代替。

弓丝上的应力分布

如图13-21a所示的一段直线。如果弓丝两端都加力，就会被有弹性地拉长。然而，*F/Δ*比非常高，以至于被拉伸量（ΔL_1）无法被肉眼观察到。每个临床医生都知道弓丝在轴向上弹性较差。通过在弓丝上弯制1个曲可以显著降低*F/Δ*比，从而使其在同等大小的力下被拉伸量（ΔL_2）更多（图13-21b）。因为弓

图13-23 垂直曲的弯矩分析。（a）激活前。（b）单力激活后。（c）力与力矩激活的同时保持曲水平臂的平行，弯矩的大小用不同颜色来表示。（转载自Halazonetis[2]）

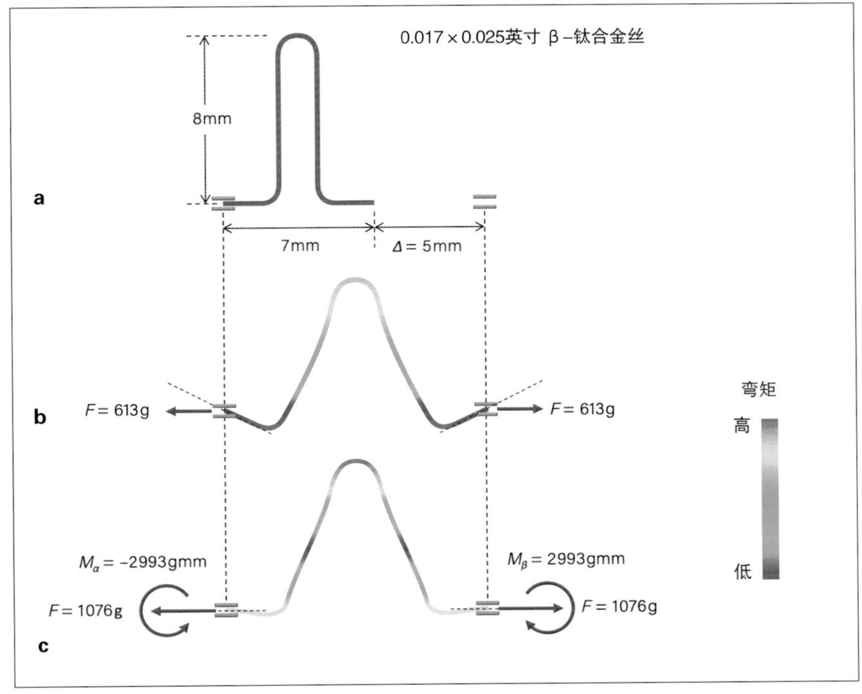

丝被弯曲且为非均匀应力分布，而不是纯轴向载荷的均匀应力分布，因此$F/Δ$比降低。

当弓丝弯曲时，弓丝纵向面上表面的长度因压缩而减少（图13-22a和b中的A点），而下表面的长度因张力而增加（C点）。在弓丝中心附近，即长度不变且应力为零的地方是中轴（图13-22a和b中B点处的虚线）。让我们定义弯曲的方向（上端压缩，较低的张力）为正，另一个方向（上端拉伸，较小的压缩）为负。

图13-22c为在弓丝中间任意截面的应力分布规律。水平应力从中轴开始呈线性增加，在弓丝的最外表面达到最大值（$σ_{max}$）（图13-22d）。这些应力是由作用于弓丝任意切割（截面）的弯矩产生的（图13-22e和f），如第12章所述（图12-37）。例如，1根0.017英寸×0.025英寸的β-钛合金方丝（常规的屈服强度）在第二序列弯曲的作用下，大约3000gmm时，其最外侧面达到最大屈服应力。在弓丝任意位置再加大弯矩将导致其永久变形。

当1个垂直曲被两端单力拉伸时，曲的垂直臂不再平行，彼此间形成角度（图13-23a和b）。这是因为曲的顶点承受最大的压力，弯曲的幅度也最大。为了将激活后的曲与托槽平行，不仅需要1个力，还需要额外的力矩来保持两垂直臂平行。通过数值分析确定了垂直曲内的应力分布，并给出了沿曲长度各截面处的弯矩。最大的弯曲应力出现在曲的顶点（红色），第二大的应力出现在靠近弯曲处的两条臂（黄色）。具有最大应力的区域称为“临界截面”。

当垂直曲被激活时，3个弯曲（顶点和2个臂）沿展开方向加力（与制造过程中弯曲的方向相反）。同时还要注意弯曲的方向。在顶点的弯制是在1个正的方向，而在垂直臂的弯制是在负（或相反）的方向。在这中间有1个无应力区（蓝色），曲的曲率由凸变为凹（图13-23c）。

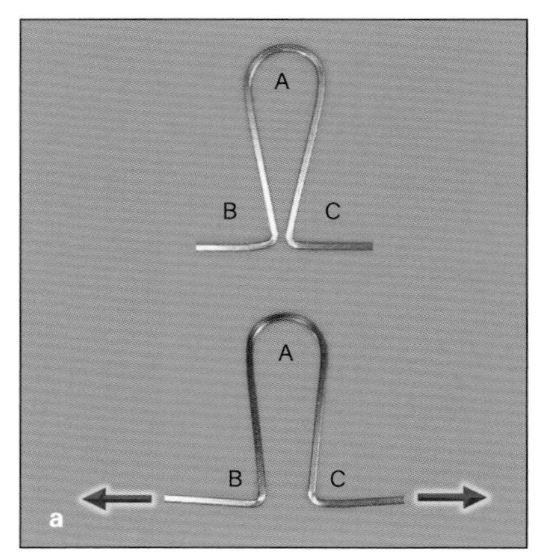

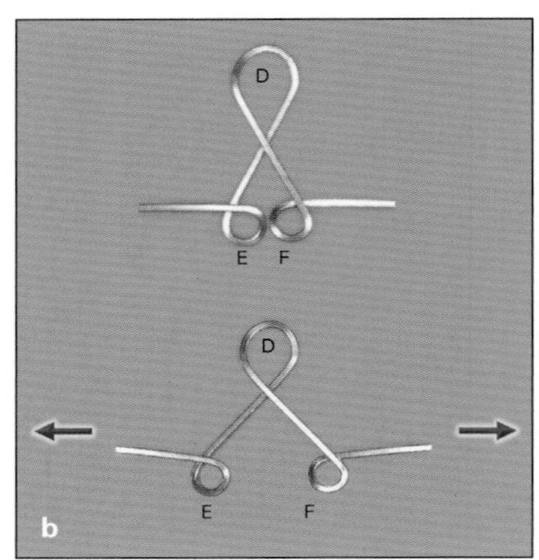

图13-24 包辛格效应。(a)在激活时，所有的弯曲(A、B、C)都是沿着展开的方向加力。(b)所有的弯曲(D、E、F)在弯曲方向激活。弯制的方向与其在制造过程中弯曲的方向相同，在激活过程中更能抵抗永久变形。

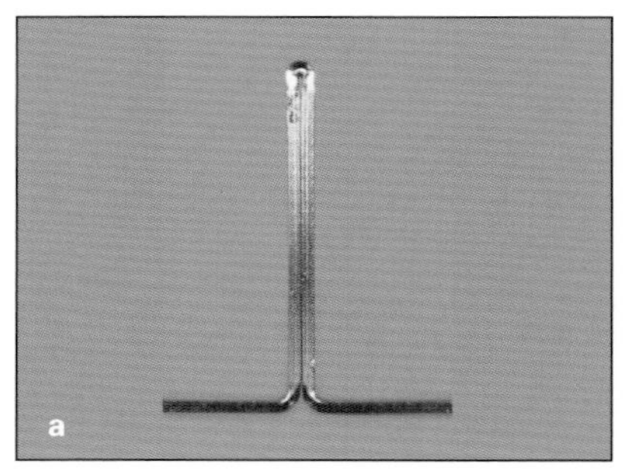

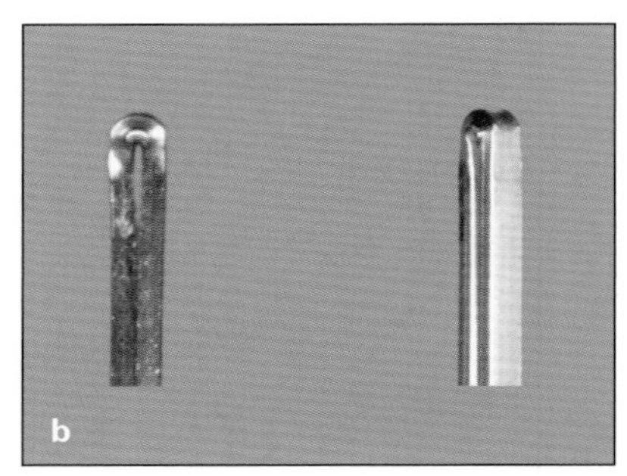

图13-25 过度弯曲产生应力集中点。(a)顶端被压扁的曲。(b)特写画面显示弓丝极度变形。在激活过程中，顶端的过度弯曲很容易导致永久变形或断裂。

包辛格效应

两种曲如图13-24所示。当曲1（图13-24a）被激活时，所有曲（A、B、C）弯曲的方向在与其在制造过程中弯曲的方向相反。然而在曲2（图13-24b）中，所有的弯曲包括圈（D、E、F）被激活时，曲弯曲的方向与其在制造过程中弯曲的方向相同。曲2更能抵抗永久变形，并提供更大的弹性范围，不仅因为该曲在设计中使用了更多的金属丝，而且还因为在激活过程中所有的弯曲都与初始成形过程中弯曲的方向相同。这种现象称为“包辛格效应”，它可以用在金属丝制造过程中产生的有利残余应力来解释。如图13-24a所示的垂直曲，经常从口内取出后发现曲的开口处永久性变形。

因此，金属丝在成形和激活过程中应在同一方向弯曲。有些设计要求曲过度弯曲，然后在弯曲的方向逆转以达到最终的形状。先通过过度弯曲再反转方向，最后弯曲的方向在激活过程中给出1个良好的残余应力模式。这种过度弯曲能抵抗永久变形和增加激活范围。有些正畸医生可能会对不锈钢弓丝进行热处理，这一过程称为“应力消除”。如本节所述，如果曲成形后的残余应力是有利的，则不建议通过加热来消除应力，因为永久变形的可能性将会大大增加。

压力增加

金属丝截面的突然变化，金属丝表面的刻痕或其他缺陷或过度弯曲，都可能导致激活过程中不可预测的高应力集中，随后出现永久性变形或断裂。因此，在曲的形状设计中应避免过度弯曲。垂直曲的顶点被挤压并不是一件好事（图13-25）。顶点处的过度弯曲（曲的高应力部分）可能导致永久变形或断裂。

形状和尺寸对曲性能的影响

如果改变曲的垂直高度（*V*）、圈的数目（*N*）、圈的位置（*K*）、水平宽度（*T*）或托槽之间的距

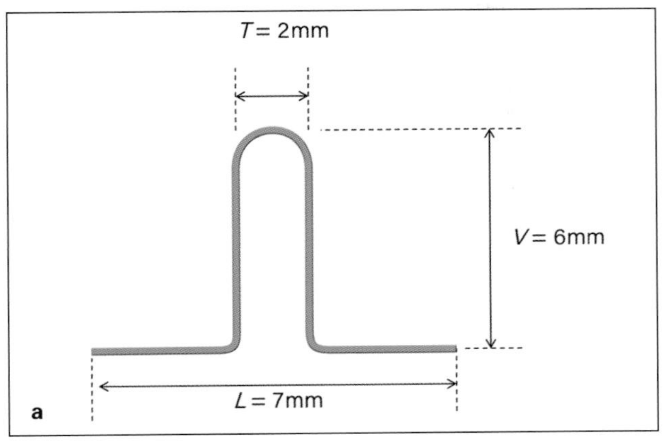

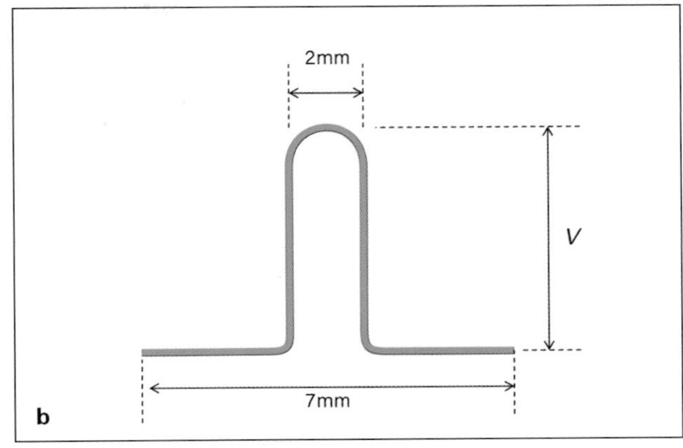

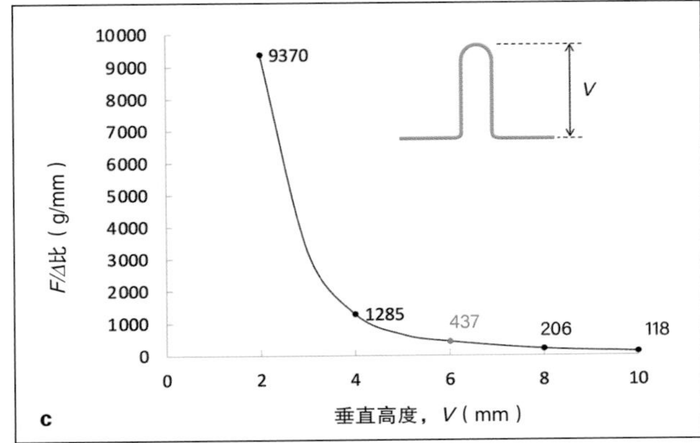

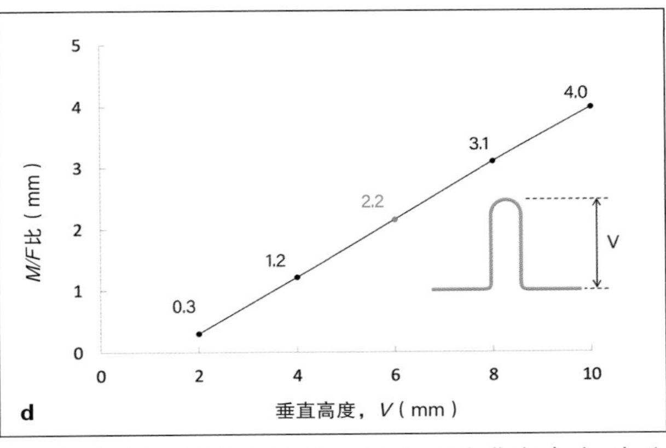

图13-26 （a）标准垂直曲的配置。弓丝是0.017英寸×0.015英寸的β-钛合金弓丝。（b）垂直曲高度（V）为2~10mm。（c）F/Δ比与垂直高度（V）的关系。（d）M/F比与垂直高度的关系。在c及d中标准曲用红点表示。

离（L）对力系有什么影响？准备1根最大弯矩为3000gmm的0.017英寸×0.025英寸的β-钛合金方丝。首先将标准的垂直曲作为参考。曲的垂直高度（V）、曲根尖区的宽度（T）和托槽间距（L），分别任意设置为6mm、2mm和7mm，标准曲如图13-26a所示。

曲的垂直高度

曲顶端的宽度（T）和托槽间距离（L）不变，垂直高度（V）为2~10mm（图13-26b）。图13-26c绘制了F/Δ比与曲垂直高度（V）的函数关系。F/Δ比随着垂直高度（V）的增加而显著降低。2mm高的垂直曲比关闭曲更像“Ω曲”，因为它的刚度非常高（9370g/mm）。标准曲（V = 6mm）的值用红色表示。M/F比与垂直高度的关系如图13-26d所示。M/F比随垂直高度线性增加。如果这条线向外延展，大约需要24mm的垂直曲高度才能提供10mm的M/F比，这可能使牙齿发生平移。然而考虑到解剖因素，曲高度为24mm是不现实的。虽然增加曲的垂直高度是可取的，因为它既降低了F/Δ比又增加了M/F比，但实际应用上它有其局限性。

临床的经典应用是1个6mm高的垂直曲。它提供437g/mm的F/Δ比和2.2mm的M/F比。高F/Δ比使其过于敏感，而无法准确激活。±1mm的激活误差可以导致±437g的力误差。2.2mm的M/F比太低，最初会产生不可控的倾斜移动。此外，如果这个曲是用不锈钢弯制的，弹性模量大约是钛合金的2倍，因此力值也会是其2倍。

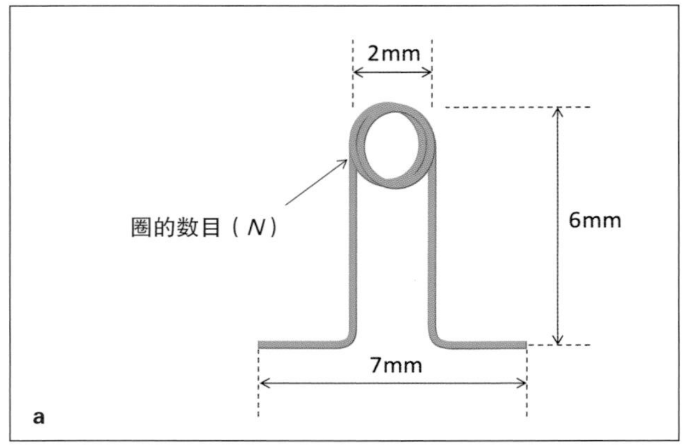

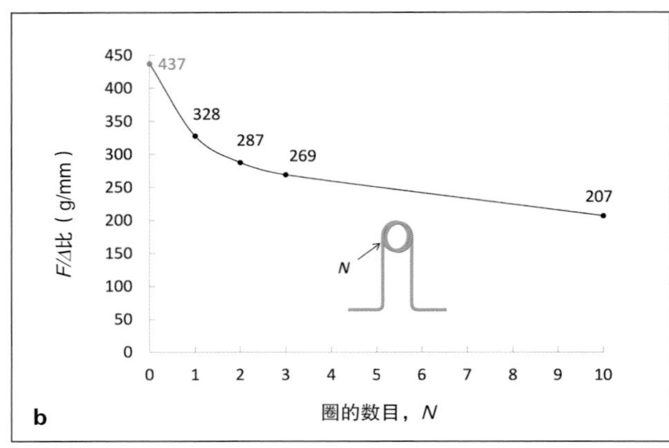

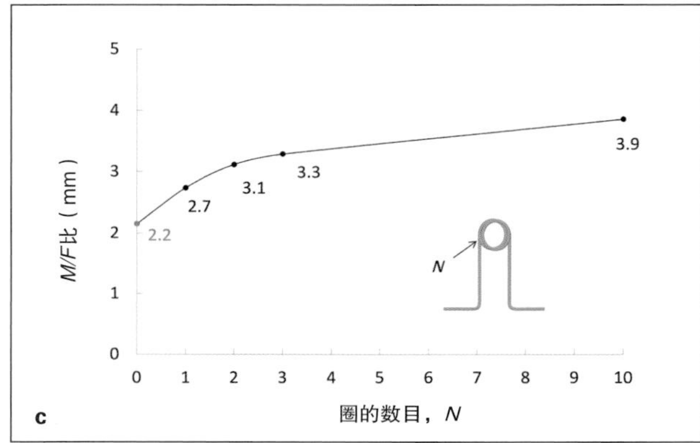

图13-27 顶端圈数的影响。（a）在标准曲的顶端增加1个圈，圈的数目（N）改变。（b）F/Δ比与圈数的关系。（c）M/F比与圈数的关系。

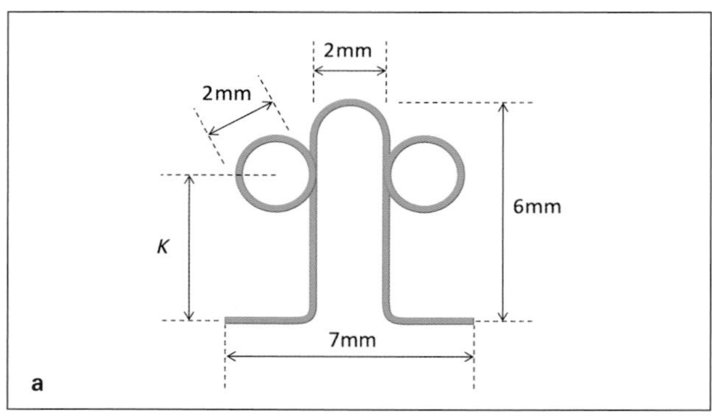

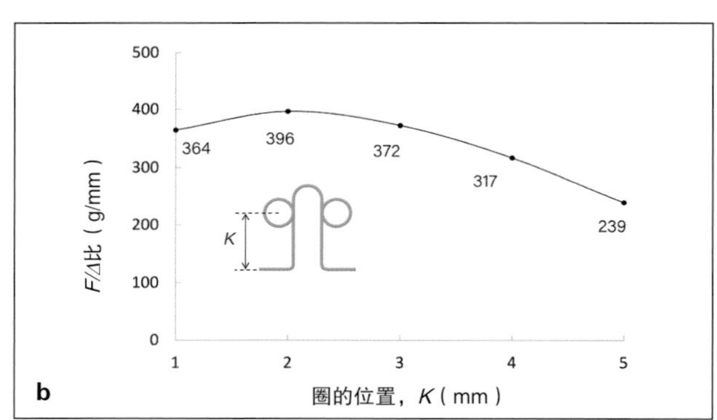

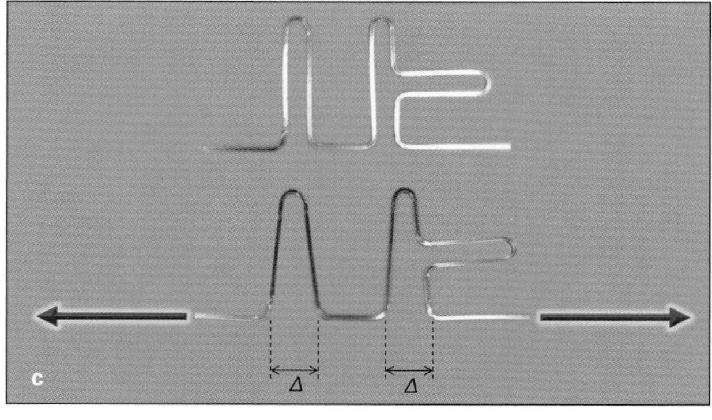

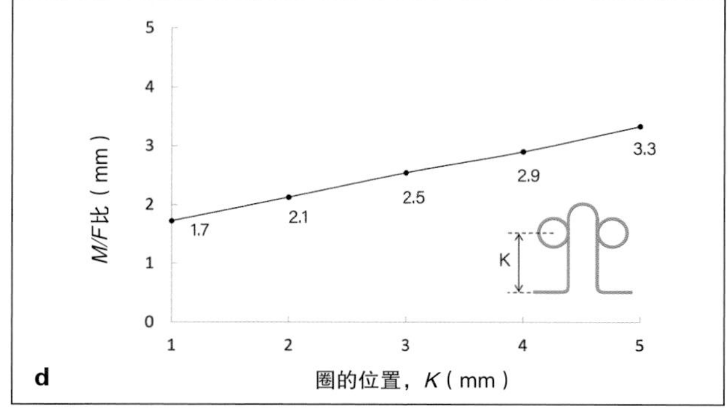

图13-28 圈的位置的影响。（a）圈的位置（K）在垂直向上有所不同。（b）圈的位置和F/Δ比的关系。（c）在拐点附近（K = 2mm附近）增加弓丝长度也是无用的。2个曲显示相同的位移量（Δ）。（d）圈的位置和M/F比的关系。

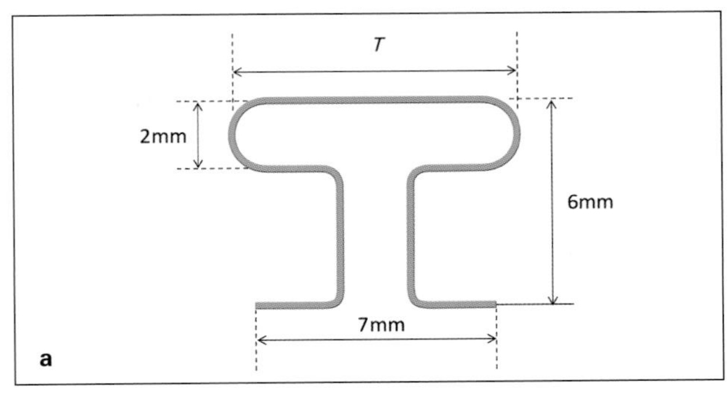

图13-29 曲顶端的水平宽度对T型曲的影响。（a）在顶点增加弓丝长度，形成T型曲。（b）*F/Δ*比与曲顶端水平宽度的关系。（c）*M/F*比与曲顶端水平宽度的关系。

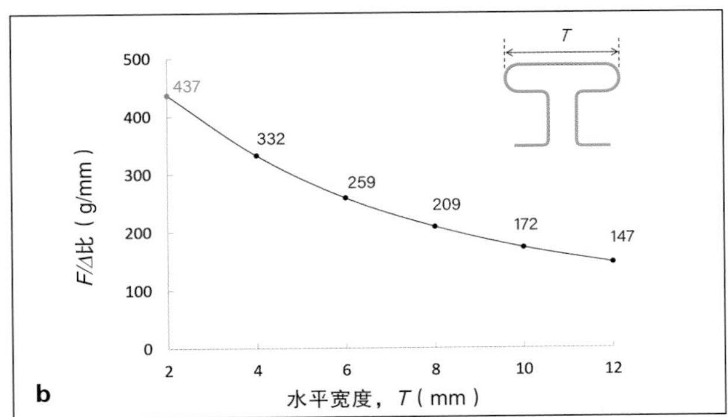

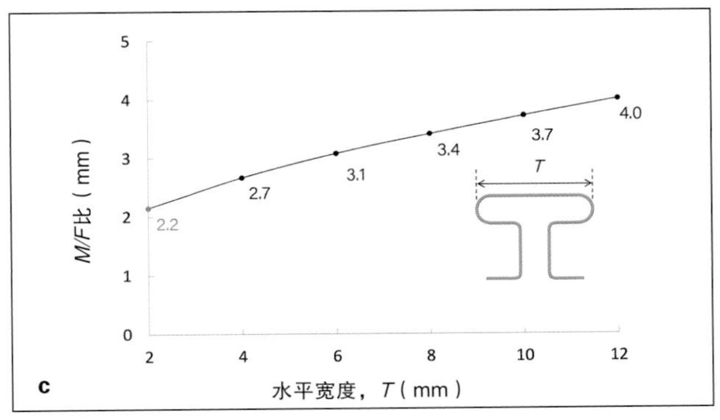

圈的数量

由于增加曲高度在解剖学上是有限的，弓丝可以在临界处（圈的顶点）以圈的形式增加长度。在标准曲的顶端增加1个圈，圈的数目（*N*）发生变化（图13-27a）。*F/Δ*比随着圈数的增加而减小，然而超过3个圈后其影响越来越小（图13-27b）。*M/F*比也随着圈数的增加而增大，然而超过3个圈后其影响也越来越小（图13-27c）。无论在曲的顶端加入多少圈，*M/F*比都很难达到增加曲的高度所产生的效果。增加圈数不仅在生物力学方面效率低下，而且由于颊舌向厚度增厚，不舒适且不易清洁。

圈的位置

圈的位置（*K*）在垂直向可进行调整以找到1个最佳位置（图13-28a）。圈在最上方（*K*=5mm）时*F/Δ*比最小。随着圈向殆方移动，从*K*=5mm移动到*K*=2mm过程中*F/Δ*比随*K*值减小而增加（图13-28b）。如果圈再向殆方移动，反过来*F/Δ*比将下降。圈的位置位于曲靠近殆方的高度1/3（*K*=2mm）时*F/Δ*比最高。在任何拐点（图13-23中曲的蓝色区域）增加弓丝长度是无用的。在激活过程中拐点的曲方向会发生变化。图13-28c中的设计显示即使在垂直曲中增加弓丝长度，*F/Δ*比不变。因此在曲中增加弓丝长度就会降低力的大小的说法并不总是正确的。随着圈向根尖移动，*M/F*比呈线性增加。如果圈远离殆向放置，尽管更多的弓丝被纳入曲内（图13-28d），但没有圈的垂直曲*M/F*比（1.7mm）比标准垂直曲*M/F*比（2.2mm）要小。如果圈被放置在尽可能远离根尖区，*M/F*比也只是小幅增加。

水平宽度（T型曲）

从之前的数据可以看出，增加弓丝长度最有效的位置是在顶端。因此，可在顶端增加弓丝长度形成T型曲。因为T型曲体积更小，所以它比圈曲更舒适和卫生。曲顶端的水平宽度（*T*）也是可以变化的（图13-29a）。*F/Δ*比随着T的增加而显著降低（图13-29b）。假设使用相同长度的弓丝，这种设计对于降低*F/Δ*比与在顶端添加1个圈相比更有效。*M/F*比也随着水平宽度（*T*）的增加而增加。因此，T型曲在预防倾斜移动方面比带圈曲更有效（图13-29c）。

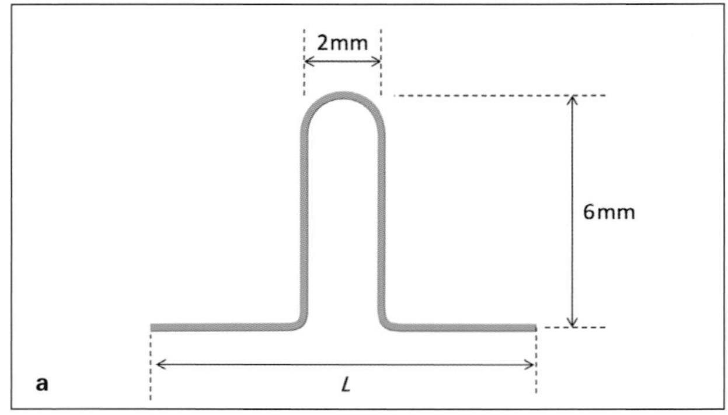

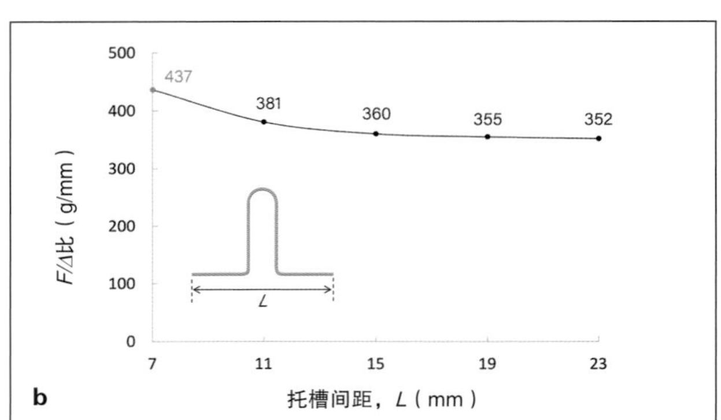

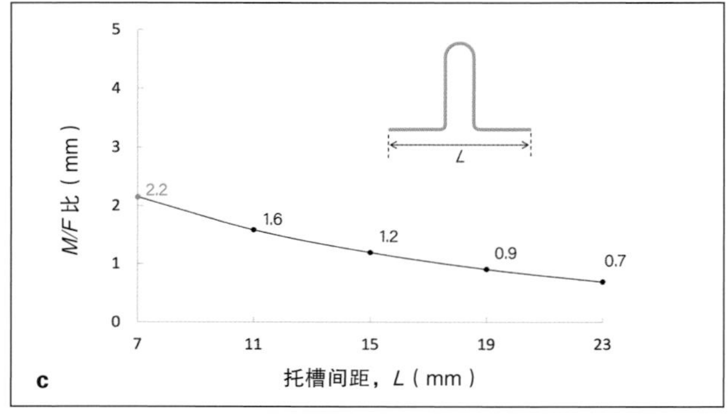

图13-30 托槽间距的影响。（a）随着托槽间距离的增加，水平臂的长度（L）也增加。（b）F/Δ比与托槽间距的关系。（c）M/F比与托槽间距离的关系。注意b和c，即使水平向弓丝的长度增加，两条曲线的斜率也都比较平坦。

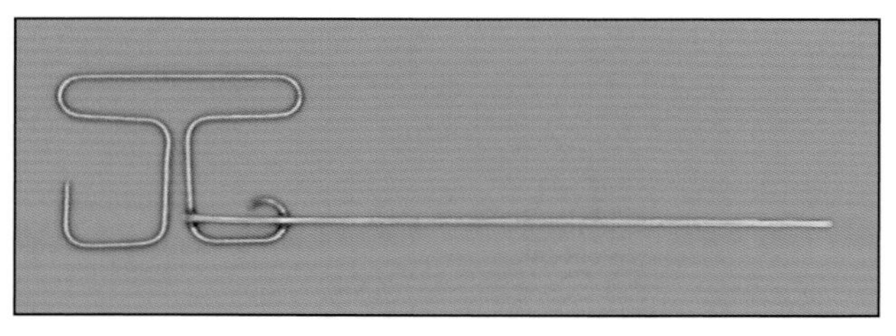

图13-31 复合T型曲。1个由0.018英寸的β-钛合金圆丝制成的曲被焊接到1根0.017英寸×0.025英寸的β-钛合金方丝上。由于水平臂的长度增加，臂上较硬的金属丝可以防止M/F比的减小。

托槽间距

随着托槽间距的增加，水平臂的长度（L）也增加（图13-30a）。随着托槽间距继续增加，F/Δ比和M/F比仅略有下降。随着L的增加，拐点以下弓丝的长度也增加（图13-30b）。考虑到水平向弓丝的增加，两条曲线的斜率都比较平坦。减小M/F比是不明智的，因为牙齿的平移变得更加困难（图13-30c），但对于T型曲而言，这一点在临床上并不那么重要。增加托槽间距的主要优点是增加了激活的水平空间，可更准确放置矫正器。在间隙关闭期间也不需要经常重新激活加力。

托槽间距的增加造成M/F比的减小可以通过增加水平臂的硬度来弥补。如图13-31所示，水平臂的复合T型曲是由更硬的弓丝（有更大的截面）组成，防止因托槽距离的增加导致M/F比的减小。

T型曲的力矩

激活的力矩

图13-32a显示了由0.017英寸×0.025英寸的β-钛合金丝制成的临床常用的未激活的T型曲的实际形状。8mm的垂直高度和10mm的水平宽度是效率与舒适间的折中选择。当曲被激活时，两端的力

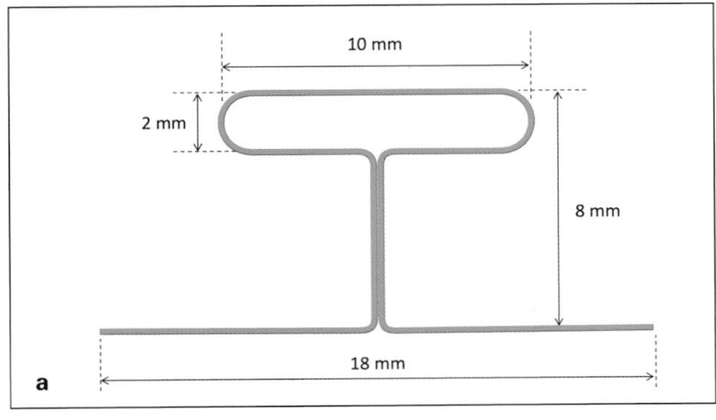

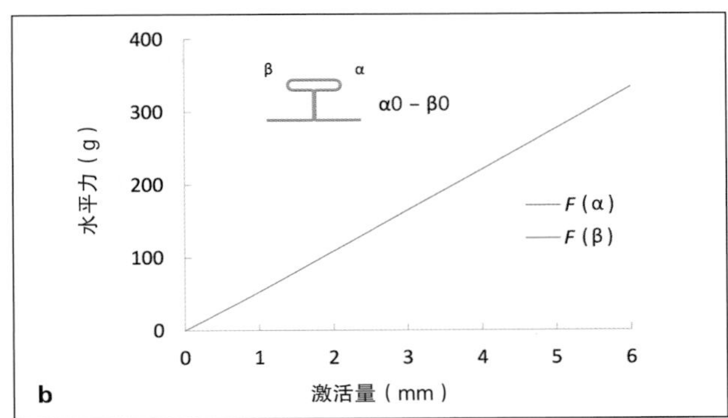

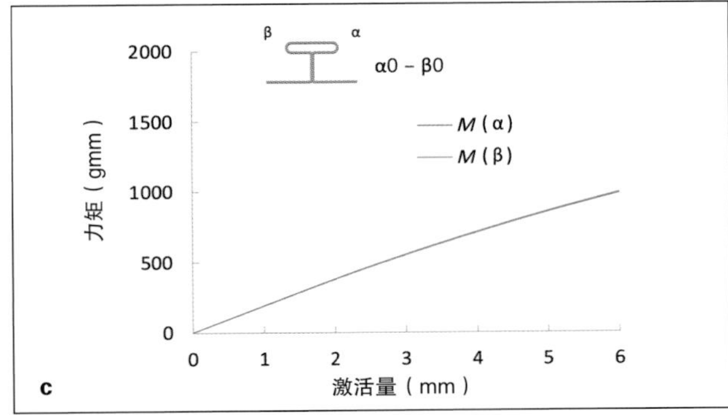

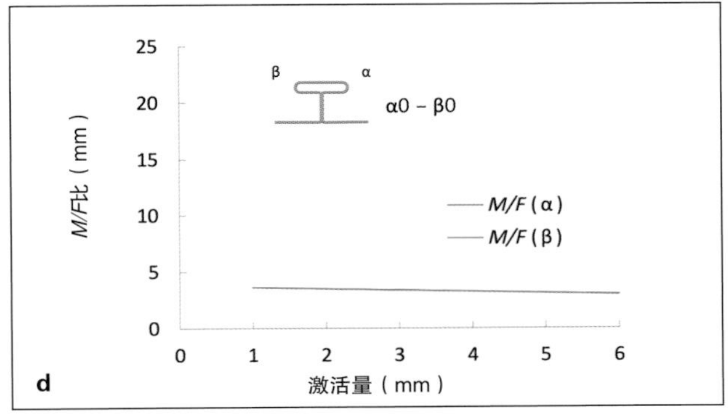

图13-32 T型曲。（a）由0.017英寸×0.025英寸β-钛合金丝制成的临床适用T型曲的形状和尺寸。（b）水平力与激活量的关系。（c）前端（α）和后端（β）力矩与激活量的关系。斜率表示曲的激活力矩。（d）*M/F*比与激活量的关系。力和力矩都随激活量呈线性增加，因此*M/F*比在激活过程中保持相对恒定。剩余力矩弯曲的角度前后均为零。

和力矩呈线性增加（图13-32b和c）。因为曲的形状是对称的，在前端（α）和后端（β）间没有力矩差。

*M/F*比（3~4mm）在整个激活过程内保持相对恒定（图13-32d）。当水平曲臂被激活并拉开时，力矩就产生了，保持水平臂平行以便插入托槽。这时力矩只出现在曲纵向激活时，它的大小取决于前面讨论的设计因素，因此称其为“激活力矩”。它由矩的斜率来表示。但是激活力矩不足以实现牙齿的平移。*M/F*比为3~4mm时可能会使邻牙向拔牙部位倾斜，当*M/F*比为10：1左右时发生平移。我们需要更多的力矩，但该从哪里获得这些额外的力矩呢?

增加剩余力矩

T型曲的形状稍稍改变，水平臂不再互相平行而是在两端成40°角（图13-33a）。将水平臂插入托槽后所产生的力矩与激活无关，称为“剩余力矩”。

当带有角度弯曲的T型曲被激活后力和力矩与激活量的关系图（图13-33b和c）。该图与原形状的T型曲（水平臂无角度）图相似（图13-32b）。图13-33c的弯矩的曲线也与原形状的相似（图13-32c）。因此激活的力矩是相同的。然而，因为有角度的弯曲，此时的剩余力矩为900gmm。剩余力矩在激活曲线上由y轴值表示。曲的总力矩是剩余力矩和激活力矩之和。图13-33d显示增加的剩余弯矩在托槽上的*M/F*比，曲线不再是线性的了。1个标准的T型曲被完全激活（6mm）所产生的*M/F*比为6mm，这有利于控制性地进行倾斜移动。当牙移动时（曲不被激活），*M/F*比增加。当激活量为2mm时，*M/F*比达到约10mm，牙齿发生平移。当激活量小于2mm时，可产生足够大的*M/F*比使牙根发生位移（旋转轴位于

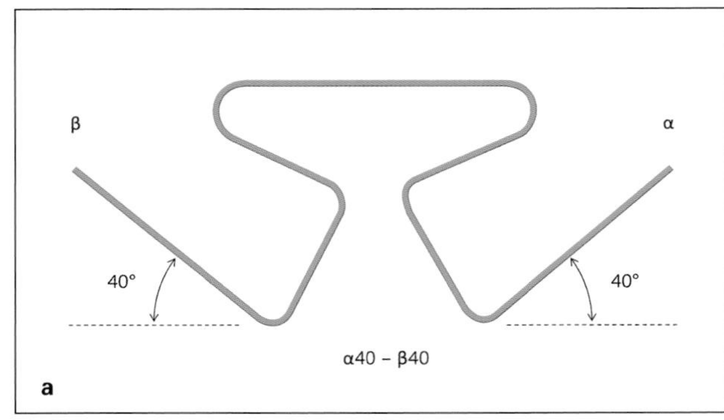

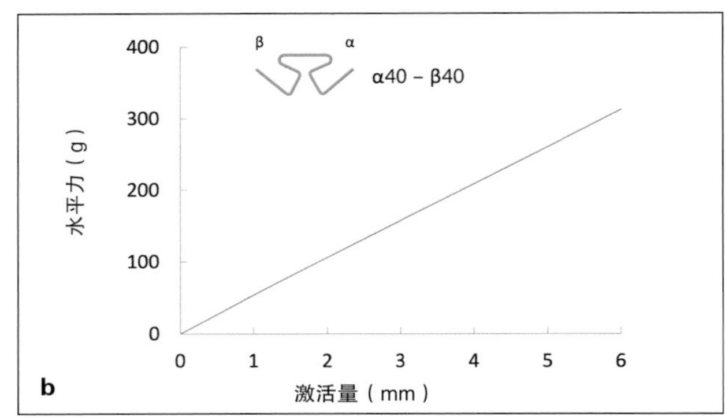

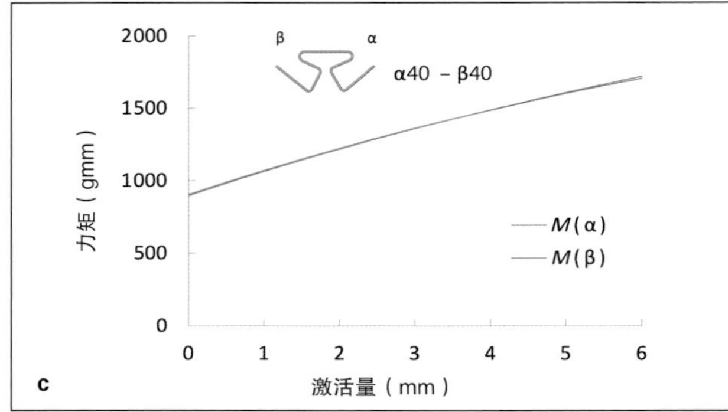

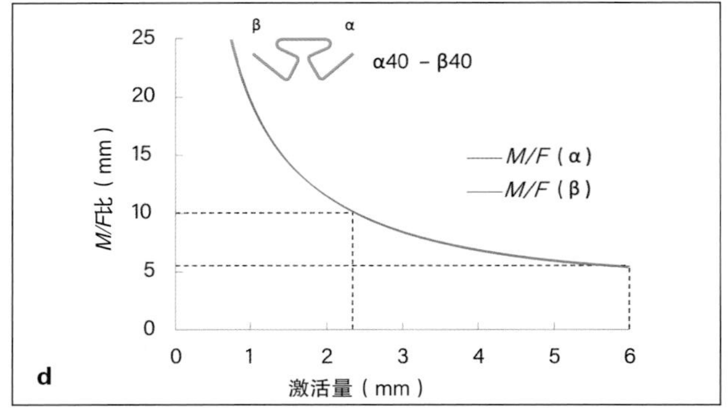

图13–33 T型曲的剩余弯矩。（a）在图13–32所示的T型曲水平臂增加了角度。（b）水平力与激活量的关系。（c）力矩与激活量的关系。曲线的斜率没有变化，但在激活量为零时（y轴值）时，力矩为900gmm。y轴截距表示曲的剩余力矩。（d）*M/F*比曲线不是线性的，其形状为双曲线。

托槽处）。理论上4～5mm的间隙关闭可以通过一次激活完成。前牙的旋转中心不是恒定的。间隙关闭将分阶段进行：有控制地倾斜移动，然后是平移，最后是根部移动。然而，如图13–33b所示力的大小随着曲的关闭而减小。由于力值大小不够理想，牙齿在平移和牙根移动过程中速度非常缓慢。在临床中，有控制地倾斜移动快速关闭间隙后，特制的根转矩簧可用于牙根的高效移动。

曲的中性位和角度弯曲

图13–34a显示了激活T型曲所需的激活距离（Δ）。一旦曲被激活并结扎后，通过测量垂直臂与水平臂连接处的距离可以很容易地测量出激活距离（图13–34b）。在治疗患者时正畸医生不需要松开曲来测激活距离。然而，如果没有正确地使用有角度的曲，在激活曲后测量垂直臂间的距离可能是错误的（图13–34c）。这是为什么呢？

根据经验，正畸医生在间隙关闭的过程中已经学会通过增加1个V型曲或末端回弯避免牙齿发生倾斜移动。图13–35a显示了未被加力的T型曲。如果末端回弯产生的曲角度位于T型曲的殆方（图13–35b），曲入槽后为了保持水平臂的平行所产生的力矩造成垂直臂交叉（图13–35c）。这将导致曲水平向长度缩短（Δ）。因此测量垂直臂间的激活距离要比预期的更短（图13–34c）。

让我们介绍一个关于特定形状的重要概念。将水平力为零的曲入槽，所处的状态称为“中性位”。在中性位，曲无水平力。然而由于形状的

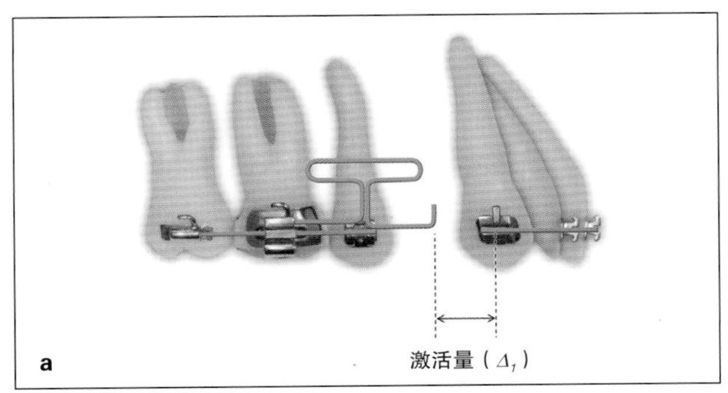

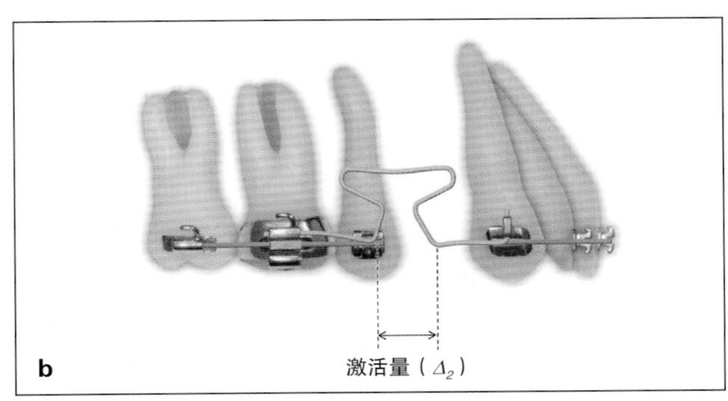

图13-34 测量曲的激活量。（a）激活T型曲所需的激活量（Δ_1）。（b）曲垂直臂之间测量的激活量（Δ_2）为真正的激活量（Δ_1）。没有必要松开曲来测量被动T型曲中的激活量，因为$\Delta_1=\Delta_2$。（c）在有残余力矩弯曲的曲中，激活量的测量必须考虑中性位，因为$\Delta_1 \neq \Delta_2$。

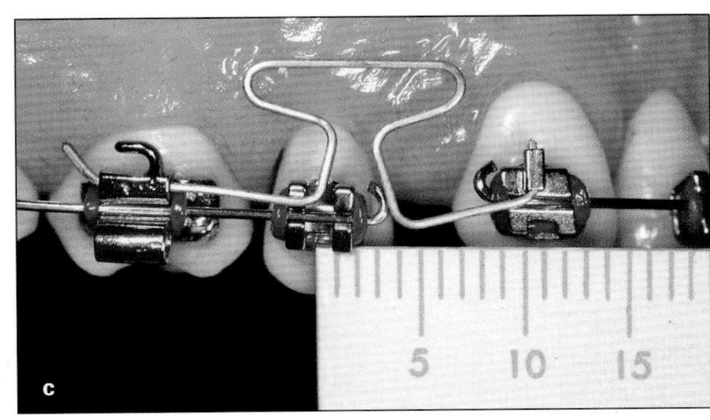

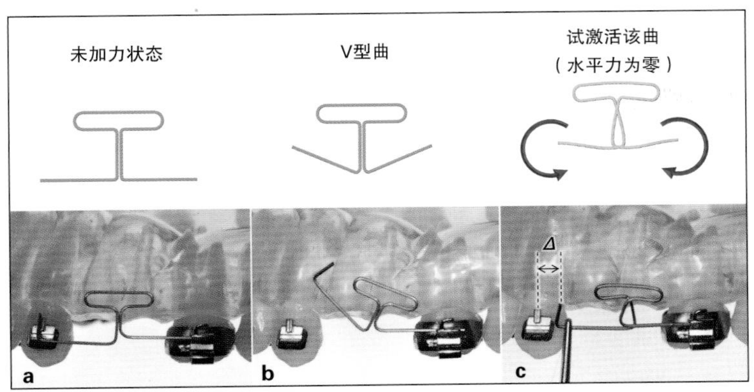

图13-35 曲的中性位。（a）未加力的曲。（b）V型曲或末端回弯用于剩余力矩。（c）试激活该曲。曲在中性位交叉，曲长度缩短（Δ）。因此，测量两个垂直臂之间的激活量比预期的要多。

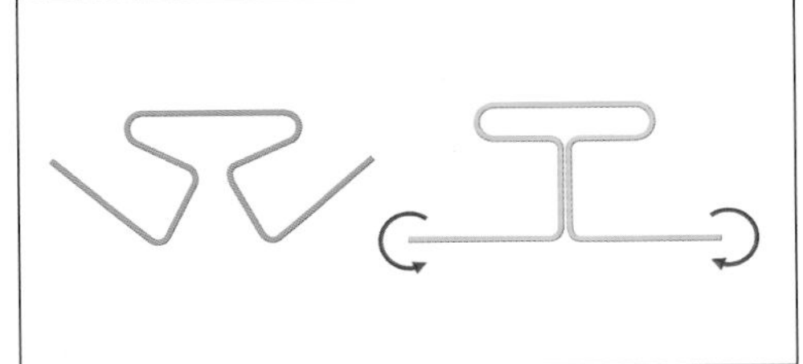

图13-36 曲的弯曲部分位于曲的𬌗方和根尖区之间。在这种情况下，试激活后，垂直臂彼此接触（类似于未加力的曲），测量的垂直臂之间的激活量是正确的。

不同，以及中性位的力矩差异，可能还存在其他垂直力。图13-35a中没有角度的未加力的曲处于中性位。

如果我们校准了F/Δ比曲线的数据，并测量垂直臂间的距离，则可以通过测量激活距离来正确估算力的大小（因为垂直臂在中性位）。将图13-35b中的V型曲施加1个大小相等、方向相反的力矩使水平臂平行（图13-35c），此时曲处于特殊的“中性位”。水平力为零时的起始位置（中性位）两个垂直臂交叉。如果垂直臂只是接触，力不可能为零。因为两个垂直臂在中性位交叉会产生更大的力，如果临床医生没有意识到成角可以改变中性位，将会

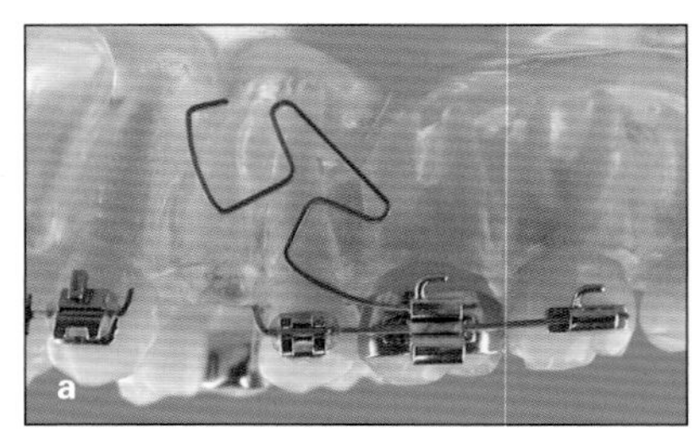
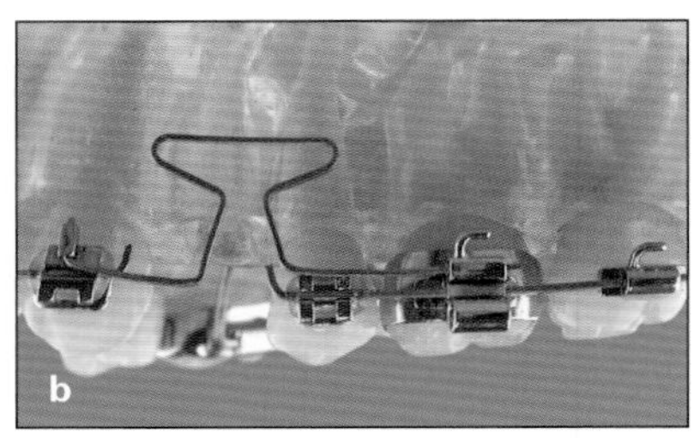

图13-37 剩余力矩具有曲率。（a）入槽前。（b）入槽激活后。曲率小的曲相较于曲率大的曲有许多优点。

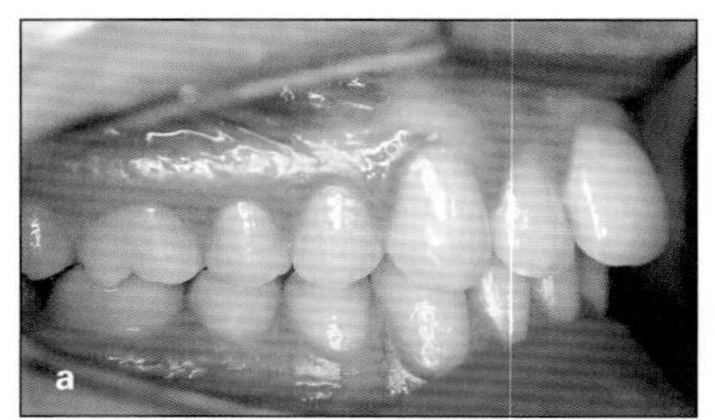
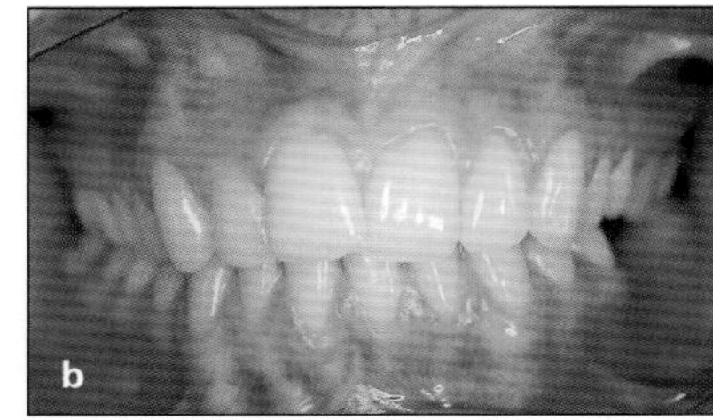
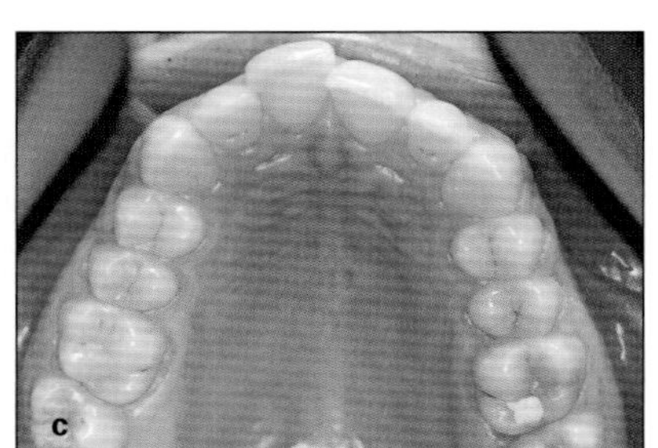
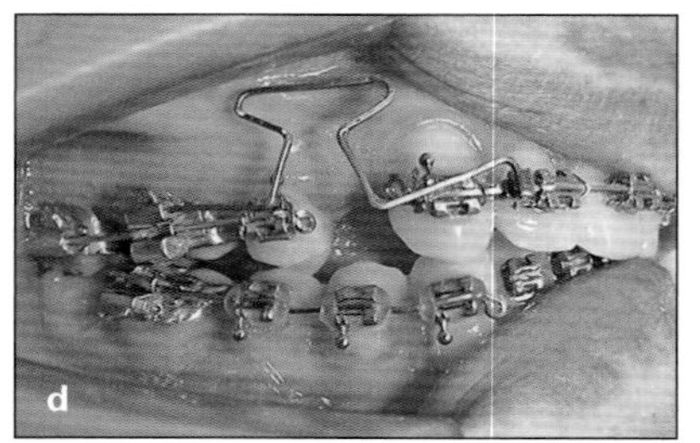
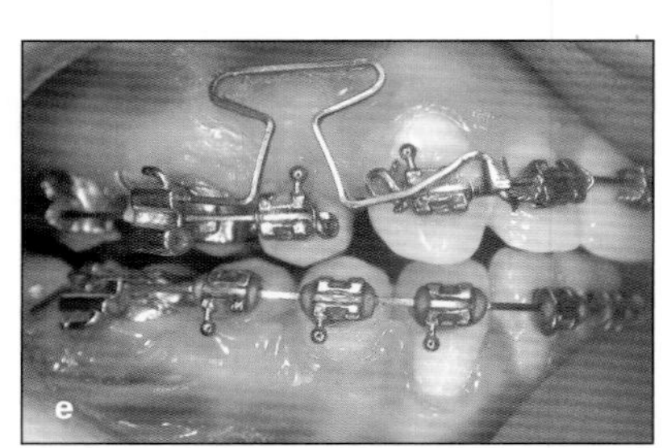
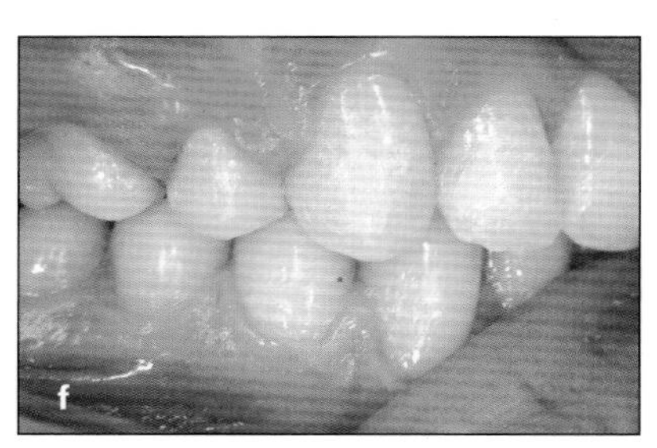
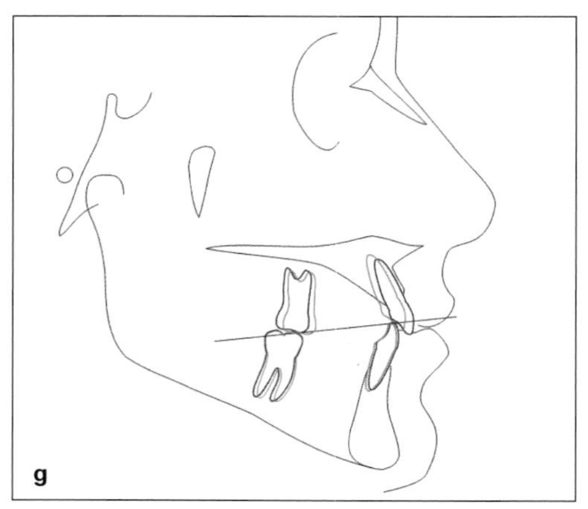

图13-38 应用B组力学治疗。（a~c）轻度拥挤。不需要内收上下唇。（d~f）采用对称T型曲的B组力学。通过前后牙的移动关闭拔牙间隙。（g）治疗后保持侧貌。

导致弓丝永久性变形或力量过大。用力矩或力激活口外的曲称为“试激活”。

只要我们深刻理解中性位，任何中性位都可运用自如。如图13-36所示，有时曲的弯曲部分位于𬌗方和根尖区之间。

在这种情况下仅通过力矩试验激活后，该曲和未加力的T型曲的中性位是相似的。因为我们不需要松开曲来检查中性位和测量激活距离，对患者来说可能更舒适，力也更容易掌控。

如果中性位与有角度和未激活时曲的形状上相

同时，此时垂直臂间的距离是正确的激活距离。在其他情况下，当托槽间距离有限时，垂直臂在中性位交叉可增加激活距离。

水平力激活前，进入托槽的水平臂必须彼此平行。临床医生应该在口外模拟这个动作（试激活）。通过在曲的两端施加力矩完成。在中性位，曲没有水平力，只有剩余力矩。在试激活过程中，有末端回弯的水平臂可能交叉，也可能不交叉，这取决于成角的位置。正畸医生可接受中立位或进行调整。可以通过改变成角的位置和大小。利用包辛格效应，施加力矩和力使曲或弓丝永久变形的其他试激活将在本章后面讨论。

陡峭的曲 vs 平缓的曲

如图13-37a所示，T型曲在入槽尖牙前，与殆平面成一定角度。注意，这里是1个平缓的曲，而不是陡峭的曲。应用平缓的曲比使用陡峭的曲有几个优点。曲的水平臂是曲的第二高应力集中区，因此它很容易在激活或咀嚼力的作用下变形。平缓的曲比陡峭的曲能更有效地抵抗更大的应力。如前所述，随着托槽间距增加，如果使用陡峭的曲，剩余力矩的曲的角度更大。然而对于曲率，相同的曲率半径将提供相同的力矩，与托槽间距无关。因此激活模式得以简化。附件附近的陡峭曲可能会干扰曲的再激活。此外，平缓的曲激活后，患者口内会更感觉舒适（图13-37b）。

如图13-38所示，患者牙列轻度拥挤，面型未见明显异常。因为不需要大量内收，内收时后牙可适当前移。B组采用对称T型曲（图13-38c）。对称T型曲入槽后，从牙有控制地倾斜移动到平移再到牙根运动，前后牙段的旋转中心在间隙关闭过程中发生变化。在间隙关闭过程中，保持曲形状的对称是间隙关闭的关键。因为后牙前移，侧貌得到了维持（图13-38g）。

应用T型曲的间隙闭合差

在A组力学中，我们构建1个力系，通过维持后牙支抗，间隙都用于前牙内收。平衡原理告诉我们相互的作用力大小相等、方向相反，因此不可能存在差动力。也许更大或更小的力会有所不同。有些人主张轻力比重力能更好地维持后牙支抗。但在大多数临床医生中这个说法尚未得到证实。因此，间隙闭合差最好通过在曲的两端应用差动*M/F*比来实现。其他额外的力量暂不考虑，例如头帽、种植支抗或增加支抗牙数量来增强支抗。

控制剩余力矩

临床医生在间隙关闭过程中通过运用曲控制2个力矩：剩余力矩和激活力矩。剩余力矩曲的角度可以是不同的（α是前臂、β是后臂），因此它的形状是不对称的。在图13-39a中，前（α）角为40°，后（β）角增加到60°。图13-39b展示了激活量与力矩的关系。激活力矩（α和β）曲线的斜率相同。但曲线的起点是不同的，由剩余力矩所决定。因此，曲两端的*M/F*比是不同的（图13-39c）。假设该曲激活量为3mm，前臂（α）的*M/F*比约为7mm（典型的倾斜移动），后臂（β）的*M/F*比为10mm（典型的平移）。这种差异在完全激活时最小，随着曲去激活而增大。剩余力矩曲的角度差值越大，*M/F*比的差值也越大（图13-39d）。

图13-40显示了A组力学中根据一些原理设计的复合T型曲的最终形状。曲的前端（α位）固定1根较硬的方丝，因为使用了1根更硬的方丝，曲的后臂力矩（M_β）是最大的。临床医生可以根据这个模板的形状弯制曲，并基于实验数据可获得已知的力系。注意，β曲的角度必须随着托槽间距离的增加而增加。当T型曲偏离前端中心时，去激活过程中，前端的*M/F*比相较于后端更恒定。因此，无论激活量多大，激活单位（前段）的旋转中心都保持相对恒定。

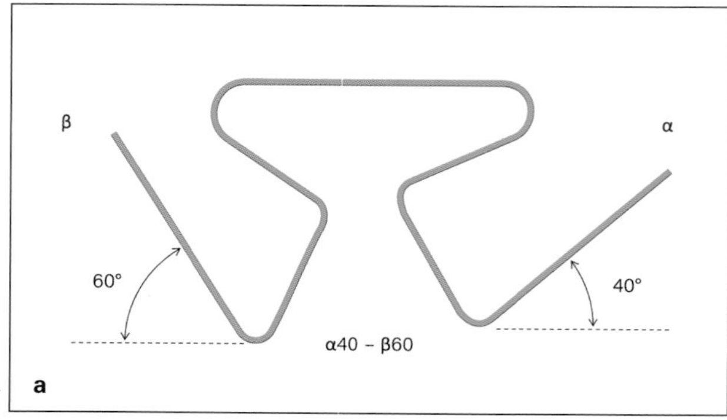

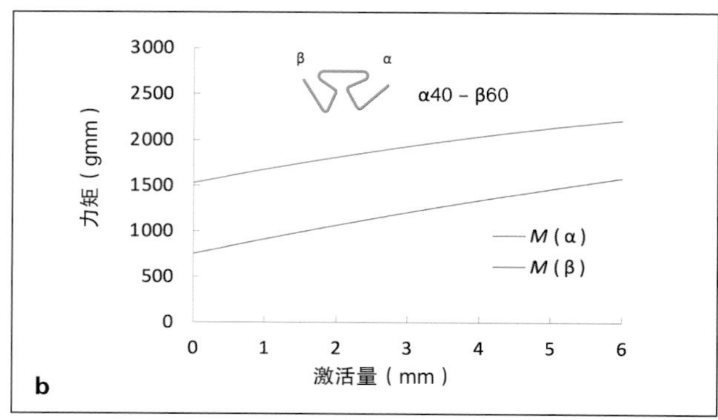

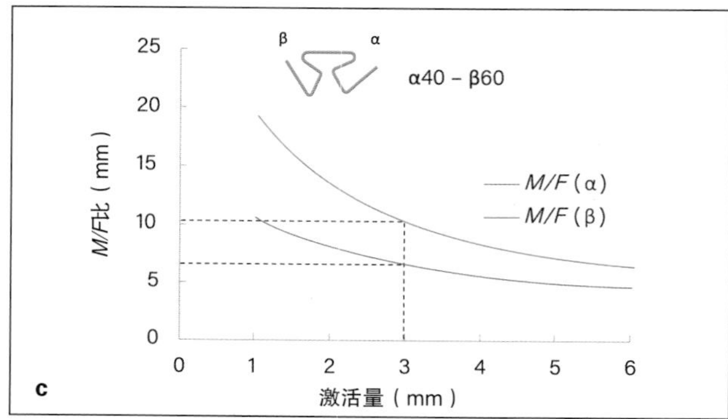

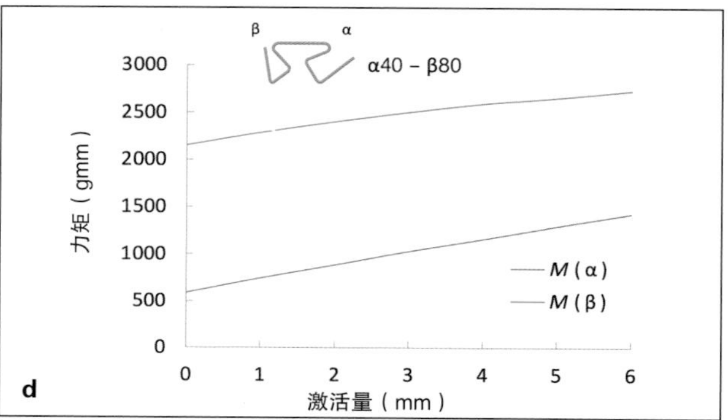

图13-39 差动剩余弯矩（非对称形状）。（a）后角增加到60°。（b）前臂（α）、后臂（β）力矩与激活量的关系。斜率（激活力矩）是相同的，但y轴截距（剩余力矩）是不同的。（c）曲两端的*M/F*比。这种差异在完全激活时最小，随着曲去激活而增大。（d）80°的β角。在任何激活量下，力矩差都增大。

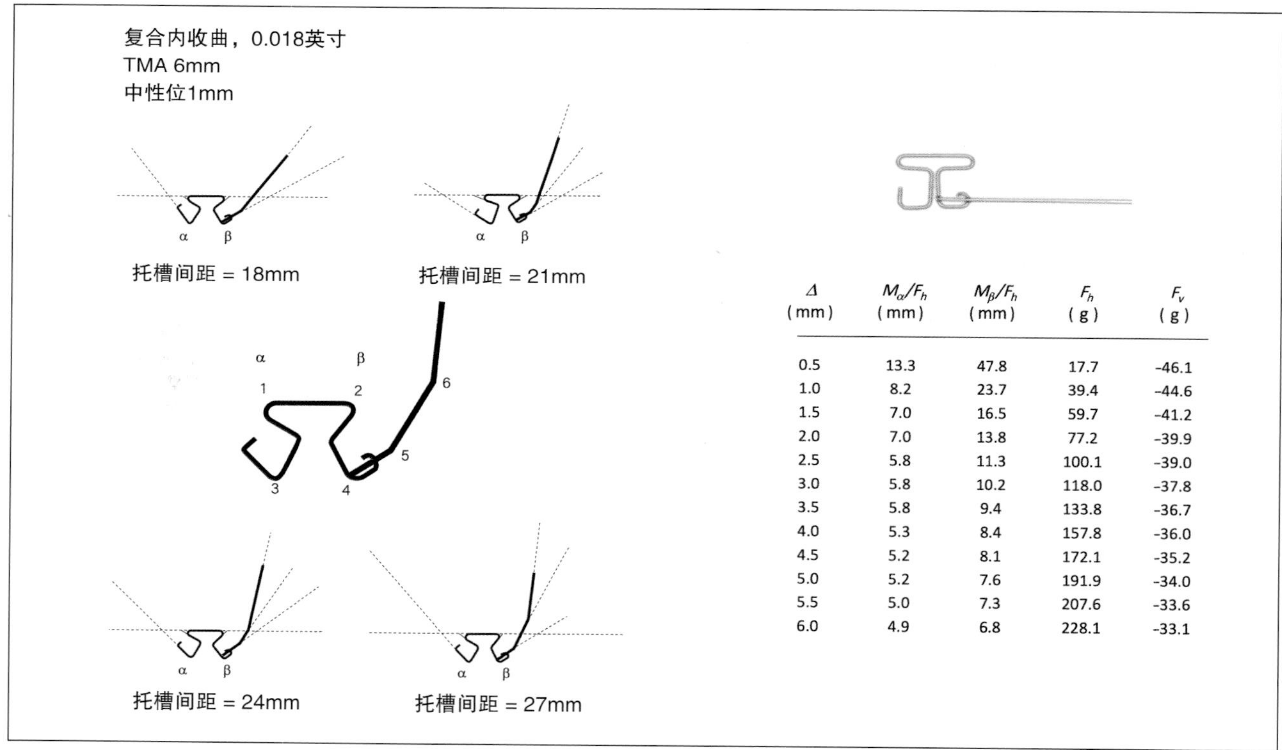

Δ（mm）	M_α/F_h（mm）	M_β/F_h（mm）	F_h（g）	F_v（g）
0.5	13.3	47.8	17.7	-46.1
1.0	8.2	23.7	39.4	-44.6
1.5	7.0	16.5	59.7	-41.2
2.0	7.0	13.8	77.2	-39.9
2.5	5.8	11.3	100.1	-39.0
3.0	5.8	10.2	118.0	-37.8
3.5	5.8	9.4	133.8	-36.7
4.0	5.3	8.4	157.8	-36.0
4.5	5.2	8.1	172.1	-35.2
5.0	5.2	7.6	191.9	-34.0
5.5	5.0	7.3	207.6	-33.6
6.0	4.9	6.8	228.1	-33.1

图13-40 A组力学复合T型曲的模板和力系。曲的固定在前端（α位），后臂（β位）力矩由较硬的弓丝提供。注意，曲的形状（剩余弯矩弯曲角度）随托槽间距离的变化而变化。

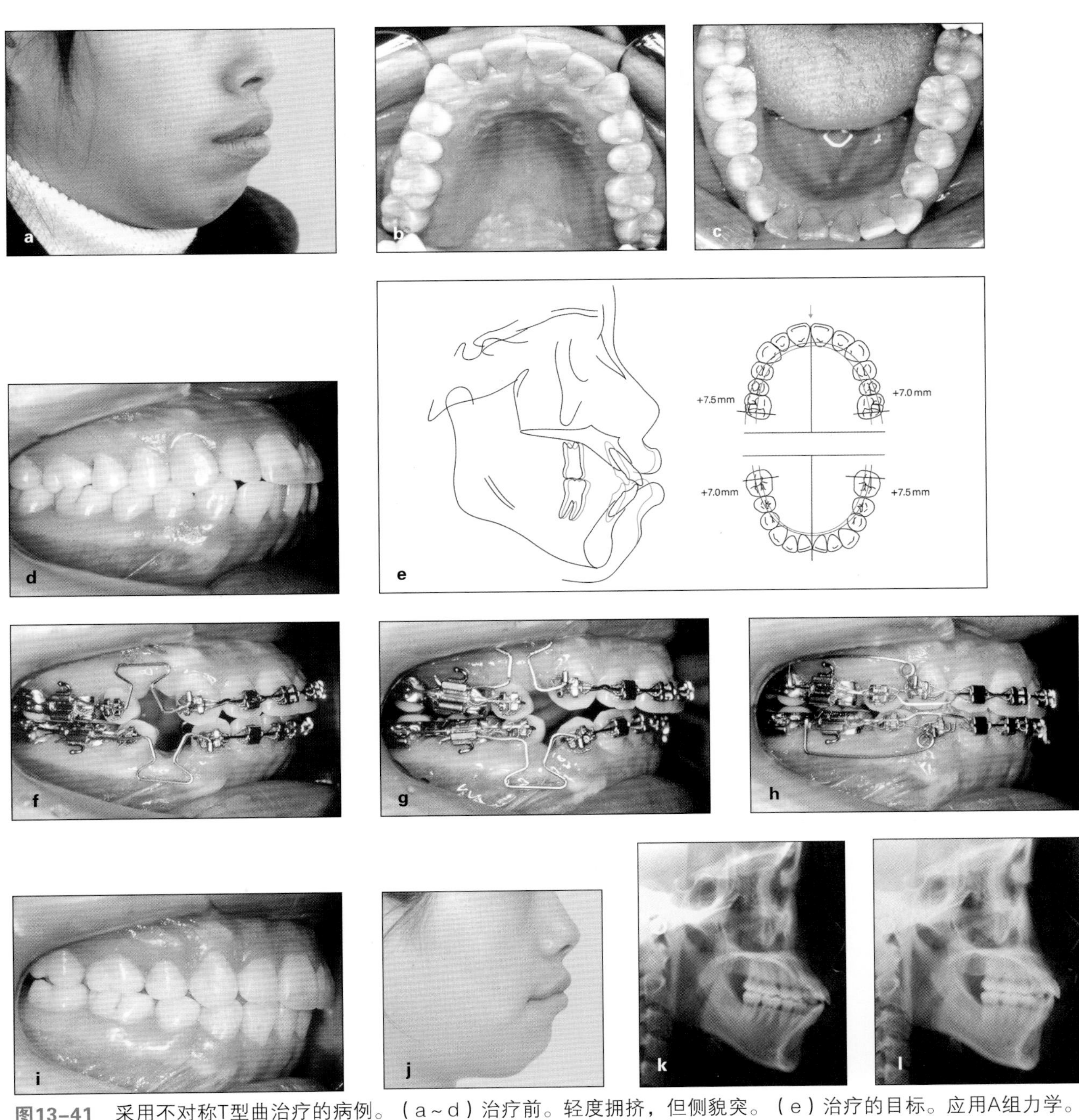

图13-41 采用不对称T型曲治疗的病例。（a～d）治疗前。轻度拥挤，但侧貌突。（e）治疗的目标。应用A组力学。（f）放置不对称曲。（g）显示前牙段有控制地倾斜移动和后牙段平移或轻微的近中根运动。（h）独立的尖牙正轴簧。（i）治疗后。（j）治疗后侧貌。（k和l）治疗前后头颅侧位片。使用A组力学实现上下唇的最大限度内收。

图13-41展示了使用不对称T型曲治疗的侧貌突、轻度拥挤的病例。治疗目标是使用A组力学保持后牙支抗并最大限度地内收上颌前牙段（图13-41e）。通过前牙段的倾斜移动和后牙段的平移或轻微的牙根近中移动来关闭间隙（图13-41g）。可注意到放置在前段的曲弯曲的角度是不对称的。拔牙间隙关闭后使用独立的尖牙正轴簧（悬臂梁）来矫正轴向倾斜（图13-41h）。治疗目标按计划完成（图13-41j～l）。

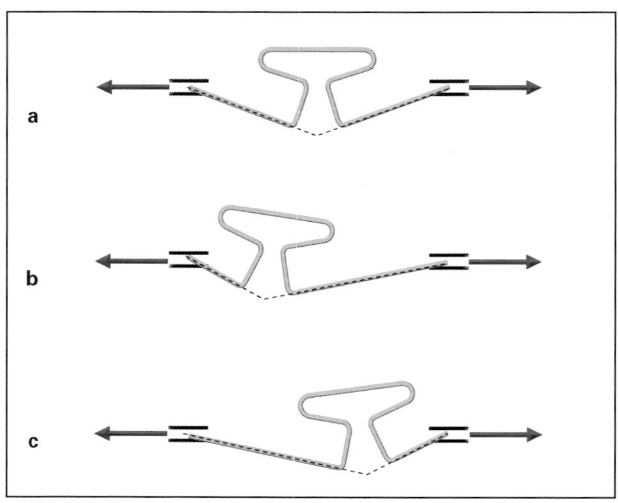

图13-42 控制激活力矩（曲偏离中心放置）。（a~c）被激活的T型曲在1根直丝上弯成1个V形（透明红线）。最靠近偏离中心放置的T型曲的一侧受到更大的力矩。

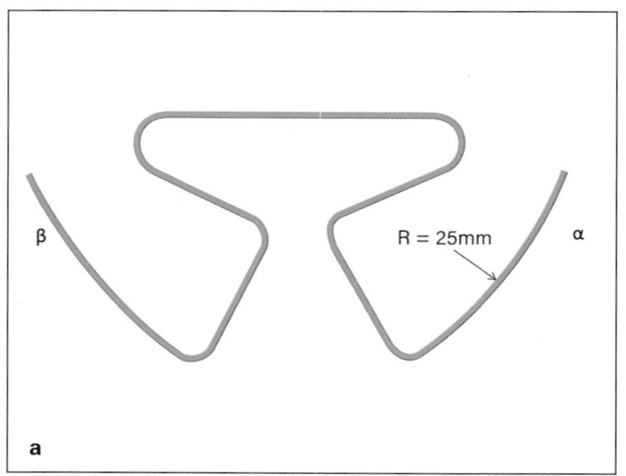

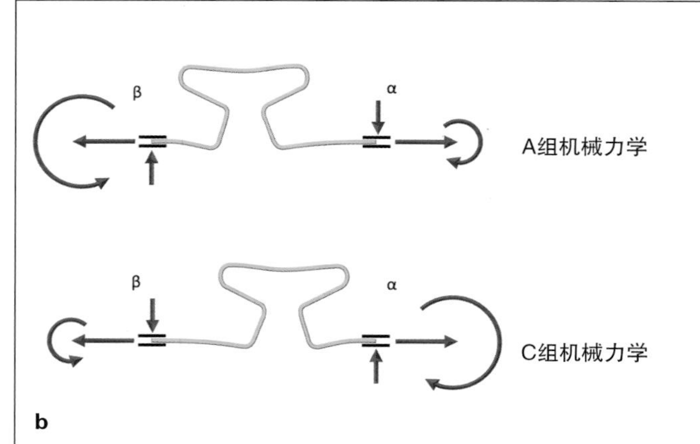

图13-43 （a）向整个T型曲均匀添加剩余力矩，曲率半径为25mm。（b）偏离中心的T型曲。当曲被激活时，可以预估理想的力矩差。

控制激活力矩

2个托槽间V型曲的位置变化明显改变了弓丝两侧的力系。离V型曲近的一侧获得更大的力矩。当1个T型曲的平行臂（没有剩余力矩角度）被单一的力激活时，平行臂彼此间成一定角度打开。需要额外的力才能使其入槽（图13-42a）。成角的水平臂同直弓丝上的V型曲的原理相同，这将在第14章中讨论。在图13-42b和c中，T型曲（或其他形状的曲）激活后产生了1个不对称的V形，类似于单V型曲的弓丝，因此在两端产生了力矩差。在激活过程中，偏离中心的T型曲产生的激活力矩远小于所需的力矩。因此，通过加入曲率半径为25mm的平缓的曲，可以在整个T型曲上均匀地添加剩余力矩（图13-43a）。如果曲的位置偏离中心，且具有统一曲率的标准剩余力矩，则可以预估到理想的力矩差（图13-43b）。图13-44显示了如何通过*B/L*比测量曲的偏心度，*B/L*比确定了曲的力系。其中*B*表示前部水平臂的长度，*L*表示曲的总长度。图13-45a中曲的*B/L*比为0.61，且偏离中心，靠近后段。

图13-45b展示了α和β力矩（曲两端的力矩）与激活量的关系。在中性位（水平力为零）时，力

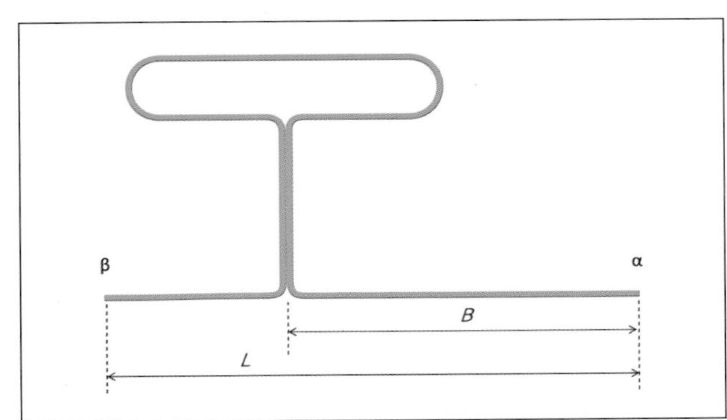

图13-44　曲的偏心度。B/L比定义了T型曲的偏心度。

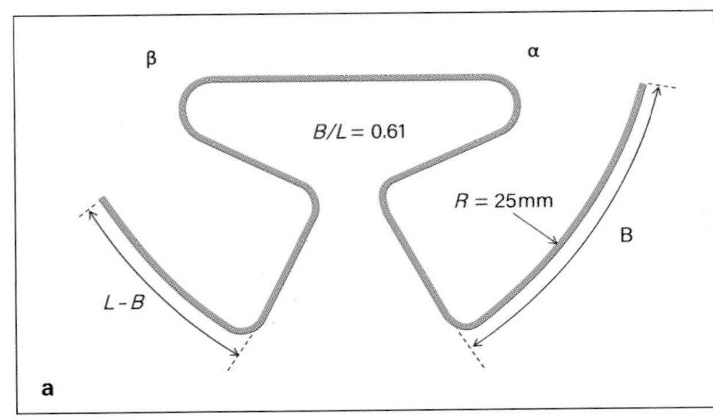

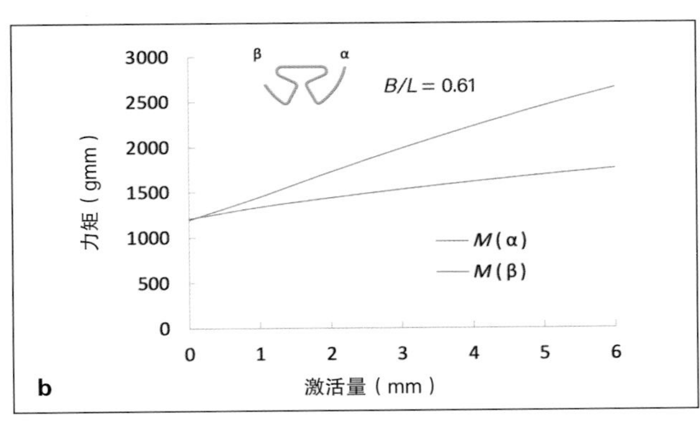

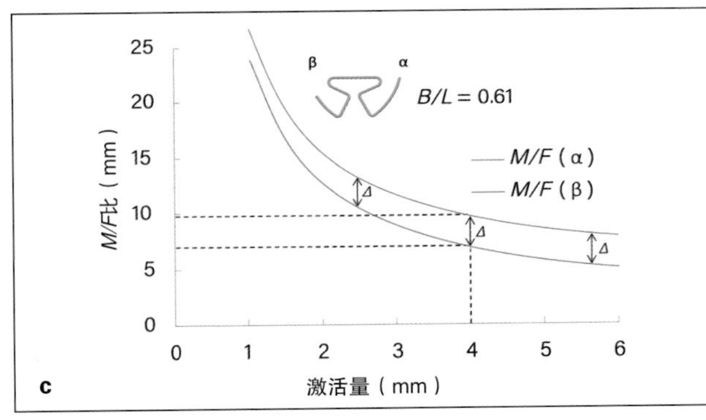

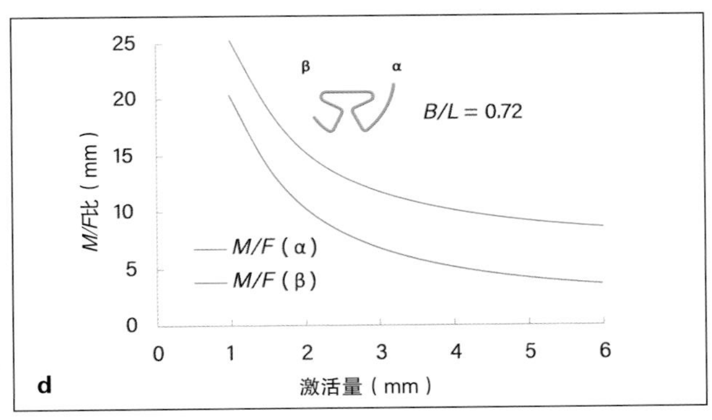

图13-45　偏离中心的曲。（a）B/L=0.61，偏离中心位偏后。（b）激活量与力矩的关系。剩余力矩（y轴值）相同，激活力矩（斜率）不同。（c）曲两端的M/F比。在任意激活量下，M/F比的差异是相对恒定的。（d）在偏心度较大的曲（B/L=0.72），M/F比的差异增大。

矩是相同的，为1200gmm（只有剩余力矩），然而曲线的斜率是不同的。后臂力矩较大，且M_α与M_β的差值随激活量增大而增大。我们最感兴趣的是曲两端的M/F比的差异（图13-45c）。假设这个偏心曲在4mm处被激活，后臂M/F比为10mm，前臂M/F比约为7mm。对于A组力学来说是一个理想的差异。换句话来说，后牙的平移对抗尖牙或前牙的倾斜移动。在整个激活过程中，前后两端M/F比的差异是相对恒定的。将曲放置在更偏离中心的位置（B/L = 0.72）时，将提供更大差异的M/F比（图13-45d）。

图13-46展示了1个T型曲的重叠模板，采用剩余力矩的恒定曲率的概念。在A组力学中曲的位置偏离中心靠后，在B组力学中曲位置居中，在C组力学中曲的位置靠前（图13-43b）。使用这种设计的其中一个优点通用的T型曲可用于组A组力学、B组力学和C组力学，另一个是模板形状（曲率）可以准确估

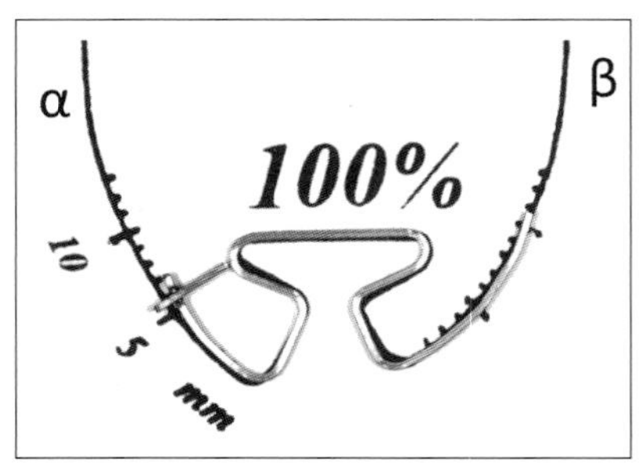

图13-46 1个T型曲的重叠模板。A组力学、B组力学和C组力学使用同一种形状的模板，并且不考虑托槽间的距离。

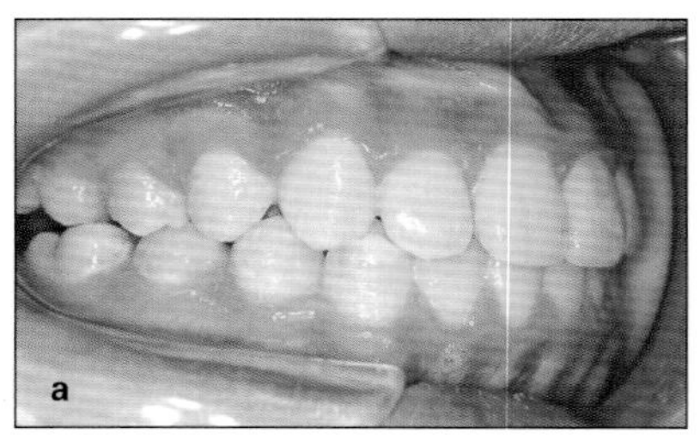
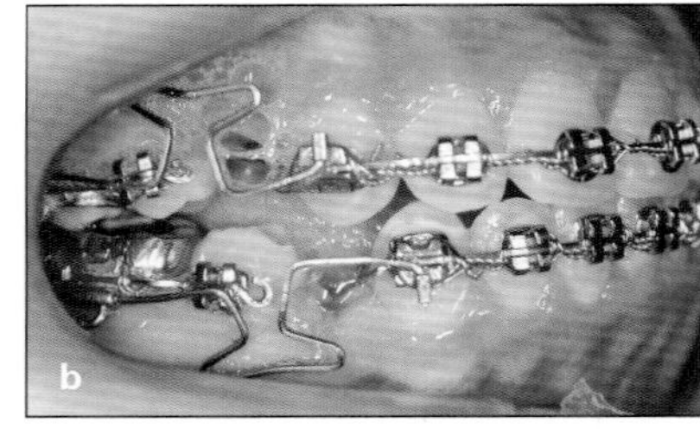
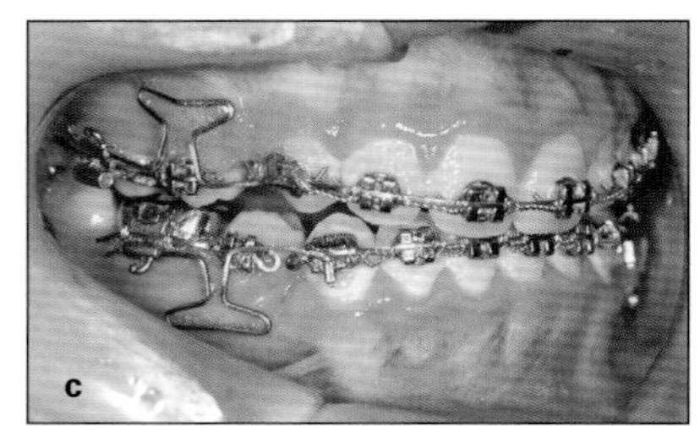
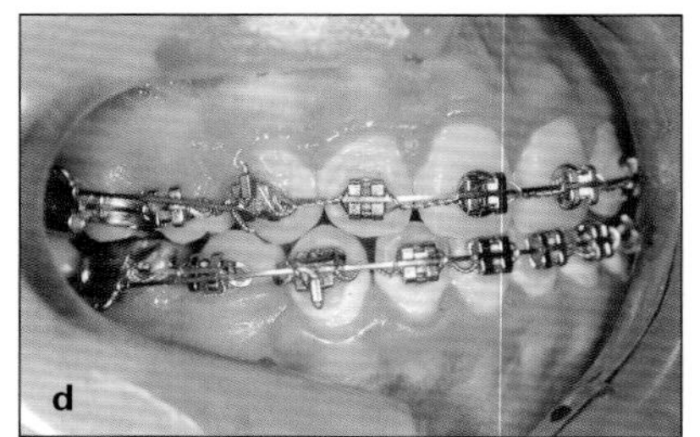
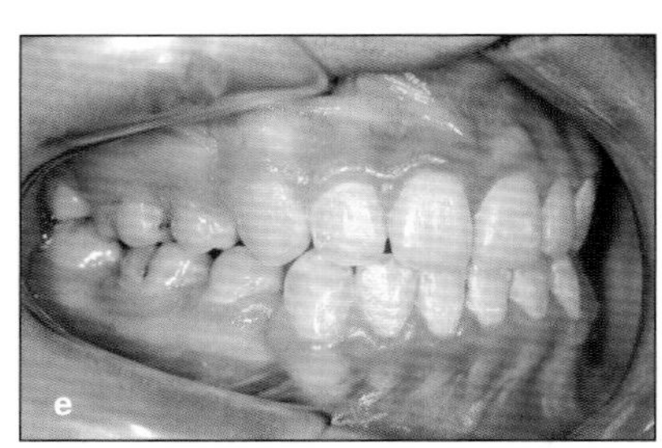

图13-47 A组力学通用T型曲治疗的病例。（a～e）曲被放置在偏离中心靠后的位置。

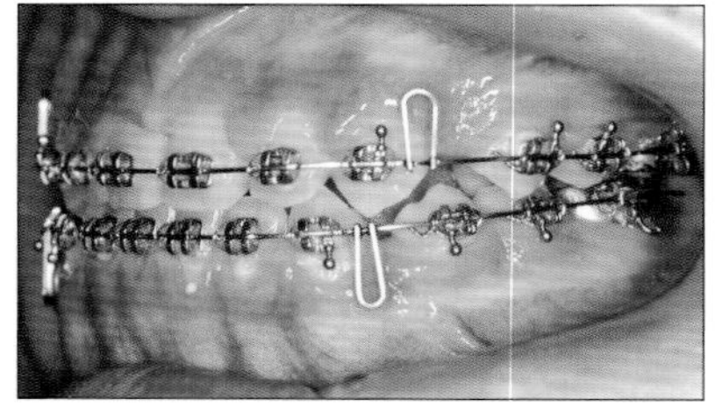

图13-48 垂直曲在连续弓丝中的常放的位置。理论上，位置靠前的曲可引起后牙前移，这是在A组力学中所不想发生的。

计不同托槽间距下的剩余力矩。图13-47所示为通用T型曲在治疗中的应用，曲被放置在偏离中心靠后的位置（A组力学）。前牙段有控制地倾斜移动，后牙段少量向前平移关闭间隙。在治疗的最后阶段，控根弹簧用于片段间平整。

图13-48展示了1个连续的弓丝中常用的垂直曲。垂直曲被放置在尽可能靠近尖牙托槽的前段，以便曲后方的弓丝有足够的空间通过末端磨牙的加力进行多次激活。理论上在A组力学中，这种设计是我们所不想发生的。因为前牙段的激活力矩大于后牙段，所以前牙段可以作为后牙前移的支抗。另外，对前牙伸长的力也会加深覆䝁，如果已经是深覆䝁状态，我们并不希望该副作用的发生。

如图13-49所示的病例中，上下颌牙弓都需要A组力学。因为上下颌牙弓应用了相似的力系，所以即使使用了不同的装置，但上下颌牙弓都得到了相似的治疗结果。治疗前切牙前突，牙列轻度拥挤（图13-49a～d）。治疗目标是维持后牙支抗并尽可能地

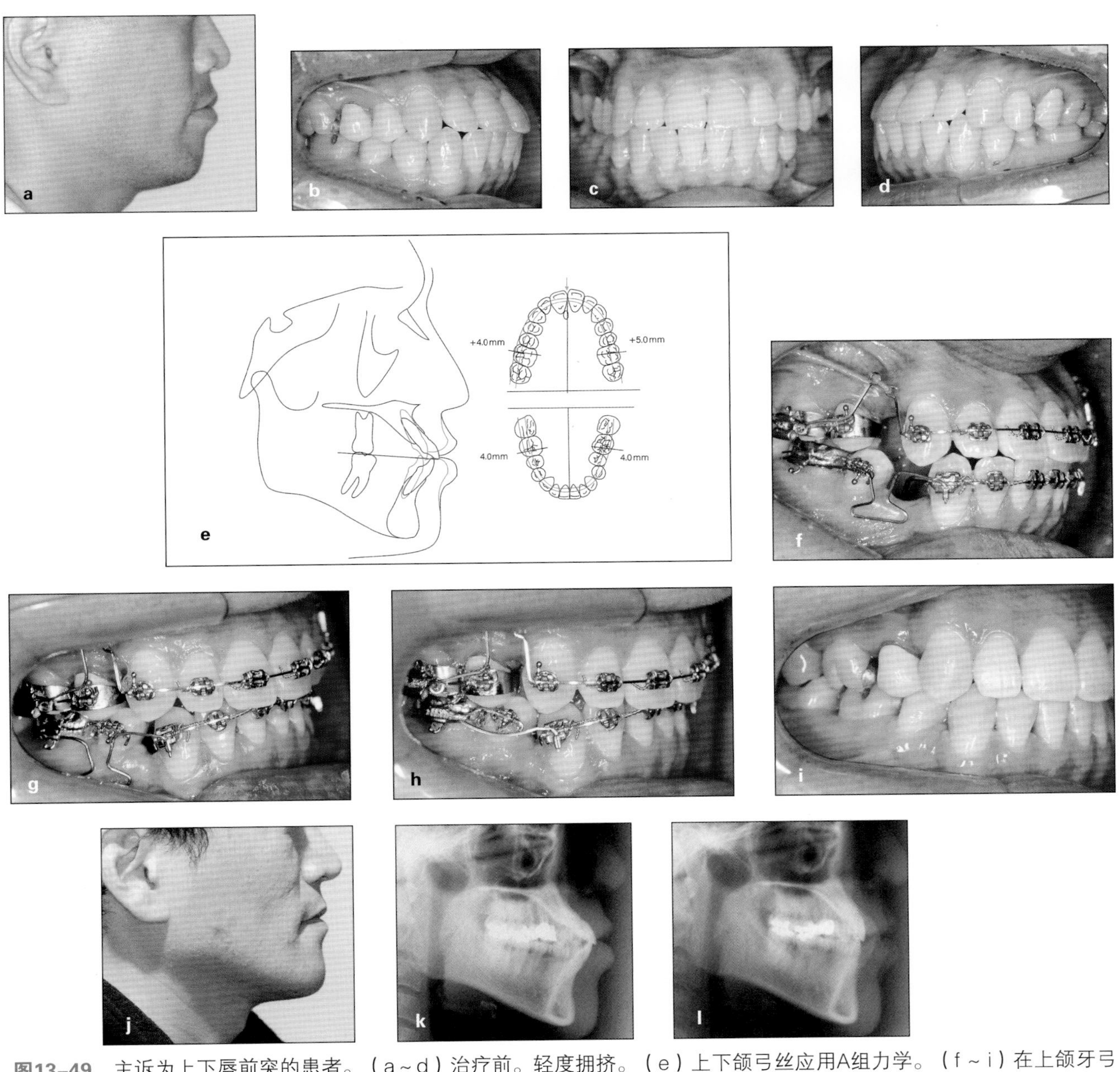

图13-49 主诉为上下唇前突的患者。（a~d）治疗前。轻度拥挤。（e）上下颌弓丝应用A组力学。（f~i）在上颌牙弓放置静定曲，在下颌牙弓处放置不对称剩余成角弯曲（T型曲）。（j）治疗后的侧貌照片。上下唇前突减轻。（k和l）治疗前后头颅侧位片。注意上下颌前段的倾斜移动。

内收前牙（图13-49e）。只在前牙段有整平，后牙段硬丝被动入槽，维持支抗的同时，又能保持后牙段的牙尖交错有最大的接触面。上颌牙弓采用悬臂式静定弹簧，下颌牙弓采用不对称剩余成角弯曲的T型曲。前牙段有控制地倾斜移动关闭间隙。控根簧用于少量的牙根移动（图13-49f~i）。尽管上下颌牙弓使用的曲在外观上有差异，但它们提供了相似的A组力学的力系。侧貌显示大部分拔牙间隙通过有控制地前牙段倾斜移动关闭，基本没有支抗丧失（图13-49j~l）。

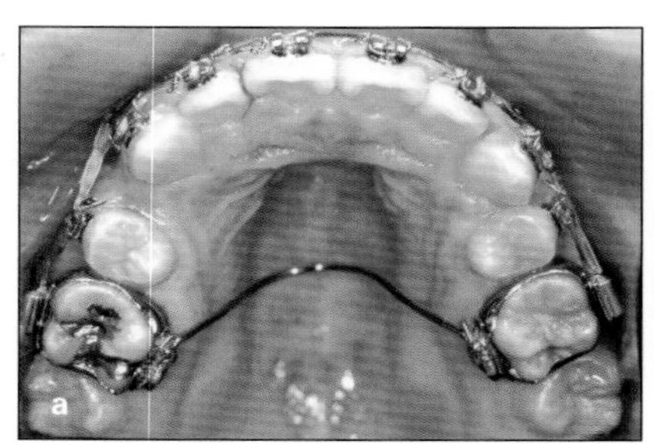
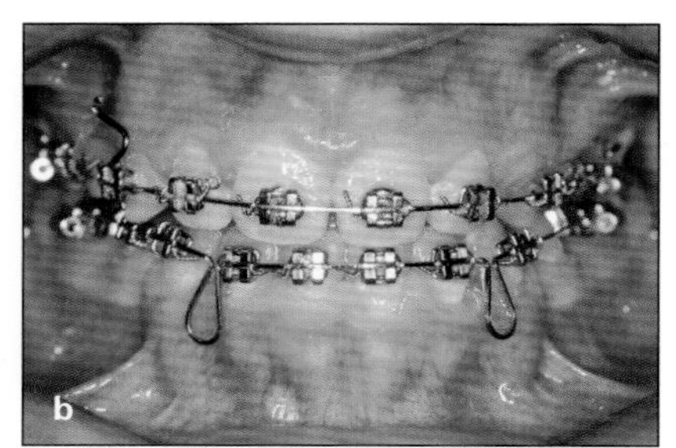
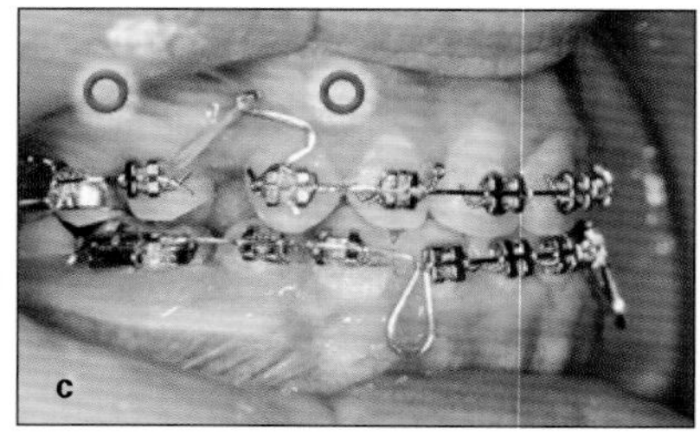
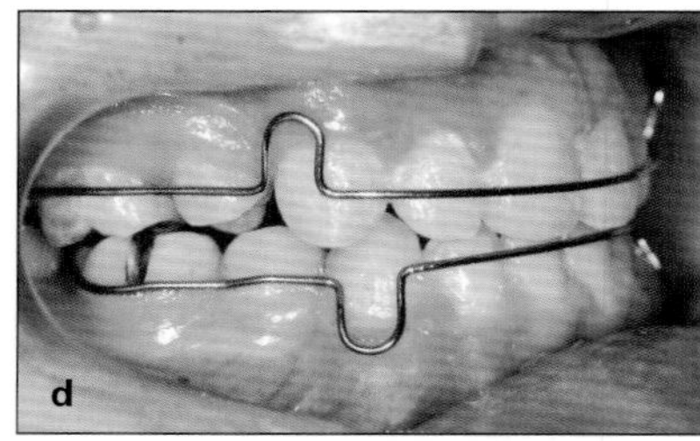
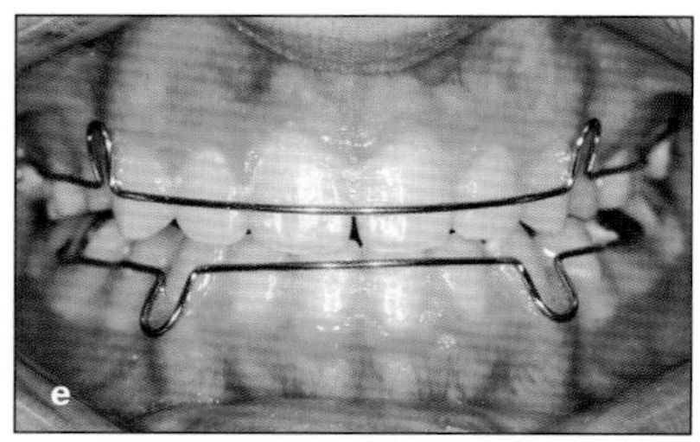

图13-50 该病例在C组力学中使用静定曲。（a）上颌右侧需要进一步关闭间隙。（b）上下颌中线不正。持续的间隙关闭可能导致中线继续右偏移。（c）放置静定悬臂曲。力的方向是斜的，这里有1条假想的作用线通过前牙段的阻抗中心上方。（d）后牙段倾斜移动关闭拔牙间隙，前牙段移动量极小，产生了预期的效果。（e）治疗后。上颌中线较治疗前没有再向右偏。

C组力学：后牙前移

在间隙关闭过程中C组力学是最具挑战性的，因为前牙段的牙根较短小，所以并不是后牙前移的最佳支抗。在安氏Ⅱ类治疗中下颌后牙前移可矫正Ⅱ类错殆畸形。部分安氏Ⅲ类患者可利用上颌后牙前移矫正至中性关系。另外，如果拔除前磨牙的间隙都需要通过后牙段的前移来关闭，那就没有理由选择拔牙方案了。然而，有些患者可能会有牙的缺失，所以常常需要后牙前移。

处理C组力学的策略与处理A组力学的间隙闭合差策略相似，但C组力学使用1个反向的力系统。在图13-50中，患者在左侧拔牙间隙关闭后，需要通过上颌右侧后牙前移进一步关闭间隙。然而，随着间隙关闭，上中线可能更向右偏移（图13-50b）。放置1个静定悬臂曲（图13-50c）使力的方向倾斜，让假想的力线通过前牙段的阻抗中心上方。正如所预测的那样，后牙段倾斜移动向前，而前牙段平移或轻微的根移位。由于后牙段的牙根移动机制可以明显改变前牙段的位置，因此不是在有控制地对倾斜的后牙段进行控根移动，而只是施加了力，让其自由移动（图13-50d）。在治疗结束时，上颌中线并没有比原来的位置向右偏移（图13-50e）。

另一种方法是使用上下颌间的弹性牵引帮助实现后牙前移。图13-51a患者右侧为尖对尖的Ⅱ类磨牙关系，拔除上颌第一前磨牙后需前移上颌右侧后牙段。采用了以下C组力学：

应用对称T型曲且激活量仅为2～3mm。曲前后段的*M/F*比均在10mm左右，因此这些牙发生平移。力的大小为100～150g。增加Ⅲ类颌间弹性牵引改变后牙段的力系（图13-51b）。Ⅲ类弹性牵引的水平分力增加了后牙段的总力，力矩不变，因此最终的*M/F*比减小，导致牙移动为倾斜移动。

前牙段的受力系统没有变化。100～150g的力对

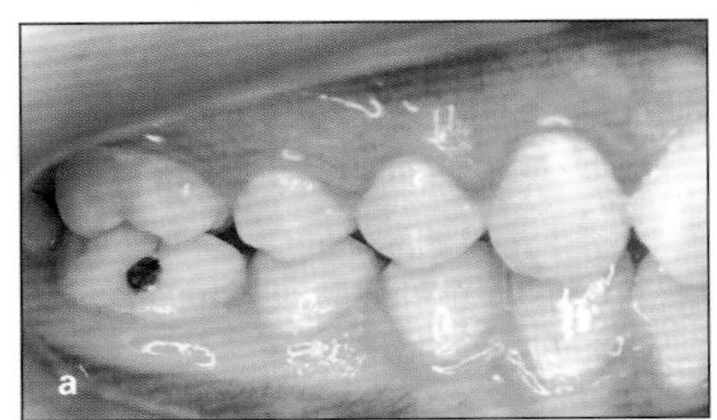
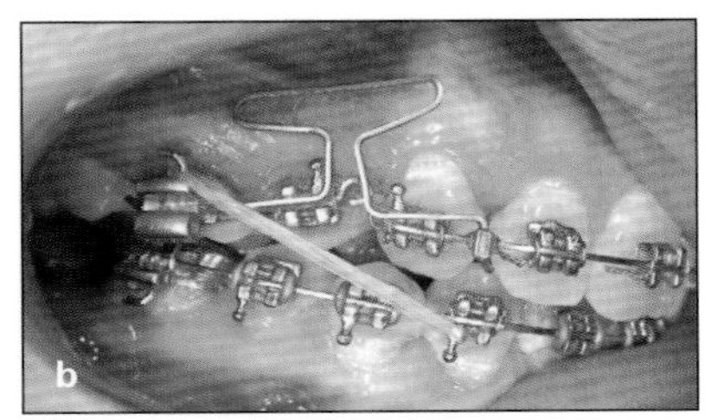
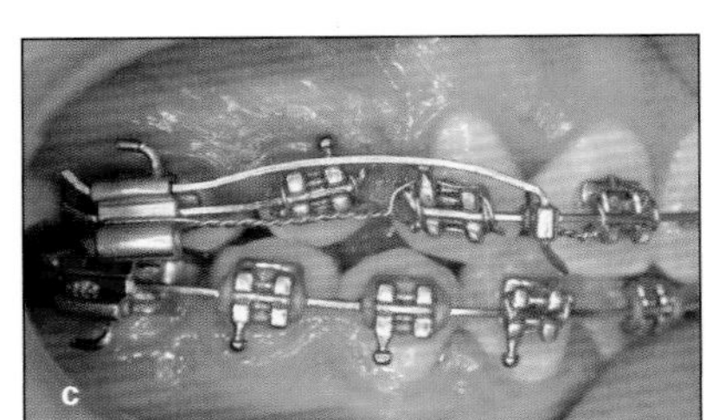
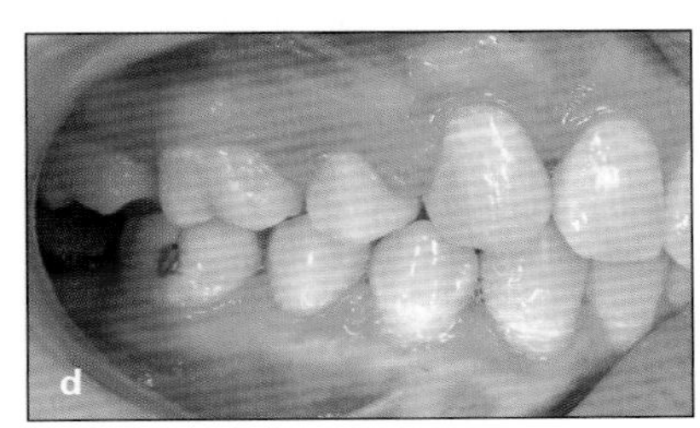

图13-51 C组力学：应用对称且位于中心位的T型曲和颌间弹性牵引。（a）治疗前。患者右侧为尖对尖的Ⅱ类磨牙关系。（b）对称的T型曲入槽，激活量只有2～3mm。此外，添加Ⅲ类颌间弹性牵引改变后牙段的力系。（c）辅弓用于整平牙弓。（d）治疗后。上颌后牙段前移，最后磨牙关系为完全远中关系。

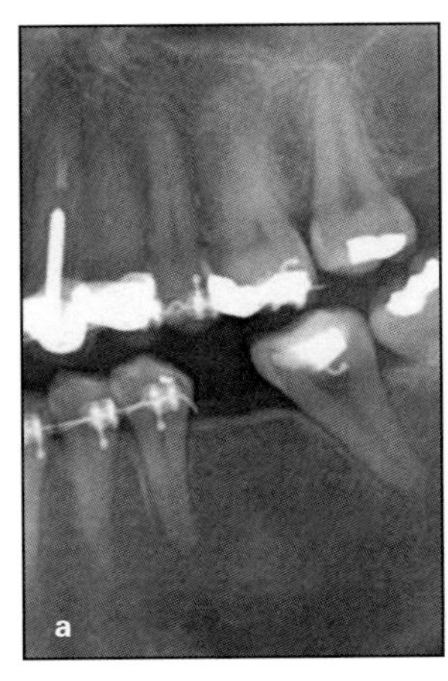
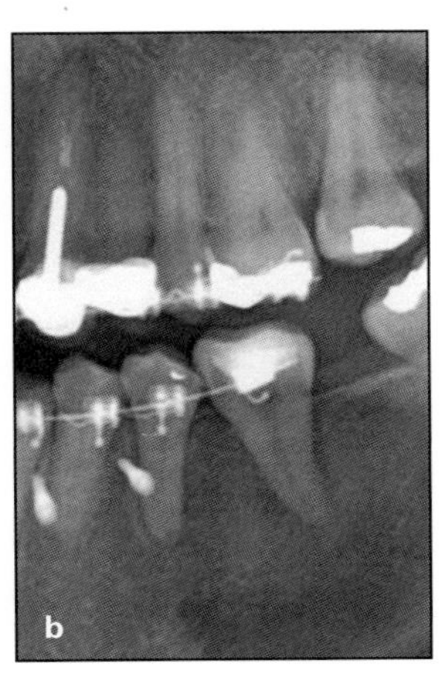

图13-52 （a和b）使用临时支抗装置使磨牙前移。如果磨牙需要大量前移，推荐使用临时支抗装置。

组牙的平移效果不是很好，所以保留了前牙段的支抗。之后使用辅弓用于整平（图13-51c）。最终结果显示上颌右侧后牙段前移，具有良好的轴倾度和咬合关系（图13-51d）。

如果磨牙需要大量前移，推荐使用头帽或临时支抗装置。图13-52中使用临时支抗装置增强支抗前移下颌左侧第二磨牙。

尖牙远移

在严重拥挤或中线不正的患者中常常需要尖牙远移。尖牙远移的曲和用于整体内收的曲基本相同。如图13-53a所示，磨牙和尖牙间置入简易拉簧。因为力的作用线远离阻抗中心，牙齿以倾斜移动的方式关闭拔牙间隙。额外的力矩由滑动力学中主弓丝提供或者由曲本身提供。

对于尖牙远移，也必须考虑第一序列的旋转问题。因为从船面观看施力点位于阻抗中心的颊部（红色箭头）（图13-53b）。阻抗中心的等效力系统（黄色箭头）显示尖牙不仅向远中移动，还产生逆时针的旋转。力矩的大小因阻抗中心位置的不同而不同。尖牙的颊舌向成角对船向的阻抗中心位置影响显著。

舌侧附件可在尖牙的舌侧施加额外的力，从

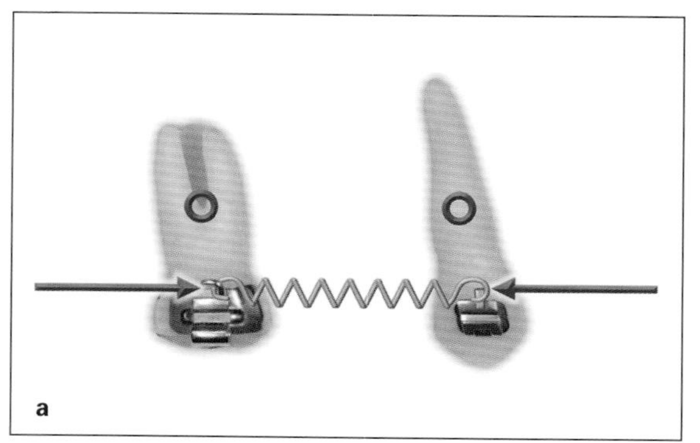
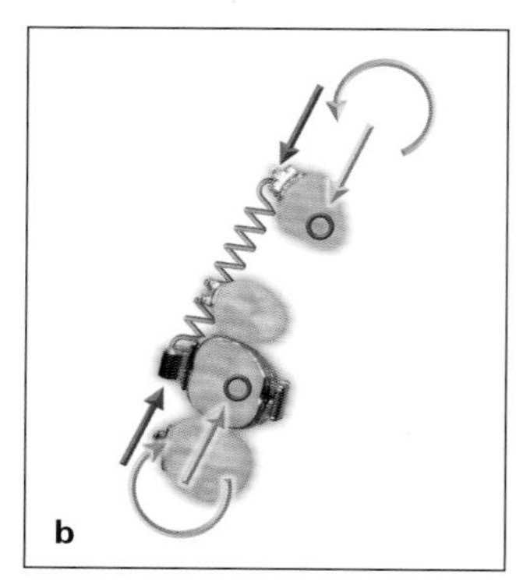

图13-53 尖牙远移的三维受力分析。（a）在磨牙和尖牙托槽间放置1个拉簧，并施加1个单力（红色）。力远离阻抗中心，所以牙齿发生倾斜移动。（b）殆面观中，力施加在阻抗中心的颊部（红色箭头）。阻抗中心处替换的等效力系统（黄色箭头）显示尖牙会发生旋转。

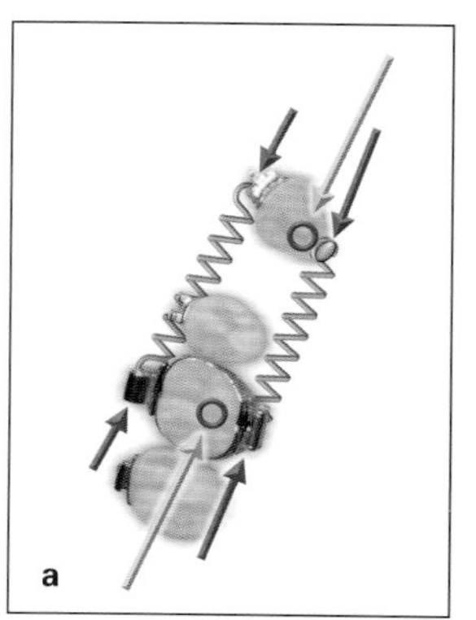
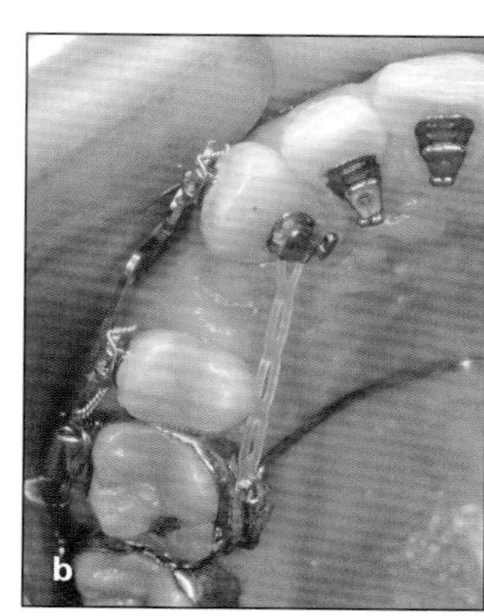

图13-54 使用额外的舌侧附件进行尖牙的远移。（a）通过在尖牙的舌侧增加额外的力，合力（黄色箭头）通过阻抗中心。（b）尖牙远移的患者舌侧加力。

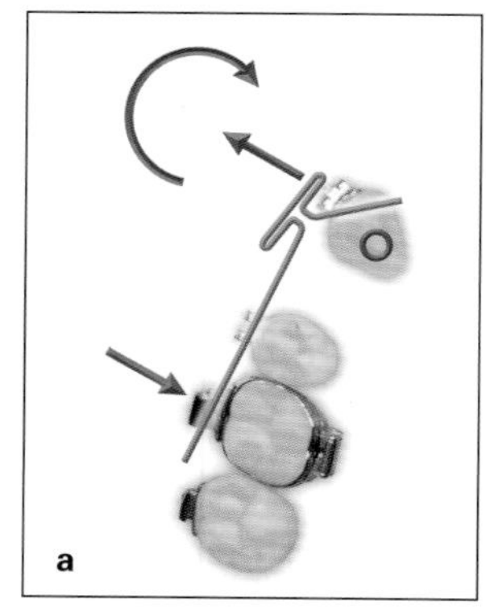
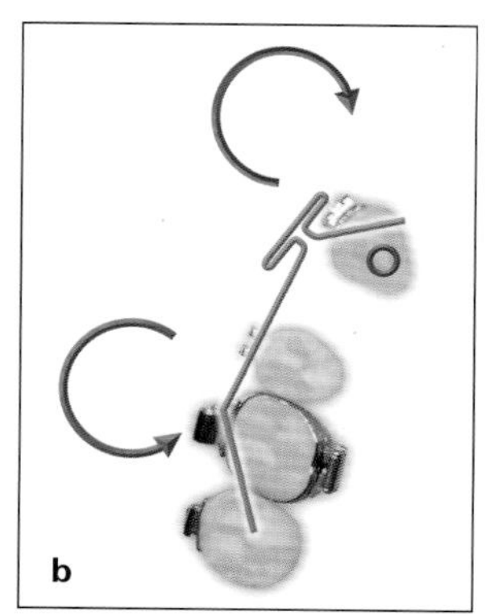

图13-55 反旋转曲。（a）1个典型的“内收”反旋转曲放置在前部。不仅尖牙产生反旋转的力矩，还产生了1个不想要的颊向力。（b）额外的后段弯曲消除了对尖牙的颊向力。如果处于平衡状态，可以产生大小相等、方向相反的力偶。简便起见，没有描述近远中力。

而使颊舌向的合力通过尖牙的阻抗中心（图13-54）。颊舌侧各施加一部分的力，舌侧常常施加更大的力。因为尖牙倾斜，其阻抗中心通常靠近冠的舌侧。

反旋转曲可以防止尖牙在内收过程发生旋转。图13-55a显示了1个经典的“内收”反旋转曲，曲放置在前部，使曲的前臂与尖牙托槽成一定的角度。殆面观曲颊舌向的力系与偏离中心靠近尖牙托槽的V型曲相似。简化的平衡力系图没有画出近远中向的力。不仅尖牙产生反旋转的力矩，还产生了1个颊侧的力。可在曲的后端增加1个弯曲以消除尖牙所受到的颊向力。如果处于平衡状态可产生1个大小相等、方向相反的力偶（图13-55b）。然而，如果在尖牙远移时，尖牙间的宽度缩小，就会出现问题（使尖牙远中旋转的舌侧力和力矩与弓丝远移尖牙不同）。这一概念将在第15章详细讨论。即使做了适当的反旋转曲，也很难很好地加力，因为弓丝在三维空间必须有一定程度的弯曲和扭转（图13-56）。

在远移过程中尖牙-尖牙的切牙边旁弓可以用来防止尖牙旋转（图13-57a）。如果尖牙最初是远中旋转，切牙边旁弓能远移尖牙，而不会产生任何远移的水平力［假设尖牙近中旋转，殆向的阻抗中心位于舌侧位（典型的尖牙倾斜移动位于阻抗中心舌侧）］。

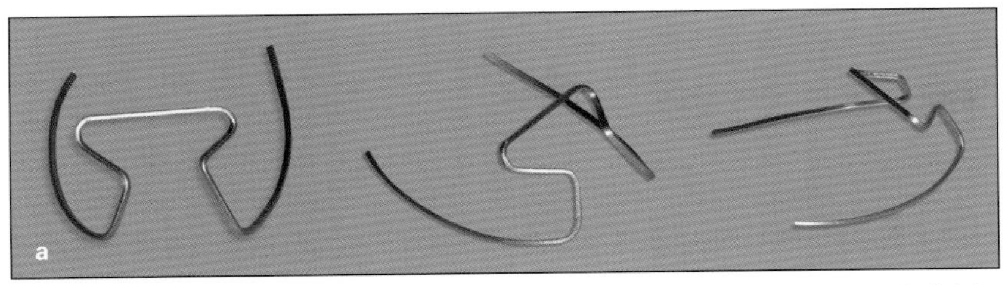
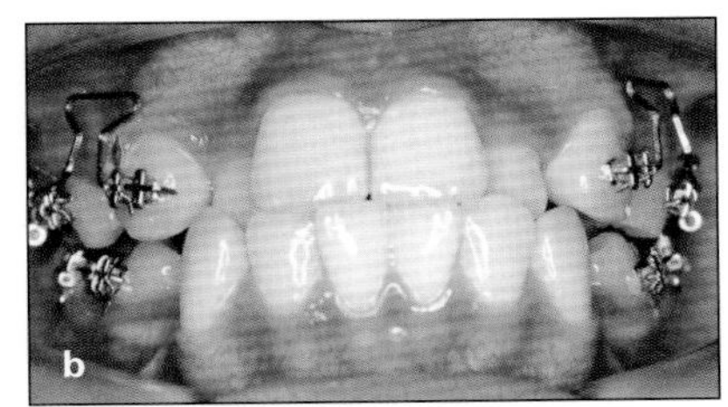

图13-56 （a）具有反旋转曲和曲率的T型曲。（b）应用尖牙远移曲的病例。由于曲在三维空间中是弯曲和扭转的，所以很难精准加力。

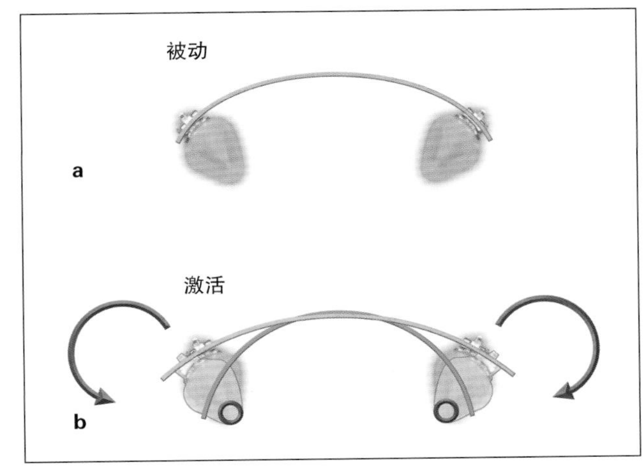

图13-57 预防尖牙旋转的尖牙-尖牙的切牙边旁弓。（a）被动状态。（b）激活状态。

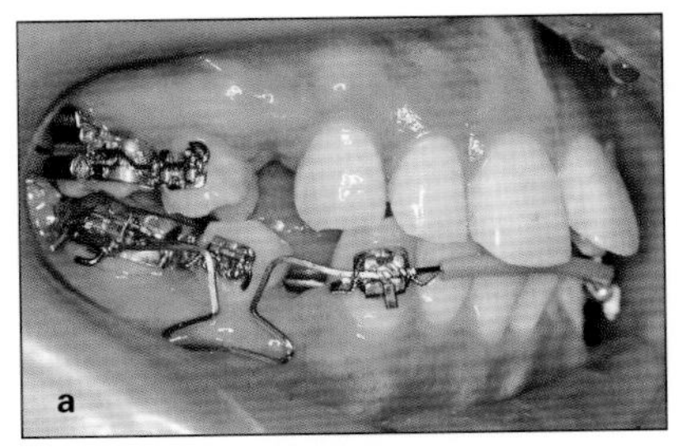
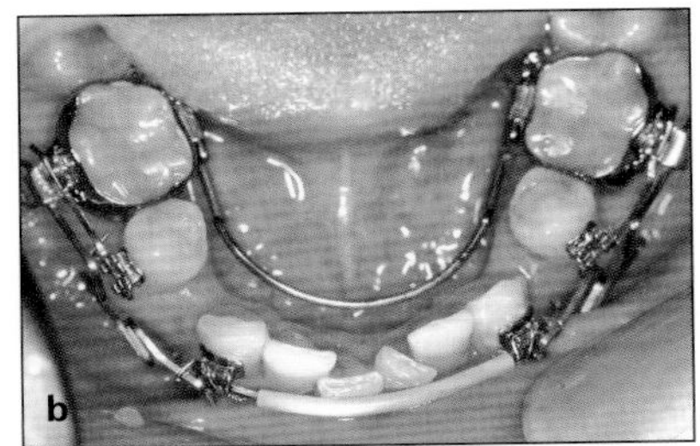
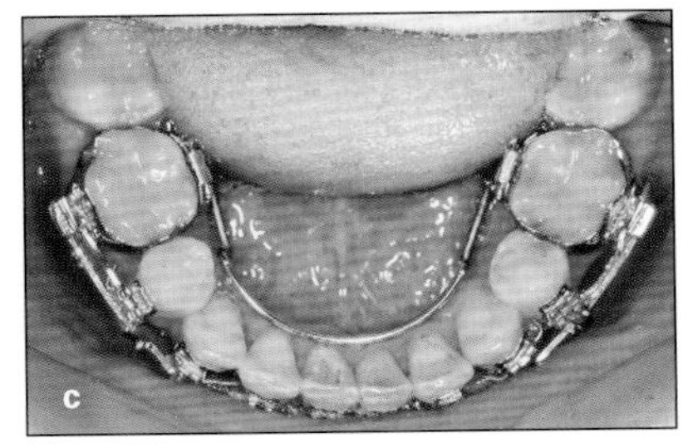

图13-58 患者行尖牙-尖牙的切牙边旁弓治疗。（a）侧面观。颊侧的曲不需要复杂的反旋转曲。（b）尖牙远移前。（c）尖牙远移后。

切牙远移弓丝产生大小相等、方向相反的力偶使尖牙去旋转（往回转），远中接触区向远中移动（图13-57b）。虽然尖牙牙冠远移，但尖牙的阻抗中心并未远移，因为没有远中移动的力，只有力矩。临床上可以充分利用这种只有冠远移的移动方式。

图13-58中的病例应用切牙远移弓和无摩擦曲远移尖牙。在尖牙远移过程中，切牙边旁弓可以有效地使尖牙冠远中移动。为了增加舒适度，在切牙区使用了保护管。

尖牙边旁弓和尖牙正轴簧

一旦尖牙远移提供足够的间隙，前牙段就可以被整平。如果尖牙在远移后向远中倾斜，最好不要先整平尖牙而是保持其倾斜角度直至拔牙间隙完全关闭。应用连续弓丝或片段弓产生的力偶远移尖牙牙根会产生许多不良的副作用。如果应用连续弓丝移动尖牙牙根，不仅在尖牙托槽处产生一对力偶而且会在邻牙上产生垂直向的力和力矩。图13-59中弓丝全部入槽。连续弓丝在各个托槽上产生的实

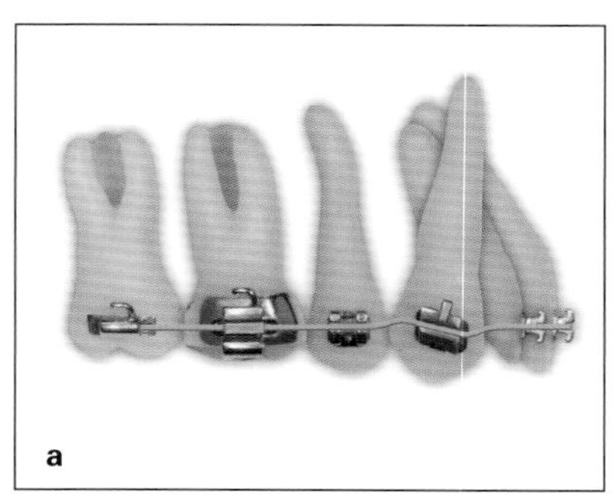
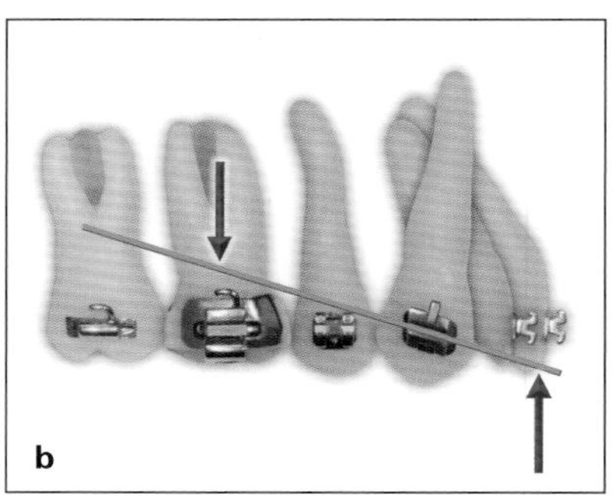

图13-59 （a）用连续弓丝整平尖牙。（b）如果弓丝只在尖牙处入槽，则需要垂直力（蓝色箭头）才能使弓丝的其余部分入槽。因此，前磨牙会压低，切牙会伸长。（c和d）当在尖牙的托槽上施加力偶时，冠将向近中移动，并将整个牙列向前移动（Δ）。（e）划艇效应。当把桨向后划时，水并没有向后，但船向前前进。

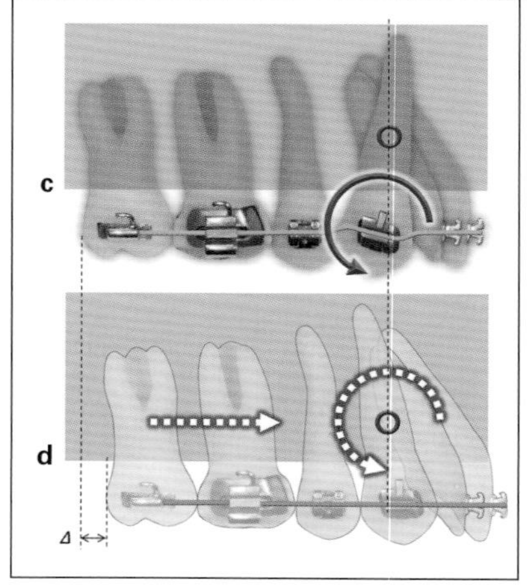
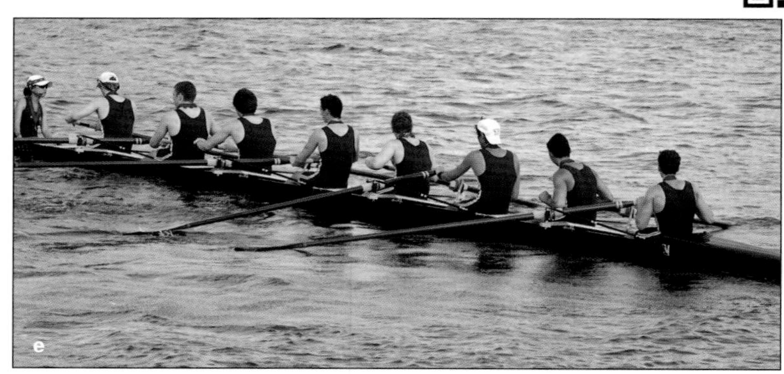

际力系较为复杂，但我们可以通过简单的分析粗略判断其力系。假设弓丝只在尖牙处入槽（图13-59b），为了将弓丝入槽其他托槽，必须将尖牙前段的弓丝向上提，后端的弓丝向下压。一般侧切牙和前磨牙的支抗较弱，垂直向的力会使前磨牙压低而切牙伸长。另外，尖牙的牙根运动（围绕尖牙托槽的旋转）因为力偶使牙齿围绕其阻抗中心旋转，从而消耗支抗。当力偶施力于托槽（图13-59c）可使牙根远中移动，冠近中移动（图13-59d）。为了防止这种情况发生，必须全牙弓结扎或将尖牙与后牙结扎。因此，尖牙会产生远移的力，相互作用力会使后牙段前移（图13-59d）。可用划艇上的桨做一个粗略的类比。在水中的桨的末端好比是根尖。桨向后划，但水并未向后退。相反船却向前前进。因此，我们有时将这种支抗丧失（图13-59d中的Δ）称为“划艇效应”（图13-59e）（参见第14章）。如图13-59中整平弓丝在尖牙和切牙间形成类似Ⅲ类的形状。不仅有力矩的存在，切牙还会受到较大的伸长力。

因此连续的弓丝整平尖牙后，会形成一系列的副作用，例如医源性的反Spee曲线、前磨牙区的开𬌗、间隙出现和覆𬌗加深（图13-60）。如果切牙入槽连续弓丝，滑动力学中也会出现类似的副作用（图13-10）。

图13-61a 中的患者上颌切牙在内收后出现严重舌倾及浅覆盖。使用连续的圆丝和镍钛方丝，镍钛方丝在门牙产生逆时针的力矩。而圆丝允许牙齿发生自由的第三序列旋转。由于托槽间距很大镍钛方丝产生的垂直向力较小（图13-61b）。治疗3个月后，上颌切牙旋转并拉后牙向前（图13-61c）。治疗后的头颅侧位片（图13-61d）和头影测量重叠图（图13-61e）展示了划艇效应。

如图13-62所示，1根连续的弓丝绕过尖牙（尖牙边旁弓），尖牙上单独放置正轴簧。力被分散到

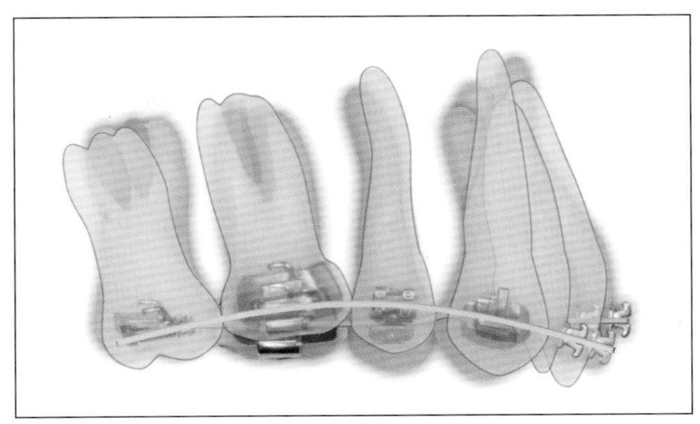

图13-60 连续弓丝整平尖牙的副作用。医源性的反Spee曲线，整平后可观察到前磨牙区的开𬌗、间隙出现及覆𬌗加深。

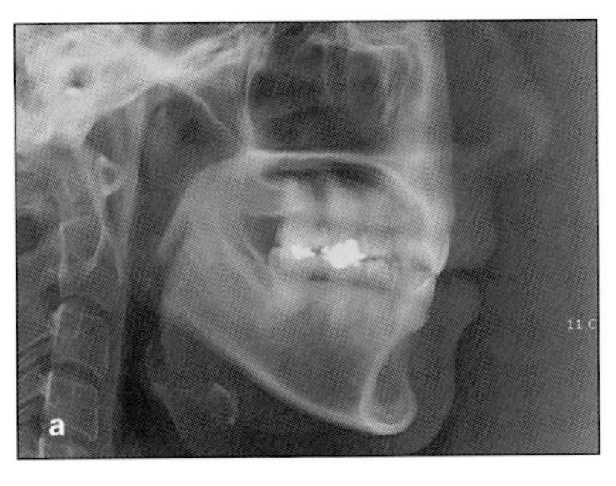

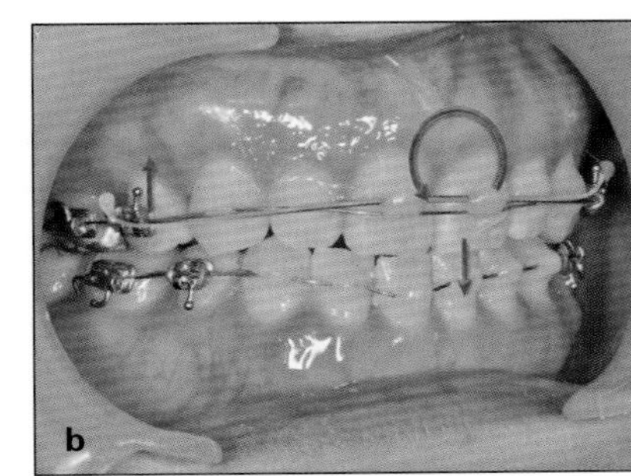

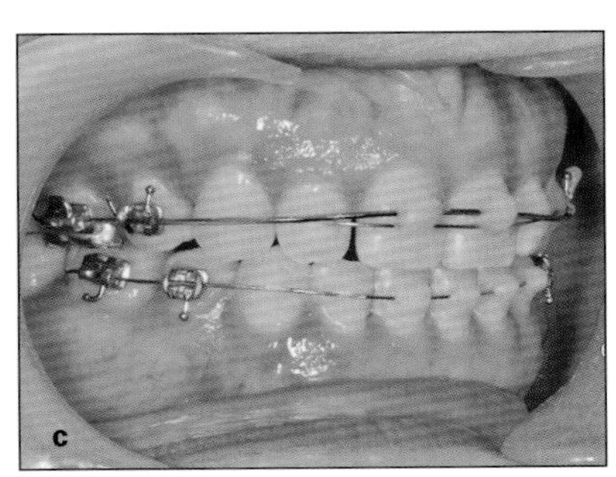

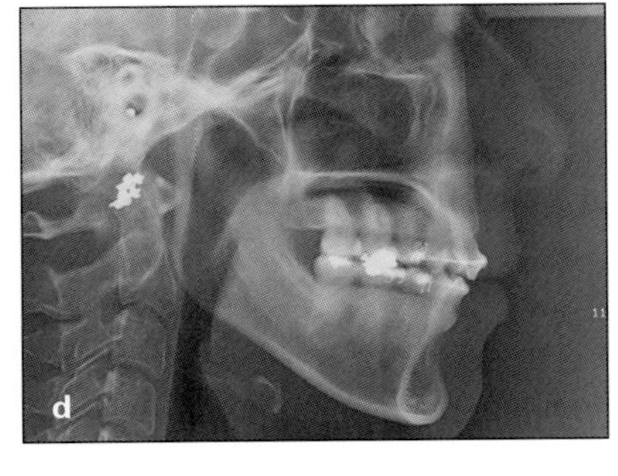

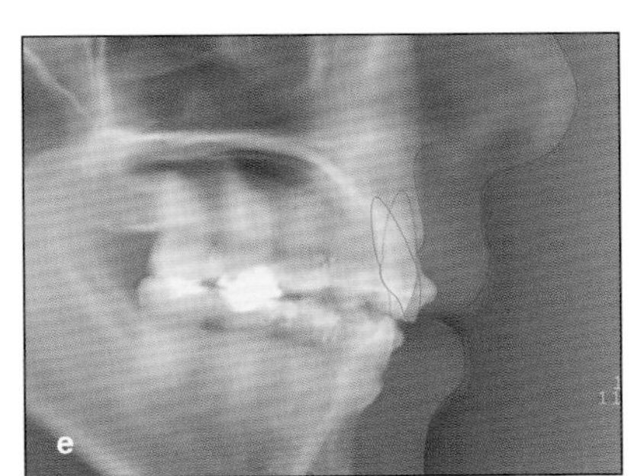

图13-61 （a）该患者上颌切牙在内收后出现严重舌倾及浅覆盖。（b）镍钛方丝的力系。（c）治疗3个月的照片。（d）治疗后头影侧位片。（e）头影测量重叠图显示角度的变化。

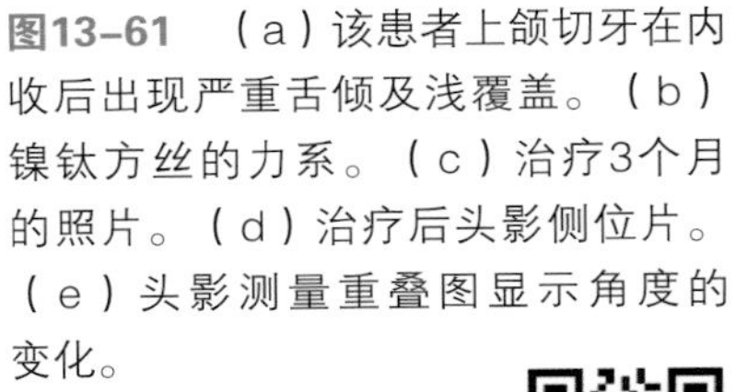

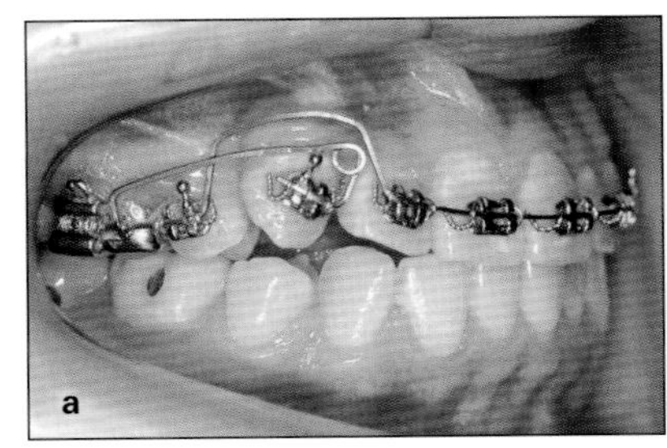

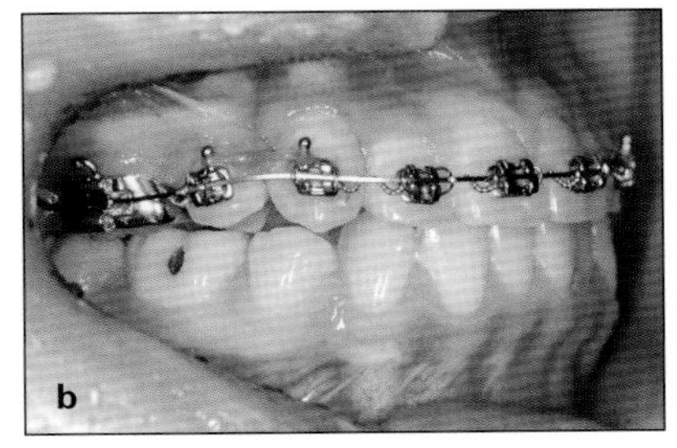

图13-62 尖牙边旁弓丝。（a）尖牙牙根移动前。（b）治疗后。对邻牙的不良影响已消失。

牙弓中，而不是相邻的牙齿，因此可将不良的副作用将到最小。

局部舌侧矫正关闭间隙后使用悬臂式尖牙正轴簧（图13-63）。在舌侧使用皮链将尖牙向后结扎以防止尖牙牙冠近中移动。

如果使用皮链向后结扎，一定要注意。因为如果皮链被拉伸，间隙可能会重新出现。如果没有使用尖牙边旁弓，正轴簧上伸长的力会使尖牙稍伸长。

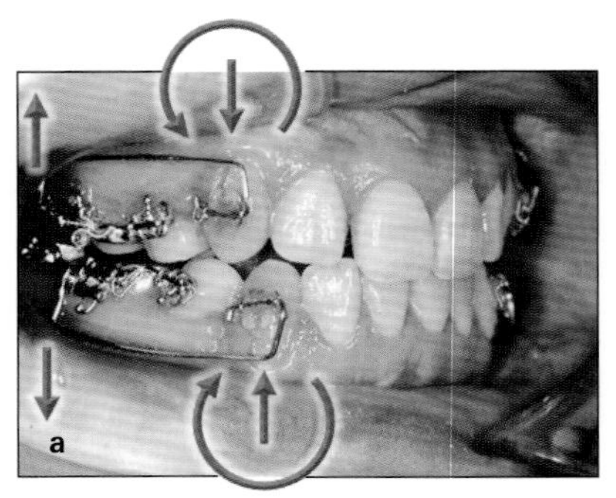
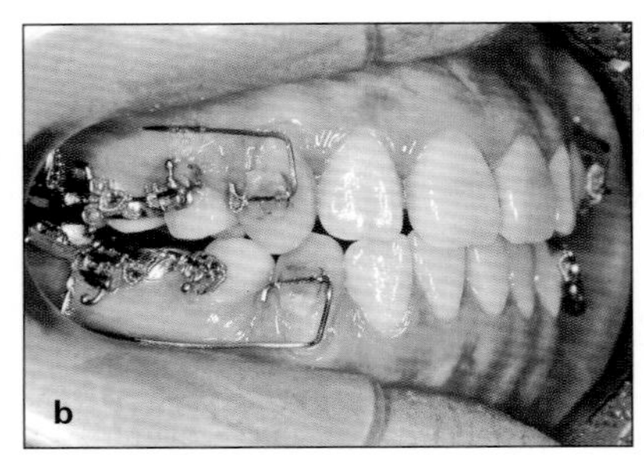
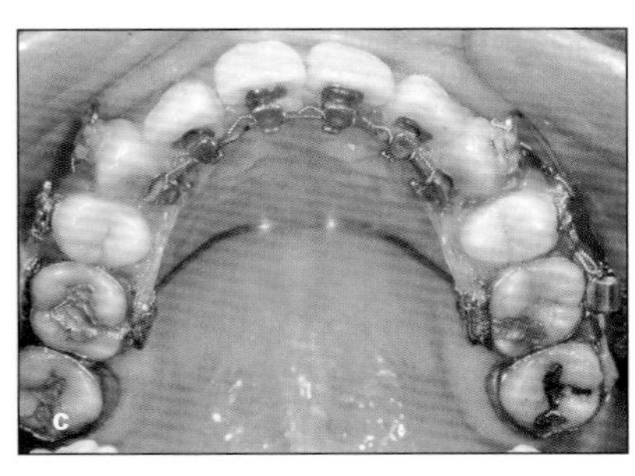

图13-63 局部舌侧矫正中使用悬臂式尖牙正轴簧。（a）尖牙牙根移动前。（b）尖牙牙根移动后。（c）殆面观。在舌侧使用皮链将尖牙向后结扎以防止尖牙牙冠近中移动。正轴簧的力系产生了1个理想的力矩和伸长的力帮助尖牙建殆（a中红色箭头）。

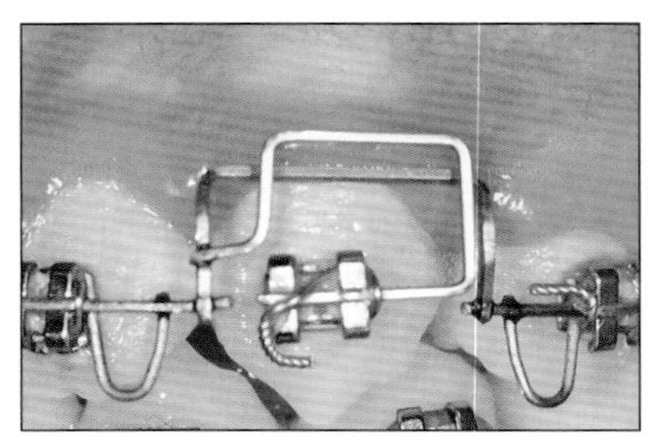

图13-64 匣型曲的三维应用。匣型曲被焊接在1根连续的钛合金丝上。这个曲能非常灵活地在三维方向控制牙移动。1个小的垂直曲焊接在双侧用来恢复间隙。

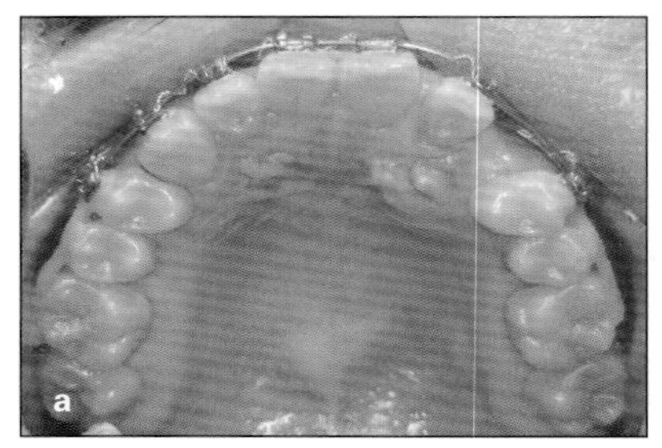
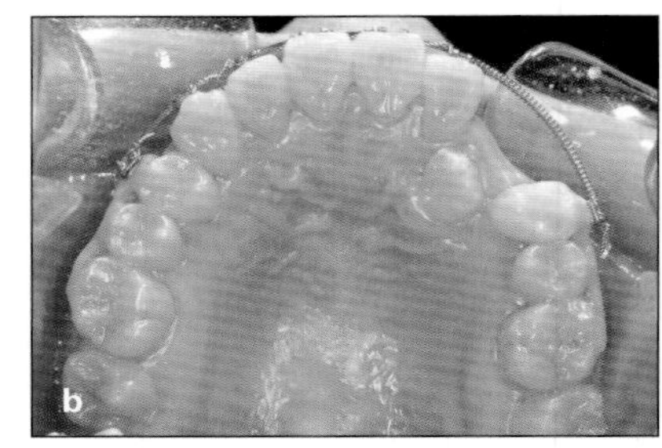
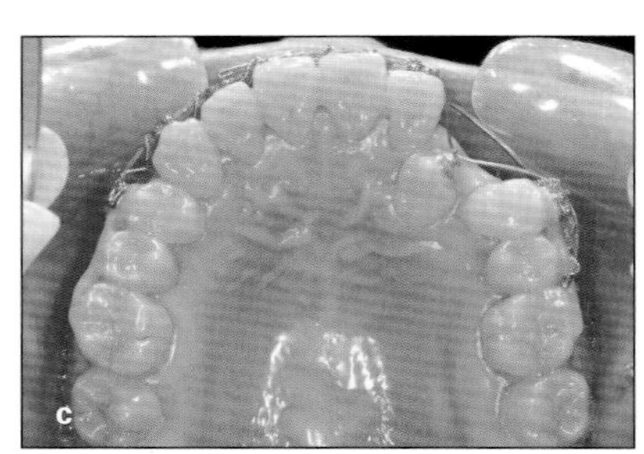
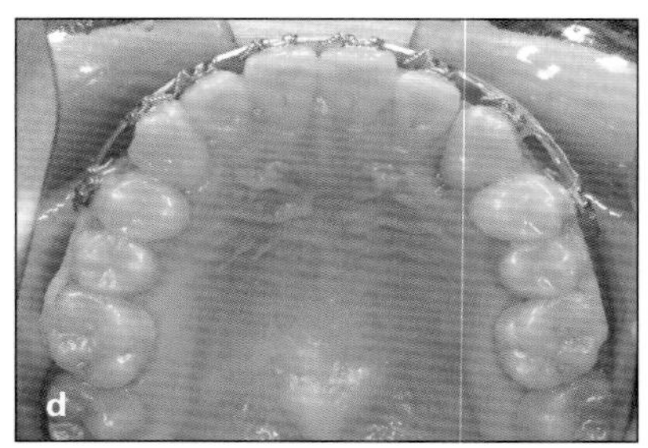
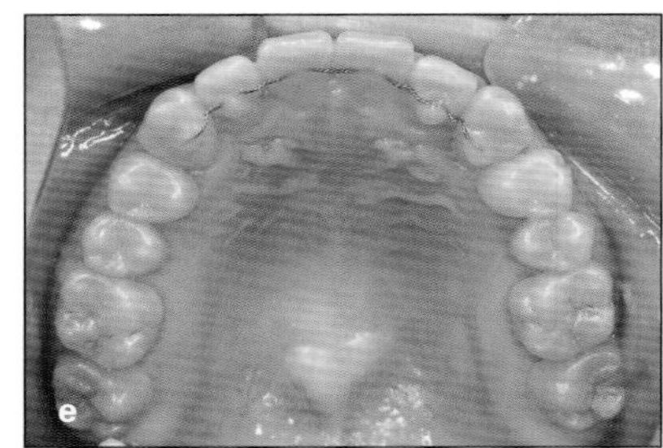

图13-65 （a～e）使用镍钛丝整平尖牙。牙弓其余部分由后牙段的FRC及不锈钢方丝固定预防副作用。

如图13-64所示，尖牙控根移动的另一种方法是在钛合金丝上焊接1个匣型曲（在两侧焊接1个小的垂直曲，可用于恢复间隙）。匣型曲因其在三维方向能较好地控制牙移动而常应用于临床（参见第14章）。即使尖牙没有倾斜，但在整平高位尖牙时可产生类似的副作用。如果使用完整的连续弓丝进行整平，仅在尖牙上产生的力就会使邻牙受到压低的力和力矩。图13-65展示了这种严重阻生的尖牙，镍

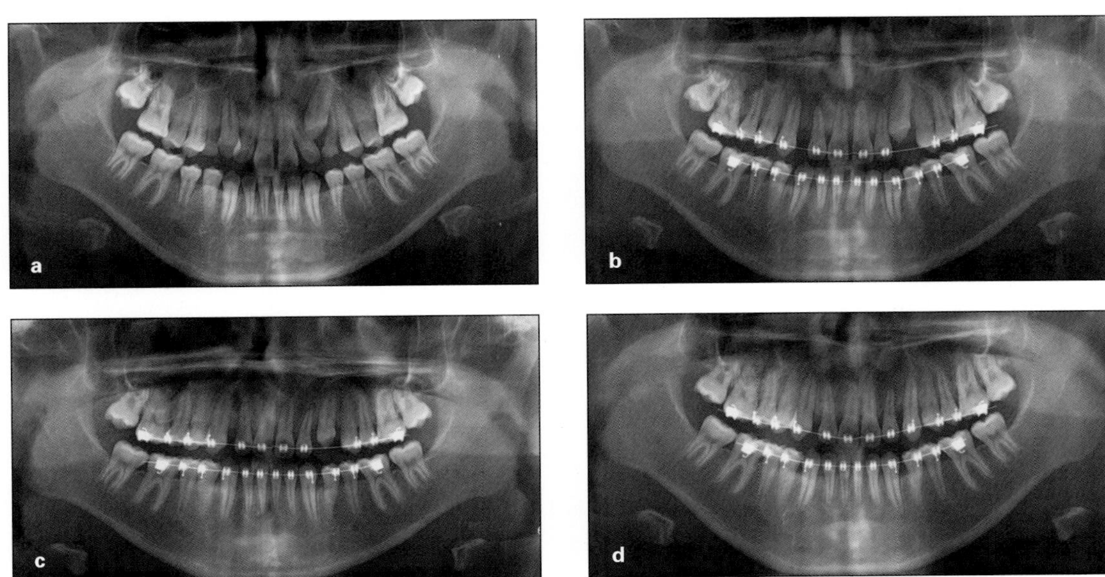

图13-66 （a～d）高位尖牙自行萌出的病例。如果能获得足够的空间，即使尖牙根尖已经闭合也可成功地自行萌出。

钛丝将尖牙排齐。牙弓其余部分由后牙段的FRC及不锈钢方丝固定，这样应力可更均匀地分布整个牙弓并可成为一个整体。可将弓丝变形及邻牙垂直向的副作用降到最小。

对于高位尖牙的治疗，提供足够的空间并使其自行萌出。有时可以成功，但成功率并非100%（图13-66）。非正畸干预的萌出消除了潜在的副作用。该病例中即使尖牙根尖已经闭合，仍可自行萌出。

切牙牙根移动

在间隙关闭后切牙可能会出现过度舌倾。在前牙段内收过程中使用圆丝或过细的弓丝时常常发生这种情况。对正畸医生来说切牙的舌向控根有一定的难度。但有许多方法可以控制，例如在弓丝上加转矩或使用特殊设计的弹簧。但是有些方法在科学上毫无意义（图1-3），或很难完成，或产生许多副作用。牙根移动所需的力系是施加在阻抗中心根尖区的力（图13-67，红色箭头）。在托槽（黄色箭头）处替换成1个等效的力系，很明显不仅托槽处有转矩（力矩），而且还有舌向的力（12mm的M/F比是应用于上颌切牙的完美比例）。如果只施加力矩，牙将围绕阻抗中心旋转，牙冠将向前移动。

当全尺寸的连续方丝在切牙托槽局部加转矩时，转矩/扭转比非常高。并且由于多种原因，这种方法常常无效。不管托槽的宽度有多窄，托槽间的距离是有限的。由于使用了全尺寸弓丝，弓丝截面受到限制。如果使用更小截面的弓丝来获得更低的扭矩/扭转比，那么托槽和弓丝之间就会有很大的余隙。像镍钛丝这样的高回弹、低刚度的材料很难永久成形来增加或减少转矩。只能产生很小激活量的直丝弓矫正器通常是不够的。

高转矩/扭转比弓丝只需要非常少的激活量，因此需要比较频繁的弓丝调整。扭转角度的微小误差可能导致根尖处非常高的应力，这种误差可能导致不良的副作用，例如感到不适、牙根吸收（图13-68）和支抗丧失。即使最开始在直丝弓上就提供了1个理想的力矩，力矩也会在一段时间内迅速下降到次优水平。还有一个问题就是由于邻牙或片段弓受

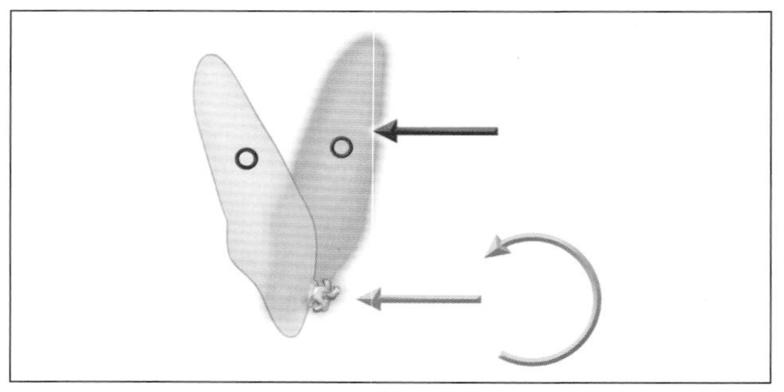

图13-67 切牙牙根移动力系。牙根移动所需的力系是个单一的力，施加于阻抗中心根尖区域的力（红色箭头）。在托槽处替换的等效力系用黄色表示。注意，托槽上不仅有转矩（力矩），还需要舌向力。

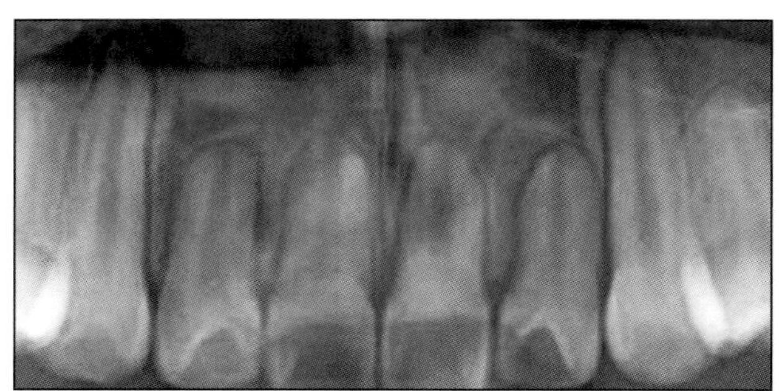

图13-68 弓丝的高转矩/扭转比可能导致牙根吸收。

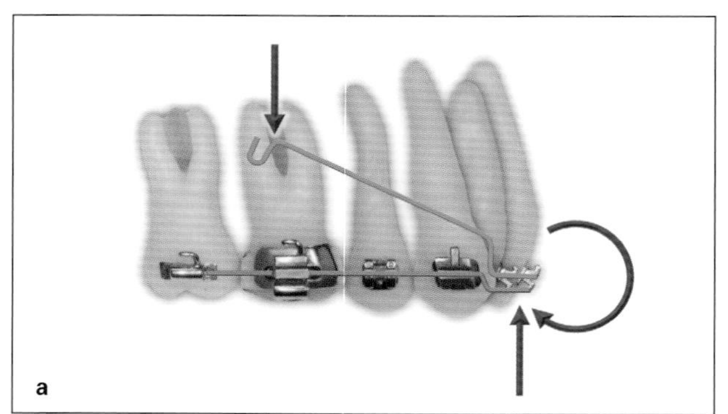

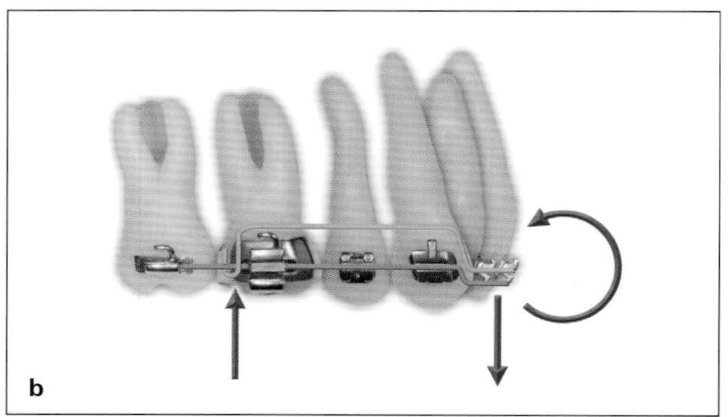

图13-69 0.017英寸×0.025英寸β-钛合金丝切牙牙根曲的作用力系（绿色）。（a）钩受到的向下的力（蓝色箭头）是激活曲（作用力系）所必需的。（b）作用于所有托槽上的反作用力系（红色箭头）。曲提供了1个连续的较大切牙力矩，因为力臂很大，不像连续的弓丝的局部扭转。

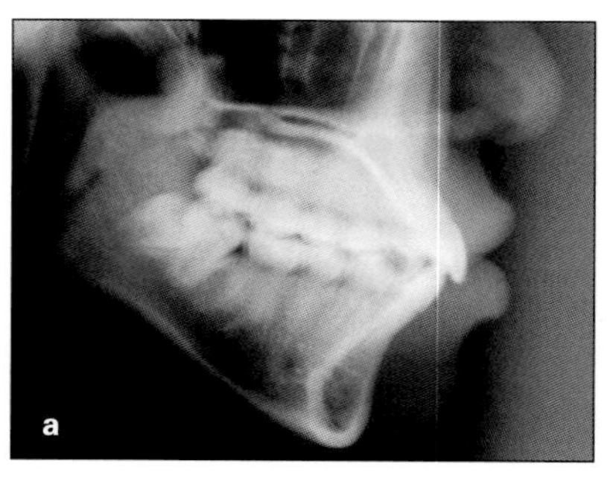

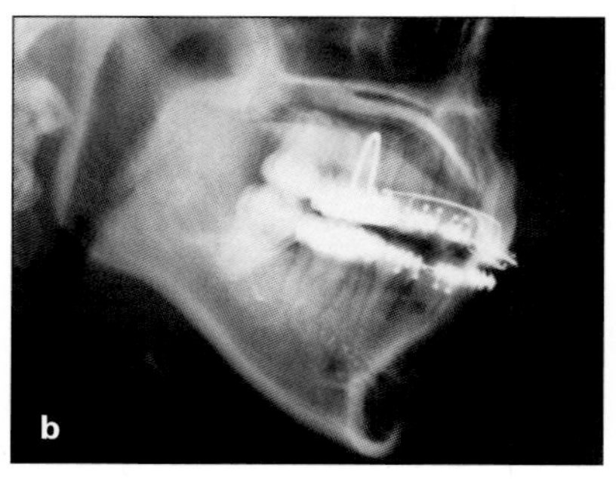

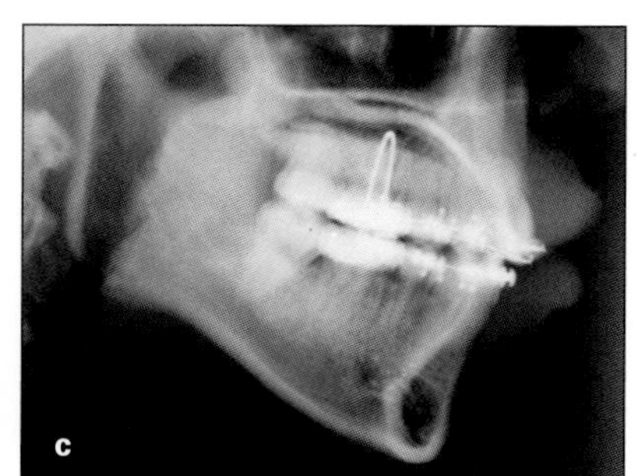

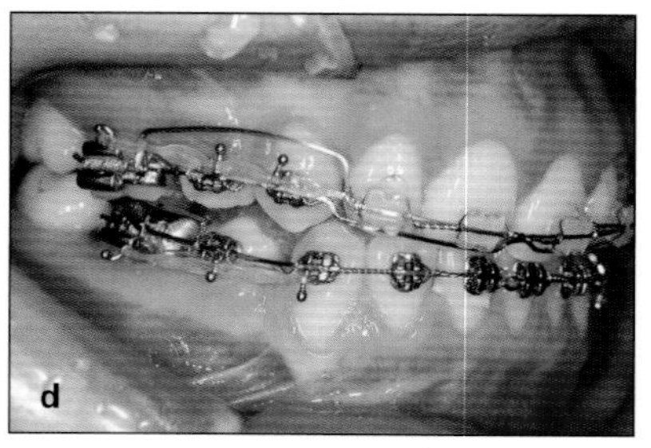

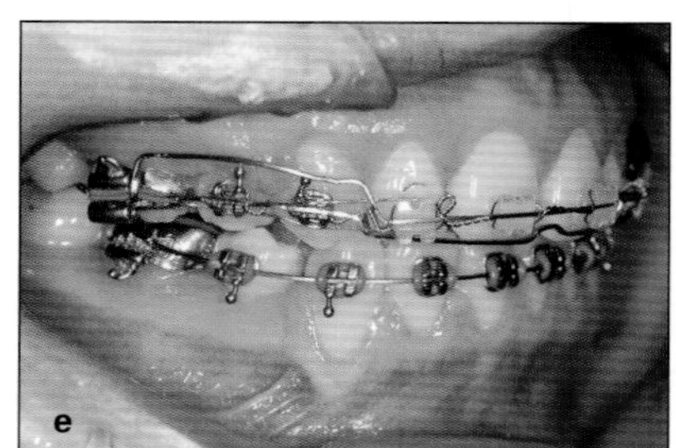

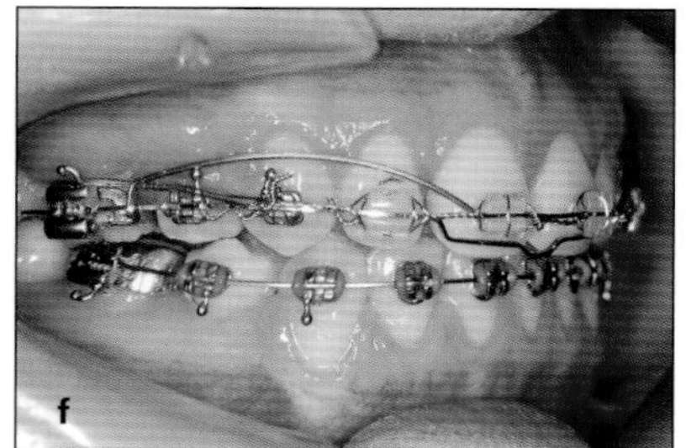

图13-70 患者在前牙内收中使用过细的弓丝。（a）治疗前。（b）牙冠向舌侧倾斜移动。根尖穿出唇侧皮质骨。（c）根舌向移动压入上颌骨内，唇侧根尖区可见新骨形成改建。（d~f）根曲入槽4颗切牙。4颗切牙的牙根作为一个整体向舌侧移动，曲改良后入槽中切牙行进一步的牙根移动。

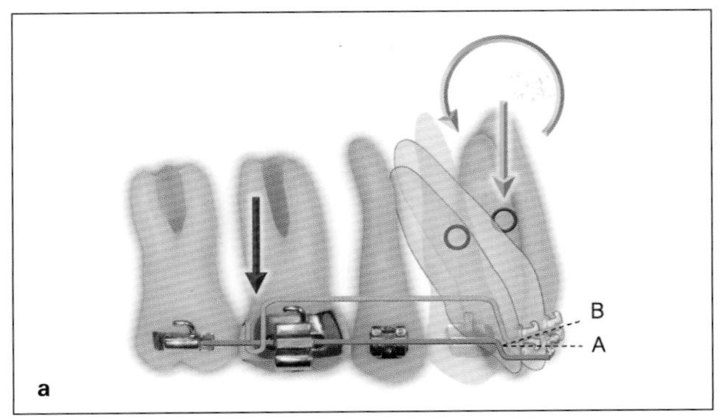

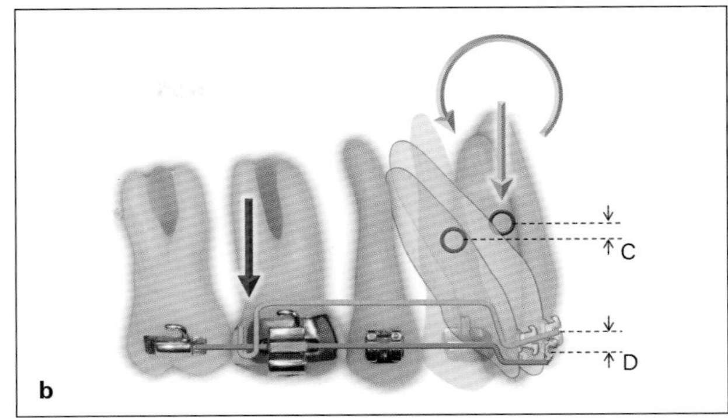

图13-71 4颗切牙牙根移动的三维效果。（a）切牙段的整体移动可导致殆平面倾斜（从A到B）。（b）1个伸长力作用于切牙段（黄色箭头），阻抗中心位向殆方移动（C）；因为中切牙切缘向龈方移动，切牙可能看起来像被压低了（D）。

到大小相等、方向相反的力矩引起相邻托槽的副作用。简而言之，为了产生有效的力矩，1根连续直丝弓线所需的扭转是不够的，也不容易被正畸医生测量到。一种可行的解决方案是使用多根弓丝、1根主弓丝和1个辅助牙根曲。

0.017英寸×0.025英寸β-钛合金切牙根曲（绿色）的力系因为力矩臂很大，可以通过较小的力产生足够的切牙力矩（图13-69a）。不像连续弓丝中2个托槽间弓丝的局部扭曲，该力矩是连续传递的。钩受到向下的力（蓝色箭头）是激活曲（作用力系）所必需的。所有作用于被激活的切牙牙根曲，其反作用力系（红色箭头）与切牙压低曲的力系相反（图13-69b）。这是一种以切牙为支抗、压低磨牙的曲，激活的区域是切牙而不是后牙。切牙受到逆时针力矩（根舌向转矩），但也会受到少量不必要的伸长力。由于力矩的作用，切牙的倾斜得到矫正，牙冠唇向移动，根尖舌向移动（力偶以阻抗中心为中心使牙齿旋转）。为了防止牙冠的伸长和唇向移动，可放置1个维持弓形的主弓丝并绕过切牙托槽。弓丝的前段向前使其接触到切牙托槽的咬合面，并紧紧地向后结扎以防止切牙的唇向移动。主弓丝可以防止该副作用并使切牙围绕托槽旋转。

该病例中在前牙内收过程中使用过小尺寸的弓丝，牙冠严重舌倾（图13-70a和b）。结果根尖穿出唇侧皮质骨（图13-70b）。使用切牙牙根曲将根舌向移动压入上颌骨内，唇侧根尖区可见新骨形成改建（图13-70c）。切牙段的根舌向移动常常分为2个阶段：先是4颗切牙的牙根移动，然后是中切牙的牙根移动（图13-70d～f）。因为切牙段经历了三维方向上的整体移动，导致矢状向前牙殆平面倾斜（图13-71a）。注意A到B的变化。因此分阶段的牙根移动是很有必要的，以维持矢状向的殆平面。另外，如果4颗切牙整体舌倾，只需要1个阶段即可。牙根在移动的同时也可矫正前牙殆平面。

切牙段受到了伸长力，阻抗中心也会向殆方移动（图13-71b）。在切牙牙根移动的最后阶段，也经常观察到覆殆减少。而且由于切牙托槽向根尖移动远离前牙主弓丝，切牙看起来像被压低了（图13-71b中的D）。

对于单颗牙齿的牙根运动，原理相同。图13-72

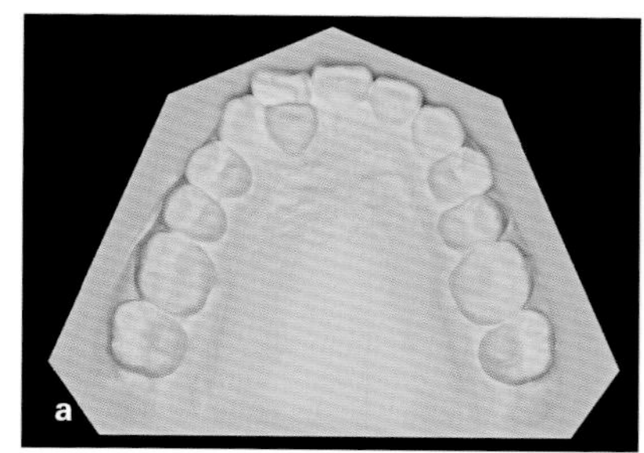

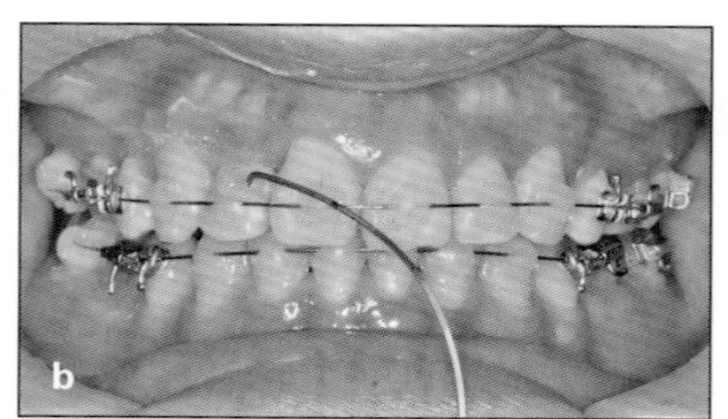

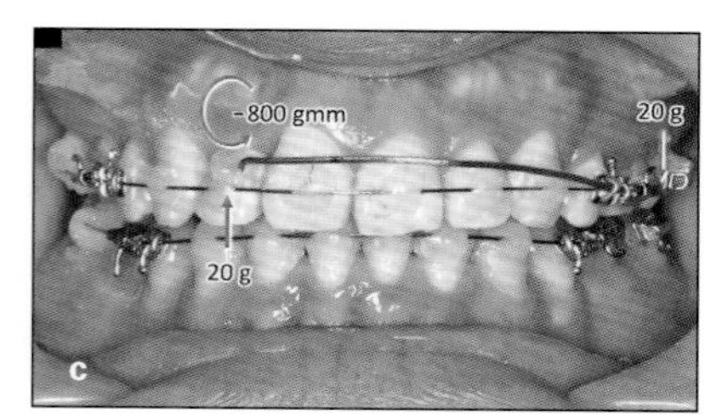

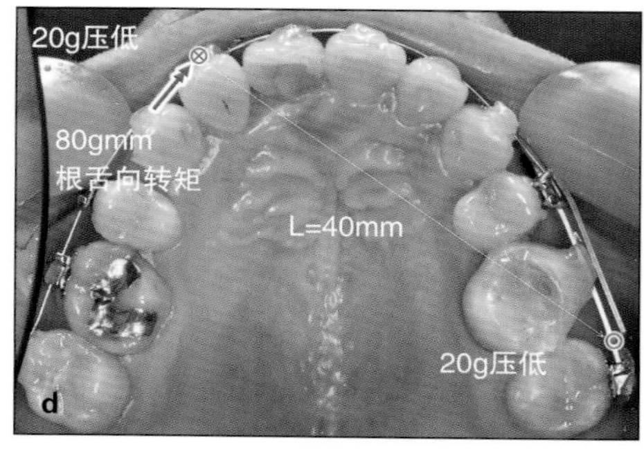

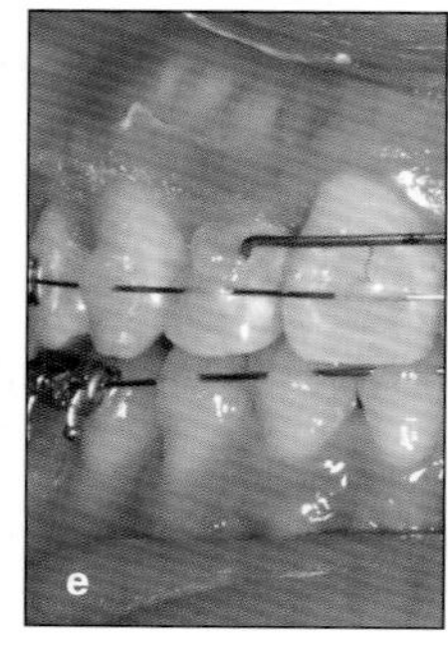

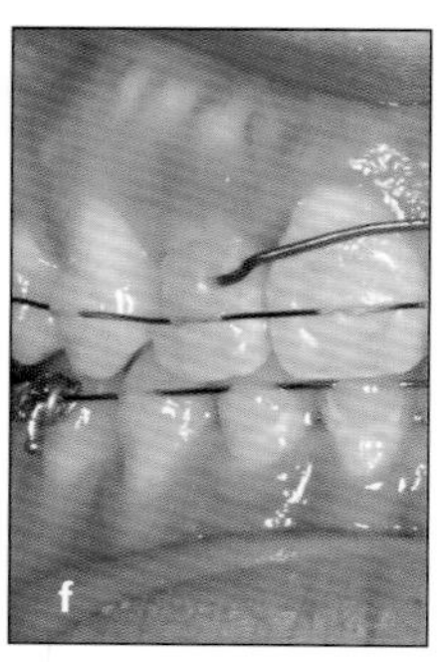

图13-72 （a）位于舌侧位的上颌右侧切牙。侧切牙无控制地向唇侧倾斜移动排齐，因此它需要唇向的牙根移动。（b）悬臂辅弓未加力前。（c）激活加力后的悬臂辅弓及力系。（d）从固定端（上颌右侧切牙）到游离端（左侧后牙）间距离为我们可以在口内可获得的最大距离。（e和f）控根移动治疗前后对比。

显示一名患者上颌右侧侧切牙处于舌侧位（图13-72a）。拔除双侧前磨牙，拉尖牙向后提供空间排齐侧切牙。侧切牙无控制地向唇侧倾斜移动排齐，因此它需要唇向的控根移动。1根悬臂辅弓粘接在上颌侧切牙上并延伸到牙弓的对侧。可观察到悬臂辅弓未加力前在三维方向上的扭转和弯曲（图13-72b）。详细的辅弓弯制教程可扫描二维码观看视频。游离端应尽可能地远离并垂直于侧切牙的唇面，尽量靠近对侧磨牙区。这是我们在口内可获得的最大距离并使垂直力可以保持在最小（图13-72c和d）。转矩/扭转比非常低；转矩持续地施加在侧切牙上，因此在控根移动的3个月过程中只需要加力1～2次（图13-72e和f）。对邻牙（上颌右侧尖牙和上颌右侧中切牙）没有副作用，在应用悬臂辅弓施加转矩控根的过程中圆丝预防了上颌侧切牙冠舌向移动及压低。

临时支抗装置可间接用于增强支抗以防止辅弓的副作用，或在不使用辅弓的情况下直接施加单力。图13-73所示上颌切牙舌倾，在间隙关闭后需要使用临时支抗装置进行牙根控根移动。拆除设计不佳的弓丝后（图13-73a），双侧使用临时支抗装置增加间接支抗以防止出现上述的划艇效应。在辅弓上焊接1根β-钛合金丝，并用皮链连接临时支抗装置及β-钛合金丝以防止冠唇向移动，治疗过程分为2个阶段（图13-73b～d）。临时支抗装置可防止水平向的副作用（划艇效应），切牙迂回稳定弓丝可防止切牙伸长（图13-73b～d）。头颅侧位片（图13-73e和f）显示切牙围绕切缘或托槽旋转。

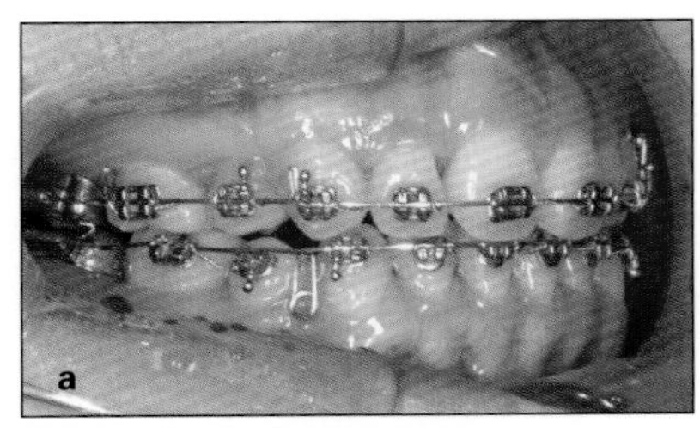
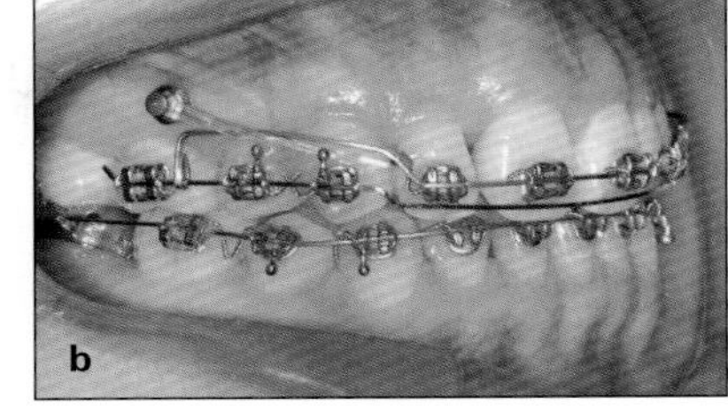
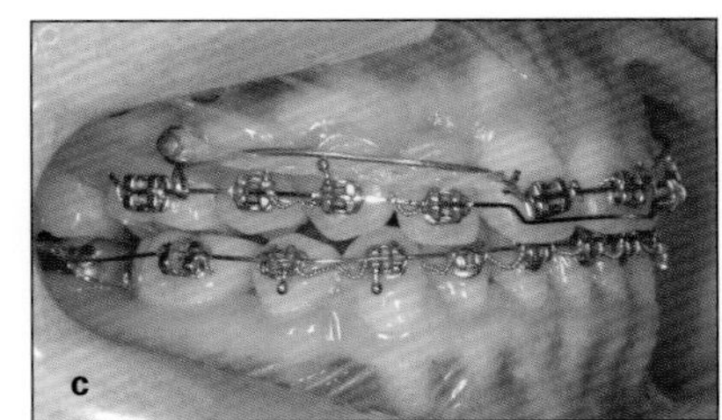
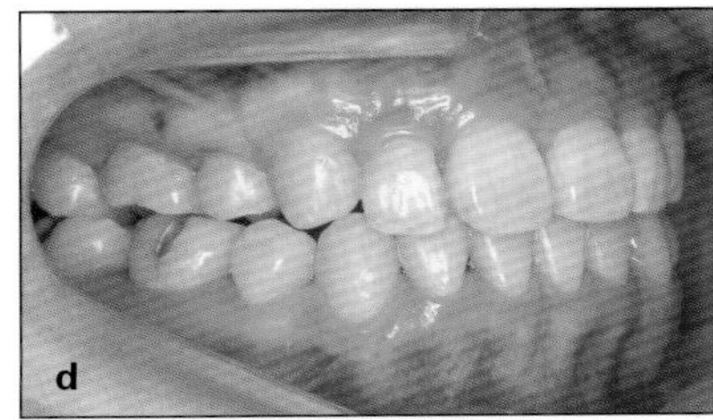
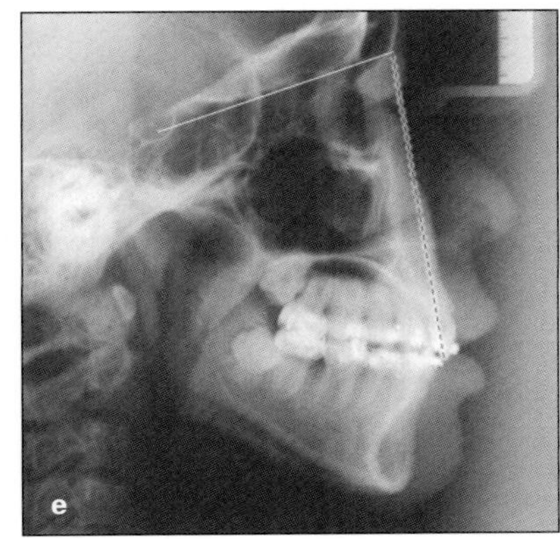
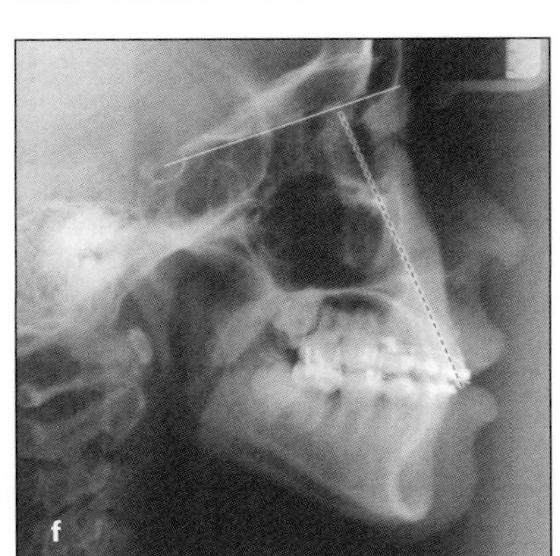

图13-73 （a）上颌切牙间隙关闭后需要进行控根移动。（b）植入1个临时支抗装置并将其与辅弓连接，以防止4颗切牙的唇倾。（c）两颗切牙牙根移动。（d）治疗后。（e和f）切牙绕切缘旋转，无支抗丢失。

临时支抗装置可直接施加切牙牙根移动所需的单一力，而不是用于加强支抗。该患者应用前牙段的FRC和静定力内收系统（图13-74a～e）。因为所有的拔牙间隙都以前牙倾斜移动的方式关闭，所以前牙段看起来过度舌倾（图13-74f～h）。然而旋转中心靠近根尖区。因为用最小的支抗丧失关闭拔牙间隙，所以切牙舌倾。再次利用临时支抗装置进行根移动以矫正切牙轴倾度（图13-74i）。受力系统设计精准，通过2个皮链产生的力（红色箭头）使合力（F_R，黄色箭头）略高于预估的阻抗中心。如果切牙的牙冠在牙根移动的过程中向唇侧移动，则增大弹性力（F_a）或减小弹性力（F_b）（图13-74i）。切牙牙根移动后，最终的切牙轴倾度良好（图13-74j～p）。这很难用单一的力来完成，因为改变力的作用线是非常困难的，很多情况解剖学上也不允许。

两步法关闭间隙

传统上，当切牙出现拥挤时先远移尖牙然后再内收切牙或在整平前牙后再整体内收。治疗的3个阶段：整平、内收、精细调整，这是常用的顺序。使用FRC可以在治疗一开始就进行内收，而不需要整平。整平和精细调整可以在治疗的后期同时进行。因此，我们可将大致的治疗过程仅分为2个阶段。

图13-75患者主诉上下唇前突并伴有轻度拥挤（图13-75a和b）。FRC将前牙连接成为1个刚性单位。将力施加到前牙的根尖区（图13-75c～e）。A组力学采用临时支抗装置（图13-75f～h）。关闭上下颌间隙后用托槽代替上下颌的FRC，同时进行最终的整平和精细调整（图13-75i～k）。患者的主诉问题得以解决，由于将传统的3个阶段治疗减少到2个阶段，托槽在口内的时间也缩短了。治疗后的结果令人满意（图13-75l～o）。

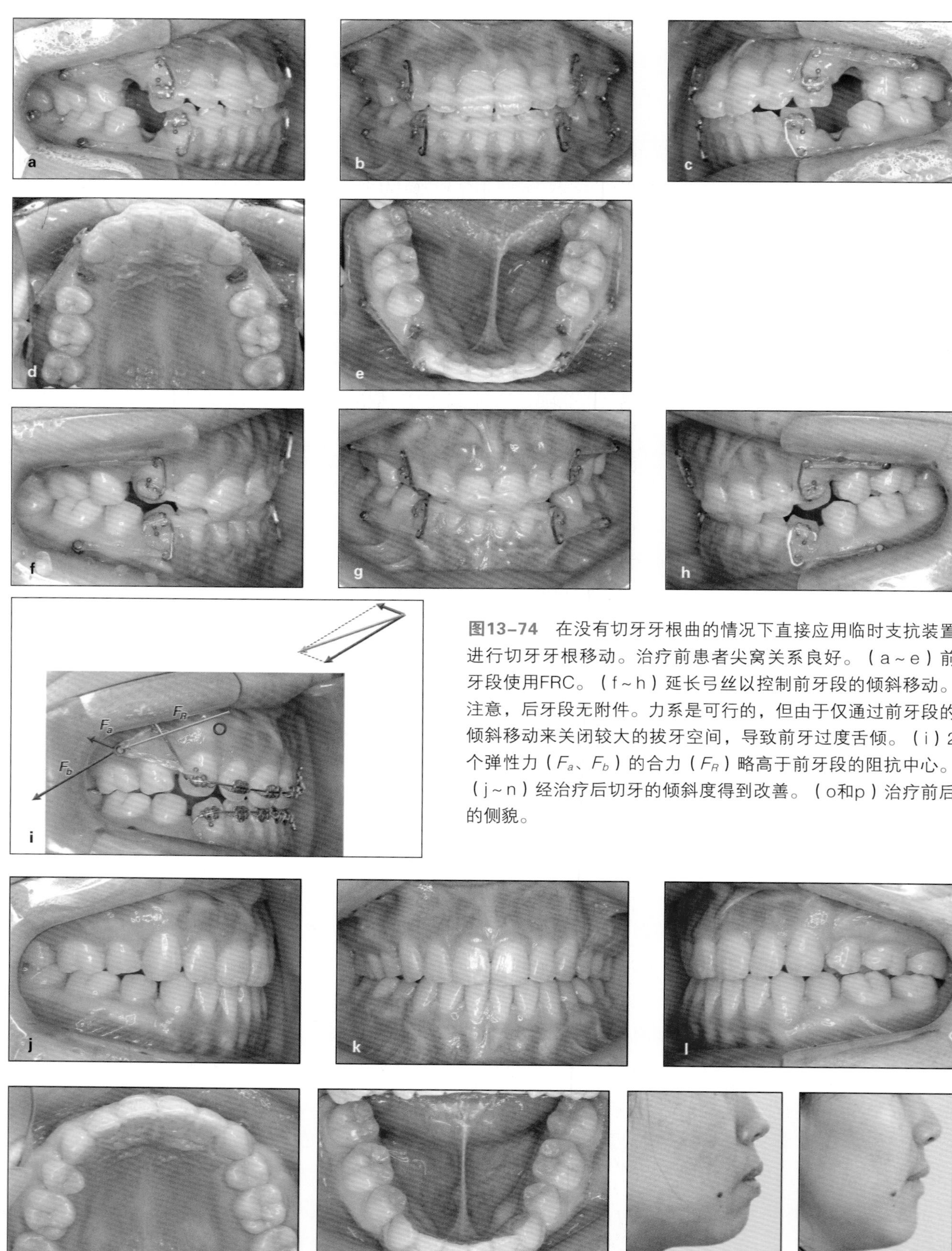

图13-74 在没有切牙牙根曲的情况下直接应用临时支抗装置进行切牙牙根移动。治疗前患者尖窝关系良好。（a～e）前牙段使用FRC。（f～h）延长弓丝以控制前牙段的倾斜移动。注意，后牙段无附件。力系是可行的，但由于仅通过前牙段的倾斜移动来关闭较大的拔牙空间，导致前牙过度舌倾。（i）2个弹性力（F_a、F_b）的合力（F_R）略高于前牙段的阻抗中心。（j～n）经治疗后切牙的倾斜度得到改善。（o和p）治疗前后的侧貌。

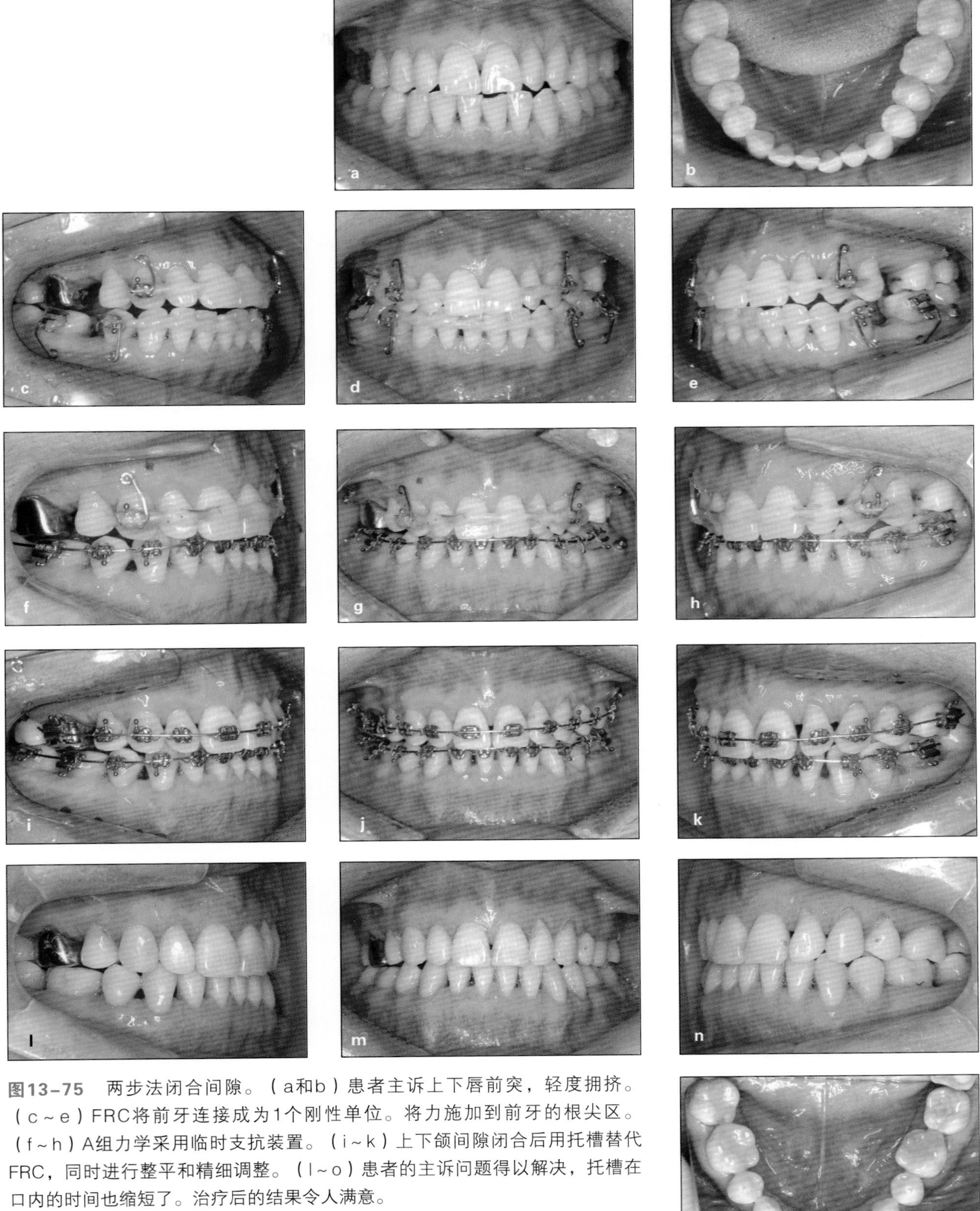

图13-75　两步法闭合间隙。（a和b）患者主诉上下唇前突，轻度拥挤。（c～e）FRC将前牙连接成为1个刚性单位。将力施加到前牙的根尖区。（f～h）A组力学采用临时支抗装置。（i～k）上下颌间隙闭合后用托槽替代FRC，同时进行整平和精细调整。（l～o）患者的主诉问题得以解决，托槽在口内的时间也缩短了。治疗后的结果令人满意。

总结

本章讨论了许多种关闭拔牙间隙的方法，但并没有最好的一种。有些方法可能在特殊情况下会应用得更好，或者临床医生可能有个人的偏好。无论使用什么方法，对生物力学原理的充分理解都是必要的。许多内收的曲都已经介绍过，临床医生甚至可以自行设计。曲的选择或设计应基于合理的生物力学原理，而不是单凭直觉。可能有一些看起来很吸引人的曲的形状在生物力学上是低效的。无论我们如何精准地弯制曲、理解作用于牙齿上准确的力系，牙齿也有可能不会像我们所预测的那样移动。原因有很多。由于牙周的支持组织，*M/F*比可能有所不同。力的大小可能必须根据个人的情况而改变。精确弯制1个曲只涉及技术，但设计和适当的调整依赖于原理及我们的思考。

参考文献

[1] Heo W, Nahm DS, Baek SH. En masse retraction and two-step retraction of maxillary anterior teeth in adult class I women. A comparison of anchorage loss. Angle Orthod 2007;77:973–978.

[2] Halazonetis DJ. Design and test orthodontic loops using your computer. Am J Orthod Dentofacial Orthop 1997;111:346–348.

推荐阅读

[1] Burstone CJ. A device for determining the mechanical behavior of orthodontic appliances. IEEE Trans Biomed Eng 1977;24:538–539.

[2] Burstone CJ. Rationale of the segmented arch. Am J Orthod 1962;48:805–822.

[3] Burstone CJ. The biophysics of bone remodeling during orthodontics: Optimal force considerations. In: Biology of Tooth Movement. Boca Raton, FL: CRC, 1989;321–333.

[4] Burstone CJ. The mechanics of the segmented arch techniques. Angle Orthod 1966;36:99–120.

[5] Burstone CJ. The segmented arch approach to space closure. Am J Orthod 1982;82:361–378.

[6] Burstone CJ, Baldwin JJ, Lawless DT. The application of continuous forces to orthodontics. Angle Orthod 1961;31:1–14.

[7] Burstone CJ, Hanley KJ. Modern Edgewise Mechanics Segmented Arch Technique. Glendora, CA: Ormco, 1995.

[8] Burstone CJ, Koenig HA. Creative wire bending—The force system from Step and V-bends. Am J Orthod Dentofacial Orthop 1988;93:59–67.

[9] Burstone CJ, Koenig HA. Optimizing anterior and canine retraction. Am J Orthod 1976;70:1–19.

[10] Burstone CJ, Pryputniewicz RJ. Holographic determination of center of rotation produced by orthodontic forces. Am J Orthod 1980;77:396–409.

[11] Caldas SGFR, Martins RP, Viecilli RF, Galvãoa MR, Martins LP. Effects of stress relaxation in beta-titanium orthodontic loops. Am J Orthod Dentofacial Orthop 2011;140:e85–e92.

[12] Choy K, Kim K, Burstone CJ. Initial changes of centres of rotation of the anterior segment in response to horizontal forces. Eur J Orthod 2006;28:471–474.

[13] Choy K, Kim K, Park Y. Factors affecting force system of orthodontic loop spring. Korean J Orthod 1999;29:511–519.

[14] Choy K, Pae E, Kim K, Park Y, Burstone CJ. Controlled space closure with a statically determinate retraction system. Angle Orthod 2002;72:191–198.

[15] Choy K, Pae E, Park Y, Kim K, Burstone CJ. Effect of root and bone morphology on the stress distribution in the periodontal ligament. Am J Orthod Dentofacial Orthop 2000;117:98–105.

[16] Faulkner MG, Fuchshuber P, Haberstock D, Mioduchowski A. A parametric study of the force/moment systems produced by "T"-loop retraction springs. J Biomech 1989;22:637–647.

[17] Faulkner MG, Lipsett AW, El-Rayes K, Haberstock DL. On the use of vertical loops in retraction systems. Am J Orthod Dentofacial Orthop 1991;99:328–336.

[18] Gjessing P. Biomechanical design and clinical evaluation of a new canine retraction spring. Am J Orthod 1985;87:353–362.

[19] Kojima Y, Fukui H. Numerical simulation of canine retraction by sliding mechanics. Am J Orthod Dentofacial Orthop 2005;127:542–551.

[20] Kuhlberg AJ, Burstone CJ. T-loop position and anchorage control. Am J Orthod Dentofacial Orthop 1997;112:12–18.

[21] Manhartsberger C, Morton JY, Burstone CJ. Space closure in adult patients using the segmented arch technique. Angle Orthod 1989;59:205–210.

[22] Martins RP, Buschang PH, Gandini LG Jr. Group A "T" loop for differential moment mechanics: An implant study. Am J Orthod Dentofacial Orthop 2009;135:182–189.

[23] Martins RP, Buschang PH, Martins LP, Gandini LG Jr. Optimizing the design of preactivated titanium T-loop springs with Loop software. Am J Orthod Dentofacial Orthop 2008;134:161–166.

[24] Mulligan TF. Common sense mechanics. J Clin Orthod 1980;14:546–553.

[25] Nägerl H, Burstone CJ, Becher B, Messenburg DK. Center of rotation with transverse forces: An experimental study. Am J Orthod Dentofacial Orthop 1991;99:337–345.

[26] Park Y, Choy K, Lee J, Kim T. Lever-arm mechanics in lingual orthodontics. J Clin Orthod 2000;34:601–605.

[27] Siatkowski RE. Continuous arch wire closing loop design, optimization, and verification. Part I. Am J Orthod Dentofacial Orthop 1997;112:393–402.

[28] Viecilli RF. Self-corrective T-loop design for differential space closure. Am J Orthod Dentofacial Orthop 2006;129:48–53.

[29] Weinstein S. Minimal forces in tooth movement. Am J Orthod 1967;53:881–903.

[30] Xu TM, Zhang X, Oh HS, Boyd RL, Korn EL, Baumrind S. Randomized clinical trial comparing control of maxillary anchorage with 2 retraction techniques. Am J Orthod Dentofacial Orthop 2010;138:544–549.

思考题

1. 标准垂直曲的高度从6mm增加到8mm。将对曲的F/Δ比产生什么影响（图13–26c）？

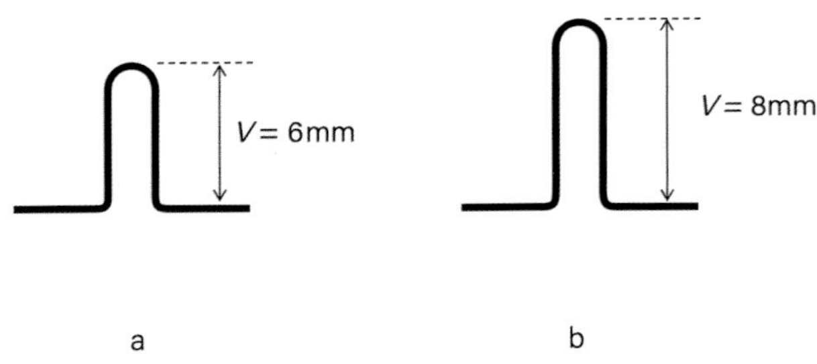

2. 由β－钛合金丝制成的标准垂直曲的F/Δ比为437gmm，M/F比为2.2mm。如果将材料换成不锈钢弓丝，将会如何影响F/Δ比和M/F比（假设不锈钢弓丝的弹性模量是β－钛合金丝的2倍）？

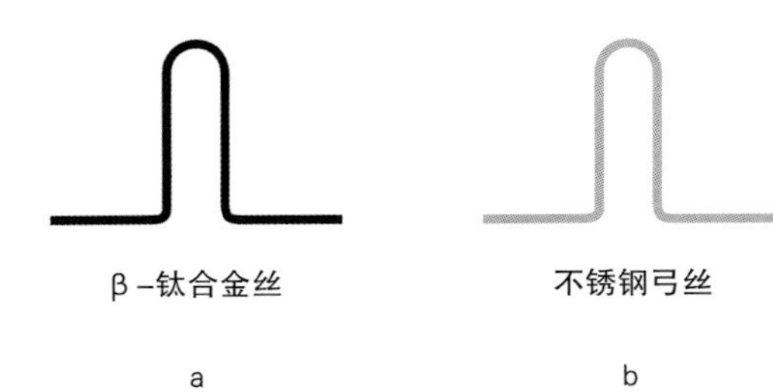

3. 2个相同高度但形状不同的垂直曲：（a）泪珠状；（b）钥匙孔形状。比较两种曲的M/F比。

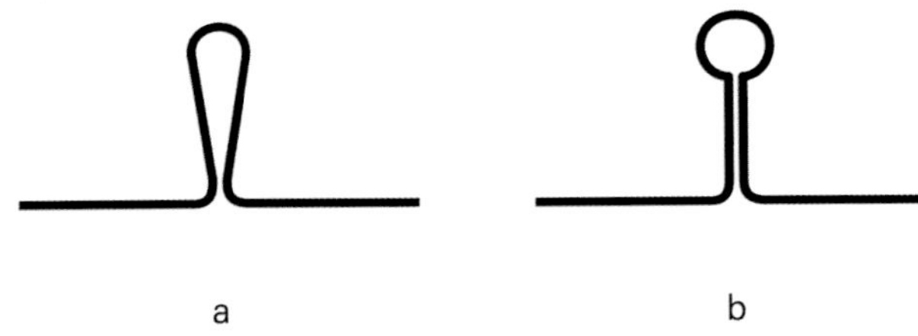

4. 两种高度相同的垂直曲：（a）开放式；（b）封闭式。比较两种曲加力范围的不同。

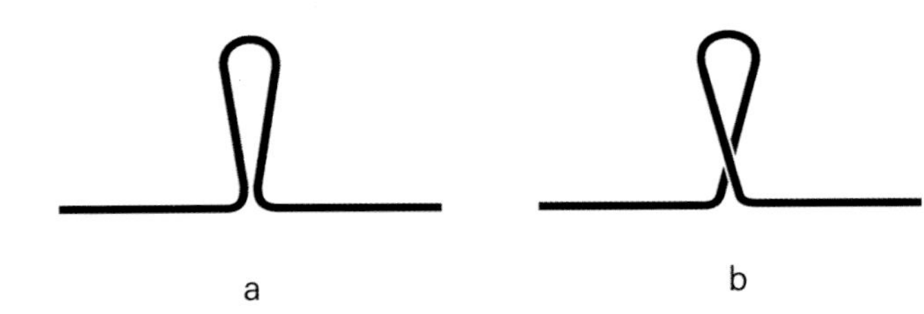

5. 两种高度相同的曲：（a）带4个圈；（b）带3个圈。比较二者的M/F比、F/Δ比及加力范围。

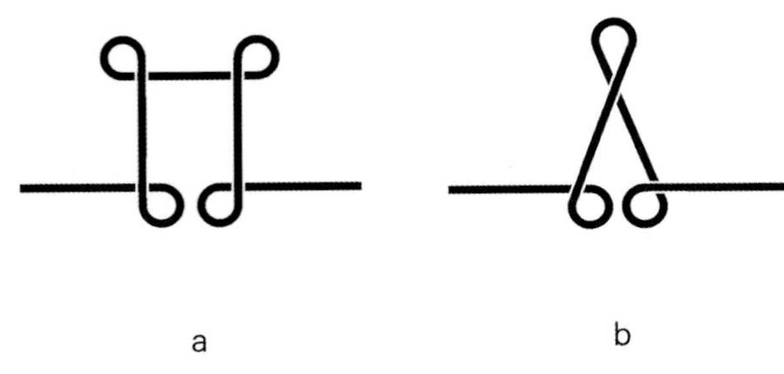

6. L型曲用于间隙关闭。曲中没有剩余弯矩，曲的垂直部分位于2个托槽的中间。前后两端的力矩有区别吗？解释原因。

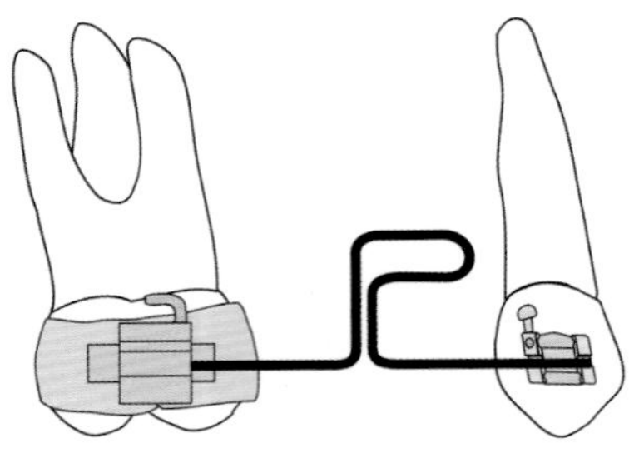

思考题

7. 图13–33中所示的T型曲在2mm处激活，应用该曲，间隙没有关闭，甚至增加。解释原因。

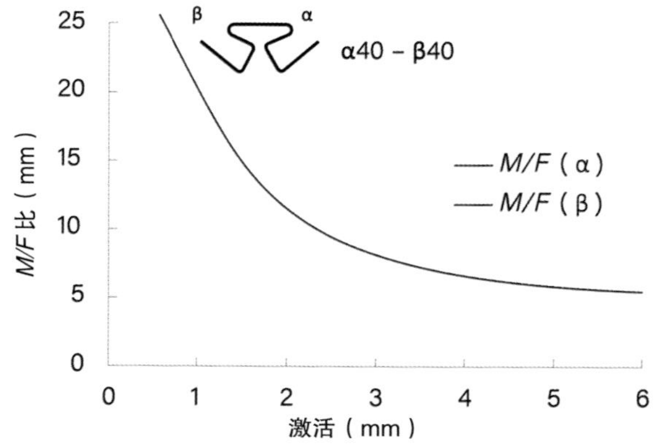

8. 在A组力学中采用经典的T型曲（*B/L*=0.61）。如果这个曲完全激活（*Δ*=6mm），前后牙段牙移动类型是什么（图13–45）？间隙闭合3mm后，牙移动情况有何不同?

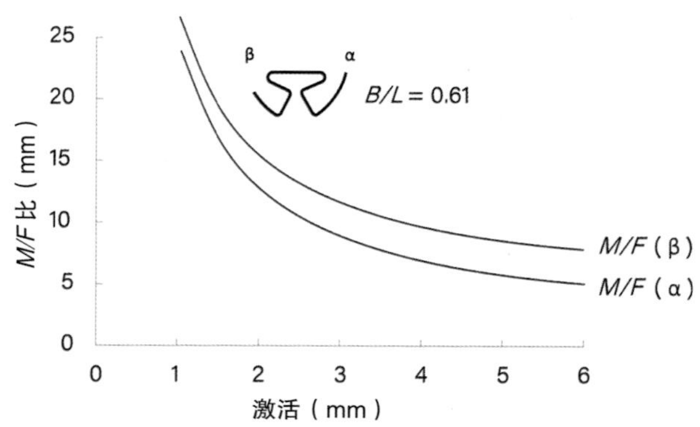

9. 问题8中的曲（*B/L*=0.61）在整个间隙关闭期间持续加力保持完全激活（6mm）状态。间隙关闭有何不同?

10. 无主弓丝，牙弓被片段弓和被动TPA分成几部分。在前牙段中，延伸臂用于防止切牙向舌侧倾斜。是否适用于A组力学?

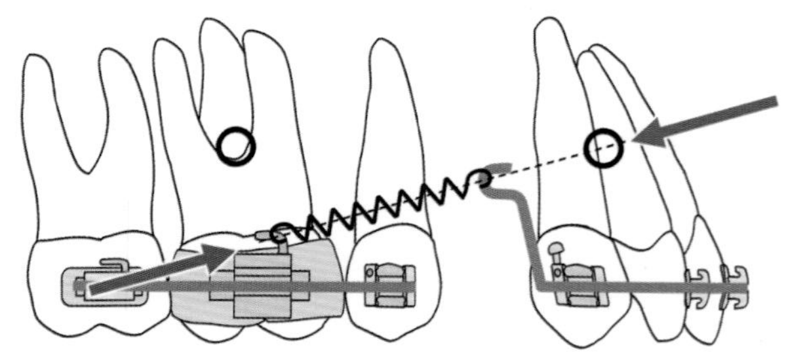

第14章

Forces from Wires and Brackets

来自弓丝和托槽的力

“如果你不能简单地解释它，
你就不能很好地理解它。”

—— Albert Einstein

直丝放置在不整齐的托槽上，而这些托槽被精确地定位在牙冠上，了解所产生的力系统是非常重要的。本章一开始就讨论了2个托槽上的力系统，然后再到多个托槽。因为弓丝处于平衡状态，所以这就是一个关于平衡的研究。力系统是一个连续统一体，包含从第Ⅰ类～第Ⅵ类的6种几何构型。第Ⅰ类中垂直向力最大；第Ⅵ类中不存在任何力，只有大小相等、方向相反的力偶。当托槽间距改变时，几何构型一致的托槽之间的力矩比不变。这解释了V型曲和Z型曲所产生的力系统。本章讨论多个托槽产生的力。在一些错聆畸形托槽的构型中，直丝可以有效地产生作用，而在其他几何构型中则会产生不良的副作用。本章将解释如何消除这些副作用。

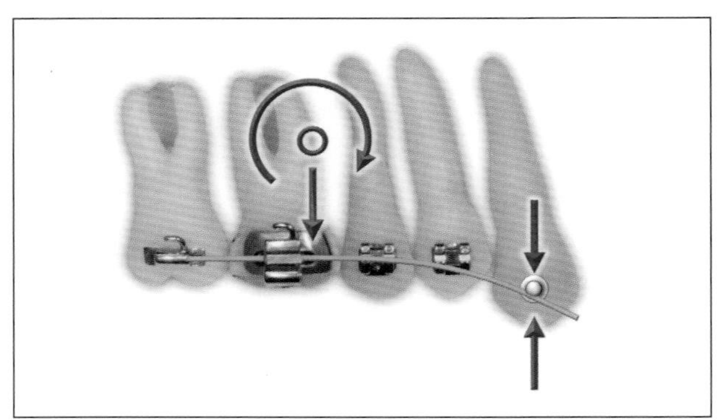

图14-1 舌侧扣只产生1个单一的力，所以测量力的大小足以预测后牙段的反应。

复杂的正畸矫正器通常包括牙面上的托槽以及作为力传导装置的弓丝。当1根弓丝放入伴有错聆畸形的不整齐托槽时，力的预测是非常复杂的。力和力矩可以在三维空间中起作用。托槽位置的微小差异都可以显著地改变力系统。随着牙移动和托槽几何构型的改变，力系统会不断变化。摩擦力和托槽-弓丝是影响最终受力的重要变量。可以参考梁理论、大挠曲度的考量和材料力学。为了方便读者更好地理解，本章大多数重要概念只考虑到二维空间和小挠曲度的正畸弓丝。

直丝在不整齐托槽上产生的力

托槽和颊面管精确定位在每颗牙齿上，再用直丝排列，就可以达到理想的咬合效果。但是这种情况只会发生在治疗结束时，因为治疗早期放置的弓丝会产生不可预测的力，阻止托槽排齐。本章讨论了当1根直丝放入托槽时会产生的变化。由于会受到许多因素影响而变得复杂，所以我们将从放入2个托槽的弓丝所产生的力系统开始分析。然后，再进一步了解多个托槽的矫正器，例如连续方丝弓。

当尖牙上有1个压低力时（红色箭头）会对后牙段产生什么影响（图14-1）。如果在尖牙上放置1个舌侧扣而不是托槽，测量单一的力就足以预测后牙段的反应。尖牙的聆向力（蓝色箭头）是尖牙区弓丝的作用力，也是后牙段的反作用力（左侧红色箭头）。因为它是唯一作用在牙齿上的力，所以后牙段会伸长，其聆平面会变陡（图14-1，在阻抗中心处的等效力系统）。这个系统是静定的，只需测量1个力。

如图14-2所示，上颌右侧尖牙位于高位，上颌右侧侧切牙逆时针方向倾斜。在尖牙上粘接1个舌侧扣而不是托槽，这样就对尖牙只施加单一的力（图14-2a）。尖牙和侧切牙之间是可预测的静定力系统（图14-2b）。然而，侧切牙和中切牙之间弓丝的力系统是不确定的，这种关系将在本章后面详细讨论。全景片显示尖牙与其他牙齿平行，侧切牙压低并向顺时针方向旋转（图14-2c和d）。这说明有6°余隙的方丝弓托槽并不总是最好的选择。让我们看看为什么。

我们用托槽替换图14-1中尖牙的舌侧扣（图14-3）。如果在尖牙托槽上产生聆向作用力，弓丝弯曲后成角地（橙线）穿过托槽。在激活过程中需要1个逆时针的力矩和更大的力才能完全插入托槽（图14-3b）。因此，如果我们想要预测效果，应该同时测量力和力矩。这与图14-1和图14-2所示的情况不同，图14-1和图14-2中只需要在舌侧扣上进行单一

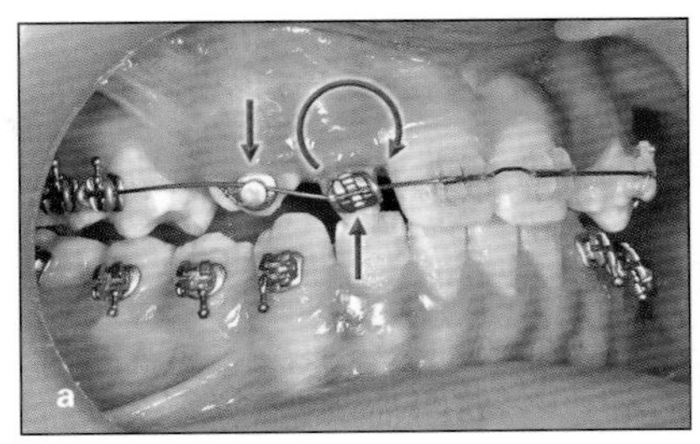
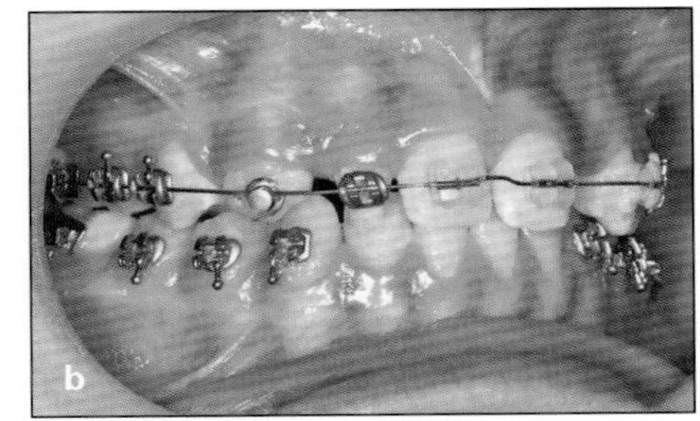
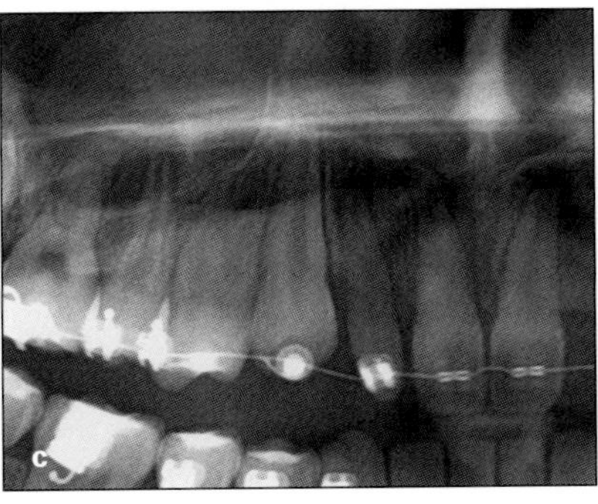
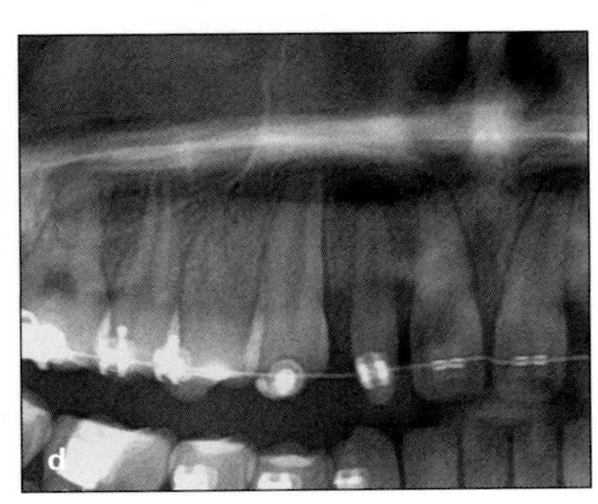

图14-2 将1个舌侧扣代替托槽放置在尖牙上，这样只有单一的力作用在尖牙上。（a）力系统是静定的，可以预测牙移动。（b）尖牙平行萌出，侧切牙压低并向顺时针旋转。（c和d）治疗前后的X线片。

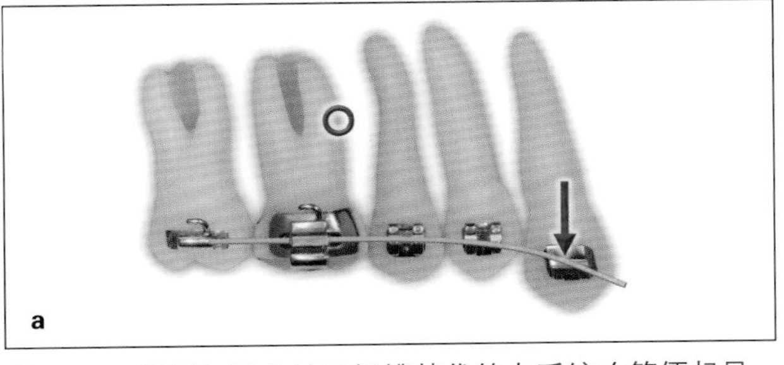
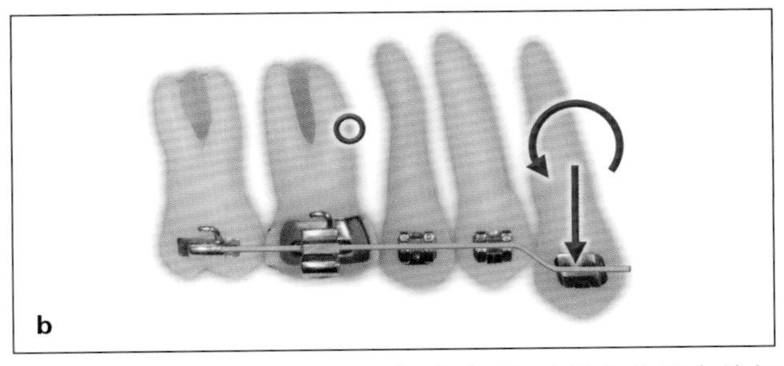

图14-3 舌侧扣被方丝弓托槽替代的力系统（简便起见，只描述了尖牙的作用力系统）。（a）如果1个殆向作用力施加在尖牙托槽上，弓丝将弯曲地穿过托槽，在激活期间想完全插入托槽还需要逆时针力矩和更大的力。（b）因此，为了预测效果，力和力矩应同时测量。

力的测量；其前后端均产生力矩。因此，如果只测量1个托槽上的力或力矩，就没有足够的信息来确定整个力系统。

如果确定托槽的几何构型，只测量尖牙的力或力矩就足够了。如图14-4所示，尖牙和第一前磨牙的托槽是平行的，但不整齐。这种槽沟的空间关系（几何构型）有助于确定力系统。在激活过程中放置在2个托槽之间的直丝需要相等的力矩和大小相等、方向相反的力（图14-4a）。因此，利用最初托槽的几何构型中的信息，即使只测量1个力或力矩，这个系统也会变成静定的。然而，测量这个力或力矩并不容易，因为它们是相互关联的（参见第13章）。图14-4b显示作用于前磨牙和尖牙的反作用力系统，力的方向相反（红色箭头）。作用在后牙段阻抗中心处的力和力矩（图14-4c中黄色箭头）相当于在第一前磨牙托槽处的力和力矩；其后牙段会伸长，殆平面变陡。

在下一节中，介绍了托槽的几何构型，并给出了产生的相对力系统。仅需少量的测量就可以确定力系统，并使我们更好地理解在没有任何力测量的情况下，直丝在排齐阶段会产生什么变化。

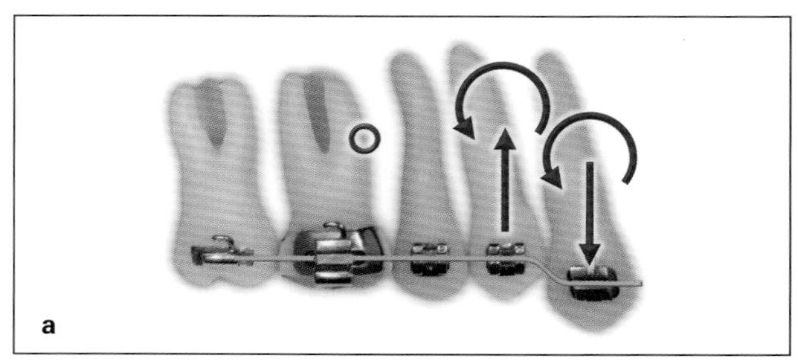

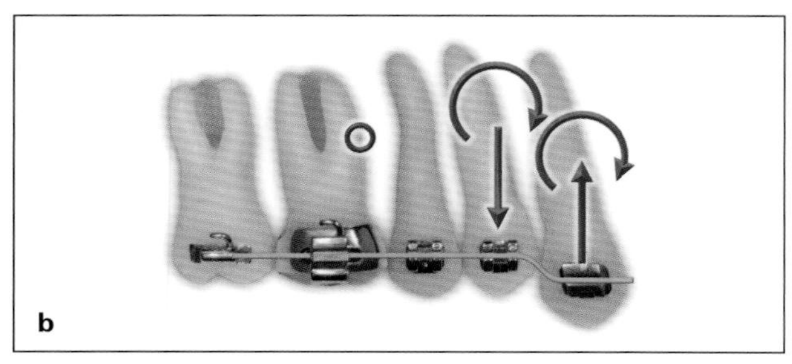

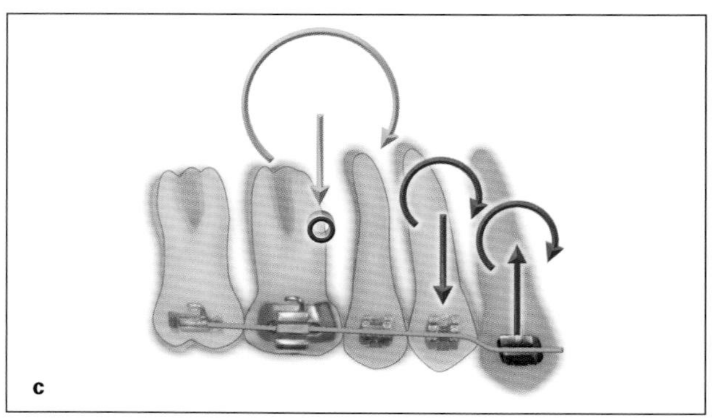

图14-4　（a）弓丝的前后端均需要力矩。力矩的比值是通过2个托槽的几何构型来确定的，它提供了1个额外的条件，使力系统成为静定的。（b）反作用力系统。（c）后牙段阻抗中心处的替代力系统。后牙段（蓝色牙齿）会伸长，𬌗平面会变陡。

如果在不整齐的托槽上放置1根直丝，力系统会由许多因素决定。包括弓丝的性状，这取决于截面大小、材料、结构、摩擦力、托槽、挠曲度以及许多其他因素。如果许多牙齿（每牙弓14颗）都参与其中，会使情况更加复杂。首先，重要的是不要在细节中犯错，才能更好地理解弓丝插入托槽和产生的力之间的基本关系。下面从最简单的2个托槽单位开始，研究直丝或弯曲弓丝插入托槽时不同的几何构型关系。保持较小的挠曲度，忽略摩擦力，也不考虑近远中力。其三维分析将在本章后面讨论。

2个托槽（牙齿）的理想模型

2个托槽的空间关系可以划分为6种几何构型，每种几何构型都有1个力系统。其简化模型如图14-5所示。使用宽的托槽时，可以在其近远端产生弓丝-托槽的相互作用。然而，托槽的宽度（和托槽内宽度影响）是难以建模的。在图14-5a中，建立了1个理想的方丝弓托槽模型，托槽宽度为零。无论置入什么尺寸的弓丝，在槽沟都没有起作用。本章中的图是经典的更宽的托槽（图14-5b）。其目的是显示力系统如何随着托槽-弓丝几何构型的变化而变化的，而不是受托槽宽度的影响。例如，弓丝刚度变化为实际托槽间距离（I）的$1/I^3$，而不是托槽中心之间的距离（参见第18章）；因此，如果计算刚度，必须利用托槽间距。从这一点出发，托槽都被描绘成宽的形状；然而，简便起见，可以测量每个槽沟中心之间的距离（图14-5c）作为托槽间距。橙色宽托槽的目的是为了说明槽沟的角度，因为理想托槽的角度其实是不可见的（图14-5a）。记住，我们使用的是理想的托槽，而不是研究托槽不同近远中宽度的影响。同时，当考虑小挠曲度时，是假设2个托槽之间的弓丝距离（L）与托槽距离相等（图14-5c）。

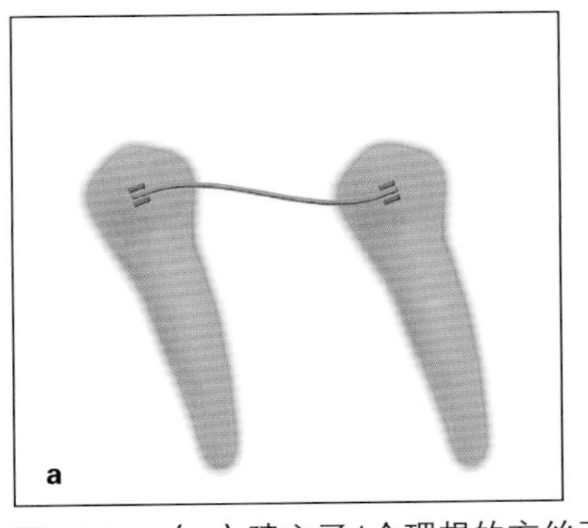

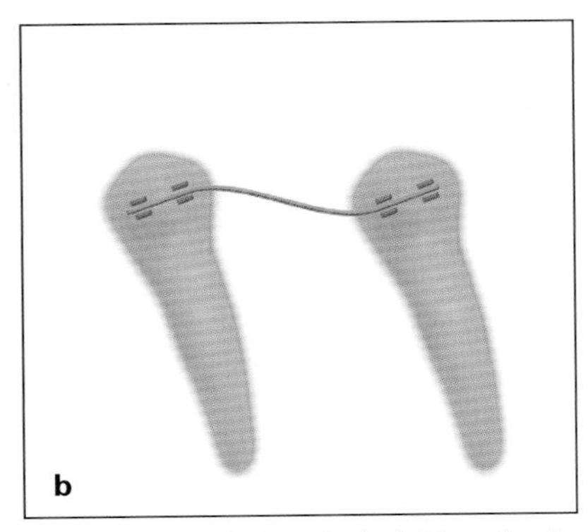

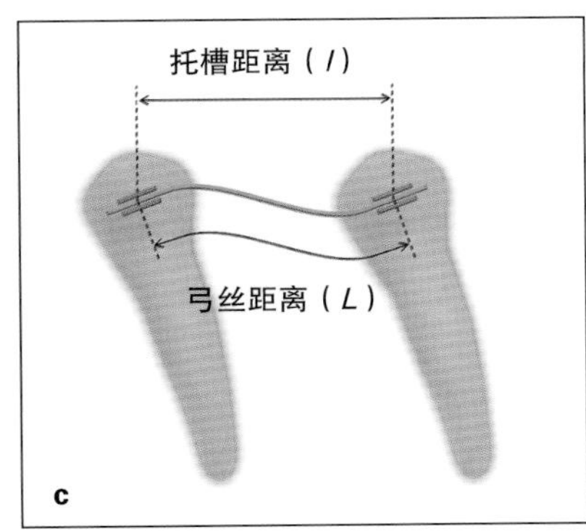

图14-5 （a）建立了1个理想的方丝弓托槽模型，托槽水平宽度为零。（b）对于更多的临床应用来说，宽托槽相当于每颗牙有2个理想的托槽。（c）在临床上，测量槽沟中心点之间的距离作为托槽间距离。假定2个托槽之间的弓丝距离（L）与托槽距离（l）相等。

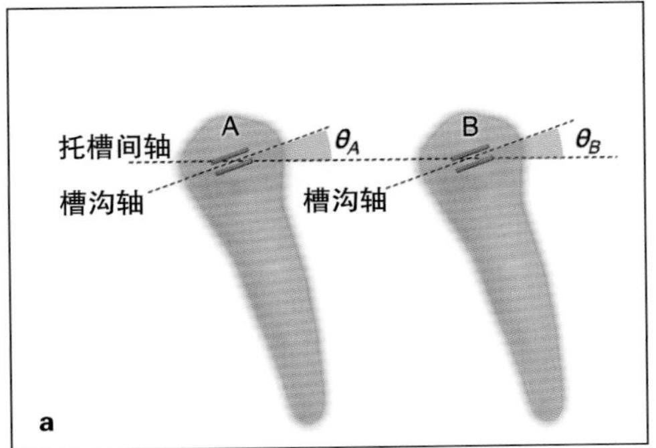

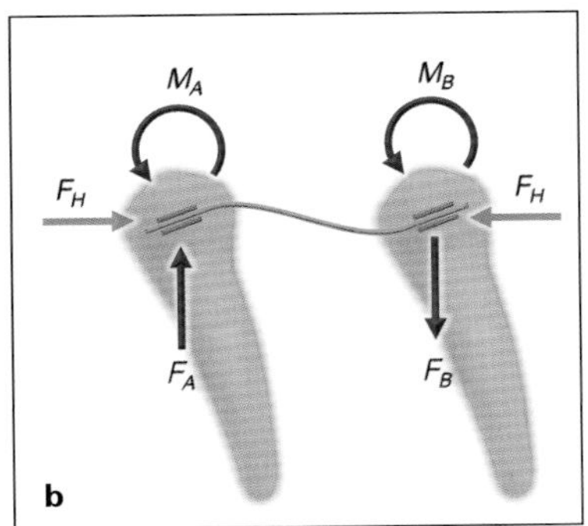

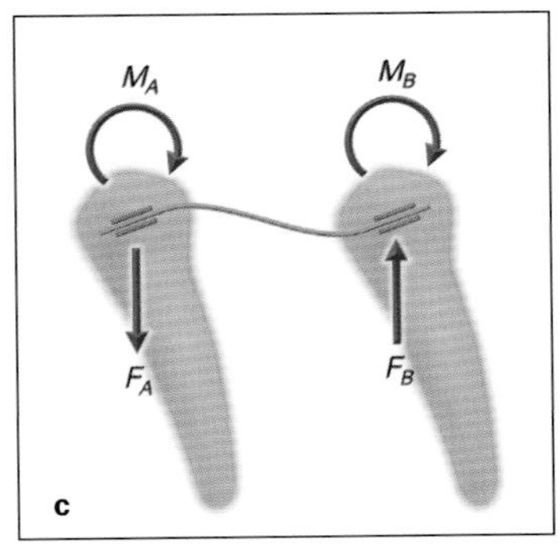

图14-6 （a）连接2个托槽中心，形成托槽间轴（2个托槽之间的虚线）。穿过每个槽沟的虚线为槽沟轴。在每个托槽（A、B）处，测量托槽间轴与槽沟轴之间的夹角（θ_A，θ_B）。θ_B的绝对值总是等于或大于θ_A的绝对值。（b）放置在托槽上的形变弓丝在作用力系统（蓝色箭头）的作用下处于平衡状态。（c）形变的弓丝在每个托槽上产生反作用力系统（红色箭头）。

几何构型的分类与确定

如果连接2个托槽中心，就形成了托槽间轴（图14-6a）。穿过每个槽沟的线是槽沟轴。在每个托槽（A、B）处，测量托槽间轴与槽沟轴之间的夹角（θ_A，θ_B）。θ_B总是等于或者大于θ_A。θ_A/θ_B的比值定义了几何构型的分类。当弓丝放置到2个不整齐的托槽中时，它产生固定的支撑和3个未知数：M_A（力矩）、F_A（垂直力）和F_H（水平力）（图8-7）。然而，F_H未描述（图14-6c），因为忽略了产生水平力的摩擦力。弓丝处于平衡状态，因此，每个几何构型的相对力系统是作用力（图14-6b）。在不同几何构型中把力与力矩的方向颠倒，就得出了每个托槽上的反作用力系统（图14-6c）。因为这些力是大小相等、方向相反的（牛顿第三定律）。在本节经典的受力图中只显示作用在牙齿上的反作用力。这个正确的力系统是根据作用力图（图14-6b）确定的，也就是平衡力图。图14-6c中的图不是平衡力图（尽管所有的力及力矩之和为零），而是1个正确的受力图。为了更好地理解，应该先做1个平衡力图（弓丝上的力），然后颠倒这些力就形成反作用力图（牙齿上的力）。

各托槽间轴与槽沟轴之间的夹角方向如图14-6a所示。在图14-6c的几何构型中，每颗牙都有方向相同的相等力矩，这是第Ⅰ类几何构型。在第Ⅰ类几何构型中，$\theta_A/\theta_B=1$，$M_A/M_B=1$。有了这些由几何形状

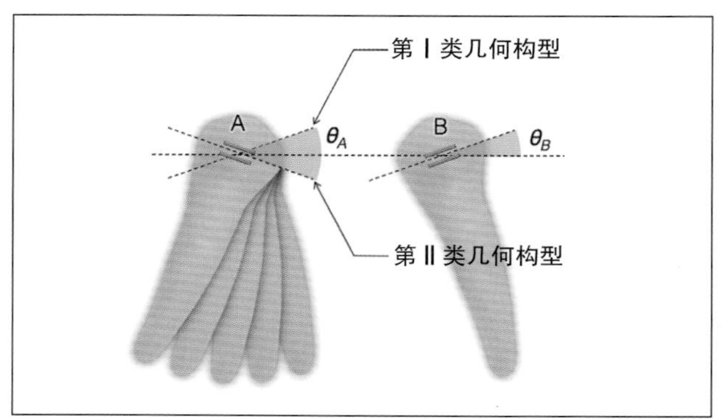

图14-7 确定6种几何构型。θ_A/θ_B的比值决定了几何构型。当托槽A在虚线的槽沟轴之间顺时针旋转时，依次产生了第Ⅰ类～第Ⅵ类几何构型。

决定的附加条件（力矩比），力系统就成为确定的静定力。图14-3和图14-4中的上颌牙弓也属于第Ⅰ类几何构型。让我们更详细地描述这6类几何构型。

图14-7中的两颗下颌牙有1个起始的参考位置，用虚线标记平行的第Ⅰ类几何构型。托槽槽沟是平行的，但不在同一直线上，并且θ_A/θ_B=1。这是第Ⅰ类几何构型。如果图14-7中托槽B的角度保持不变，而牙齿A围绕着托槽旋转，将产生多种几何构型。图14-7所示槽沟轴的最后旋转位置是第Ⅵ类几何构型。第Ⅵ类几何构型和第Ⅰ类几何构型类似，托槽的角度相等但方向相反。下面对每个托槽几何构型的描述首先给出了θ_A/θ_B比，然后是M_A/M_B比，之后再描述力。每种几何构型的受力图中所描述的力都是弓丝作用在托槽上的反作用力系统。所有的受力图都显示的是下颌牙弓的正面观；但是，力和力矩的关系适用于上下颌牙弓，以及所有空间平面。各个几何构型的力系统是根据小挠曲度梁理论推导出来的。

第Ⅰ类几何构型

在Ⅰ类几何构型中，槽沟是平行的，但不在同一直线上（图14-8）。确定几何构型的第1步是选择托槽间轴（虚线）与槽沟轴（虚线）夹角最大的托槽；可以选择任意1个角（θ_A或θ_B），因为它们是相等的。再选择托槽A角（θ_A）。前磨牙槽沟轴角方向为正（图14-6a）。第Ⅰ类中的θ_A/θ_B是+1.0，2个角都为正。如果我们把2个托槽之间的角度关系看作是第Ⅰ类几何关系，那么产生的力系统是什么？图14-8a中的红色箭头是作用在托槽上的力。方向相同、大小相等的力矩（力偶）作用于托槽A和托槽B上。力矩是正的，使牙齿顺时针旋转。此外，托槽A上有压低力，托槽B有伸长力。在反作用力图（图14-8a）中的力和力矩处于平衡状态。第Ⅰ类几何构型的力矩比（M_A/M_B）为+1.0。如果测量出1个力或力矩，并且知道两托槽中心之间的距离，那么就可以确定相对力系统上2个托槽上的力和力矩。

我们可以应用从托槽几何图形分类中得到的附加信息。例如，即使可以用某种方式测量托槽A上的压低力为100g，作用在2个托槽上的力仍然是不确定的。然而，一旦我们将托槽关系归类为第Ⅰ类几何构型，那么新的附加条件就能帮助确定2个托槽上的力和力矩。图14-8a中的受力图与平衡力图相反，平衡力图中的力和力矩作用在弓丝上。平衡力图（未显示）需注意以下几点：如果托槽A上存在100g的压低力（图14-8b），那么托槽B上必须存在100g的伸长力（图14-8c）。任何点周围垂直向力的力矩都是-1000gmm。因为M_A/M_B=1，要达到平衡，每个托槽都有大小为500gmm的力矩（图14-8d）。

临床上，力矩与槽沟角度相关，会使力增加或减少，使用测力计来测量作用在牙齿上的单一力也很困难。因此，临床医生最感兴趣的是相对力系统。因为分析的局限性（条件），所以结果只能是

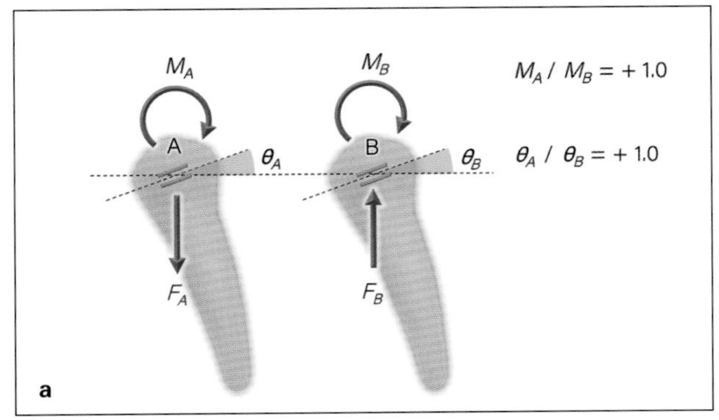

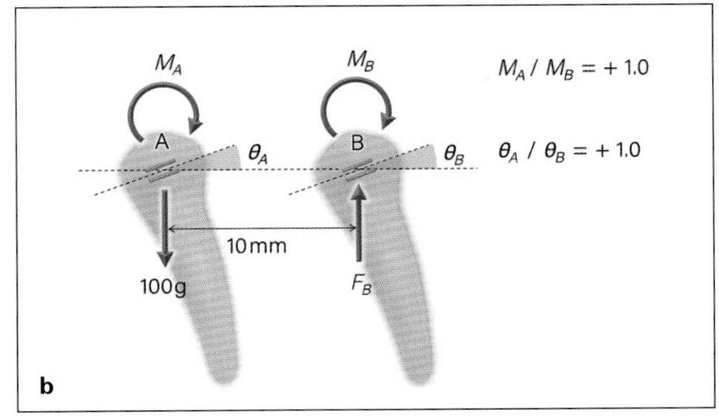

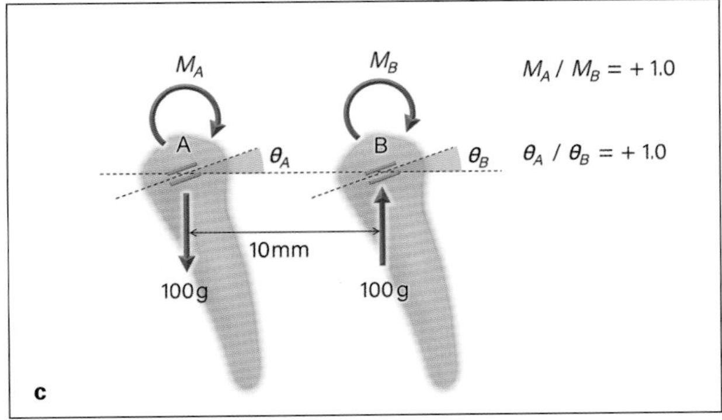

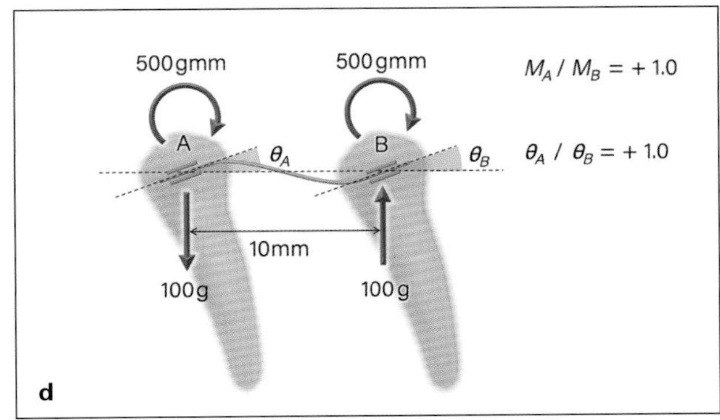

图14-8 第Ⅰ类几何构型。（a）槽沟相互平行但不在同一直线上。θ_A/θ_B=+1.0，M_A/M_B=+1.0。产生大小相等、方向相反的垂直力（F_A=$-F_B$）。（b）测量托槽A的垂直力是100g（压低），托槽间距是10mm。（c）托槽B有1个大小相等、方向相反的100g力（伸长）。（d）由于M_A/M_B=+1.0，总的1000gmm顺时针力矩应该均匀分配到每个托槽上（每个500 gmm）。

一个近似值。托槽A同时受到压低力和顺时针力矩。正如第3章所述，为了更好地理解牙移动，托槽的力系统应该在每颗牙或每个牙弓段的阻抗中心处分析；然而，本章只考虑直或弯曲弓丝在托槽上产生的力系统。而牙齿如何在力系统中移动又是一个完全不同和复杂问题（参见第9章）。

另一个需要的考虑是随着牙移动到一个新的位置，受力减少，阻抗中心也改变了。在我们的分析中，只确定了初始或瞬时的力系统。这只是患者在离开诊室时的力；初始力是最大的，在牙移动过程中会下降；此外，几何构型和力矩与力（M/F）的比值都会发生变化，必须在治疗过程中监测。部分或完全失活的弓丝形状可能无关紧要，因为它处于亚最佳应力范围，其通常在完全失活前更换。初始的力系统是很重要的，但随着牙移动，合适的托槽几何构型或弓丝的形状也同样重要。这6个几何构型的描述只涉及初始的力系统。随着时间的推移，在给定的托槽上出现的力系统是非常复杂的，包括依赖于物理学和生物学的托槽几何构型的改变。

第Ⅱ类几何构型

稍微顺时针旋转托槽A，使θ_A/θ_B = 0.5，产生第Ⅱ类几何构型（图14-9）。这个力系统与第Ⅰ类几何构型非常相似。虽然托槽A的θ角是托槽B的一半（0.5），但M_A仅下降到M_B的0.8倍。对于实际用途来说，第Ⅰ类和第Ⅱ类力系统可以认为是相同的。从这个角度开始，托槽倾斜的角度发生较大变化的同时只会带来很小的力系统改变。

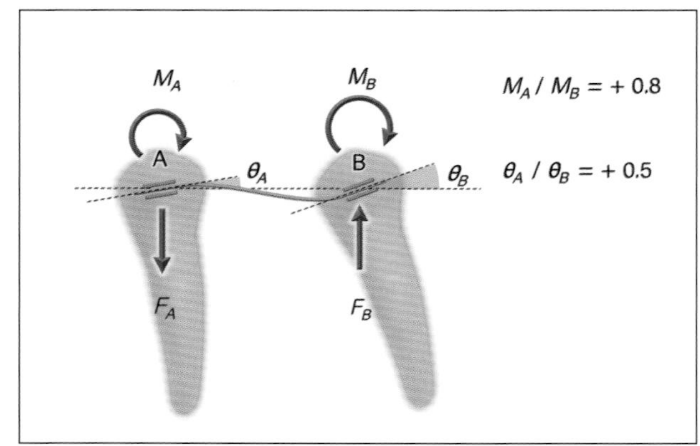

图14-9 第Ⅱ类几何构型。θ_A/θ_B=+0.5。力矩和成角的大小是不成比例的。M_A/M_B=+0.8。这个力系统与第Ⅰ类几何构型非常相似。

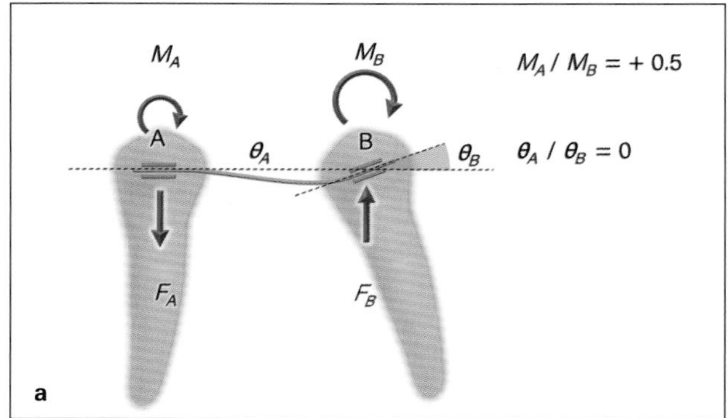

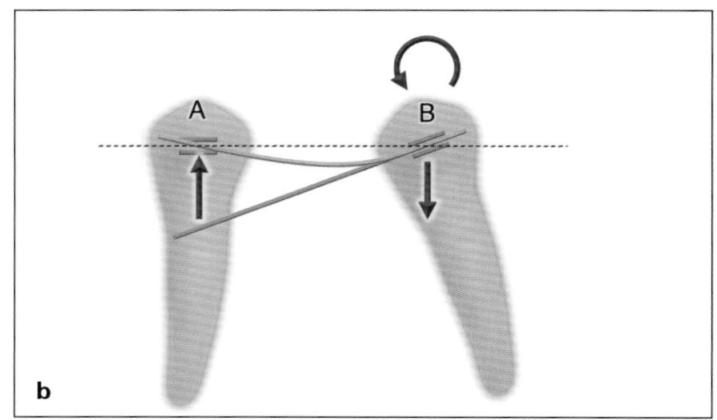

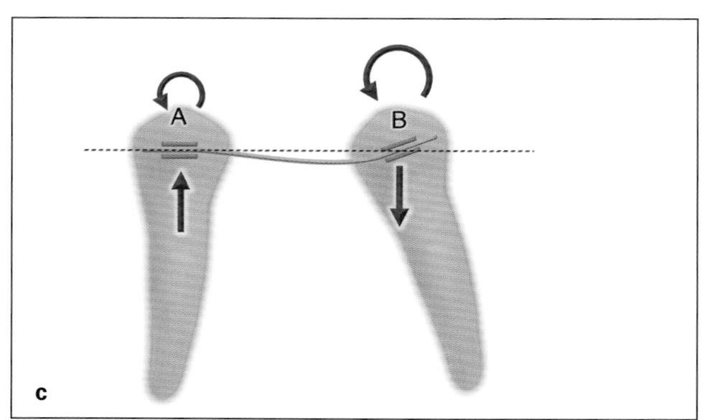

图14-10 第Ⅲ类几何构型。（a）θ_A/θ_B=0。值得注意的是，力系统并没有发生根本的变化。M_A/M_B=+0.5。注意，即使槽沟轴不是成角的，托槽A上也有力矩。1个小实验会告诉你为什么会有这样1个力矩。（b）将1根弓丝放入托槽B（绿线）。用单一力将其伸长至托槽A的高度，可以看到弓丝以一定的角度穿过托槽A。（c）因此，需要1个逆时针力矩将弓丝插入托槽A。

第Ⅲ类几何构型

再多旋转一下托槽A，使槽沟轴与托槽间轴对齐（图14-10a）。托槽A和托槽B会怎么样？值得注意的是，力系统并没有发生根本的变化。在第Ⅰ类几何构型中，M_A是M_B的一半，力矩的方向相同。虽然垂直力减少，但它们仍然对托槽A具有压低作用，对托槽B具有伸长作用。因为托槽B有最大的槽沟角，所以其力矩最大。

假设托槽A的槽沟轴和托槽间轴重合，就认为托槽A没有力矩是不正确的。一个小实验将告诉你为什么力矩仍然存在。在托槽B内放置1根弓丝；它现在位于托槽A的根方（图14-10b中绿线）。用单一力将其伸长至托槽A的高度。从图14-10c可以看出，弓丝以一定角度穿过托槽A时需要1个逆时针力矩。注意图14-10b和c中橙色弓丝的不同形状。

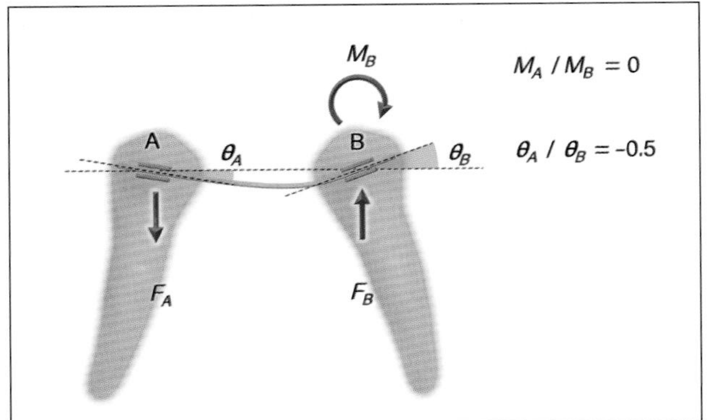

图14-11 第Ⅳ类几何构型。θ_A/θ_B=-0.5。与第Ⅰ类和第Ⅱ类几何构型相比，槽沟角是相反的（-）。M_A/M_B=0。这是一个特殊的平衡情况，只有1个托槽有力矩。与单一力作用在游离端的悬臂梁有着相同的力系统。

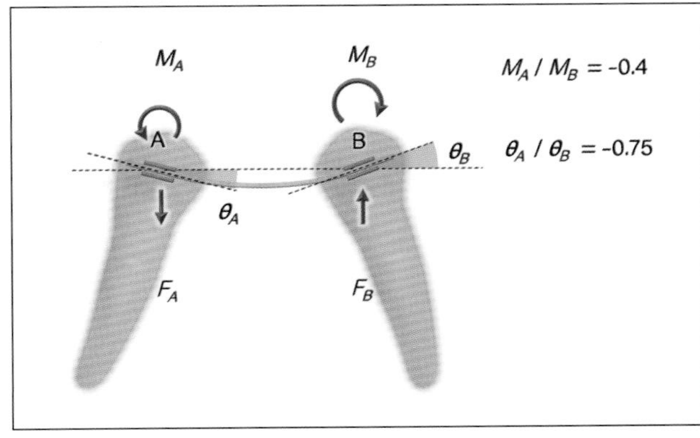

图14-12 第Ⅴ类几何构型。θ_A/θ_B=-0.75，M_A/M_B=-0.4。垂直力非常小，因为2个托槽力偶的总和非常小。

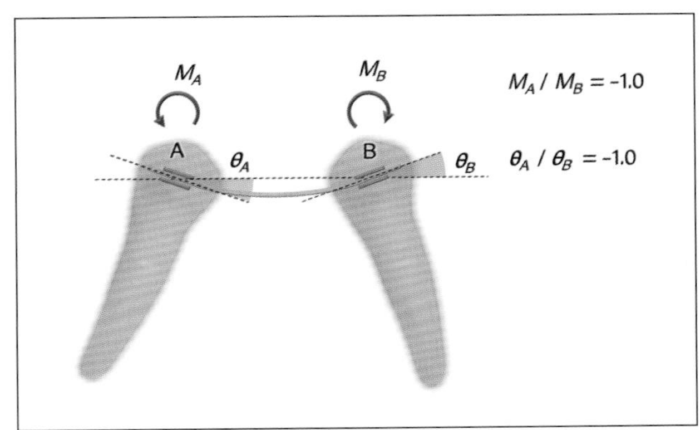

图14-13 第Ⅵ类几何构型。θ_A/θ_B=-1.0。M_A/M_B=-1.0。产生大小相等、方向相反的力偶。不需要也不存在垂直力。

第Ⅳ类几何构型

如图14-11所示，进一步旋转托槽A，使θ_A/θ_B=-0.5。与第Ⅰ类和第Ⅱ类几何构型相比，槽沟角是相反的（-）。这种构型中托槽A上没有力矩，这是一种特殊的平衡情况，只有1颗牙有力矩。在托槽A和托槽B上可以明显地看到大小相等、方向相反的压低力及伸长力。与单一力作用在游离端的悬臂梁有着相同的力系统。注意，图14-11中的弓丝形状与图14-10b中的相同。

第Ⅴ类几何构型

如果托槽A再旋转一些（图14-12），使θ_A/θ_B=-0.75，就形成第Ⅴ类几何构型。托槽A上的力矩是托槽B的0.4倍，并且方向相反。平衡力图显示了较小的垂直力，因为2个托槽力偶的总和非常小。

第Ⅵ类几何构型

最后，如果旋转托槽A，使$\theta_A=\theta_B$且方向相反，就变成了第Ⅵ类几何构型（图14-13）。产生了大小相等、方向相反的力偶。这种力矩使弓丝处于平衡状态，因此不需要也不存在额外的垂直力。

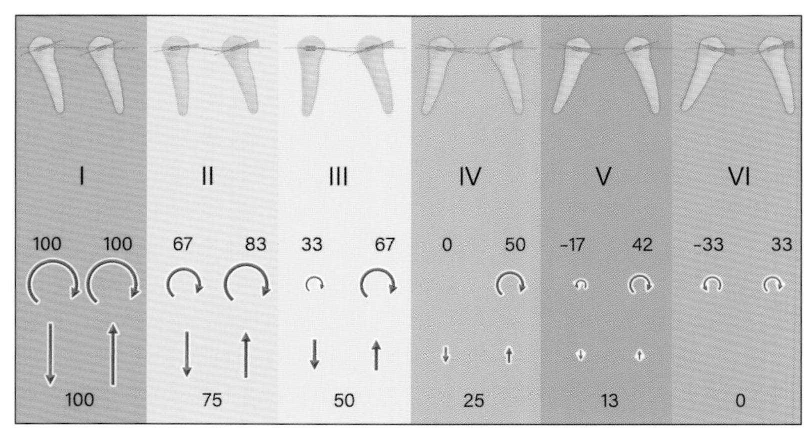

图14-14 作为连续统一体的托槽几何构型。从左到右，左边托槽的力偶变得越来越小，直到在第Ⅳ类几何构型中消失，在第Ⅴ类和第Ⅵ类中方向相反。垂直力也逐渐降低，最后在第Ⅵ类中消失。等比例改变托槽角（θ_A/θ_B比），两托槽之间的力矩比（M_A/M_B）不会产生同等的变化。这些数字是力矩和垂直力的相对大小。

作为连续统一体的托槽的几何构型

我们不能将6种几何构型当作独立的个体。图14-14显示了从第Ⅰ类开始的连续统一体，其中每个托槽上相等的单向力偶（顺时针方向）因垂直力处于平衡状态。向右移动，左侧托槽中的力偶会变得越来越小，直到它在第Ⅳ类几何构型中消失。垂直力也逐渐减小。在第Ⅴ类几何构型中，左侧托槽上的力偶是反向的，最后在第Ⅵ类几何构型中，右侧和左侧托槽上的力偶相等且垂直力降为零。等比例改变托槽的角度（θ_A/θ_B），两托槽之间的力矩比（M_A/M_B）不会产生同等变化。

弓丝实际的力系统如下所示：

$$F_A = -F_B = \frac{6EI}{L^2}(\theta_A + \theta_B)$$

$$M_A = \frac{2EI}{L}(2\theta_A + \theta_B)$$

$$M_B = \frac{2EI}{L}(\theta_A + 2\theta_B)$$

其中F为垂直力、M为力矩、E为弹性模量、I为惯性力矩、L为弓丝长度（托槽间距），θ为以弧度为单位的槽沟角度。垂直力呈线性下降，从第Ⅰ类几何构型的100%降至第Ⅵ类几何构型中的0（图14-15a）。2个力矩均从第Ⅰ类几何构型的100%线性下降至第Ⅵ类何构型中的±33%。因此，第Ⅵ类几何构型需要比第Ⅰ类几何构型大3倍的激活量（槽沟角）（图14-15b）。

假设$\theta_A/\theta_B = k$；根据以上公式：

$$\frac{M_A}{M_B} = \frac{(2k+1)}{(k+2)}$$

图14-15c显示了这个公式的曲线图。注意，在第Ⅰ类（$k = 1$）和第Ⅱ类（$k = 0.5$）之间的力矩比（M_A/M_B）的变化很小。在第Ⅴ类和第Ⅵ类中，右侧相等的托槽的几何构型变化则会产生更大的影响。这种对托槽角度变化或弓丝弯曲的敏感性在临床上很常见。特别是在相邻托槽上相反的力偶之间存在微小差异的第Ⅴ类几何构型中，不仅很难用1根弓丝来实现，而且可能随着牙移动而迅速改变力偶比。因此，临床上，第Ⅴ类的力系统通常不应用在2个托槽之间的单根弓丝上。悬臂梁辅弓可能是第Ⅴ类力系统的首选，因为它可以连续传递第Ⅴ类几何构型的力系统（图14-16）。注意，在托槽A的辅弓钩上的压低力被等效力系统（黄色箭头）所取代。这是第Ⅴ类的力系统。显然，有时需要不止1根弓丝来优化包含着2个托槽的特殊力系统。但是本章主要讨论的是2个托槽（牙齿）的关系和单弓丝产生的力。

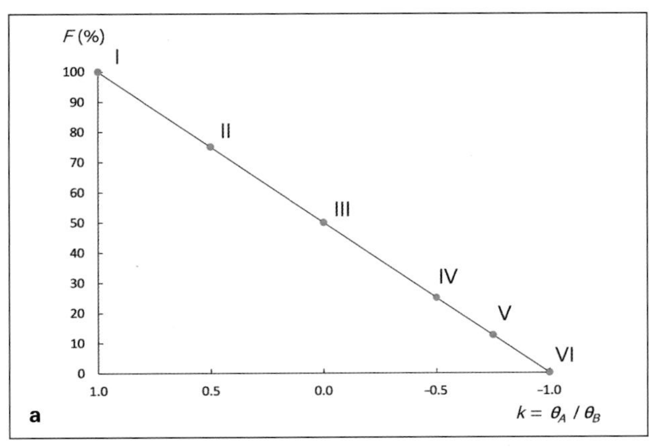

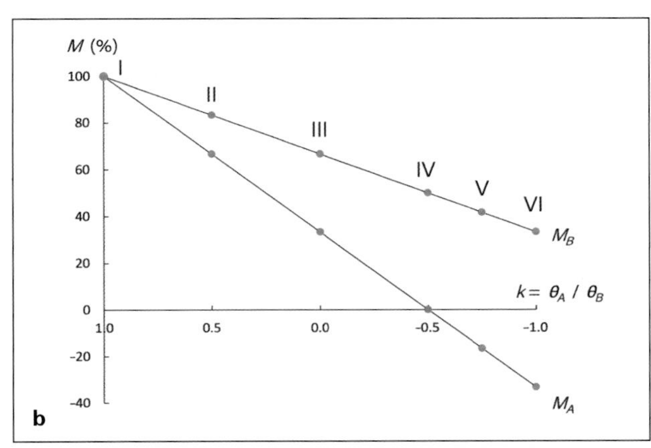

图14–15 （a）垂直力随k线性减小。（b）两种矩均随k线性减小，在第Ⅵ类时为33%。（c）M_A/M_B与k比值的曲线图显示，第Ⅰ类与第Ⅱ类之间的力矩差变化较小，第Ⅴ类与第Ⅵ类之间的力矩差变化较大。

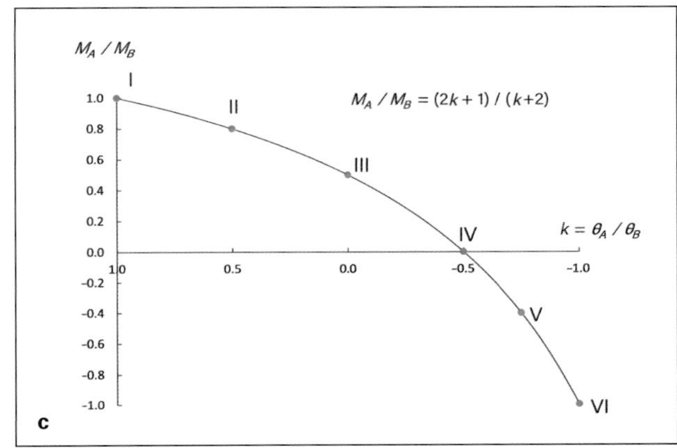

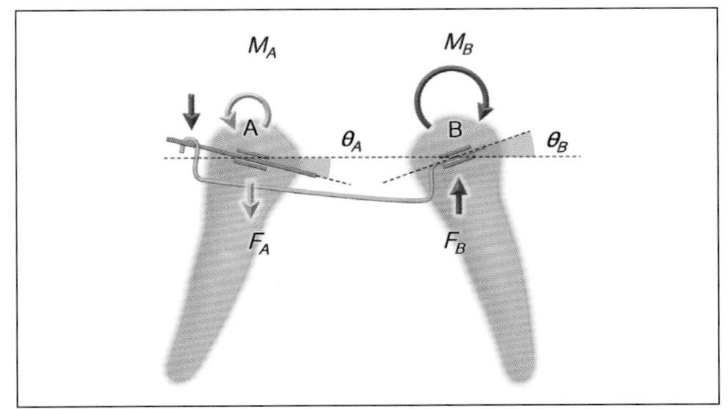

图14–16 由于力系统固有的敏感性，第Ⅴ类几何构型很难实现。在悬臂梁辅弓可能是第Ⅴ类的力系统首选，因为它可以连续地传递力系统。

增加托槽间距

目前所提出的基本关系与托槽间距离无关。图14–17a显示了近中倾斜的第二磨牙。在第二前磨牙和第二磨牙之间的托槽结构是第Ⅲ类几何构型。牙齿上的力系统包括2个相同方向的力矩：牙冠后倾力矩。我们选择槽沟轴最大的托槽作为托槽B（也就是这个例子中的第二磨牙）。这与上面描述的第Ⅲ类几何构型恰好是相反的。因此，第二磨牙的力矩是前磨牙的2倍。需要垂直力使弓丝保持平衡。在图14–17a中，–2000gmm的力矩作用于第二磨牙。如果无须开拓间隙，则应将其与前牙段结扎。前牙段有足够的支抗来对抗前磨牙托槽产生的逆时针方向的力矩和前磨牙作用在前牙段阻抗中心处产生的向下的力矩。实际上，前牙段会有向第二磨牙倾斜的趋势。

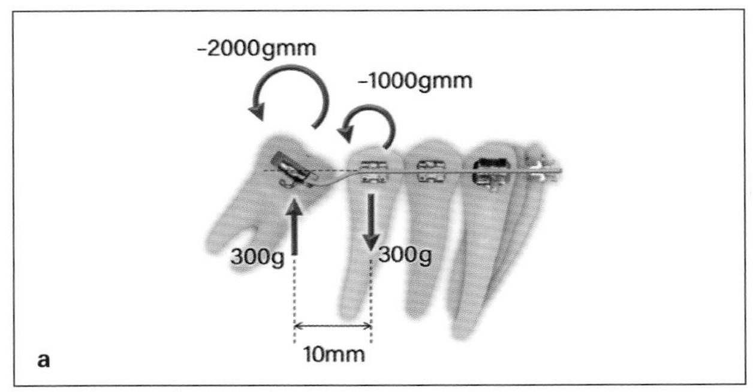

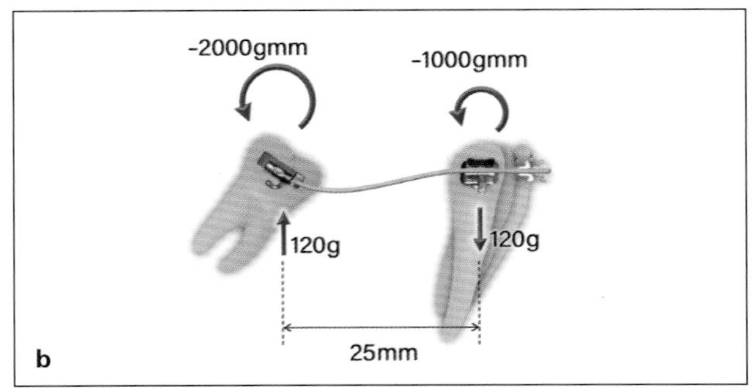

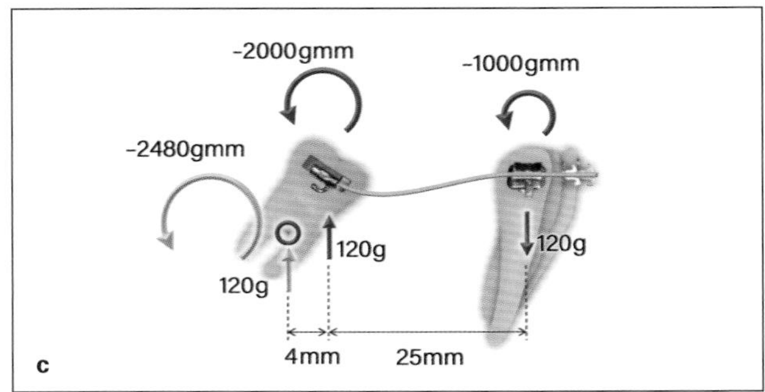

图14-17 托槽间距的影响。（a）第二磨牙近中倾斜。第二前磨牙和第二磨牙之间的托槽是第Ⅲ类几何构型。（b）增加托槽间距，几何构型不变；但是，每个托槽上的*M/F*比将会增加，如果不需要垂直力，这是有利的。（c）阻抗中心（黄色箭头）处的力系统可以预测牙移动。

另一个主要的问题是第二磨牙上有1个伸长力。这是一个不良的副作用。如果1个-2000gmm的力矩作用在第二磨牙上，就会产生300g的力使磨牙伸长。现在让我们绕过前磨牙把托槽放在尖牙上，并保持几何构型不变（图14-17b）。为了达到相同的初始力矩，必须增加弓丝的横截面，这不会改变其几何构型。托槽间距变大后，力下降到120g。我们是怎么知道的呢？绘制平衡力图就可以求出垂直力的大小。比较图14-17a和b中第二磨牙的*M/F*比（2000gmm/300g = 6.7mm，2000gmm/120g=16.7mm）。托槽间距越大，磨牙的*M/F*比越大，对磨牙的伸长副作用越小。此外，如果压低力传递到粘了托槽的前牙段，将不会或产生少量的后倾。

简而言之，6种几何构型中的托槽角与力矩比的比值都与托槽间距无关。当然，如果托槽间的几何构型保持不变，每个托槽上的M/F比会随着托槽间距离的增加而变化。

阻抗中心处的等效力系统

如果要预测牙移动，需要2个步骤。首先，识别几何构型来确定托槽的受力系统。垂直力可能没有通过牙阻抗中心处的作用线。注意，在图14-17c中垂直力位于磨牙阻抗中心前方4mm处。其次，托槽的力系统被阻抗中心处的等效力系统替换。这提供了120g的伸长力和第二磨牙阻抗中心处-2480gmm的力矩。在正畸研究中把预测牙移动认为是1个单一的步骤是常见的错误。例如，在考虑矫正器的效果时，需要上述的2个步骤。第1步必须获得精确的力系统，再研究其对牙周韧带和骨组织应力与应变的影响。第2步往往涉及物理学和生物学理论。

条件和限制

明白托槽几何构型分类和应用的局限性（即临界条件）是很重要的。这些关系只适用于相对较小的挠曲度或作用力。进一步假设应力与应变在其他合金中是呈线性变化的。这些公式描述了在给定的

图14-18 几何构型可视化的其他方法。θ_A/θ_B比值定义几何构型；然而，当θ很小时，很难确定其角度。此时D_A/D_B或K_A/K_B是有用的，而且可能更容易观察到。如果θ足够小，那么这些比值都是相同的。图中的例子描述的是第Ⅳ类几何构型。

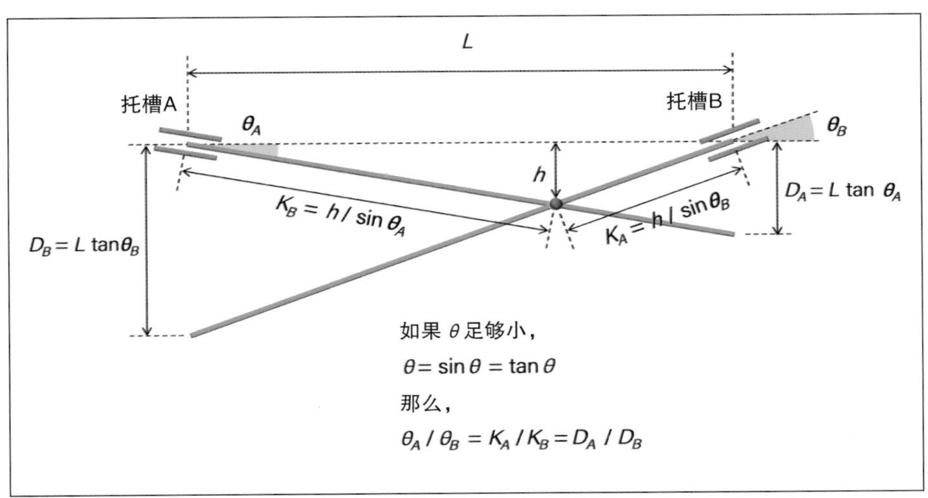

任意平面中在把直丝插入托槽中的情况。弓丝和托槽之间没有相互作用，并忽略近远中力。然而，如果使用得当，识别托槽的几何构型可以帮助临床医生预测插入直丝时的受力系统，从而可以很好地评估临床效果。这种计算是基于遵循胡克定律的传统合金的梁理论。如果使用新型合金（例如超弹镍钛丝），大量的激活可能并不会产生永久形变。在这种情况下，应采用不同于小挠曲度梁理论的大挠曲度梁理论。

由于托槽-弓丝的夹角小，托槽间距也小，这种对矫正器的实用性与精确性的"解读"可能会受到质疑。这是对于弓丝连续统一体的限制，而不是评估方法。因为在力系统中小的角度改变可以产生巨大的变化。分析的目的是在临床实践中建立相对力系统（而不是寻找绝对数），以便设计出更好的矫正器，减少不良副作用。还应该注意的是，当托槽数量减少和托槽间距离增加时，可以更好地预测效果（图14-17b）。

可视化几何构型的其他方法

图14-18是第Ⅳ类几何构型。如何确定它是第Ⅳ类呢？根据定义，θ_A/θ_B的比值确定了几何构型。如前所述，只有当θ足够小时，力系统才有效。当θ较小时，很难确定托槽A与托槽B的夹角之比。如果θ足够小，$\theta = \sin\theta = \tan\theta$。因此，可以测量垂直距离（$D_A/D_B$）或交点位置（红点，$K_A/K_B$或$K_A/L$）而不是$\theta_A/\theta_B$，这在一些错𬌗畸形中可能更容易观察到。特别是，托槽的槽沟轴相交位置（红点）是很重要的。在图14-18中，托槽的排列是第Ⅳ类几何构型，因为绿色槽沟轴与最大角度的托槽B相交于托槽间距离（L）的1/3处：

$$K_A/K_B = 0.5 \text{ 或 } K_A/L = 0.33$$

图14-19描述了这6个类别。注意类别改变时交点（红点）是如何改变的。在第Ⅰ类几何构型中，槽沟轴相互平行并在无穷远处相交（图14-19a）。第Ⅱ类的交叉点从无穷远移至托槽B外部的一点（图14-19b）。第Ⅲ类的交点在托槽B的中心（图14-19c）。第Ⅲ类中交点从无穷远（第Ⅰ类）到托槽B的中心，即使红点移动了很长的距离，对于力系统也影响甚微。

KA/L处的交点是在到B托槽距离的1/3处，仅在托槽B上产生1个力矩（第Ⅳ类，图14-19d）。在第Ⅴ类几何构型中（图14-19e），很难产生方向相反的力与力偶，其KA/L = 0.43（或K_A/K_B = －0.75）。第Ⅵ类几何构型的交点在两托槽中央，产生的是大小相等、方向相反的力偶（图14-19f）。在托槽间

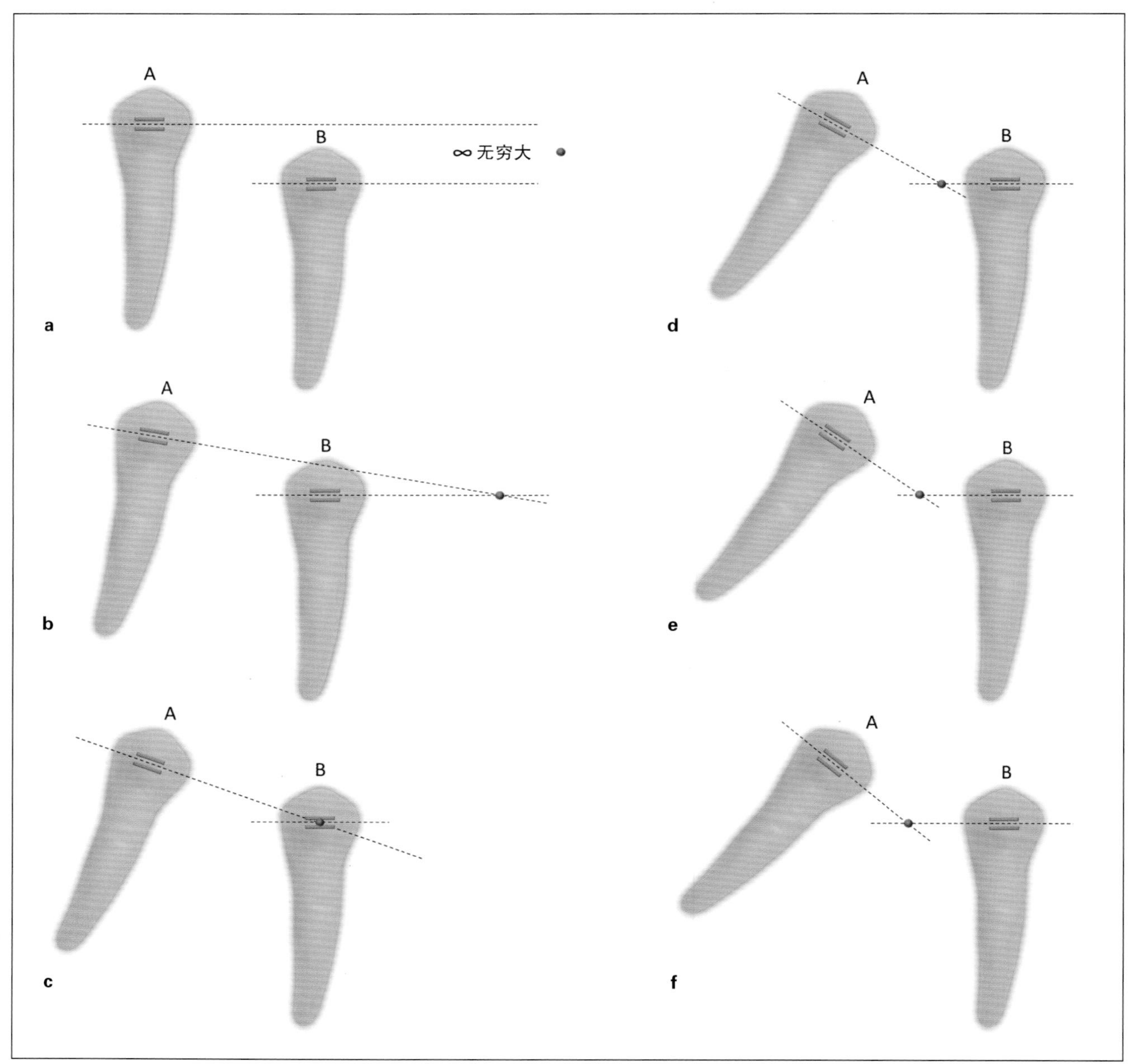

图14-19 确定几何构型的第二种方法。（a）第Ⅰ类几何构型。槽沟轴（虚线）是平行的。它们相交于无穷远处（红点）。（b）第Ⅱ类几何构型。延伸的槽沟轴在2个托槽外的一点相交。（c）第Ⅲ类几何构型。槽沟轴与托槽B相交。交点从无穷远（第Ⅰ类）到托槽B的中心，即使红点移动了很长的距离，对于力系统也影响甚微。（d）第Ⅳ类几何构型。K_A/L=0.33或K_A/K_B=0.5的交点。只在托槽B上有1个力矩。（e）第Ⅴ类几何构型。K_A/L=0.43或KA/K_B=0.75。很容易辨别交点。很难产生方向相反的力与力偶。（f）第Ⅵ类几何构型。交点位于2个托槽之间的中心位置。K_A/L=0.5或K_A/K_B=1。

距很小的弓丝中，很难区分0.5与0.43的交点之间的区别。比较图14-19e和f中的交点。

患者殆平面与托槽间轴之间的关系对受力系统没有影响。比较图14-20中托槽间轴不同水平和角度的3种情况。在图14-20a中，弓丝插入托槽A中，托槽B会伸长到托槽A的水平吗？在图14-20b中，弓丝插入到托槽B中，托槽A会被压低至托槽B水平吗？如图14-20c所示，弓丝被同时置入到托槽A和托槽B

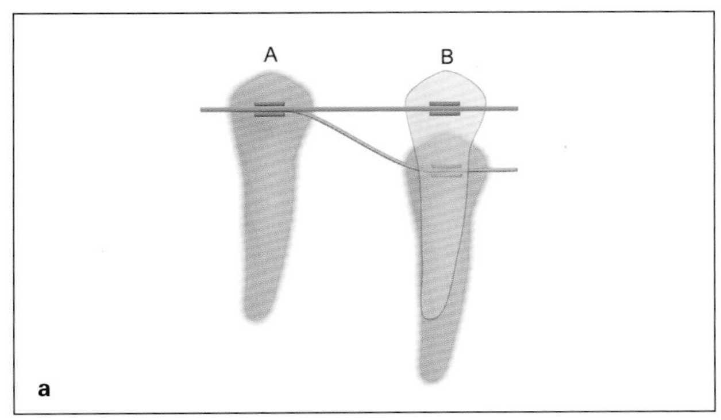

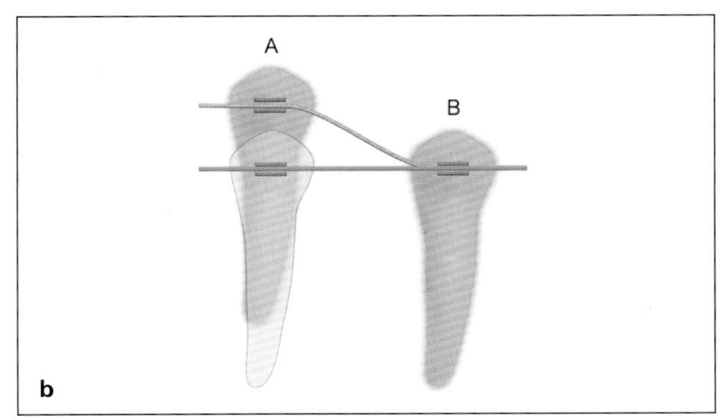

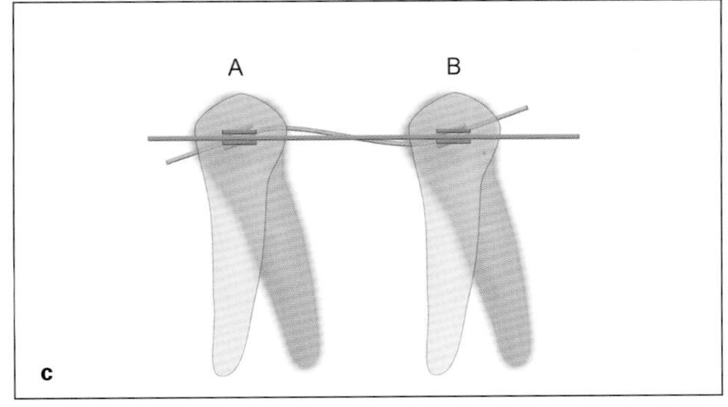

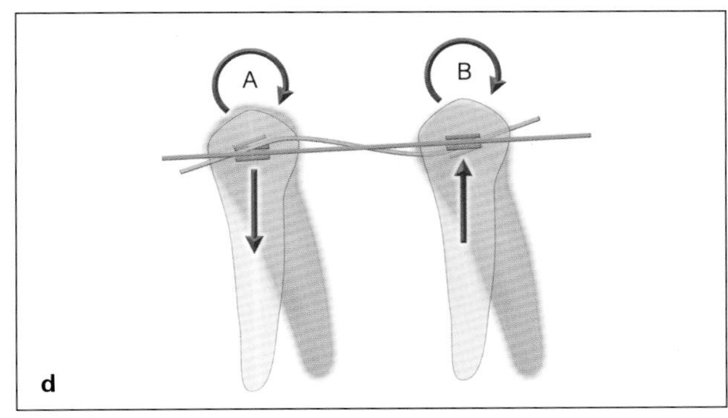

图14-20 （a～d）托槽间轴的水平和角度的影响。a～c产生与d相同的力系统。力系统与托槽间轴的水平和角度无关。

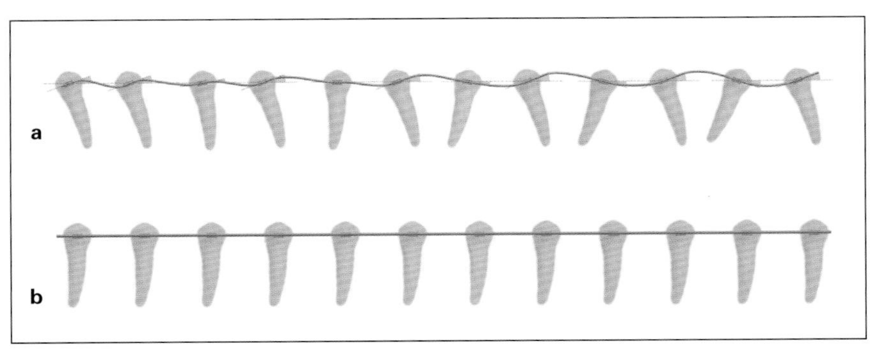

图14-21 （a和b）理想的弓丝是否能将牙列从a排齐至b水平？最初，牙齿可能不会沿着最短的路径到达它们最终的位置，并可能出现新的错殆畸形。之后，即使牙齿最终会排齐，整体方向（殆平面）也会改变。

中。牙齿是否会同时顺时针旋转？这3种情况下的受力系统都是相同的（第Ⅰ类几何构型）：产生相等的力偶和垂直力（图14-20d）；因此，牙移动也是一样的。

如果1根直丝放置在不整齐的托槽上（图14-21a），在初始整平后（图14-21b），牙齿会排成一直线吗？答案是否定的。最初，牙齿可能不会沿着最短的路径移动到它们最终的位置，并可能在弓丝最大受力范围内迅速形成新的错殆畸形（几何构型）。之后，即使牙齿最终会排齐，整体方向（殆平面）也会改变。

此外，最终的排齐可能会非常缓慢，因为弓丝的作用力在次优范围（参见第12章中描述的舌弓形态驱动方法）。托槽不能思考，因此不明白直线是它们的目标。

第三种辨别托槽构型的方法是使用槽沟轴的偏差（图14-18中的D）。不再关注交点的位置，而是测量从托槽到绿线的垂直距离（D）。垂直距离之比（D_A/D_B）等于θ_A/θ_B。图14-22中$D_A/D_B = 0.5$，所以是第Ⅳ类几何构型。

一例深覆殆病例（图14-23a）的上颌排齐的目的是压低中切牙并维持殆平面的倾斜度。牙弓主要

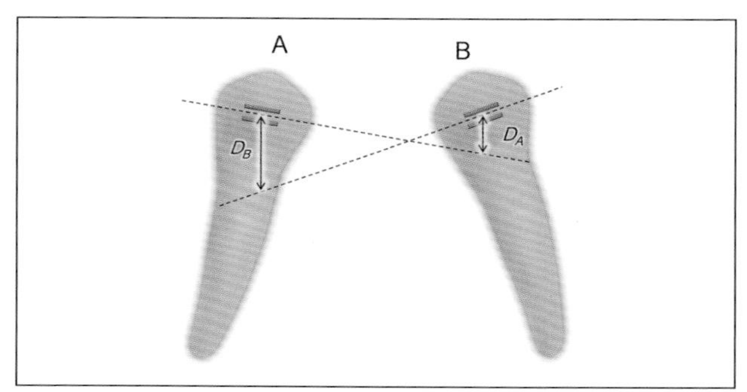

图14-22 第三种确定几何构型的方法。测量从托槽到相邻托槽槽沟轴的垂直距离（D）。垂直距离的比（D_A/D_B）等于θ_A/θ_B。

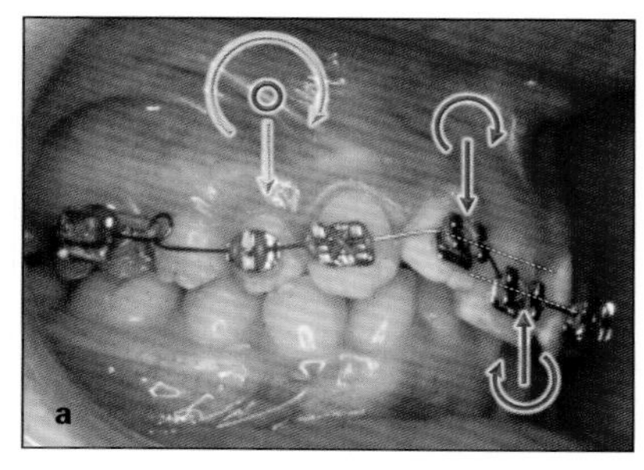

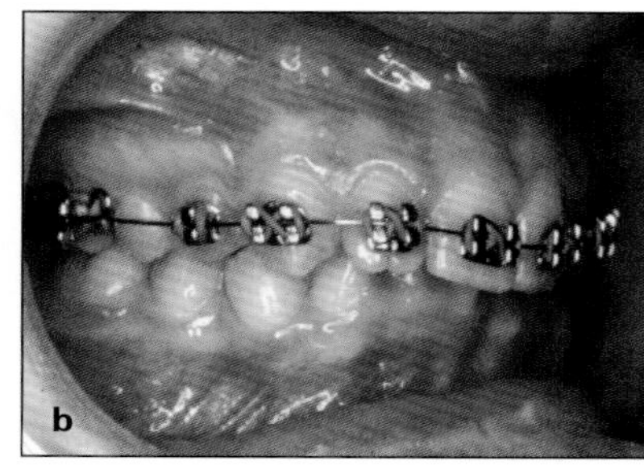

图14-23 一例深覆殆病例的上颌排齐，目的是压低中切牙并保持殆平面的倾斜度。（a）右侧中切牙和侧切牙托槽的槽沟轴为第Ⅰ类几何构型。（b）上颌牙弓已经排齐，但深覆殆并没有改善。正如预测的那样，后牙的殆平面变陡了。

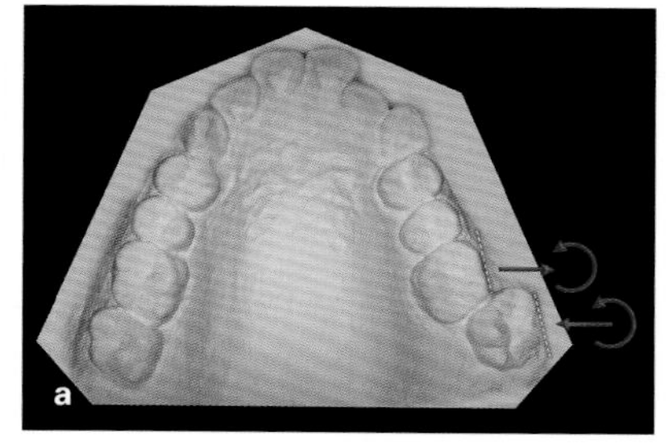

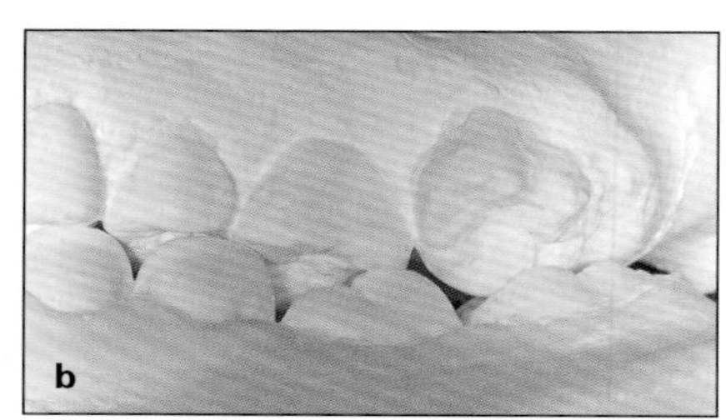

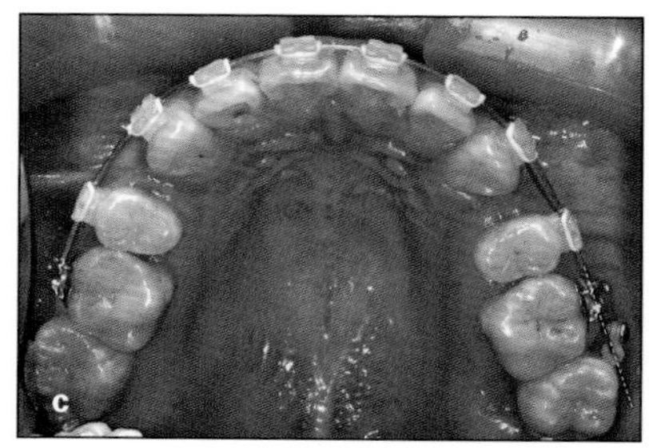

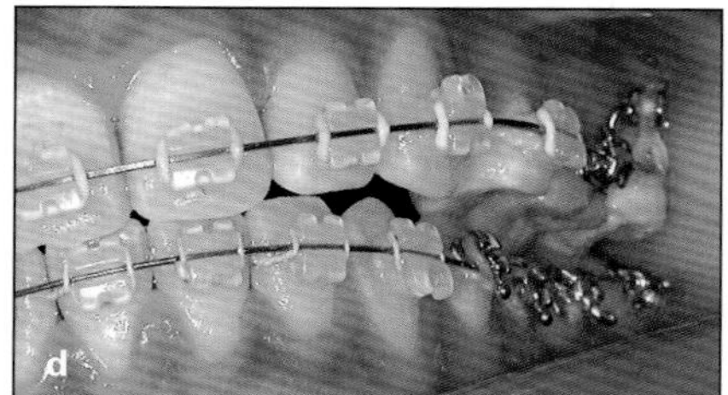

图14-24 上颌左侧第二磨牙颊向锁殆。（a和b）第一磨牙和第二磨牙的托槽形成第Ⅰ类几何构型（白色槽沟轴）。（c和d）第一磨牙和第二磨牙已经排齐，但是上下颌牙弓表现出弓形的差异，比原来的错殆畸形更难治疗。

的差异是在侧切牙和中切牙之间。这是一个三维的问题，因为弓丝从尖牙到中切牙是弯曲的。我们所感兴趣的是后牙支抗，为了简化分析，只考虑平行于正中矢状面的力。右侧中切牙和侧切牙的托槽（矢状面）的二维投影是第Ⅰ类几何构型。侧切牙有伸长的力和力矩。预测一下这根弓丝会发生什么。中切牙上有压低力，有利于达到最终的排齐目的。现在再看一下后牙段。从侧切牙到第一磨牙，弓丝是相对被动的，因此整个后牙段会作为一个整体移动。在侧切牙上的力被颊侧阻抗中心处的等效力系统所取代（黄色箭头）。这会产生1个使殆平面倾斜的较大力矩。对比图14-23a和b中前后的口内

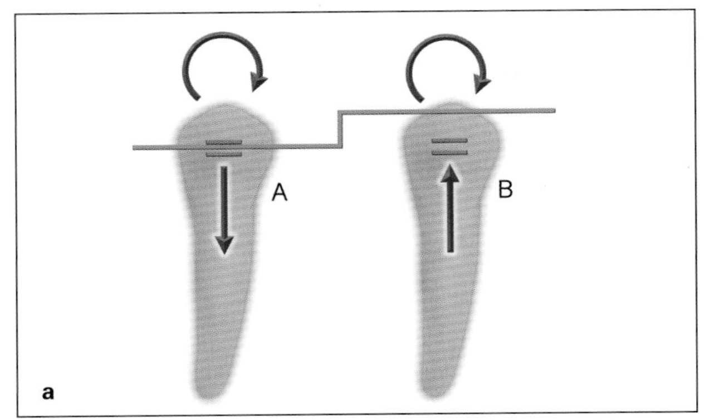

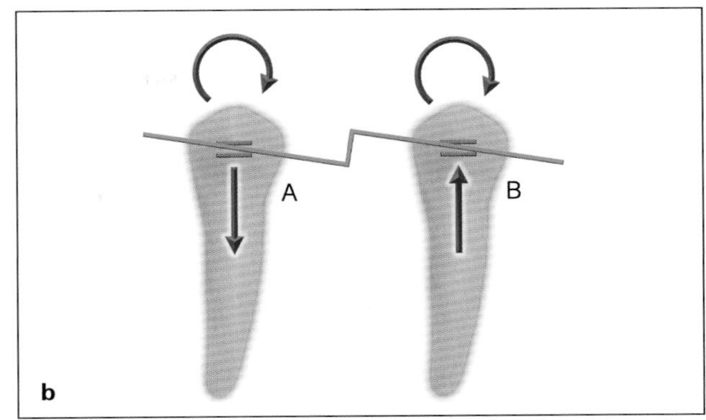

图14-25 具有平行臂的Z型曲产生垂直力和相等的单向力矩，是第Ⅰ类几何构型。（a）如果弓丝放置在1个托槽（A）中，很容易找出垂直力的原点。（b）当弓丝成一定角度时，显然就有力矩起作用。

照片。上颌牙弓已经排齐了，但是深覆𬌗并没有改善。正如预测的那样，后牙的𬌗平面变陡了。事实上，排齐的牙列比原来更难治疗（参见第6章和第7章）。在𬌗面观中，也会发生同样的现象。图14-24a和b显示的是上颌左侧第二磨牙的正锁𬌗。第一磨牙和第二磨牙的托槽形成第Ⅰ类几何构型（在排齐前虚线槽沟轴）。在图14-24c和d中，第一磨牙和第二磨牙已经排齐，但上下颌牙弓显示出弓形的差异，比原来的错𬌗畸形更难治疗（图14-24d）。即使没有计算出准确的力，识别不同托槽的几何构型也可以帮助临床医生避免不良的副作用。

到目前为止，已经讨论了将1根直丝放置到不整齐的托槽中，所产生力的模式。在这种直丝弓矫正器中，力系统不受操作者的控制，而是取决于几何构型。此外，当牙齿向最终位置移动时，力系统的大小会减小，新的几何构型会出现，导致副作用的产生。由于牙齿没有直接移动到其最终的位置，因此可能需要很长的时间来排齐。当然在某些情况下，永远也达不到最终正确的位置。因此，在排齐阶段可能需要通过弯制弓丝来增加或修改力系统。现在让我们思考一下，托槽排列良好的情况下，在弓丝中弯制曲来控制力系统的效果。了解完这些，就能在排齐阶段创造性地修改力系统。

弯制弓丝和6种几何构型

在弓丝上弯制些基本形状，例如Z型曲（台阶曲）和V型曲，并将弓丝插入托槽排齐。

Z型曲的力系统

具有平行臂的Z型曲（台阶曲）可以产生垂直力和相等的单向力矩，是第Ⅰ类几何构型（图14-25）。如果弓丝放置在1个托槽上，很容易找到垂直力的原点（图14-25a）。如果弓丝成图14-25b所示的角度，每个托槽的中心都会接触弓丝，显然就有力矩在起作用。弓丝能接触到托槽的近中和远中边缘；然而，后面描述的托槽宽度是从理想托槽模型中测量的。

因为弓丝与托槽（几何构型）之间的角度保持不变，Z型曲的水平位置（*Z/L*）（图14-26a）很难改变力（图14-26b）或力矩（图14-26c）比的大小。在每个托槽*Z/L*=0附近，由于增加了少量的弓丝长度（0.35mm的台阶），力有轻微的减小；但是这种影响在临床上是无关紧要的。Z型曲在不同位置变化的模型中，牙移动的差异也很小（图14-27）。当然，增加台阶的垂直高度会相应地增加力和力矩。因为力偶是在同一个方向的，所以平衡必然就需要非常大的垂直力。图14-28所示为0.016英寸（相对柔软）、托槽间距或长度为7mm的不锈钢弓丝的受

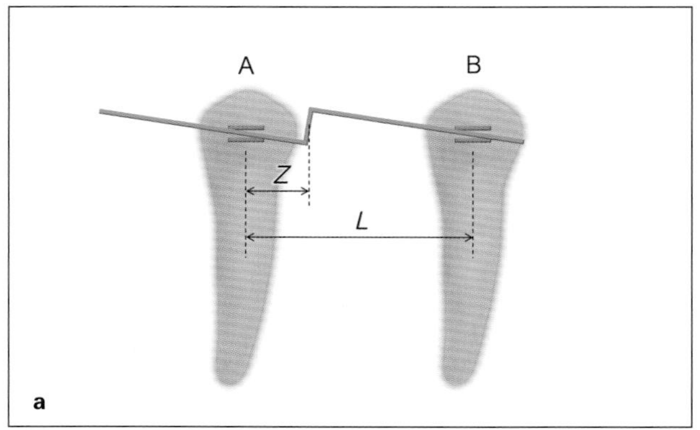

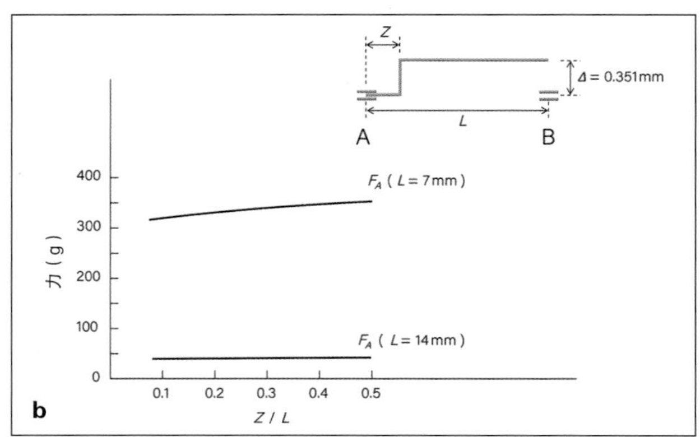

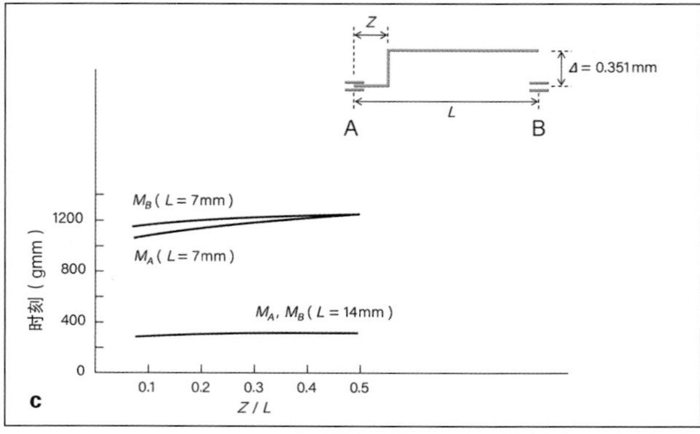

图14-26 （a）Z型曲的水平位置（Z/L）几乎不会改变受力体系。（b）力的大小几乎保持不变。（c）M_A和M_B的值几乎保持不变。在每个托槽Z/L=0附近，由于增加了少量的弓丝长度（台阶），力有轻微的减小。但是这种影响在临床上是无关紧要的。

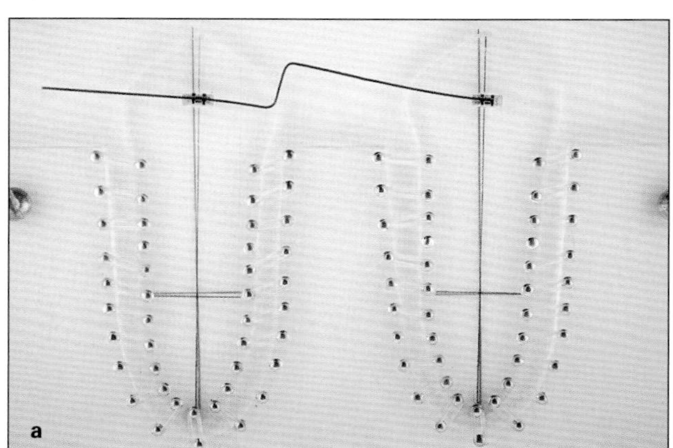

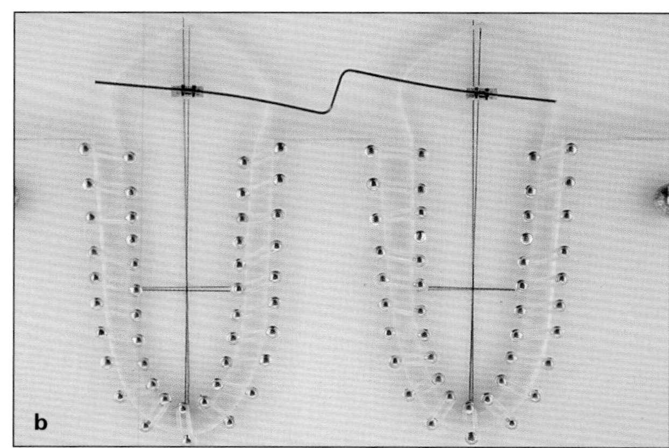

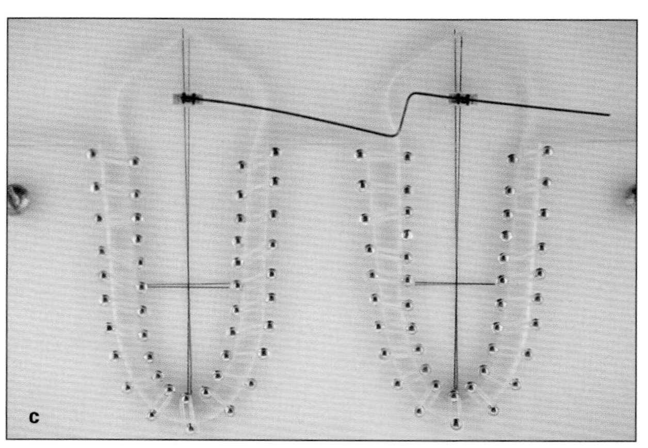

图14-27 （a～c）Z型曲位置变化的物理模型显示出牙移动的差异很小。

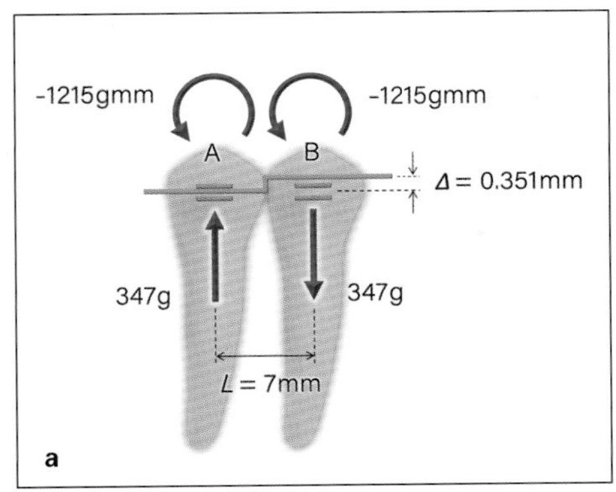

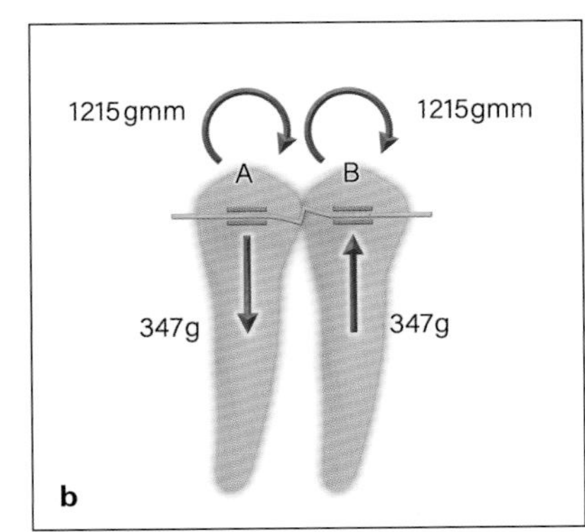

图14-28 （a）计算托槽间距为7mm的0.016英寸的不锈钢弓丝的作用力系统。（b）只需0.35mm的小台阶，就可以传递347g的垂直力到牙齿上。作用在牙齿上大小相等、方向相反的反作用力系统。

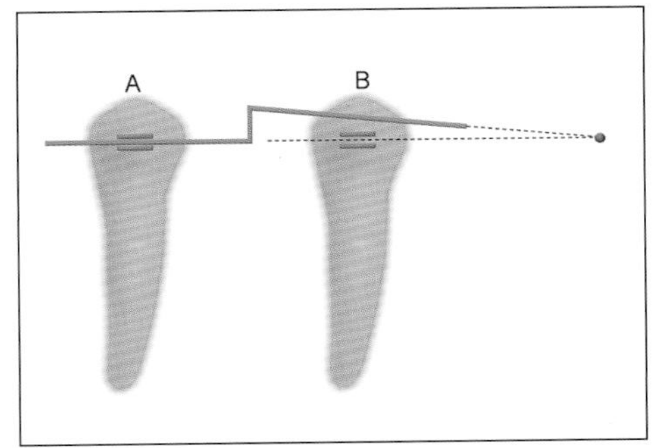

图14-29 第Ⅱ类几何构型是由Z型曲轻微变化产生的。就实际用途而言，可以认为第Ⅱ类和第Ⅰ类几何构型是相同的。

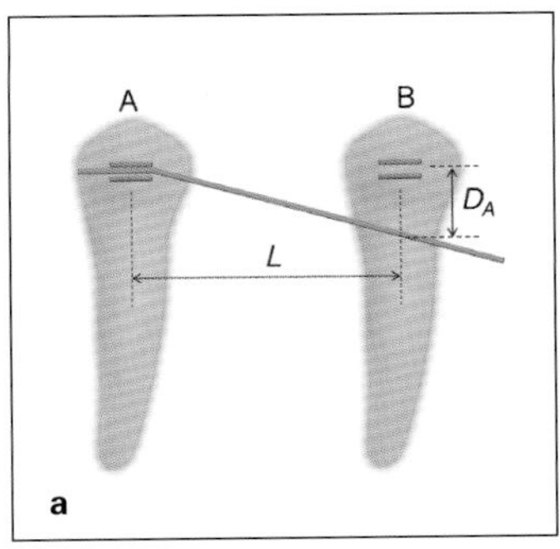

图14-30 （a和b）放置在托槽A旁边的V型曲产生了第Ⅲ类几何构型。弓丝的垂直向位移（*D/L*）也显示出曲角度或曲位置的一致性。

力系统。只需0.35mm的台阶（激活），就可以传递347g的垂直力到牙齿上。

作用力图如图14-28a所示，力处于平衡状态是因为弓丝处于平衡状态。图14-28b显示了托槽（牙齿）上力的反作用力图。虽然它是基于图14-28a，其中所有的力和力矩相对弓丝都处于平衡状态。但从概念上讲，它不是1个平衡力图，因为作用在牙上的力并不平衡。

如图14-26b和14-28所示，在连续的弓丝中设置曲是有限制的，因为即使是相对柔软的弓丝（0.016英寸不锈钢弓丝），力-挠度（*F/Δ*）比也非常高。因此，曲通常放置在具有较大托槽间距的矫正器中。

V型曲的力系统

单个V型曲放置在弓丝中，其近远端设置的位置可以产生一系列不同的力和力矩。在前一节中描述的Z型曲可以调整使得1个臂成角度，因此两臂相交于2个托槽外侧的托槽B右侧（图14-29）。这样，就可以得到接近第Ⅱ类几何构型的力系统。就实际用途而言，第Ⅱ类和第Ⅰ类由于受力系统相似，其几何构型可以认为是相同的。

V型曲位于托槽A（图14-30a）的右侧。弓丝成一定角度时，会接触托槽的近中和远中边缘。注意，托槽上的曲实际上在托槽的近中，而不是在托槽的中心。然而，理想的托槽没有宽度；因此，忽略托槽宽度，并假定曲是在托槽A的中心。图中托槽宽度只是为了显示槽沟轴角度。弓丝的垂直向位移（*D/L*）也体现了曲位置的一致性（图14-30b）。现在改变一下V型曲的位置（顶点）；*VB/L*或*VA/L*比值定义曲位置的偏心距（图14-31a）。曲的位置越远离2个托槽的中心，会产生越大的垂直力（图14-31b）。图14-31c的图表明，通过改变V型曲的水平位置，可以获得不同于第Ⅲ类和第Ⅵ类几何构型

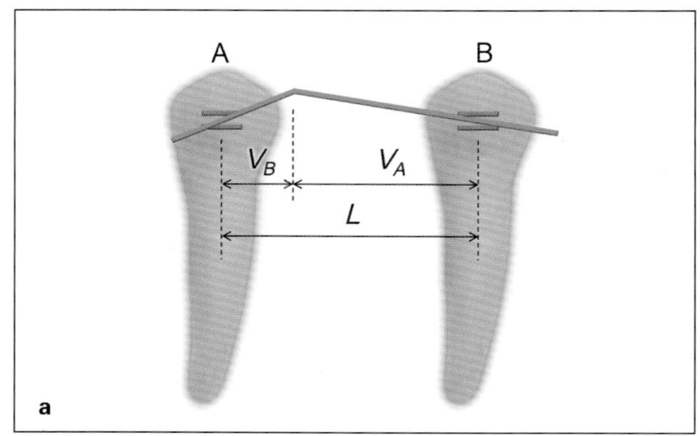

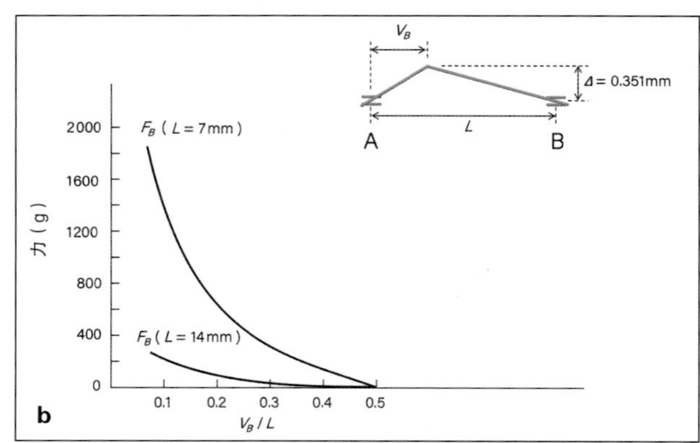

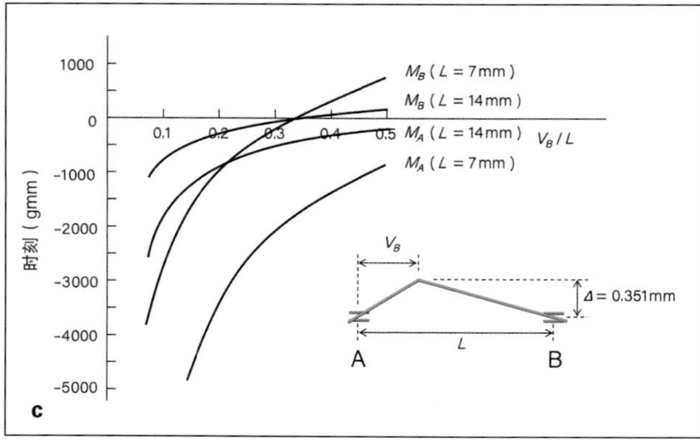

图14-31 （a）V型曲的位置和V_B/L比值定义了曲位置的偏心距和几何构型。（b）力与V_B/L的关系。V型曲越接近托槽间距的中心，垂直力越小。（c）力矩与V_B/L的关系。通过改变V型曲的水平位置，可以获得不同于第Ⅲ类与第Ⅵ类几何构型的力矩。

表14-1 Z型曲和V型曲的力系统

曲的位置	M_B/M_A	类别（几何构型）
Z型曲（Z/L）		
所有	1.00	Ⅰ
V型曲（VB/L）		
0.00	0.50	Ⅲ
0.10	0.41	Ⅲ
0.20	0.29	Ⅲ
0.33	0.00	Ⅳ
0.43	-0.40	Ⅴ
0.50	-1.00	Ⅵ

的力矩。对于Z型曲和V型曲的情况总结在表14-1。图14-32显示了V型曲的位置、其V_B/L比及其几何构型。左侧牙的曲产生第Ⅲ类几何构型（实际上曲位于接近托槽的位置）（图14-32a和b）。在第Ⅳ类几何构型中，其中一颗牙齿没有受到力矩的作用，V_B/L比为0.33（图14-32c和d）。大小相等、方向相反的力偶（第Ⅵ类几何构型）的V_B/L比为0.5（图14-32e和f）。第Ⅳ类几何构型的V_B/L比是0.66（图14-32g和h），与另一侧的力矩方向相反（图14-32c和d）。第Ⅴ类几何构型的曲位于第Ⅳ类和第Ⅵ类位置之间。对于小的托槽间距，这显然是很难做到的（图14-32i和j）。

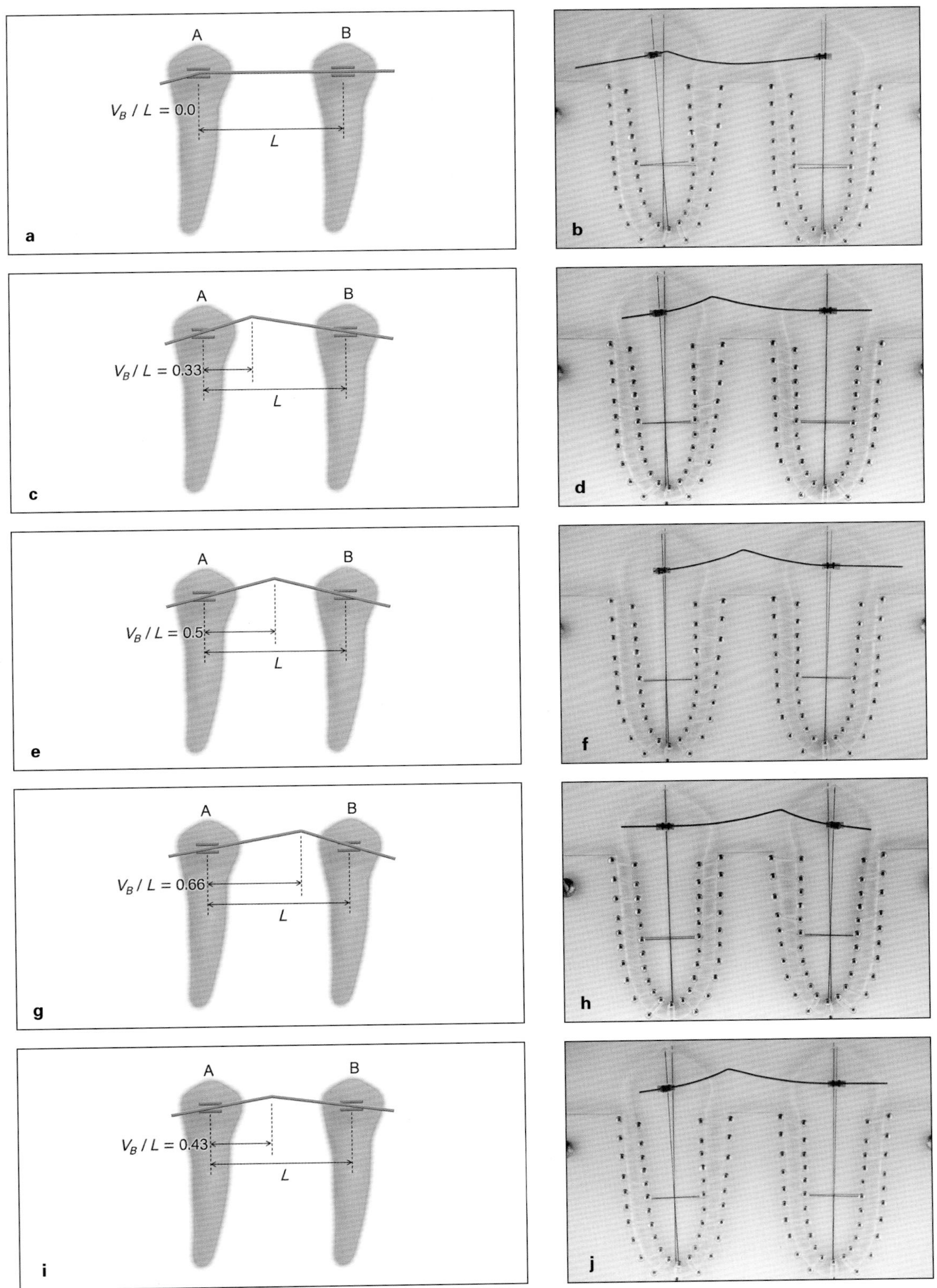

图14-32 （a和b）左侧牙的曲产生第Ⅲ类几何构型。V_B/L=0。作用在托槽A上一半的力矩作用在托槽B上，其方向相同。（c和d）第Ⅳ类几何构型，其中1颗牙齿没有力矩作用，V_B/L=0.33。托槽B上有单一力但是没有力矩。（e和f）第Ⅵ类几何构型，V_B/L=0.5。产生大小相等、方向相反的力偶，没有垂直向力。（g和h）第Ⅳ类几何构型的V_B/L比也可以是0.66，有着方向相反的力矩。（i和j）第Ⅴ类几何构型的曲位于第Ⅳ类和第Ⅵ类位置之间。这个位置需要定位精确，临床上很难获得这种力系统。

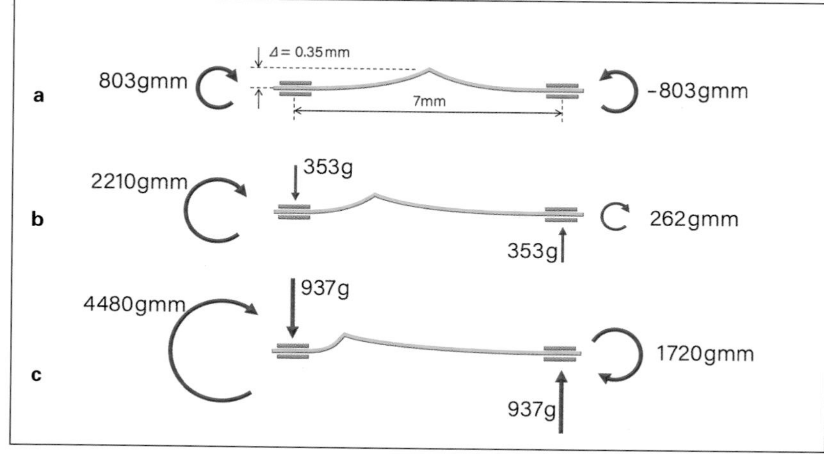

图14-33 3种V_B/L比的力系统。托槽间距离为7mm，V型曲高度为0.35mm。（a）居中的V型曲，V_B/L=0.5；大小相等、方向相反的力偶。（b）V_B/L=0.29；M_A上有1个更大的力矩。（c）V_B/L=0.14；力和力矩比a和b中的大得多。在b和c中，弓丝会产生永久变形。

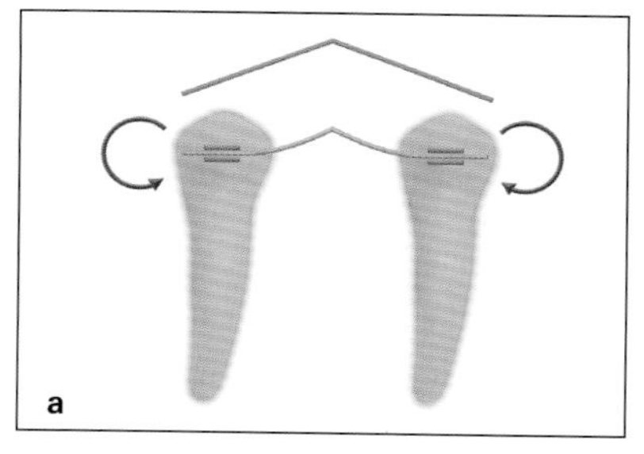

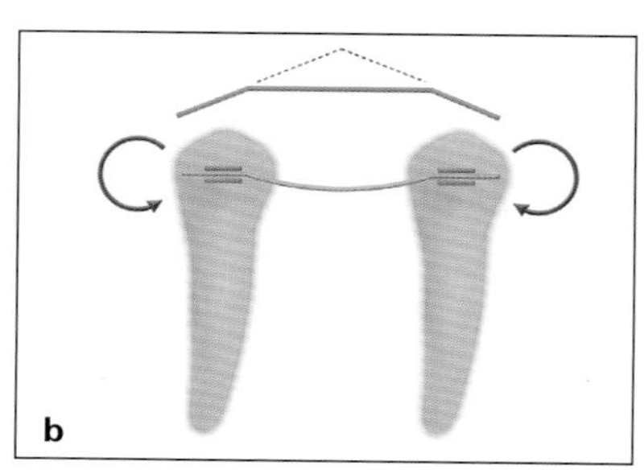

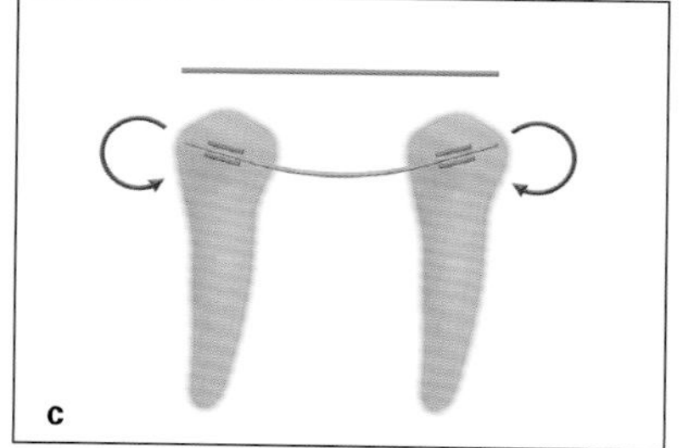

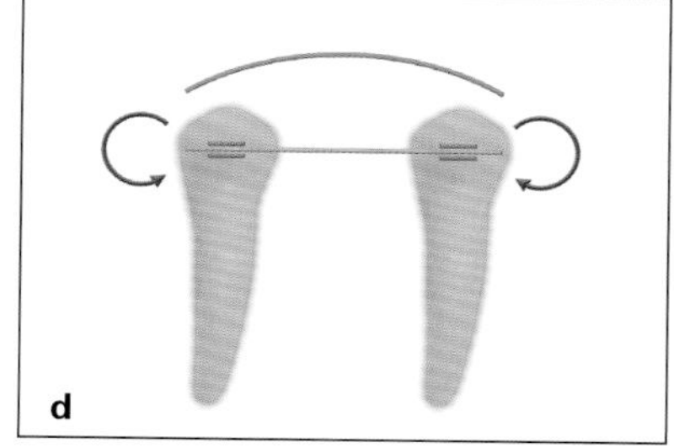

图14-34 V型曲的变化。（a）V型曲的顶点向𬌗方延伸，可能会干扰对侧牙的咬合。（b）截断的V型曲也产生大小相等、方向相反的力偶。（c）如果弓丝不能弯曲，1个倾斜的托槽也能产生同样的效果。（d）圆弧形的弓丝也可以产生力偶。与V型曲相比，平滑的圆弧形的优点是它对位置不敏感。

图14-33给出了由0.016英寸不锈钢弓丝弯制的V型曲实际大小的3个例子：居中（图14-33a），V_B/L=0.29（图14-33b），V_B/L=0.14（图14-33c）。曲位置的微小变化可以使力矩和力产生巨大的变化。曲放置时应将其视为一个连续的整体，而不仅仅是单独的个体。假定曲在弹性范围内（Δ= 0.35mm），第Ⅲ类的弓丝力和力矩最大。在第Ⅵ类几何构型中，如果使用超弹性镍钛丝，力矩太小，无法产生足够且大小相等、方向相反的力偶，使得每颗牙齿只产生单纯的旋转。此外，作用力太小，而不能达到超弹性区。镍钛弓丝与传统的线性材料在几何构型中各不相同。

V型曲是1个简单的矫正装置，但对临床医生来说却是重要的工具。然而，它并不是唯一可用并且实用的简单曲。例如，V型曲可以应用在需要大小相等、方向相反的力偶时。V型曲的顶点会向𬌗方延伸，可能会干扰对侧牙的咬合（图14-34a）。另一个解决方案是截断V，也能产生大小相等、方向相反的力偶（图14-34b）。截断的V型曲由双侧的2个V型曲组成；如果槽沟和弓丝形成的角度也是相同

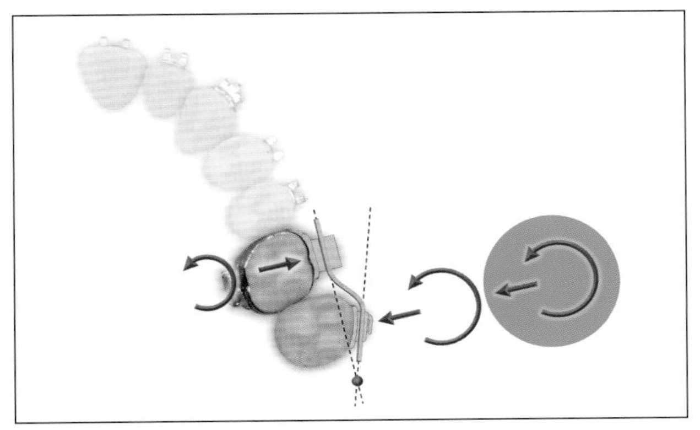

图14-35 一致性力系统。上颌第二磨牙向近中旋转，颊侧移位。绿色圆中的箭头是理想的力系统。它的几何构型是第Ⅱ类，所产生的力系统用红色箭头来描述，箭头指向所需的方向。

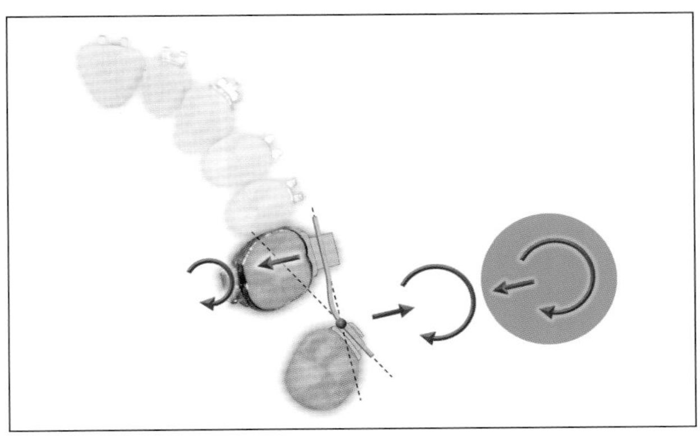

图14-36 不一致力体系。绿色圆中的箭头是理想的力系统。红色箭头表示第Ⅲ类几何构型的力系统。力矩是正确的，但力的作用方向是相反的。如图所示，1根直丝并不总是产生所需的力系统。

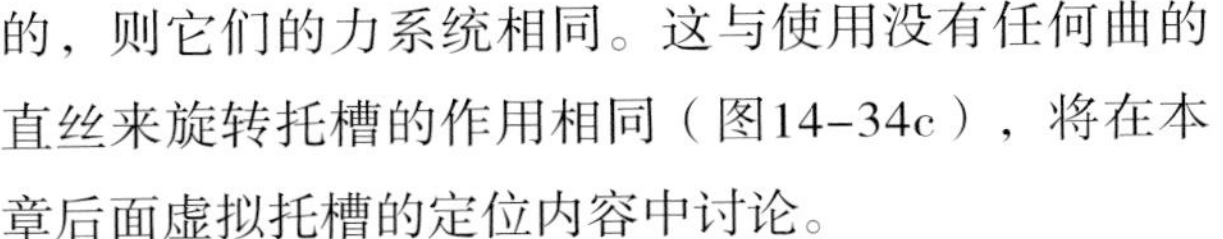

的，则它们的力系统相同。这与使用没有任何曲的直丝来旋转托槽的作用相同（图14-34c），将在本章后面虚拟托槽的定位内容中讨论。

另一种解决办法是用一段带有圆弧形的曲（图14-34d）。如果大小相等、方向相反的力偶作用在1根直弓丝上，就形成了一段圆弧形（参见第12章的模拟系统）。如果在弓丝上形成一段圆弧（半径恒定），就有可能只产生1个力偶。与V型曲相比，平滑圆弧的优点是它对位置不敏感。弓丝可以向近中移动而不改变力系统。

从理论上讲，图14-34a～d所产生的力系是相同的，但临床效果各不相同。图14-34b和c中的托槽间距会增加，但图14-34a和d中由于托槽槽沟与弓丝之间的摩擦力，托槽间距会减小。这一概念将在第16章中进一步讨论。

如果托槽排齐，Z型曲和V型曲描述的只是初始力系统。当牙移动时，就产生了新的几何构型；因此，相同曲的力系统也会不断变化。

一致性和不一致性

将1根弓丝插入到不整齐的托槽中，会在托槽上产生力和力偶。为了达到我们的治疗目标，我们希望托槽上的力和力矩都朝着正确的方向。如果方向与目标的力系统一致，则称为“一致性力系统”。如果只有一些力或力矩，而不是所有的都在期望的方向上，这个力系统就是不一致的。一致性通常指的是拥有所需要的力和力偶的理想力系统。*M/F*比可能是合适的，也可能不是。然而，有时候只需要一种力或力偶。如果存在1个副作用的力或力偶，力系统也是不一致的。很多时候，排齐效果不好可以用不一致来解释。有时不一致性是不可避免的，但大多数时候可以通过“解读”弓丝来避免。如图14-35所示，上颌第二磨牙近中向旋转，颊侧移位。第一磨牙的位置是正确的，作为参考（余下的牙弓是支抗）。我们希望有1个近中方向的力矩（逆时针方向）和舌向的力；理想的力系统在绿色圆内（图14-35）。槽沟轴的交点（红点）表明了其为第Ⅱ类几何构型。第二磨牙的颊面管会受到舌向力和向近中舌侧旋转的力矩（红色箭头）。我们想要的是直丝产生的具有一致性的力系统。然而，1根直丝并不总是产生我们想要的力系统。

图14-36的患者，第一磨牙位于正确的位置，但是第二磨牙向近中旋转。绿色圆中的箭头是将第二磨牙移动到所需位置的力系统。两颗磨牙之间的构型属于第Ⅲ类。第二磨牙会受到1个有利的并使它向近中旋转的力矩，但也有1个错误的颊向力可能会导致颊侧锁𬌗；因为只有力矩的方向是正确的，所以

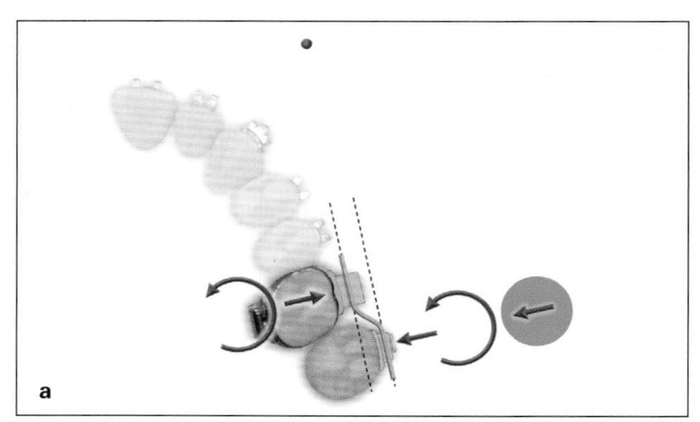

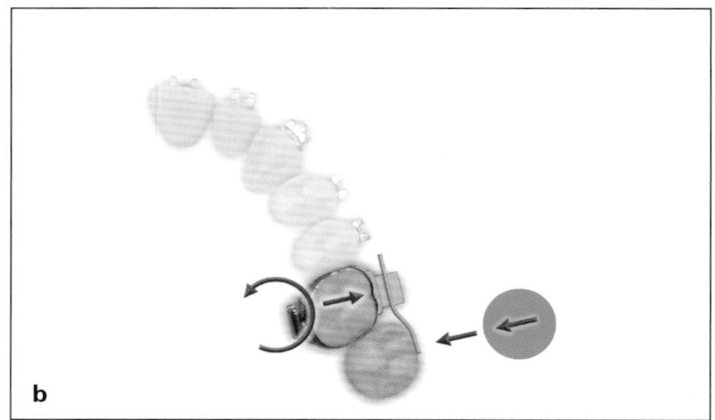

图14-37 （a）上颌第二磨牙颊侧移位，放置1根直丝。只需要1个舌向力（绿色圆）。几何构型为第Ⅰ类。第二磨牙上的舌向力是正确的；然而，产生的力矩（红色箭头）是不需要的。因此，它是1个不一致的力系统。（b）只要去掉第二磨牙的颊面管，这个力系统就会保持一致性。

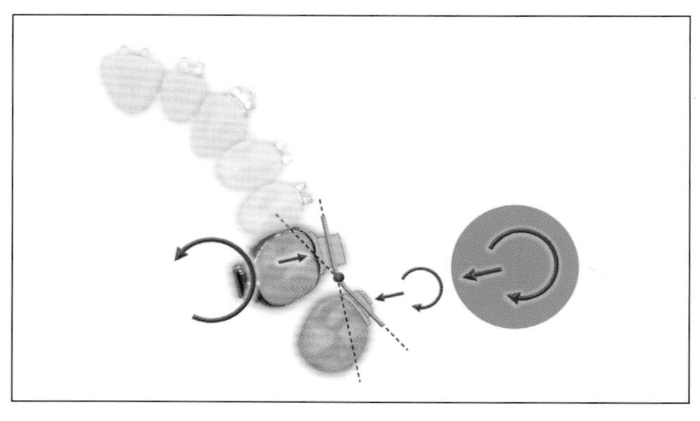

图14-38 第Ⅴ类几何构型一直以来都是临床难点。作用在第二磨牙上的力系统是一致的；由于V型曲位置的敏感性，第Ⅴ类几何构型是很难实现的。

这个力系统是不一致的。1根直丝可以改善牙体的旋转，但也可能造成锁𬌗。临床医生可以在弓丝上弯制1个舌向曲，但这只会使其旋转得更严重。旋转第二磨牙最好的方法是利用舌侧的橡皮圈（参见第12章）。

图14-37a中两颗牙齿的几何构型对于第二磨牙来说是否具有一致性？我们只需要舌向力（绿色圆）。参考第一磨牙的位置。其几何构型是第Ⅰ类。第二磨牙上的舌向力是正确的；然而，产生的力矩（红色箭头）是不需要的，因为它会使第二磨牙向舌侧旋转。判定几何构型有助于帮助正畸医生了解不一致的力系统潜在的副作用。移除第二磨牙的颊面管能将力系统从不一致性转换到一致性。更好的解决方法是不需要第二磨牙的颊面管，而使用悬臂梁的舌向力使磨牙向舌向移动（图14-37b）。这个方法将在本章后面更详细地讨论。第Ⅴ类几何构型一直以来都是临床的难点。

如果需要1个具有顺时针力矩的舌向力（图14-38中绿色圆），即使它在理论上是可能的，但由于V型曲位置的敏感性，第Ⅴ类几何构型是很难实现的。如图14-38所示第二磨牙向颊侧移位，近中旋转。第一磨牙的位置是正确的。第二磨牙所受的力矩会使磨牙向近中旋转，并向舌侧移动。力矩和力都是一致的；然而，当牙齿开始移动时，这种几何构型很快就消失了，变为不一致的几何构型。此外，力很小，作用在激活牙（第二磨牙）上的力矩要比作用在正确位置的牙（第一磨牙）上的力矩小得多。因此，第Ⅴ类几何构型往往在理论上是一致的，但在实践中并不有效。

直丝排齐托槽时并不总是给予一个与我们的目标相一致的力系统。力和力矩都在正确的方向上，达到一致性。如果不是这样，会比仅仅通过1个直丝弓矫正器来解决问题更为困难。这意味着一个不可避免的直丝弓基本问题，需要在弓丝上弯制曲或者

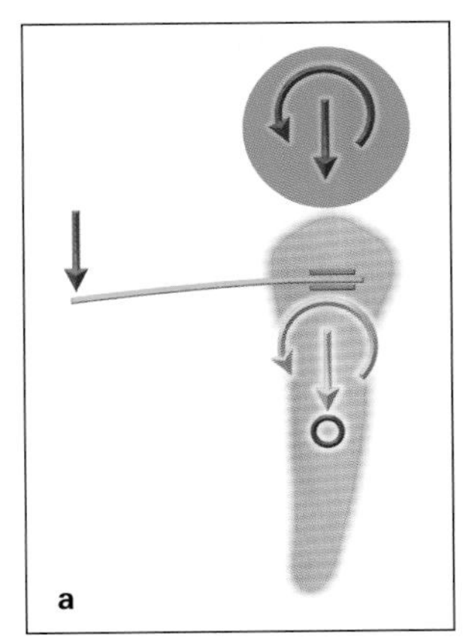

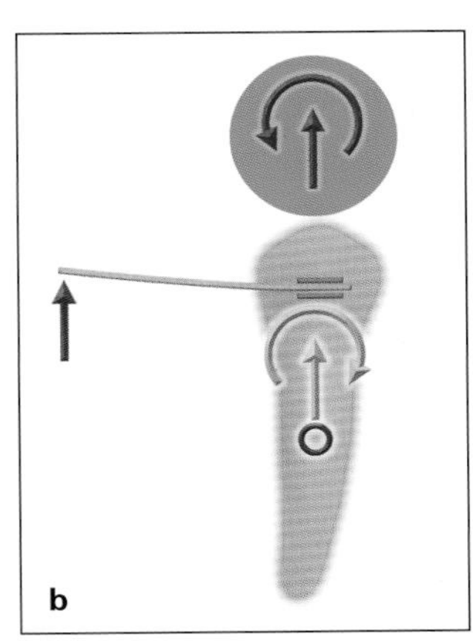

图14-39 （a）诊断一致性的悬臂梁试验。下颌右侧尖牙的目标力系统显示在绿色圆中。在托槽中放置1个想象的远端杆或弓丝，并指出力（红色箭头）。在阻抗中心处替换的等效力系统（黄色箭头）显示了作用在正确方向的力和力矩；因此，从后牙到尖牙上的弓丝与尖牙上的是一致的。（b）如果我们想伸长尖牙，同时保持相同的力矩方向（绿色圆），就会出现不一致，因为杠杆末端红色力产生的力的方向是正确的，但力矩却是错误的。

圈来解决问题。有没有一种快速而简单的方法来判定不一致性呢？有。使用悬臂梁诊断试验。

图14-39a显示1颗下颌右侧尖牙，需要1个压低力和1个能将牙冠从邻牙向远中移动的力矩。我们的目标力系统如绿色圆所示。在托槽中放置1个假想的远端杆或弓丝。将力（红色箭头）指向所需的方向，然后检查托槽或阻抗中心（黄色箭头）处力矩的方向。在图14-39a中，力和力矩的作用方向都是正确的（绿色圆中红色箭头和黄色箭头重合）。从后牙到尖牙的弓丝与尖牙的是一致的。但如果我们想伸长尖牙，同时保持相同方向的力矩（图14-39b绿色圆中红色箭头），会发生什么呢？杠杆末端红色的力指向殆方。力的方向是正确的，但力矩是不正确的，将会使尖牙向近中倾斜；因此，存在不一致。

让我们思考一下解决高位并向近中倾斜的中切牙的最好的方法（图14-40a）。假设使用连续弓丝。左侧中切牙的力系统受相邻牙齿的影响；因此，有必要将2个力系统做比较：右侧中切牙与左侧中切牙（图14-40b），左侧中切牙与左侧侧切牙（图14-40c）。现在从两颗牙齿的分析过渡到3个托槽的分析。托槽的放大图如图14-40d和e所示，绿色圆中箭头为所需要的力系统。错位中切牙的右侧为第Ⅱ类几何构型（图14-40d），左侧为第Ⅲ类几何构型（图14-40e）。左侧中切牙的力和力矩与右中切牙的一致（图14-40d）。但是，左侧侧切牙的受力系统却是不一致的。其力是正确的，但力矩的方向是错误的。换句话说，在错位的切牙左边的弓丝没有多大的帮助。改善力系统的1个解决方案是截断弓丝（图14-40f和g）。图14-40f是一致的，力和力矩的方向都是正确的，图14-40g是不一致的。因此，图14-40f所示的是正确的弓丝截断方式。

图14-41的殆面观显示了类似的几何构型。第二前磨牙颊侧萌出，并向近中旋转。在第二前磨牙远中截断弓丝可以产生第Ⅱ类力系统，效率更高（图14-41a）。来自前磨牙远中的弓丝产生不一致的舌向力和顺时针的力矩（图14-41b）。

第二磨牙向近中旋转，然后颊向移位是很常见的。在图14-42中第一磨牙和第二磨牙（第一磨牙的位置是正确的）显然是第Ⅱ类几何构型。所需的力系统如图中的绿色圆所示（图14-42a）。力系统是不一致的；力的方向是正确的，但不一致的力矩使第二磨牙向近中旋转。一种解决方法是去除第二磨牙的颊面管，只从颊侧的弓丝施加舌向力（图14-42b）。旋转所需的力矩（绿色圆）由牙弓内侧的橡皮圈产生（图14-42c）；因此，使用了两种机制来避免其不一致性。第一磨牙可采用舌弓进行控制，有效防止反向力系统的副作用。

图14-43中是另一个不一致问题的例子。利用包括竖直辅弓在内的2根弓丝，而不是1根来解决。竖直辅弓产生所需的竖直力矩，但没有显示垂直向的伸长力（图14-43a）。怎样才能消除这种不一致性呢？一种方法是将弓丝的远端放置在磨牙颊面管的

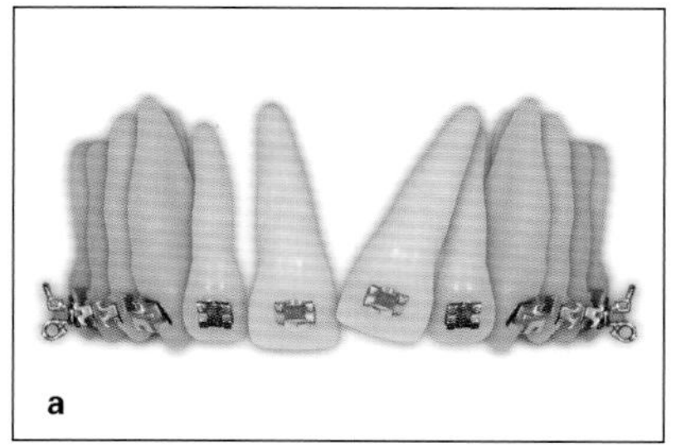
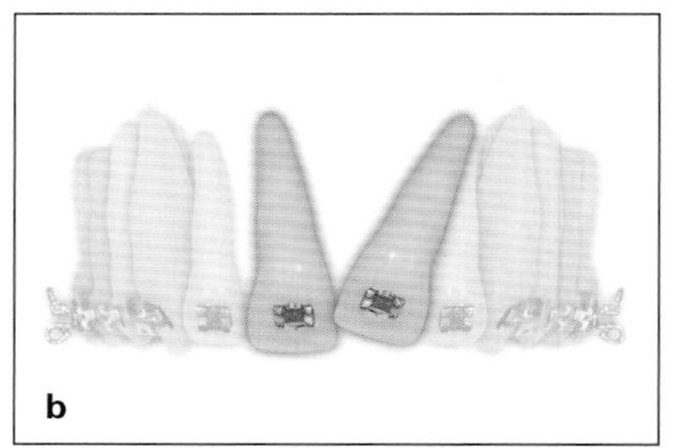
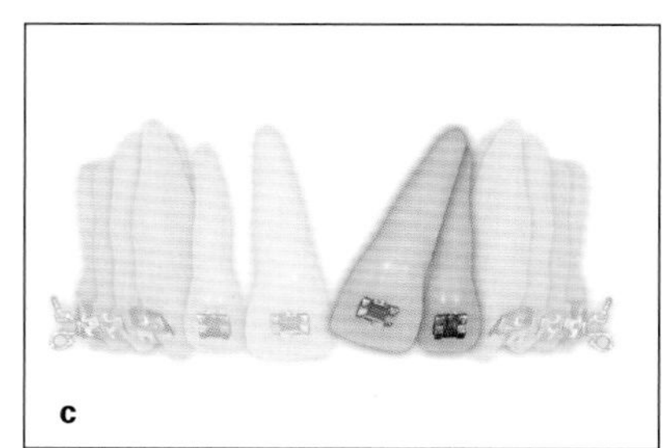
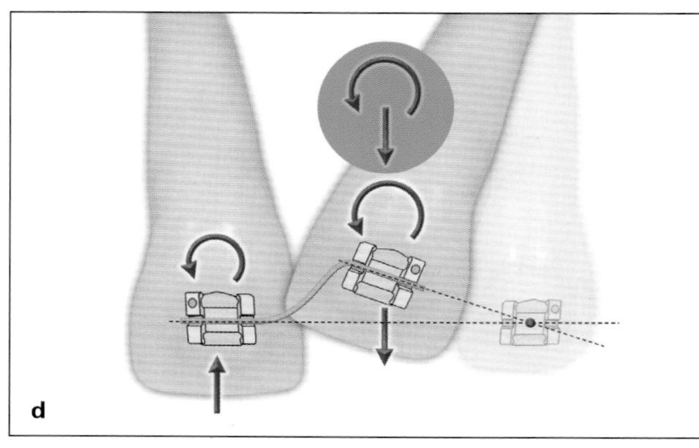
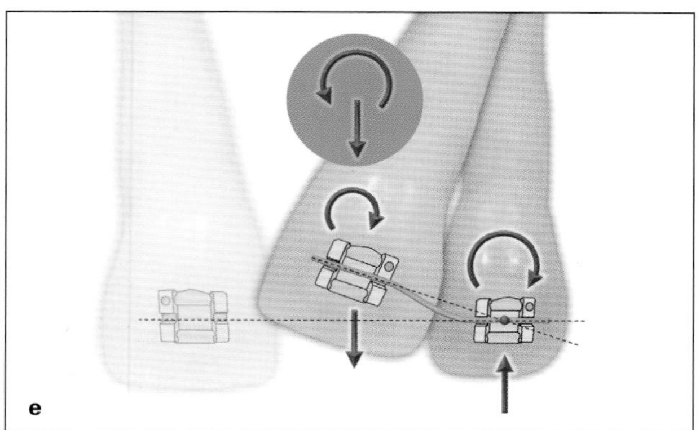
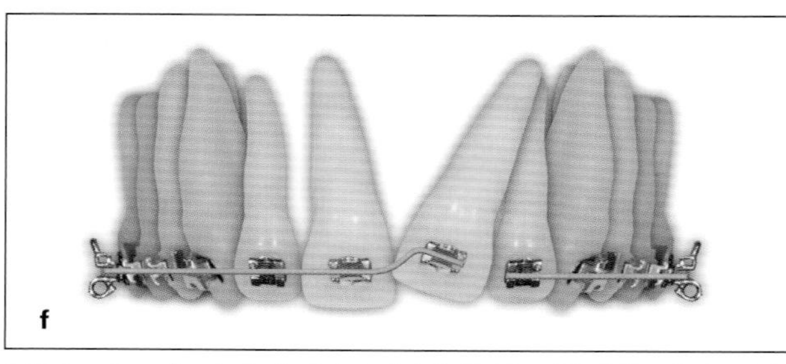
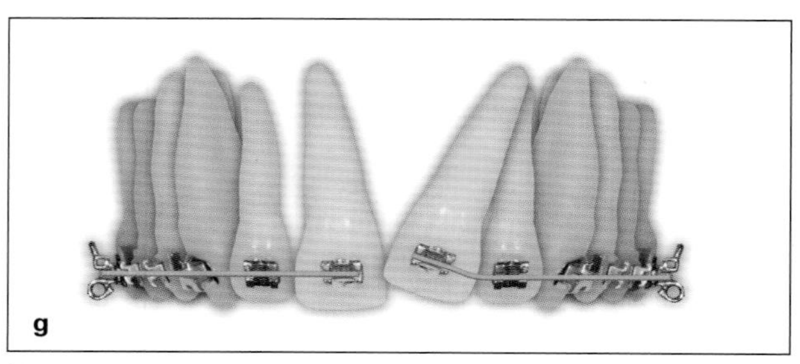

图14-40 （a）高位中切牙近中倾斜。需要将2个力系统做比较：（b）右侧中切牙与左侧中切牙；（c）左侧中切牙与左侧侧切牙。（d和e）放大的视图，绿色圆显示系统所需的力，红色箭头是直丝产生的力系统。（d）错位中切牙的右侧为力系统一致的第Ⅱ类几何构型。（e）中切牙的左侧是力系统不一致的第Ⅲ类几何构型。（f）为了使力系统一致，在左侧中切牙的远中截断弓丝。（g）同时在左侧中切牙的近中截断，使力系统不一致。

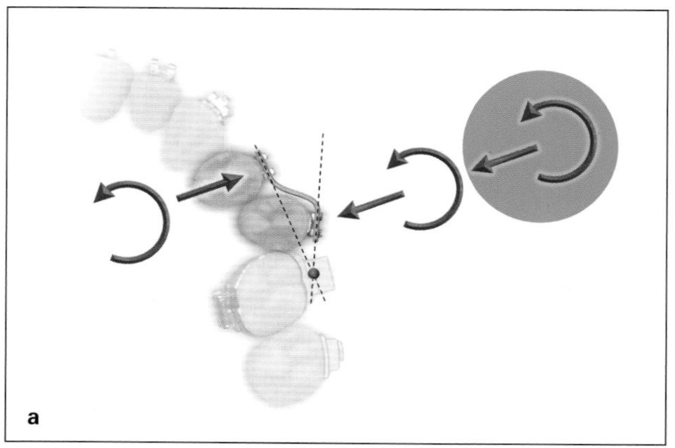
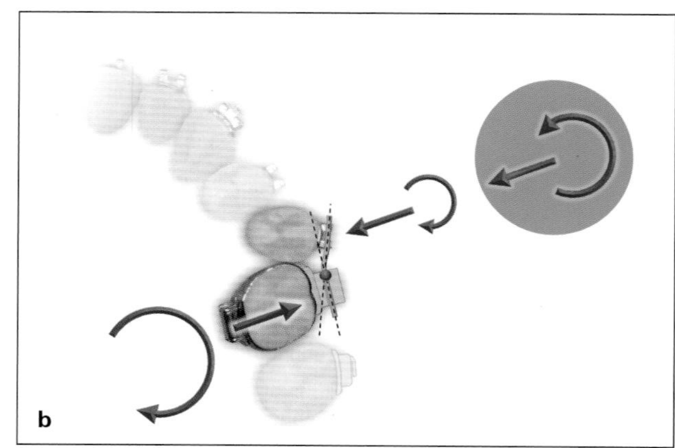

图14-41 （a）第二前磨牙颊侧萌出，并向近中旋转。在第二前磨牙远中截断弓丝可以产生第Ⅱ类力系统，效率更高。（b）来自前磨牙远中的弓丝产生舌向力和顺时针的力矩，是不一致的第Ⅲ类几何构型。

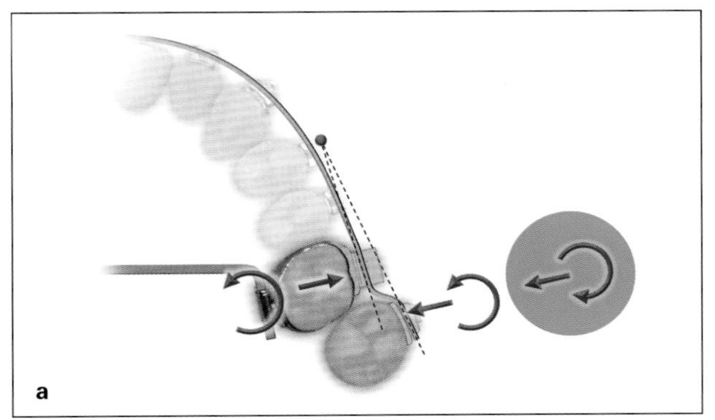

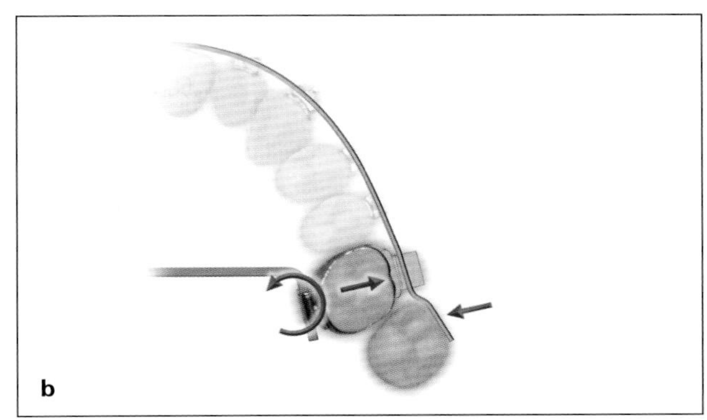

图14-42 第一磨牙和第二磨牙之间为第Ⅱ类几何构型。（a）所需的力系统显示在绿色圆内；这个力系统是不一致的。（b）一种解决办法是把第二磨牙上的颊面管拿掉。（c）旋转所需的力矩（红色弧形箭头）是由牙弓内侧的橡皮圈产生的。

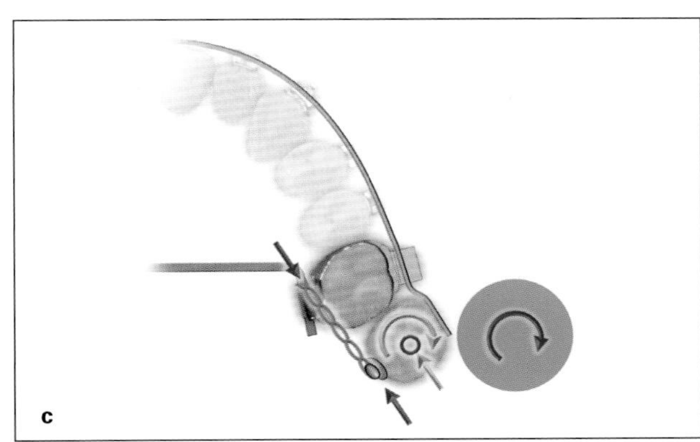

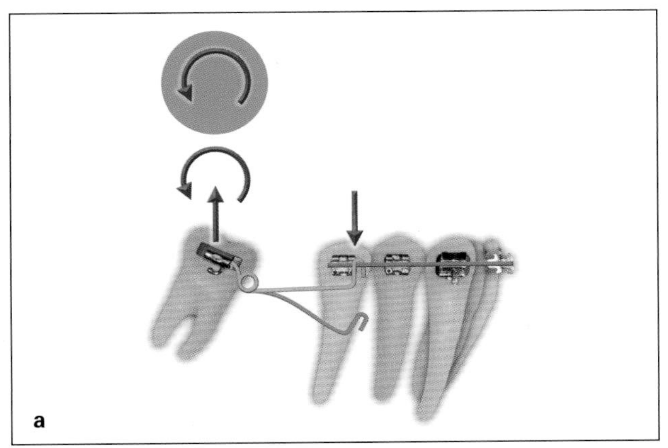

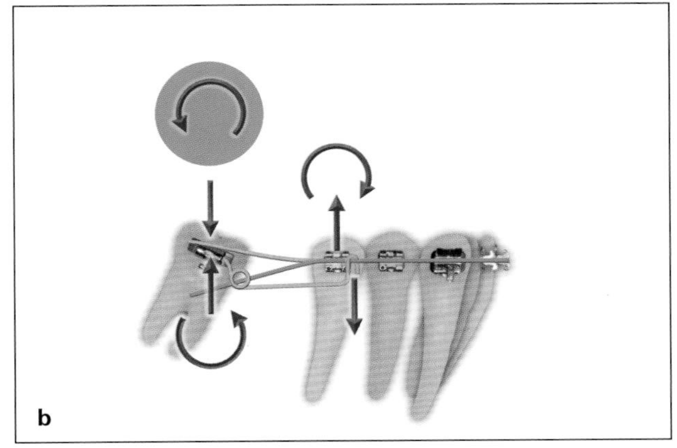

图14-43 （a）竖直辅弓产生所需的竖直力矩，但没有显示垂直向的伸长力。（b）弓丝的远端放置在磨牙颊面管的顶部，这样可以传递压低力。

顶部，这样可以传递压低力（图14-43b）。2根弓丝可以将不需要的垂直力相互抵消。

如图14-44a所示，第二前磨牙需要1个压低力和顺时针方向的力矩（绿色圆中红色箭头）。1根直弓丝是不一致性的，因为第Ⅱ类几何构型会产生1个逆时针的力矩（图14-44b）。通常在弓丝中弯制圈曲以降低F/Δ比并增加作用范围。设计特殊圈曲的一个更重要的原因是为了改变力系统（例如，使一致性成为可能）。匝型曲如图14-45所示。通过在前磨牙托槽近中放置足够长的弓丝（图14-45a），可以产生一致的力系统，使牙齿压低，根向远中移动。换句话说，它可以维持第Ⅴ类力系统，这对于前面所述的利用直丝连接相邻的托槽是不可能实现的。6种构型的规则并不适用于圈曲，因为这6种力系统是基

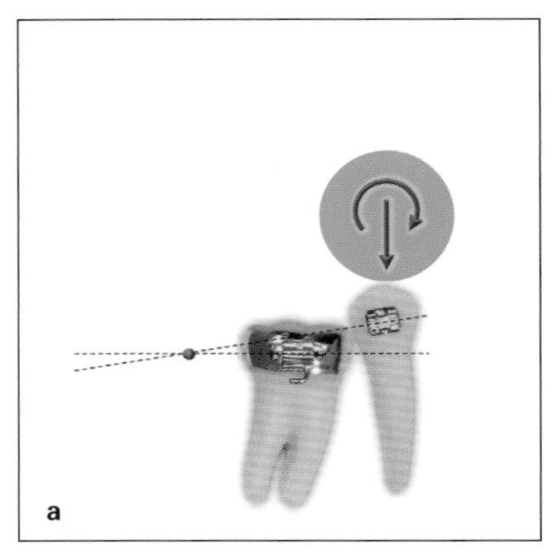

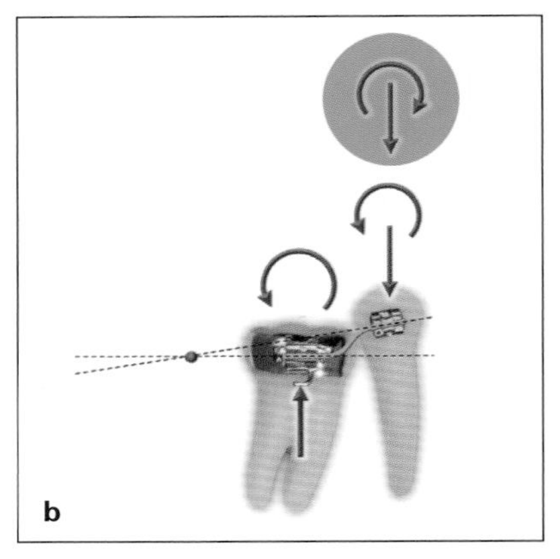

图14-44 (a)第二前磨牙需要1个压低力和力矩(绿色圆)。(b)直丝是不一致性的，因为第Ⅱ类几何构型会产生1个逆时针的力矩。

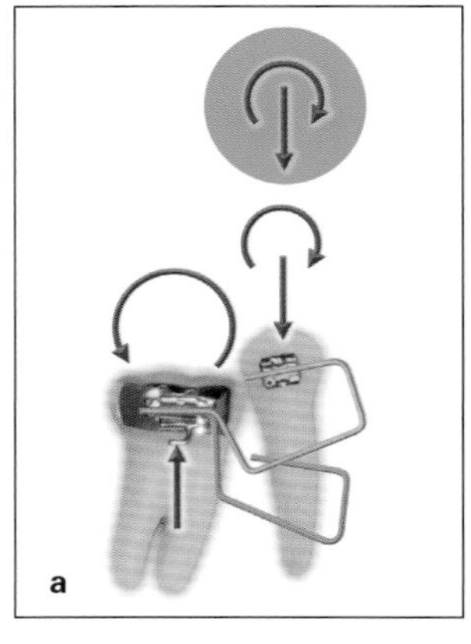

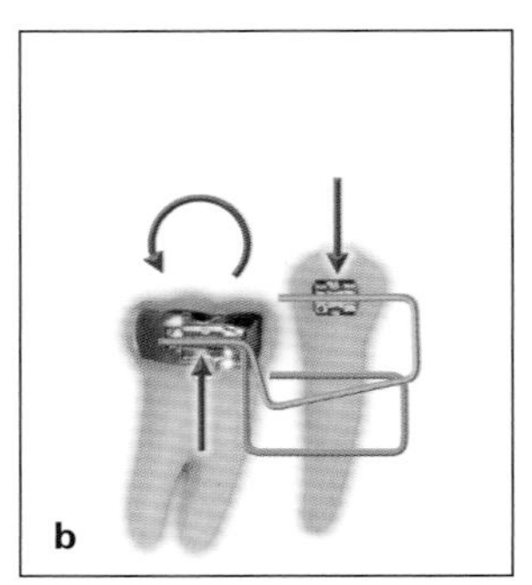

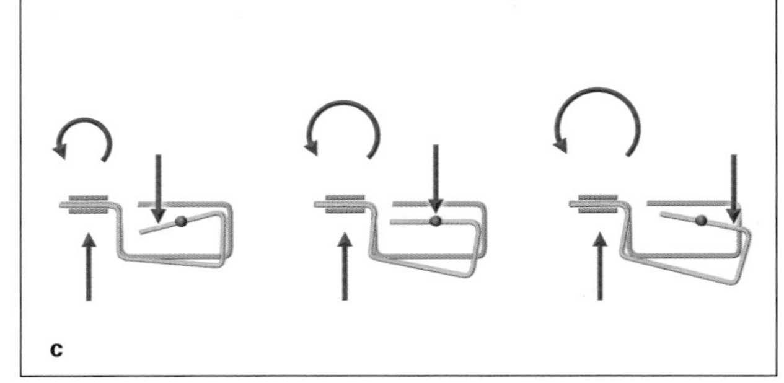

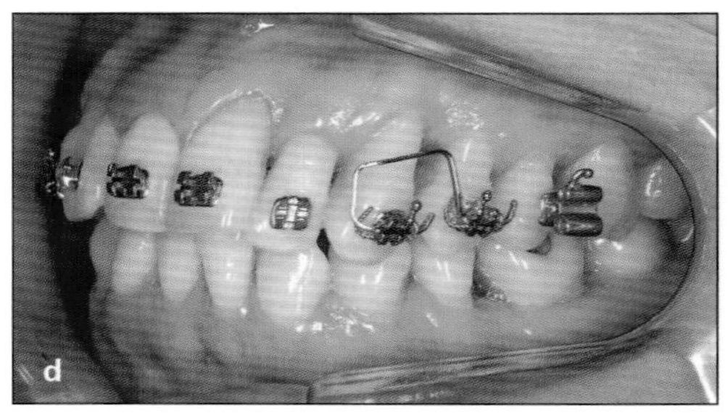

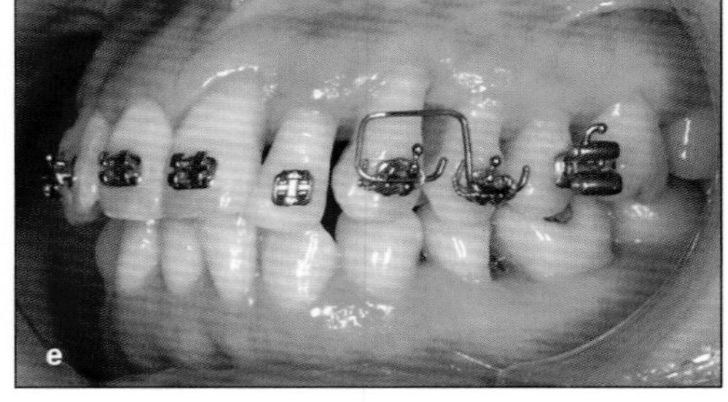

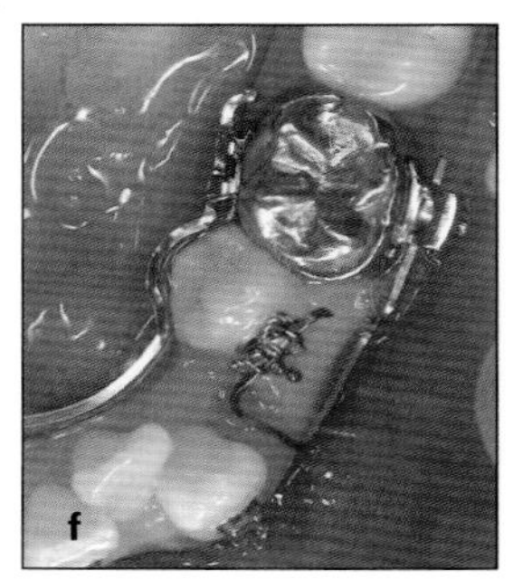

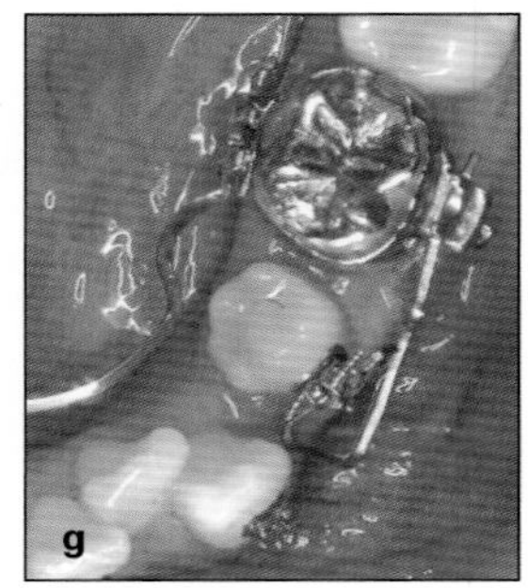

图14-45 (a)圈曲可以使一致性成为可能。(b)当前磨牙近远中弓丝分布合理时，如果前臂与托槽平行，弓丝在其近远中只产生力而没有力矩。(c)这种独特的匝型曲设计有1个离解点，在那里只产生1个力(红点)。(d和e)第Ⅳ类力系统在失活期间连续传递力。(f和g)离解点存在于三维空间中。

于几乎没有形变的直丝的假设。

弓丝的曲率也会带来不同的影响。一些文献已应用6种构型来解释各种圈曲或舌弓的受力系统；然而，这是对6种构型错误的应用。例如匝型曲，当前磨牙近远中弓丝分布合理时，如果前臂与托槽平行，弓丝在其近远中只产生力而没有力矩（图14-45b）。这种独特的矩型曲设计有1个离解点，在那里只有1个力产生（图14-45c中红点）。它的确

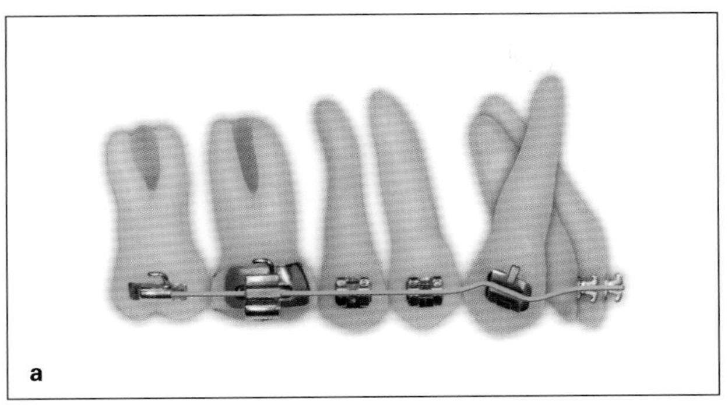

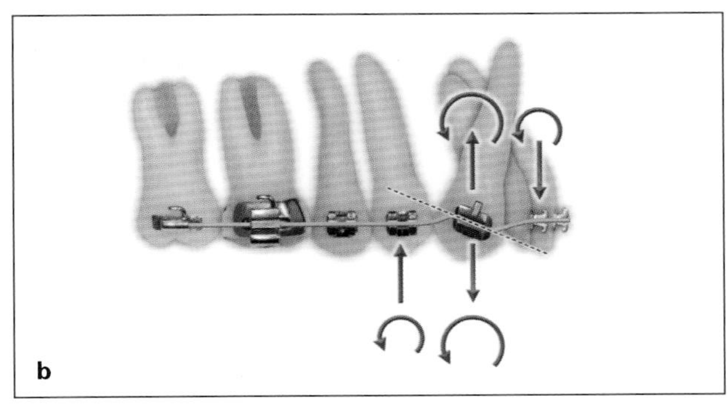

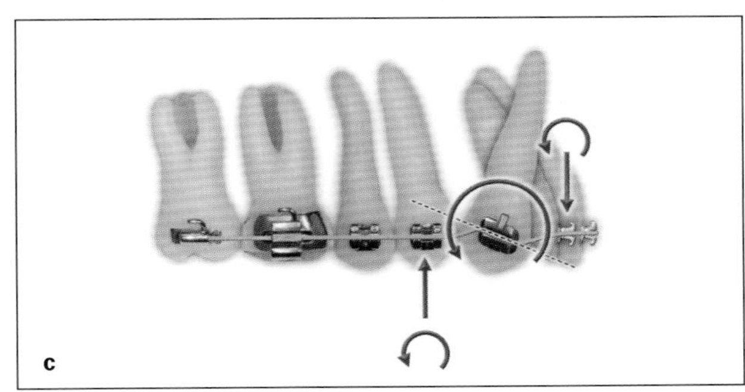

图14-46 （a）患者尖牙轴倾度差，根向近中倾斜，放置完整的弓丝。（b）侧切牙与尖牙之间为第Ⅲ类几何构型，尖牙与前磨牙之间的几何构型也为第Ⅲ类。（c）力系统的合力。

切位置取决于曲的构型。建议设计1个圈曲，并通过简单的实验找到1个可以平行激活的点（图14-45c）。在失活期间，第Ⅳ类几何构型的力系统可以连续地传递力（图14-45d和e）。这个离散点不仅存在于𬌗龈方向的激活中，也存在于颊舌向的激活中，因此其在三维空间中都存在（图14-45f和g）。

3个托槽的片段弓

现在从2个托槽扩展到3个托槽的分析。患者表现为尖牙轴倾的问题，根向近中倾斜（图14-46a）。这可以在不拔牙的病例中观察到，也可以在拔牙病例的治疗过程中尖牙发生倾斜时观察到。我们通过一次选择两颗牙齿来分析力系统：侧切牙和尖牙，以及尖牙和第一前磨牙。为了简化讨论，将把尖牙和侧切牙看作是作用在一个平面上。侧切牙和尖牙之间为第Ⅲ类几何构型（图14-46b）。尖牙-前磨牙的几何构型也是第Ⅲ类（图14-46b）。假定托槽之间没有水平向的相互作用。为了便于讨论，我们做了一些简化的假定，因为我们只需要一般的力系统。现在把每个托槽上的力和力偶相加；每颗牙齿的总和如图14-46c所示。切牙伸长是主要的副作用，导致了深覆𬌗的加重。注意，虚线的尖牙槽沟轴位于切牙的𬌗方。尖牙受到1个大的力矩（连同远中力）将其根向远中移动。尖牙上的垂直力往往会相互抵消。

后段牙弓会发生什么呢？第一前磨牙的托槽会受到1个压低力和1个逆时针的力矩。因此，后牙段有近中倾斜的趋势，上颌牙弓形成1个反向Spee曲线。对3个托槽的几何构型的分析告诉我们，直丝会产生许多副作用（也称为“划船效应”；参见第13章）。把弓丝弯曲后，就不会产生副作用了吗？答案是否定的。但是，其几何构型可能会改变。副作用集中在邻牙，如第一前磨牙和侧切牙，因为柔软连续的弓丝不能有效地分散力来消除副作用。

矫正尖牙轴倾度的一种方法是制作1个尖牙边旁弓（图14-47a）。这种弓丝相对坚硬，可以使剩余的牙齿作为一个整体移动，从而提供良好的支抗。尖牙需要1个在阻抗中心上方的远中力来使其围绕

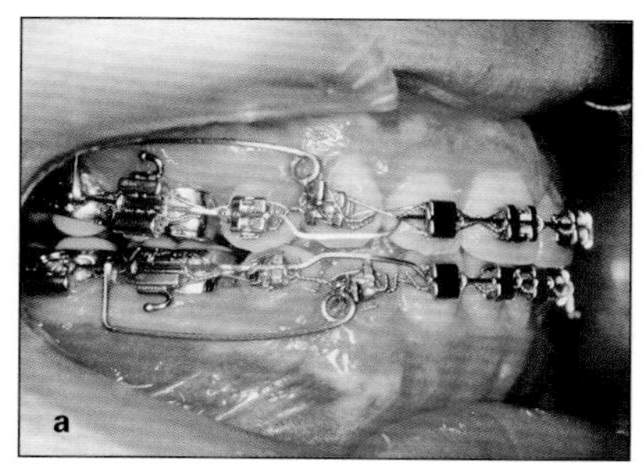

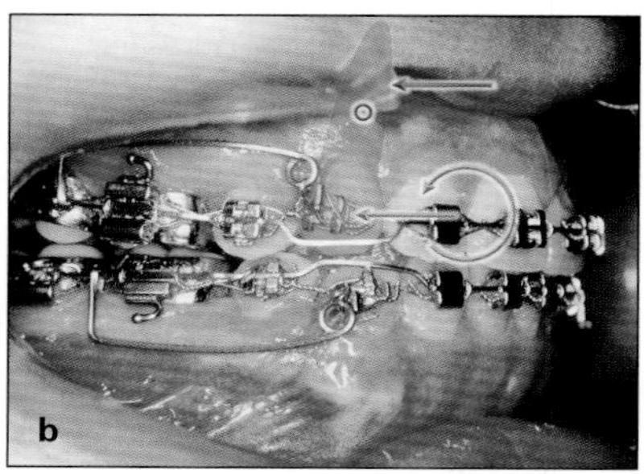

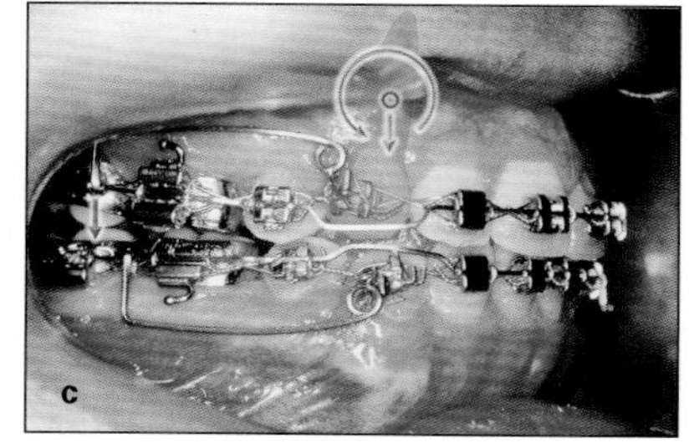

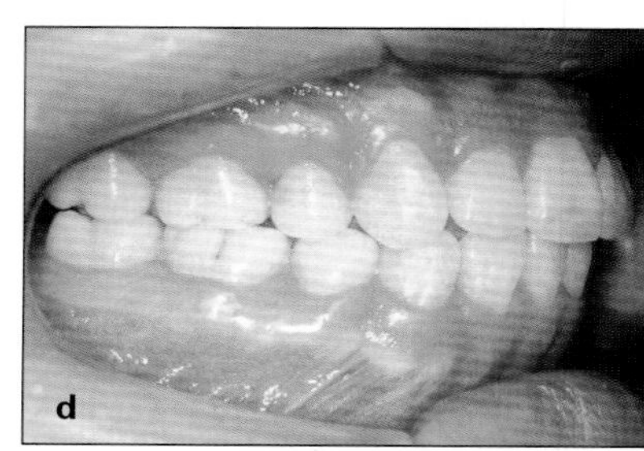

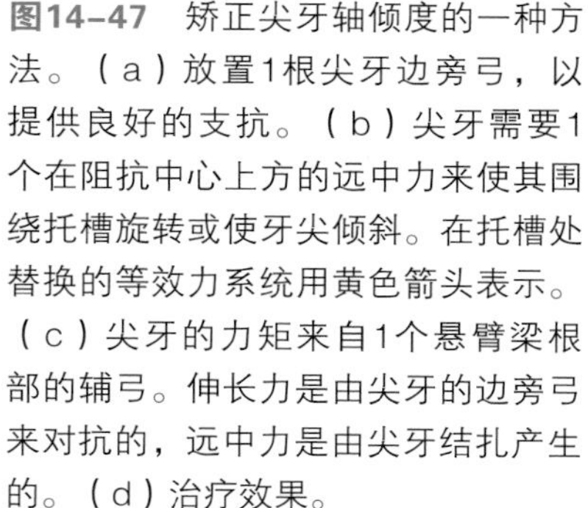

图14-47 矫正尖牙轴倾度的一种方法。（a）放置1根尖牙边旁弓，以提供良好的支抗。（b）尖牙需要1个在阻抗中心上方的远中力来使其围绕托槽旋转或使牙尖倾斜。在托槽处替换的等效力系统用黄色箭头表示。（c）尖牙的力矩来自1个悬臂梁根部的辅弓。伸长力是由尖牙的边旁弓来对抗的，远中力是由尖牙结扎产生的。（d）治疗效果。

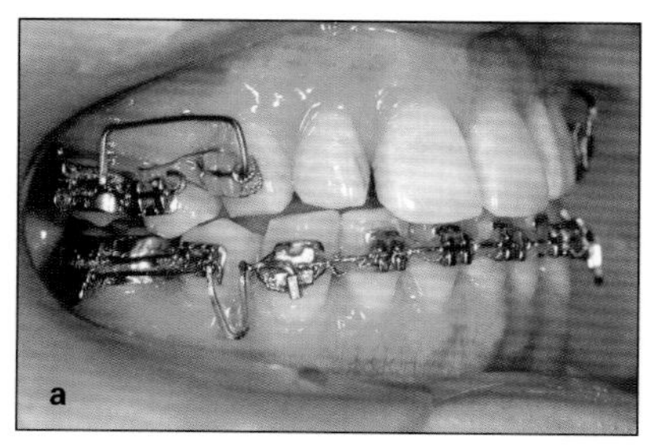

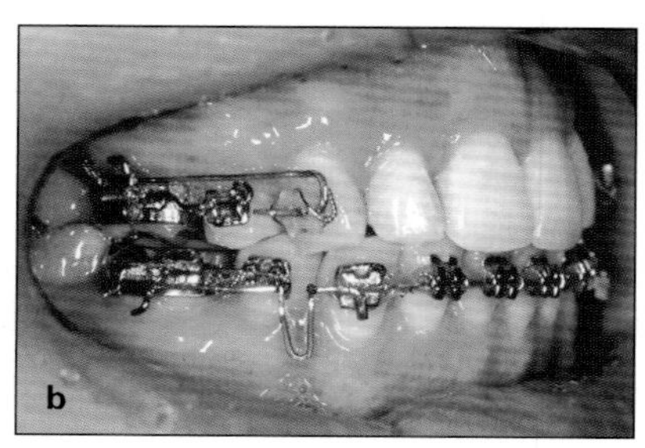

图14-48 （a和b）如果需要增加向下的伸长力，可以缩短辅弓的长度。

托槽旋转或使牙尖倾斜。在托槽处替换的等效力系统用黄色表示，具有远中力和逆时针的力矩（图14-47b）。尖牙的力矩来自悬臂梁根部的辅弓（图14-47c）。向下的力为尖牙的牙根移动产生正确的力矩方向。此外，远中力由边旁弓和尖牙处结扎而产生，以完成整个力系统。治疗结果如图14-47d所示。在这种情况下，向下的力是有利的，因为悬臂梁很长，力量很小。如果需要增加向下的伸长力，则可以缩短辅弓的长度（图14-48）。

如图14-49所示的是β-钛辅弓。由于这种辅弓有着游离端的悬臂梁，更易于校准。一般情况下，边旁弓应接触尖牙托槽的䢁方边缘，以防止尖牙的伸长。1个远离托槽大的䢁方边旁台阶，会使尖牙伸长，这对于尖牙没有完全萌出的情况是有利的。

图14-50a中患者似乎治疗起来比较简单，可能只需要几根排齐弓丝。但是，上颌左侧尖牙的牙根严重近中倾斜，需要矫正。1根弓丝可能会导致严重的深覆䢁（图14-50b）。在这个病例中，尖牙的倾斜度差异仅在左侧；排齐的副作用包括中线偏斜和䢁平面的偏斜。简而言之，如果排齐时不考虑力的作用，会使简单的病例变得复杂，并延长治疗时间。最初的排齐不包括左侧尖牙，在尖牙上没有粘接托槽。第二根上颌弓丝是1个边旁弓，用于矫正尖牙的倾斜（图14-50c）。最后放置结束的弓丝（图14-50d）。这样就避免了主要的副作用。

需要伸长到弓丝水平的高位尖牙，使用柔软的

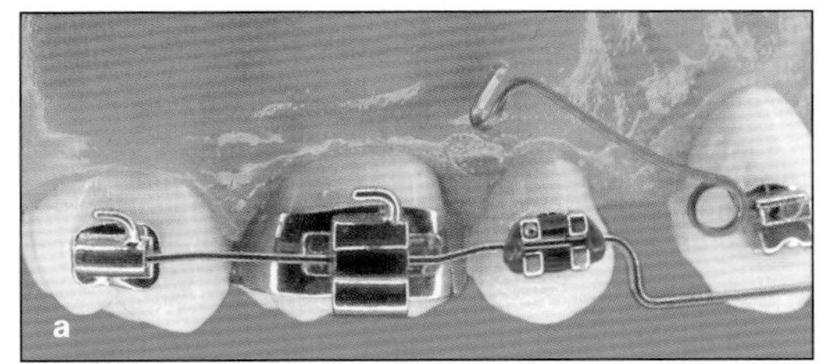
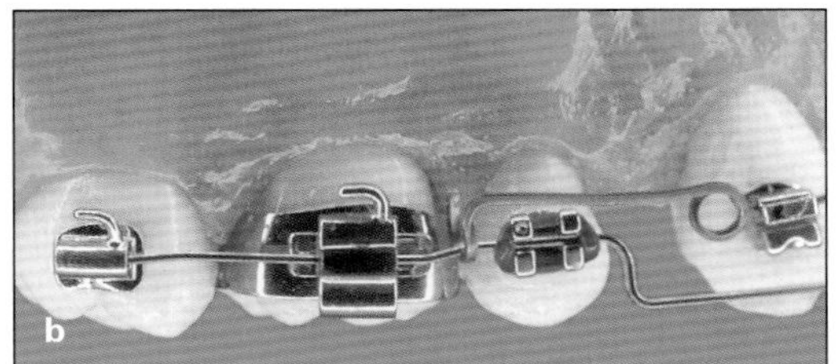

图14-49 （a和b）带有游离端的β-钛悬臂梁辅弓。边旁弓应接触尖牙托槽的殆方边缘，以防止尖牙的伸长。但是，如果尖牙需要伸长时，台阶要远离托槽。

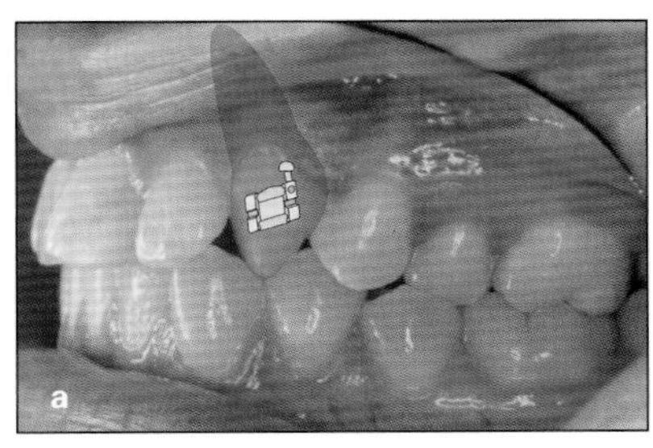
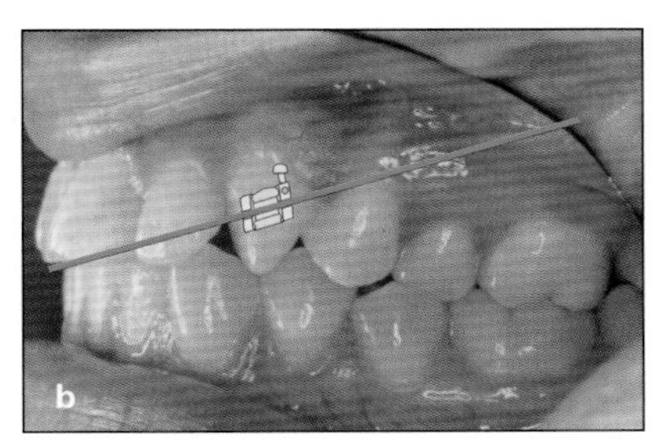
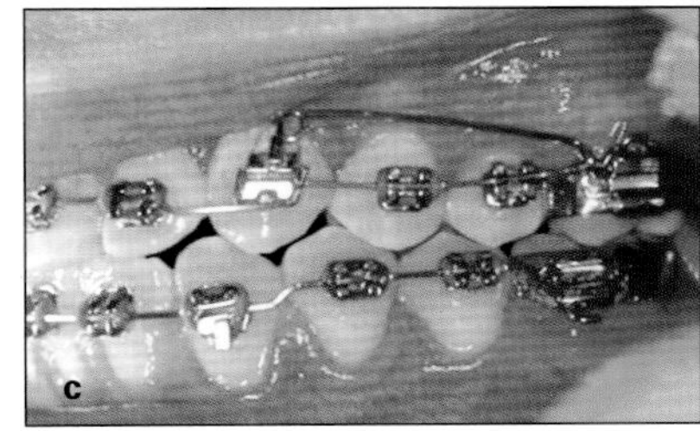
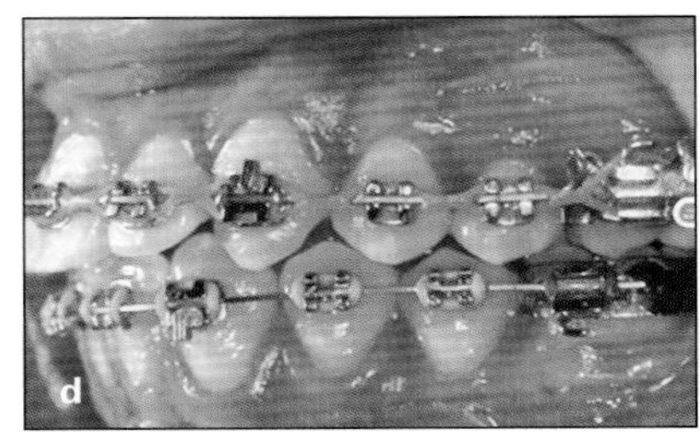

图14-50 （a）上颌左侧尖牙的牙根近中倾斜严重。（b）1根直丝可能会导致深覆殆。（c）放置1根上颌尖牙的边旁弓，并插入悬臂梁辅弓。（d）尖牙牙根矫正后的最终结束的弓丝。

弓丝会产生副作用，特别是对邻牙（图14-51a）。我们分析一下直丝插入3个托槽的情况。尖牙的力系统（图14-51b）是一致的，但在尖牙的两侧观察到第Ⅰ类几何构型。对切牙和第一前磨牙产生压入力。除非存在开殆，否则切牙上的压低力不会造成影响（图14-51b）。切牙阻抗中心处的力矩很小，并且由于切牙阻抗中心位于向上的垂直力远端，可以抵消作用在切牙上的顺时针力矩（图14-51c），因此轴倾度不会改变。另外，第一前磨牙的压低力和力矩会产生较大的逆时针方向前倾力矩，随着第一前磨牙的旋转和压低，整个后牙段也会随之发生旋转（图14-51d）。

图14-52为一名高位尖牙患者。放置1根直的镍钛弓丝；注意，当尖牙顺利伸长时，后牙可能会向近中倾斜（图14-52a和b）。图14-52c显示了所有后牙阻抗中心处估计的替换力和力矩的方向。力矩是非常大的。边旁弓对于矫正高位尖牙非常有效。图14-53所示为磨牙辅弓管的边旁弓伴随着颊面管的镍钛激活弓丝。镍钛弓丝最初只在中线附近结扎；它的力量可以通过结扎在前牙段更为远中的位置来增加。

另一种排齐尖牙的方法是采用边旁弓和磨牙辅弓管的悬臂梁辅弓相结合（图14-54）。1个带有圈曲并钩在尖牙（绿色结扎或O形环）的悬臂梁只能传

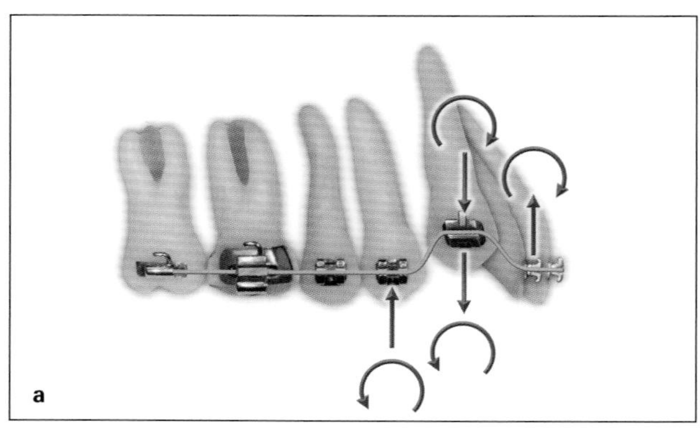

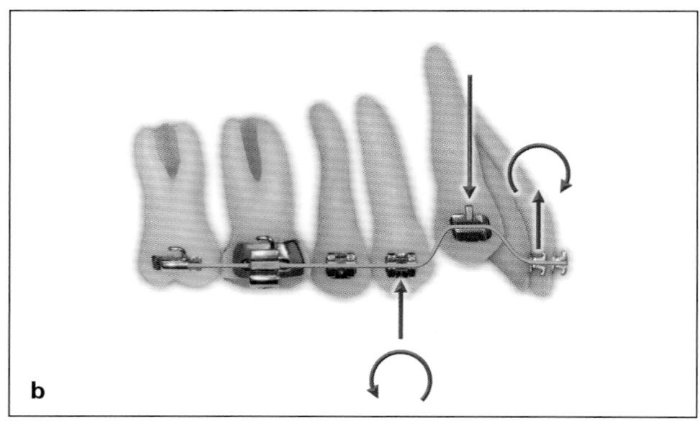

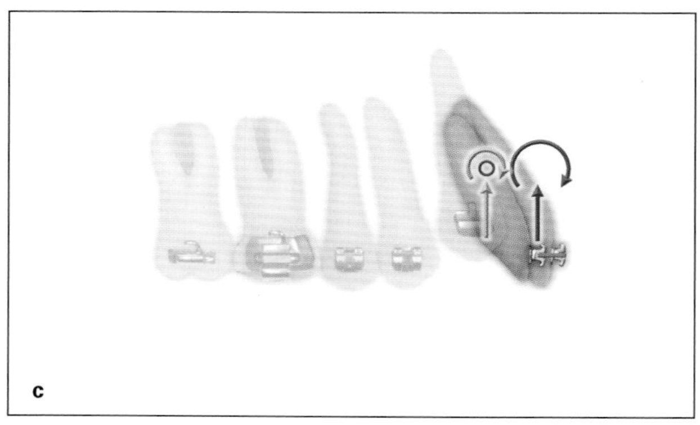

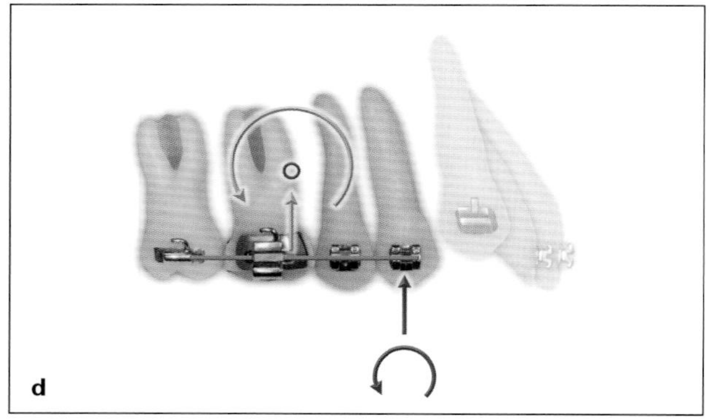

图14-51 1颗需要伸长的高位尖牙。（a）在尖牙的两侧观察到第Ⅰ类几何构型。（b）尖牙上的合力系统（红色箭头）是一致的，但1根柔软的弓丝会产生副作用，特别是对邻牙。（c）切牙阻抗中心处的力矩很小，轴倾度几乎不变。（d）另外，在第一前磨牙（黄色箭头）处的压低力和力矩产生较大的逆时针旋转，使后牙近中倾斜。

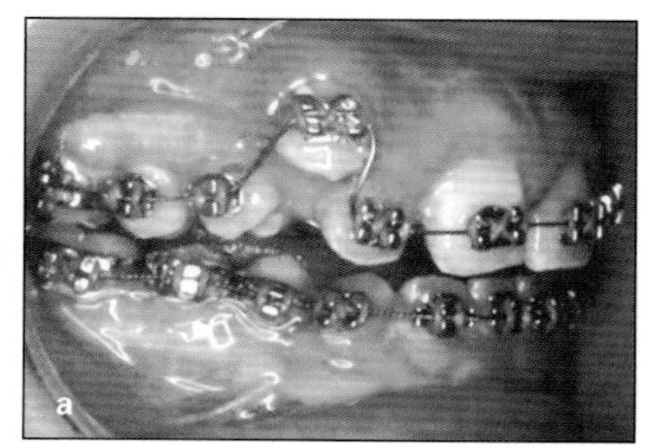

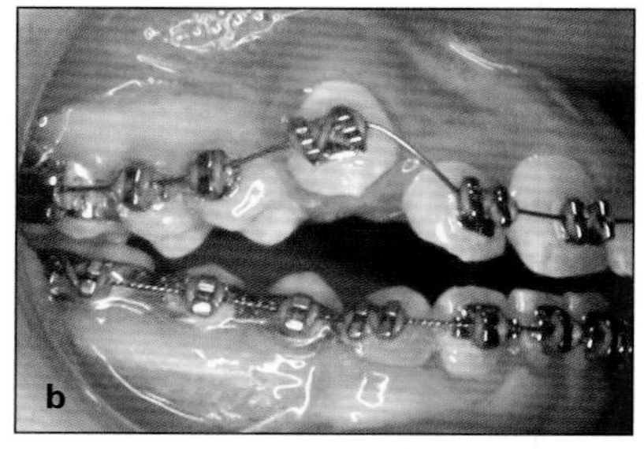

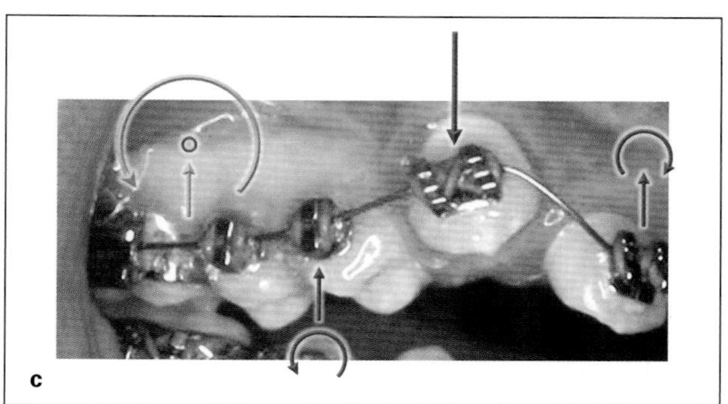

图14-52 （a）高位尖牙的患者，放置镍钛直丝。（b）尖牙伸长；然而，前磨牙和侧切牙可能向尖牙倾斜。（c）放大图显示所有后牙阻抗中心处预估的替代力和力矩，其中力矩非常大。

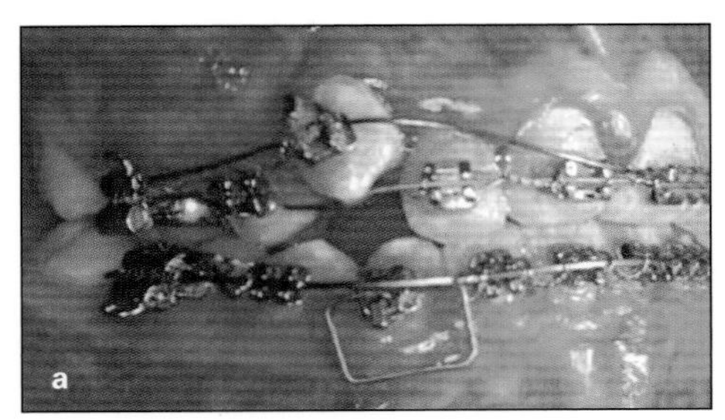

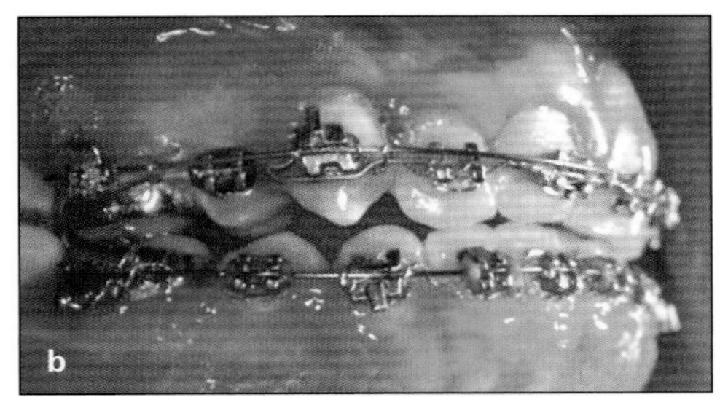

图14-53 （a和b）磨牙辅弓管的边旁弓伴随着颊面管的镍钛激活弓丝。

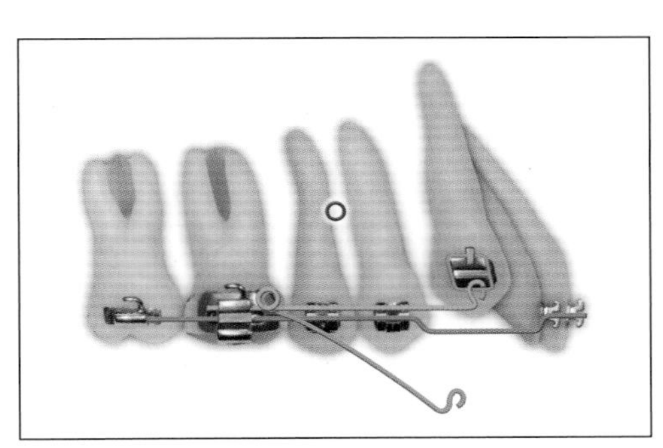

图14-54 边旁弓和悬臂梁辅弓的组合。1个带有圈曲并钩在尖牙上的悬臂梁（绿色结扎或O形环）只给尖牙施加1个力。

递1个力。最好不要把弓丝放在尖牙托槽中，因为可能会出现力矩。虽然边旁弓可以提供较强的支抗，但是尖牙的伸长力应该保持在较低的水平。较大的力可能会使主弓丝（边旁弓）发生弹性形变，从而导致邻牙倾斜，或者即使使用非常坚硬的边旁弓，整组支抗牙也可能产生逆时针旋转。

再看图14-2中的患者。侧切牙和中切牙托槽之间的几何构型是什么？2个托槽之间的受力系统是否有助于矫正倾斜的侧切牙？

在连续的弓丝中创造性地弯制曲

我们已经讨论了直丝如何在不整齐的托槽中产生作用，以及曲如何改变在整齐托槽中的力系统。现在我们学习如何在不整齐的托槽中创造性地在弓丝上弯制曲，以产生我们想要的特定力系统。

图14-55a中，下颌第二磨牙前倾。2个目标：开辟间隙、保持或关闭间隙，都需要1个逆时针的、后倾的力矩。在第二前磨牙和第二磨牙之间的托槽属于第Ⅲ类几何构型。由1根直丝所产生的力系统提供给第二磨牙方向正确的力矩；然而，作用在前牙段不需要的力矩，将会使其向缺牙区倾斜。此外，不需要的垂直力也会产生副作用。第二磨牙会伸长（图14-55b）。

第Ⅵ类是更好的力系统，可以提供大小相等、方向相反的力偶（图14-56a）。可以重新在第二前磨牙上定位托槽，使其形成第Ⅵ类几何构型（图14-56b）。有两种方法能产生第Ⅵ类几何构型：（1）使弓丝激活，然后在托槽之间的中心放置V型曲；（2）遵循虚拟托槽重新定位方法。

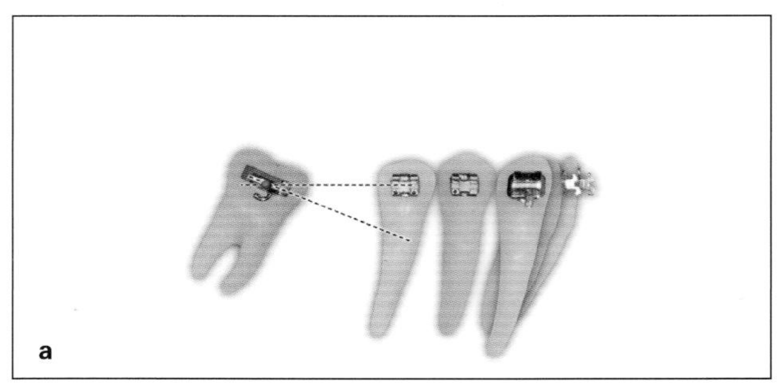

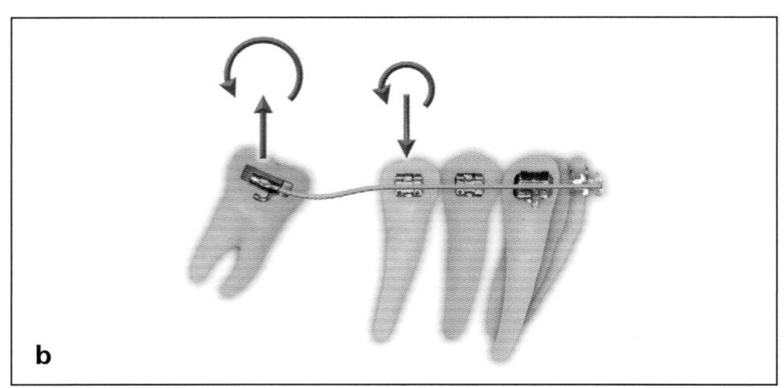

图14-55 （a）下颌第二磨牙前倾。第二前磨牙和第二磨牙托槽之间的关系是第Ⅲ类几何构型。（b）直丝所产生的力系统提供给第二磨牙正确方向的力矩；然而，前牙段上有不需要的力矩作用，使第二磨牙伸长。

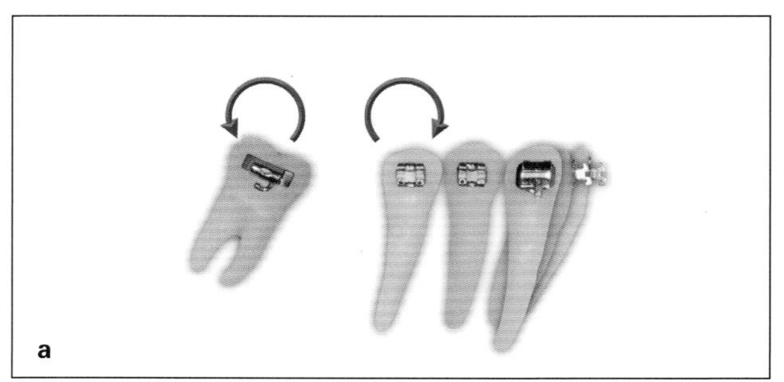

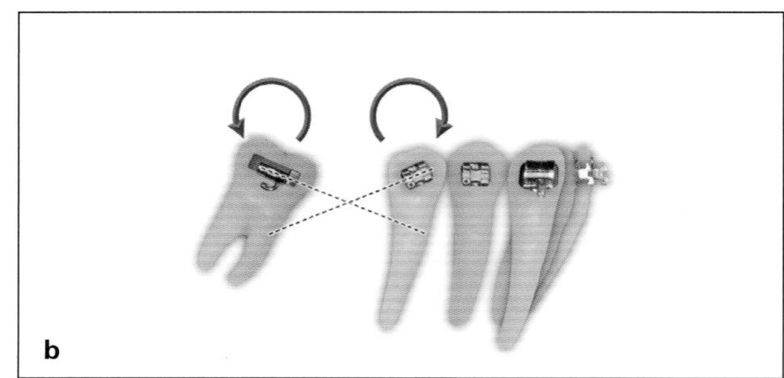

图14-56 （a）1个更好的力系统是通过第Ⅵ类力系统产生大小相等、方向相反的力偶。（b）可以重新在第二前磨牙上定位托槽，使其形成第Ⅵ类几何构型。

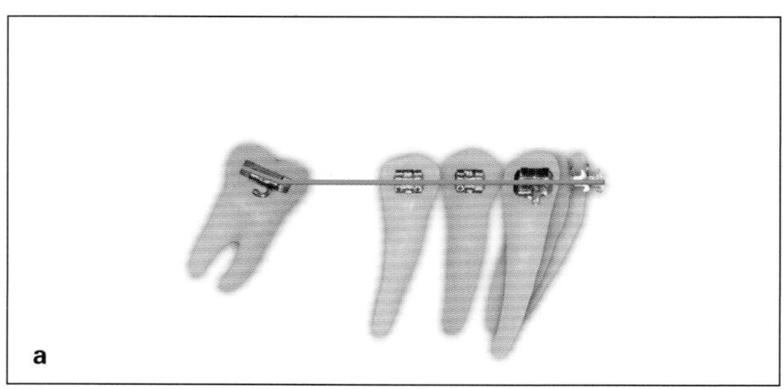

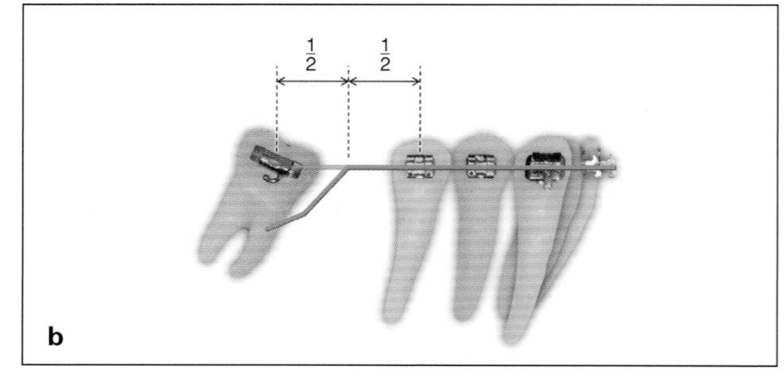

图14-57 从现有的几何构型转变为第Ⅵ类几何构型的第一种方法是放置1个V型曲。（a）首先让弓丝产生激活的形态。（b）然后在托槽中间放置V型曲。

在中间放置1个V型曲

柔软的弓丝可以激活插入错䯅畸形的托槽中（图14-57a）。然后在第二磨牙和第二前磨牙托槽的中间位置形成1个V型曲（图14-57b）。如果跨度足够长，可以形成1个曲（一段圆弧），而不是V型曲或截断的V型曲。与V型曲不同的是，这种曲并不依赖于精确的近中定位。

虚拟的托槽重新定位

这个方法等效于重新定位托槽角度的方法来创建第Ⅵ类几何构型，称为“‘虚拟的’托槽重新定位”。在这里，通常没有必要在二阶视图中使弓丝激活。1~2个V型曲紧靠着托槽，就像托槽被重新定位。弓丝被分别放置在磨牙和前磨牙托槽上，它们在2个托槽之间的中心相交（图14-58）。临床的操作如下。

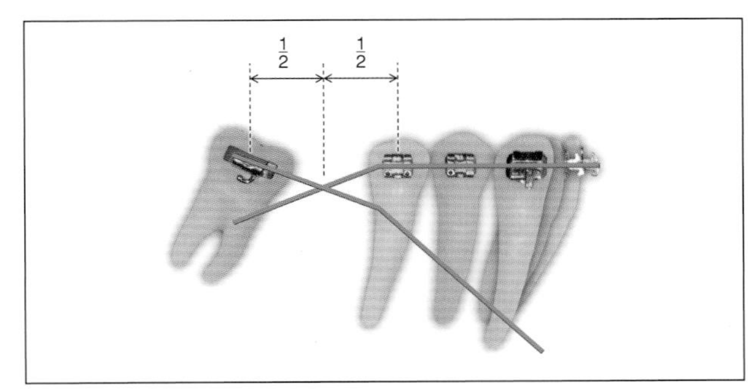

图14-58 第二种方法是虚拟的托槽重新定位。V型曲紧靠着托槽放置，就像托槽被重新定位。这样，如果弓丝被分别放置在磨牙和前磨牙托槽上，弓丝会在2个托槽之间的中心相交。

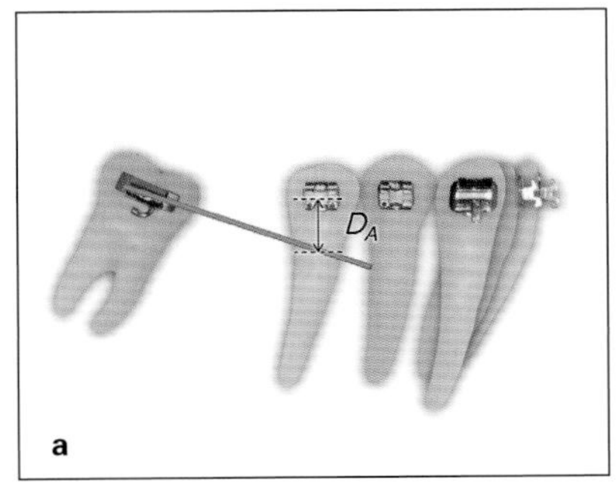

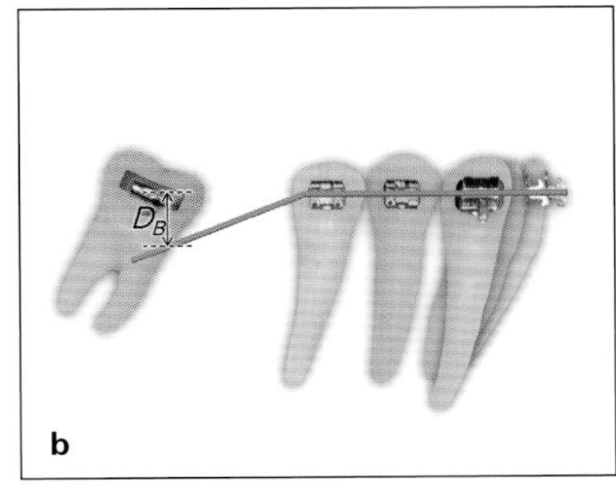

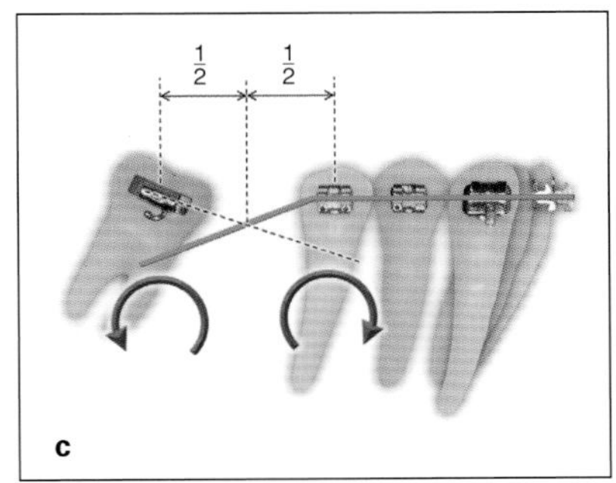

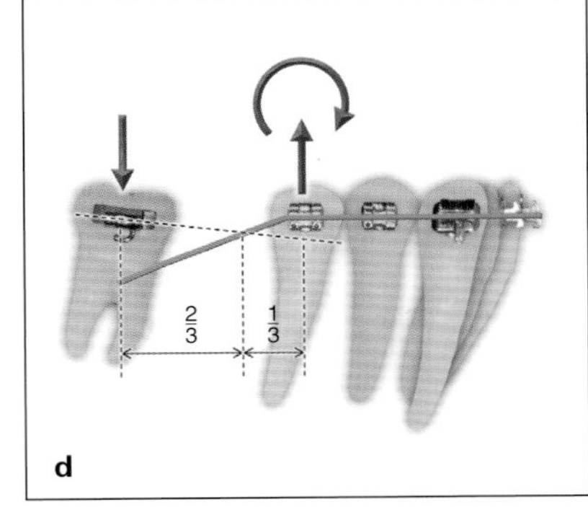

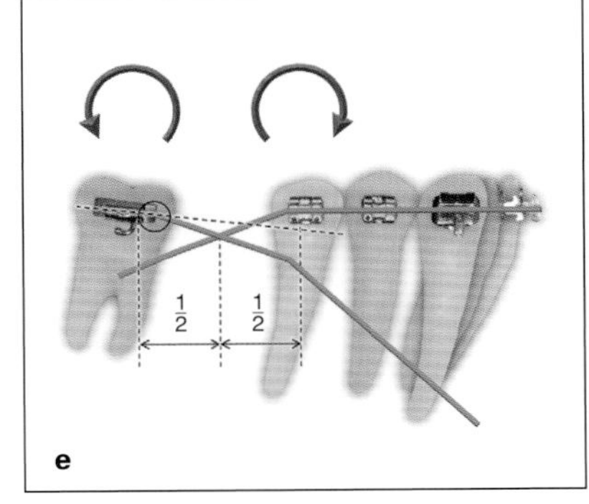

图14-59 虚拟托槽重新定位的临床步骤。（a）在磨牙颊面管中插入一小段弓丝，测量垂直位移（D_A）。（b）前磨牙托槽远中的曲，使得其与第二磨牙托槽产生相同的垂直位移（D_A=D_B）。（c）两臂在2个托槽的中心相交，产生第Ⅵ类几何构型。（d）随着磨牙倾斜度的改变，其几何构型改变为第Ⅳ类。（e）当第二磨牙需要更多的旋转时，有必要在磨牙近中间设置1个曲，以增加其与托槽间轴的夹角（黑色圆）。

在图14-59a中，一段短的弓丝（绿色）插入磨牙颊面管。第二磨牙颊面管与托槽间轴成一定角度；因此，如果角度足够，就没必要在颊面管的近中放置曲。从第二前磨牙托槽处开始测量垂直位移（D_A）。图14-59b中，前磨牙托槽的远中形成1个曲，与第二前磨牙的颊面管产生相同的垂直位移（D_B）。两臂会在2个托槽的中心相交，产生第Ⅵ类几何构型（图14-59c）。我们可以在前磨牙旁只设置1个曲，因为倾斜的磨牙可以提供足够的力矩。随着磨牙倾斜度的改变，弓丝不再于中心相交，其几何构型改变为第Ⅳ类（图14-59d）。由于第二磨牙需要更多的旋转，因此有必要在磨牙近中设置1个曲，以增加其与托槽间轴的夹角（图14-59e中黑色圆）。在相邻托槽中设置1个或2个曲进行精细调整。最好在托槽的中心设置曲，但这并不容易做到。虚拟的托槽重新定位代替了托槽的反复粘接，是一种近似的情况。

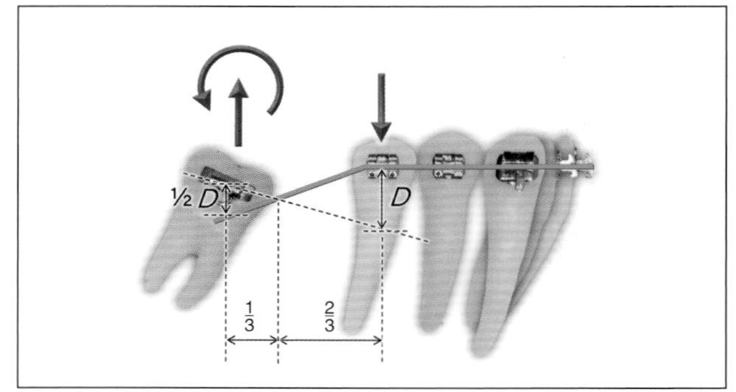

图14-60 磨牙倾斜并位于低位。解决方案是应用带有后倾力矩和伸长力的第Ⅳ类力系统。弓丝的后段在前磨牙托槽的远中弯曲，这样它就穿过了距托槽中心1/3距离的磨牙槽沟轴或垂直位移的一半（1/2*D*）。

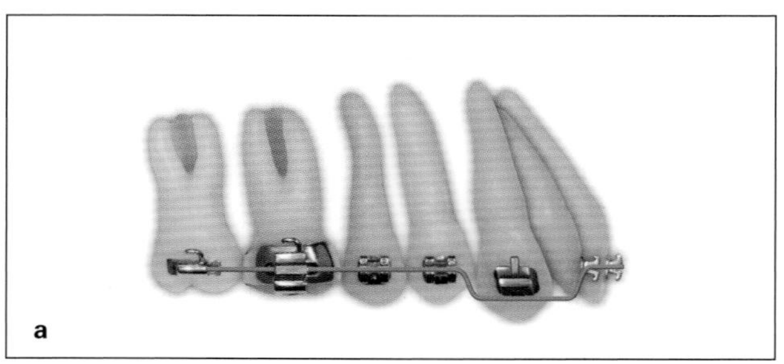

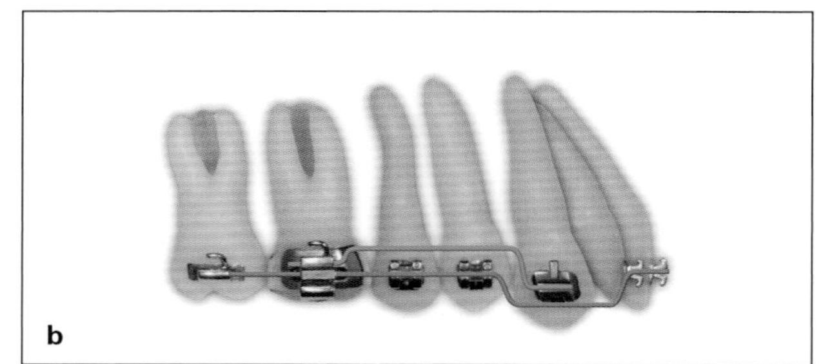

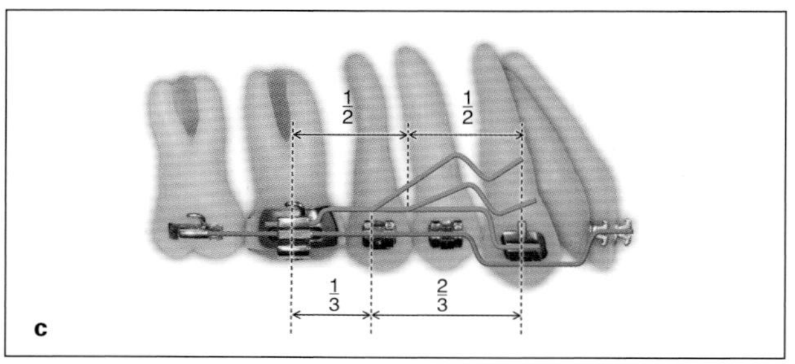

图14-61 需要压低的尖牙。（a）磨牙和尖牙托槽之间的弓丝托槽分类为第Ⅰ类。（b）首先，为了舒适，弓丝通常在靠近托槽的位置弯制小的曲。（c）其次，依据所需的力系统在弓丝上弯制1个V型曲。

虚拟的托槽重定位方法也适用于其他几何构型。如图14-60所示，磨牙倾斜并位于低位。比较好的解决方法是应用第Ⅳ类力系统。这样可以让磨牙直立并伸长。弓丝的后段在前磨牙托槽的远中弯曲，这样它就穿过了距托槽中心1/3距离的磨牙槽沟轴。

图14-61a中的尖牙需要压低。制作1个带有尖牙边旁弓的弓丝（灰线）；从第一磨牙的辅弓管到尖牙的大跨度弓丝用于尖牙的压低。如图14-54所示，尖牙可以通过1个有游离端的悬臂梁进行垂直移动；这可能是产生所需的预测单一力最好的解决方案。如果尖牙上有托槽，旋转尖牙和通过控制6°的余隙来改变托槽的宽度，不用1根直丝，而是将尖牙磨牙的构型改变为第Ⅳ类，那么此时尖牙上只有压低力。这个是通过弓丝在靠近托槽的位置弯制小的曲来实现的（图14-61b）。在弓丝上弯制1个V型曲；曲放置在距磨牙颊面管1/3的托槽间距处，形成第Ⅳ类几何构型（只有压低力的力系统）。距磨牙颊面管一半托槽间距的曲形成第Ⅵ类几何构型（图14-61c）。可以选择其他位置的V型曲，依据所需几何构型来改变力系统。

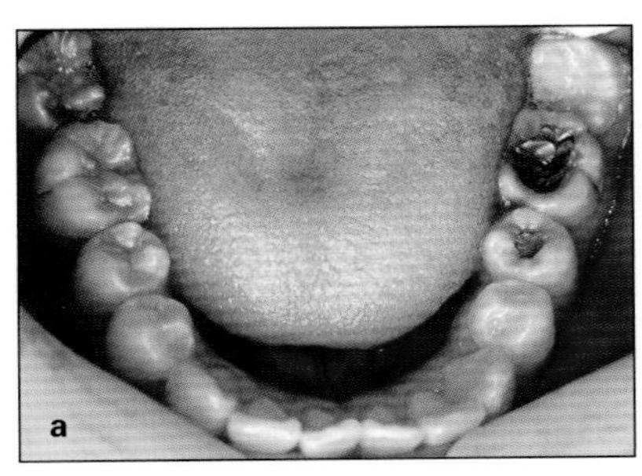
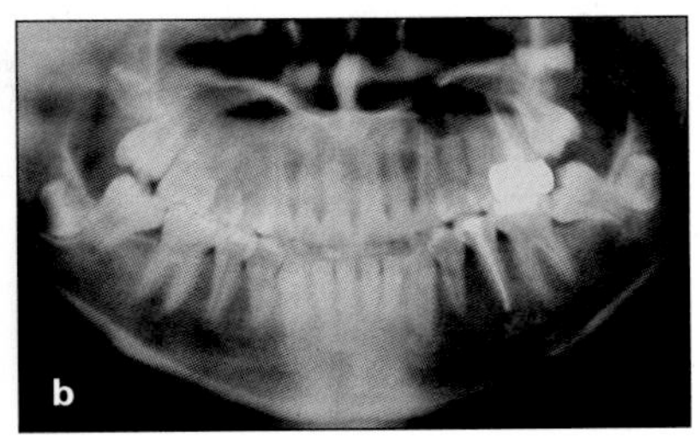
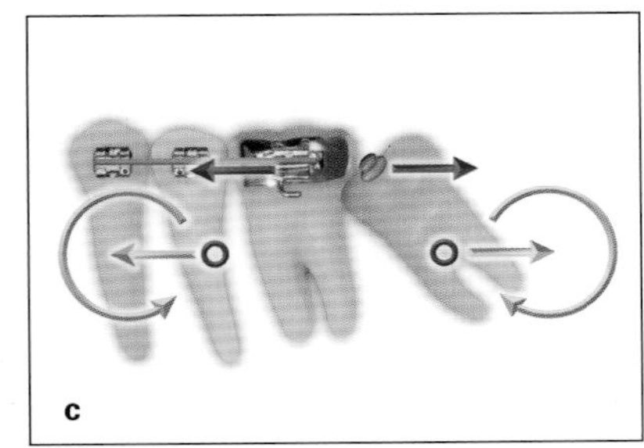
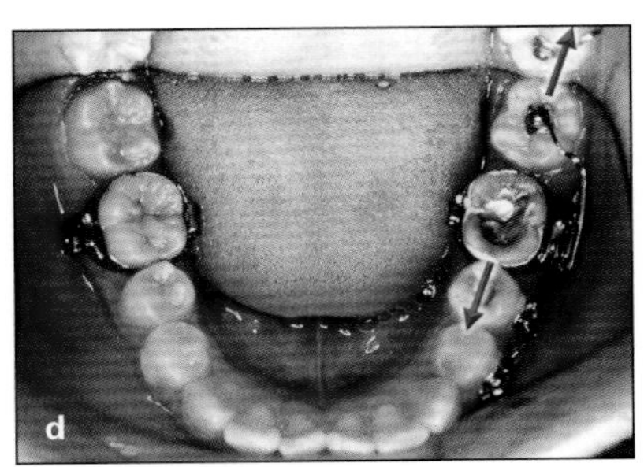
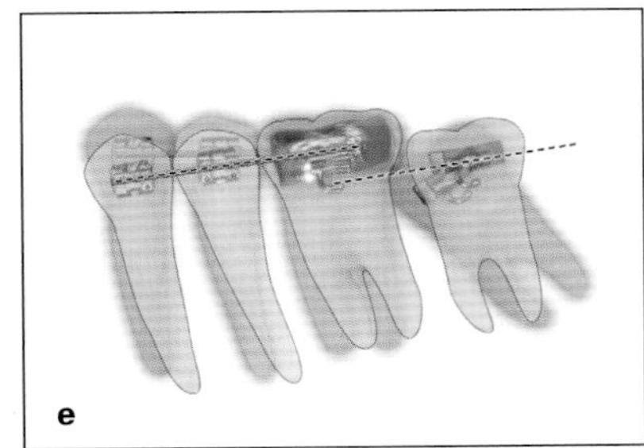
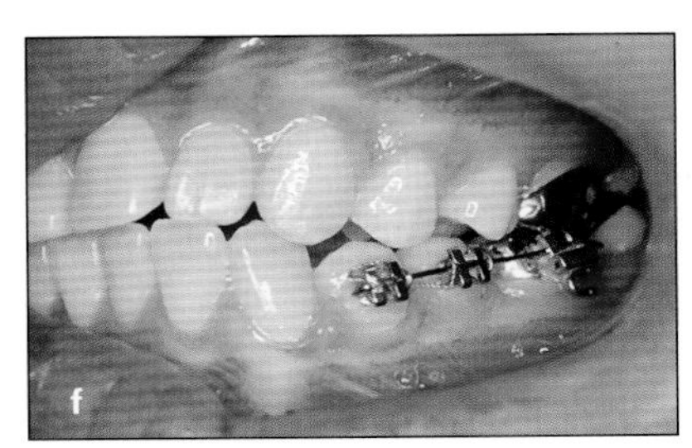
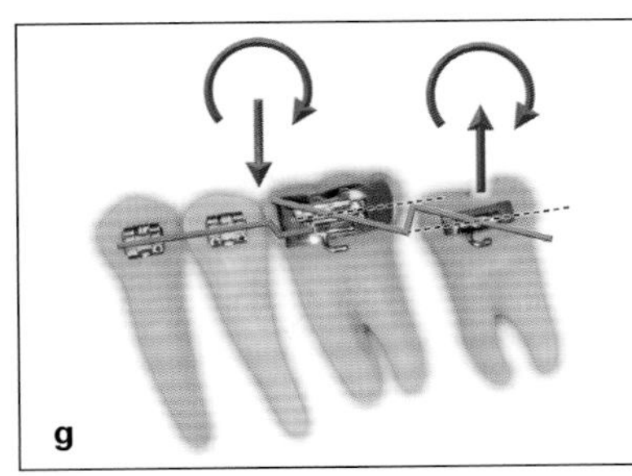
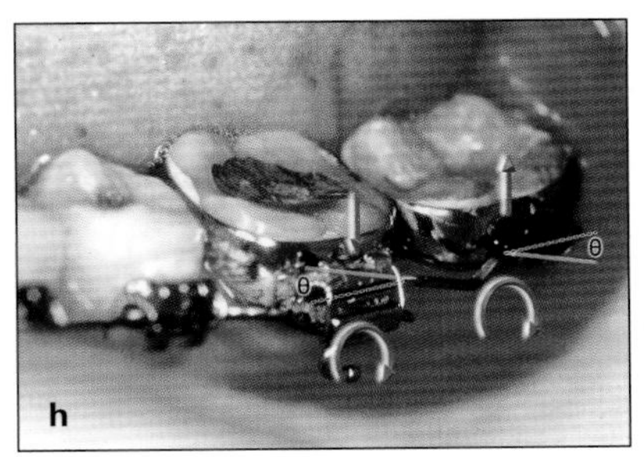
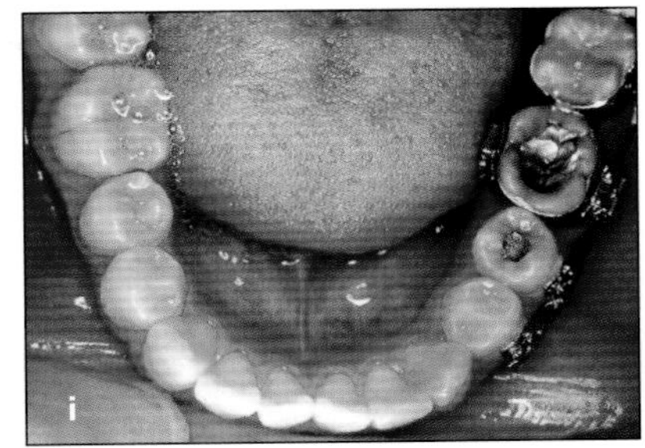
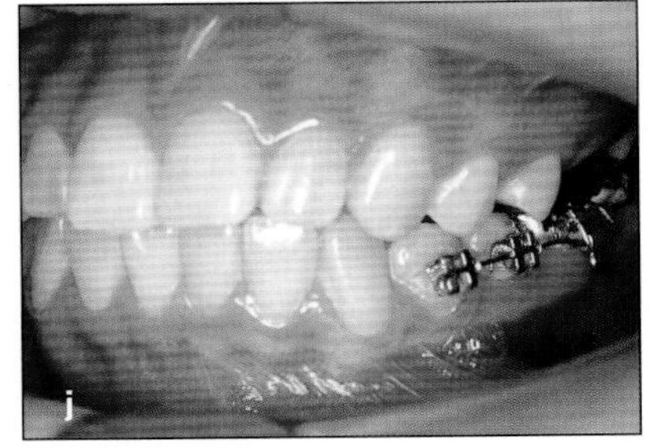

图14-62 第Ⅰ类几何构型的临床病例。（a和b）下颌左侧第二磨牙近中倾斜，部分阻生。由于只有部分萌出导致的临床牙冠短，使其难以粘接附件；因此，不能采用唇侧路径。（c）在牙冠上施加大小相等、方向相反的力，会使前段的支抗单位倾斜，而第二磨牙向相反的方向倾斜。（d）粘接舌侧扣可以在牙冠上产生1个单一力。（e和f）单一力作用后，槽沟关系变为第Ⅰ类关系。（g和h）增加1个Z型曲，以增加力和力矩的大小。（i和j）治疗后。前牙段也顺时针旋转（后倾）。

双托槽几何构型的临床应用

直丝的几何构型

如图14-62所示下颌左侧第二磨牙近中倾斜，部分阻生。由于只有部分萌出导致的临床牙冠短，使其难以粘接附件；因此，不能采用唇侧路径（图14-62a和b）。在牙冠水平上施加大小相等、方向相反的力，会使前段的支抗单位倾斜，而第二磨牙向相反的方向倾斜（图14-62c）。在牙冠的聆面粘接舌侧扣，可以确保在第二磨牙牙冠上只有1个单一的力作用（图14-62d）。为了降低F/Δ比，从第一磨牙近中延伸出辅弓至第二磨牙。在单个力作用后，槽沟的关系变成了第Ⅰ类（图14-62e和f）。

在新的几何构型中，第二磨牙和前段的支抗单元都可以利用顺时针方向的旋转力矩（图14-62g）。第Ⅰ类力系统是理想的力系统。第二磨牙受

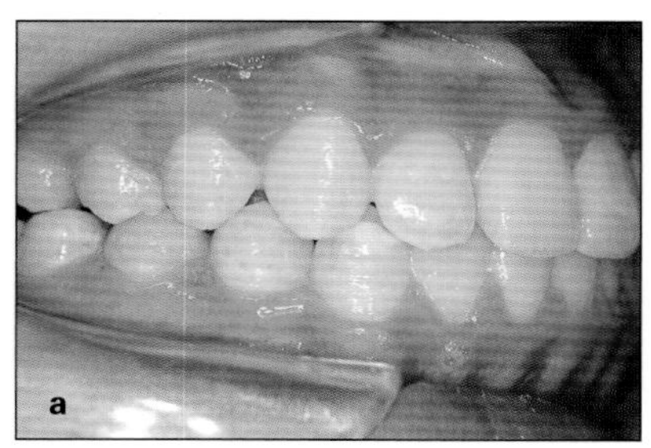
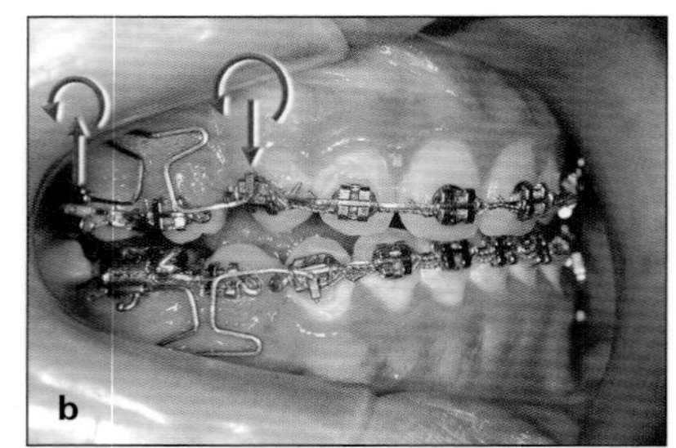
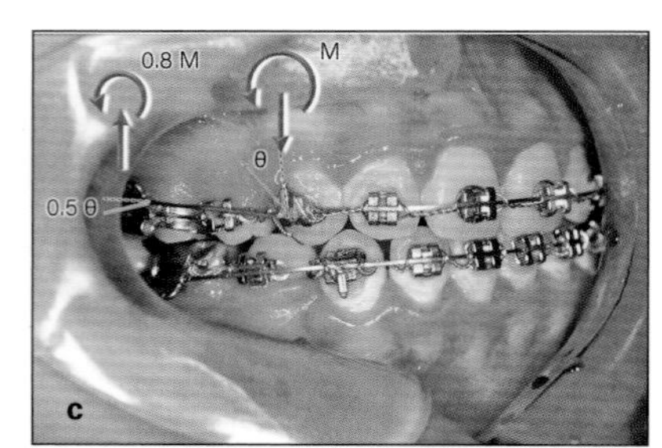

图14-63 第Ⅱ类几何构型的临床病例。（a）对于前牙前突的患者，控制关闭间隙后发生的前牙段倾斜和后牙段牙根移动。（b）所需的力系统用红色箭头表示，为第Ⅱ类力系统。（c）在托槽两侧制作2个曲，后面的角度为前面的一半，每段都按预测的旋转。

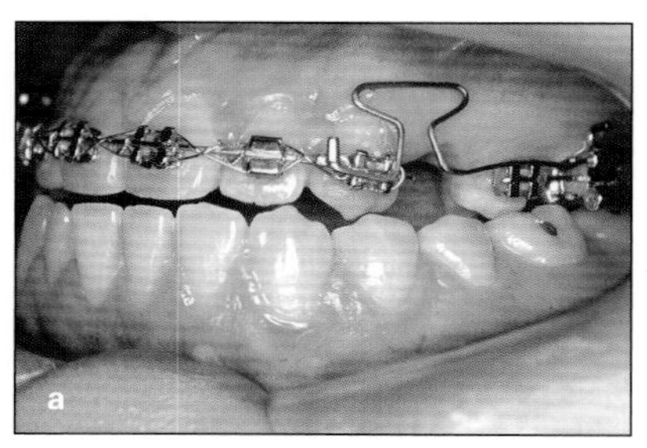
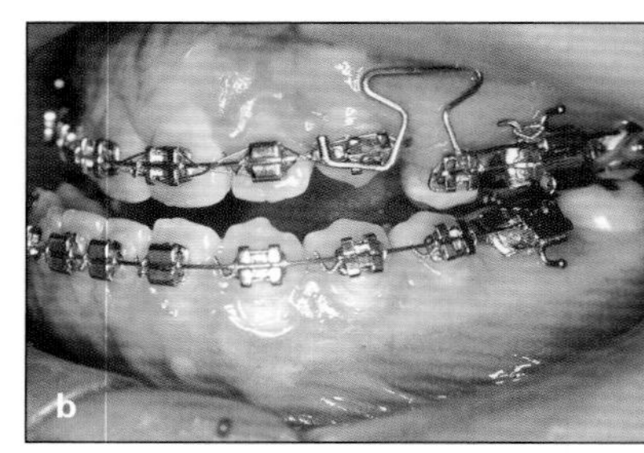
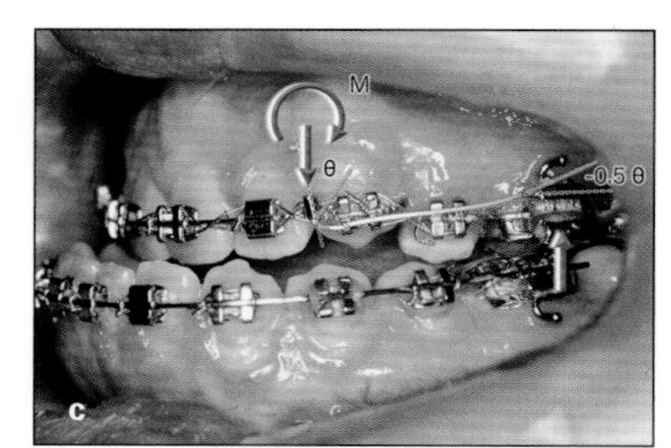

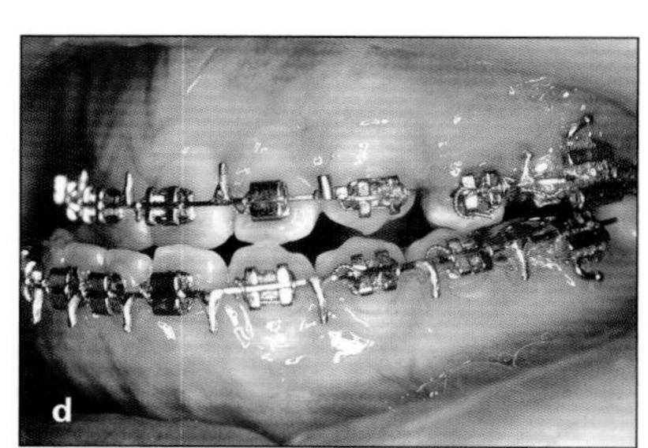
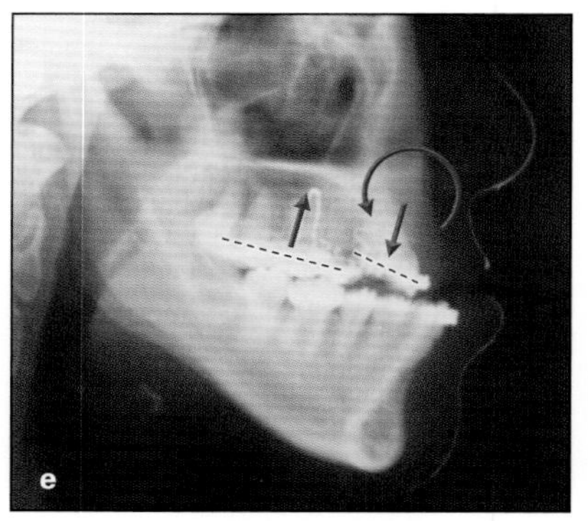
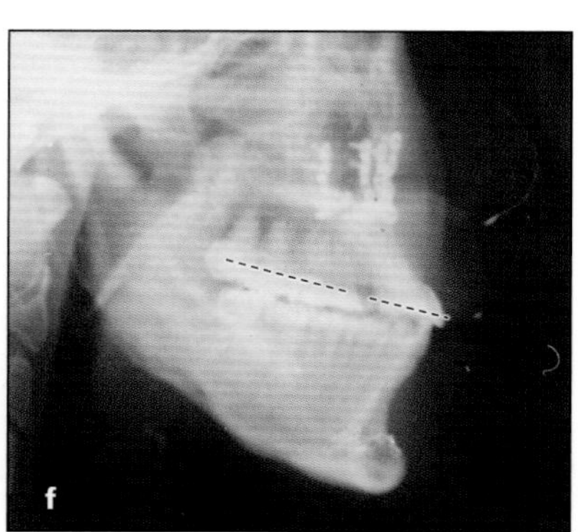

图14-64 第Ⅳ类几何构型的临床病例。（a）下颌前突的手术患者，准备要内收上颌前牙去代偿。（b）控制A组力学产生的前牙段的倾斜和后牙段的平移。（c）在托槽的每侧做了2个曲。注意，后面的角度是相反的。（d~f）前牙段旋转，产生单一殆平面。

到1个伸长力和后倾力矩。支抗单位的顺时针力矩是有用的。在两颗磨牙之间用1根直丝就能产生所需的力系统；然而，在保持相同几何构型的同时，为了增加力和力矩的大小，增加了Z型曲（图14-62h）。图14-62i为治疗后的殆面观，图14-62j为应用Z型曲治疗后的侧面观。前倾的前牙单位也顺时针旋转（后倾），改善咬合（比较图14-62f和j）。

增加托槽间距

对于前牙前突的患者（图14-63a），拔除第一前磨牙，应用A组力学，通过T型曲内收前牙。控制关闭间隙后发生的前牙段倾斜和后牙段牙根轻度近中移动（图14-63b）。其所需的力系统（第Ⅱ类几何构型）用红色箭头表示。用控根辅弓替代T型曲（图14-63c）。托槽的两侧各做2个曲；根据起始

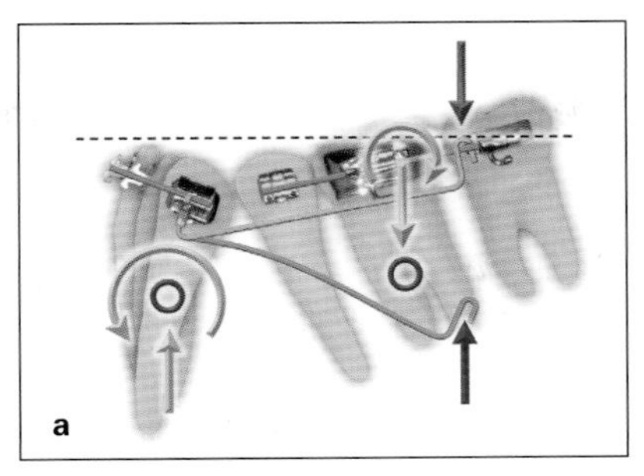

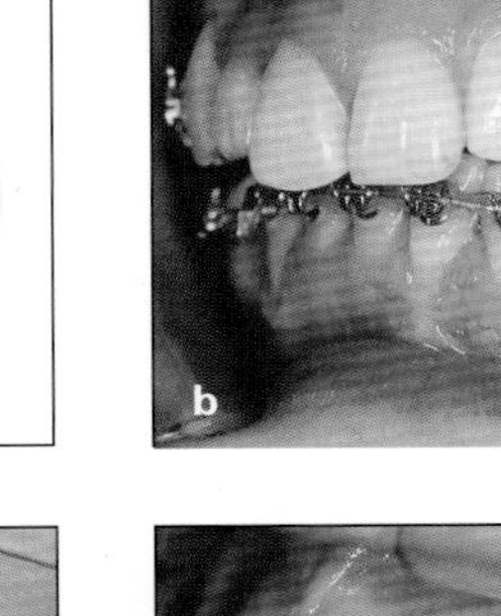

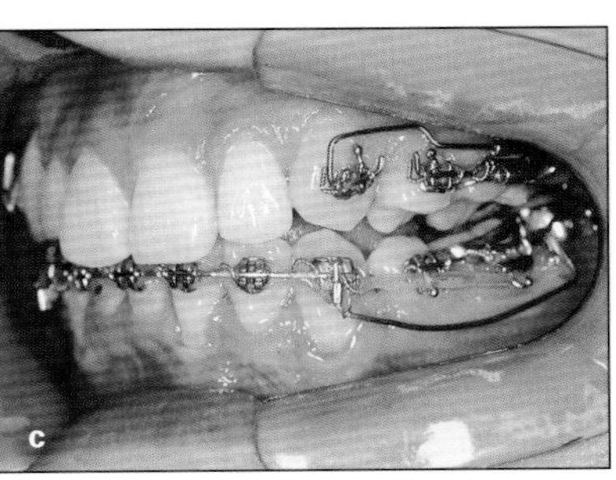

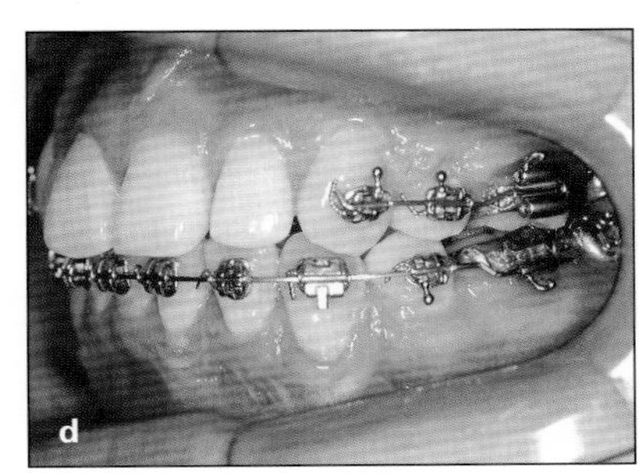

图14-65 第Ⅴ类几何构型的临床病例。（a）关闭间隙后，下颌牙弓需要第Ⅴ类力系统。（b）悬臂梁用于传递第Ⅴ类力系统。游离端尽可能放置在远离后牙段阻抗中心的位置。（c）在治疗期间，作用在后面的单个力提供了连续的第Ⅴ类力系统。（d）治疗后。

辅弓臂的激活角度，后面的角度是前面的一半。每段都如预测的那样旋转，使上颌牙弓排齐（图14-63c）。尖牙与第一磨牙之间的跨度大有许多优点。它降低了F/Δ比，对于曲的定位与评估更为精确，在失活期间提供更恒定的M/F比，并用更小的垂直力提供了更大的力矩。

在拔牙病例中应用第Ⅳ类力系统排齐牙列

一名下颌前突的手术患者，需要内收上颌前牙去代偿（图14-64a）。控制A组力学产生的前牙段倾斜和后牙段平移（图14-64b）。在每个托槽的弓丝上做2个曲（图14-64c中绿线）。前牙段旋转以矫正切牙的倾斜度，产生1个单一的上颌牙弓𬌗平面（图14-64d～f）。注意，后面角度与图14-64c中相反。

应用悬臂梁产生第Ⅴ类力系统

间隙关闭后，图14-65患者的下颌牙弓需要第Ⅴ类力系统（图14-65a）。临床上仅用1个V型曲是很难实现这种力系统的。即使一开始它就被精确放置，也会随着牙齿细微的移动而迅速消失。因此，采用悬臂梁产生第Ⅴ类力系统。游离端尽可能放置在远离后牙段阻抗中心的位置，于第一磨牙和第二磨牙之间（图14-65b）。作用在托槽后面的单个力提供了连续的第Ⅴ类力系统。图14-65c和d显示了治疗期间和治疗之后的咬合情况。

不依赖邻牙的两牙根移动

如图14-66所示，下颌右侧尖牙与第一前磨牙牙根相向倾斜（图14-66a）；其他牙根都是正常的。一段0.017英寸×0.025英寸的β-钛丝（绿色）

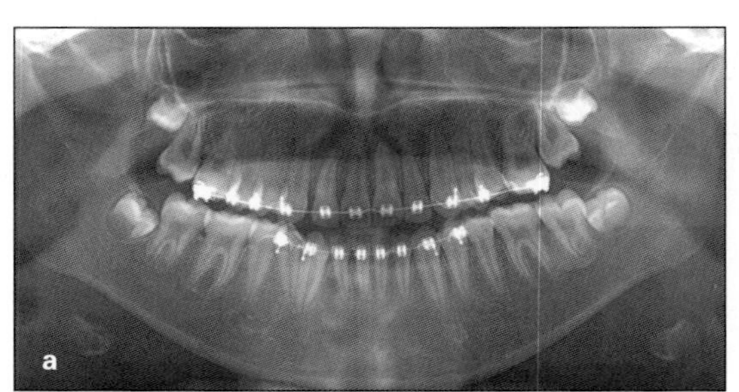
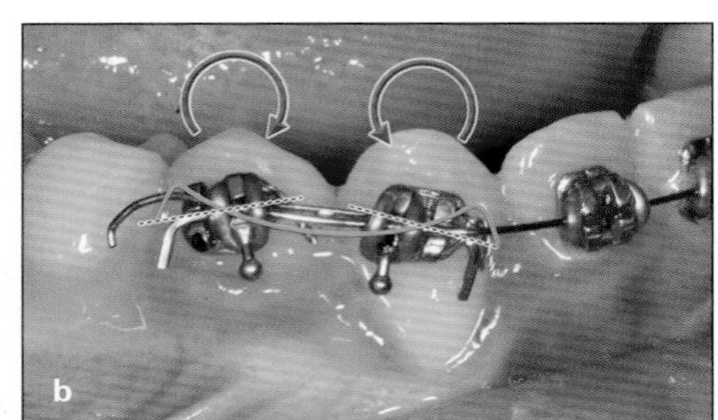
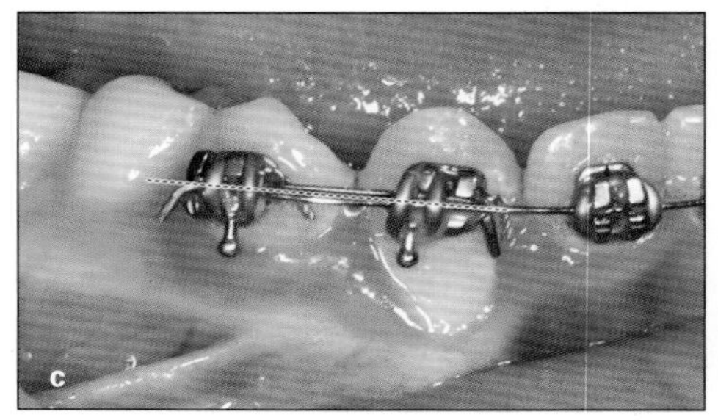
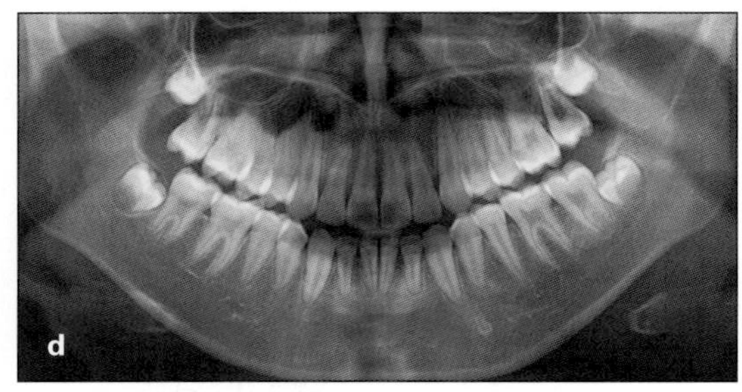

图14–66 第Ⅵ类几何构型的临床病例。（a）下颌右侧尖牙和第一前磨牙的牙根相向倾斜，为第Ⅵ类几何构型。其他牙根都是正常的。（b）一段0.017英寸×0.025英寸的β-钛丝形成一段圆弧（绿色），仅放置在尖牙和第一前磨牙托槽中。1根镍钛丝用于矫正切牙的不齐，并覆盖在两颗牙上，以达到稳定的目的。（c）治疗后。（d）治疗后的全景片。

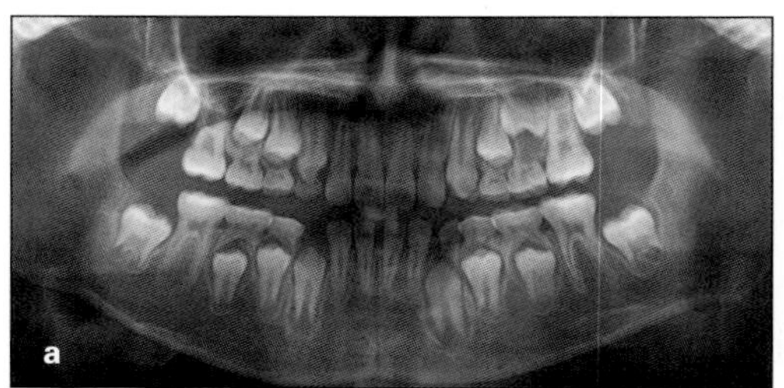
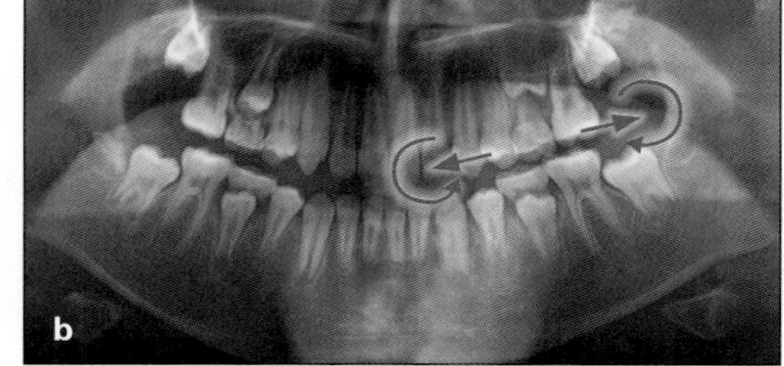
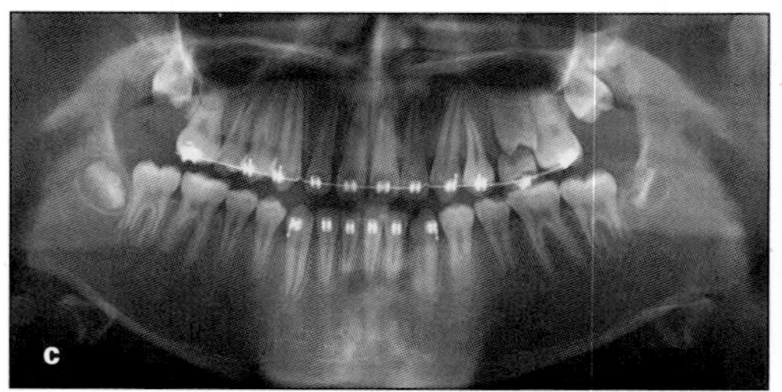
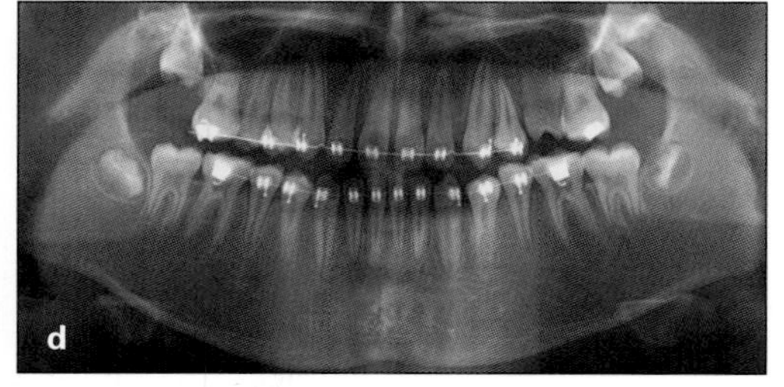
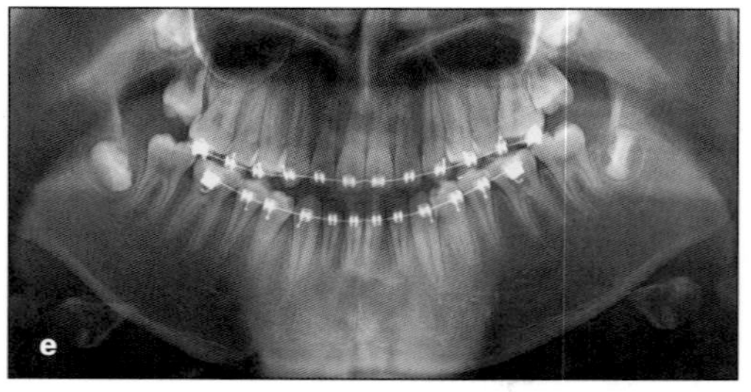

图14–67 第Ⅵ类几何构型的临床病例。（a）上颌左侧第二前磨牙扭转。（b）在7个月的观测期内，未自行萌出；邻牙的牙根可能妨碍了它的萌出。所需要的力系统用红色箭头表示。（c）托槽产生所需的力矩是第Ⅵ类几何构型。螺旋推簧产生了水平力。（d和e）牙根远离使得第二前磨牙自行萌出。

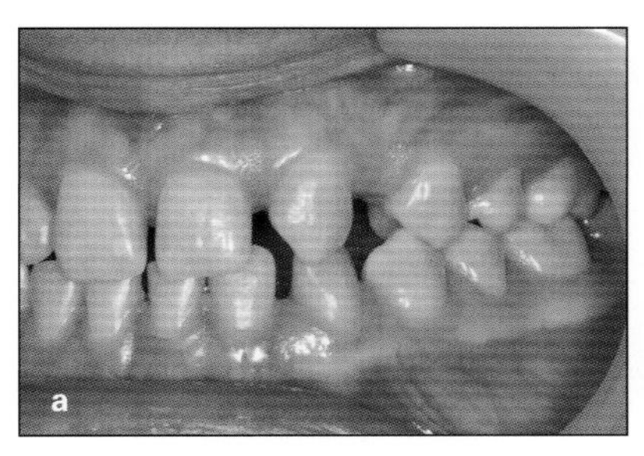
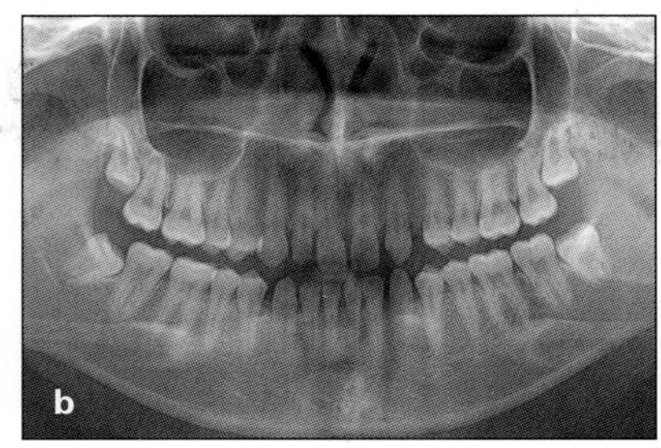
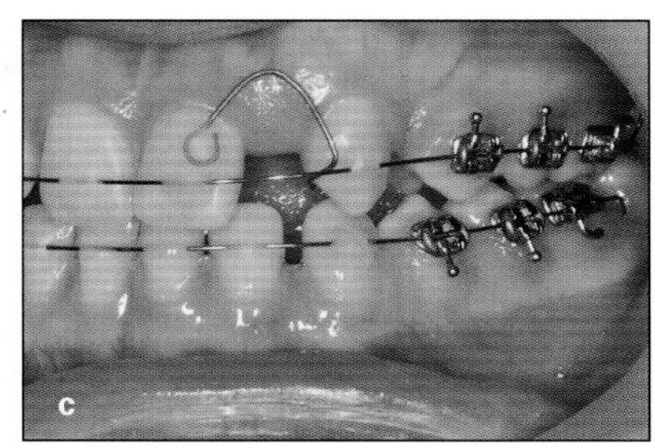
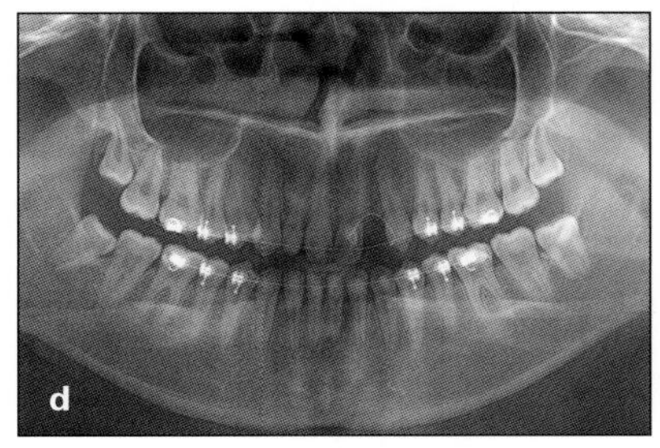
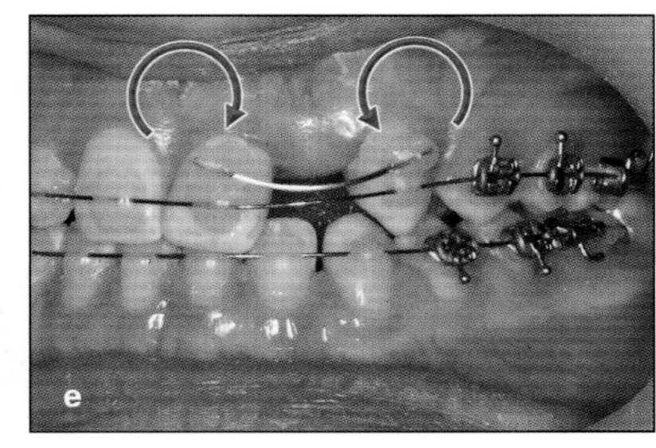
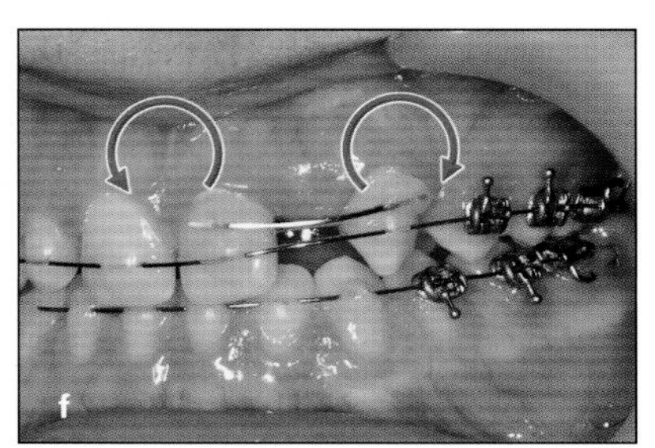

图14-68 第Ⅵ类几何构型的临床病例。（a和b）上颌左侧侧切牙缺失。（c）插入悬臂梁以恢复上颌中切牙与尖齿之间的空间。（d）牙根由单一力聚拢。（e）小而直的矩形镍钛丝的激活力系统。（f）4个月后失活。（g）由于钢丝与树脂之间的摩擦较大，托槽间的距离得以保持，牙根开始分开。

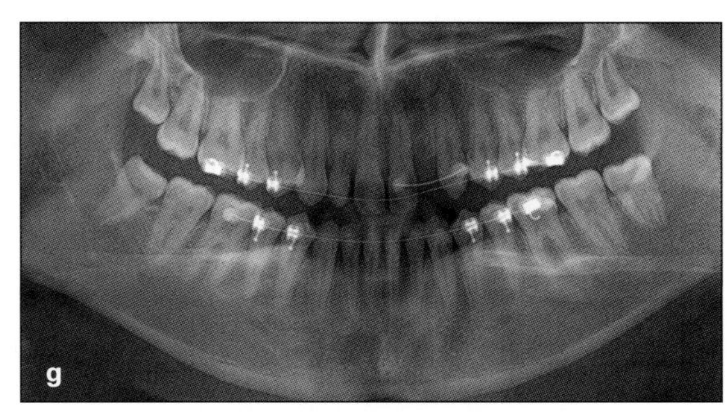

形成一段圆弧，仅放置在尖牙和第一前磨牙托槽中（图14-66b）。考虑到初始角度和弓丝的曲率，其接近第Ⅵ类力系统。第二根镍钛丝用于矫正切牙的不齐，并覆盖在两颗牙上以达到稳定的目的（图14-66b）。图14-66c和d为治疗后的殆面观和牙根位置。

应用第Ⅵ类力系统增加牙根之间的间隙

上颌左侧第二前磨牙扭转（图14-67a）。在7个月的观察期内，未见自行萌出；邻牙的牙根可能妨碍了它的萌出。使牙齿围绕托槽旋转的力系统用红色箭头显示（图14-67b）。托槽产生所需的力矩，是第Ⅵ类几何构型。水平力是由螺旋推簧产生的。镍钛弓丝由于塑性弯曲失去了超弹性，所以不能通过弓丝弯曲实现虚拟定位。牙根的远离使第二前磨牙自行萌出（图14-67c～e）。

另一名患者出现上颌侧切牙缺失（图14-68a和b）。插入1个悬臂梁以恢复上颌中切牙和尖齿之间的空间，但牙根被单一的力聚拢（图14-68c和d）。1个大小相等、方向相反的力偶被用在1个小的、直的矩形镍钛丝上，因此激活的形状是1个圆的片段（图14-68e）。弹性弯曲的镍钛丝连续施加大小相等、方向相反的力偶，并在4个月后失活（图14-68f）。由于钢丝和树脂之间有很大的摩擦力，因此托槽间的距离得以保持。牙根分开的距离足够放置种植体（图14-68g）。

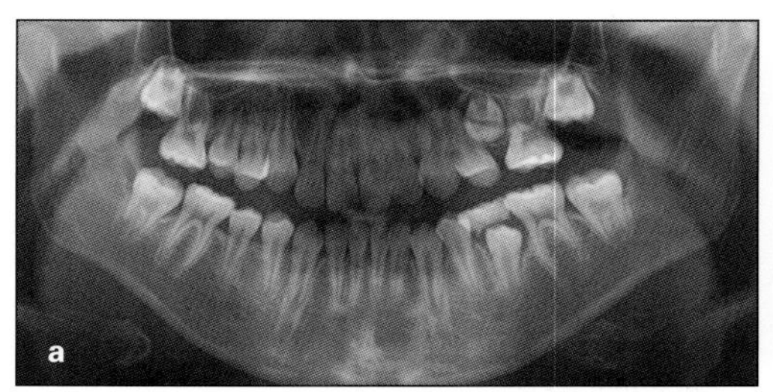

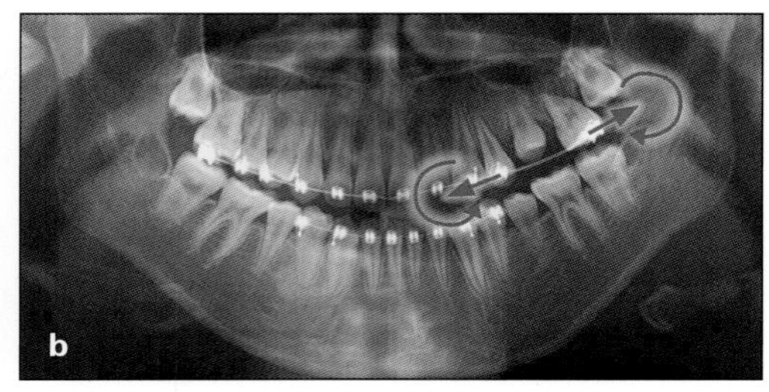

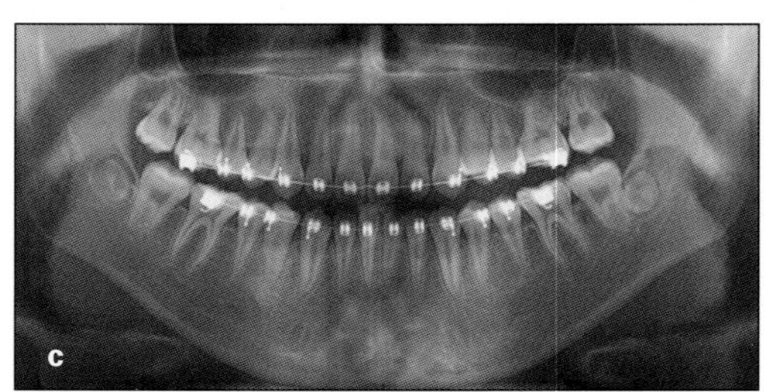

图14-69 第Ⅵ类几何构型的临床病例。（a）上颌左侧第二前磨牙需要萌出空间。（b）有目的地让第一前磨牙和第一磨牙的托槽形成角度，以产生第Ⅵ类力系统，并插入1个螺旋推簧来获得所需的力。（c）相邻牙齿移位后，第二前磨牙自行萌出。

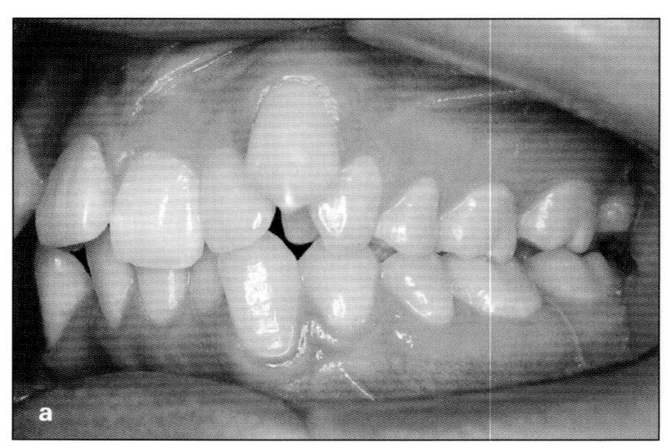

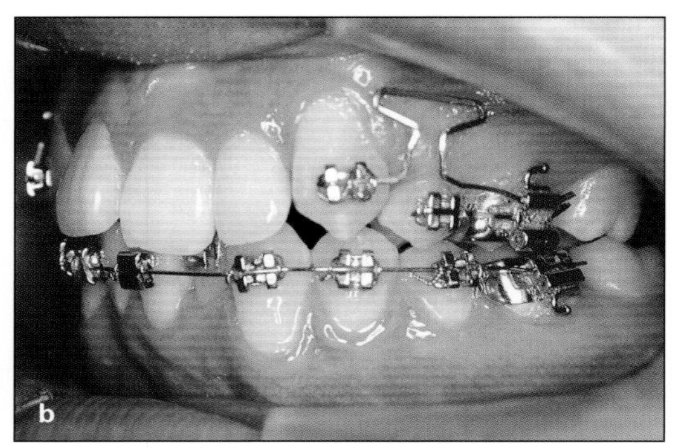

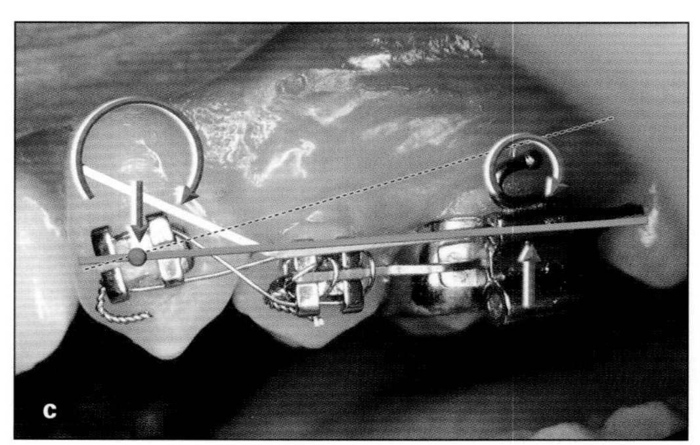

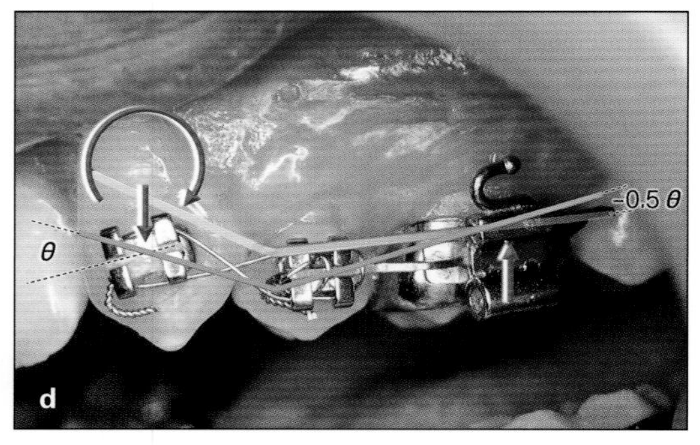

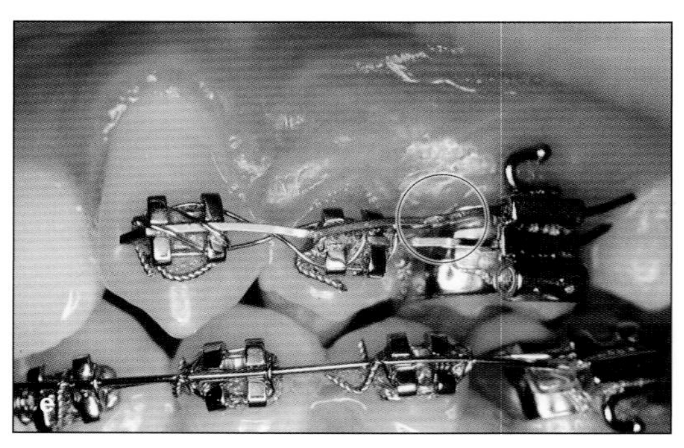

图14-70 由第Ⅲ类变为第Ⅳ类几何构型的临床病例。（a）牙列存在严重拥挤，需要拔除第一前磨牙。（b）通过控制性倾斜，尖牙被单独远中移动。（c）这是第Ⅲ类几何构型。直丝会在后段产生不必要的力矩。（d）放置1个V型曲，使槽构角产生第Ⅳ类几何构型。（e）治疗后。注意，将第二个曲放置在第一磨牙颊面管的近中进行微调（黑色圆）。

应用第Ⅵ类力系统增进萌出

与图14-67相似，图14-69中上颌左侧第二前磨牙需要萌出空间（图14-69a）。有目的地让第一前磨牙和第一磨牙的托槽形成角度，以产生第Ⅵ类力系统（图14-69b），并插入1个螺旋推簧来获得所需的水平力。第二前磨牙在邻牙移位后自行萌出（图14-69c）。

将第Ⅲ类几何构型转变为第Ⅳ类几何构型

严重拥挤的病例需要拔除第一前磨牙（图14-70a）。通过控制性倾斜，尖牙被单独远中移动（图14-70b）。这是第Ⅲ类几何构型（图14-70c）。产生第Ⅲ类力系统（绿线）的直丝在后段有1个不必要的力矩，因此放置了1个V型曲，使得槽沟的角度变成了第Ⅳ类几何构型（图14-70d）。这样治疗后，将第二个曲放置在第一磨牙颊面管的近中进行微调（图14-70e中黑色圆）。

总结

本章讨论了直弓丝或弯曲弓丝应用时，弓丝和托槽之间的关系。大家往往很容易在细节中犯错；因此，本章主要的目的并不是学会在实例中找到精确的力。而是希望临床医生需要学习一些基本原则来指导他们完成治疗，因此重点放在了相对力系统和弓丝放置后的初始力；在可能的情况下，给出的例子没有任何特定的值。

推荐阅读

[1] Burstone CJ. Application of bioengineering to clinical orthodontics. In: Graber LW, Vanarsdall RL Jr, Vig KWL (eds). Orthodontics: Current Principles and Techniques, ed 5. Philadelphia: Elsevier Mosby, 2012:345–380.

[2] Burstone CJ. The biomechanical rationale of orthodontic therapy. In: Melsen B (ed). Current Controversies in Orthodontics. Chicago: Quintessence, 1991:131–146.

[3] Burstone CJ. Variable modulus orthodontics. Am J Orthod Dentofacial Orthop 1981;80:1–16.

[4] Burstone CJ, Goldberg AJ. Maximum forces and deflections from orthodontic appliances. Am J Orthod Dentofacial Orthop 1983;84:
95–103.

[5] Burstone CJ, Koenig HA. Creative wire bending—The force system from step and V bends. Am J Orthod Dentofacial Orthop 1988;93:59–67.

[6] Burstone CJ, Koenig HA. Force systems from an ideal arch. Am J Orthod Dentofacial Orthop 1974;65:270–289.

[7] Burstone CJ, Qin B, Morton JY. Chinese NiTi wire—A new orthodontic alloy. Am J Orthod Dentofacial Orthop 1985;87:-445–452.

[8] Choy KC, Sohn BH. Analysis of force system developed by continuous straight archwire. Korean J Orthod 1996;26:281–290.

[9] Drake SR, Wayne DM, Powers JM, Asgar K. Mechanical properties of orthodontic wires in tension, bending, and torsion. Am J Orthod Dentofacial Orthop 1982;82:206–210.

[10] Drenker E. Calculating continuous archwire forces. Angle Orthod 1988;58:59–70.

[11] Drescher D, Bourauel C, Thier M. Application of the orthodontic measurement and simulation system (OMSS) in orthodontics. Eur J Orthod 1991;13:169–178.

[12] Goldberg AJ, Burstone CJ. An evaluation of beta titanium alloys for use in orthodontic appliances. J Dent Res 1979;58:593–600.

[13] Goldberg AJ, Burstone CJ, Koenig HA. Plastic deformation of orthodontic wire. J Dent Res 1983;62:1016–1020.

[14] Koenig HA, Burstone CJ. Force systems from an ideal arch—Large deflection considerations. Angle Orthod 1989;59:11–16.

[15] Kusy RP, Greenberg AR. Effects of composition and cross section on the elastic properties of orthodontic wire. Angle Orthod 1981;51:325–341.

[16] Popov EP. Mechanics of Materials, ed 2. Englewood Cliff, NJ: Prentice-Hall, 1978.

[17] Rock WP, Wilson HJ. Forces exerted by orthodontic aligning archwires. Br J Orthod 1988;15:255–259.

[18] Ronay F, Melsen B, Burstone CJ. Force system developed by V bends in an elastic orthodontic wire. Am J Orthod Dentofacial Orthop 1989;96:295–301.

[19] Schaus JG, Nikolai RJ. Localized, transverse, flexural stiffness of continuous arch wire. Am J Orthod Dentofacial Orthop 1986;89:407–414.

思考题

在下面的问题中，除非另有说明，均为直丝与不整齐的托槽。只考虑所示平面内的力系统，近远中力忽略不计。已给出力与力矩，需确定它们的方向。此外，还需作用力系统（蓝色的力）平衡力图和反作用力系统（红色的力）。这两步分析对于理解正确的平衡力图，避免与多弓丝或多个矫正器的情况混淆是至关重要的。有了经验，临床医生只需从反作用力图（红色力系统）中着手。

1. 上颌左侧中切牙需要压低。粘接舌侧扣，并放置2个牙单位的排齐弓丝。右侧切牙将会发生什么样的变化呢?

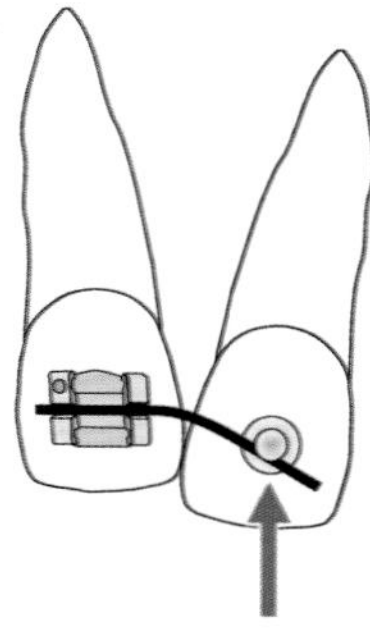

2. 与问题1一样，只是多了2个条件。托槽间距为7mm，当弓丝激活时，用测力计测得力为100g。解出两颗牙齿上所有的力和力矩。

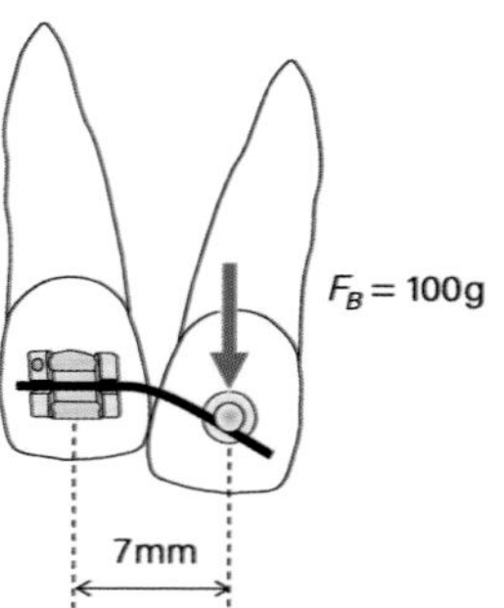

3. 用托槽替代上颌左侧中切牙的舌侧扣，会增加未知的条件。求出每个未知的条件。F_B可以用测力计测出吗? 用测力计来讨论问题。

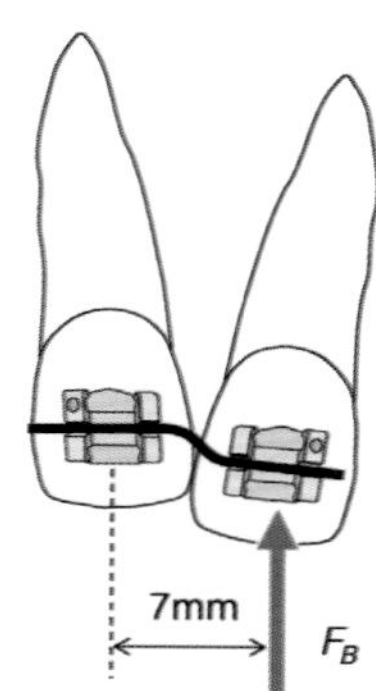

4. 与问题3一样，只是多了1个条件。给定F_B=150g。可以解出作用在两颗牙齿上其他的力和力矩吗?

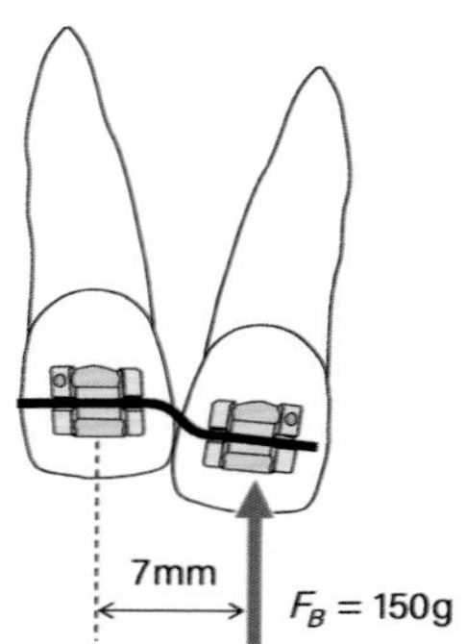

思考题

5. 绿点是槽沟轴的交点。其几何构型是哪一种？在这个几何构型中，力系统是怎么样的?

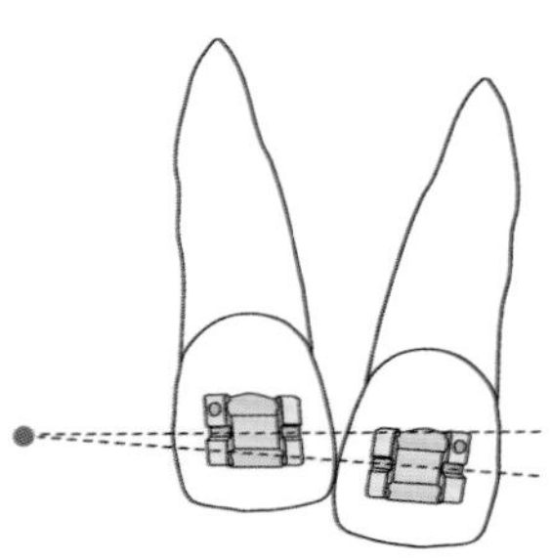

6. 利用问题5中已知的几何构型，求解完整的力系统。

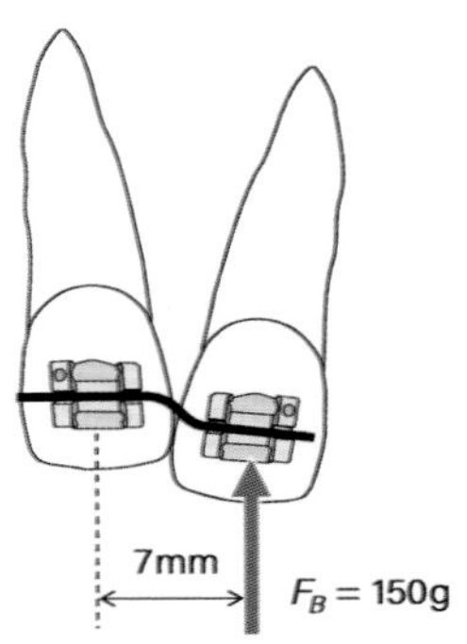

7. 托槽之间为第Ⅰ类几何构型。找出作用在牙上所有的力与力矩。

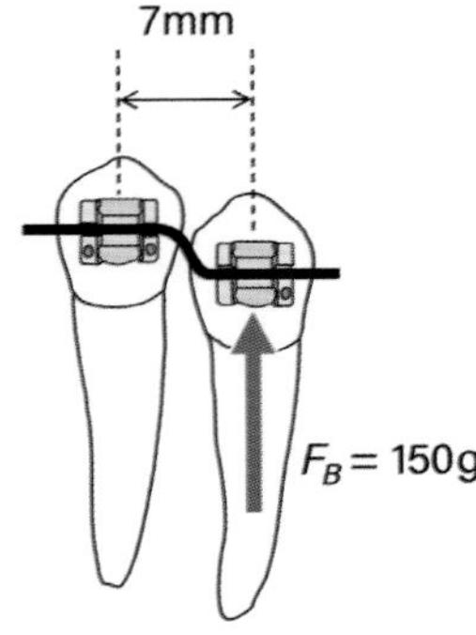

8. 与问题7一样；但是，左侧是种植牙并且完全骨结合。找出作用在牙上所有的力与力矩。

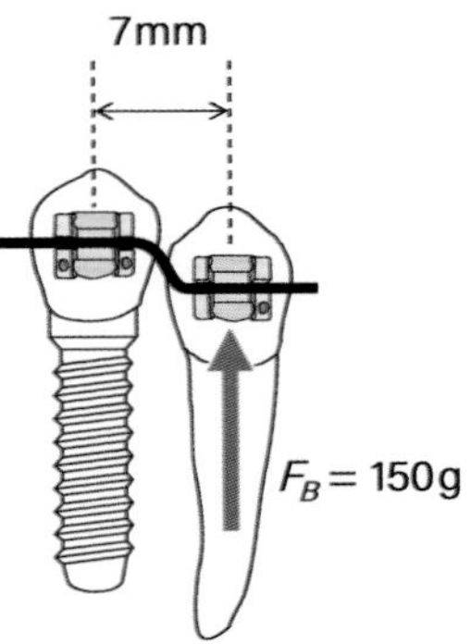

9. 在2个托槽的中央有1个Z型曲。找出作用在牙上所有的力与力矩。

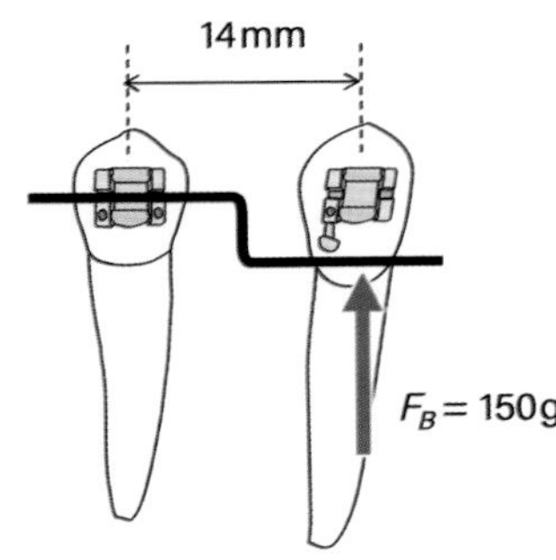

10. 2个相同角度的V型曲（每个托槽1个）。找出作用在牙上所有的力与力矩。

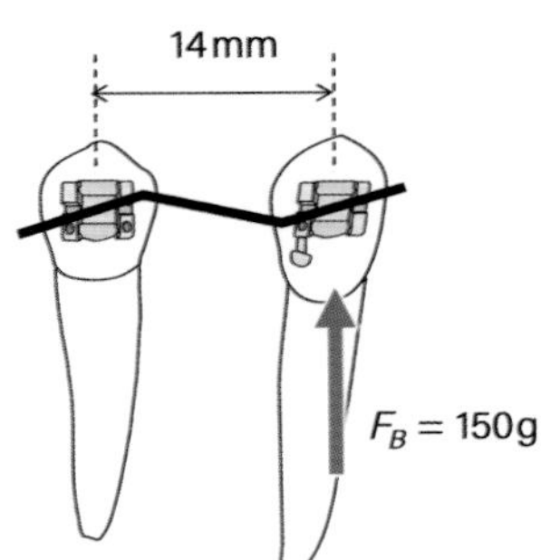

思考题

11. 在前后牙弓的1/3的托槽间距处放置V型曲。每一段都由硬丝固定。其几何构型是什么？预测每个牙段的移动情况。

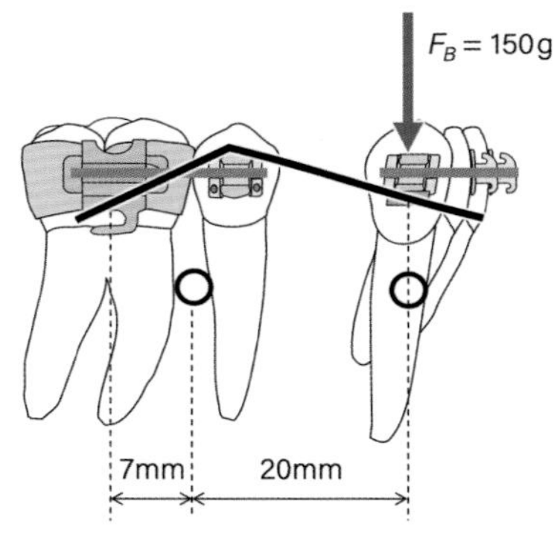

12.（a）两颗牙齿互相倾斜。如果放置1根直丝，其几何构型和受力系统是什么样的（注意，托槽位置不正）。在该几何构型上画出反作用力系统。（b）如绿色箭头所示，需要大小相等、方向相反的力偶。设计正确的弓丝形态以产生所需的力系统，并保持托槽位置不变。

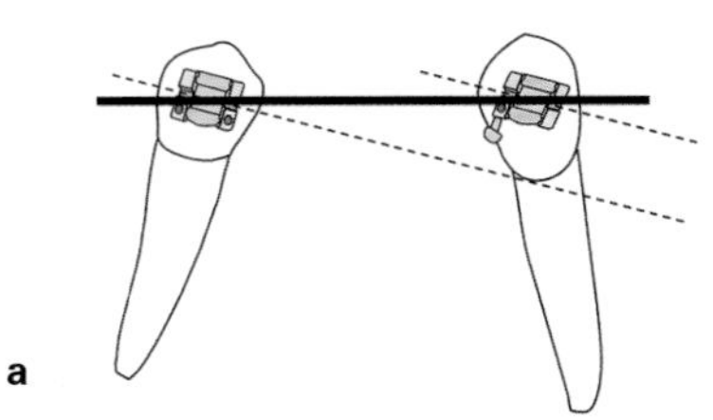

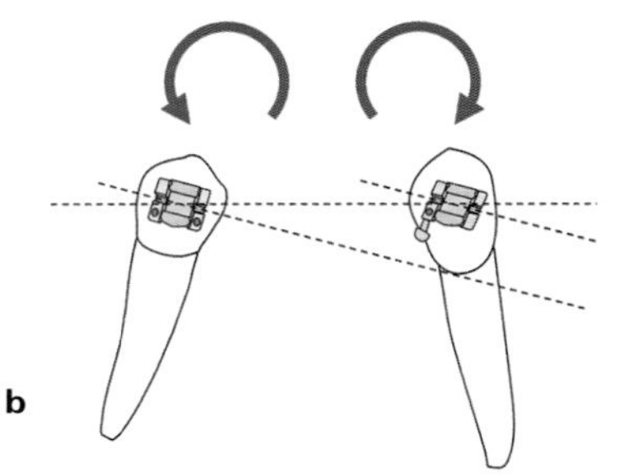

13. 如图所示3颗牙齿的托槽（第一前磨牙、尖牙和侧切牙）。因为尖牙的牙根向近中倾斜，所以其托槽也是成角度的。侧切牙、尖牙、第一前磨牙会发生什么变化?

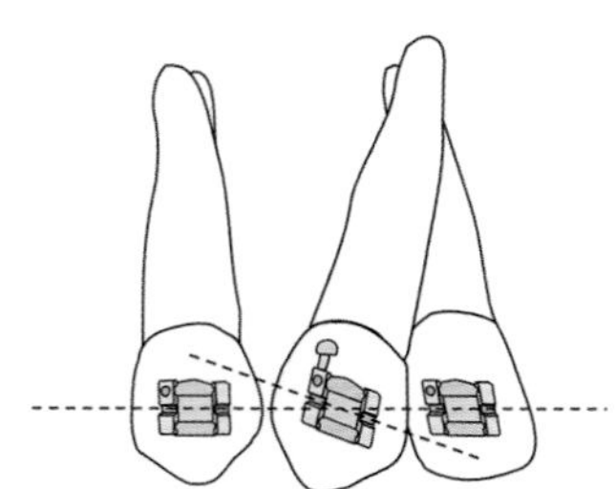

第15章

Principles of Statically Determinate Appliances and Creative Mechanics

静定矫正器原理和创造性力学

Giorgio Fiorelli, Paola Merlo

“设计不仅是外观和感觉，
也是功能的体现。”

—— Steve Jobs

静定的矫正器，是指可以通过单次力测量就可以得到作用牙和反应牙上的全部力系统的矫正器。例如悬臂梁和螺旋弹簧。悬臂梁可以是简单的直丝，也可以是特殊形状的弓丝。不同于那些在失活过程中力和力矩比例变化的矫正器，悬臂梁可以设计成方向不变，并与阻抗中心距离恒定。在本章中，临床病例显示了悬臂梁如何竖直牙齿，矫正扭转及解决更复杂的情况。提出了一系列力学治疗计划，通过确定悬臂力或其反作用力矩的三维位置制定治疗目标。在特殊的几何构型中，可能需要不止1个的悬臂梁（特别是在第Ⅴ类几何构型力学系统中）。悬臂梁的特殊形态可以产生所需的近远中力。虽然精细调整通常是应用形态驱动矫正器来完成的，但是主要的牙移动可以利用力驱动的悬臂梁，因为它们简单且容易确定力。

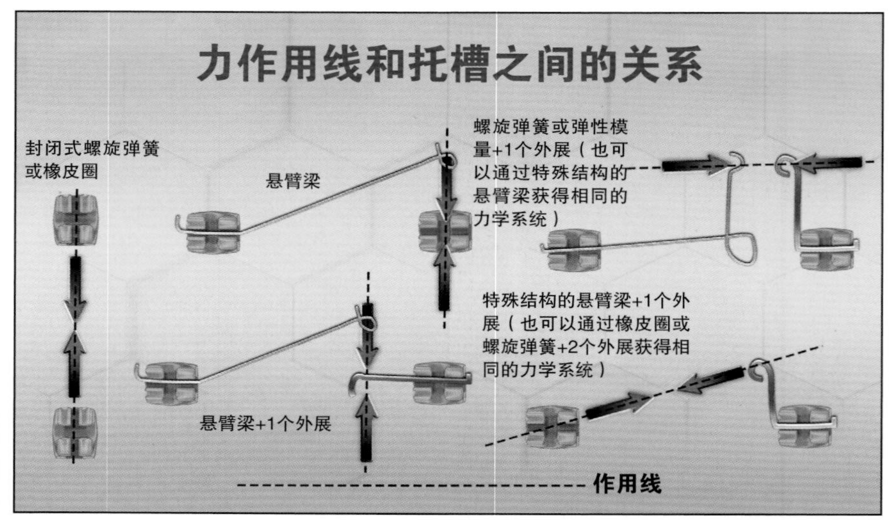

图15-1 静定矫正器的不同例子。彩色箭头表示应用于同一颜色单位的力向量。在每个系统中，箭头都位于作用线上，力系统的所有特征都可以在这条线上总结出来。所代表的矢量可以用1个测力计临床测量，每个单元的等效力系统的相关距离可以在托槽上或直接在估计的阻抗中心位置上计算。

静定矫正器的原理

根据牛顿第一定律，在密闭环境中作用的所有力和力矩的总和必须等于零。

$$\Sigma F=0$$

$$\Sigma M=0$$

在1个包含2个牙单位的受力图中，如果已知其中1个力，利用这些公式就可以计算2个牙单位的总力系统。在临床上，只能测量力的大小，而不能测量出力矩，整个力学系统就是静定的。根据力作用线的位置和方向，可以区分已知力（力矩未知）的不同静定的力学类别（图15-1）。

因此，静定生物力学系统可以对所有受力单位进行精确的测量和计算。为了评估应用效果，将这些力转化为等效力系统到每个单位的阻力中心（阻抗中心）位置，在这里有1个力，可能还有1个力矩。遵循这些步骤，正畸医生可以轻松和准确地预测牙移动。

悬臂梁

在建筑中，悬臂梁是只有一端固定的横梁[1]。横梁将负荷集中于固定的支点上。力矩和剪切应力也作用于此。而在正畸中，悬臂梁是指一端插入托槽或颊面管（或包括了活动矫正器），而另一端系在或钩在另一个单位上的弓丝；所有悬臂梁都只有1个接触点。对于任何静定矫正器，使用悬臂梁时，正畸医生可以通过作用力的大小、单个接触点的位置以及弓丝连接与结扎点之间的距离（垂直于力的作用线测量），很容易地估计力学系统。悬臂梁产生的生物力学系统如图15-2所示，其特征是在悬臂梁插入的单位上有1个力矩和力的组合，而另一端的施力点，只产生1个单力。为了预测牙移动，这个力学系统必须根据每个牙单位估计的阻抗中心点来表示。根据牛顿第一定律，这两个力的大小相等、方向相反，作用力可以用测力计测量。力矩的值等于悬臂梁的长度，或者说是弓丝连接部位与结扎点的距离（d），它垂直于力的作用线，再乘以力（F）：

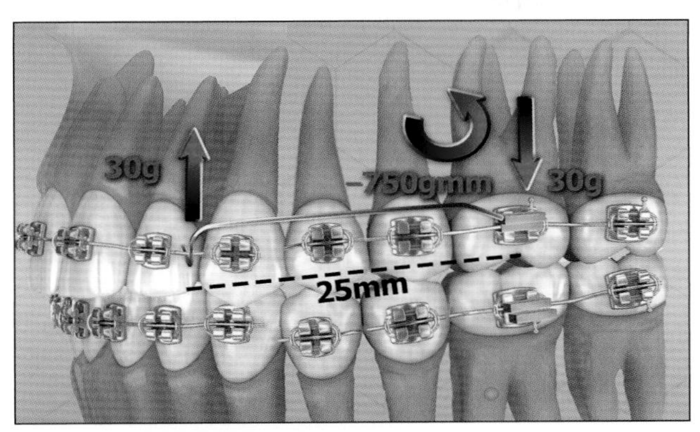

图15-2 悬臂梁反作用力系统。为了评估临床效果，应该计算后牙段预估阻抗中心处的等效力系统。

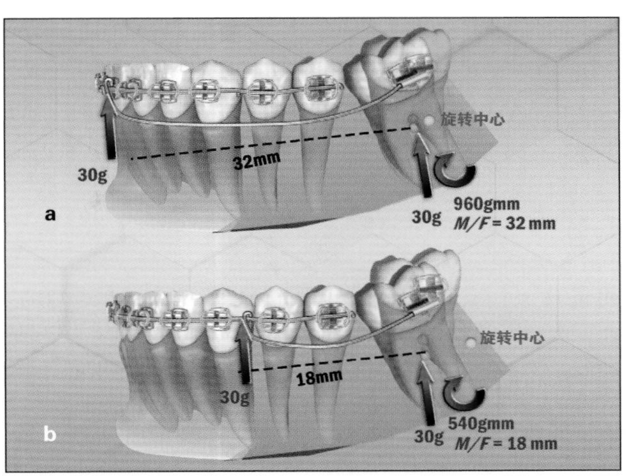

图15-3 （a）磨牙需要扶正，并在阻抗中心处最小限度地伸长（蓝点）。旋转中心非常接近阻抗中心的位置。因此，必须产生1个非常大的*M/F*比（35mm）来获得位移。包括单个力在内的等效力系统是1个力矢量，位于阻抗中心近中35mm处。悬臂梁需要沿着这条作用线被连接或钩住。（b）旋转中心位于阻抗中心6mm处时，磨牙会伸长更多。在阻抗中心处所需的*M/F*比为18mm。为了结扎在等效力矢量的作用线上，悬臂梁要相应地缩短。

$$M = F \times d$$

在正畸治疗中，悬臂梁可以应用于所有的空间平面，也可以应用于颊侧和舌侧。悬臂梁使用的适应证包括控制切牙与尖牙的唇舌位置、磨牙与前磨牙的颊舌位置、旋转、垂直位置、切牙的压低与伸长、第三序列移动以及磨牙的直立。如果一侧完全固定，另一侧只有1个接触点，那么横腭杆和舌弓也可以用作悬臂梁。

虽然悬臂梁设计是基于1个理性和系统的程序，但最终是临床医生的想象力决定了它们的使用范围。

悬臂梁力学的1个重要特征是在一段时间内和整个失活过程中产生1个高度恒定的力学系统。两端的力和力矩保持方向不变，并随悬臂梁失活而成比例减小。此外，矩力比（*M/F*）（相对于托槽）也保持不变。这也意味着均匀的牙移动与旋转中心的稳定。

悬臂梁的设计

当正畸医生设计使用1个悬臂梁时，必须考虑几个因素。其中最重要的移动是由悬臂梁产生的，悬臂梁将力传递给作用的牙单位。一些实验研究已经描述了作用力系统和牙移动之间的关系[2-6]。基于这些数据，通过所需移动的旋转中心来评估力学系统，并估计力系统所需的单个力。这样的过程也可以通过“牙移动分析”（DMA）（IOSS）[7]的软件程序来完成。

一旦确定了特定运动所需的单个力，通过悬臂梁产生单个力的点，可以容易地想象悬臂梁的形状，该点位于悬臂梁在单个接触点被结扎或钩住的位置。该接触点必须沿着所需的单一力的作用线方向。图15-3给出了这一原理的一个例子，其中描述了2种不同的移动。所需要的力学系统在阻抗中心处表示为等效的单一力。在阻抗中心处，有1个力矩和力还有1个*M/F*比，这与旋转中

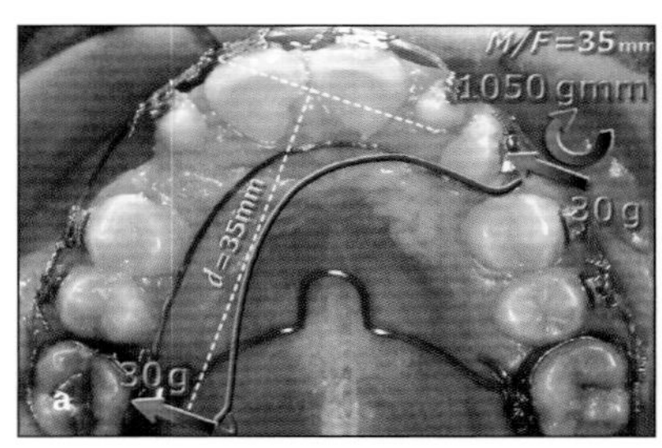

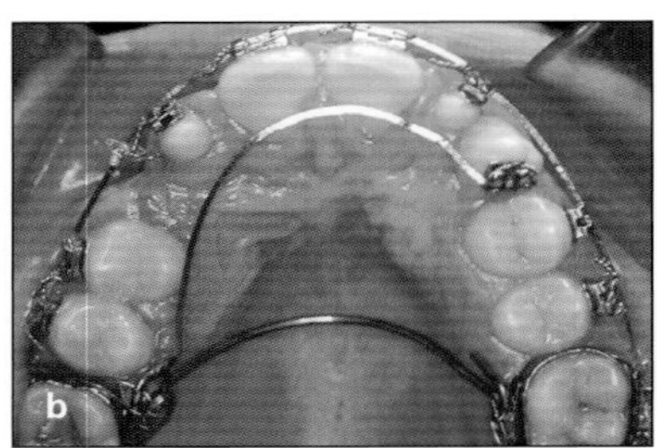
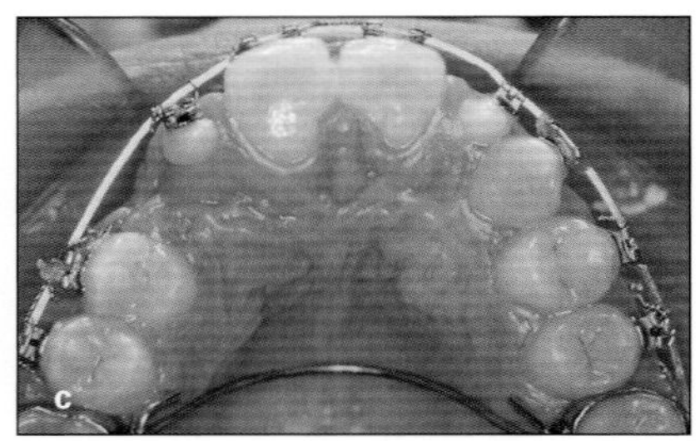

图15-4 （a）用于矫正上颌左侧尖牙严重扭转的悬臂梁。托槽放置在牙齿的腭侧面。悬臂梁由0.021英寸×0.025英寸不锈钢弓丝制成；一端被动地（在被激活之前）插入尖牙腭侧托槽，另一端位于离磨牙颊面管腭侧远中约10mm的位置。结扎后，产生30g的力和1050gmm的力矩，使尖牙向远中旋转。（b）2个月后。（c）5个月后。（转载自Biomechanics in Orthodontics，www.ortho-biomechanics.com）

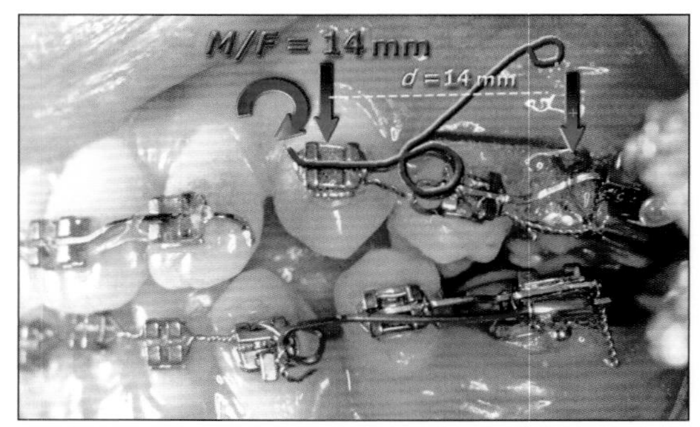

图15-5 1个短悬臂梁插入尖牙托槽与磨牙颊面管近中结扎。弯制的单环用于降低负载-挠度比。激活产生了伸长力和冠近中倾斜的力矩；2个力矢量使得尖牙产生所需的移动。*M/F*比为14mm，产生了旋转和平移的运动。（转载自Biomechanics in Orthodontics，www.ortho-biomechanics.com）

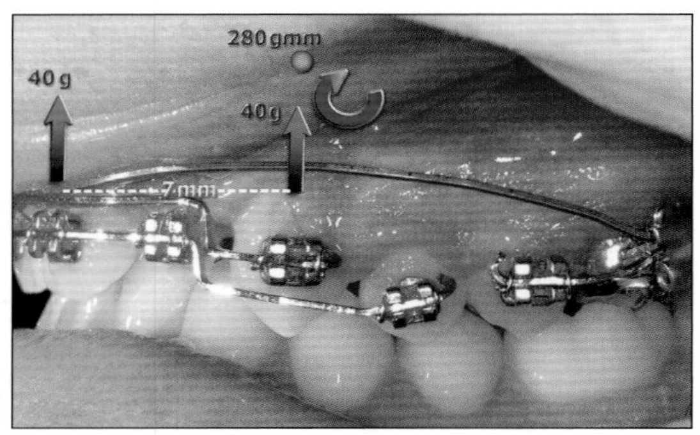

图15-6 连接两颗上颌尖牙的延伸辅弓被用来前移压低力的作用点。这样，在这些牙齿的阻抗中心处，近中力矩与压低力形成1个力偶。

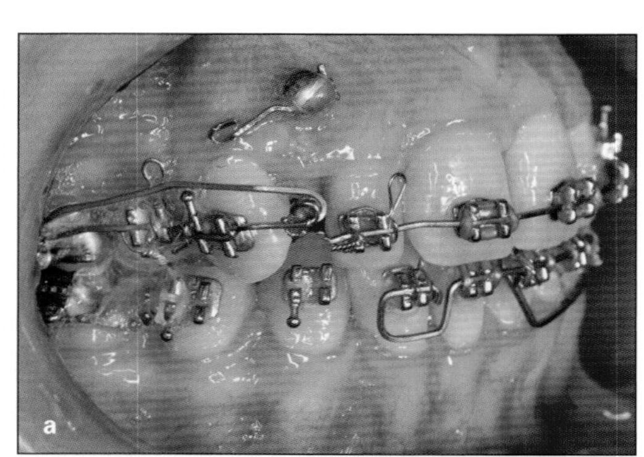
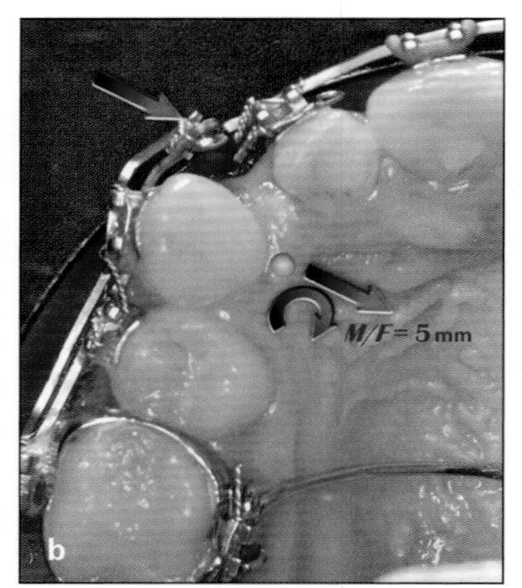

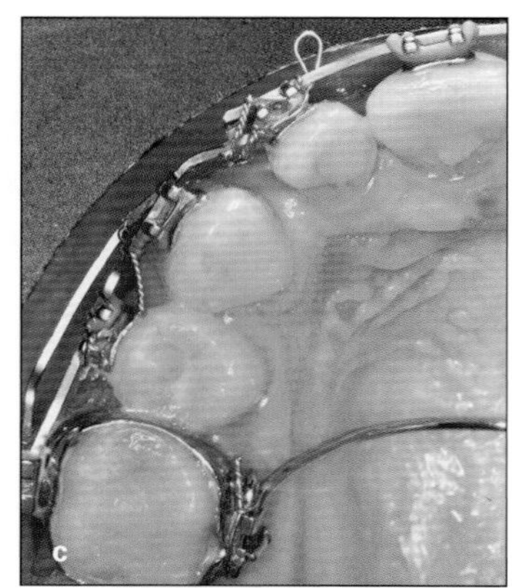

图15-7 （a和b）1根坚硬的不锈钢丝从尖牙托槽近中向外延伸，在它的末端有1个悬臂梁提供腭向力。施加力的作用线经过尖牙阻抗中心前方约5mm的位置，因此在那里产生了1个*M/F*比为5mm的顺时针力矩。（c）5周后的临床效果。尖牙的近中旋转和腭向移位均实现。

图15-8　（a～d）在这组图中，2个悬臂梁引导腭侧的尖牙到其正确的位置。从殆面看，是产生了颊侧平移和远中旋转。为了增加在尖牙阻抗中心处的力矩，在颊侧结扎悬臂梁，并用树脂固定。注意，在b中，悬臂梁处于激活状态（激活前）。还要注意尖牙远中旋转的情况。

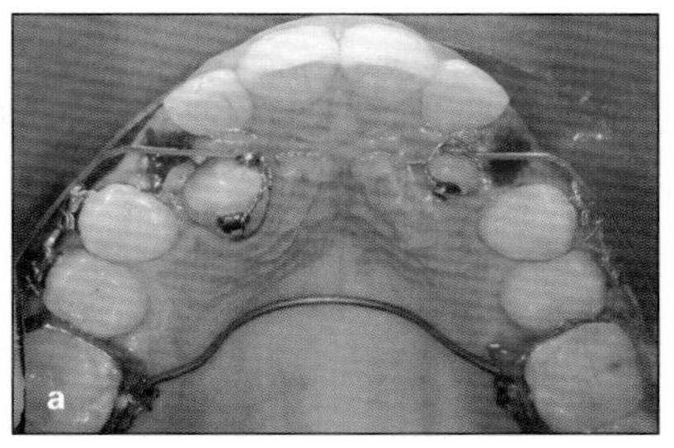

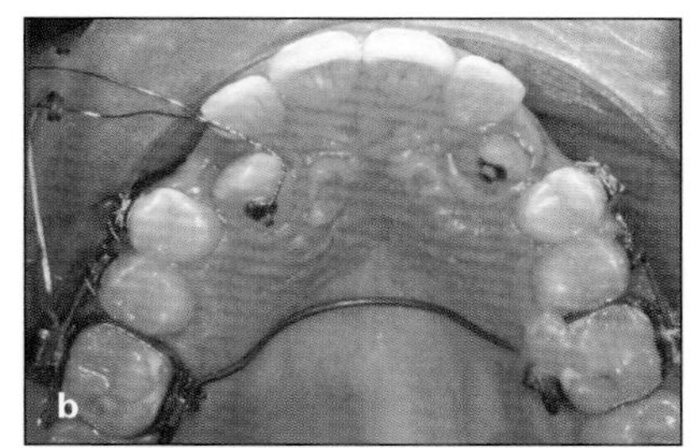

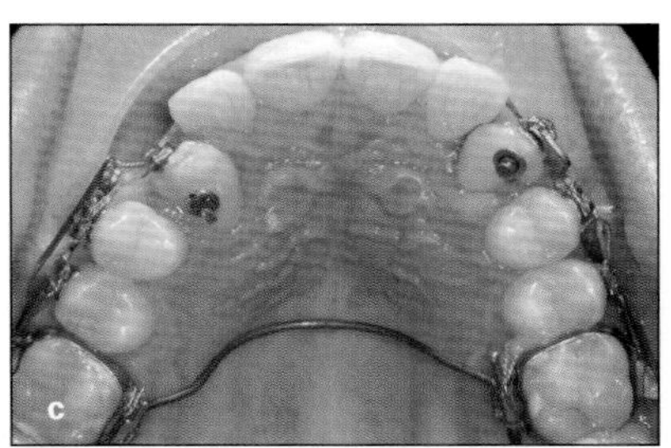

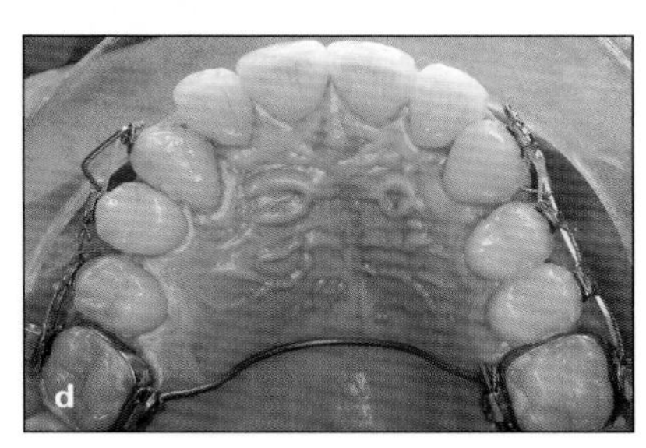

图15-9　（a）下颌左侧尖牙和第一前磨牙的颊侧移动是通过1个插入磨牙颊面管并连接尖牙和前磨牙的悬臂梁所提供的力来实现的。磨牙是反应单位，连接着临时支抗装置（TAD）。（b）悬臂梁应用时的殆面观。（c）45天后。

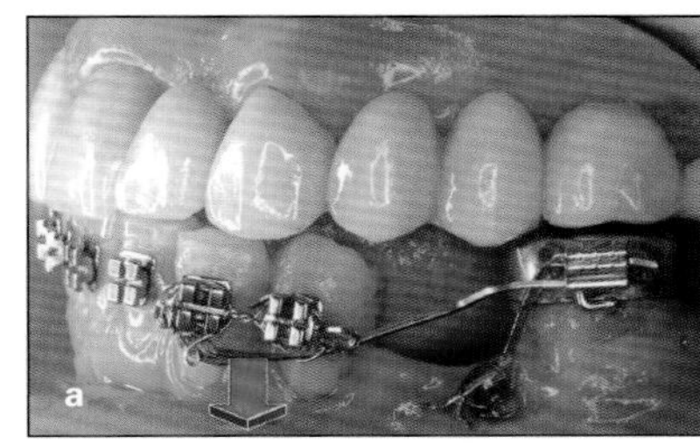

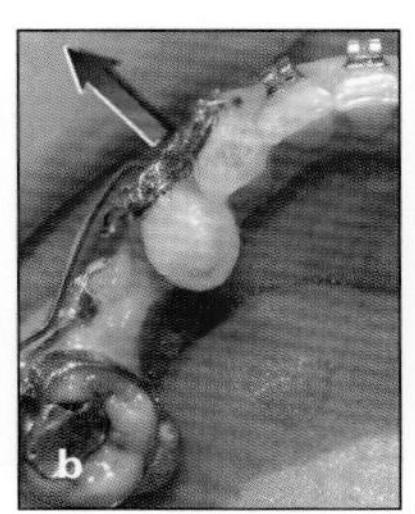

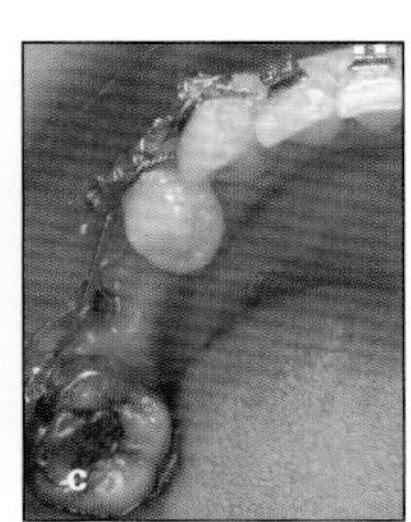

心和阻抗中心之间的距离有关；该系统的单一力矢量的位置等效于悬臂梁的单点接触位置。

根据目前为止讨论的原理和作用牙单位托槽上所需的*M/F*比，得出以下一些简单的规则：

- 如果需要单纯旋转或倾斜移动（阻抗中心处的*M/F*比应该无限大），或者移动的平移分量不大时，尽可能使用长的悬臂梁，插入所需作用牙单位的槽沟内，在反应牙单位处结扎（只有1个接触点）。临床实例见图15-4。
- 如果需要旋转或倾斜与平移相结合，并且所需的*M/F*比＞10mm，使用较短的悬臂梁（其长度应大致等于托槽处所需的*M/F*比）插入作用牙单位并连接到反应牙单位（图15-5）。或者，如果所需的*M/F*比小（＜10mm），将作用牙单位托槽延伸出的不锈钢丝与悬臂梁连接，并插入反应牙单位（图15-6～图15-8）。否则，为了减少负载-挠度比（参见后文），必须使用特殊结构的悬臂梁，并使其置入作用牙单位。
- 如果在托槽上所需的*M/F*比为零，将悬臂梁插入反应牙单位，并将其结扎到作用牙单位的托槽上（图15-9）。

这种分类不包括无反应牙单位和2个牙单位都需要力系统的情况。我们称这些系统为“一致性系统”，这是加快治疗的极好机会，在不需要任何支抗的情况下一次性解决2个问题。这种系统的示例如图15-10～图15-12所示。

一旦正畸医生设计出了悬臂梁，并确定了插入槽沟的位置和单点结扎的位置，就决定了悬臂梁的其他特性。

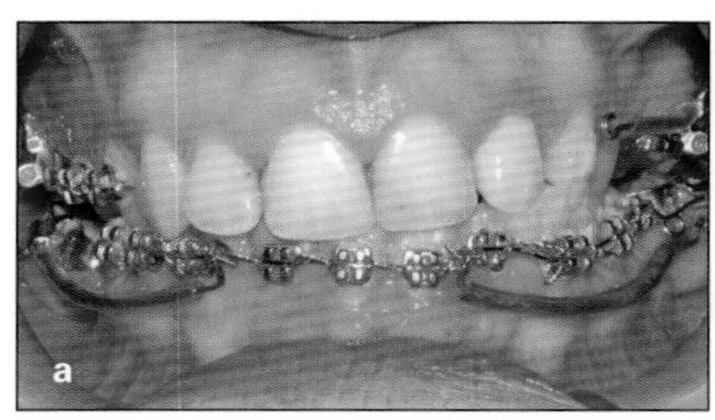

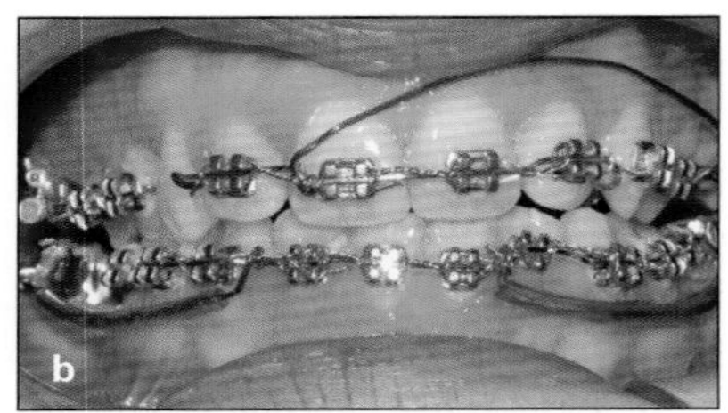

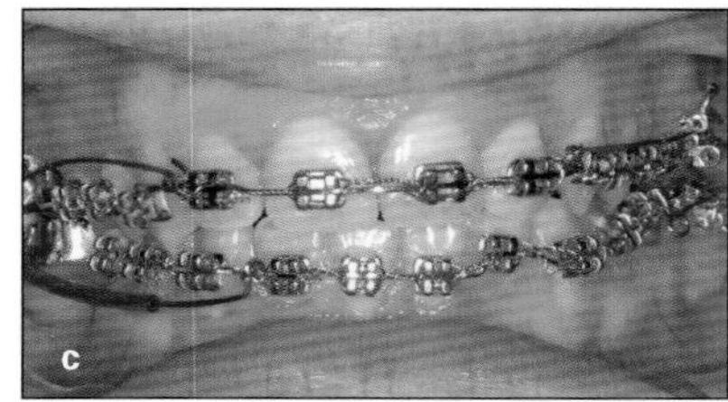

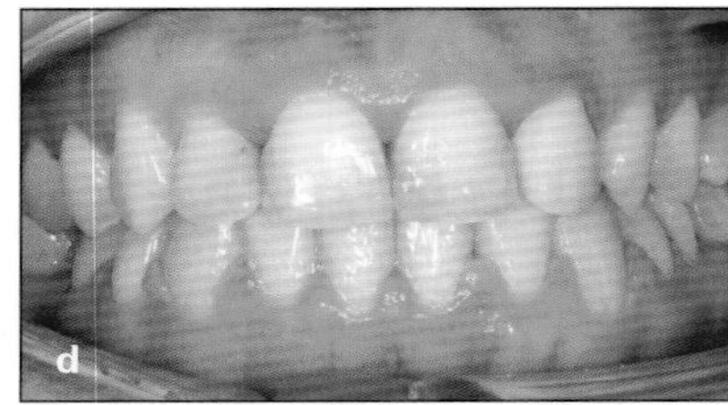

图15-10 在这组图中，可以看到前牙偏斜得到矫正。（a）正面照显示上颌前牙牙轴不正。（b）显示了1个长的悬臂梁，通过右前牙组的阻抗中心，产生了压低力和顺时针的力矩。该悬臂梁插入左侧近中倾斜的磨牙颊面管中，产生反殆的趋势。这些力学机制对于上颌前牙组和上颌左侧磨牙，是一致的（图15-11）。（c）在矫正前牙偏斜的同时，前牙的移动会使中线向右侧移动。因此，在第2步中，双矢量力学机制被用来将前牙向左平移并压低（d）。

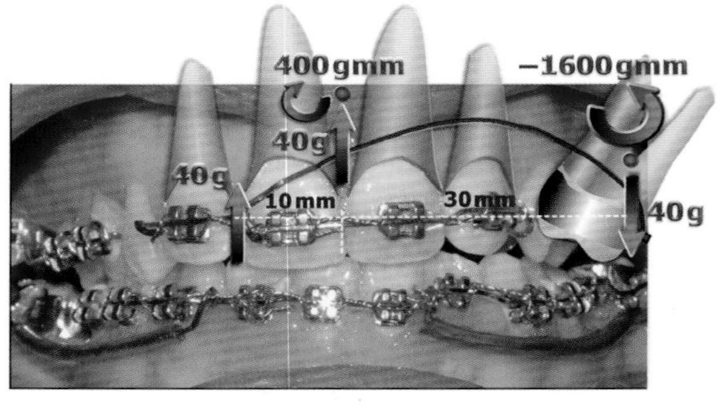

图15-11 与图15-10b的力图一致，解释了悬臂梁如何同时矫正前牙偏斜和磨牙反殆的趋势。

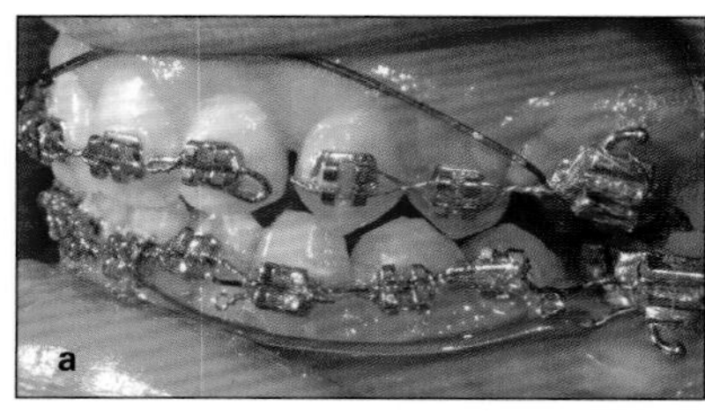

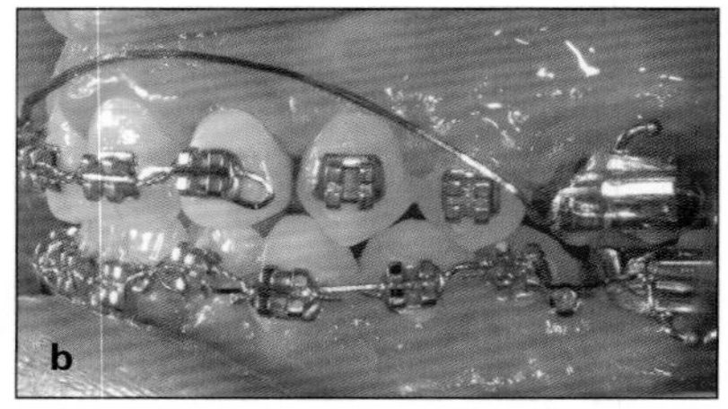

图15-12 （a和b）悬臂梁使磨牙后倾，当改善尖牙和前磨牙咬合的同时，结扎限制了磨牙的远中移动。一旦达到咬合稳定，后牙段就要结扎为一体作为支抗。

弓丝的选择

在为悬臂梁选择弓丝时，有几个问题需要考虑。首先，弓丝应易于成形，在大多数情况下不应包括镍钛丝，因为它们不好成形。

对于矫正器的激活原理而言，悬臂梁的负载-挠度比应尽可能低，使力系统高度不变。悬臂梁的负载-挠度比也取决于以下因素：

· 悬臂梁长度
· 弓丝硬度
· 弓丝构型

由于悬臂梁长度由所需力系统的作用牙单位所决定，因此弓丝的选择应基于以下2个关键因素：

1. 在给定悬臂梁长度的情况下，弓丝的硬度应该具有1个可接受的负载-挠度比。
2. 弓丝应该有1个足够高的屈服力矩（引起悬臂梁1%永久形变的力矩），为给定长度的悬臂梁产生所需的力和力矩[8-9]。

考虑到这些因素，并根据悬臂梁的长度和所需力的大小，推荐下列弓丝。

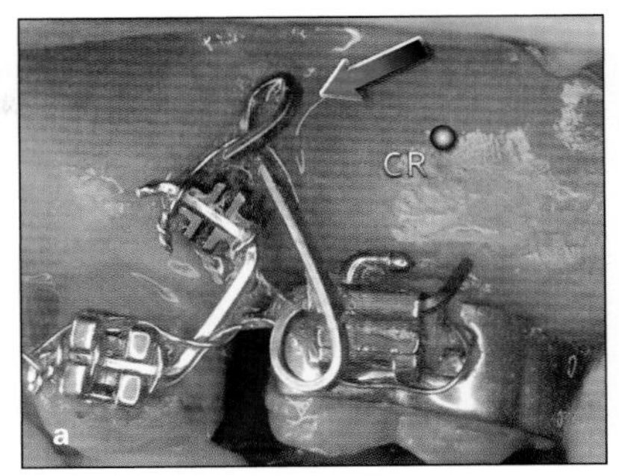

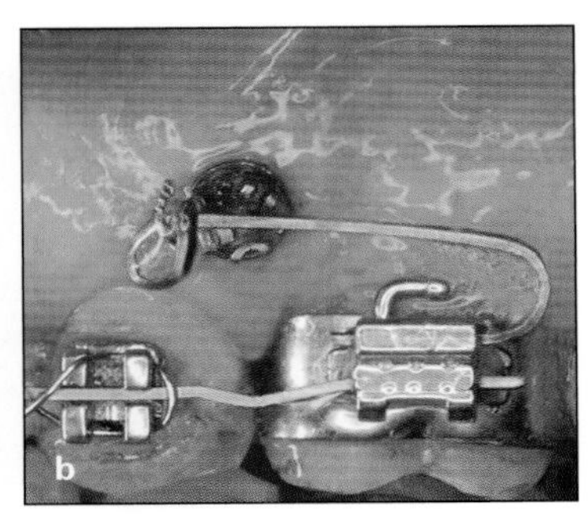

图15-13 （a）连接着临时支抗装置的悬臂梁是通过磨牙的近中移动来关闭间隙的。辅弓包含着小圈曲以降低负载-挠度比。注意，小圈曲置于与作用力相同的矢状平面上。在这个病例中，磨牙的扭转是由横腭杆控制的。（b）间隙关闭，磨牙竖直。延伸至临时支抗装置是为了向后牙传递水平向力。

短悬臂梁（10～15mm）

低硬度的弓丝，可以获得良好的负载-挠度比，例如0.018英寸的β-钛圆丝。然而，除非平行于托槽或颊管方向激活（水平管的近远中激活），否则这种类型的弓丝将在托槽或颊管中滚动。在其他情况下，为了防止弓丝滚动，应该将弓丝焊接到短的方丝上（通常为0.017英寸×0.025英寸β-钛），然后插入托槽或颊面管中。这种悬臂梁称为“复合悬臂梁”。并且，由于其短的跨度，通常具有足够的屈服力来满足大多数牙移动的需要。

如果临床医生可以接受更高的负载-挠度比，那么0.016英寸×0.022英寸β-钛方丝也可以用于较长的悬臂梁。在这种情况下，应记住，方丝具有双倍的硬度，这取决于它们的截面几何形状。因此，当悬臂梁需要颊舌向激活时，紧靠托槽90°扭转的弓丝会降低其硬度（带状弓丝的方向）。

另一种避免使用带有短悬臂梁的复合悬臂梁方法是利用适当的装置将弓丝添加在悬臂梁上，如本章后面所述。

中长悬臂梁（16～24mm）

大多数悬臂梁都在这个长度范围内。这样的长度，推荐使用0.017英寸×0.025英寸的β-钛弓丝。这种横截面的弓丝一个优点是在0.018英寸×0.025英寸托槽和颊面管中滚动的范围有限。在磨牙颊面管和尖牙托槽之间20mm的悬臂梁，可以在其产生永久形变前产生大约150g的颊舌向作用力。如果在颊舌向激活时需要降低负载-挠度比，90°扭转的弓丝将会减少悬臂梁50%的硬度，因为方丝的刚度取决于激活的平面[8]。

长悬臂梁（＞25mm）

悬臂梁长度的增加大大降低了负载-挠度比；然而，对于这样长的悬臂梁，弓丝一端产生的力矩非常大，弓丝的永久变形可能是一个问题。因此，如果需要较小的力（≤50g），建议使用0.017英寸×0.025英寸β-钛丝。如果需要较大的力，则需要具有相同或更大截面的不锈钢弓丝。

构型

改变悬臂梁构型，主要有2个目的：降低负载-挠度比，或者通过改变力矢量的角度来改变力矢量的作用线。

降低负载-挠度比

当需要降低负载-挠度比时，可以通过在悬臂梁上添加特殊的装置来实现这一目标。有两种不同装置可以添加到悬臂梁上：小圈曲或者Z型曲。这些构型也可以改变力的矢量方向，本章后面会讨论到。

为降低负载-挠度比，小圈曲应定位在悬臂梁激活的同一平面上；但是正确的圈曲方向将会导致患者的不适，因此它们通常不能用于降低颊舌向激活的颊侧悬臂梁的力-挠度比。然而，在其他情况下，小圈曲常常可以用来降低负载-挠度比（图15-13）。

Z型曲在降低悬臂梁的负载-挠度比方面更为

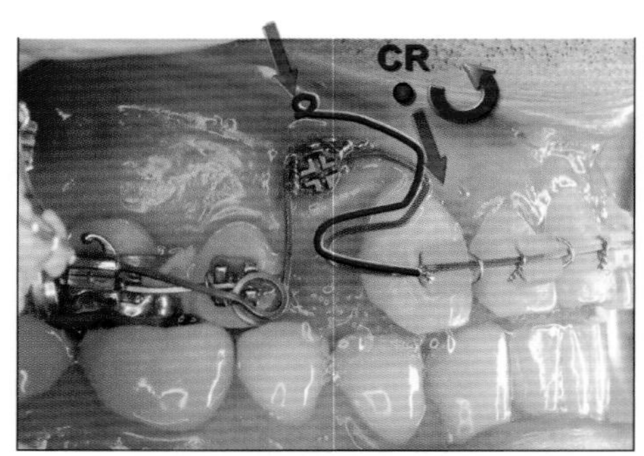

图15-14 1个Z形悬臂梁用于向前牙施加伸长力和轻微的唇向力。悬臂梁是通过连接在微种植支抗上激活的。尖牙托槽远中和微种植支抗之间有限的水平距离将决定垂直向激活时的高负载-挠度比。蓝线显示了它的激活形状。蓝色箭头表示前牙阻抗中心处的作用力和力系统。

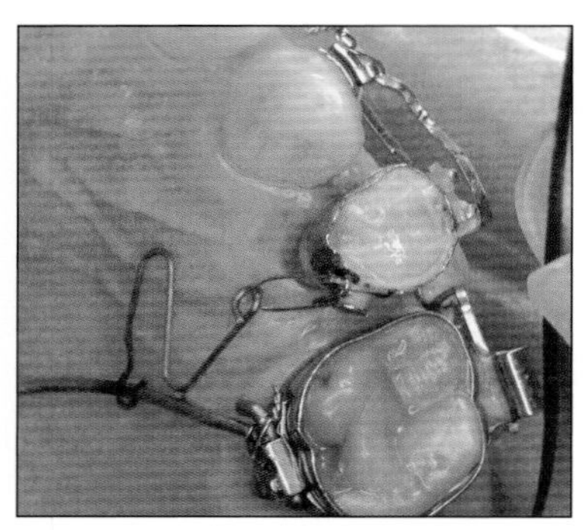

图15-15 1个Z形复合悬臂梁与前磨牙相连，将其压低，并向腭侧移动。

有效，因为即使连接点和结扎点之间的距离非常有限，也可以增加弓丝的长度。它们可以用于所有空间平面的激活（图15-14和图15-15）。

悬臂梁构型和力矢量的角度

由直线悬臂梁产生的力矢量大致垂直于悬臂梁连接点和单接触点（结构轴）的连线。移动方向以及作用牙单位的移动，可以通过增加悬臂梁本身的构型来改变。构型可分为次要构型和主要构型；主要构型也包括小圈曲。

次要构型。通过改变悬臂梁的形状，可以改变由其激活所产生的力矢量方向。悬臂梁可以用不同的曲线结构，一旦激活，就会改变它们的形状。从而影响悬臂梁的性状，悬臂梁在失活期间可能会舒张或收缩，传递不完全垂直于结构轴的力。

Dalstra和Melsen[10]的一项研究中，在1个有限元模型中分析了6种不同的悬臂梁构型。其中一些构型被认为是“次要的”；图15-16显示了其中的3种。可以看到，图15-16b中的构型提供了1个垂直于悬臂结构轴的力矢量，而图15-16a和c中的构型展示了导致偏离垂直轴矢量的舒张或收缩。如果用这些悬臂梁对前牙施加压入力，选择不同的构型将产生不同的矢状向力分量，并增加垂直向的力分量。因此，这种选择决定了前牙是否会受到单纯的垂直向力或发生颊舌向倾斜。

具有主要曲线的悬臂梁。这些悬臂梁通常用于磨牙和中线附近的区域；悬臂梁在尖牙区有一弧线和1个在殆平面上倾斜的结构轴。如图15-17所示，如果在殆平面上激活该悬臂梁，则会自动产生1个具有矢状向和横向的力分量。常用于矫正前牙的中线不齐和唇倾问题。如图15-18所示，这种悬臂梁为上颌右侧尖牙区创造了大量的空间。

舌弓和横腭杆也可以当作具有主要曲线的悬臂梁。如图15-19和图15-20所示，使用舌弓以静定方式使磨牙近中移动。

主要结构。如果在图15-21和图15-22所示的悬臂梁上加1个小圈曲，就有可能使悬臂梁的两部分分别激活。这些作用力是平衡的，可以产生任何角度的力矢量。悬臂梁可以通过将弓丝在接近连接处进行弯曲来激活，在这里通常会产生垂直向或横向的力分量，在小圈曲处则会产生近远中的力分量。

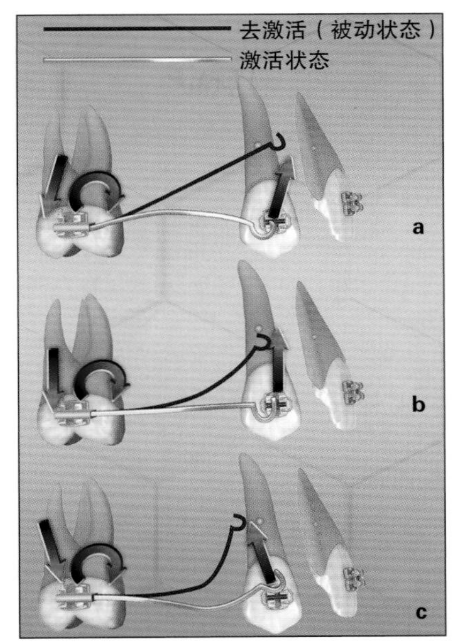

图15-16　3种构型的悬臂梁的激活形状和垂直向激活的形状。（a）在靠近接合处弯制1个V型曲。激活时变短，并且产生1个向下的凹面，反作用力（红色箭头）除了垂直的力分量外，还有1个舒张的力分量。（b）悬臂梁均匀弯曲。被激活时几乎保持相同的长度，其曲率有限。在这种情况下，反作用力几乎完全是垂直的。（c）悬臂梁呈对数线性弯曲。它激活时伸长，并产生1个向上的凹面。除垂直力外，反作用力还有1个收缩的力分量。

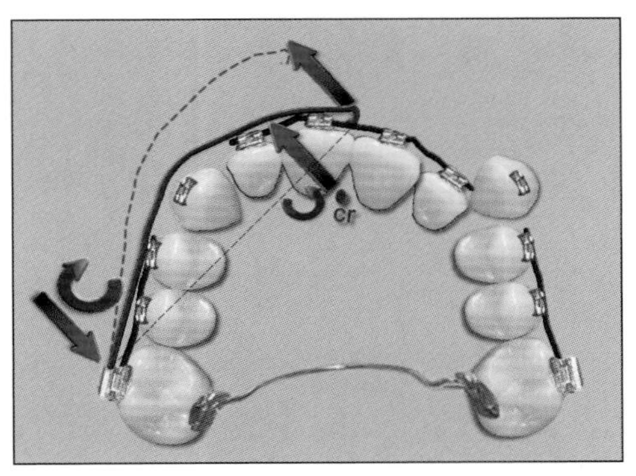

图15-17　弯曲悬臂梁插入磨牙颊面管；如虚线所示，如果激活，它将产生横向和矢状力分量。如果将这个力施加到前牙上，它将在阻抗中心处产生1个力矩，使得悬臂梁插入的对侧尖牙区拓展出较大的间隙。

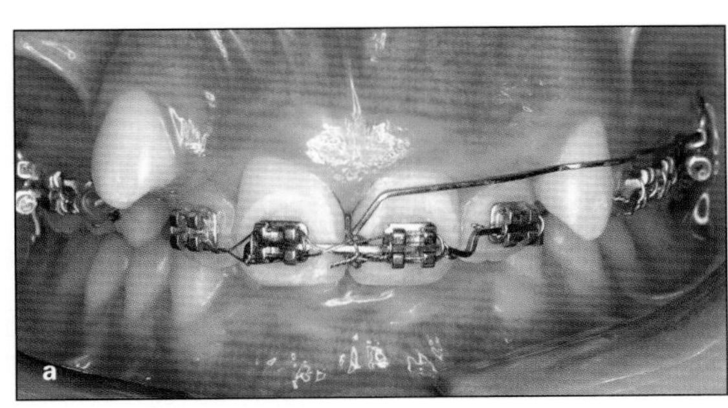

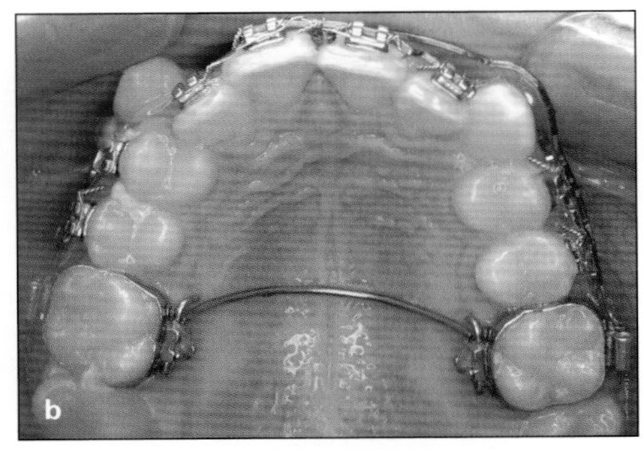

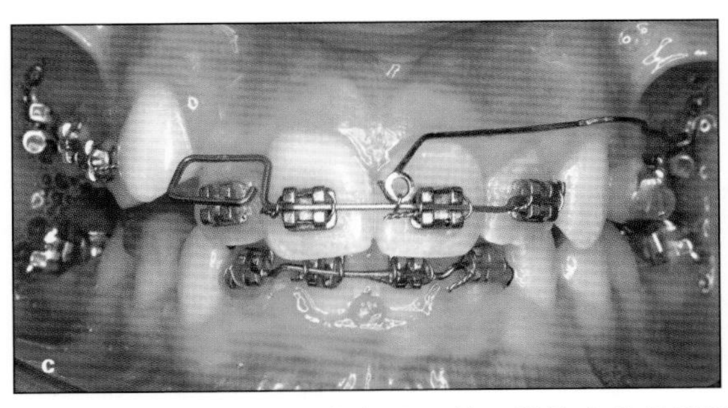

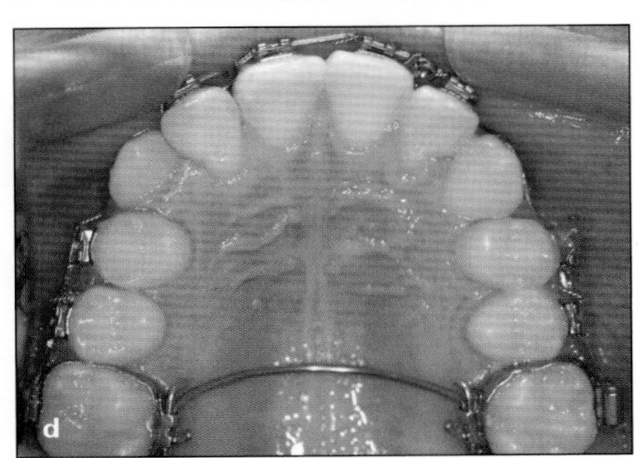

图15-18　（a和b）1个应用于前牙段的弯曲悬臂梁，涉及4颗前牙，为右上颌唇侧萌出的尖牙创造间隙。（c和d）3个月后。需要注意的是，正确力矢量的作用线除了为突出的上颌右侧尖牙创造间隙外，还有助于排齐上颌左侧侧切牙和尖牙。

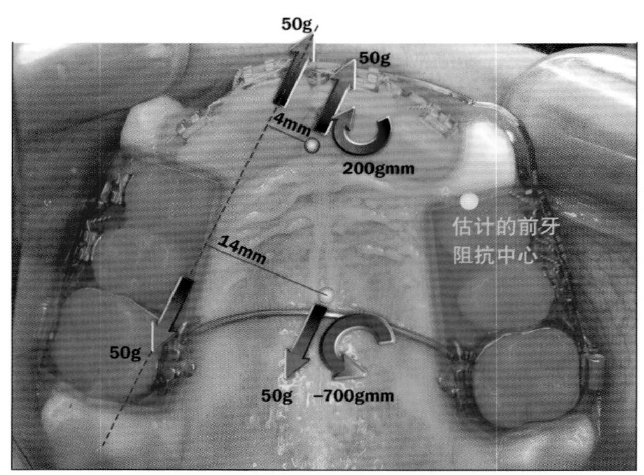

图15-19 图15-18中应用的力学受力示意图。考虑2个单元：作用前牙（红色）和反应后牙（蓝色），其包括通过横腭杆连接的6颗牙齿。假设悬臂梁对右中切牙托槽近中产生50g的力，则2个牙单位的力系均表示在估计的阻抗中心位置。考虑到分布在所有后牙的重度咬合接触，后牙单位的位移可以忽略不计。由于这种旋转组合，前牙旋转中心的预计位置就意味着左侧中切牙比左侧侧切牙移动量更大。

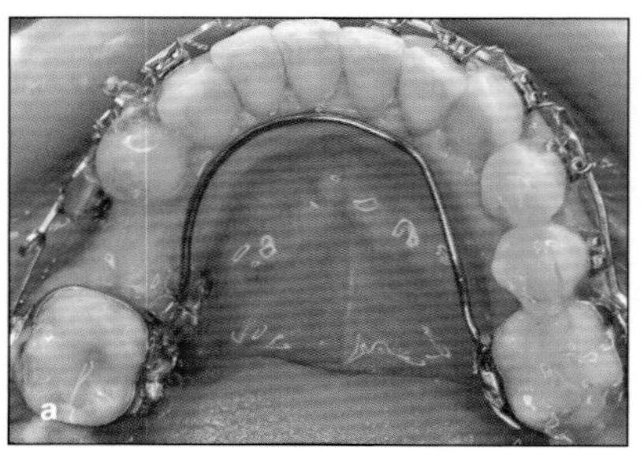

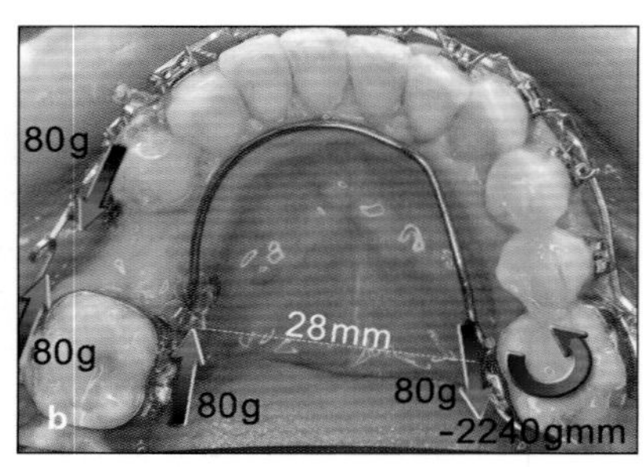

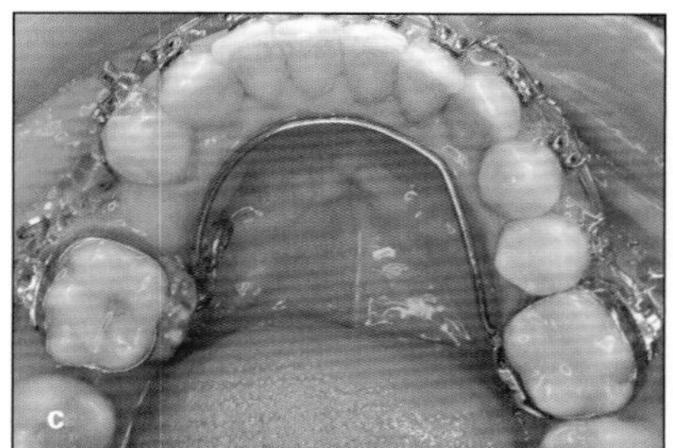

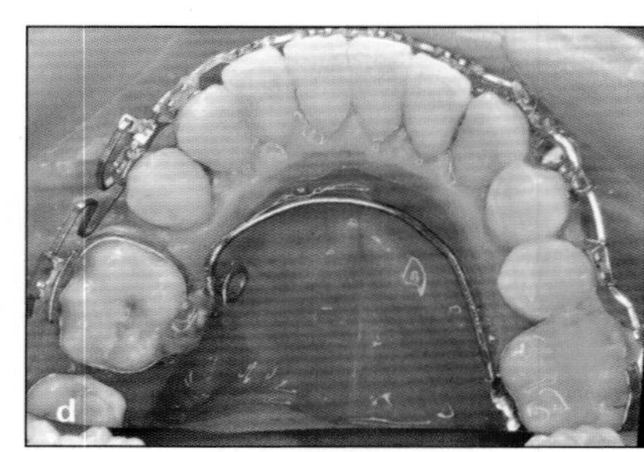

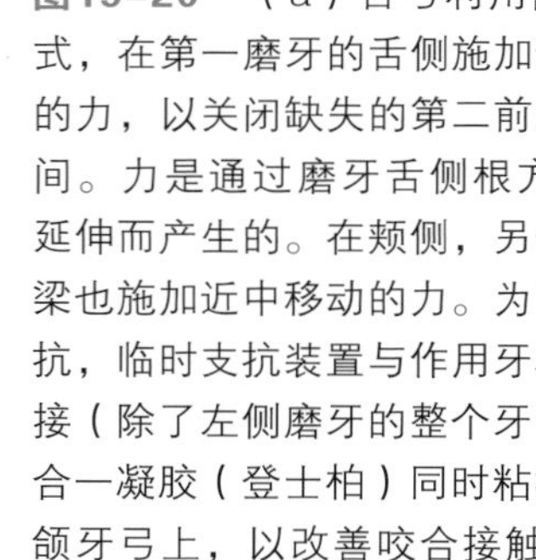

图15-20 （a）舌弓利用静定的方式，在第一磨牙的舌侧施加近中移动的力，以关闭缺失的第二前磨牙的空间。力是通过磨牙舌侧根方7mm的延伸而产生的。在颊侧，另一个悬臂梁也施加近中移动的力。为了增加支抗，临时支抗装置与作用牙单位相连接（除了左侧磨牙的整个牙弓），三合一凝胶（登士柏）同时粘接在上下颌牙弓上，以改善咬合接触。（c）反作用力图（红色箭头，舌弓的力；蓝色箭头，来自颊侧装置的力）。（c）3个月后。（d）9个月后。

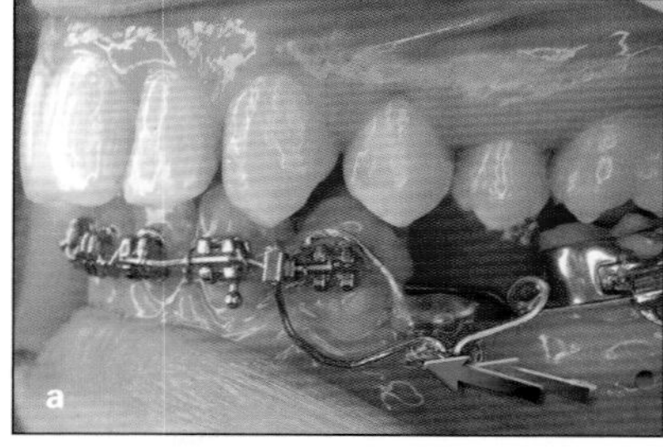

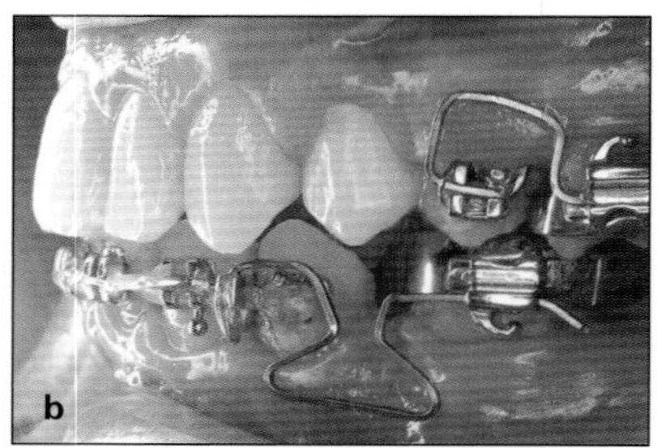

图15-21 与图15-20是同一名患者。（a）激活颊侧悬臂梁，与舌弓一样，会对磨牙产生轻微的伸长力。这样，力的作用线会通过接近阻抗中心的位置或位于其根方。（b）9个月后侧面观。此时，使用T型曲关闭剩余间隙。注意，保持前牙支抗，磨牙不仅近中移动还需要竖直。

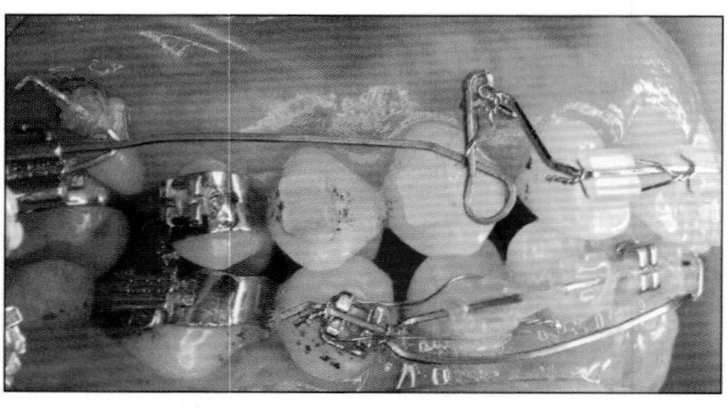

图15-22 悬臂梁的主要构型与图15-23a中的一致。悬臂梁前部的圈曲插入托槽使得垂直向和矢状向力分量分别激活。

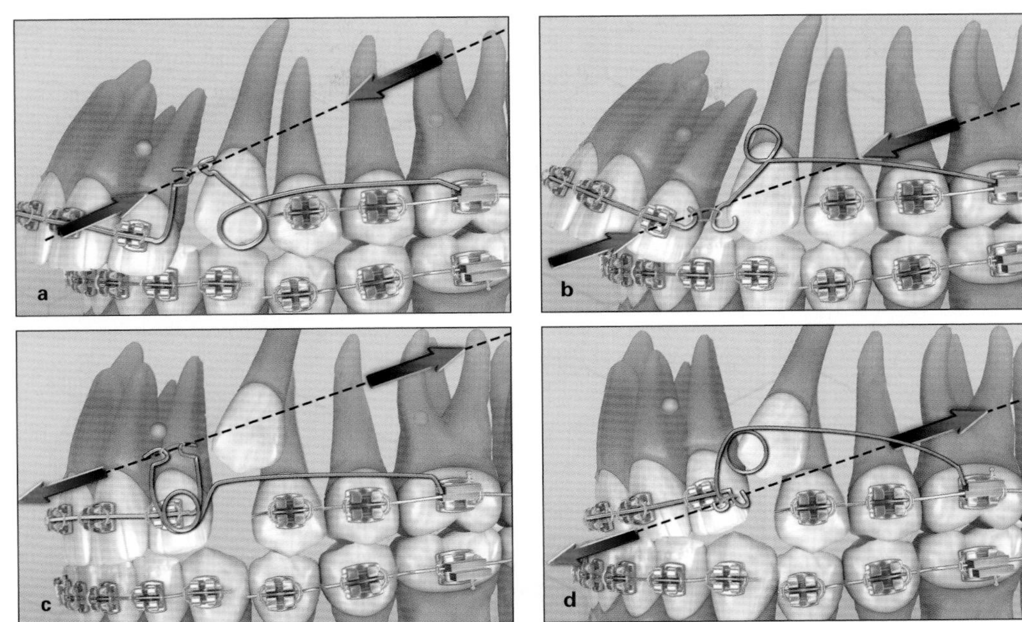

图15-23 不同悬臂梁构型。当弓丝在磨牙颊面管近中弯曲时，所有悬臂梁都能产生垂直向力分量。而矢状向力分量可以通过激活前面的小圈曲来实现。（a和b）悬臂梁可以产生内收力。（c和d）悬臂梁可以产生外展力。注意，a和c的结构有1个托槽水平的圈曲，会在其根方6～8mm产生单一力。相反，构型b和d有1个位于根方的圈曲，并在托槽水平产生单一的力。显然，在矢状向激活时悬臂梁a和c相比于b和d，在阻抗中心水平处产生的力矩更小。（转载自Biomechanics in Orthodontics 4.0）

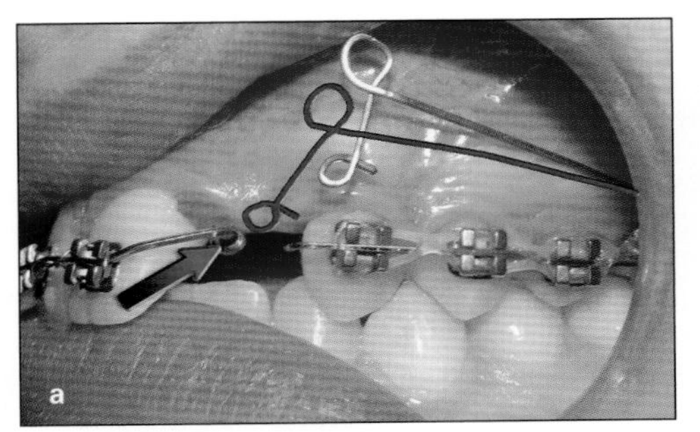

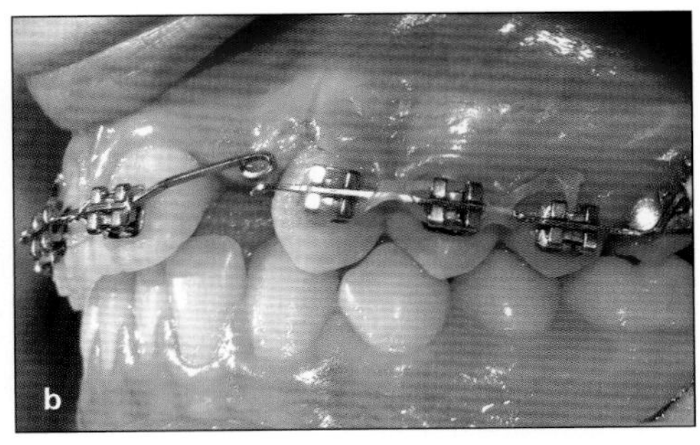

图15-24 （a）与图15-23b中的悬臂梁构型一致，会在中切牙间的弓丝上，产生内收和压低的力分量（蓝色箭头）。图片为其失活状态，蓝线为其被激活形状。（b）两颗中切牙被压低并内收，覆殆覆盖减小。

Melsen等[11]发表了一篇利用带有螺旋的悬臂梁用于前牙内收和压低的有限元力学分析；此外，这些悬臂梁也可以用于牙齿外展和伸长。如果在不同的平面中，它们也会产生横向力。如图15-23所示，提出了不同的悬臂梁构型，他们的小圈曲的位置和方向各不相同。

如果从侧面观察这些悬臂梁，小圈曲殆方位于托槽根方（6～8mm），以施加单个力。这个力矢量的位移减少阻抗中心到其矢状向力分量的距离，从而减少了旋转的力分量。如图15-24～图15-27所示，所以这些悬臂梁临床用途很广。

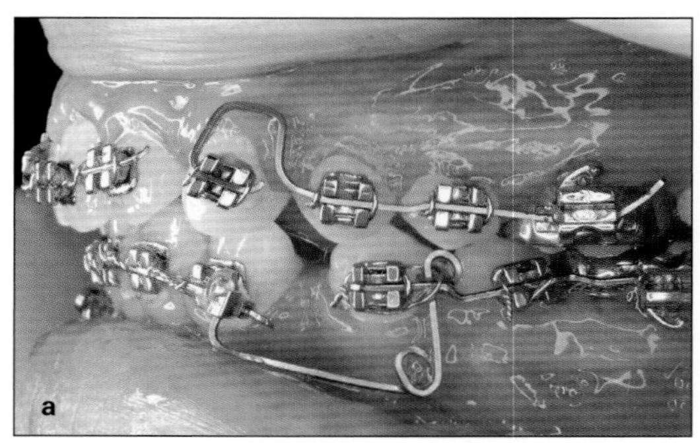

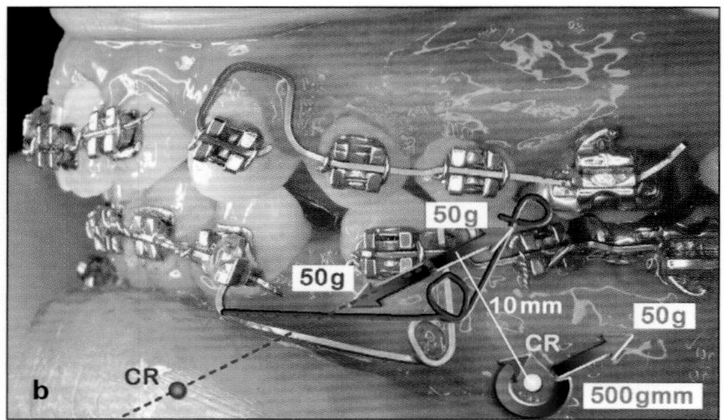

图15-25 （a）特殊构型的悬臂梁与下颌第一前磨牙托槽远中结扎，并插入到尖牙远中。前部单位包括6颗前牙，而后部单位包括前磨牙和利用舌弓与对侧牙弓连接的第一磨牙。悬臂梁构型与图15-23d中一致，并产生斜向的力矢量。（b）矫正器的受力图。蓝线为悬臂梁的失活形状。蓝色箭头表示作用于前牙单位（激活）的力。注意，力的作用线与前牙单位阻抗中心的位置相交。红色箭头表示（在施力点和阻抗中心处）传递到后牙单位的力系统。

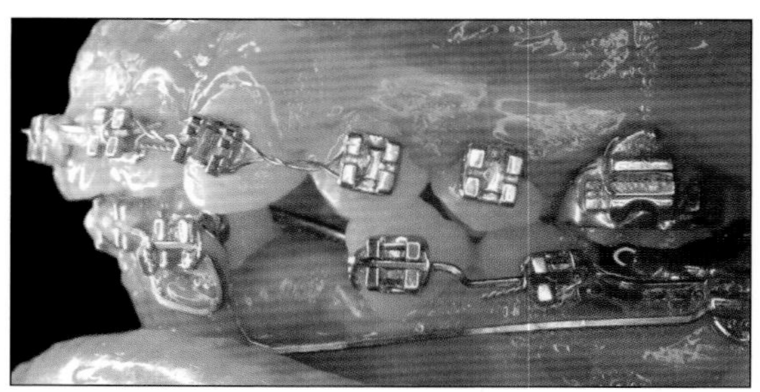

图15-26 与图15-25为同一名患者，术后3个月。注意下颌左侧第一前磨牙近中侧已经开辟了一个较大的空间，将行种植修复。下前牙被压低并唇倾，同时覆𬌗覆盖减小，达到尖牙Ⅰ类关系。后牙段在咬合力的作用下保持了原来的位置。

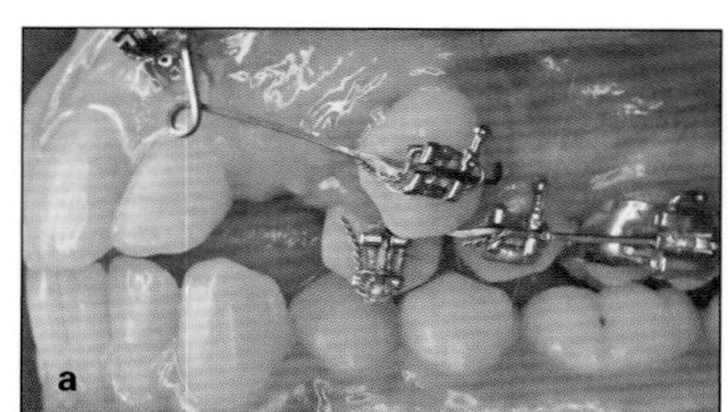

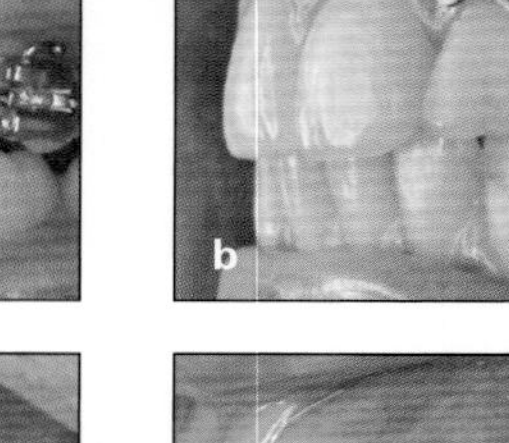

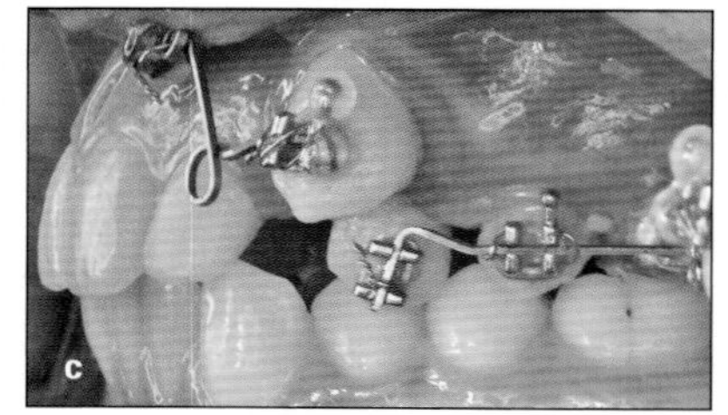

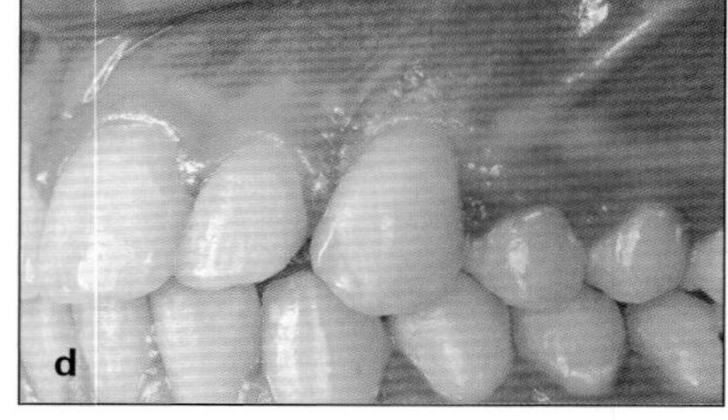

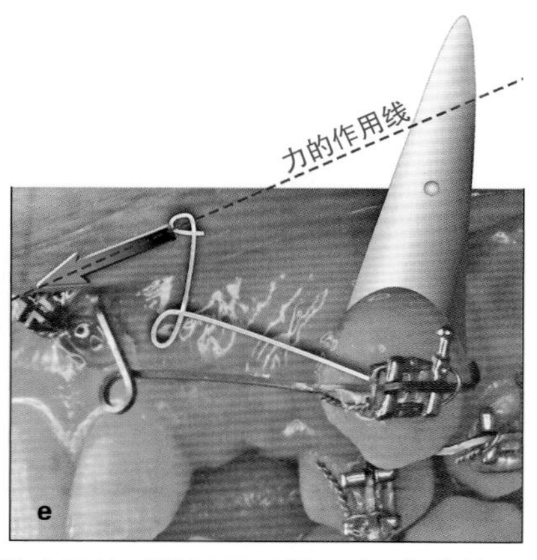

图15-27 1个悬臂梁连接到TAD的前面，用于矫正上颌左侧尖牙的错位。（a）在治疗开始时放置悬臂梁。（b）在第一阶段，主要是根向近中移动。（c）修正位置的后期阶段。（d）完成的病例。（e）悬臂梁激活（与a相同）显示力的作用线如何越过阻抗中心的估计位置，从而产生尖牙牙根的初始移动。

复合悬臂梁

复合悬臂梁是由2根不同的弓丝通过焊接组合在一起的。这些悬臂梁非常有用，因为它们在不同的部分有着不同的硬度。β-钛丝具有最好的连接性能[12-13]，因此复合悬臂梁通常是用这种材料制成的。大多数

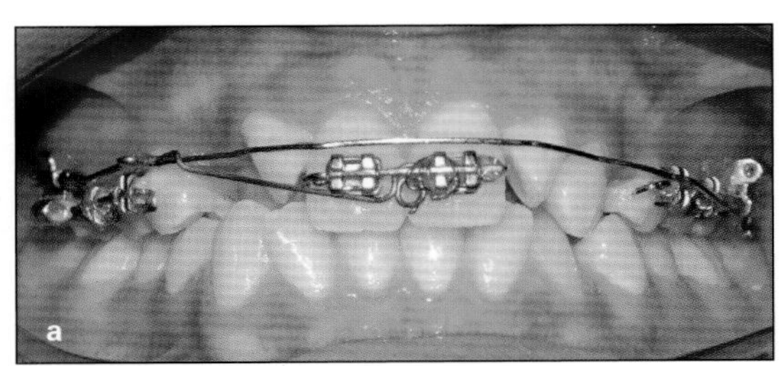

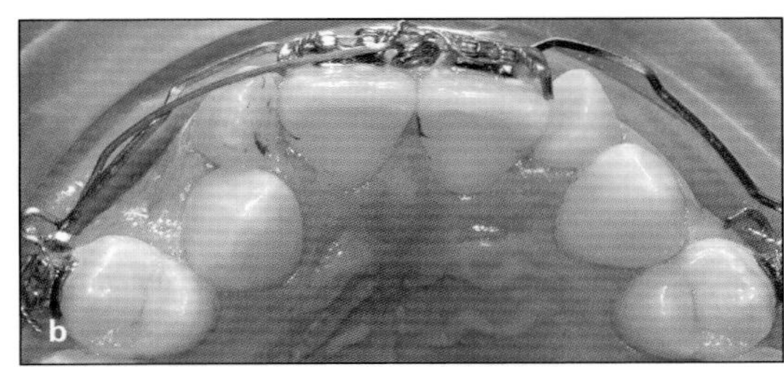

图15-28 （a和b）1个0.018英寸β-钛悬臂梁被焊接到β-钛的主弓丝上。在尖牙处焊接，比直接插入磨牙颊面管的悬臂梁产生更大的矢状向力。（转载自Biomechanics in Orthodontics，www.ortho-biomechanics.com）

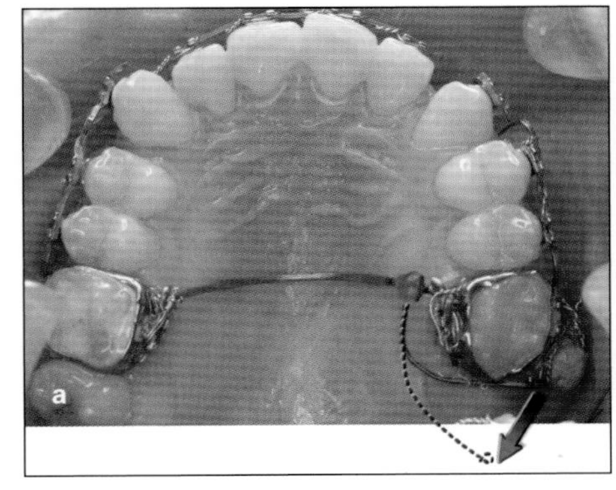

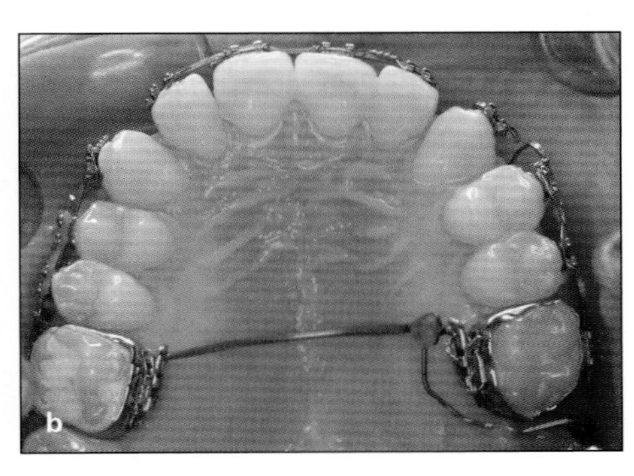

图15-29 （a）上颌左侧第二磨牙靠近中颊侧萌出，与第一磨牙部分重叠。只能看到近中颊尖。需要远中和腭侧的牵引力（蓝色箭头）。从颊侧产生这样的力矢量是十分困难的，所以需要设计1个复合悬臂梁（0.016英寸×0.22英寸β-钛丝焊接到横腭杆上）（虚线表示失活形态）。（b）3个月后，牙齿明显向远中和腭侧移动，可以正常萌出。（转载自Biomechanics in Orthodontics，www.ortho-biomechanics.com）

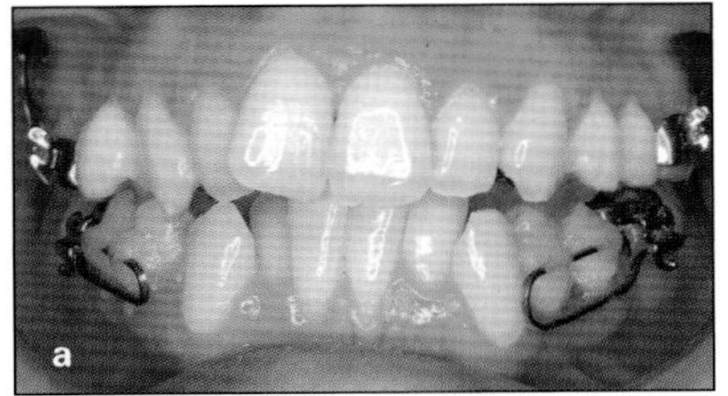

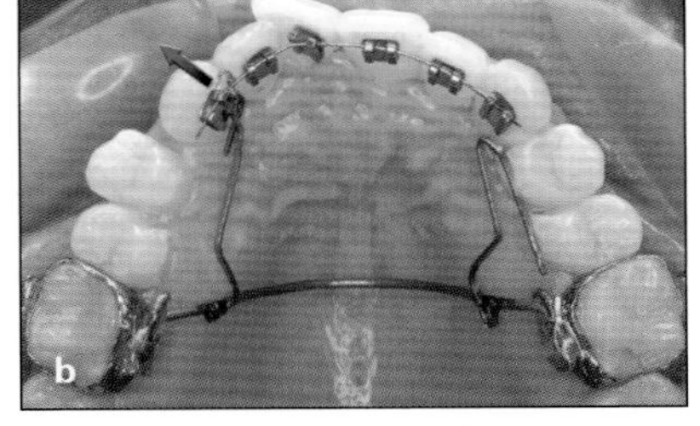

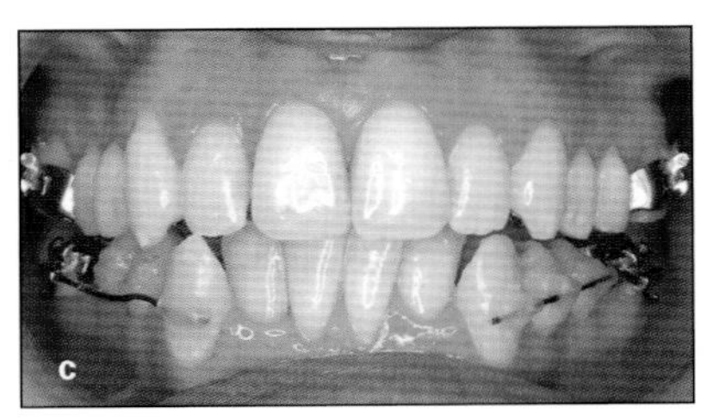

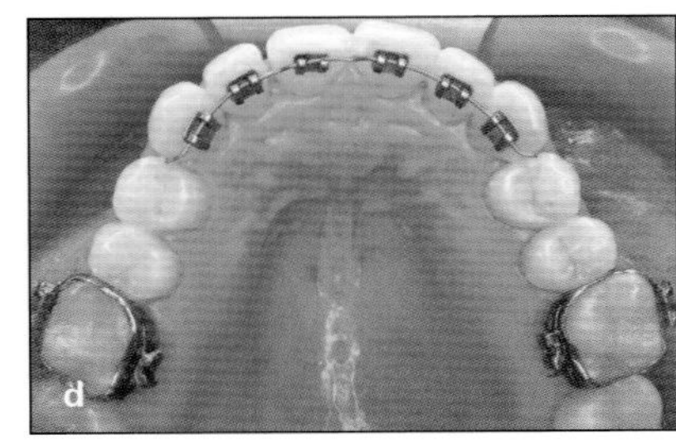

图15-30 （a和b）1个0.017英寸×0.025英寸的悬臂梁被焊接到1个0.036英寸的横腭杆上，激活后对上颌右侧尖牙区产生唇向力（蓝色箭头）。当用0.014英寸的镍钛丝排齐前牙时，这个力会造成前牙区的不对称外展。（c和d）10周后，可从正面观和殆面观看到上颌右侧侧切牙和尖牙的唇向移位。这一移动为扭转的上颌右侧中切牙提供了足够的空间，从而为上颌前牙的排齐创造了机会。（转载自Biomechanics in Orthodontics，www.ortho-biomechanics.com）

情况下，复合悬臂梁由坚硬的β-钛丝（0.017英寸×0.025英寸）和富有弹性的0.018英寸β-钛丝组成（图15-28）。

复合悬臂梁也可以通过0.018英寸、0.016英寸×0.022英寸或0.017英寸×0.025英寸弓丝与β-钛制成的舌弓或横腭杆相连接组成[14]。图15-29和图15-30给出了几个例子。这些悬臂梁可以很容易地产生用其他方法可能很难产生的力矢量。事实上，连接不同的弓丝可以明显改变悬臂梁的构型轴。

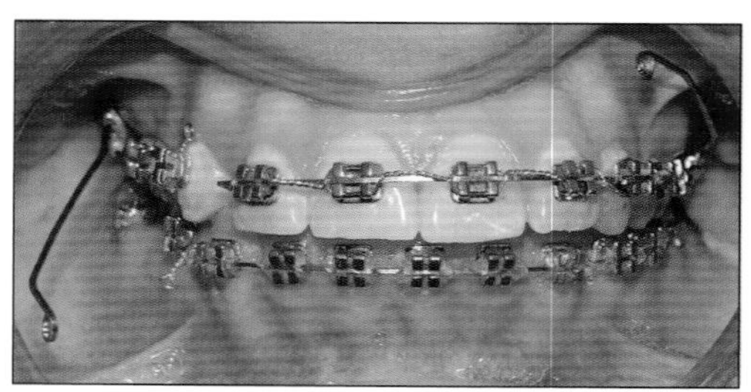

图15-31 右侧悬臂梁被激活后对前牙区会产生垂直向和横向的力矢量。这个力是让上颌前牙向右移动的更为复杂的双矢量力学机制的一部分。

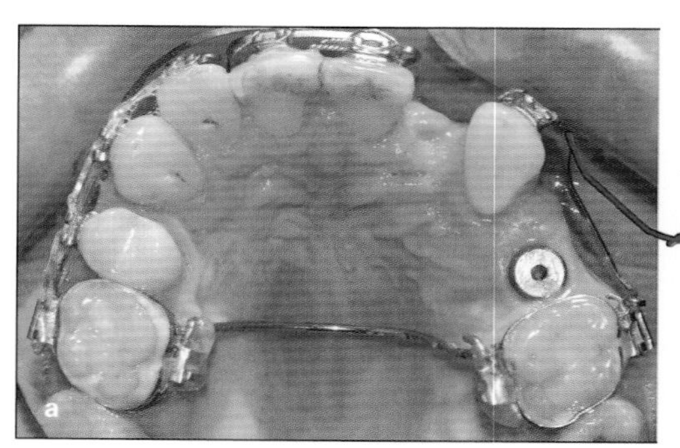

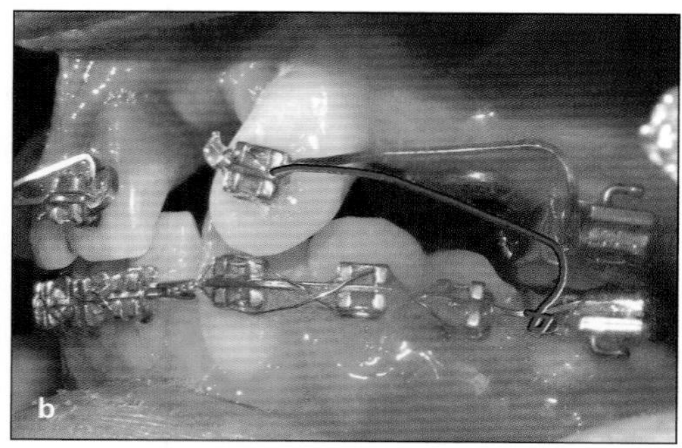

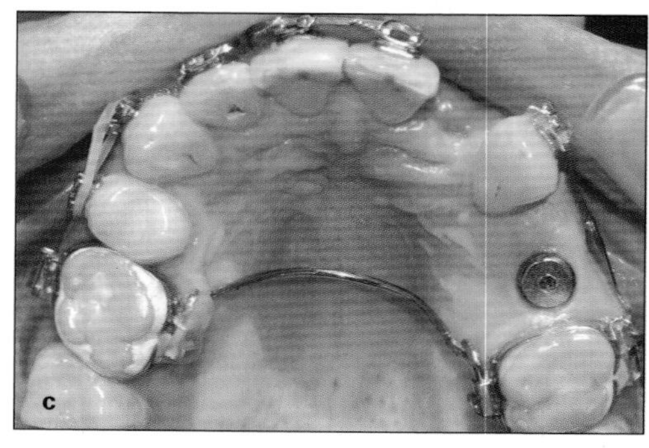

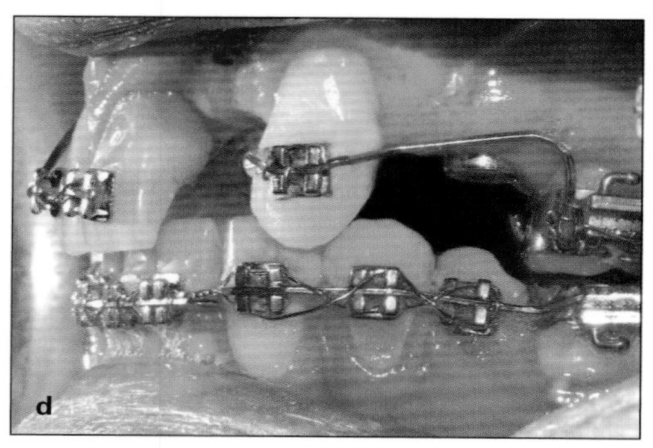

图15-32 （a和b）尖牙需要远中倾斜和远中旋转。悬臂梁在两个空间平面上被激活，以获得旋转。蓝线为悬臂梁失活的形状。（c和d）移动2个月后。尖牙直立的同时产生旋转。（转载自Biomechanics in Orthodontics，www.ortho-biomechanics.com）

不同层面激活的联合

当需要在不同方向（例如垂直向和颊舌向）进行移动时，可以在2个不同层面上激活悬臂梁（图15-31）。当1颗牙齿必须在两个空间平面上旋转（例如，倾斜移动或1颗牙齿在倾斜平面上需要三维旋转），也会出现这种情况（图15-32）。

封闭式螺旋弹簧和弹性链

螺旋弹簧和弹性链可用于2个牙单位间产生单一力。临床上评估力矢量的大小（虽然存在限制）和力的作用线是容易的。力的大小可以用测力计测量或由制造商给出（例如镍钛材料），力的作用线与弹性链或螺旋弹簧的方向一致。

封闭式螺旋弹簧

封闭式螺旋弹簧激活时，产生1个位于2个附着点之间的力。封闭式螺旋弹簧可以用于滑动机制的间隙关闭，也可以用于无摩擦的静定力学机制（图15-33和图15-34）。这些弹簧可以由超弹镍钛丝制成，这种丝具有加力稳定期的特性，可以承受恒定

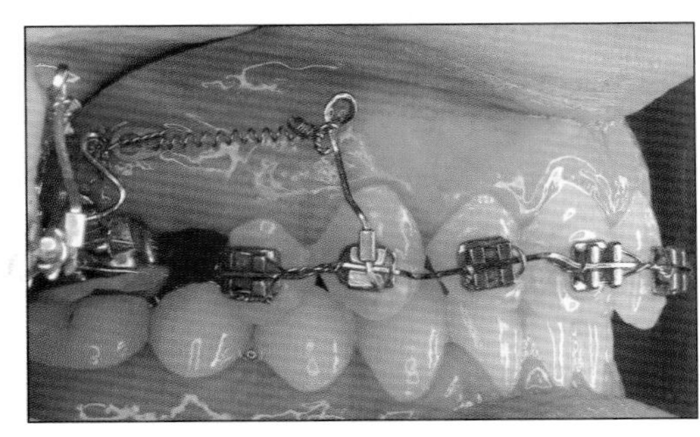

图15-33 接近后牙间隙的两个延伸装置之间的螺旋弹簧被激活以关闭后牙间隙。力的作用线取决于两个连接点的位置。在这种情况下，这条线应该经过距离前、后牙单位的阻抗中心几毫米处，从而限制牙冠的倾斜。左侧也是相同机制，利用横腭杆防止间隙关闭时磨牙的近中旋转。

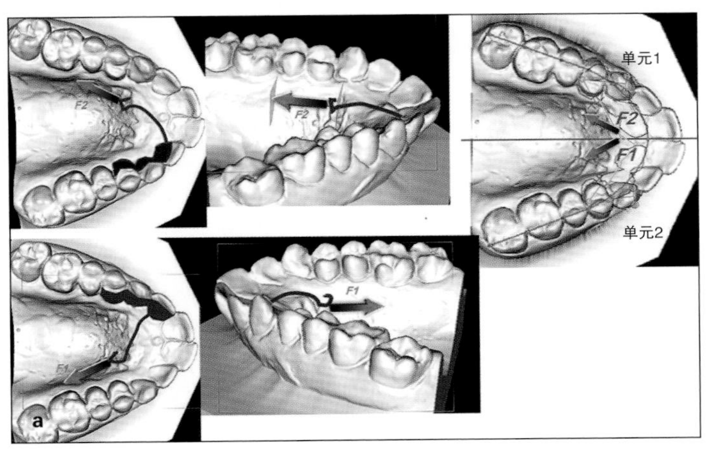

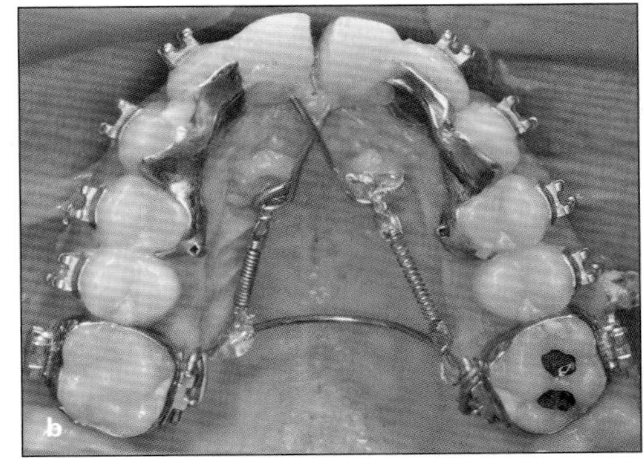

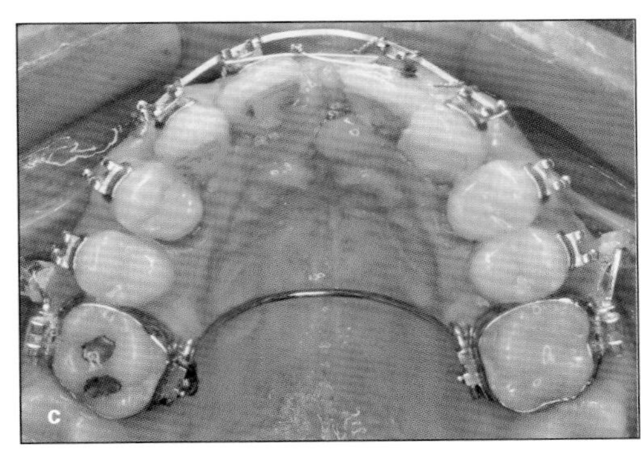

图15-34 患者两颗上颌中切牙由于以前的牙外伤而拔除。（a）使用T3D咬合图软件设计治疗目标，并且通过将牙段从侧切牙移动到两侧的第一前磨牙来估计关闭拔牙间隙所需的力系统。所需的力系用它们等价的单力表示。（b）治疗开始时的矫正器。这两个单元通过铸造结合的金属结构固定在一起，从该金属结构的两个延伸部分通向螺旋弹簧的连接点，这些连接点是力的作用点。两个镍钛螺旋弹簧连接在这些延长部分和横腭杆之间，从而产生两个所需的力。（c）5个月后这些机制的临床结果，两颗侧切牙之间约12mm的间隙关闭。

的作用力。然而，加力稳定期不同制造商之间的水平差别很大，受温度和机械载荷循环的影响，不能用简单的测力计测量；并且来自制造商的产品信息也并不可靠[15-16]。因此，如果需要1个特定的力，例如在二维矢量力学中，正畸医生应该使用1个悬臂梁系统来产生这个特定的力。

橡皮圈和弹性链

无论是在单牙弓还是双牙弓中，弹性链都被广泛地应用，以产生所需的力。它们的优点包括使用方便、价格低廉、减少口腔损伤。当然也有不易清洁和随着时间的推移力会产生衰减等问题。据报道，力的衰减速度在最初的24小时内非常快，损失范围为初始值的40%～70%。此后，是一个较为稳定的阶段，在随后的4周只有微小的变化[17-20]。

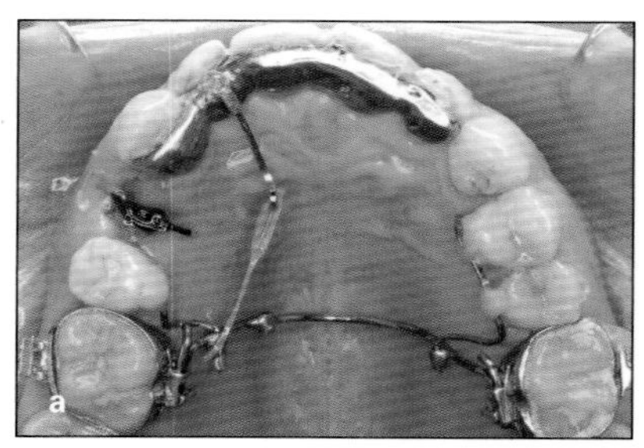

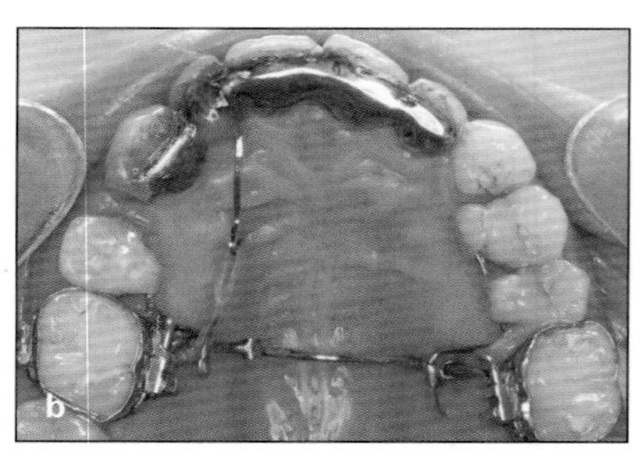

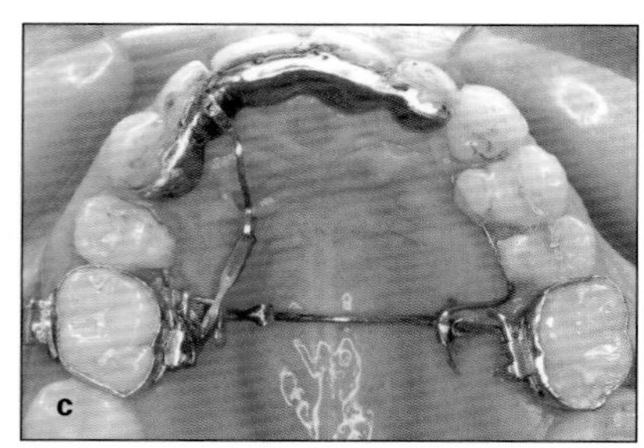

图15-35 一名希望使用美观矫正器的患者，利用橡皮链帮助其关闭单侧间隙并矫正牙弓的不对称。在这种情况下，弹性链所施加的力的大小不是关键的。（a）力的作用线通过接近前牙组的阻抗中心，在咬合面上产生整体的平移。（b）动力臂弯曲改变力的作用线，在前牙组的阻抗中心产生1个小的逆时针力矩，限制上颌左侧侧切牙的腭侧移位，使其与尖牙排齐。（c）间隙几乎关闭。

此外，如果使用弹性链，其拉伸量通常取决于使用时的便捷而不是所需的力，并且临床测量力的大小是困难的。由于这些原因，只有当力的大小不是一个关键因素，并且正畸医生可以接受1个范围较大的力时，才推荐使用弹性链（图15-35）。所以如果患者能每天更换橡皮圈，使用起来就相对安全。

双矢量力学

在一些情况下，通过单一悬臂梁、螺旋弹簧或橡皮链不能获得所需的力。这是因为如图15-36所示所需的力的作用线不能到达正畸的直接工作区域。

当牙移动是由图15-36中红色矢量之一产生时，必须设计一个特殊及复杂的静定力学：双矢量力学。矢量1会使上颌前牙牙根内收，而牙冠几乎不动。矢量2会使上颌前牙内收压低以及牙根的腭向转矩。矢量3使下前牙向远中移动。矢量4让下颌磨牙直立并压低。如果需要红色矢量及1个静定系统，那么就应该设计双矢量力学。需要注意的是，后面这些矢量的作用线（虚线）永远不会穿过绿色或蓝色区域。无论用何种正畸方法，这些牙移动常常是困难的。

数学程序

设计1个双矢量力学系统的程序是基于矢量计算的，Fiorelli等[21]已经讨论过了。以下部分是经允许从他们的文章中转载的。

一旦确定了必要的力（F_R），就需要找到2个力（F_1和F_2），它们的组合将产生合力F_R。无数的力都可以形成1个合力F_R。如果F_1和F_2的作用点已经确定，那么可能的方案数量将是有限的。

将给定的合力分解成施加在2个作用点（P_1和P_2）上的2个矢量的数学程序可分为3个步骤：

1. 给定矢量的等效力系统（F_1P_1和MP_1）在2个给定点之一进行计算，称为“P_1点”（图15-37a）。
2. 必须计算（F_2P_1和FP_2）在P_1点和P_2点上的2个矢量，相当于在P_1点已经计算过的MP_1。这一对矢量将代替MP_1（图15-37b）。注意，在P_1点和P_2点有许多不同的矢量力偶，它们可以等价于MP_1。如图15-37c所示，这两个矢量的方向选择范围很广，其极限由P_1和P_2连线决定。因此，将1个矢量分解成2个选定点上的矢量，只有当其中1个点的力作用线也选定时才有唯一的解。
3. 在P_1点，2个力矢量相加，得到1个合力矢量FP_1。FP_1和FP_2是替换矢量R所需的2个矢量（图15-37d）。

图15-36 正畸工作区域的矢状面观。绿色代表颊侧的工作区域，蓝色代表腭侧的工作区域。注意，根据腭穹隆的大小，该区域可或多或少地扩展。绿色矢量可以通过颊侧单一的悬臂梁、螺旋弹簧或橡皮圈产生。如果需要蓝色矢量（仅对于上颌牙弓），则可以设计腭侧的单矢量力学。

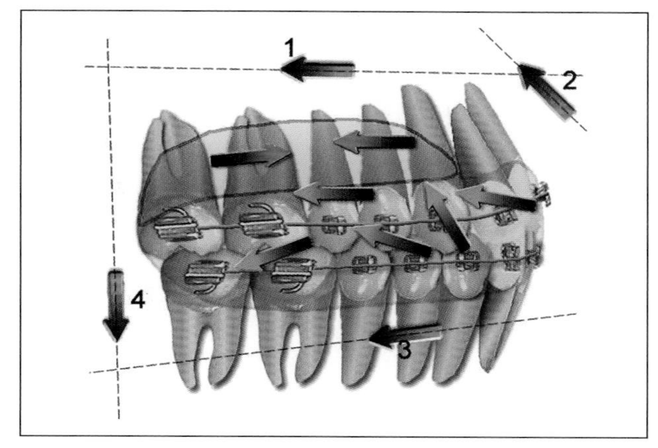

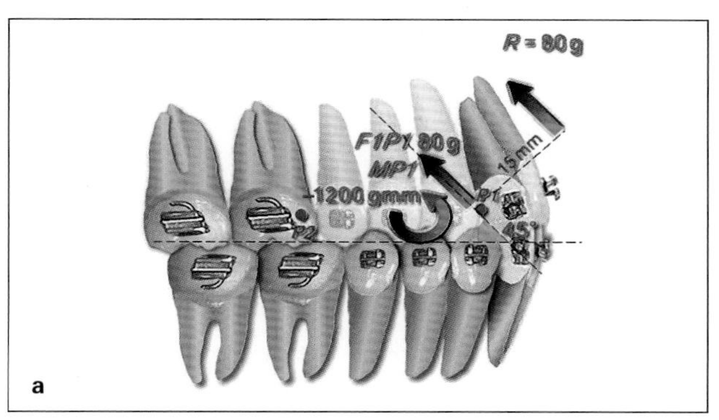

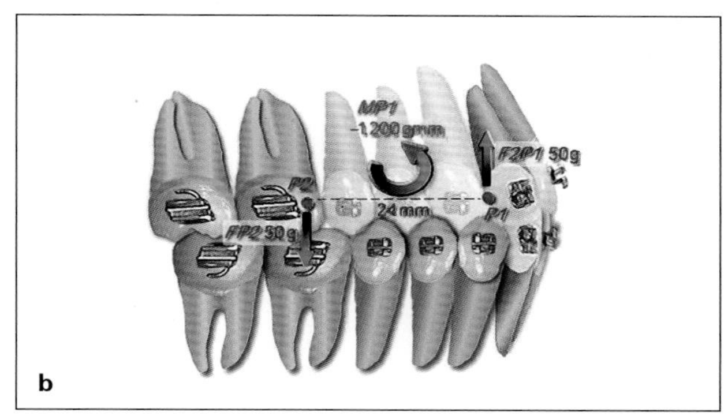

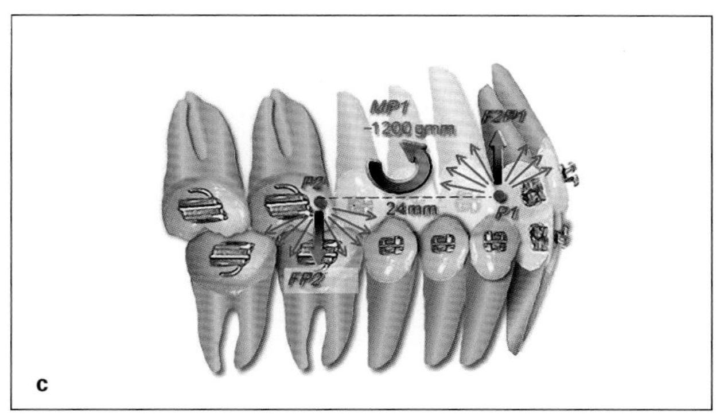

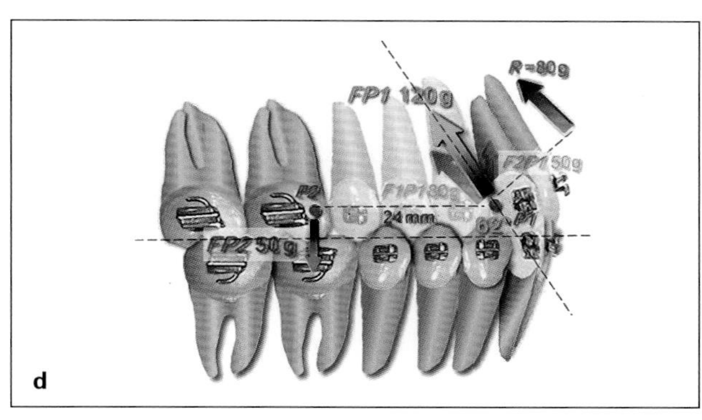

图15-37 （a）R为所需矢量。在P_1处的等效力系统包括力F_1P_1和力矩MP_1。（b）MP_1力矩可以用施加在P_1和P_2上的两个矢量来代替，这两个矢量合起来就等于MP_1。（c）b中描述的力偶也可以被其他力偶替换，因为单个矢量有不同角度。当然，在这些情况下，两个矢量之间的距离会不同，所以应该调整它们的大小以产生相同的力矩。（d）矢量F_1P_1和F_2P_1的和得到矢量FP_1。矢量FP_1和FP_2同时作用将生成和矢量R相同的力学效应。因为P_1和P_2位于工作区域内（图15-36），可以设计1个包括两个不同部分的静定矫正器，其中一个生产FP_1，另一个生产FP_2。（转载自Fiorelli等[21]）

临床应用

这种计算过程的临床应用只有在确定了所需的牙移动和计算出发生这种移动的力系统的情况下才能进行。2个步骤可以通过使用2个特定的软件程序实现：T3D咬合图[22]和DMA[7]。

T3D咬合图是计算机利用头颅侧位片切割咬合面。该程序提供了治疗目标的视觉再现，而DMA通过使用从实验数据导出的公式，计算由T3D咬合图软件定义的牙移动所需的力系统[2-5]。这两种也可以通过手动计算[23]。

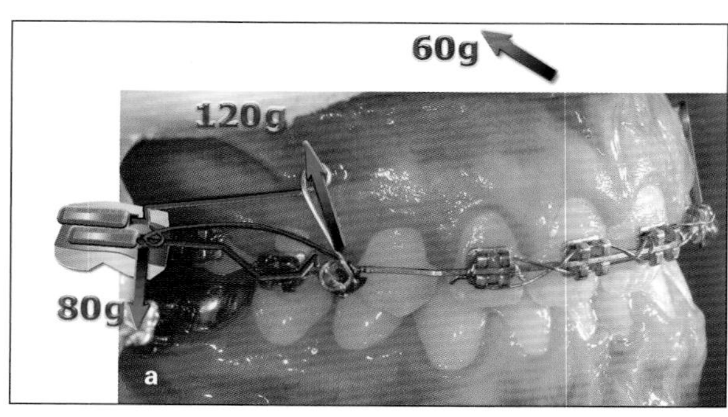

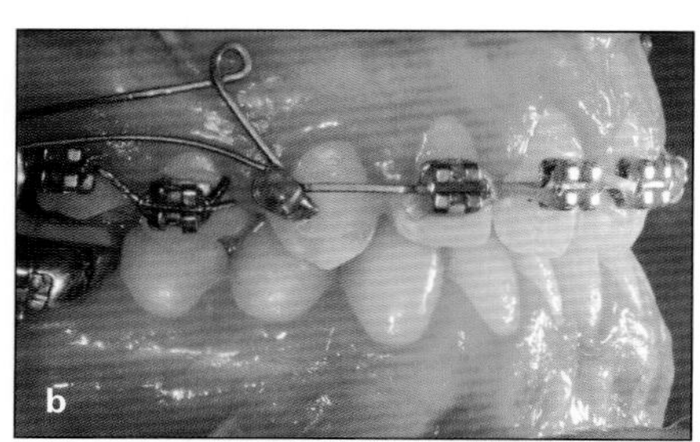

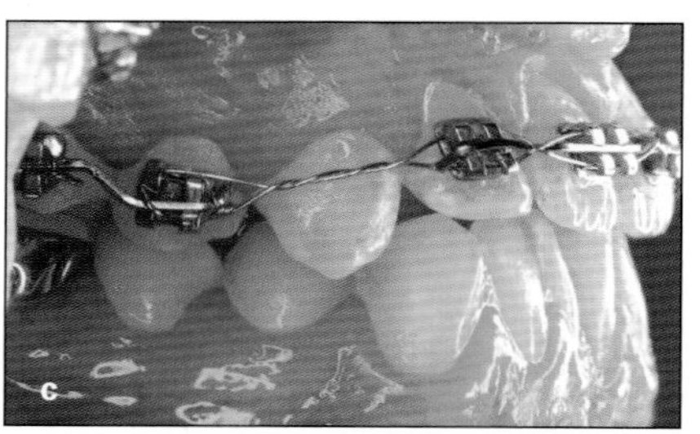

图15-38 （a）在这个受力图中，将两个蓝色矢量组合在一起，可以得到与红色矢量相同的效果，因为位置的原因不能直接产生红色矢量。如果应用于前牙，则会产生压低、内收和牙根的腭向转矩。临床上，这两个矢量是由转矩辅弓（80g）和悬臂梁（120g）产生的。（b）激活双侧矫正器后5个月。（c）注意，上颌前牙的倾斜度和开殆的变化，而侧切牙和尖牙齿之间没有间隙。

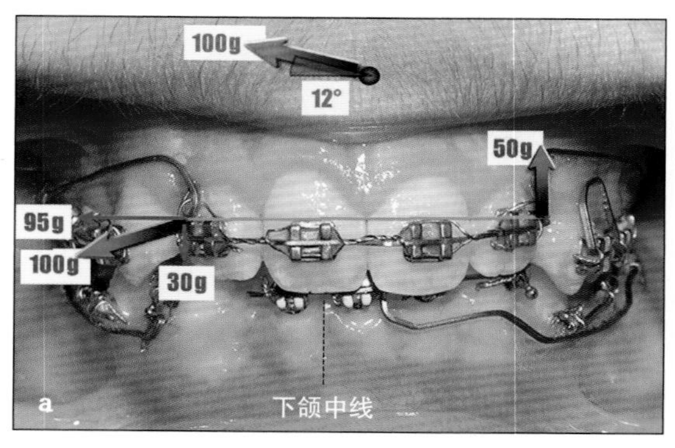

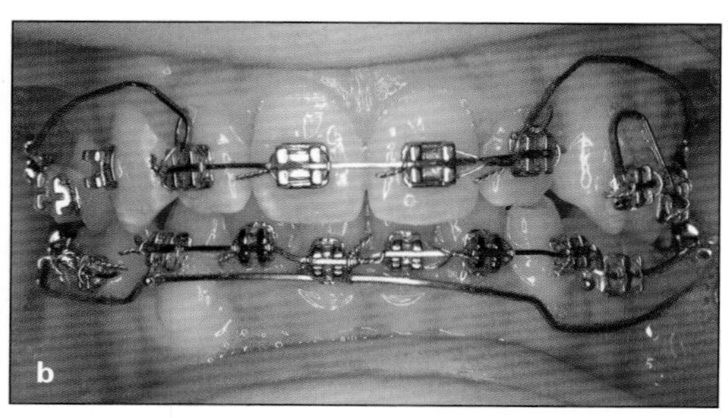

图15-39 （a）上颌前牙需要侧向移动并适当压低，而下颌前牙被插入左侧磨牙颊面管内的悬臂梁压低和唇倾。矢量计算后用DMA软件设计了双矢量力学，产生红色矢量，获得所需的牙移动。两个悬臂梁传递用蓝色表示的两个矢量。（b）5个月后，中线已完全对齐。下颌前牙的移动改善了深覆殆。注意，上颌左侧尖牙的近中面完全可见，而对侧尖牙的近中面由于切牙组的横向移动而大部分被隐藏。（转载自Biomechanics in Orthodontics，www.ortho-biomechanics.com）

在图15-38所示的情况下，通过双矢量力学获得了压低内收和根腭向转矩的移动。2个所需的力矢量是由2个悬臂梁产生的，这使得2个力的角度和大小都具有极好的精确度。需要强调的是，在双矢量力学中，矫正器所产生的力的大小是至关重要的；事实上，2个矢量中任何1个的力不足或过大都会改变合力的方向和位置，导致临床结果可能与预期的明显不同。

如图15-39所示的病例中，使用2个悬臂梁作用在前牙组，进行横向移动和轻微的压低。通过改变两侧的作用力大小，可以产生不同的合力，这可以调整中线并改善深覆殆。

如图15-40所示的病例显示了如何通过下颌切牙的颊侧平移，在不减少切牙间角度的情况下，显著减少患者的覆盖。

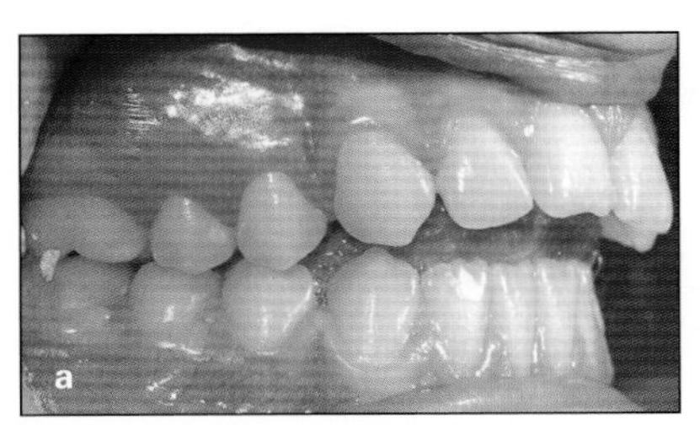

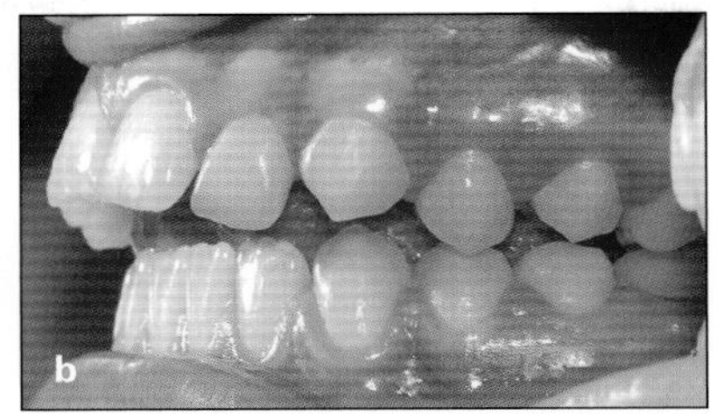

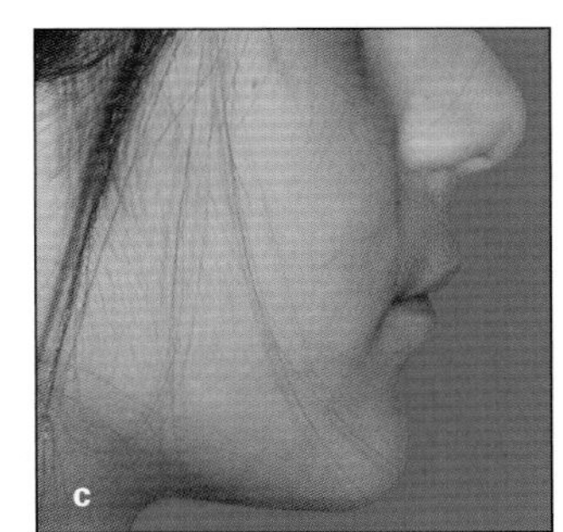

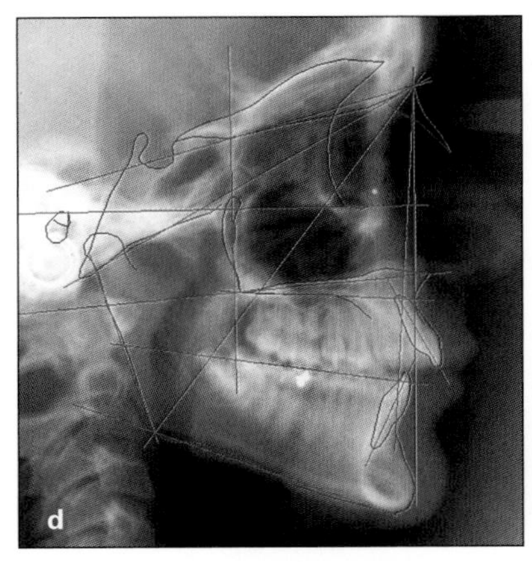

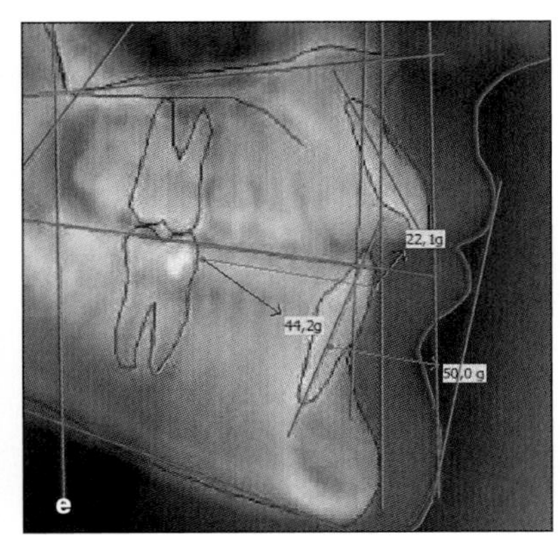

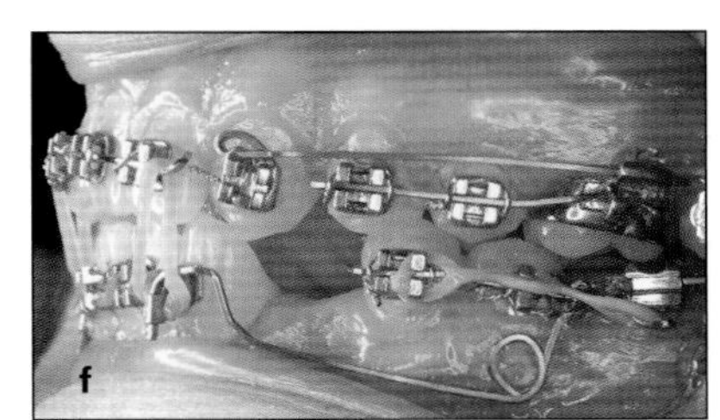

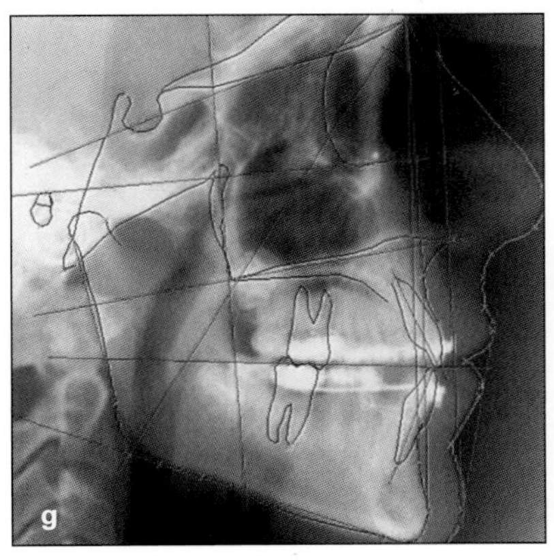

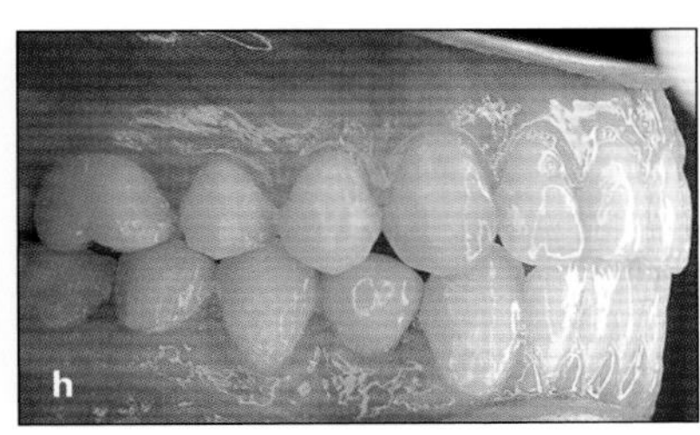

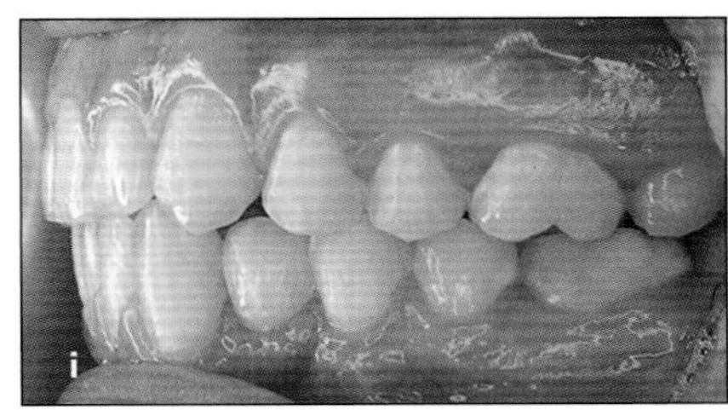

图15-40 （a～d）该患者14岁前一直保持吸吮拇指的习惯，可见严重的深覆盖和开船。她是骨性Ⅰ类（A–Npg=0），正常的垂直骨面型，侧貌也是令人满意的。由于这个原因，我们决定不用任何功能矫正或手术使下颌骨前移，尝试平移下前牙内收上颌前牙。（e）用DMA软件进行矢量计算。两个蓝色矢量加在一起将产生与通过接近阻抗中心的矢状向力（红色矢量）相同的效果。这两个矢量可以通过插入前牙段并与后牙段结扎的悬臂梁，加上前牙的垂直牵引来获得。双侧应用这种力学可以达到对称的移动。（f）矫正器产生了包括悬臂梁和垂直牵引在内的两个力矢量，将e中的力传递给6颗前牙。使用该矫正器1年左右，第一前磨牙区产生了较大的间隙，覆盖改善，磨牙关系现为Ⅱ类。前牙仍需进一步内收以减少覆盖。注意，下颌前牙倾斜度正常。（g）治疗1年后的头颅X线片显示覆盖减少，仍有一些开船。从治疗开始，下颌前牙与下颌骨的夹角基本不变。（h和i）正畸治疗在28个月内完成，然后在下颌尖牙和第一前磨牙之间植入两颗种植体。注意，下前牙几乎没有任何的倾斜。（转载自Biomechanics in Orthodontics，www.ortho-biomechanics.com）

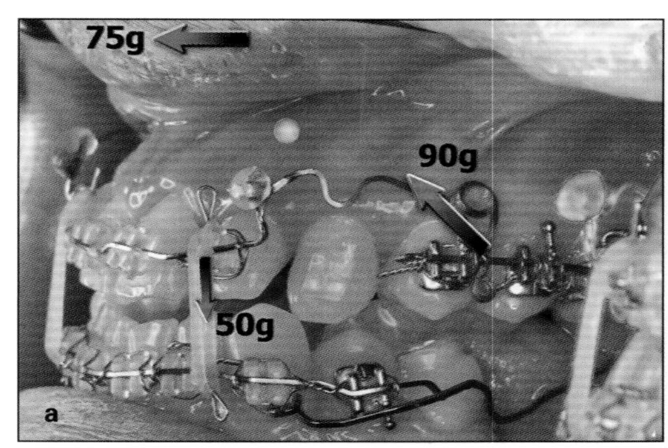

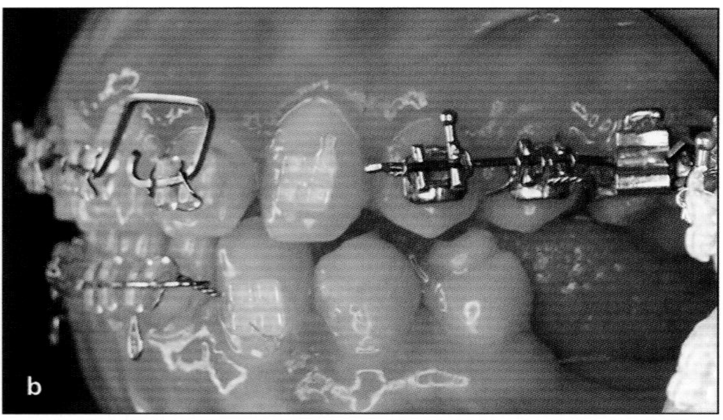

图15-41 （a）应用双矢量力学以获得上颌切牙根部的唇向移位，上颌切牙唇倾以补偿骨性Ⅲ类情况。应用于上颌切牙的两个矢量由附着在前磨牙水平的具有大结构的悬臂梁和垂直弹性元件产生。合力矢量是1个水平力，其通过前牙阻抗中心上方数毫米。（b）5个月后的临床结果；上颌切牙倾斜度明显减少。

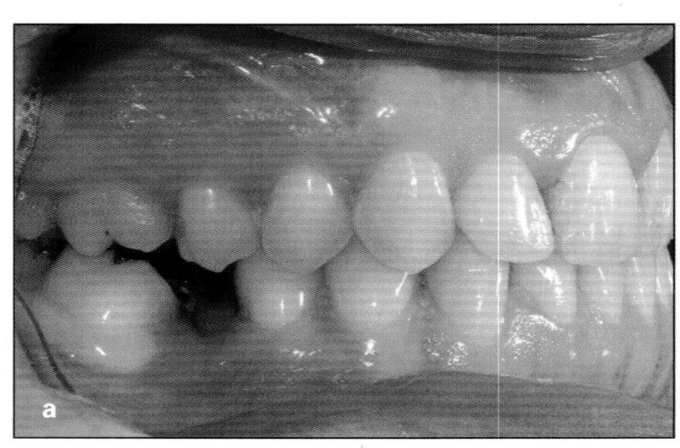

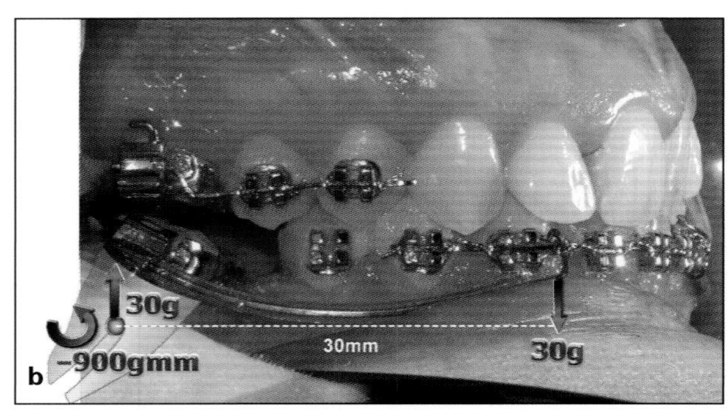

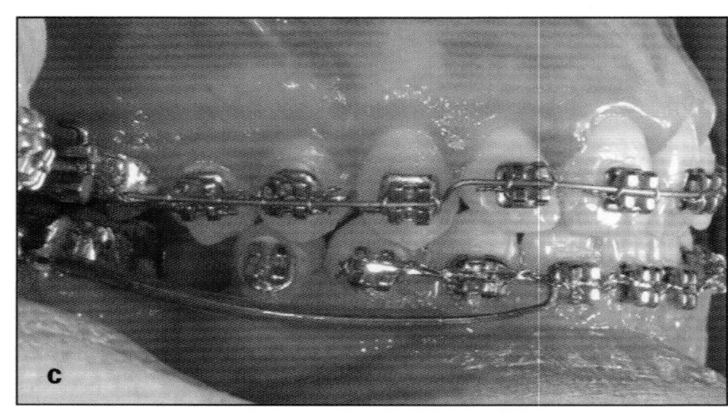

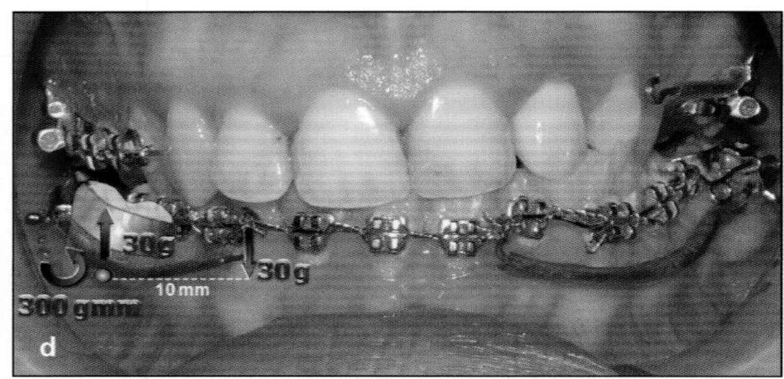

图15-42 （a）第二磨牙近中倾斜。（b）使用悬臂梁来直立牙齿，由于较大的*M/F*比，适当的力系统产生所需的移动和少量的伸长。（c）4个月后，磨牙完全直立，但形成反殆。（d）正面的受力图。这幅图代表了从正面看的磨牙形状。注意，悬臂梁是如何激活产生冠颊向转矩的，从而解释了副作用反殆的形成。这种移动为上颌右侧中切牙的旋转创造了足够的空间，因此有可能排齐上颌前牙。（转载自Biomechanics in Orthodontics，www.ortho-biomechanics.com）

在图15-41中，双矢量力学可用于骨性Ⅲ类临界病例中，产生上颌切牙的根唇向移动。

三维问题

当设计牙移动时，关键要考虑三维空间所需的力系统。事实上，简单的二维分析有时不能说明正确的力系统。

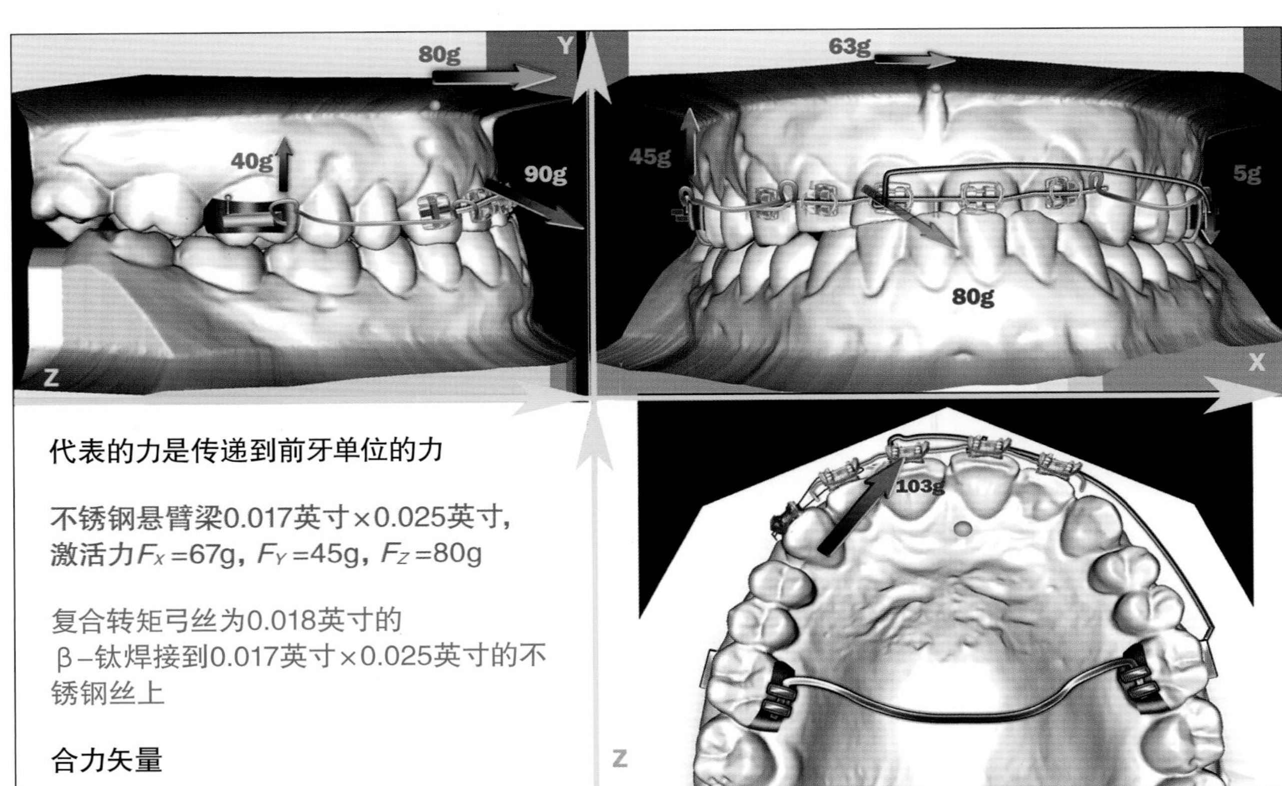

图15-43 在此图像中，显示了三维矢量计算。使用3个向量（2个红色矢量由转矩辅弓传递，1个蓝色矢量由悬臂传递）。这3个矢量显示在空间的3个平面上。例如，在正面观中可见的2个红色向量不能在殆面观中表示。在矢状视图中，相同的矢量共享力的作用线，因此它们可以由单个矢量表示。目标是向前和向左移动前牙，控制牙根在矢状面和正面上的位置；预计前牙在殆平面上会有一些转动。注意，如何不对称激活转矩辅弓是必要的。当然，在临床应用中，力的施加会有一些近似。

图15-42a显示下颌第二磨牙近中倾斜。在图15-42b中，阐明了使磨牙直立的简单悬臂梁的力学机制和矢状向的受力图。如图15-42c所示该力系统已经使磨牙直立；然而，已经产生了横向问题（反殆）。如果对正面观进行分析，就明白这种副作用产生的原因。事实上，如图15-42d所示，悬臂梁激活可产生冠颊向转矩，因为相对于下颌磨牙的阻抗中心，悬臂梁连线更靠近下颌中线。大多数情况下，这种副作用是有利的，因为近中倾斜的磨牙通常也伴有舌倾；然而，当出现反殆趋势时，应当控制冠的颊倾。

三维力学设计

对于更复杂的临床情况，真正的三维力学设计可以提供更好的解决方案。三维设计的理论基础与二维环境中使用的理论基础没有太大区别。第1步是定义1个所需移动的力矢量。我们可以确定1个力矢量，但在三维空间中识别和生成力矢量可能要复杂得多。图15-43提供了一个例子。在这种情况下，治疗目标是通过沿斜线平移前牙来矫正反覆盖，同时通过在正面的平移来矫正中线位置。

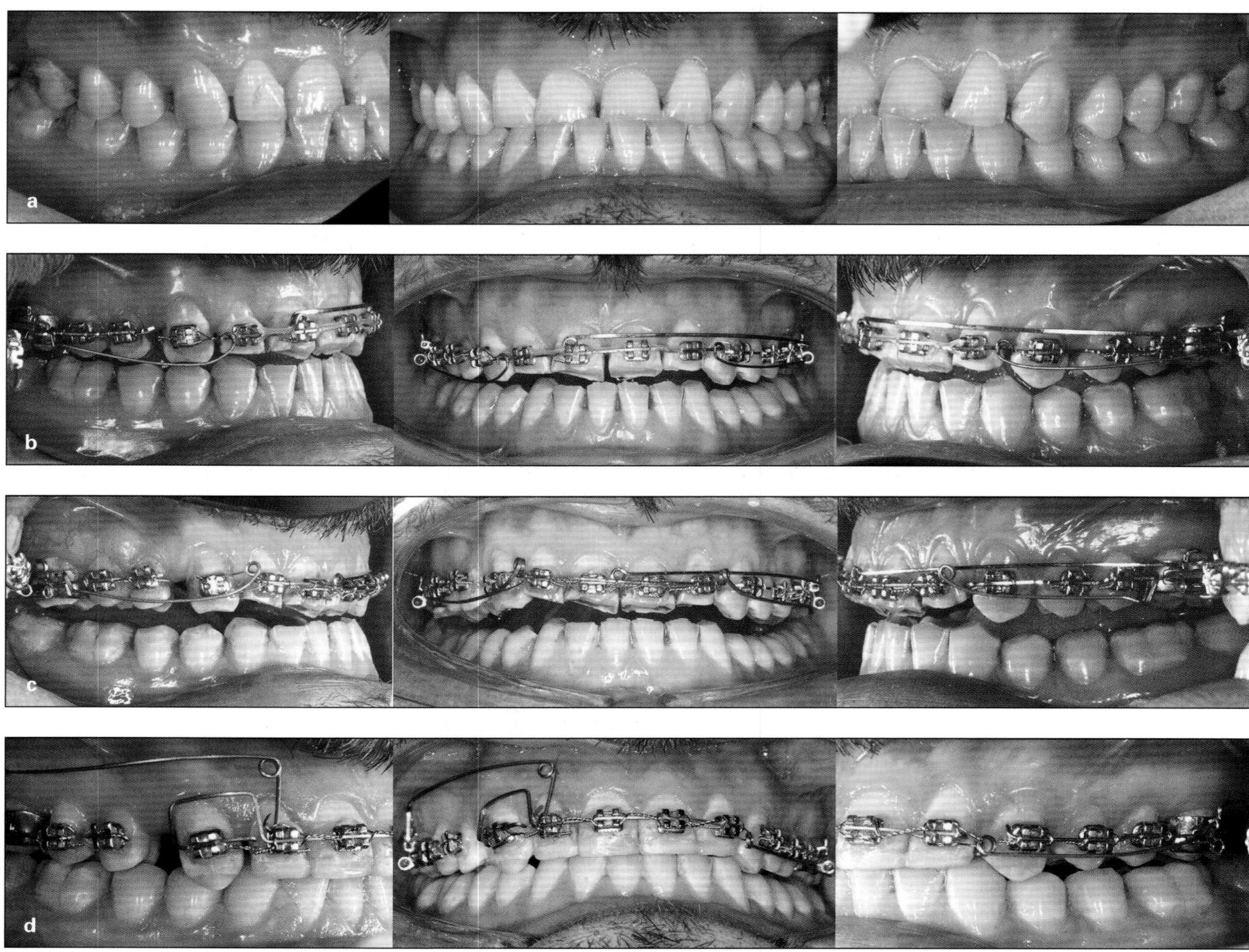

图15-44 图15-43所示患者的治疗阶段。（a）治疗之前。（b）开始治疗；如图15-43所示激活矫正器。下颌后牙粘接嵌体，以允许上颌前牙的自由移动。但是，嵌体经常在2次就诊之间被破坏。（c）4个月后，可以看到前牙的一些前移和上颌右侧尖牙远中的一些间隙；然而，前牙显得太直立，可能是由于切缘的咬合干扰改变了力的系统。通过减少转矩辅弓的激活量和将悬臂梁的结扎点向左移动约5mm来调整力学。这种调整在矢状面产生了一些牙冠前倾，同时在正面保持了平移。（d）治疗8个月后，前牙恢复到理想位置，并进行了树脂修复。

在殆平面，这些牙齿的旋转有助于打开右前磨牙区的空间。图15-43所示的矢量用于指导静定力学的设计和激活。

图15-44显示了治疗的一些阶段，展示了力学的临床效果。在图15-45中，头影测量图的叠加证实了矢状面上前牙的平移。

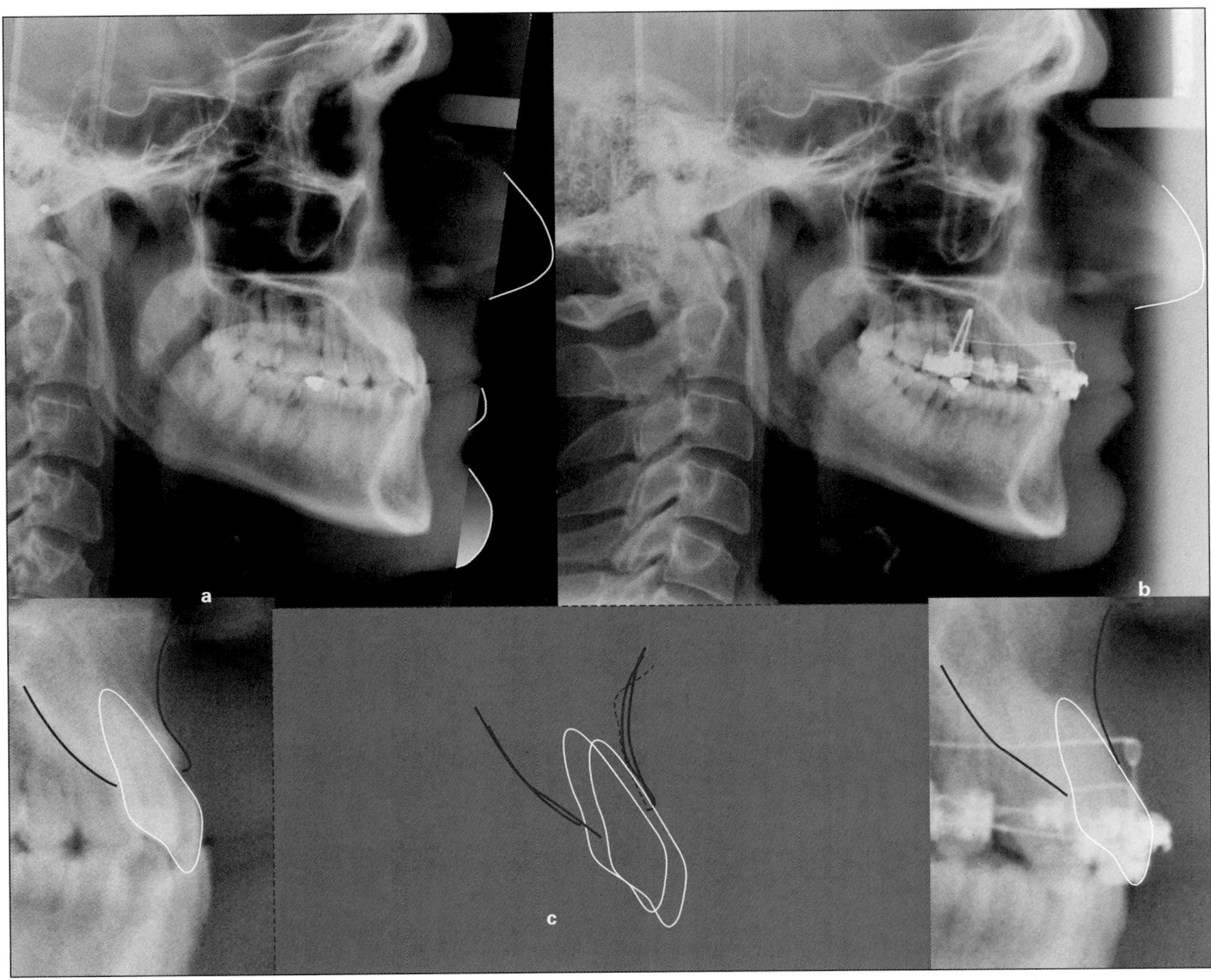

图15-45 图15-43和图15-44所示患者的侧位片。（a）治疗前。（b）上颌前牙移动后，如图15-44d所示。（c）使用牙槽骨的后轮廓作为叠加切牙的参考位置。牙移动表现为倾斜方向的平移（颊向外展）。牙槽骨的前轮廓似乎轻微向前移位。

参考文献

[1] Hool GA, Johnson NC. Elements of structural theory. In: Handbook of Building Construction. Vol 1: Data for Architects, Designing and Constructing Engineers, and Contractors. New York: McGraw-Hill, 1920.

[2] Burstone CJ, Pryputniewicz RJ. Holographic determination of centers of rotation produced by orthodontic forces. Am J Orthod 1980;77:396–409.

[3] Vanden Bulcke MM, Burstone CJ, Sachdeva RCL, Dermaut LR. Location of the center of resistance for anterior teeth during retraction using laser reflection technique and holographic interferometry. Am J Orthod Dentofacial Orthop 1987;91:375–384.

[4] Nägerl H, Burstone CJ, Becker B, Kubein-Messenburg D. Center of rotation with transverse forces. Am J Orthod Dentofacial Orthop 1991;99:337–345.

[5] Meyer BN, Chen J, Katona TR. Does the center of resistance depend on the direction of tooth movement? Am J Orthod Dentofacial Orthop 2010;137:354–361.

[6] Cattaneo PM, Dalstra M, Melsen B. Moment-to-force ratio, center of rotation, and force level: A finite element study predicting their interdependency for simulated orthodontic loading regimens. Am J Orthod Dentofacial Orthop 2008;133:681–689.

[7] Fiorelli G, Melsen B, Modica C. The design of custom orthodontic mechanics. Clin Orthod 2000;3:210–219.

[8] Burstone CJ. Variable modulus orthodontics. Am J Orthod 1981;

80:1–16.
[9] Burstone CJ. Maximum forces and deflections from orthodontics appliances. Am J Orthod 1983;84:95–103.
[10] Dalstra M, Melsen B. Force systems developed by six different cantilever configurations. Clin Orthod Res 1999;2:3–9.
[11] Melsen B, Konstantellos V, Lagoudakis M, Planert J. Combined intrusion and retraction generated by cantilevers with helical coils. J Orofac Orthop 1997;58:232–241.
[12] Nelson KR, Burstone CJ, Goldberg AJ. Optimal welding of beta-titanium archwires. Am J Orthod Dentofacial Orthop 1987;92:213–219.
[13] Krishnan V, Kumar KJ. Weld characteristics of orthodontic archwire materials. Angle Orthod 2004;74:533–538.
[14] Burstone CJ. Welding of TMA wire. Clinical applications. J Clin Orthod 1987;21:609–615.
[15] Wichelhaus A, Brauchli L, Ball J, Mertmann M. Mechanical behavior and clinical application of nickel-titanium closed-coil springs under different stress levels and mechanical loading cycles. Am J Orthod Dentofacial Orthop 2010;137:671–678.
[16] Melsen B, Terp S. Force systems developed from closed coil springs. Eur J Orthod 1994;16:531–539.
[17] Ash J, Nikolai R. Relaxation of orthodontic elastic chains and modules in vitro and in vivo. J Dent Res 1978;57:685–690.
[18] Andreasen GF, Bishara SE. Relaxation of orthodontic elastomeric chains and modules in vitro and in vivo. Angle Orthod 1970;40:319–328.
[19] Lu TC, Wang WN. Force decay of elastomeric chain. China Dent J 1988;7:74–79.
[20] Buchmann N, Senn C, Ball S, Brauchli L. Influence of initial strain on the force decay of currently available elastic chains over time. Angle Orthod 2012;82:529–535.
[21] Fiorelli G, Melsen B, Modica C. Two-vector mechanics. Prog Orthod 2003;4:62–73.
[22] Fiorelli G, Melsen B. The "3-D occlusogram" software. Am J Orthod Dentofacial Orthop 1999;116:363–368.
[23] Fiorelli G, De Oliveira W, Merlo P, Vasudavan S. Exercises in Orthodontic Biomechanics. Radolfzell am Bodensee, Germany: IOSS, 2019.

推荐阅读

[1] Alexander RG. The vari-simplex discipline. Part 1. Concept and appliance design. J Clin Orthod 1983;17:380–392.

[2] Andrews LF. The straight-wire appliance. Explained and compared. J Clin Orthod 1976;10:174–195.

[3] Andrews LF. The straight-wire appliance, origin, controversy, commentary. J Clin Orthod 1976;10:99–114.

[4] Damon DH. The rationale, evolution and clinical application of the self-ligating bracket. Clin Orthod Res 1998;1:52–61.

[5] McLaughlin RP, Bennett JC. The transition from standard edgewise to preadjusted appliance systems. J Clin Orthod 1989;23:142–153.

[6] Roth RH. The straight-wire appliance 17 years later. J Clin Orthod 1987;21:632–642.

第4部分

高等材料力学

Advanced Mechanics of Materials

第16章

The Role of Friction in Orthodontic Appliances
正畸矫正器中的摩擦力

“玉不琢，不成器；人不学，不知义。”

—— 孔子

因为摩擦力存在于所有正畸力系统中，所以我们必须学习和了解摩擦力。在一段连续的牙弓中，弓丝持续地在托槽的槽沟中滑动，这就会产生摩擦力。摩擦力的方向平行于弓丝长轴，由与弓丝垂直的法向力产生。一些摩擦力的产生是由于结扎机制，但大多数是和牙移动所需的法向力有关：颊舌侧移动、伸长或压低，或者各种力矩和转矩。基本的经典方程式可以确定摩擦力的大小。摩擦力等于摩擦系数乘以法向力。经典理论尽管在现实世界中受限制，但对于临床医生来说是一个很好的引导。在尖牙内收过程中，摩擦力会发生变化。从倾斜移动到牙根移动，它可以用4个阶段来形容。摩擦力在所有阶段中都不一样，在倾斜移动时最小。仅对于力而言，摩擦力与托槽宽度无关。对于防止尖牙倾斜和扭转的力矩来说，托槽宽度越宽，摩擦力越小。许多生物学因素会影响摩擦力，包括牙根长度。本章还讨论了振动运动对减少摩擦力的作用。摩擦力在临床上有利有弊，但其最大的问题在于未知。如果可知，很多时候都可以避免。

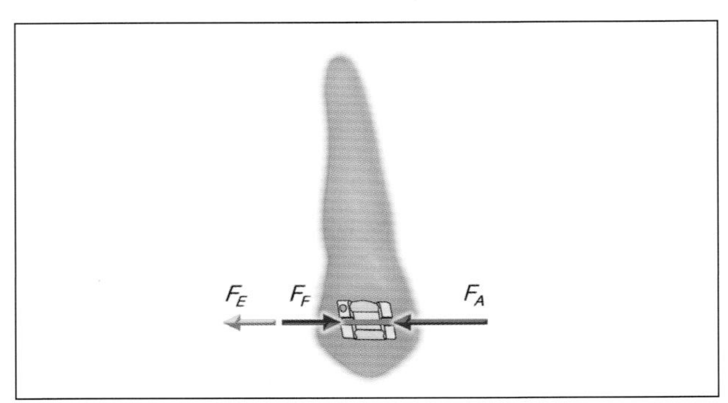

图16-1 如果给牙施加1个力，并且矫正器中存在摩擦力，这颗牙将感受不到外力（F_A）。这颗牙受到的有效力（F_E）是多少?

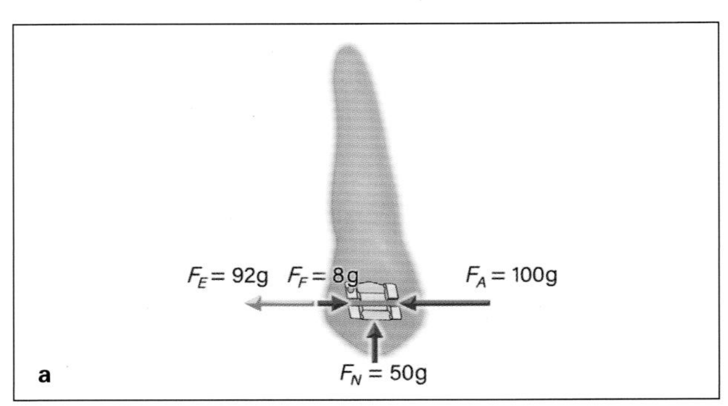

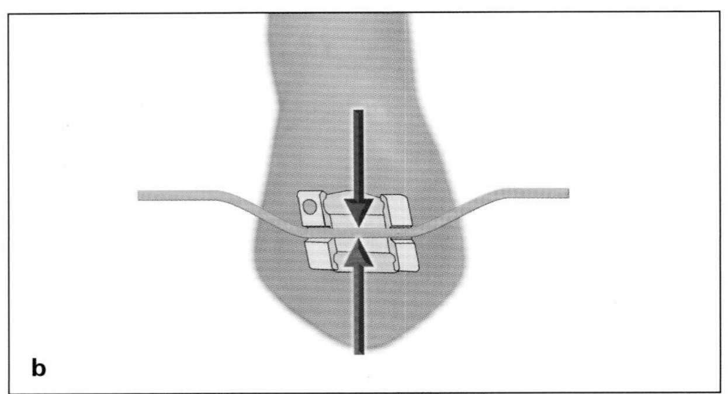

图16-2 （a）在传统的摩擦力理论中，根据摩擦系数（μ）和垂直于弓丝的法向力（F_N）来计算摩擦力：摩擦力（F_F）= 摩擦系数（μ）× 法向力（F_N）。（b）根据牛顿第三定律，托槽在𬌗向上以大小相等、方向相反的力推动弓丝。

在正畸矫正器的使用过程中，人们越来越了解和掌握摩擦力。摩擦力可以伴随着激活牙移动的力一起作用，或是来源于结扎机制。摩擦力有利有弊。本章的目的在于，在科学的基础上描述摩擦力的作用，以便临床医生可以优化治疗方案和更好地评估所谓的"低摩擦力托槽"及"弓丝"的效果。了解摩擦力有助于我们选择1个新的矫正器，或有利于我们使用已经存在的矫正系统。它影响牙移动的效率及支抗，这是抵消副作用的一个因素，甚至可以说，了解摩擦力有助于减少矫正器和矫正技术营销的商业化。

摩擦力的起源和经典公式

通过皮链或弹簧对尖牙施力（图16-1），如果矫正器存在摩擦力，那么尖牙将不会受到所施加的全部力。牙齿所受到的有效力（F_E），而不是作用力（F_A）为：$F_E = F_A - F_F$（摩擦力）。当摩擦力等于作用力时，牙齿不会受到弹簧的力。正因为有摩擦力，有效力总是小于作用力。当然，有效力是与临床医生有关的。

牙移动是一个间歇性的启停现象；因此，我们聚焦于静态摩擦力。沿物体表面移动所产生的摩擦力（动摩擦力）的测量值会稍小一些。滚动摩擦力涉及车轮，这和我们的矫正器无关。

摩擦力从何而来？摩擦力的性质仍然在粘接理论和锁结理论中存在争议，甚至对于现代物理学家也如此；然而，经典的摩擦力理论告诉我们，垂直于弓丝的力产生摩擦力。图16-2a展示了一个尖牙沿弓丝滑动。简化来看，忽略所有力矩。作用力（F_A）是100g。F_N是垂直于弓丝的法向力；托槽从𬌗向对弓丝加力，并且根据牛顿第三定律，弓丝对托

图16-3 作用力（F_A）与摩擦力（F_F）图。摩擦力和作用力成正比，到达一定的力水平称为“最大静摩擦力”。摩擦力的增量与作用力的增量相同，但方向相反。如果作用力增加到超过最大静摩擦力，托槽将会开始移动，摩擦力（动摩擦力）略有降低。

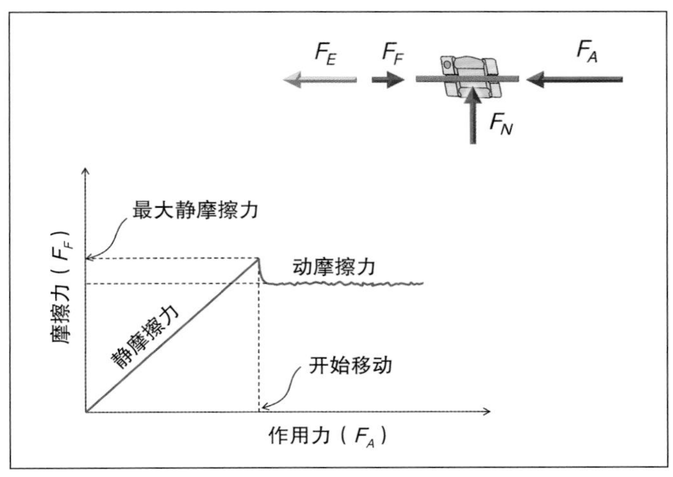

槽有1个大小相等、方向相反的力（图16-2b）。经典的摩擦力定律是很简单的，称为“阿蒙顿-库仑定律”（Amontons-Coulomb定律）：摩擦力（F_F）=摩擦系数（μ）×法向力（F_N）。

公式没有与接触面积、接触时间、温度或滑动速度相关。摩擦系数不是材料的固有属性，例如弹性模量。这是一个无法量化的属性，它代表了2种材料间的摩擦量，并且只能通过实验测出。如果在2种材料的交接面使用材料降低了摩擦系数，它就称为“润滑剂”。如果使用的材料增加了摩擦系数，它就称为“粘接剂”。例如在口腔内的不锈钢弓丝和不锈钢托槽，平均摩擦系数（μ）是0.16。由于许多变量，法向力的大小无法预测。这些变量包括存在3种材料的交接面：弓丝、托槽和弹性结扎圈。假设对托槽施加50g的法向力，能计算出摩擦力（图16-2a）和远中移动的有效力为92g。

$$F_F = 50g \times 0.16 = 8g$$

$$F_E = 100g - 8g = 92g$$

图16-3展示了1个受力的托槽。注意，随着作用力的增加，摩擦力以相同比例增加至达到某一最大限度的力，称为“最大静摩擦力”。在达到此力值前，摩擦力与作用力增加的量相同，但方向相反。如果作用力增加至大于最大静摩擦力，那么托槽将会开始移动。对于任何需要移动的牙齿来说，作用力必须大于最大静摩擦力。最大静摩擦力只有在移动前才能观察到。一旦开始并持续移动，摩擦力值会降低，并且会观察到所谓的“动摩擦力”。只要我们了解弓丝-托槽交接面产生静摩擦力，无论静摩擦力或动摩擦力，都可以应用。牙移动不是持续的；相反，它是一个间歇性的启停现象；因此，静摩擦力和我们最为相关。在本章中，摩擦力和最大静摩擦力是可以互相转换的。

摩擦力和位移之间的关系，比图16-3中展示的更没有规律性。图16-4a中的实际关系图（绿色）显示了摩擦力的变化。这可通过粘着-滑动现象解释，就是表面粘接在一起，然后分开（破裂）。这种现象可以在微观层面上得到解释，其中锯齿状表面会在滑动过程中引起上下波动（图16-4b）。

不锈钢弓丝的摩擦系数最低，β-钛弓丝的摩擦系数最高。陶瓷托槽的摩擦系数比金属托槽要高，并且这种差异与设计和制造工艺有关。通常认为，

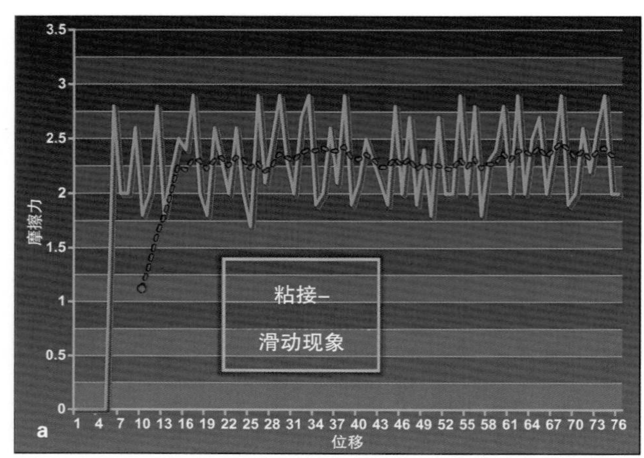

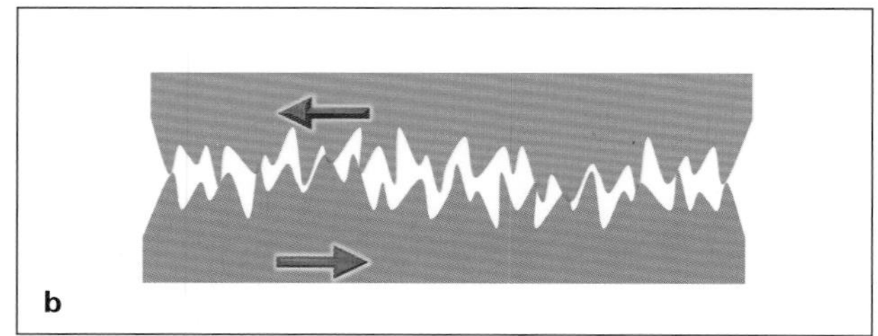

图16-4 （a）来自实验数据的实际曲线图（绿色）显示了摩擦力的变化。数据的平均值为红色曲线。（b）从微观层面的连锁理论能更好地理解（a）中的函数曲线，其中锯齿状表面必须能相互滑动。

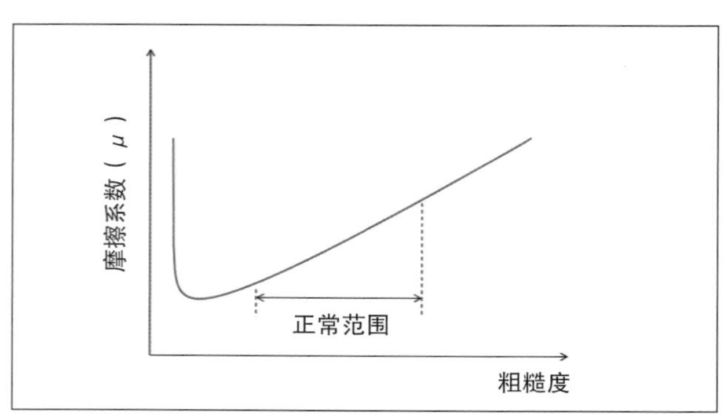

图16-5 示意图表明，在极端情况下，粗糙和高度光滑的材料都具有很高的摩擦系数。这种现象通过超微观水平的粘接理论可以很好地解释。只有在中等水平粗糙度的情况下，粗糙度和摩擦系数之间才存在良好的相关性。

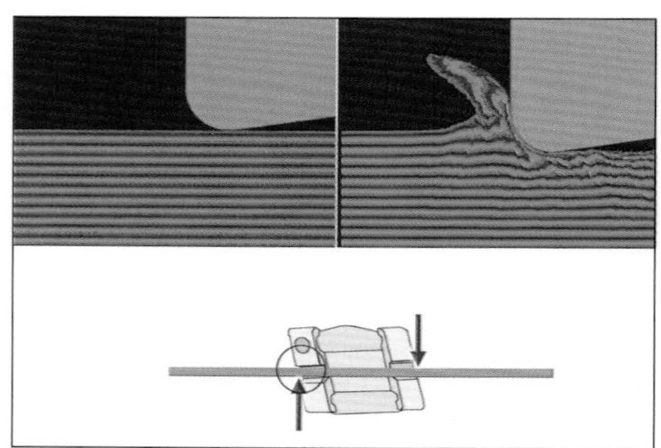

图16-6 如果力很大，托槽或弓丝都可能发生破坏性变化，随后的行为将不会遵循经典的摩擦力理论。

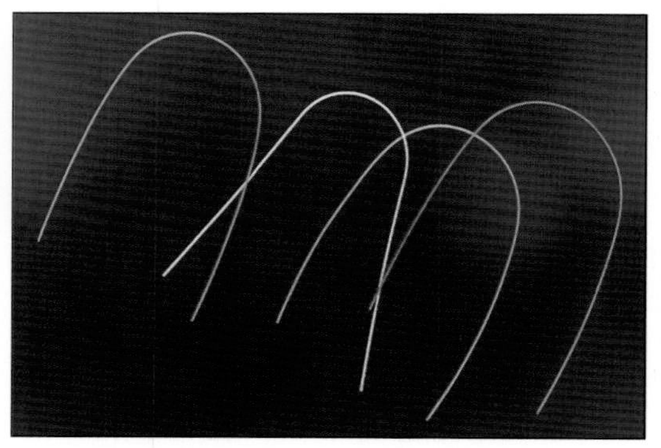

图16-7 氮离子轰击浸渍β-钛弓丝，提高了弓丝的硬度，降低了弓丝的摩擦系数。

材料越光滑，摩擦系数越低；然而，它们之间的关系并非如此简单。图16-5展示了极端情况，高粗糙度的材料和光滑的材料都有高摩擦系数。众所周知，高度抛光的表面表现为极高的摩擦系数，在超微观水平的粘接理论对此有很好的理解。只有在中等水平粗糙度的情况下，粗糙度和摩擦系数之间才存在良好的相关性。硬度通常与低摩擦系数有关；尽管如此，也存在特例，聚四氟乙烯是一种柔软的

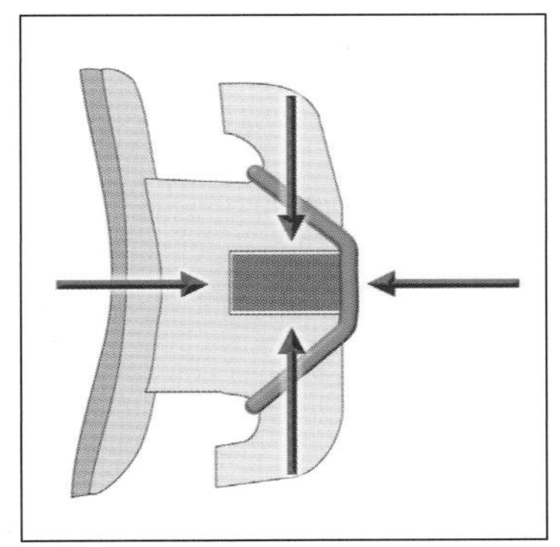

图16-8 法向力可以有多个来源，也可以来自任何方向：颊侧、舌侧、𬌗面或根方。

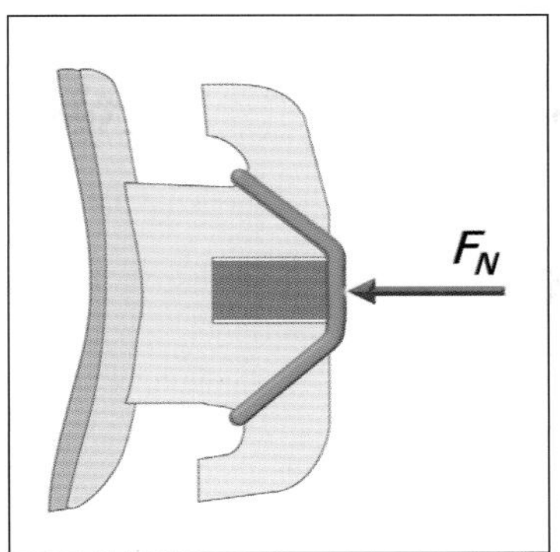

图16-9 在被动弓丝中，结扎圈产生的舌向力可能导致摩擦力。因此，结扎法只是摩擦力的来源之一。

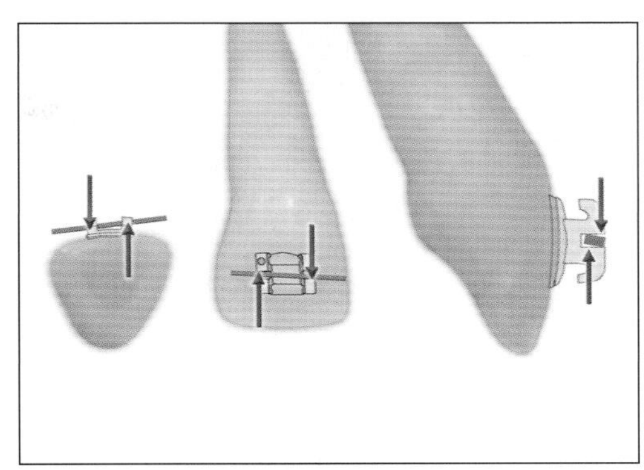

图16-10 特别重要的是来源于单纯的力矩或力偶的力。弓丝上存在三维的法向力。

材料，但其摩擦系数很低。

本章介绍的经典公式仅在垂直力作用的合理范围内起作用。如果力值过大，托槽或弓丝可能出现破坏性的变化，引发后续变化。例如，图16-6所示的弓丝刻痕。1颗倾斜的牙齿会导致弓丝刻痕，从而产生不易预测的效果。

一些表面处理可以增强弓丝硬度并降低摩擦系数，例如氮轰击的离子浸渍。图16-7展示了一组β-钛弓丝；氮化钛颗粒通过离子浸渍分布在弓丝表面，从而产生各种颜色。

法向力的来源

显而易见，摩擦力存在于正畸治疗的整个阶段，包括弓丝与托槽间任何近远中向滑动。它不仅出现在直丝弓矫正技术（例如尖牙内收），也存在于整平牙列中，如果弓丝不能滑动，可以减少颊侧或舌侧的力。摩擦力也存在于打开间隙的病例，例如牙弓长度不调。并非所有的摩擦力都不好。

垂直于弓丝的力可以有多个来源，也可以来自各个方向：颊侧、舌侧、𬌗面或根方（图16-8）。如图16-9所示，弹性结扎圈产生1个舌向的力，从而产生摩擦力。因此，结扎方式只是摩擦力的来源之一。任何能移动牙齿且垂直于弓丝的力都能产生摩擦力，并且在许多情况下，它所产生的摩擦力比结扎丝的大得多。

特别重要的是，力来源于单纯的力矩或力偶。根据定义，力偶是大小相等、方向相反、不在同一条力线的力。弓丝上存在法向力，尽管合力为零（图16-10）。力矩在第一序列中用于旋转牙齿，在第二序列中用于改变牙轴的近远中向倾斜，在第三序列中用于改变牙体颊舌向的倾斜。托槽中的一对力矩（力偶）需要提供1个等量的力学系统，用来完全控制牙齿。在固定矫正器中，这种力矩是摩擦力的主要来源之一。一些托槽被设计得允许牙齿倾斜或旋转。在这类托槽中，力偶产生的摩擦力能被消除，但是最终会导致减少对牙移动的把控。

我们有时会听说一个词“无摩擦托槽”。这些托槽使用锁扣机制代替结扎丝。但是，在典型的临床情况下，所谓的“无摩擦力”可能存在吗？当弓丝置于这种托槽时更容易滑动，因为没有来自结扎的法向力或来自托槽的力矩。如图16-11所示，1个低摩擦力自锁托槽用于旋转第二前磨牙。理想形态的无摩擦弓丝将在靠近牙冠中心处产生1个力偶，使前磨牙绕其阻抗中心旋转。然而，来自形变弓丝的2个法向力产生非常大的摩擦力，使得托槽很难滑动

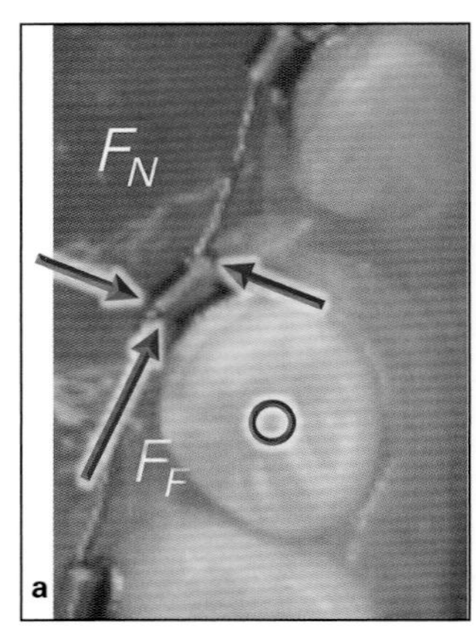

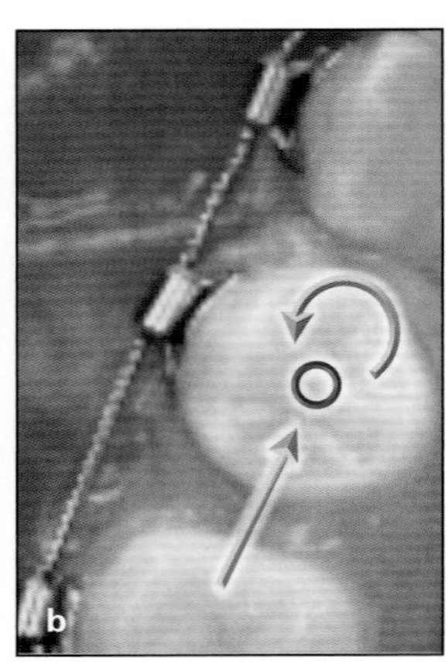

图16-11 （a）即使在低摩擦力自锁托槽中，摩擦力在托槽的远中向近中方向作用。（b）摩擦力产生打开间隙的副作用，且牙冠向近中移动。在临床中，摩擦力的主要来源是弓丝上的力，而不仅是结扎力。

（图16-11a）。因此，牙齿根据替换的等效力系统（黄色）围绕托槽旋转。注意，摩擦力产生了一种副作用，它打开了间隙并使牙冠近中移动（图16-11b）。这再次证明了，其他摩擦力的作用超出了结扎机制。换言之，在实际临床过程中，要小心应用所谓的无摩擦托槽。在大多数临床过程，弓丝将传递法向力和力矩到牙齿，使之产生牙移动；摩擦力不只来源于结扎丝，垂直于弓丝的力的反作用力是摩擦力的主要来源。

一些正畸医生可区分简单的法向力和来自力偶的法向力。经典的摩擦力理论允许像处理其他任何力一样处理力偶。在施加倾斜的力矩或转矩时，不应该使用如“约束”之类的词语来暗示不同的理论机制在起作用。

尖牙内收

深思在滑动法中的尖牙内收，让我们有机会研究在主要治疗过程中摩擦力是如何起作用的。如果没有弓丝的控制，尖牙上远中向的力会产生众所周知的副作用。尖牙远中旋转，并且牙冠向远中倾斜。为了预防副作用，应该放置弓丝；弓丝弹性形变，在恢复期间，通过在牙上产生力矩来防止或最小化旋转和倾斜（图16-12a和b）。图16-12c和d显示了相同的图像，其中力偶（图16-12a和b中弧形箭头）被2个法向力替代，以进一步显示摩擦力的来源。如图16-13所示，当牙向远中倾斜时，能量存储在弓丝中，弓丝弯曲。当弯曲的弓丝变直时，法向力控制牙移动并防止倾斜。当这些法向力作用于弓丝上时，提供控制的相同的力和力矩也会产生摩擦力。总而言之，直丝弓矫正技术中没有摩擦力就意味着失控。

“控制”的力偶将根据需要而有所不同。如果目标是平移，则图16-14a中的黄色箭头是力的位置。托槽处的等效力系统需要大量大小相等、方向相反的垂直力（力偶）。这与图16-14b中围绕根尖（作为旋转中心）的倾斜运动形成对比，它所需要的力矩要小得多。因为控制的力矩更小，所以倾斜移动比平移的摩擦力小。

为了计算出尖牙内收时出现的摩擦力大小，必须考虑从矢状向和殆向来评估尖牙内收阶段。可以分为4个阶段（图16-15）。在施加1个远中向的力后，尖牙的托槽和弓丝间可能存在余隙，因此牙齿最初会出现不受控制的倾斜移动。这是第一阶段。没有力矩或法向力作用在这个平面。目前为止，忽略结扎力。牙齿继续倾斜移动，间隙消失。弹性形变的弓丝产生增加的力矩，并产生受控制的倾斜阶段（第二阶段）。或许我们倾斜移动的旋转中心在根尖。注意，随着倾斜的最小化，法向力在第二阶段产生，但仅产生低水平的摩擦力。当牙齿倾斜更

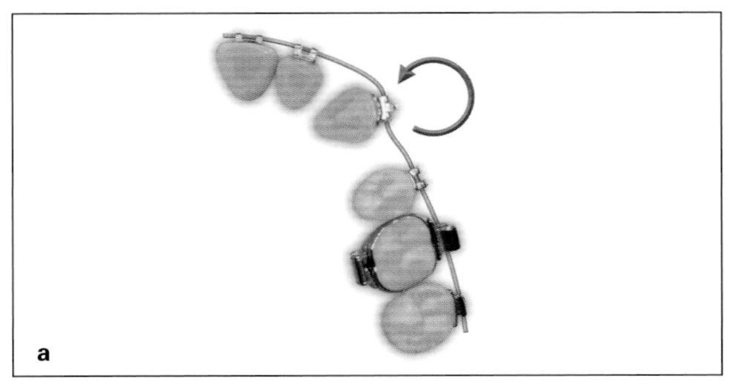

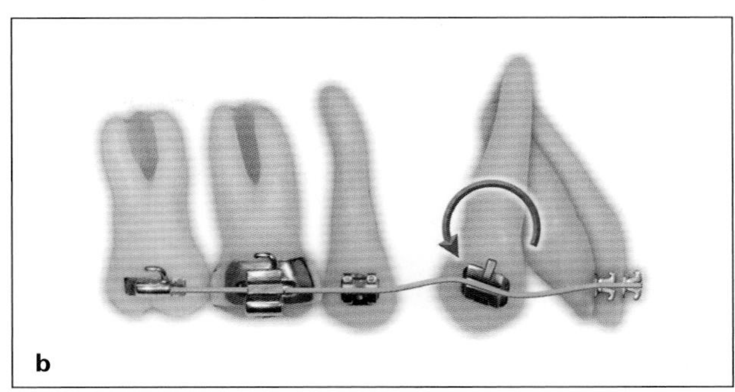

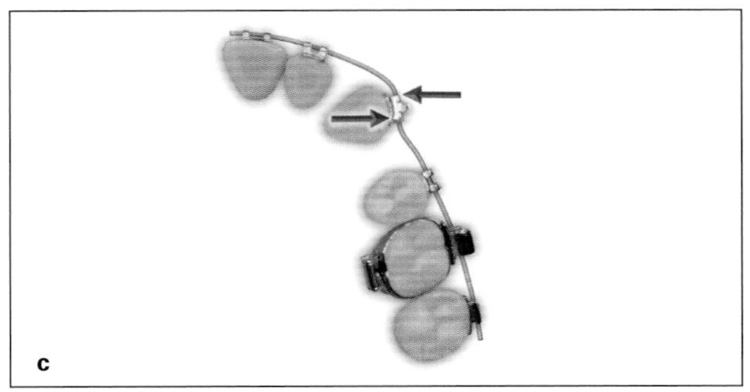

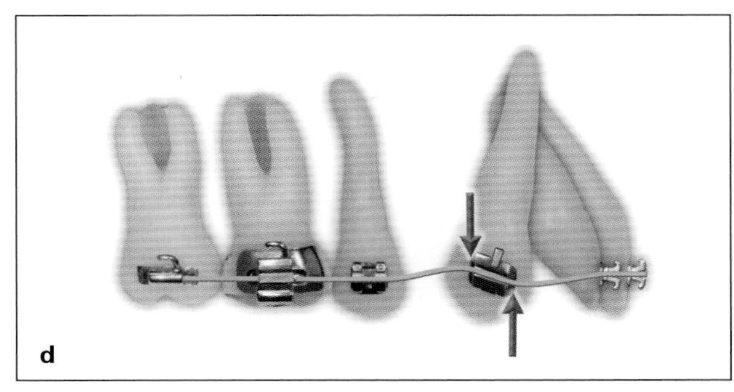

图16-12 在尖牙内收期间，尖牙发生远中旋转，牙冠远中倾斜。弓丝弹性形变并在恢复期间，通过在尖牙上施加力偶来防止或最小化尖牙旋转（a）和倾斜（b）。（c和d）在同样的图中，用两个法向力（箭头）替换力偶（a和b中弧形箭头）以进一步显示摩擦力的来源。

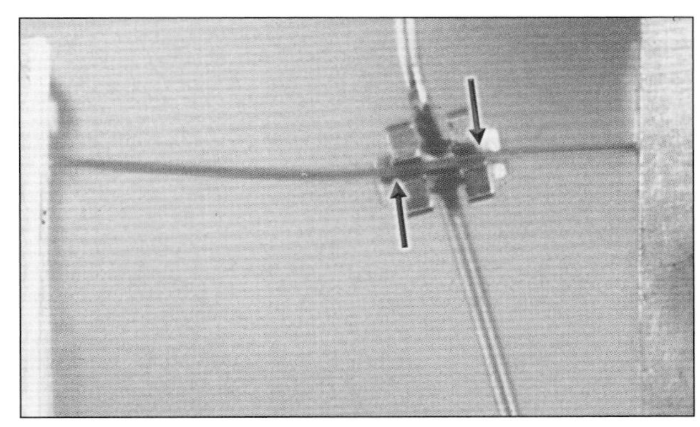

图16-13 随着尖牙远中倾斜，能量存储在弓丝中，弓丝弯曲。当弯曲的弓丝变直时，法向力控制牙移动并防止倾斜（红色箭头）。

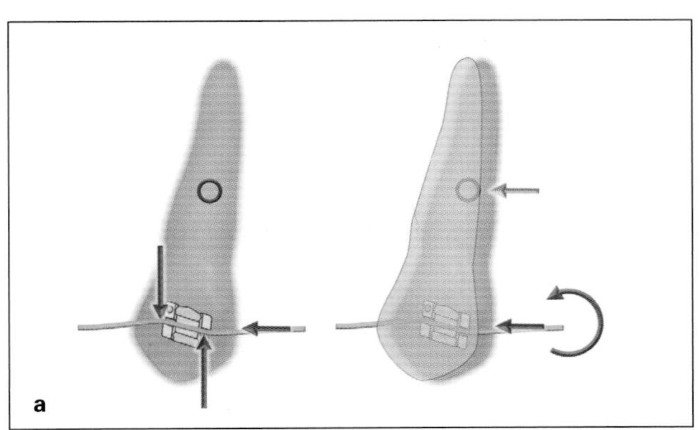

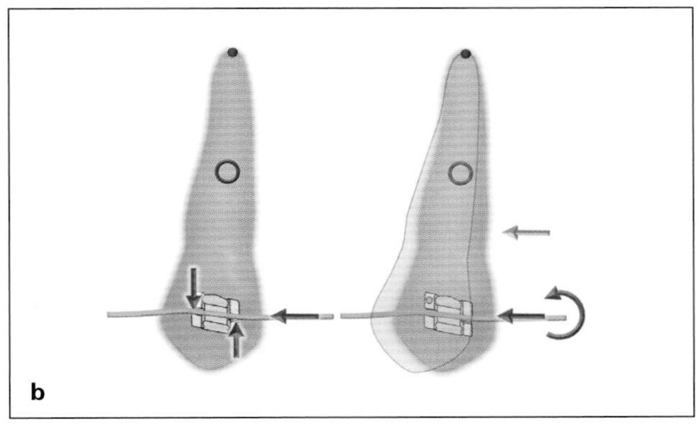

图16-14 （a）如果目标为平移，则黄色箭头为施力点。托槽上的等效力系统需要垂直力（力偶）。（b）绕根尖（例如旋转中心）的倾斜移动，此时需要的力矩较小。

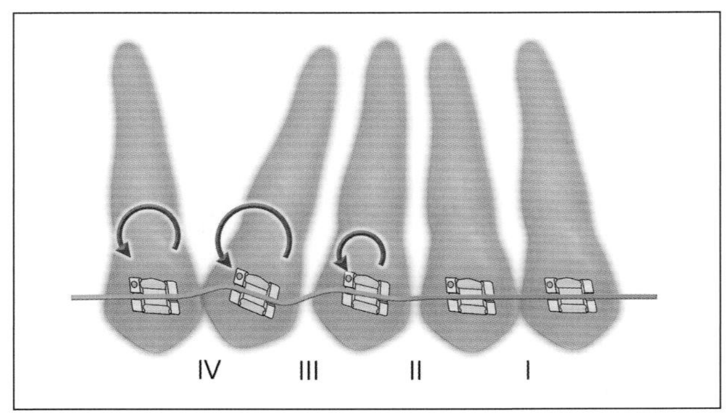

图16-15 在尖牙内收过程中能观察到4个阶段（矢状向）。第一阶段：尖牙的托槽和弓丝间可能存在余隙，因此牙齿最初会出现不受控制的倾斜移动。第二阶段：弹性形变的弓丝产生增加的力矩，并产生受控制的倾斜阶段。第三阶段：当牙齿倾斜更多并且弓丝传递足够多的力矩时，会产生平移。第四阶段：因为力的减小，没有更多的远中滑动，并且矫正了倾斜的牙轴。注意，最大力矩出现在第三阶段平移过程。

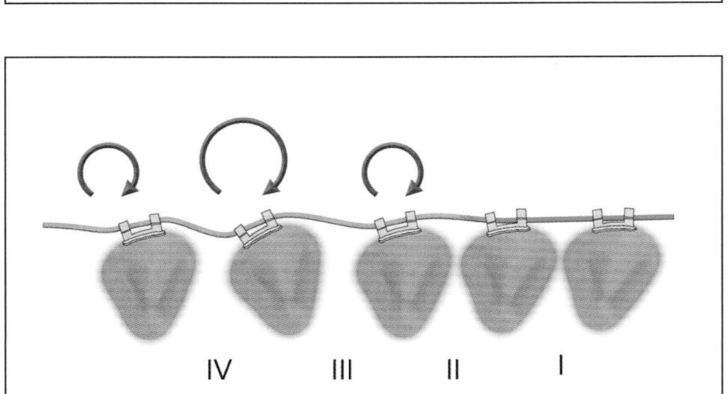

图16-16 从殆向看，尖牙内收过程也能观察到4个同样的阶段。

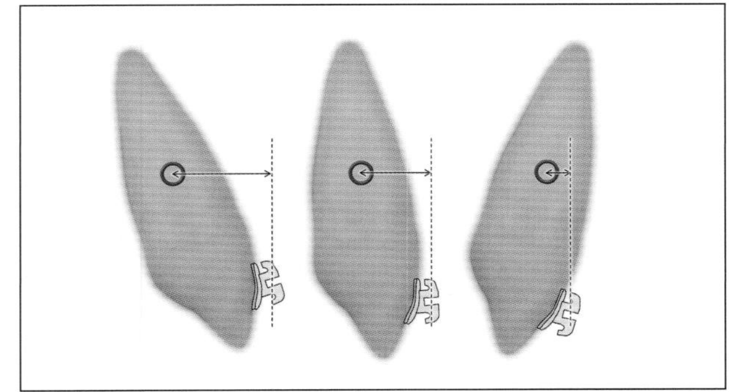

图16-17 从殆向看，摩擦力大小取决于托槽到阻抗中心的垂直距离。

多并且弓丝传递足够多的力矩时，会产生平移（第三阶段）。在平移过程中会产生最大摩擦力。在第四阶段，因为力的减小，没有更多的远中滑动，并且矫正了倾斜的牙轴。当然，在这个阶段有高摩擦力是可以接受的，因为此时不需要滑动（图13-9）。

总之，摩擦力的变化取决于尖牙内收的阶段：最初因余隙而没有摩擦力和平移阶段摩擦力最大。尽管使用刚性的弓丝，内收牙齿仍会经历这4个阶段；但是倾斜的角度会更小。平移过程中的倾斜角度主要与弓丝刚度和施加的远中力呈线性相关。临床上，可能发生在某一阶段牙齿平移。事实上，牙齿是先倾斜再平移，最后直立。本章对结扎力和平面上的其他力分开考虑。随着托槽宽度的减少，摩擦力将增大，为了提供相同的力矩，法向力必然增大。然而，窄托槽的机制（例如Begg托槽）是不同的。它们只产生单一的力和微不足道的摩擦力，因为它们不能防止牙齿倾斜（无控制的力矩），且不能展示关闭间隙的第二阶段～第四阶段。在Begg的治疗中，第四阶段使用分开独立的控根簧用于牙齿直立。

从矢状向而言，摩擦力的增加是因为阻抗中心位于托槽的根方。从殆向进行类似的评估，托槽位于阻抗中心的颊侧，因此1个远中向的力会使尖牙远中旋转。在第四阶段，弓丝防止或最小化尖牙的旋转（图16-16）。在第一阶段，如果弓丝和托槽间出现间隙，尖牙就可以自由旋转。没有出现弓丝限制的旋转；因此，从殆向而言，该阶段没有摩擦力。在第二阶段，牙齿继续旋转；然而，弓丝通过弹性形变使旋转最小化。在第三阶段平移中，因为弓丝力矩，摩擦力增加并最终达到其最大值。在第四阶段没有滑动，此时期牙齿旋转得以矫正。

从殆向而言，摩擦力的大小取决于托槽到阻抗中心的垂直距离。这个距离越大，旋转尖牙的力矩

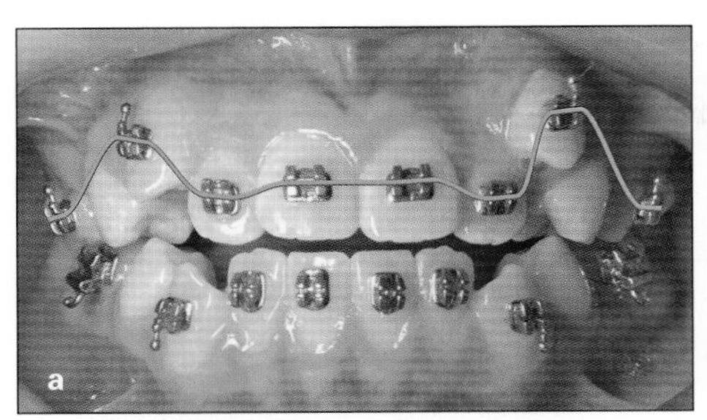

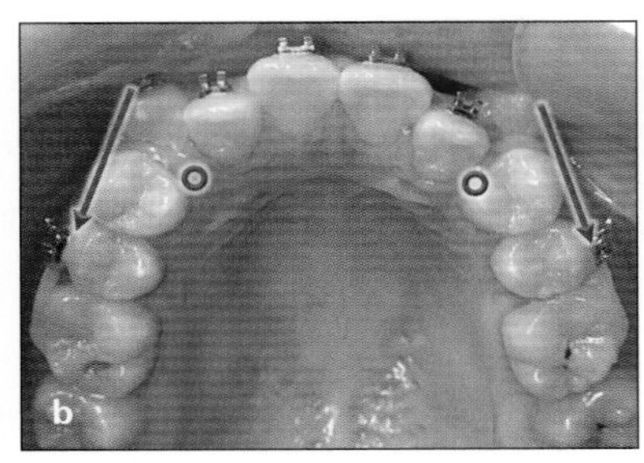

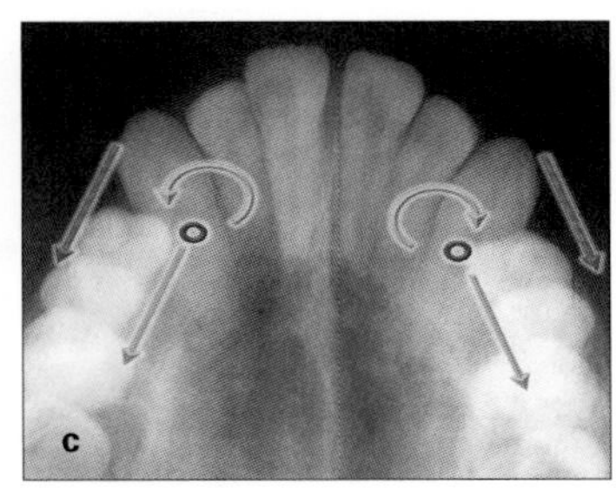

图16-18 如果尖牙从它们最初的唇侧位置开始内收，预计会出现高摩擦水平，原因有以下3点：正面观一对舌向和殆方的力偶（a），殆面观防止尖牙倾斜的力偶和防止尖牙远中舌向扭转的力偶（b和c）。

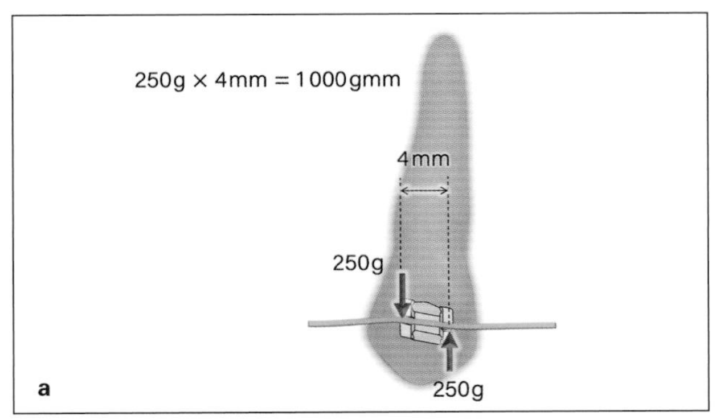

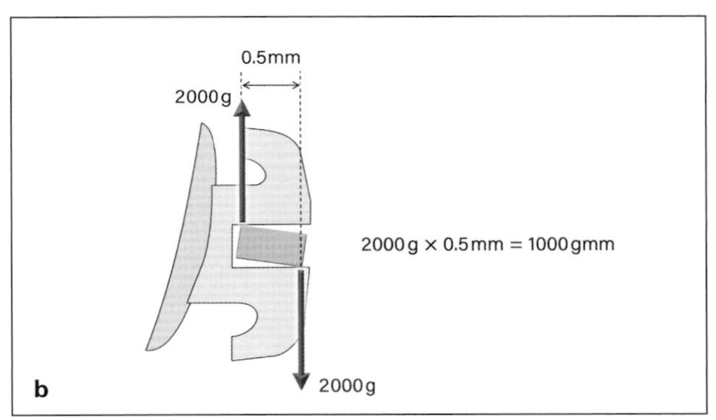

图16-19 （a）为防止尖牙倾斜和旋转的力矩会导致高摩擦力。（b）第三序列力矩（例如转矩）会导致高摩擦力。注意，同样为1000gmm的力矩时，需要非常高的法向力才能进行扭转。

就越大，弓丝防止这个旋转的力矩就越大（图16-17）。在图16-18a中的患者尖牙位于牙弓外；如果尖牙从它们最初的唇侧位置开始内收，预计会出现高摩擦水平，原因有以下3点：（1）舌向和向下的法向力；（2）从矢状向而言，法向力来源于防止牙齿倾斜的力偶；（3）防止和矫正尖牙远中旋转的力矩。注意，殆向观察到（图16-18b和c）从施力处到尖牙阻抗中心的距离很大，这导致异常大的力矩。因为从矢状向和殆向的角度来看，摩擦力是相加的，异位尖牙向颊侧移动会产生比平均值更大的摩擦力。明智的做法是，在尖牙完全内收前，尽快缩小尖牙间的宽度。

转矩和摩擦力

我们已经看到力矩有利于防止尖牙倾斜和旋转，并会导致高摩擦力。此外，第三序列力矩（例如转矩）会导致尤其高的摩擦力。图16-19对比尖牙上2个施力装置；二者有一样的力矩（1000gmm），但是一个处于弯曲模式（图16-19a），另一个处于扭转模式（图16-19b）。

转矩产生的最大的垂直力为2000g，因为弓丝横截面上的距离很小。转矩的法向力远大于第二序列力偶的法向力，因此，转矩产生的摩擦力将是大小相等、防止倾斜的力矩的8倍（在此例中，力臂的比值是4mm/0.5mm=8；因此，法向力是其8倍）。出于这个原因，不建议使用同托槽满尺寸的方丝（可能产生不希望的转矩）内收尖牙。高摩擦可能导致低效或不可预期的内收。最好使用圆丝或小尺寸弓丝，以消除可能出现的不希望的转矩问题。

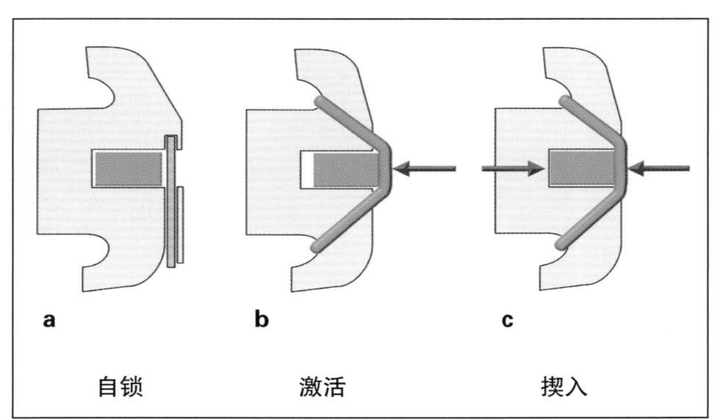

图16-20 弓丝结扎的方法。(a)弓丝可以通过自锁机制被动地置于托槽内。不会对牙施加任何力，结扎的作用是单纯的约束。(b)结扎机制激活弓丝，为期望的牙移动提供有效的力。(c)弓丝完全就位后，较大的结扎力不会增大牙移动所需的力。这种楔入会产生高摩擦，有时可以用于防止牙齿滑动。

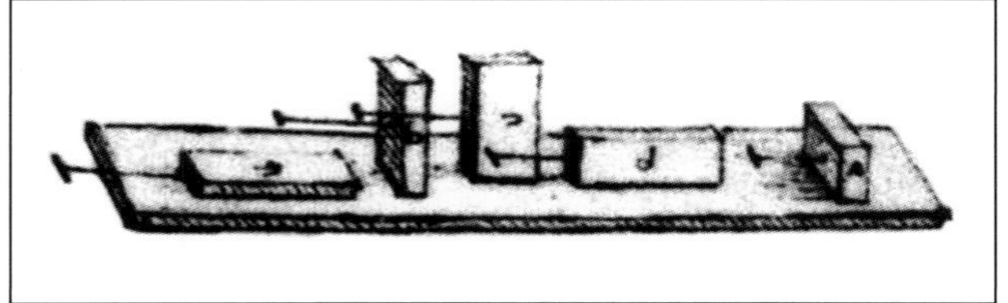

图16-21 Leonardo da Vinci的插图表明接触面积的大小不会影响摩擦力，因为法向力（重量）没有改变。

托槽设计和摩擦力

让我们思考2个托槽设计的参数：（1）结扎方式，（2）托槽宽度。弓丝可以被动地放入托槽中，并通过结扎或自锁机制将其固定。牙齿上没有出现力，结扎的功能纯粹是固定（图16-20a）。如图16-20b所示，结扎机制激活弓丝产生力使牙移动。用更大的力结扎将使弓丝更完全地就位于托槽中。弓丝完全就位后，更大的结扎力就不会增加牙移动的力（图16-20c）。额外的垂直力只会产生摩擦力，而这很可能是不需要的。紧密结扎产生的摩擦力有时用于防止牙齿滑动。如果要实现可预测的结扎力，则难以控制金属结扎丝的法向力。弹性结扎圈最初能提供比金属结扎丝更大的力。然而，随着时间推移，弹性结扎会发生老化（或松弛），使结扎力不可预测；老化后，它们的法向力可能和某些自锁托槽一样小。如果只考虑结扎的摩擦力，在提供更小的约束力（与弓丝成90°角的力）上，所谓的“自锁托槽”确实更具有可预测的优势，因此具有更低的摩擦力。相比于弹性结扎圈或金属结扎丝，主动自锁和被动自锁系统仅通过结扎就能提供更低的法向力。从另一方面来说，弹性结扎发生老化后能提供低结扎力；同样的，一些临床医生很擅长做轻力金属结扎。如果摩擦力已知，那么它们能被忽略。要记住在治疗期间，正畸医生在放置弓丝时施加垂直于牙弓的力，并且正是这些力在直丝弓矫正过程中能产生最大的摩擦力；自锁托槽也不例外。和传统托槽提供正确的力系统一样，使用自锁托槽需要同样的力；因此，摩擦力是相似的。

哪种托槽产生最大摩擦力：是内收期间的宽托槽还是窄托槽？这取决于间隙关闭的阶段。许多临床医生认为托槽和弓丝间接触面积的大小影响摩擦力。然而在15世纪，Leonardo da Vinci准确地观察到摩擦力和接触负荷呈相关性，而和接触面积无关。经典摩擦力公式指出，对于相同的法向力，接触面积的大小没有任何区别。因此，提供相同的约束力或主动法向力，弓丝的放置方向或用圆丝代替方丝不能减少摩擦力。注意，在Leonardo da Vinci的插图中（图16-21），接触面积的大小没有改变摩擦力，因为法向力（重量）没有改变。结扎丝的选择或方丝的放置方向一定有其他正确使用的理由。只有改变弓丝的硬度，其形状和尺寸才能影响摩擦力。

窄托槽在最初可能展示出更快的牙移动；因此，它可能被评估为更低的摩擦力，但是这个概念

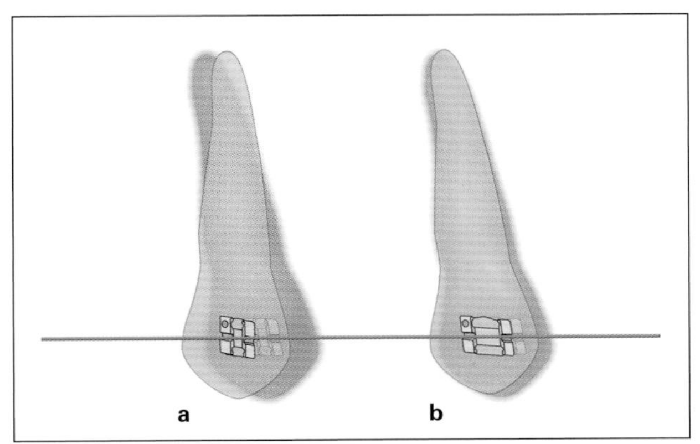

图16–22 相比于宽托槽，窄托槽在最初可能展示出更快的牙移动，但这并不意味着它们具有更低的摩擦。更快牙移动的原因在于滑动机制第一阶段中托槽与弓丝间的余隙。由于更大的余隙，窄托槽（a）倾斜大于宽托槽（b）。

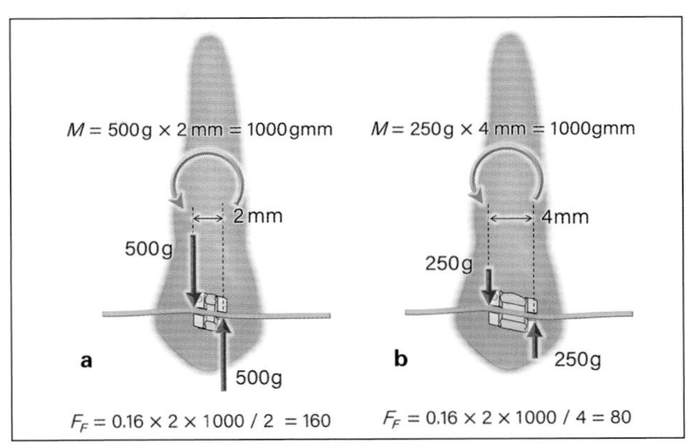

图16–23 1个2mm的窄托槽（a）和1个4mm的宽托槽（b）对比。两颗牙齿都需要1000gmm的逆时针力矩才能平移。窄托槽需要大小相等、方向相反的500g力（500g × 2mm=1000gmm），而宽托槽需要250g力（250g × 4mm=1000gmm）。窄托槽的摩擦力是宽托槽的2倍，因为其法向力是宽托槽的2倍。因此，宽托槽在关闭间隙的第二阶段、第三阶段具有更低的摩擦。

是错误的。这种情况下的牙移动与摩擦力之间没有关系。在直丝弓矫正期间，窄托槽在最初似乎展示更快牙移动的原因是，原因在于滑动机制第一阶段中托槽与弓丝间的余隙（图16–22）。在托槽和弓丝间的余隙量相同的情况下，窄托槽在关闭间隙的第一阶段会倾斜（旋转）更多。在此阶段。摩擦力仅来源于结扎机制的法向力。为了求出摩擦力，必须使用产生垂直力的力矩（力偶）。公式是：

$$F_F = \mu \times N = \frac{\mu \times 2M}{W}$$

公式中F_F摩擦力，N是法向力，M是托槽上的力矩，W是托槽宽度。

图16–23对比两种托槽：宽度为2mm的窄托槽和宽度为4mm的托槽。假设两颗牙齿都需要1000gmm的逆时针力矩进行平移。窄托槽需要大小相等、方向相反的500g力（500g × 2mm=1000gmm），宽托槽需要250g力（250g × 4mm=1000gmm）。窄托槽的摩擦力是宽托槽的2倍，因为法向力是其2倍。因此，在关闭间隙的第二阶段、第三阶段，宽托槽的摩擦力更低。

较小横截面的弓丝在弓丝和托槽间可能有更大的余隙，因此它可能具有更长的第一阶段（无摩擦力）。同样的，这些弓丝在尖牙内收的其他阶段中，具有较低的硬度和相关较小的法向力。但是要记住，在小尺寸的圆丝上发现的较小摩擦不是由较小的接触面积造成的。

摩擦力永远是不利的吗

正畸医生可能普遍认为摩擦力是不利的。事实上，它们并不总是不利的。让我们以尖牙内收举例。如图16–24所示，施加200g的远中向的力和1000gmm的逆时针的力矩。如果在尖牙的托槽上按5：1的力矩和力的比值（M/F）施力，可以预计，尖牙将会以根尖附近为旋转中心倾斜（图16–24a）。现在来计算摩擦力（图16–24b）。有效力减少到94g。这是好还是坏？该方案以M/F比为5做有控制的倾斜；然而，出现平移。不仅力的大小发生了变化，M/F比也发生了变化。新的比值10.6可以平移尖牙，因为力值已经减小。因此，如果期望更少的倾斜，有效的力学系统或许更好。

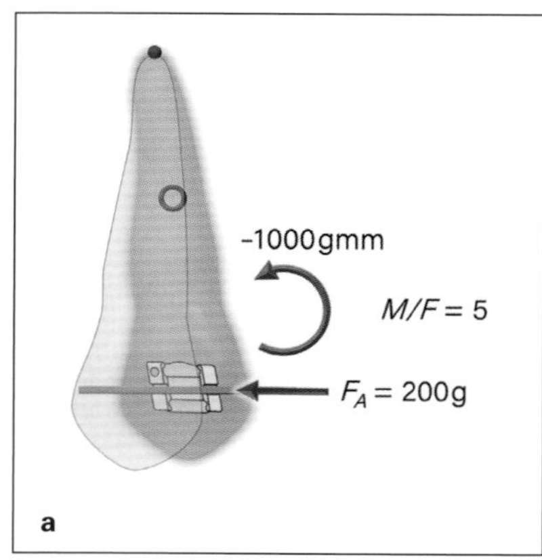

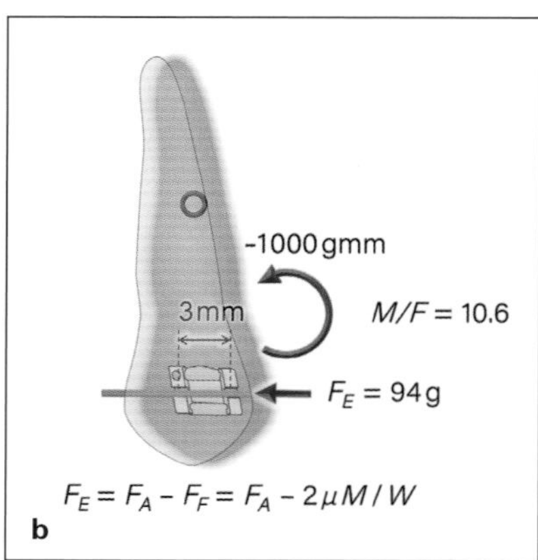

图16-24 （a）尖牙上施加5：1的*M/F*比，且尖牙后倾，可预见其旋转中心接近根尖。（b）计算出的有效力减少至94g。如果期望较少的倾斜，该有效力系统可能更好。摩擦的消极方面是它使我们的矫正器更难预测。

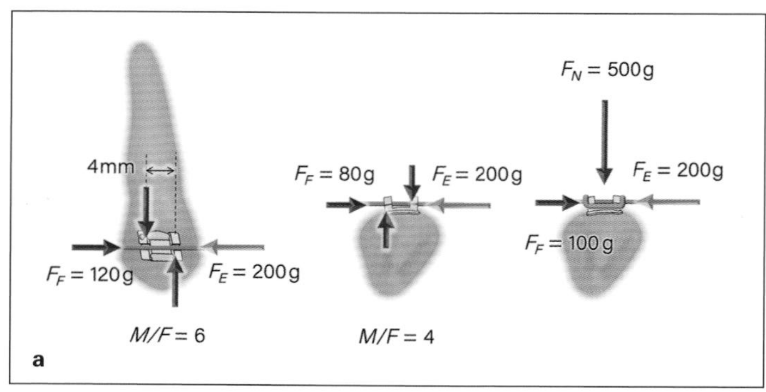

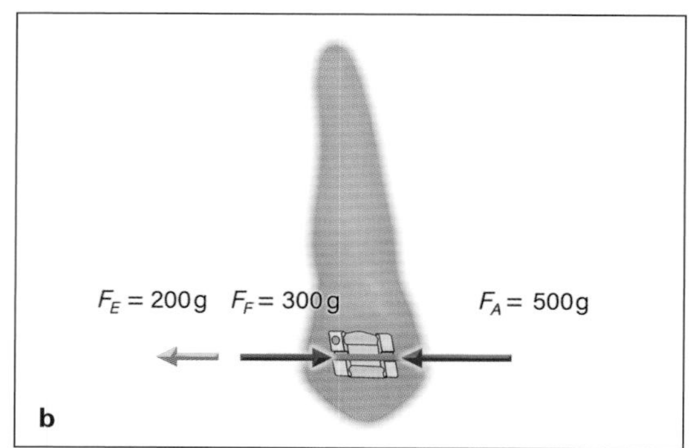

图16-25 尖牙内收需要200g的有效力。因为所有摩擦力总和为300g（a），为了抵消300g摩擦力，因此作用力的总和必须为500g（b）。

摩擦力不利的方面在于，它使我们的矫正器更难预测。施力系统和有效力系统之间存在很大的差异。或许在某些情况下，摩擦力如此大以至于完全没有有效力。有时因为根骨粘连，牙齿没有反应；有时，粘连的牙齿可以作为支抗。

覆盖摩擦力

如果临床医生知道所有的摩擦力，在尖牙内收期间可以增加力，用来抵消摩擦力，称为“覆盖摩擦力”。在图16-25a中展示了一个例子。尖牙内收需要200g的主动力。从颊面看，对于以根尖为旋转中心的倾斜阶段，估计*M/F*比为6，从𬌗面看，为了防止尖牙旋转估计*M/F*比为4。结扎丝有1个500g的法向力。让我们假设摩擦系数（μ）为0.2，托槽宽度为4mm。

$$F_F\text{（颊面观）}=200\text{g}\times 6\text{mm}\times 2\times\frac{0.2}{4\text{mm}}=120\text{g}$$

$$F_F\text{（𬌗面观）}=200\text{g}\times 4\text{mm}\times 2\times\frac{0.2}{4\text{mm}}=80\text{g}$$

$$F_F\text{（结扎丝）}=500\text{g}\times 0.2=100\text{g}$$

$$\Sigma F_F=120\text{g}+80\text{g}+100\text{g}=300\text{g}$$

因为摩擦力的合力为300g，为了产生200g的有效力，必须施加500g的力（图16-25b）。此覆盖摩擦力仅用于绕根尖倾斜时，也就是尖牙内收的第二阶段。粗略估计，第三阶段平移需要的力更多（额外80g）。

但是，在临床上，计算摩擦力以估计需要覆盖

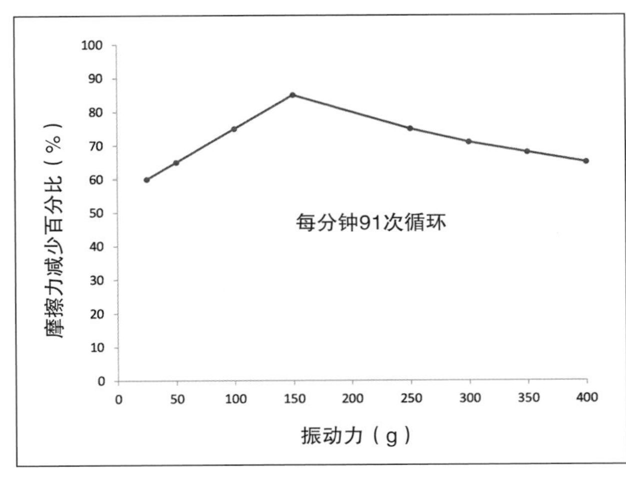

图16-26 口腔振动可以减少摩擦力。Liew等[2]展示了使用结扎圈和圆丝可以减少60%～85%的摩擦力。

的力并不总是准确或实用的。在内收的不同阶段，摩擦力持续变化。计算结扎力也很困难，并且它也在变化。从解剖学上来说，牙齿的形态和支持组织各不相同。难以确定摩擦系数，并且存在其他因素。然而，覆盖摩擦力的原则可能是一个有用的临床观念。

Thorstenson和Kusy[1]展示了相比于自锁托槽，1个带有金属结扎丝的普通双翼托槽，在内收期间正常负荷200g产生大约30g的额外摩擦力。如果知道这一点，覆盖摩擦力将会变得简单而实用。当尖牙内收的最初阶段（第一阶段），施加的负荷增加30g的额外负荷。临床医生面临的主要问题是，大多数时候不可能彻底了解摩擦力。不过，一些平均摩擦力数据可能仍有帮助。设计更可预测的矫正器将会更有帮助。它们不一定要低摩擦力；可知的摩擦力和覆盖摩擦力是可以接受的。

殆力、振动和摩擦力

从理论上说，口腔中的振动可以减少一些摩擦力。在摩擦力实验室中经常可观察到这个现象。Liew等[2]已经证明使用结扎圈和圆丝可将摩擦力减少60%～85%（图16-26）。O' Reilly等[3]也证明了在方丝和圆丝上摩擦力减少了19%～85%。

不同的现象可能减少摩擦力的大小。殆力的水平分力会产生牙齿侧向位移，从而使结扎丝或结扎圈松开。因此，振动或牙移位是消除来源于结扎机制摩擦力的一个重要因素。在牙齿沿着弓丝滑动期间，因牙齿倾斜产生的摩擦力是完全不同的，因为产生法向力的是弹性弯曲的弓丝，而不是来源于结扎。咬合力可能不能减少摩擦力，除非将咀嚼力施加在1个方向上以暂时减少弓丝和托槽间的法向力。这再次表明，来源于结扎机制的摩擦力可能不如牙移动的摩擦力重要——该摩擦力来源于弹性弯曲的弓丝。在弓丝的被动状态下，自锁托槽的主要优势之一在于结扎机制产生更少的法向力。这种优势可能会被最小化，因为振动力似乎成功地减少了来源于传统结扎丝或结扎圈的摩擦力。

摩擦力和解剖变异

基于牙根长度、牙槽骨和牙周支持的解剖学不同，患者在相同的托槽、错殆畸形类型和弓丝的情况下，摩擦力却不相同。只考虑图16-27中的4颗牙齿在尖牙内收的平移阶段。为了平移牙齿，必须施加1个通过阻抗中心的力（黄色箭头）。该力通常替

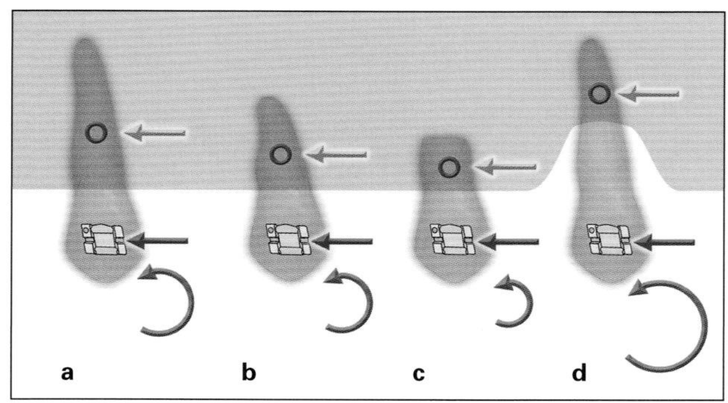

图16-27 根据牙根长度、牙槽骨和牙周支持的解剖学差异，患者可以有相同的托槽和弓丝，但是有不同的摩擦力。（a）以平均牙周支持为参考的典型牙齿。（b和c）牙齿根部较短，它们的阻抗中心更接近托槽。此时，M/F比小，继而产生低摩擦力。（d）牙槽骨丧失的成人牙齿与阻抗中心的距离最大，在平移过程中摩擦力也最大。

代为在托槽水平的力和力偶（红色箭头）。这个力偶的大小是力乘以托槽到阻抗中心的距离。因此，*M/F*比越大，产生摩擦力的垂直法向力越大。

以平均牙周支持为参考，图16-27a中是1颗典型的以平均牙周支持为参考的牙齿。阻抗中心远离托槽；因此，托槽需要高*M/F*比。正如本章所述，这个力矩产生高摩擦。在图16-27b和c中的牙齿根部较短，它们的阻抗中心更接近托槽。此时，*M/F*比小，继而产生低摩擦。牙根吸收（图16-27c）当然是不期望的，但它确实有将托槽水平产生的摩擦力最小化的优势。

如图16-27d所示，牙槽骨丧失的成人牙齿与阻抗中心的距离最大，在平移过程中摩擦力也最大。临床上，牙齿可能不会通过平移快速移动，我们会对此感到失望，并可能将反应不佳归咎于患者的年龄和生物因素，但或许更大的摩擦力才是真正的罪魁祸首。

支抗和摩擦力

有人认为在拔牙病例关闭间隙过程中，磨牙处更大的摩擦力能防止支抗丢失。让我们简化到使用橡皮链连接两颗牙齿来考虑，1颗尖牙和1颗磨牙（图16-28a）。所有的力都在同一条作用线上。施加力从0g缓慢增加（红色箭头）。作用在磨牙和尖牙上的力大小相等、方向相反（牛顿第一定律）。同样的，摩擦力（紫色箭头）随着力的增加而增加（牛顿第三定律）。一旦施加的力超过2个托槽间的最大静摩擦力之一，牙齿就会沿着弓丝滑动。存在2个可能的界面，即尖牙或磨牙处；滑动只会发生在超过了较低的最大静摩擦力界面。假设现在较低的最大静摩擦力在尖牙托槽处（磨牙处的F_{max} > 尖牙处的F_{max}）。因为施加的力大于尖牙托槽处的最大静摩擦力，所以尖牙滑动（图16-28b）。然而，在磨牙处，施加力小于最大静摩擦力，因此滑动没有发生在此界面。滑动只会发生在摩擦力较小的界面，此处施加力大于摩擦力。尽管滑动只发生在一个界面（例如在尖牙处或在磨牙处），尖牙仍会在托槽界面可发生移动的情况下向远中移动，或是磨牙会向近中移动。

这通过一个简单的实验很容易看出。如图16-29a所示，将尺子或任何硬棒放在手指上。假设尺子是弓丝，手指是托槽。尺子和手指之间的摩擦系数是相同的；因此，摩擦力将与法向力成正比。现在将手指缓慢靠近，仍然保持静态平衡。让我们假设开始时左边手指的最大静摩擦力较小，只有左边手指开始向尺子中心滑动。当左边手指向尺子中心滑动时，法向力将会变大（图16-29b）。因此，左边手指滑动停止，并且右边手指开始滑动。滑动在左右手指间交替出现，两根手指最终在尺子中心相遇。当尺子偏离中心放置时，法向力会发生改变，只有摩擦力较小的手指滑动。注意，两侧手指不会在同一时间滑动。因此，无论是通过紧密结扎获得更高的法向力，还是通过更高的摩擦系数，只要磨

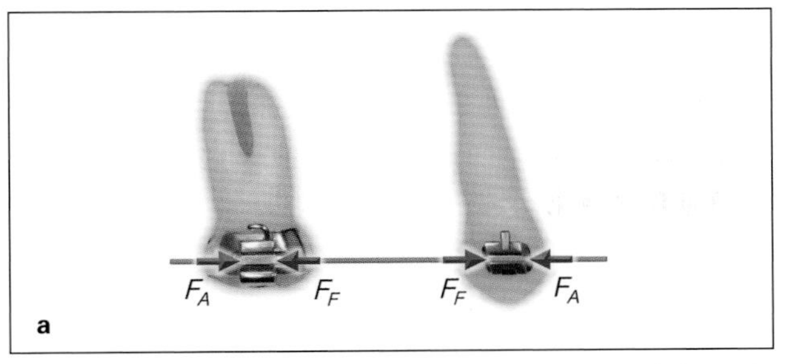

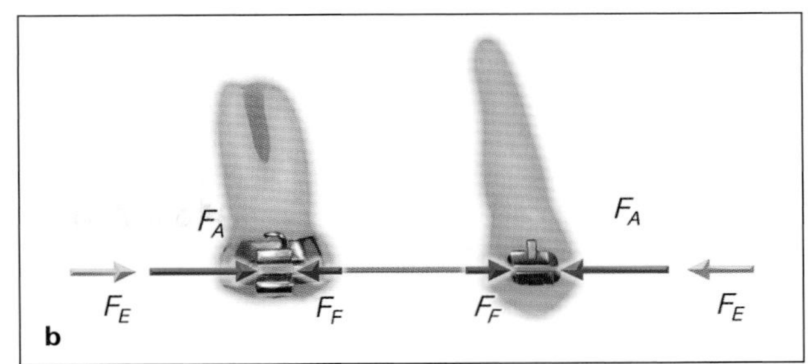

图16-28 作用力从0g开始缓慢增大（红色箭头）。（a）磨牙和尖牙上的力是大小相等、方向相反的（牛顿第一定律）。此外，摩擦力（紫色箭头）随着大小相等、方向相反的力增加而增加（牛顿第三定律）。（b）一旦外力超过2个托槽之间的最大静摩擦力之一，牙齿就会沿着弓丝开始滑动。

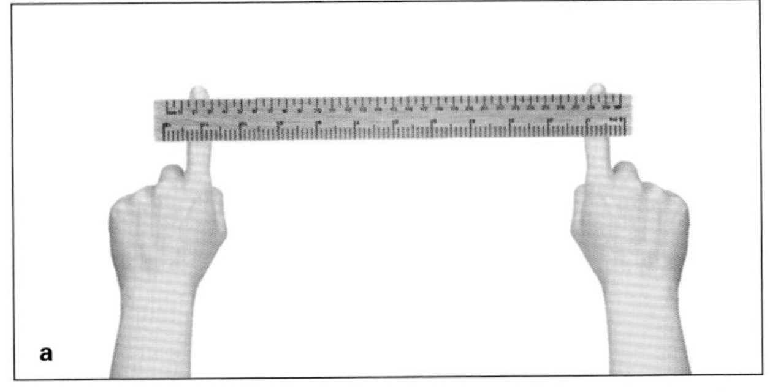

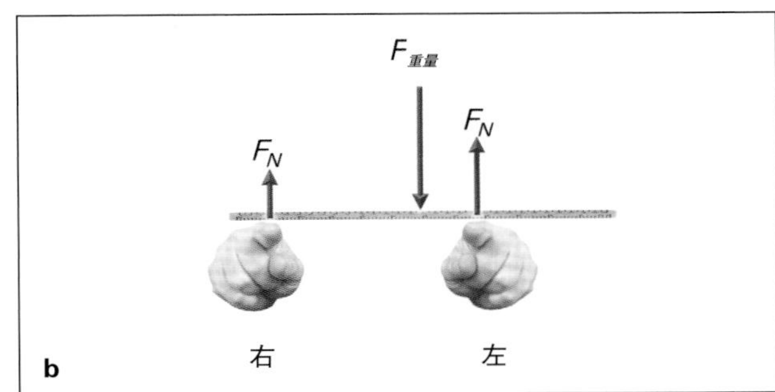

图16-29 （a）在手指上放一把尺子或任意硬棒。保持静态平衡，且慢慢地让手指靠近。只有一根手指开始滑向尺子的中心。当手指移动到中心时，法向力将会增大。因此，滑动停止，另一根手指开始滑动。（b）左右两根手指交替滑动，两根手指最终会在中点相遇。

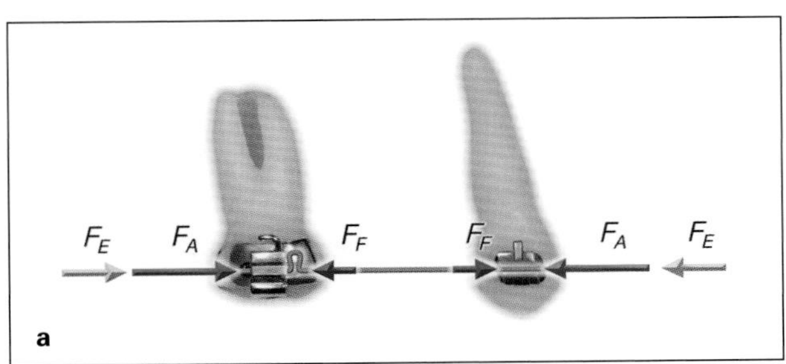

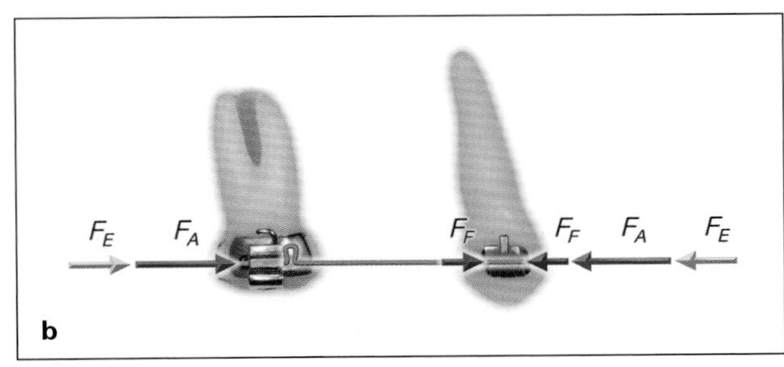

图16-30 在磨牙颊管的正前方放置1个Ω曲以显示磨牙的摩擦力。（a）磨牙颊管没有发生滑动。（b）然而，尖牙托槽确实发生了滑动，磨牙上的作用力会被尖牙上的摩擦力所减少。两个界面上的不同摩擦力永远不会产生不同的间隙关闭。

牙处的摩擦力更高，它就永远不会滑动。但仅仅因为它没有滑动，并不意味着它没有移动。在之前的实验中，虽然滑动交替出现在左右手指，但是手指的移动是持续的。假设左边手指粘在尺子上，滑动只发生在右边手指；两根手指仍然可以移动，粘住的左边手指不会因为摩擦力更大而感觉更大的移动阻力。弓丝也是如此。高摩擦力侧不会感到更大的移动阻力。

如图16-30a所示，在磨牙颊管近中放置1个Ω曲用于观察无穷大的摩擦力。磨牙颊管不会出现滑动，但尖牙托槽会出现滑动，并且作用在磨牙上的力将被尖牙上的摩擦力所减少（图16-30b）。

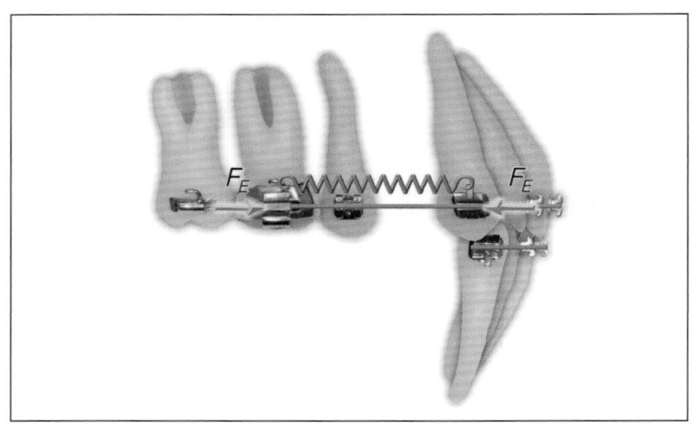

图16–31 在覆殆较深的特殊情况下，当尖牙的最大摩擦力较大时，可能会发生支抗丧失。这种支抗丧失并不是由于尖牙的高摩擦力，而是由于深覆殆阻止了上颌切牙的内收，这意味着上颌磨牙可以自由向前滑动。

摩擦力通常不会导致支抗丢失，这是不足为奇的。注意在图16–28中的临床情况下。理解的关键是要记住，弓丝处于平衡状态。没有摩擦力，皮链施加在弓丝上的合力为零。在弓丝上可能存在两种摩擦力：磨牙将弓丝向前推和尖牙将弓丝向后推。为了平衡，它们的合力必须为零，因此二者必须大小相等、方向相反。如上所述，这与可能发生滑动的界面（位置）无关。简短而言，力的平衡——牛顿第一定律不允许存在有差异的摩擦力。来自磨牙和尖牙的有差异的摩擦力将会加速间隙关闭。

尖牙和磨牙的最大静摩擦力可能不同；然而，摩擦力的大小总是相等且方向相反。在这种情况下，摩擦力不会影响支抗。如图16–29所示，尺子不同于弓丝，在弓丝的每一端都可能存在力矩和垂直力；然而，道理是一样的。

假设滑动界面在磨牙，因此在尖牙处的摩擦力很大。在这些基础条件下，切牙和尖牙仍会出现整体内收。在磨牙和前牙组的力仍会大小相等、方向相反；因此，磨牙颊管较低的摩擦力绝不会造成更多的支抗丢失。在特殊情况下（例如存在深覆殆），可能发生支抗丢失（图16–31），但不是因为尖牙处的高摩擦力。深覆殆阻挡上颌前牙内收，上颌磨牙可以自由向近中滑动。可能存在不同的摩擦系数，但是不同的摩擦力是不可能的。即使摩擦系数不同，也不会发生不同的间隙关闭。

在某些临床矫正器中，弓丝需要穿过许多托槽。在这种情况下，摩擦力非常复杂，因此建模预测也很困难。

关闭间隙期间减少摩擦力

即使存在摩擦力，间隙也可以通过滑动法关闭。摩擦力的问题在于，它使力学系统变得更为不可预测。有很多方法能用来减少摩擦力，并且使力学系统更为可预测。

我们已经讨论过托槽的设计和宽托槽的使用，以及较小的结扎力。一些病例不需要平移，允许倾斜移动。倾斜移动和适当的旋转（例如尖牙远中旋转）需要较少的摩擦力，因为较小的力矩需要较小的摩擦力。如果施力点更接近阻抗中心，弓丝就没必要产生抵抗倾斜和抵抗旋转的力矩，因此摩擦力将会被消除。施加力可以通过长牵引钩或托槽上的等效力系统使施力点更靠近根方的位置，这个等效力系统来源于辅弓或弹簧。可以应用根尖杠杆和舌侧加力。储存和释放能量的弹簧是尖牙内收弹簧及其根尖辅簧部分（图16–32）。为了消除或最小化尖牙内收的摩擦力，来自弹性皮链或螺旋弹簧的旋转力可以施加在尖牙舌面（图16–33）。

在尖牙内收期间，如果使用辅助内收弹簧或内收曲，从三维方向上激活它们可以最小化倾斜和旋转，因此滑动弓丝可以传递更小的摩擦力。弓丝仍以最小的摩擦力提供主动控制（图16–34）。

整体关闭间隙需要弓丝在后段托槽滑动。因为近中移动的力位于后牙阻抗中心的颊侧，所以磨牙有近中旋转的趋势（图16–35）。使用颊侧弓丝几乎不能预防这种副作用，并且会产生摩擦力。从殆面观察，舌侧或腭侧的弓丝能保持牙弓形状，并且不会产生来源于弓丝的摩擦力（图16–36）。

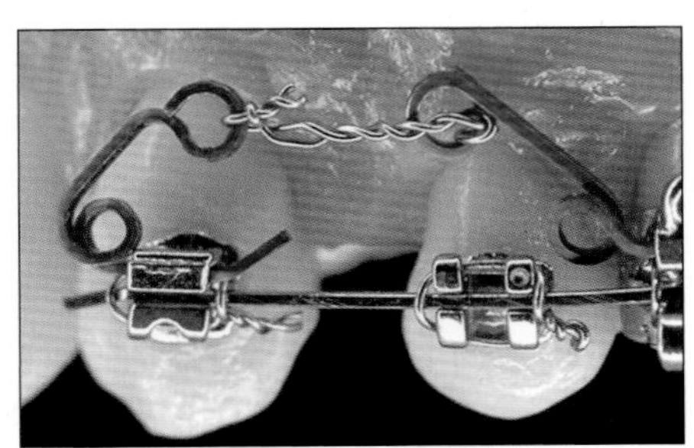

图16-32 根尖区施力和舌侧施力可以用于减少摩擦。

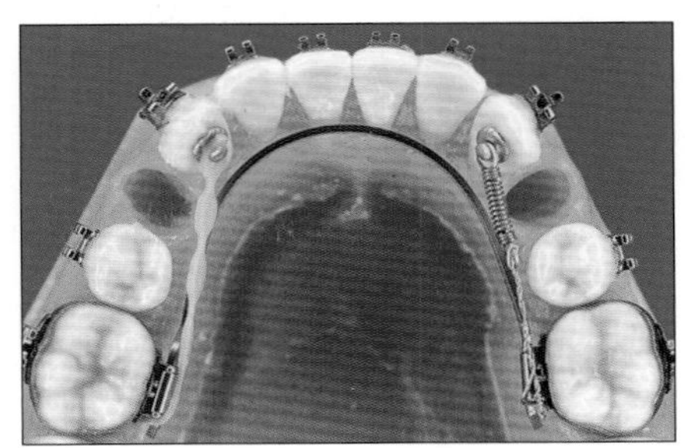

图16-33 在尖牙的舌侧装上弹性皮链或螺旋弹簧，能减少咬合面上的摩擦。

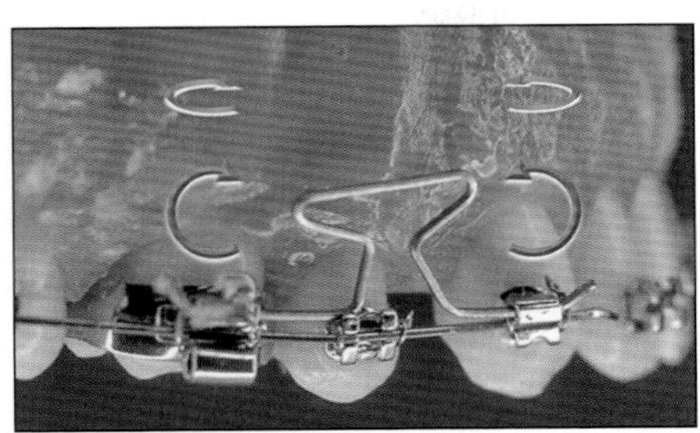

图16-34 如果使用辅助内收弹簧或曲来内收尖牙，进行三维激活能最大限度地减少倾斜和旋转。弓丝为尖牙的控制提供额外的垂直向和矢状向法向力。

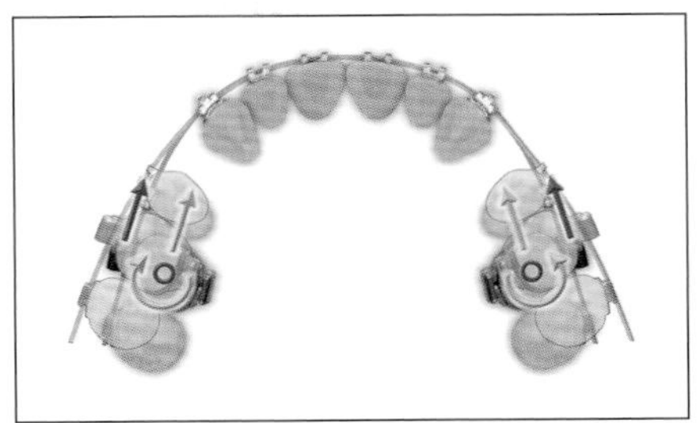

图16-35 整体关闭间隙需要弓丝在后段托槽滑动。因为近中移动的力位于后牙阻抗中心的颊侧，所以磨牙有近中旋转的趋势。

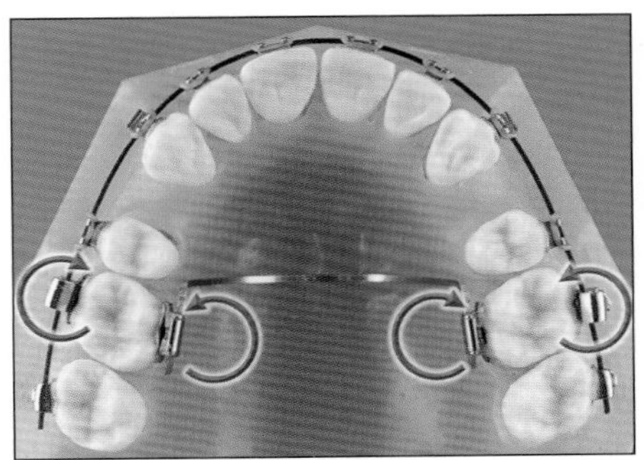

图16-36 从殆面观察，舌侧或腭侧的弓丝能保持牙弓形状，并且不会产生来源于弓丝的摩擦力。

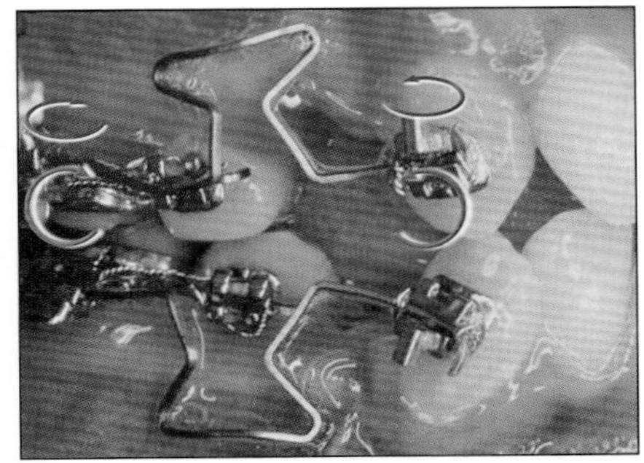

图16-37 无摩擦弹簧在没有滑动或摩擦力学的情况下可以完成关闭间隙。所有需要的防倾斜和防旋转的力矩都弯制到弹簧上。

最后，所谓的“无摩擦弹簧”在没有滑动或摩擦力学的情况下可以完成关闭间隙。如图16-37所示，使用尖牙内收弹簧。所有需要的防倾斜和防旋转的力矩都弯制到弹簧上。不需要在弓丝上滑动。在滑动法中，所需的力矩通过来自弓丝的垂直向法向力获得，这不可避免会产生摩擦力。在无摩擦弹簧中，可能需要同样的力和力矩存在，但是因为没有出现滑动，就不存在摩擦力（图13-13）。

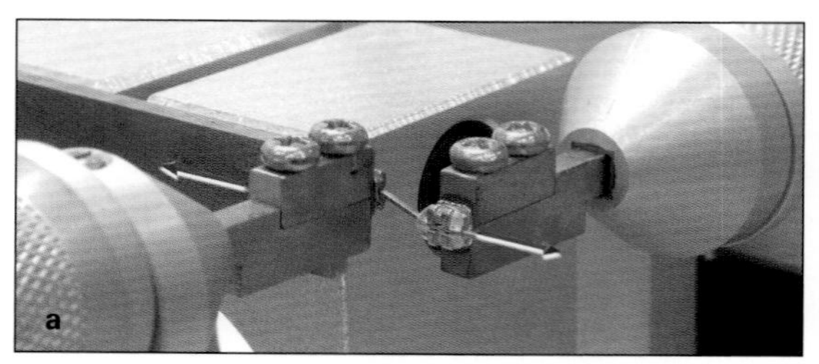

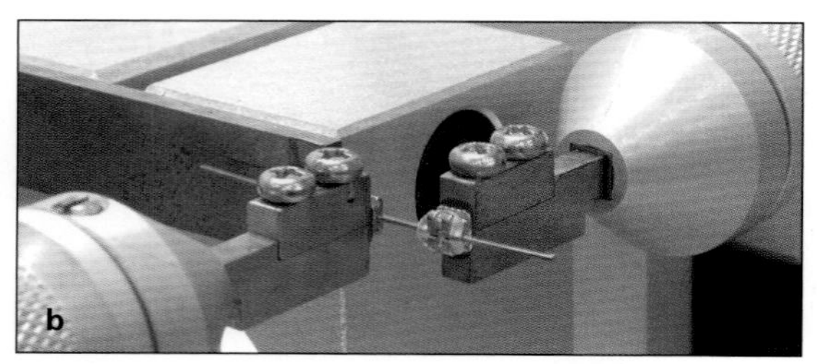

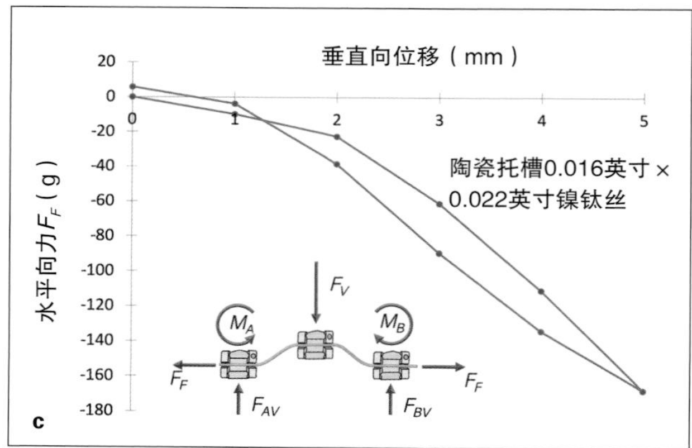

图16-38 （a和b）摩擦力产生1个与弓丝平行的分力。（c）当弓丝激活时，托槽排齐。当弓丝激活时，摩擦力不仅产生垂直向的力，也产生明显的水平向力（紫色箭头）。

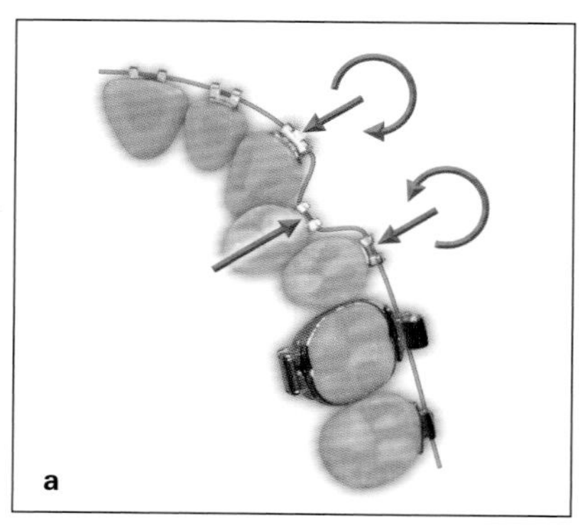

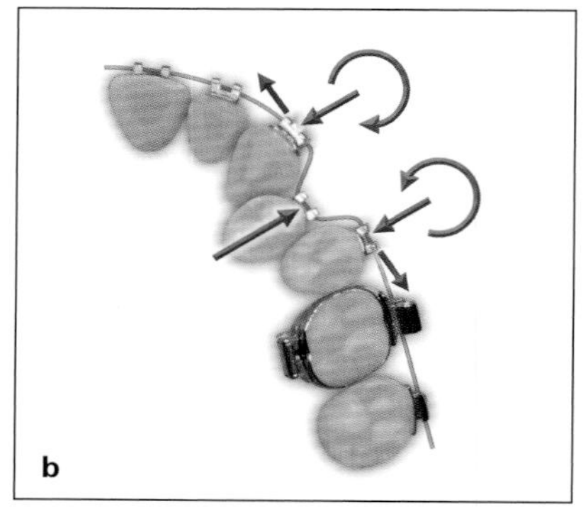

图16-39 摩擦力的积极作用。（a）无摩擦力排齐时，不会有近远中向的力打开间隙。（b）足够的摩擦力为邻牙提供近远中向力以进行排齐。

初始排齐和精细调整阶段的摩擦力

摩擦力可能存在并影响所有治疗阶段的结果，包括从排齐、整平到精细调整。轻力排齐牙弓出现的两种效果值得一提。摩擦力产生平行于弓丝的力（图16-38），这有时是有利的，有时是不利的。由于摩擦力产生的近远中向力的积极作用是为牙齿排齐提供间隙（图16-39）。许多患者有中度拥挤，期望增加牙弓长度。如果弓丝不能自由滑动，弓丝将通过推牙齿向两侧来开拓间隙，导致牙弓长度增加。众所周知的一个原则是，没有提供足够的间隙，牙齿不能排齐或旋转。因为主弓丝充分增加牙弓长度的能力有限，所以辅弓或第二根弓丝也可以用于增加牙弓长度（例如螺旋弹簧、压低辅弓和边旁弓）。如果有足够的空间，弓丝中的低摩擦力是令人满意的。

在排齐阶段，摩擦力的消极作用在于，弓丝可能无法自由地在托槽中近远中向滑动；因此，所需的颊侧力不能自由表达。水平向摩擦力防止弓丝无效（图16-40）。形变大的弓丝无法恢复原始形状，是因为摩擦力阻碍弓丝在槽沟中滑动。如果弓丝没有发生完全回弹，并且没有自发的滑动，则可以将其移除并重新入槽。将弓丝留在原处保持形变，它可以打开间隙并减少令人讨厌的摩擦力；然而，这

图16-40 摩擦力的副作用。初始阶段的摩擦力，弓丝可能无法在托槽中自由地近远中向滑动；因此，弓丝不能激活，除非增大托槽间距。所需的颊侧力不能自由表达。

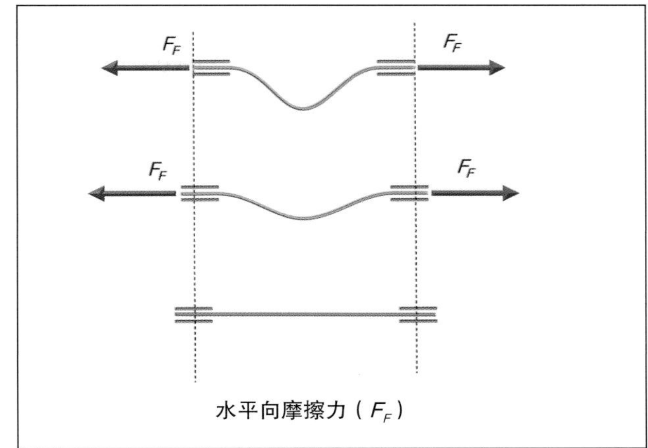

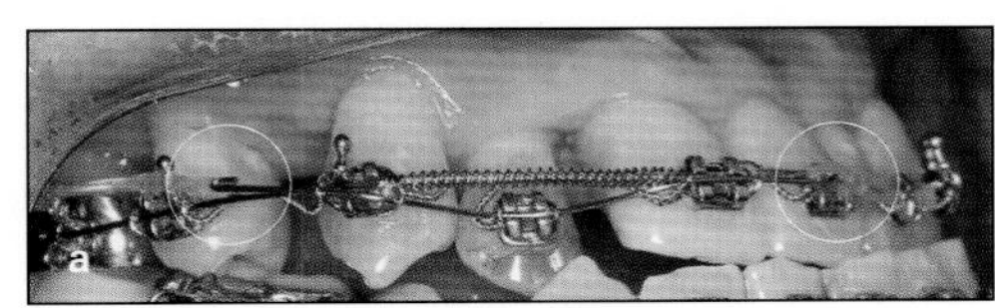

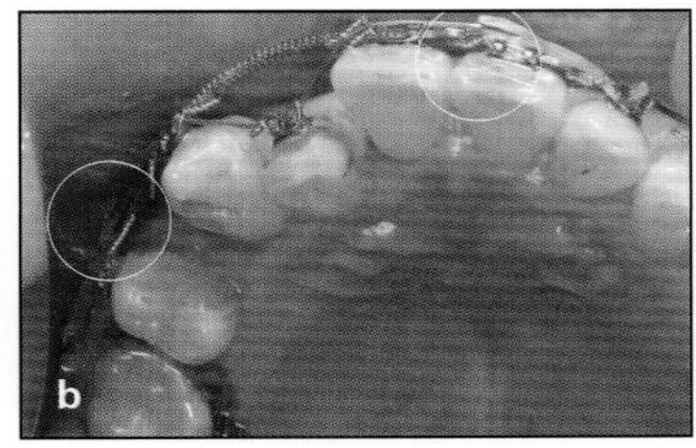

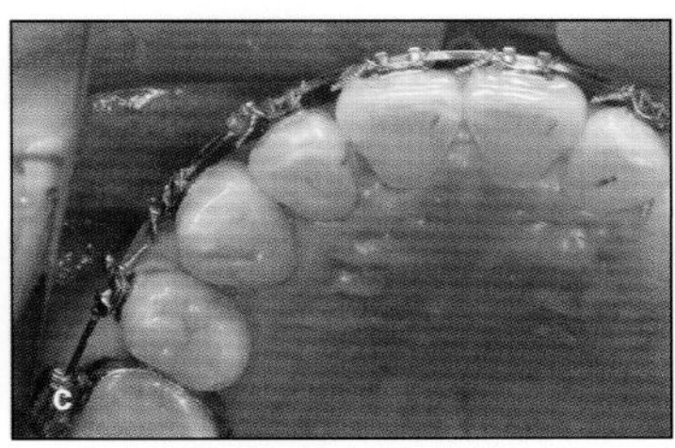

图16-41 （a～c）通过镍钛丝治疗上颌侧切牙的反殆。结扎处允许滑动是很重要的。注意，镍钛辅弓在两侧各有1个钩（圈处）并沿着弓丝长轴方向用轻力激活弹性牵引。弓丝的近远中向力将解除摩擦力，并且将允许侧切牙充分表达颊向力。

种近远中向的力可能不是有效的或不是期望的。

通过镍钛丝治疗上颌侧切牙的反殆（图16-41）。如果结扎过紧，镍钛丝不能完全回弹。结扎处允许滑动是很重要的。注意，镍钛辅弓在两侧各有1个钩（图16-41a和b中白色圆），并沿着弓丝长轴方向用轻力激活弹性牵引，以克服来自结扎丝的摩擦力。因此，弓丝的近远中向力将解除摩擦力，并且将允许侧切牙充分表达颊向力（图16-41c）。另一种方法是移除镍钛辅弓并且重新结扎，以消除不需要的纵向力。

将弓丝结扎在不整齐的牙齿上，即使施加相同的力，因为摩擦力的存在，它可能增加牙弓长度，也可能减少牙弓长度。简单解释就是，让我们考虑在自由端传递单一力的悬臂力系统。图16-42展示了1个V型曲压低辅弓，它放置在前牙和磨牙颊管。它的形态在最初压低后也会造成切牙的唇倾；然而，我们不考虑这个作用。可以假设压低力施加在前牙阻抗中心。因为这是1个悬臂梁，所以V型曲的位置不是很重要。沿着压低辅弓，它可以放置在更靠前的许多地方，以产生相同的压低力；然而在弓丝回弹期间，根据所产生的摩擦效果，其不同形态将产生大小不等的水平力。

如图16-42a所示，假设弓丝和托槽没有任何摩擦力。1个殆向作用力将压低辅弓放入切牙托槽中；弓丝允许在磨牙颊管中自由滑动，使弓丝刚好接触切牙托槽的唇面，不施加水平力。使用结扎丝将压低辅弓约束在前牙后，弓丝最初产生的只有1个压低力；不可能有唇舌向（或水平向）的力。

之后，假设磨牙颊管上有无穷大的摩擦力；在前牙结扎入槽后，弓丝不能在颊管中自由滑动。摩擦力从何而来？作用在磨牙颊管上大的力矩和力（红色）会产生高摩擦力。如图16-42b所示，同样形变的弓丝以上述方法放置。在前牙区，最初的力只有压低，因为不存在水平力，但是随着弓丝回弹，它变得更长且直；继而，在压低过程中，前牙将随之受到1个颊向的力。弓丝完全回弹的形态是直

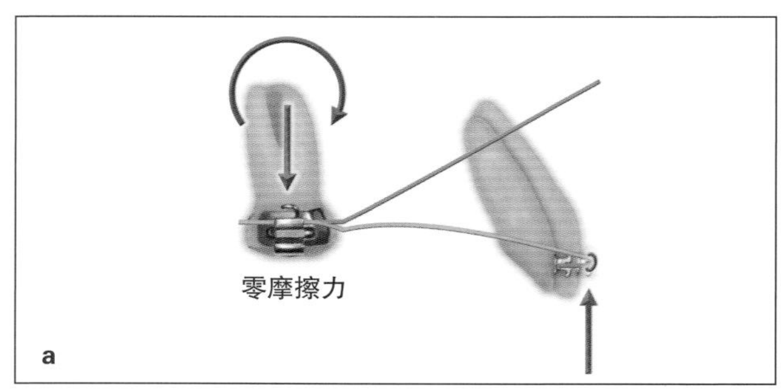

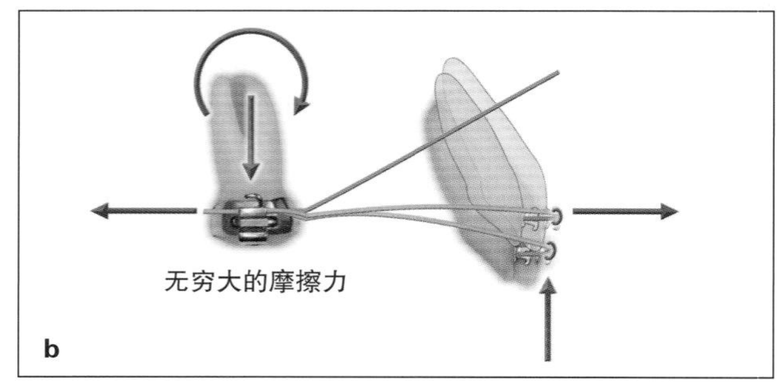

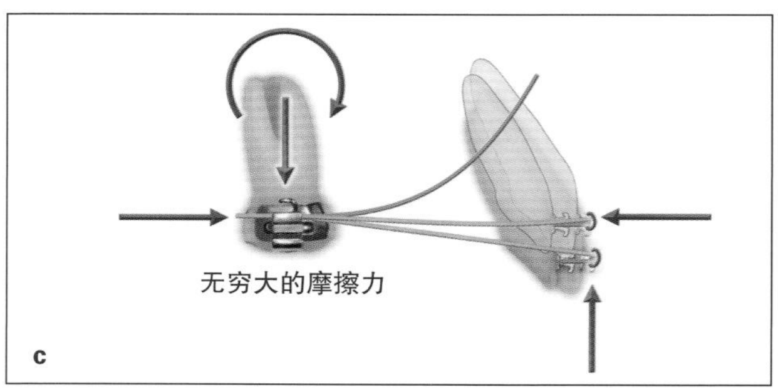

图16-42 （a）1个V型曲压低辅弓，它放置在前牙和磨牙颊管。假设弓丝和托槽没有任何摩擦力。将弓丝结扎入槽前牙后，弓丝最初只产生压低的力。没有颊舌向（或水平向）的力。（b）假设磨牙颊管上有无穷大的摩擦力。同样形变的弓丝以上述方法放置。随着压低的过程，前牙最终将受到1个颊向的分力。（c）当压低辅弓使用具有渐进的曲度，而不是形成尖锐的V型曲，将会产生舌向分力。

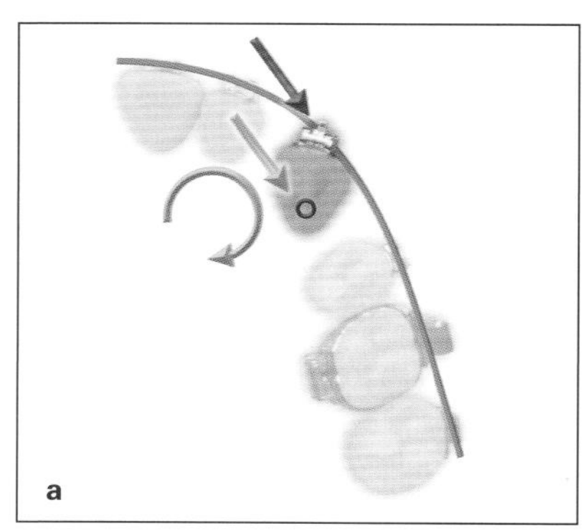

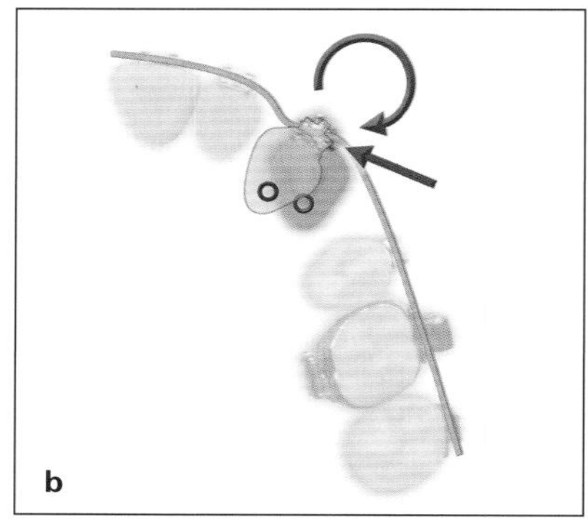

图16-43 （a）尖牙需要通过远中移动和旋转到达拔牙位置。在托槽上施加1个非常简单的单一的远中向力，将会产生期望的力系统。（b）由于摩擦力，将弓丝结扎入槽可能使情况更糟。旋转方向正确，但是阻抗中心可能向近中移动。

线。注意，相比弯曲的激活形态，弓丝回弹后在水平向上更长。

图16-42c具有渐进的曲度，而不是形成压低辅弓那样尖锐的V型曲。在弓丝回弹期间使用此形态，压低辅弓将会变得更短，并将产生舌向力。不同的形态最初可以提供相同的力系统，但是如果存在摩擦力，随着时间的推移，当产生新的水平力时，力系统会发生显著变化。当然在现实中，摩擦力是有限的；最终仍然会观察到同样的现象。以悬臂系统为例，但是这种效应可以在其他托槽形态间起作用，包括每个托槽的力和力矩。

托槽和弓丝需要力和力偶的三维方向控制。在某些情况下，只需要单一的力，放置在托槽中的弓丝会使力学复杂化，因为它不仅增加力矩，还会不可避免地增加摩擦力。在图16-43中的尖牙需要通过远中移动和旋转到达拔牙位置。想要在没有弓丝的托槽上产生1个非常简单的单一的远中向力（图16-43a）。从殆面来看，旋转力矩不需要弓丝参与。将弓丝结扎入槽可能使情况更糟（图16-43b）。没有指明的是，近中摩擦力加大顺时针（或近中朝外）的力矩，这可能将尖牙的阻抗中心近中移动。额外的力矩还会限制尖牙的有效远中移动，减慢内收。

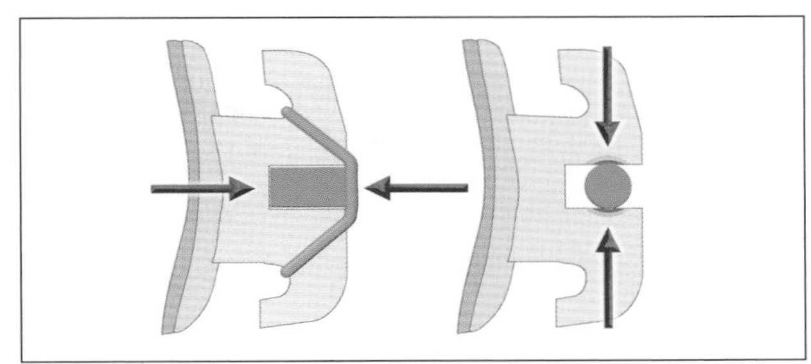

图16-44 托槽翼之间产生的托槽内力也可能是重要的摩擦力来源（例如楔力）。当结扎丝太紧或弓丝横截面略大于托槽尺寸时，会产生楔力。

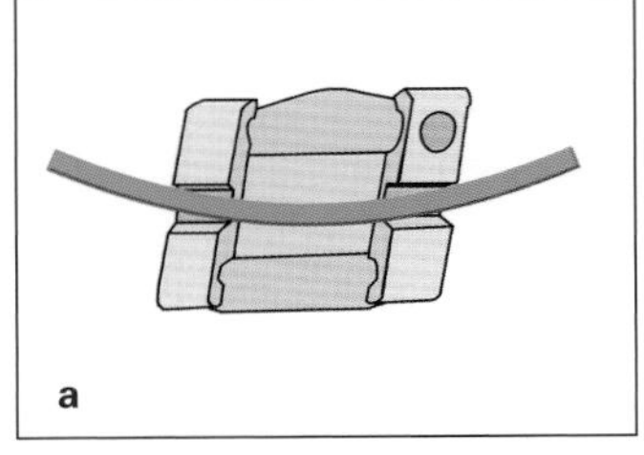

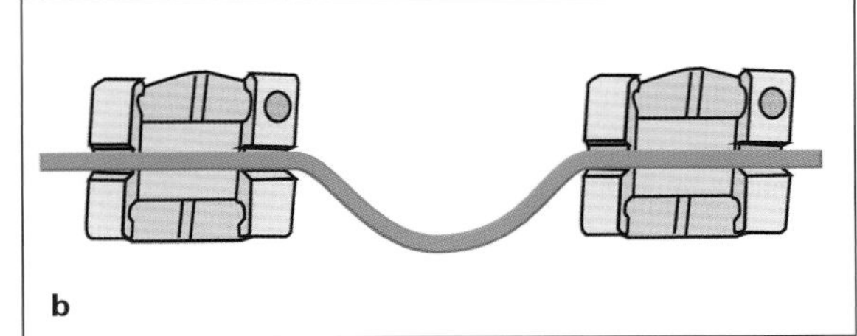

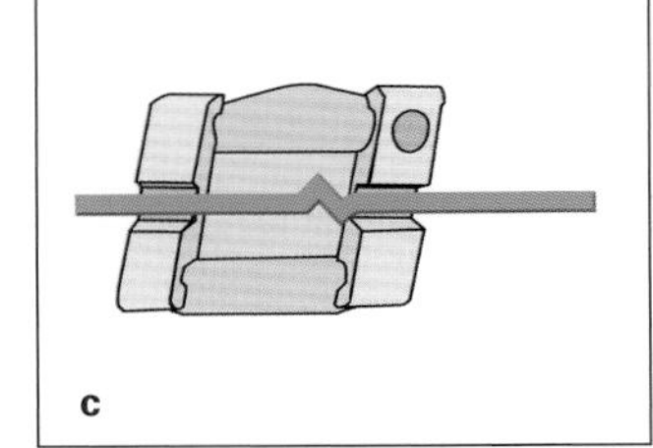

图16-45 （a）即使使用小尺寸弓丝，也存在楔力。弓丝有时会弯成1个曲度，例如Spee曲线或反Spee曲线，以此来填满槽沟。（b）重咀嚼会导致两个托槽间的弓丝永久形变。（c）一个被钳子夹出的不被注意的小刻痕，被视为显著摩擦力的另一个潜在来源。

在图16-11的临床病例中展示了由于摩擦力将阻抗中心移动到错误位置的不利影响。

结论

本章讨论了在理解正畸矫正器的生物力学中，经典摩擦力的作用。对于临床医生，上述的系统性阐述是摩擦力如何作用的理论基础，因此他们可以更有效地应用任何矫正器。这些简单的公式不能完全体现滑动所受的所有约束力，实际要复杂得多。深入研究摩擦力的专业工程师——摩擦学专家仍在争论其影响、原理和机制。在正畸领域，有许多关于摩擦力的研究文章。即使研究方法相似，但有些结果却相反。这是因为在静摩擦力和动摩擦力研究中需要控制的变量太多。例如唾液，根据使用的材料作为润滑剂或粘接剂。即使在很少发生永久变形或磨损的轻力情况下，经典理论也可能过于局限。摩擦系数的测量很难并且可能不具有可重复性，因此在文献中给出了可能不一致的值。随着牙移动和时间推移，体内的力系统持续变化。力衰减是弓丝和矫正器的固有属性。实际的加载条件可能会有所不同，而且比想象的要复杂得多。我们已经在这里讨论过尖牙内收的4个阶段。如果牙弓在内收前没有完全整平，力系统将会和本章所描述的有所不同。

如果口腔中存在较重的负载，则滑动阻力可能涉及比经典工程公式更多的内容。弓丝甚至托槽可能会永久变形、磨损和持续磨损。此时滑动阻力的计算或预测变得非常困难。

我们对摩擦力的讨论主要描述了托槽间的作用，此作用产生托槽间的力。托槽翼之间产生的托槽内力也可能是重要的摩擦力来源。楔力在图16-20c中被简要提及；当结扎丝太紧或弓丝横截面略大于托槽尺寸时，会产生楔力（图16-44）。即使使用小尺寸弓丝，楔力也很常见。图16-45展示了几个例子。弓丝有时会弯成1个曲度，例如Spee曲线或反Spee曲线，以此来填满槽沟（图16-45a）。重咀嚼会导致2个托槽间的弓丝永久形变（图16-45b）。托槽中任何小弯曲或转矩必须被视为显著摩擦力的另一个来源，它可能是钳子划伤的结果（图16-45c）。

其他源于脸颊、唇和舌的力可能影响循环释放的摩擦力。我们已经简要讨论了在减少摩擦力中，循环力和咬合力的重要性。但是，由于摩擦力的复杂性，我们的理解只能做很少的预测。尽管如此，了解经典摩擦力及其背后的公式，可以在很大程度上解释临床中看到的许多内容，并且帮助临床医生为患者选择和设计个性化的正畸矫正器。

参考文献

[1] Thorstenson GA, Kusy RP. Resistance to sliding of self-ligating brackets versus conventional stainless steel twin brackets with second-order angulation in the dry and wet (saliva) states. Am J Orthod Dentofacial Orthop 2001;120:361-370.

[2] Liew CF, Brockhurst P, Freer TJ. Frictional resistance to sliding archwires with repeated displacement. Aust Orthod J 2002;18:71-75.

[3] O'Reilly D, Dowling P, Langerstrom L, Swartz ML. An ex-vivo investigation into the effect of bracket displacement on the resistance to sliding. Br J Orthod 1999;26:219-227.

推荐阅读

[1] Burstone CJ. Biomechanical rationale of orthodontic therapy. In: Melsen B (ed). Current Controversies in Orthodontics. Chicago: Quintessence, 1991;131-146.

[2] Burstone CJ. Precision lingual arches: Active applications. J Clin Orthod 1989;23:101-109.

[3] Burstone CJ. Self-ligation and friction: Fact and fantasy. Presented at the 37th Moyers Symposium on Effective and Efficient Orthodontic Tooth Movement, Ann Arbor, MI, 26 Jan 2011.

[4] Burstone CJ. The segmented arch approach to space closure. Am J Orthod 1982;82:361-378.

[5] Burstone CJ, Hanley KJ. Modern Edgewise Mechanics Segmented Arch Technique. Glendora, CA: Ormco, 1986.

[6] Burstone CJ, Koenig HA. Creative wire bending—The force system from step and V bends. Am J Orthod Dentofacial Orthop 1988;93:59-67.

[7] Burstone CJ, Koenig HA. Force systems from an ideal arch. Am J Orthod 1974;65:270-289.

[8] Burstone CJ, Koenig HA. Optimizing anterior and canine retraction. Am J Orthod 1976;70:1-19.

[9] Choy K, Pae EK, Kim KH, Park YC, Burstone CJ. Controlled space closure with a statically determinate retraction system. Angle Orthod 2002;72:191-198.

[10] Gottlieb EL, Burstone CJ. JCO interviews Dr. Charles J. Burstone on orthodontic force control. J Clin Orthod 1981;15:266-268.

[11] Iwasaki LR, Beatty MW, Randall CJ, Nickel JC. Clinical ligation forces and intraoral friction during sliding on a stainless steel archwire. Am J Orthod Dentofacial Orthop 2003;123:408-415.

[12] Kusy RP, Whitley JQ. Coefficients of friction for arch wires in stainless steel and polycrystalline alumina bracket slots. Am J Orthod Dentofacial Orthop 1990;98:300-312.

[13] Nägerl H, Burstone CJ, Becker B, Kubein-Messenburg D. Centers of rotation with transverse forces: An experimental study. Am J Orthod 1991;99:337-345.

[14] Park JB, Yoo JA, Mo SS, et al. Effect of friction from differing vertical bracket placement on the force and moment of NiTi wires. Korean J Orthod 2011;41:337-345.

[15] Ronay F, Kleinert MW, Melsen B, Burstone CJ. Force system developed by V bends in an elastic orthodontic wire. Am J Orthod Dentofacial Orthop 1989;96:295-301.

[16] Smith RJ, Burstone CJ. Mechanics of tooth movement. Am J Orthod 1984;85:294-307.

[17] Tanne K, Koenig HA, Burstone CJ. Moment to force ratios and the center of rotation. Am J Orthod Dentofacial Orthop 1988;94:426-431.

[18] Tanne K, Nagataki T, Inoue Y, Sakuda M, Burstone CJ. Patterns of initial tooth displacements associated with various root lengths and alveolar bone heights. Am J Orthod Dentofacial Orthop 1991;100:66-71.

[19] Tanne K, Sakuda M, Burstone CJ. Three-dimensional finite element analysis for stress in the periodontal tissue by orthodontic forces. Am J Orthod Dentofacial Orthop 1987;92:499-505.

[20] Thorstenson GA, Kusy RP. Comparison of resistance to sliding between different self-ligating brackets with second-order angulation in the dry and saliva states. Am J Orthod Dentofacial Orthop 2002;121:472-482.

[21] Timoshenko S, Goodier JN. Theory of Elasticity, ed 2. New York: McGraw-Hill, 1951.

思考题

忽略平面图以外的所有力。对于问题1～问题4，600g的法向力作用在尖牙和第一磨牙上。摩擦系数为0.2。

1. 最大静摩擦力是多少?

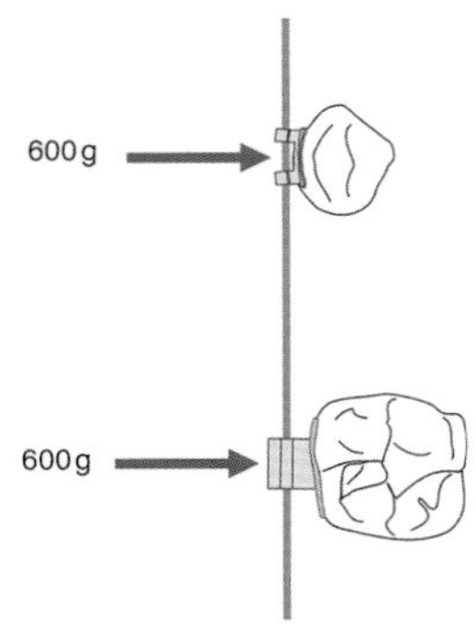

2. 在尖牙到磨牙间放置螺旋弹簧，其对尖牙施加100g的力。那么对磨牙施加的力是多大?计算每颗牙的摩擦力大小。

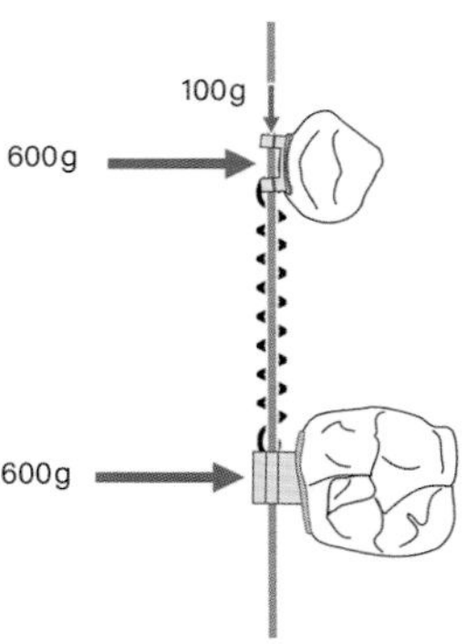

3. 计算覆盖摩擦力的力的大小。

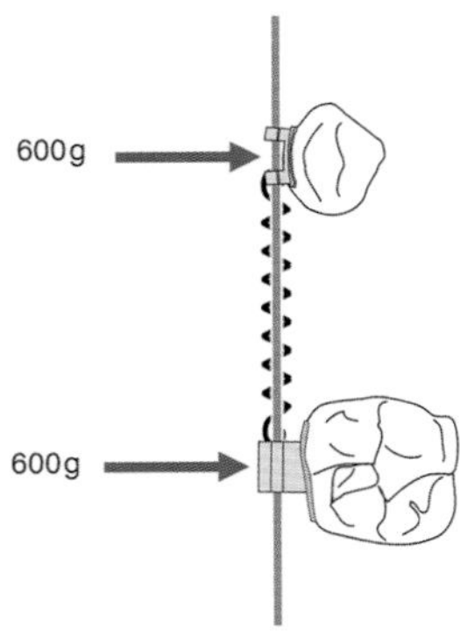

4. 在关闭间隙的第一阶段，对尖牙施加300g的力，每颗牙受到的力是多大?

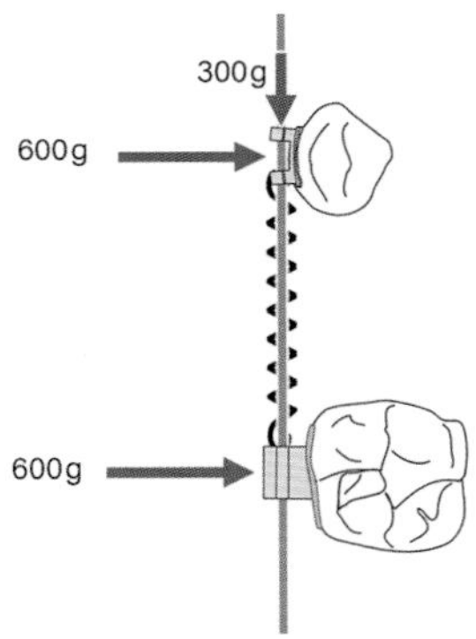

思考题

对于问题5～问题7，600g的法向力作用在尖牙上。

5. 对磨牙施加1200g的结扎力。在关闭间隙的第一阶段，尖牙和磨牙受到多大的力?

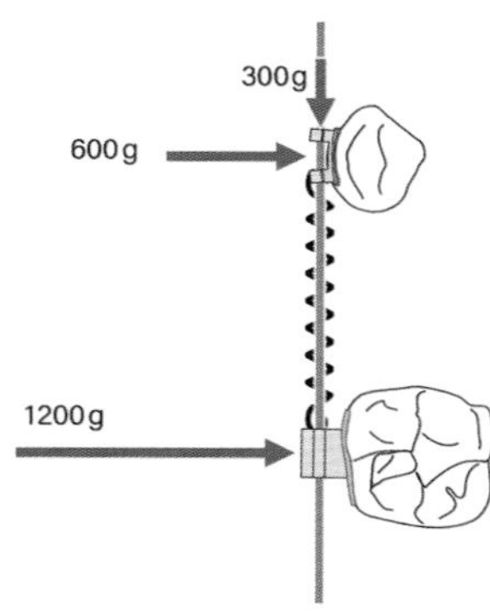

6. 假设磨牙颊管的法向力完全消除。在关闭间隙的第一阶段，尖牙和磨牙受到的力是多大?

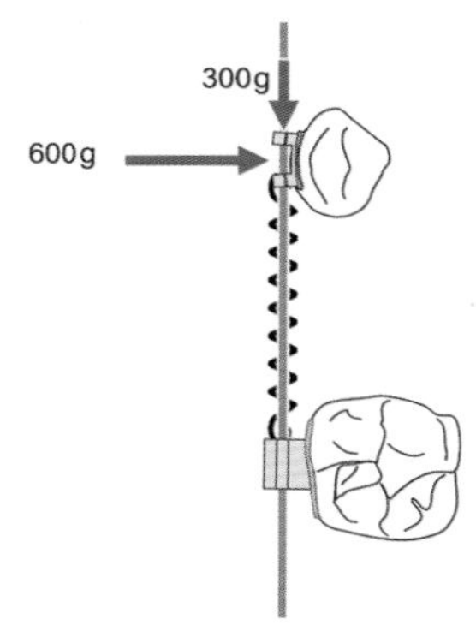

7. 假设问题6中的尖牙托槽替换成陶瓷托槽，并且在尖牙处，弓丝和托槽间的摩擦系数为0.5。在尖牙上施加300g的力。尖牙和磨牙受到的力是多少?

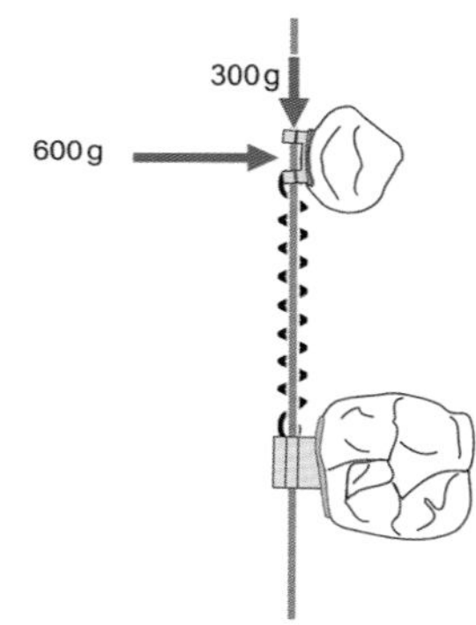

8. 尖牙和第一磨牙将被平移。计算尖牙和磨牙的最大静摩擦力。需要施加多大的力才能平移牙齿? 哪里会发生滑动?

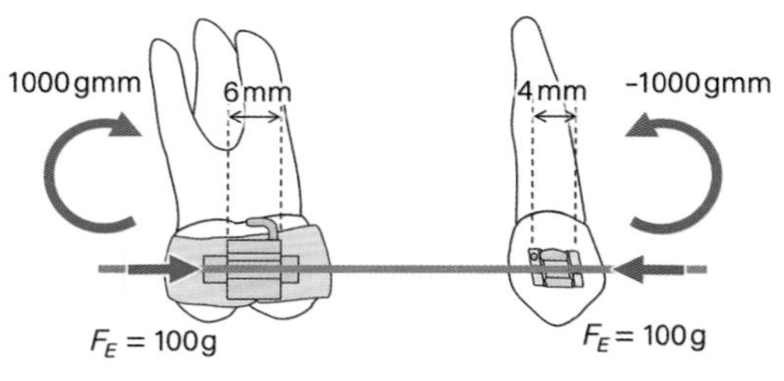

9. 托槽处*M/F*比为10：1时会产生磨牙和尖牙的平移。在牵引钩（力臂）上施加100g力。尖牙和磨牙的有效力是多少?

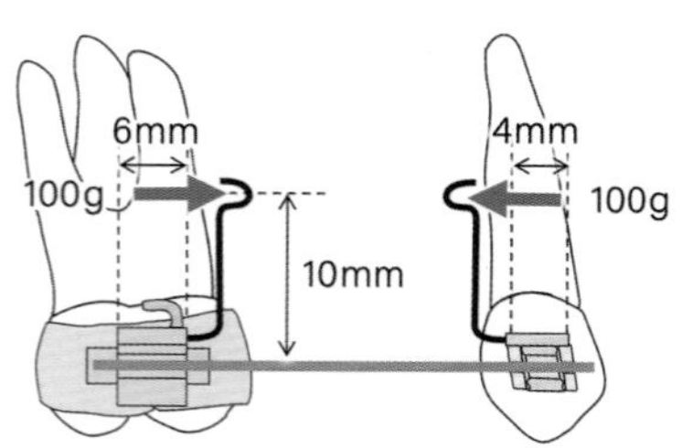

第17章

Properties and Structures of Orthodontic Wire Materials

正畸弓丝材料的性能和结构

A. Jon Goldberg, Charles J. Burstone

“人类只有在技术发展允许的情况下，才能表现出色。”

—— George Orwell

正畸矫正器的设计包括弓丝的形状与尺寸，但本章讨论的是另一个额外的重要设计因素：矫正器的材料。从临床上来说，每个矫正器都可以被描述成一个弹簧或一系列弹簧。弹簧有3个特点：刚度、最大力和范围。在应力–应变水平上，线性材料具有与上述3种临床现象直接相关的3种特性：弹性模量（*E*）、屈服强度（*YS*）和二者比值（*E/YS*）。不锈钢丝和β–钛丝在弹性范围内具有线性的应力–应变曲线。大部分镍钛丝不是线性关系，在它们的临床特性和潜在应力–应变曲线之间具有更复杂的关系。β–钛丝的刚度仅为不锈钢弓丝的0.42左右。至于低刚度的镍钛丝，正畸的可变模量可能与材料不同有关，与弓丝横截面无关。超弹镍钛丝拥有独特的优点，包括大的弹性形变量、相对恒定的力、热或形状记忆效应。美学弓丝通常是有涂层的金属丝。然而，更新的美学线已经发展为透明的。使用的材料是纤维增强的复合材料和自增强的聚合物。

正畸矫正器的设计持续改进，以实现对力系统更加有效和可预测的控制。力系统是弓丝、托槽设计和弓丝材料特性的混合产物。材料的特性由其组成、原子结构和导致变形的微观结构机制决定。本章描述了广泛应用于正畸的金属合金及纤维复合材料的特性，以及基于聚合物的正畸弓丝的未来潜力。

正畸弓丝的3个主要机械特点是范围、刚度和最大力（或力矩）。范围是为了提供力，弓丝能形变且回弹的最大距离。这个特点在早期治疗阶段最为重要，更大的范围意味着允许牙齿可以有更多的错位不齐。由弓丝产生的力与其刚性和形变量成正比。对于治疗的早期到中期，低刚度是可取的，因为它赋予生物学有利的持续轻力。低刚度也允许使用满尺寸的弓丝横截面，从而实现早期的三维控制。

在最初的形变阶段，主要弓丝特性之间存在以下线性关系。尽管不适用于所有临床情况但这个关系是很重要并有用的。

$$\text{范围（最大形变）} = \frac{\text{最大力（或力矩）}}{\text{刚度}}$$

除了范围、刚度和最大力，还有其他弓丝特点。塑形性不仅对临床医生很重要，对制造商生产弓丝形状和定制矫正器也很重要。当然，弓丝必须具有生物相容性，并在口腔环境内稳定。随着人们对正畸美学线的兴趣持续不断，了解其特点，是在本章末尾介绍复合材料和聚合物基弓丝的主要原因。

机械性能和关系

力–挠度曲线

正畸弓丝的机械特点最方便的方法之一，是将两种相关性以图形式表现：力–挠度（*F/Δ*）曲线或是应力–应变曲线。力–挠度曲线在临床有用，因为它说明了特定弓丝的形变所产生的力值。虽然*F/Δ*并不意味着是临床模拟，但该图适用于各种临床负载条件。曲线通常是在实验室中以简化的条件测量的，例如在两端有支撑的弓丝中心负载（三点弯曲），或是在一端夹紧的弓丝另一端负载（自由端悬臂梁）。为了便于实验室之间比较，已经制定了测试正畸弓丝的标准方法，例如美国国家标准协会/美国牙科协会（ANSI/ADA）第32号规范和国际标准化组织（ISO）第15841号规范。除了加载条件，*F/Δ*曲线还取决于弓丝测试样品的长度和横截面尺寸。对于相同形状的弓丝，曲线非常有助于对比不同的正畸材料。

图17–1中展示了典型的不锈钢、钴铬合金（Co–Cr）或是β–钛丝的*F/Δ*曲线。对于所有材料，弓丝施加的初始力和初始形变成正比，这意味着图17–1的开端是线性的，如*O-YP*段所示。材料或矫正器的力与形变成正比，这遵循胡克定律。线性区域的斜率（*F/Δ*）是由弓丝刚度决定的。斜率越陡，刚度越大。对于临床来说期望高刚度，例如将牙齿稳定成一个整体或在治疗后期阶段时，倾向于更陡的斜率。对于治疗的初始排齐整齐阶段，期望平缓的斜率，它对于形变的每个部分都产生更低、更持续的力。线性区域中的任何形变都是弹性的。因此，在弓丝因牙移动而无负载期间，力值将跟随实线的*YP-O*线段返回原点。对于不锈钢、钴铬合金或是β–钛丝，这是它们的作用区域。负载曲线下的面积是施加在弓丝上的机械能，无负载曲线下的面积是激活弓丝所能释放的能量。在弹性范围内，释放储存的能力没有任何损失。

当弓丝继续形变，甚至达到线性区域的顶点（图17–1中*YP*点）。对于不锈钢、钴铬合金或是β–钛丝，这和所谓的“位错的微观结构特征”的初始运动有关（参见“位错相关合金”章节）。位错的移动是不可逆的，因此由于这种机制导致的形变是无法恢复的。如图17–1所示，这是一个塑性变形区域。塑性变形区域的卸载遵循平行于*O-YP*的线段，但该线段距离原点有一定距离，它量化了永久变形的程度（图17–1中蓝色虚线）。

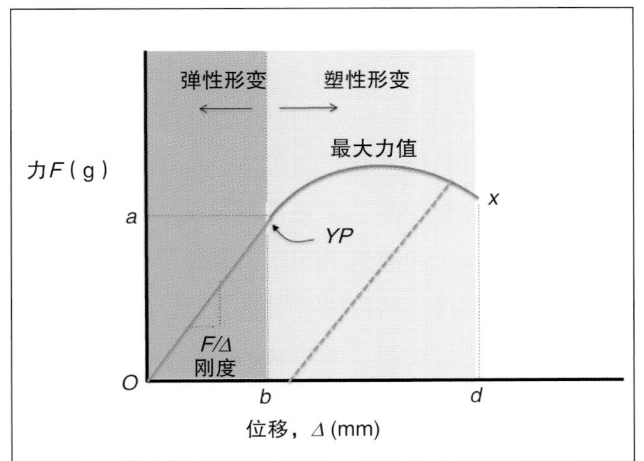

图17-1 典型的不锈钢、钴铬合金或是β-钛丝的*F/Δ*曲线。弓丝的刚度是线性区域的斜率（*F/Δ*）表示。*YP*表示弹性范围内的最大力值。此区域中力的卸载沿着蓝色实线返回原点*O*，不会发生任何永久变形。负载到塑形变形区的弓丝在卸载过程中将沿蓝色虚线返回，并保持永久变形。断裂发生在*x*点。*O*到*b*的距离表示弓丝的范围或最大弹性形变。*b*到*d*的距离是弓丝可承受的塑性形变量，或者是其延展性或可成形性。

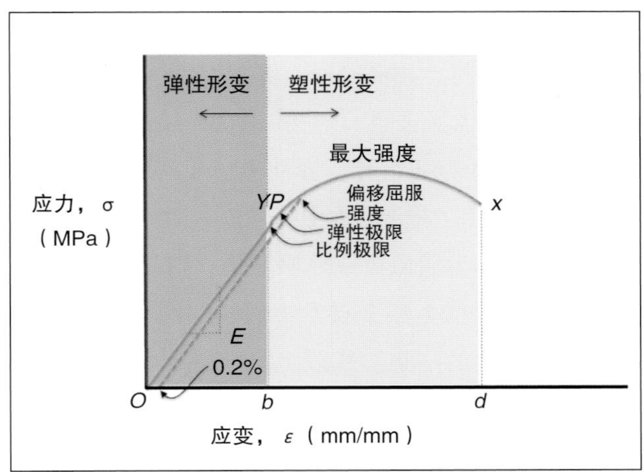

图17-2 典型的不锈钢、钴铬合金或β-钛丝的应力-应变曲线。这些曲线代表合金的固有材料属性。通过测量线性区域的斜率得到弹性模量（*E*），也就是材料的刚度。*YP*点表示形变的开始或塑性形变开始发生的区域。它可以通过比例的极限、弹性的极限或偏移屈服强度来测量。断裂发生在*x*点。*b*到*d*的距离代表最大塑性形变量、延展性或可成形性。

*YP*点很重要，因为它对应于弓丝在发生永久变形前可以承受的力（图17-1中*a*点）。此外，形变轴上的对应点（*b*点）是衡量弓丝可以承受的弹性形变量或其范围，即从*O*到*b*的距离。

再次参见图17-1，随着形变增加至超过*YP*点，力值持续增加到弓丝所能提供的最大值。这一点通常被标记为最大力或极限力（或力矩）。超过极限力的持续形变，最终会导致在x点断裂。弓丝可以承受的塑性形变量（*b*–*d*段）是衡量弓丝塑形性的1个指标。不锈钢弓丝、β-钛丝和钴铬丝（在适当条件下）在其*F/Δ*曲线中具有较大的塑性形变区域，因此在临床上非常易于成形，并且易于弯制成各种形态。

应力-应变曲线

虽然*F/Δ*曲线在临床上用于对比弓丝，但该曲线取决于弓丝横截面和长度。标准化这些值有助于分析固有材料特性，这对临床和工程评估都有用。即使不同形态的合金弓丝的*F/Δ*比相同，但每种矫正器特有的设计也会有独特的*F/Δ*比；统一化使通用弓丝材料具有与设计无关的性能。将力除以弓丝横截面，并将形变量或变形量除以原始长度，会得到应力-应变曲线。图17-2展示了1个典型的应力-应变曲线；它的形状和*F/Δ*曲线相似。应力-应变曲线用拉伸载荷测量。应力，通常用σ表示，是对力/面积的测量，可以用兆帕（MPa）、磅/平方英寸（psi）或其他类似单位表示。应变（ ε ）是对每个样品原始尺寸变形的测量，用mm/mm、英寸/英寸或无量纲单位表示。因为其重要性，应力–应变曲线的初始线段区域斜率有1个特定名称：弹性模量或杨氏模量，缩写为E。在应力–应变曲线中，弓丝从弹性形变到塑性形变的点称为屈服点或屈服应力，分别指定为YP或YS。对于曲线上哪个点发生从线性到非线性行为的转变有不同的定义。线段上从线性到非线性的点是比例极限。材料从弹性到塑性形变转变的精确点是弹性极限。由于很难通过实验精确检测这些值，因此常用的方法是构建1条平行于线性区域的线段，但偏移量通常为预定值的0.2%。这条线与应力–应变曲线的交点是偏移屈服强度。在图17–2的应力–应变曲线中展示了从O到b的距离等于YS/E的比值。这是一个有用的关系，因为它不仅解释了为什么对于给定的形变，较低的模量释放较低的力，而且还解释了为什么对于给定的YS，较低的模量增加工作范围（O–b）。

当形变到YP时，图表中线性区域下的面积或由O、YP和b围成的面积，是衡量储存在弓丝中的回弹力或弹性能的大小。这有时用于表明弓丝的弹性，尽管在工作范围内，YS/E的比值更具有临床相关性。应力–应变曲线下的总面积是衡量材料韧性的指标。极高强度的弓丝有高YP值，但有限的塑性形变（b–d段）导致较低的韧性，这是脆性的定量指标。

F/Δ曲线和应力–应变曲线，以及所有衍生属性，均基于将样品弓丝持续加载至失效的测试方法。然而，在临床使用中，矫正器暴露在YP下力或应力的多个循环中。即使从未超过最大负载，这种负载条件也会导致累积效应，从而导致失效，称为“疲劳”。

弹性模量是材料的固有物理属性，不会因如弯曲、扭转甚至热处理等物理刺激而发改变。高温退火会降低YP，但不会改变弹性模量。

材料特性和弯曲行为之间的关系

应力–应变曲线和F/Δ曲线之间的相似性，可以通过工程材料特性和正畸弓丝的临床弯曲行为之间非常重要和有用的关系来进行量化。虽然以下公式仅在小的形变和曲线的初始线性区域内正确，但是它们可以在这些条件之外进行评估，并说明正畸力系统对材料特性和弓丝形状的依赖性。弯曲弓丝的刚度或F/Δ曲线中的F/Δ比，都和材料的弹性模量（E）和弓丝的形状有关，关系如下：

$$F/\Delta = \frac{EI}{KL^3}$$

其中，I是惯性力矩，并于弓丝横截面积、形状、弯曲的方向有关；K是与形态和加载条件有关的几何系数；L是弓丝长度。

最大弯曲力矩（M_{max}）是由弓丝产生的，由以下公式计算：

$$M_{max} = \frac{YS}{C/I}$$

其中YS是屈服强度，C是横截面半径，I是惯性力矩。因为I随横截面尺寸呈指数变化，因此对于矫正器刚度有显著影响，可以方便地定义横截面刚度数。相对于临床有用的基线，这些值能更方便对比弓丝或不同弓丝直径的矫正器。横截面刚度数和相关材料刚度数在第18章中提及，还提供了这些值的有用表格。

晶体结构和相变

正畸使用的所有金属合金都是晶体，由非常特殊排列的原子组成。如图17–3a所示，镍钛合金中可能存在一种原子模式的示例。这种模式称为“体心立方”（BCC）。它是正方形排列，每个角都有1个原子形成立方体形状，而立方体的中心有1个原子。图17–3b展示了另一种称为“端心单斜晶系”的排

图17-3 金属可以采用的两种原子晶格排列示例：（a）体心立方排列（BCC）；（b）端心单斜晶系的排列。

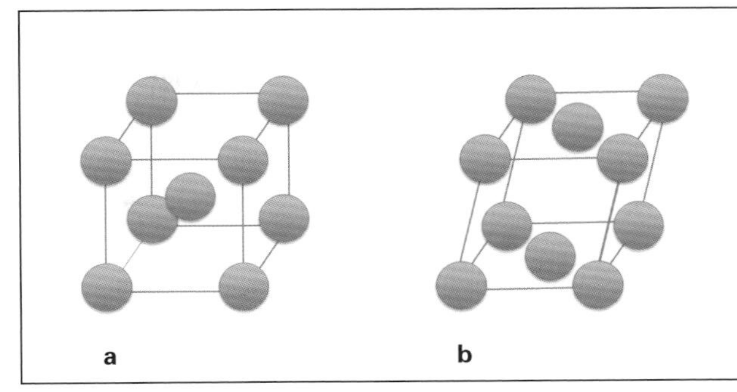

列。显示晶体模式的示意图称为“晶胞”。其他原子排列也是可能的，并且涉及改变长度，或晶胞轴之间的相对角度，或内部原子的不同位置（例如在晶胞的底部或表面上）。在自然界中，只有14种可能的排列，简称“布拉维点阵”。所有晶体材料都采用这些特定排列中的一种，但许多材料可以随温度、弓丝制造过程中的加工条件，或者临床应用过程中的应力在不同排列中转变，例如记忆合金。合金的不同晶格排列也可以称为“相”。正畸弓丝的固有机械特性取决于其成分和存在的相。一些金属相尤其重要并被命名。例如，在较高温度下相对温度的相，有时称为“奥氏体”或“奥氏体相”。大多数相变需要原子扩散数个晶胞尺寸的距离。然而，由应力或温度变化引起的相变，导致仅1个原子移动到晶格中的相邻位置。这些通常称为“马氏体”或“马氏体相”。对正畸医生来说重要的是，因为马氏体相中的原子很接近它们原先体相中的位置，这些原子可以移动回去，从而似乎是记住了它们原始的位置。当代正畸合金利用不同类型的相变。

正畸合金的组成和性能

用于正畸的4大类金属合金包括不锈钢、钴铬、β-钛和镍钛。除了组成和相（或晶格排列）之外，根据原子机制来讨论合金也是有用的，这些原子机制负责它们特殊的机械特性。前3类合金的特性取决于称为“错位的微观结构特征”。大多是镍钛合金的机械特性源自相变。下面描述了各种合金的组成和机械特性，然后解释了错位相关和相变相关的微观结构机制。

错位相关合金

不锈钢

在20世纪中期，不锈钢取代以金为基质的合金，成为应用最为广泛的正畸弓丝合金。如今，由于其整体机械性能、低摩擦系数和低成本，它仍然是临床使用的标准合金之一。

不锈钢是由铬、镍和少于1%的碳组成的铁合金。和所有正畸合金一样，其特性取决于组成和原子结构，后者由形成弓丝的加工过程所决定。正畸

表17-1 正畸弓丝材料的机械性能

工程术语	弹性模量（GPa）	屈服强度（MPa）	屈服强度/弹性模量（×10⁻³）	
临床术语	刚度	强度	范围	可成形性
不锈钢	159～200	1200～1930*	8.69	低–高*
钴铬	150～211	1400	7.78	高[†]
β-钛	68～72	960～1170	15.4	高
超弹镍钛	见F/Δ曲线[‡]	450～600	非常高[§]	不可成形
马氏体相镍钛	33[‖]	1655	50.2	不可成形

*强度和可成形性取决于弓丝加工过程中的冷加工量。更多的冷加工会增强强度，但会降低可成形性。

[†]钴铬合金在软化、未热处理状态下具有较高的可成形性。

[‡]模量随激活而变化（图17-6）。

[§]范围很大，并且随着激活的不同而不同。

[‖]应力-应变曲线初始线性区域的模量。

不锈钢是最常见的AISI 304系列合金，其包含18%的铬和8%的镍，有时称为“18-8不锈钢”。铬赋予耐腐蚀性，并于镍一起稳定奥氏体原子晶格结构。不锈钢的高机械性能主要是由于，在将弓丝拉制成临床有关的横截面尺寸期间的冷加工。大量冷加工生产的弓丝，具有高强度和高弹性回弹，但成形性可能受限制。因此，大多数商用弓丝只有适度加工硬化的历史，以尽量减少脆性。图17-2代表了不锈钢的应力-应变曲线形状。不锈钢的刚度或模量（*E*）接近180GPa，在所有正畸合金中最高，可与钴铬相媲美。根据弓丝拉制过程中冷加工的量，*YS*可以为1200～1930MPa，同时成形性也会相应降低。机械性能汇总在表17-1中。

钴铬

钴铬正畸合金用于正畸治疗已经有很长时间了。它们的独特之处在于能够在软化情况下，轻松成形为所需形状，然后通过短暂的热处理进行强化，以开发施力装置的性能更有效。最初为手表弹簧开发的合金称为“Elgiloy”，但现在也有其他品牌，例如Colboloy（G&H Orthodontics）。

弓丝可以在多种易于成形的起始软化条件下使用。在形成所需的形状后，弓丝经过热处理强化，通常在480℃（896℉）下持续5～10分钟。热处理增加了*YS*和回弹，但会降低成形性，其影响程度取决于弓丝的起始条件。热处理不会改变弹性模量，因此任何激活的力都不会改变。力学性能代表值见表17-1。热处理后，钴铬弓丝的弯曲性能和不锈钢相当。具有良好的成形性和高强度的性能。但是钴铬弓丝现在不太受欢迎，因为它需要热处理这个额外的步骤。只有经热处理后，它们的性能才能与不锈钢相当，容易弯制弓形。

β-钛

50多年来，钛一直是各个工业的重要结构金属，因为它具有高的强度重量比值、耐腐蚀性和生物相容性。初级工业钛是由6%的铝的和4%的钒组成的合金。在口腔领域，种植体的成功是由于骨骼能够在商业纯钛（99%）上生长并保持紧密接触的能力。结构和植入物使用钛，其部分或完全呈六边形紧密堆积或α晶格排列。然而，作为正畸弓丝，α-钛的*YS*和弹性范围与不锈钢相比，几乎没有什么优势。然而，随着钼的加入，钛获得了BCC晶格或β-钛结构。β-钛的模量比α-钛大约低35%，大约是不锈钢和钴铬正畸合金的42%。因此，对于相同的形变，β-钛丝传递的力是同尺寸的不锈钢或钴铬丝的42%。通过适当的冷处理来增强强度，β-钛的弹性范围比不锈钢大50%左右，但仍保持可比的成

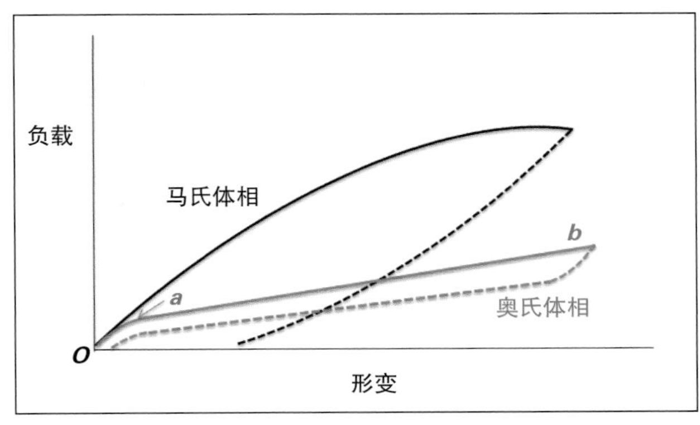

图17–4　马氏体相和奥氏体相镍钛合金F/Δ曲线的典型形状。马氏体镍钛在激活（实线）和去激活（虚线）过程中不发生任何相变。奥氏体镍钛发生了相变。在a点和b点之间，弓丝从奥氏体转变为马氏体，卸载期间，转变是可反转的。这种力学行为称为“超弹性”。

形性。总体而言，低模量、高强度和好的成形性的平衡使β–钛成为有用的正畸弓丝合金。β–钛最初是作为钛钼合金（TMA）推出的，但现在也有其他品牌（Beta III，Unitek；BT3，G&H Orthodontics）。β–钛的力学性能总结在表17–1中。

马氏体和奥氏体镍钛

镍钛正畸合金重要且独特，因为它们在重度牙列不齐中提供轻力。正畸治疗中使用不同类型的镍钛合金以及几种不同的分类方法。在这里，镍钛弓丝根据临床使用中突出的原子相分为两类：马氏体和奥氏体。这种方法对于区分机械性能和导致其独特性能的微观结构机制很有用。

马氏体产品在20世纪70年代被引入正畸学，并与商品名镍钛（Unitek）相关联。它们的镍原子百分比约为50%（按重量计为55%），其余为钛。最初流行是因为相比于不锈钢，它们刚度低且弹性范围大。在图17–4中展示了马氏体镍钛的F/Δ曲线，并且机械性能列在表17–1中。

奥氏体镍钛弓丝在20世纪80年代推出。如图17–4所示，这种弓丝产生轻力，并在F/Δ曲线中形成独特的平台区域，这个区域在重度牙列不齐时提供近乎恒定的力。这个平台区域称为“超弹性”或“伪弹性”，导致这种行为的微观结构机制将在后面题为“超弹性和相变”的部分描述。

除了超弹性，镍钛弓丝能产生形状记忆效应（参见后文“形状记忆”的内容）。早期的镍钛弓丝在口腔中处于马氏体相，由于加工硬化而具有高回弹性。它们在远超过口腔温度的高温下变成形状记忆合金。奥氏体镍钛弓丝在很大程度上取代了马氏体弓丝，并且在治疗初期阶段最受欢迎，当牙齿重度不齐时，它们利用了超弹性和形状记忆的优势。

相变依赖合金：超弹性奥氏体镍钛合金

相比于马氏体镍钛合金，超弹性奥氏体镍钛弓丝的镍与钛比例略有不同，或者说它可能含有百分之几的铜、钴或铬来代替镍。通过激活，这些合金从奥氏体转变为马氏体，并且在卸载期间逆转此转变。如图17–4中的a–b段，这种相变允许这些弓丝在几乎恒定的负载下发生大的变形。

虽然相比于不锈钢、β–钛和钴铬合金来说，所有的奥氏体镍钛弓丝都产生轻力，但由于组成、加工、温度，特别是临床负载条件，奥氏体镍钛产品之间还存在很大差异。举例来说，图17–5展示了奥氏体镍钛的完整应力–应变曲线（形状与F/Δ曲线相似）。曲线的初始线性段（O–a）具有陡峭的斜率，因此弓丝在轻微形变下的刚度更大（更高的负载形变率）。在平台区域（a–b），在大范围的形

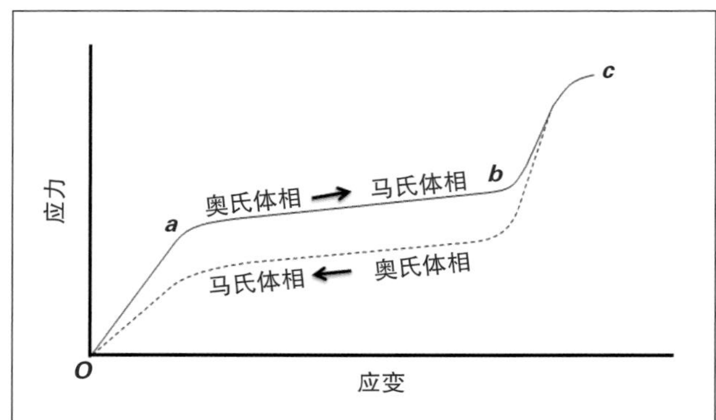

图17-5 完整的奥氏体镍钛应力-应变（F/Δ）曲线。$O-a$段是奥氏体相的弹性行为。$a-b$段是奥氏体转变为马氏体的超弹性或伪弹性区域。在b点，奥氏体转变为马氏体完成，进一步负载将在c点断裂。卸载沿着虚线进行，产生几乎恒定的轻力。

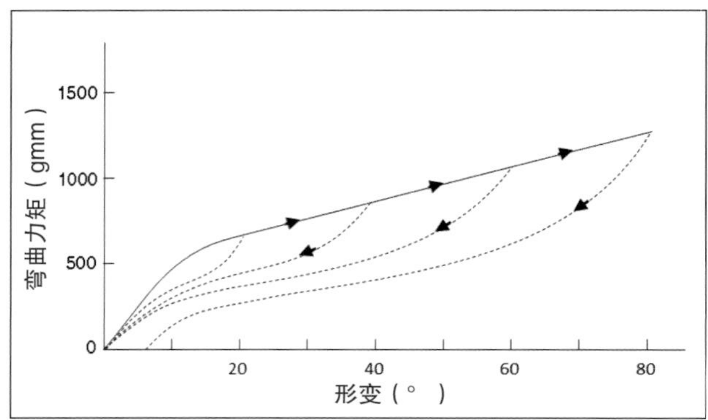

图17-6 超弹性奥氏体镍钛合金的弯曲力矩与形变曲线之间的关系，说明卸载期间施加的力取决于激活量。（改编自Burstone等[1]）

变中，几乎有一个恒定的负载形变率。在b点时，已经完成从奥氏体到马氏体的转变，但弓丝可以在全马氏体状态下进一步负载，直到在c点失效。卸载遵循平行路线（虚线），平台处于较低的应力或力。由于能量损失产生了不同的卸载路径，即为滞后现象。如图17-6所示，施力的大小即曲线的卸载部分，也取决于激活程度。表17-1提供了奥氏体镍钛产品机械性能的代表性范围。尽管镍钛弓丝在重度不齐时提供有利的轻力，但在实际使用中，这些无法在室温或口腔温度下形成。

决定机械性能的微观结构机制

本章的前几节已经描述了不锈钢、钴铬、β-钛和镍钛正畸合金的组成、原子晶格结构和机械性能。在这一节，我们讨论决定机械行为的机制，或是在弓丝激活和成形期间的原子运动。

对于所有合金，弓丝的初始形变是由于原子键的弹性拉伸。如果去除力，原子键会完全恢复，因为原子没有从它们的晶格位置发生移动。这种原子键的拉伸机制负责F/Δ曲线和应力-应变曲线的初始线性部分。如果力超出原子键强度，原子就会从它们的平衡位置发生移动，并遵循以下描述的两种机制之一。

错位相关合金

虽然大多数合金的晶体结构是原子常用的特定空间排列，但是模型中也存在缺陷。最重要的缺陷之一是部分或不完整的原子平面，称为“错位”（图17-7）。随着不锈钢、钴铬和β-钛弓丝的缺陷应力最终达到一个值（屈服应力），此时错位开始在原子晶体排列内移动。此时，弓丝没有断裂。数百万个错位移动的累积效应使弓丝发生塑性变形。控制这种机械性能的关键因素在于，错位的迁移率。如果错位可以很容易地通过晶体结构移动相对大的距离，则合金将是可成形的且具有较低的YS。如果错位的移动受到抑制或阻止，那么弓丝的可成形性将降低，但强度会更大。3个显微结构特征可以限制错位移动：晶界、第二晶相和更高的错位密度。增加这些特征的数量将会强化合金，但同时会

图17-7　原子晶格中错位示意图。错位（绿色）是1个额外的原子平面。错位在应力作用下的运动是几种正畸合金的机械性能的机制。

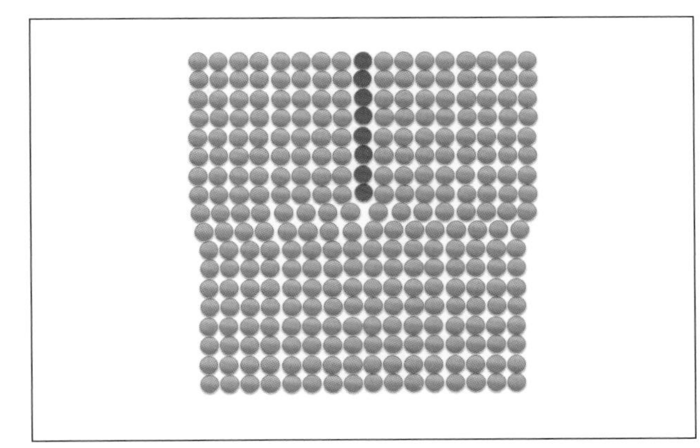

降低可成形性。如下所述，这解释了常用的弓丝制造和操作程序的影响。

在内收期间，将弓丝的直径减小到临床相关尺寸，这会增加错位的数量。增加的错位密度会引起纠缠，抑制所有错位移动并增加强度。因此，冷加工或加工硬化是增加正畸弓丝高强度的重要因素。然而，因为成形性取决于错位移动，增加的错位密度会降低成形性。这解释了为什么最高强度的不锈钢弓丝的成形性有限。

第二晶相的存在就像是错位的障碍。在钴铬正畸合金（例如Elgiloy）中可控的形成第二晶相，这将赋予此类弓丝独特的机械特性。制造商在显著可成形性的条件下提供弓丝。临床医生对弓丝进行热处理，产生第二晶相，从而将弓丝强度提高到与不锈钢相当的水平。第二晶相的热处理和沉淀不会改变弹性模量，因此弓丝的刚度保持不变。

相变相关合金

超弹性和相变

与其他合金一样，超弹性奥氏体镍钛对形变或负载的初始反应是原子键的弹性拉伸。当负载被移除时，原子键恢复，产生了图17-5中的线性弹性区域O–a。如果力增加到超过a点，晶体结构将发生相变而不是错位移动。

如前文所述，金属的晶体结构非常特殊，只存在14种晶体模型。许多合金可以采用一种以上的晶格类型，一般来说，这种模型是由以下两点决定的，制造过程中的加工条件、临床使用过程中的温度和应力状态。正畸学中使用的镍钛合金是镍和钛的原子百分比大约为50/50。这些合金可以采用BCC排列，称为“奥氏体相”（图17-3a），或采用端心单斜排列，即马氏体相（图17-3b）。对于超弹性镍钛，从奥氏体到马氏体的相变是由临床过程中的应力引起的。对于奥氏体相的镍钛正畸合金，随着负载增加到超过图17-5中的a点，晶体结构转变为马氏体，这称为“应力诱导的马氏体”。转变发生在接近恒定的力下，在F/Δ曲线中产生另一个平台区域。当负载或应力去除时，马氏体在卸载段（虚线）后恢复为奥氏体。这种机制称为“超弹性”或“伪弹性”。奥氏体镍钛在治疗初期排齐整平阶段受欢迎的原因是，其能承受较大的弹性形变，并施加轻且相对持续的力。

转变温度范围

正畸镍钛合金的另一个独特之处在于，发生奥氏体–马氏体转变的温度接近室温和口腔温度。奥氏体镍钛是高于奥氏体最终温度（A_f）的稳定相，而马氏体在马氏体最终温度（M_f）以下是稳定的。大部分正畸镍钛超弹性弓丝的A_f略低于口腔温度，其他的略高于口腔温度。此外，相变不是发生在

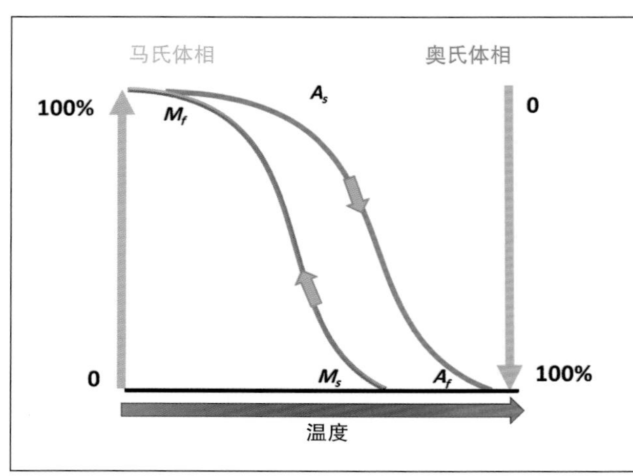

图17-8 奥氏体-马氏体镍钛转变发生在一定的温度范围内（TTR）。温度较低时为马氏体相。当温度升高到A_S时，开始形成奥氏体，在A_f温度下转变100%完成。冷却时，马氏体相由M_s开始，在M_f完成转变。

某个特定温度下，而是在称为“转变温度范围”（TTR）的范围内发生的。图17-8展示了随温度的转变。在较低的温度，镍钛是100%的马氏体。随着温度升高，奥氏体开始在A_s点形成。继续增加温度，转变持续进行，直到镍钛在A_f点变成100%的奥氏体。随着冷却，奥氏体分别在M_s温度和M_f温度下开始并结束转变回马氏体。

重要的是，只需要稍微改变镍/钛的比例；元素的少量替代，例如铜替代镍；弓丝制造过程中冷加工和热处理的使用，TTR就可以调整到更高或更低的温度。相对于口腔温度，TTR的操纵会影响临床治疗中相的存在。如果TTR低于或高于口腔温度，超弹性镍钛弓丝的反应会有所不同；因此，它们的临床应用应单独描述。

首先考虑TTR低于口腔温度的镍钛弓丝。在室温下，弓丝是奥氏体。当弓丝放入不齐的托槽中，如果应力足够，弓丝的高应力部分会转化为马氏体（图17-5中*a*-*b*段）。在卸载期间，弓丝按照超弹性卸载的模式转化回奥氏体。这些弓丝通过应力表现出相变。基本来说，没有形状记忆效应或基于温度变化的相变。因为马氏体相是由应力形成的，所以来自口腔或食物的热量可能对弓丝转化回奥氏体的影响很小，但实际上，这可以忽略不计。

现在考虑TTR高于口腔温度的超弹性镍钛弓丝。转化奥氏体的最终温度为37℃～45℃或是更高的温度，这将会导致在平均口腔温度（37℃）下产生不同数量的奥氏体和马氏体。因为马氏体具有较低的刚度，这也部分解释了，为什么相同组成的高TTR弓丝提供更轻的力。在室温下，这些弓丝完全或部分是马氏体。当置入歪歪扭扭的牙齿中时，它们是马氏体（如果是部分马氏体，那么马氏体的占比会增加）。然后，口腔温度将它们完全或部分转化为奥氏体。也可能需要热的液体或食物才能完全转化为A_f。理论上，人们会期望在A_f完全转化。研究表明，由于将弓丝放入不齐牙齿中会产生诱导应力，因此可能需要更高一点的温度。

具有高于口腔温度的TTR超弹性镍钛丝的优点包括：对于相同横截面和成分的弓丝，它们提供更轻的力；可以使用形状记忆效应；患者可以通过喝热饮或冷饮来控制力和潜在的疼痛。它们的缺点是预测和提供的力可变性变大。例如，两条具有不同A_f的0.017英寸×0.025英寸的超弹性镍钛弓丝，当它们同样形变40°时，可产生多达1000gmm的不同弯曲力矩。同一根弓丝产生的力也随口腔内温度变化而变化。例如，当温度从22℃增加到60℃时，由35℃的含铜镍钛弓丝形变50°产生的弯曲力矩可以为0～1200gmm。除了相的相对数量外，其他机制也可能导致这些力的变化，因为镍钛系统在冶金学上非常复杂。

控制TTR在口腔温度附近，也可用于促进镍钛弓丝的放置。由于挑选适当的TTR，弓丝可冷却至较软的马氏体状态并入槽；然后，随着升温至口腔温度，它会转化为更高刚度的奥氏体形式。

形状记忆

之前讨论的超弹性机制是由应力和温度引起的相变产生的。奥氏体–马氏体相变也能主要由温度驱动，这是产生镍钛合金众所周知的形状记忆效应的机制。通过制造商的加工，当合金处于较高温度的奥氏体相时，可以形成初始形状。温度的降低会导致合金转化为马氏体，此时晶体结构发生改变，但原相邻原子仍保持相邻状态。在马氏体状态下弓丝形成另一种形状。在随后加热到奥氏体后，原子回到它们原始位置，使弓丝恢复到最初形状。镍钛合金在正畸中的初衷是利用形状记忆效应，但该应用仍在完善中。形状记忆原理应用于正畸弓丝的两个例子是，冷却的弓丝更容易入槽和患者可以通过热饮或冷饮控制力。然而，大多数镍钛产品主要用于和超弹性机制的奥氏体镍钛有关的高回弹性，以及和马氏体镍钛结合拉伸相关的低刚度。

由于当前的正畸镍钛弓丝可能使用超弹性或形状记忆，并且由于这些机制取决于临床使用期间变化的温度和应力，因此产生的力可能发生变化，且难以准确预测。因此，有关这些概念的研究和开发仍在继续，并且难以比较不同制造商的产品。

具有高美学和生物力学性能的材料

对于正畸治疗而言，生物力学性能虽然一直是发展新材料的主要驱动力，但人们对于改进美学矫正器的兴趣不断增长。舌侧矫正器和隐形矫正器是两种方法，但与传统的唇侧治疗相比，二者都有其局限性和挑战性。透明和半透明陶瓷托槽的开发提高了美观度，但其仍需使用金属弓丝。可以使用有涂层的金属弓丝，但它们仍然不透明，在弯制或临床使用期间，涂层会磨损或剥落，并影响摩擦力。为了获得高质量的美学弓丝，正畸领域已经开始采用复合材料，未来可能会采用先进的高强度聚合物。对于弓丝的高美学和生物力学性能的挑战，将需要专业人士更复杂的知识以及对这两类材料的理解。

正畸弓丝中的复合材料

在正畸中，一种同时实现美学和性能的方法可能是复合材料。复合材料结合了两种不同成分的有利特征，以获得优选的性能组合。例如，牙科修复复合材料从填充颗粒中获得强度，从树脂基质中获得操作性和美观。如图17–9中的扫描电子显微镜照片和示意图组合所示，复合正畸弓丝可能会在聚合物基质中使用长而连续的纤维。纤维增强复合材料（FRC）在20世纪60—80年代首次尝试在牙科中使用，用于加强或构建义齿基托、修复框架、正畸保持器和夹板。这些装置在行业中并未被广泛接受，部分原因是在实践中从未实现高理论机械性能。在20世纪90年代，人们认识到，将纤维材料加入牙科装置的方法没有在纤维和树脂基质之间形成必要的耦合，并且纤维的体积占比很低。建议的替代方法是，首先用树脂浸渍纤维束以确保耦合、高纤维体积和均匀的纤维分布，之后将该预浸材料（未固化或部分固化的弓丝）成形为所需形状。这个方法是成功的，并且FRC在正畸中用于夹板、根管桩和支抗部件（图17–10）。这段简短的历史很有启发性，因为该行业很可能会使用各种制造复合材料的方

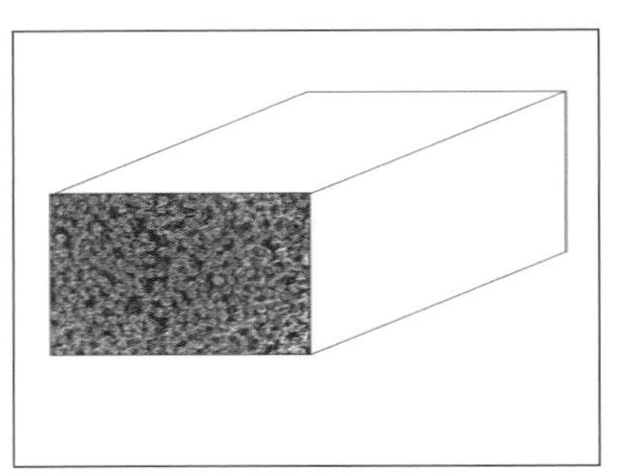

图17-9 单向连续纤维增强复合材料示意图。电子显微镜扫描方丝末端，显示单个玻璃纤维被周围的树脂基质固定在适当的位置。属性随纤维含量的不同而不同。

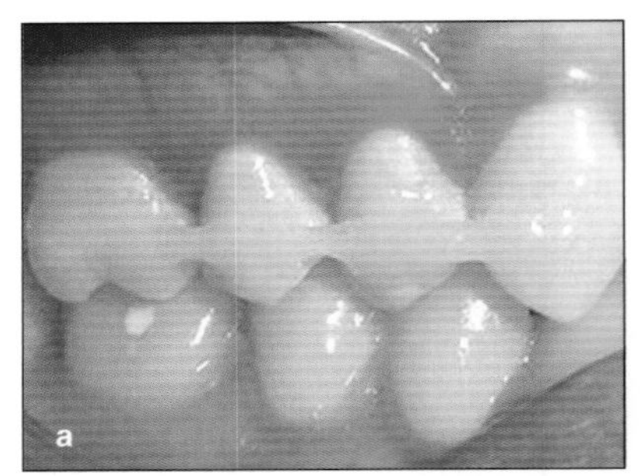

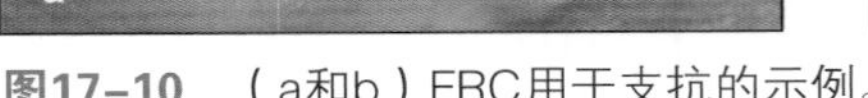

图17-10 （a和b）FRC用于支抗的示例。

法，开发用于主动矫正器的不同方法。

即使了解复合技术，FRC在弓丝中的使用也非常有限，因为当前的材料质地很脆。良好耦合和高强度连续玻璃纤维也具有相同特性，这赋予弓丝高强度和刚度，也限制弓丝的形变量，并且在治疗的初始阶段使用小横截面的FRC弓丝容易出现问题。尽管如此，因为它们的透明度或半透明度可以实现出色的美学效果，FRC正畸弓丝和系统可以在市场上买到。

FRC正畸弓丝的弯曲特性已有报道，尽管只有少数已发表的研究[2]。力值大致处于正畸通常使用的力范围中较轻的水平，类似于镍钛合金，但是需要谨慎对比，因为超弹性镍钛弓丝在卸载过程中是非线性的（图17-6）。据报道，正畸复合弓丝的模量高达30~40GPa[2]。即使具有临床相关的力值和出色的美学效果，因为其脆性、缺乏临床可成形性、与单向连续纤维相关的各向异性，复合材料的应用仍然具有挑战性。另一种选择是使用可能不需要纤维增强的高强度聚合物。

正畸弓丝中的聚合物

展望不远的未来，先进的高强度聚合物或许能为正畸弓丝提供美观、良好的生物力学性能和可成形性。没有传统玻璃或陶瓷纤维增强的聚合物可以是透明或半透明的，如果首选牙齿的颜色，则其容易着色。聚合物的基本问题是强度或刚度不足，无法提供激活牙移动所需的力。热塑性聚合物很可能应用于此，因为它们具有可成形的潜力。热塑性材料的机械性能取决于聚合链的化学性质、结构和刚度。如图17-11所示，提高聚合链刚性的一种方法是添加亚苯基或亚苯环。主链上所有亚苯基的聚合物将具有良好的刚性和强度，但它们无法被加工。然而，如图中$[A]_m$所示，通过适当添加柔性片段，可以开发具有优异机械性能和可加工性的聚合物。以类似于纤维复合材料的方式，因为刚性环段提供了增强的性能，这种聚合物结构可以被视为分子增强或自增强。

如图17-11所示的化学结构一般为聚亚苯基。最近对聚亚苯基聚合物的研究表明，为了正畸治疗，弓丝可以拉伸出合适的横截面尺寸。弓丝的模量和极限强度分别为5.3GPa和160MPa[3]。重要

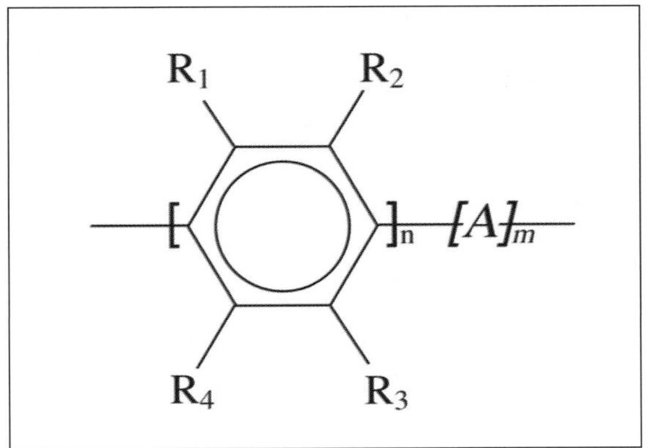

图17-11　一种普通的聚苯亚基聚合物的示意图。环形结构提高了机械性能，且柔韧片段（$[A]_m$）改善了加工性和延展性。

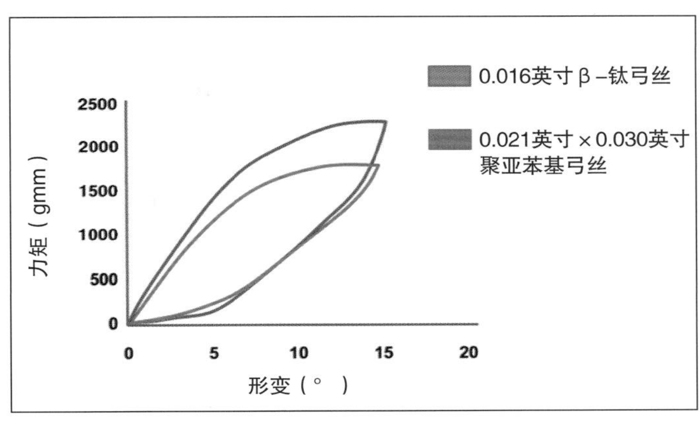

图17-12　力矩-形变曲线表明，0.021英寸×0.030英寸的聚亚苯基弓丝的挠曲性能为0.016英寸β-钛丝的80%。

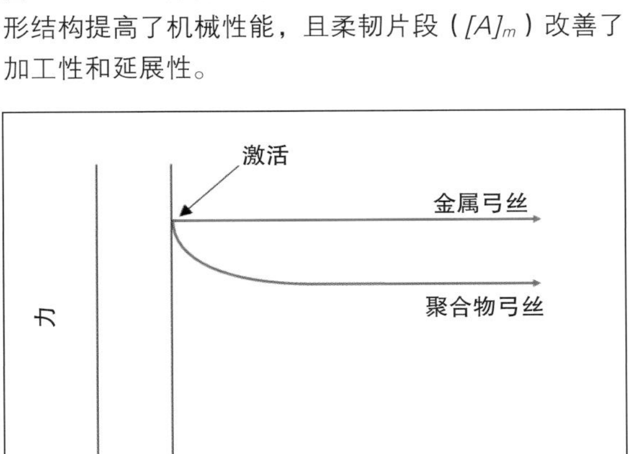

图17-13　在正畸中使用聚合物弓丝需要考虑应力松弛。激活后，由红线表示的金属弓丝不会因时间的推移而出现任何临床上显著的力减少。如蓝线所示，聚合物弓丝可能会产生一些衰退。

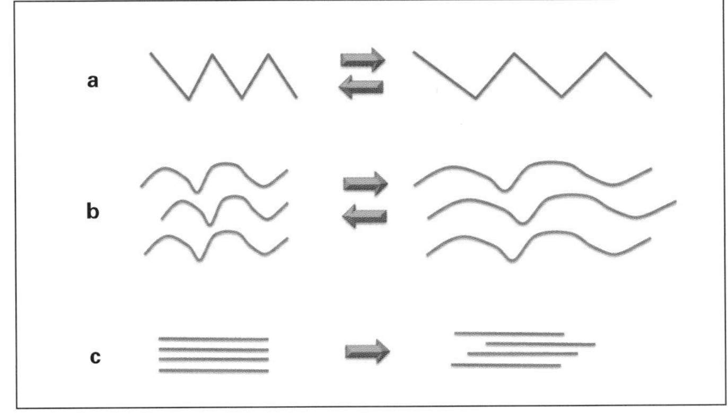

图17-14　代表黏弹性不同方面的聚合物链的行为示意图。（a）简单的键拉伸解释了弹性行为。（b）链条展开、延伸和可逆螺旋会产生可逆的、依赖于时间的行为。（c）链之间不可逆的滑动错位会产生永久形变。

的是，在当前小直径β-钛和镍钛弓丝的范围内，0.021英寸× 0.030英寸聚亚苯基弓丝的弯曲刚度为190gmm/°，最大力矩为1710gmm。举个例子，图17-12显示了0.021英寸×0.030英寸聚亚苯基弓丝的刚度和最大力矩为0.016英寸β-钛丝的80%。

使用非增强聚合物作为正畸弓丝，除了注意足够的刚度和力值外，还需注意应力松弛的表征。其可测量力随时间变化的衰减值。目前正畸治疗中使用的金属合金和增强型复合材料在激活后仅因时间原因，在临床上均未出现任何显著的力值衰减。由于牙移动，来自激活弓丝的力会减小。图17-13示意性地说明了应力松弛。红线表示金属的反应。在激活弓丝后，力值不会仅因时间而减小；弓丝很稳定。然而，如图17-13中蓝线所示，聚合物可能发生与时间有关的力减少。

如图17-14所示，聚合链可以通过3种分子机制来应对应力：弹性、黏弹性和塑性形变。与其他材料一样，简单的粘接拉伸和恢复可提供典型的弹性行为（图17-14a）。然而，在压力和时间的作用下，长聚合链可能会改变它们的结构、解螺旋和延

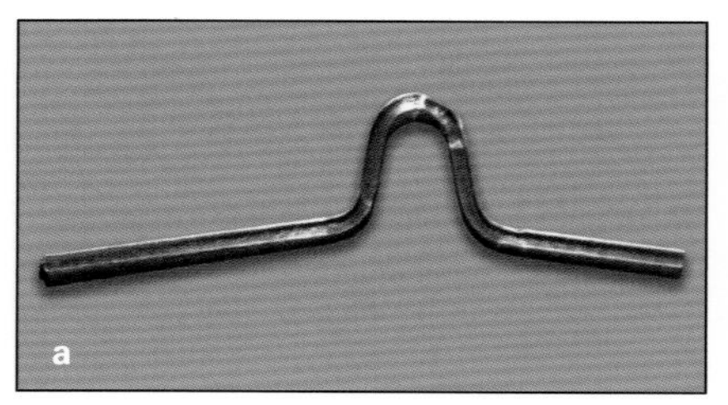
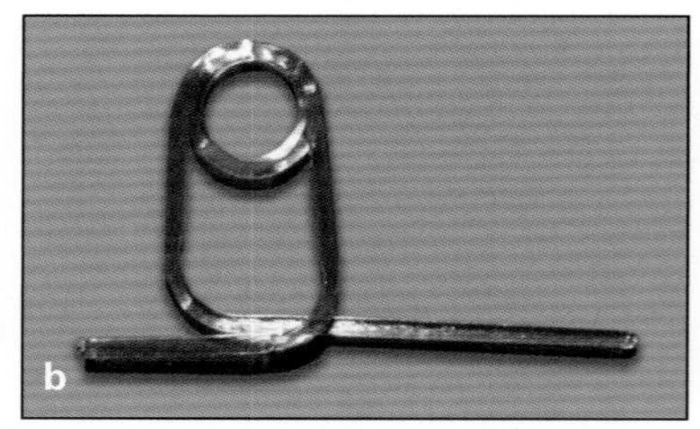
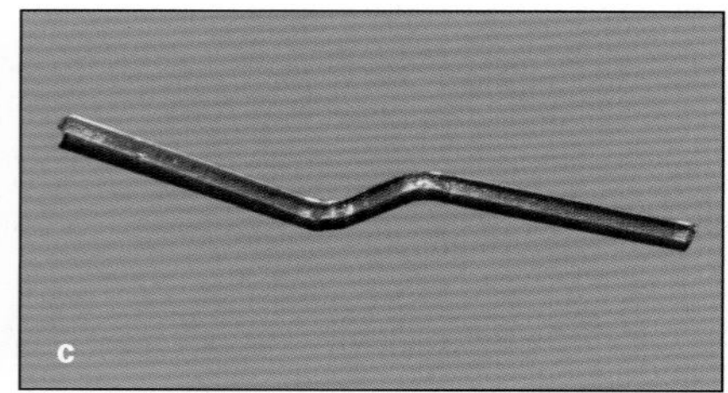

图17-15 （a~c）聚合物弓丝具有大量的塑性形变的能力，因此允许形成复杂的弯曲。

展。如果在移除负载时，此延展自行反转，则随着时间的推移，任何形变都可以恢复（图17-14b）。这是依赖于时间的黏弹性行为。如果聚合链不可逆地相互滑过，聚合物就会发生永久的塑性形变（图17-14c）。当然，如图17-15中复杂弯曲所示，塑性形变的一个优点是聚合物弓丝潜在的可成形性。

在聚合物弓丝广泛应用于正畸治疗之前，还需要进行更多的工作。为了利用其制造和处理特性，还需要评估其他相关特性并优化技术，这将是正畸领域的新奇事物。然而，考虑到材料不断改进的历史趋势，聚合物弓丝似乎很可能在未来成为该行业的一员。

参考文献

[1] Burstone CJ, Qin B, Morton JY. Chinese NiTi wire—A new orthodontic alloy. Am J Orthod 1985;87:445–452.

[2] Goldberg AJ, Burstone CJ. The use of continuous fiber reinforcement in dentistry. Dent Mater 1992;8:197–202.

[3] Burstone CJ, Liebler SA, Goldberg AJ. Polyphenylene polymers as esthetic orthodontic archwires. Am J Orthod Dentofacial Orthop 2011;139(4 suppl):e391–e398.

推荐阅读

[1] Burstone CJ, Goldberg AJ. Beta titanium: A new orthodontic alloy. Am J Orthod 1980;77:121–132.

[2] Iijima M, Ohno H, Kawashima I, Endo K, Mizoguchi I. Mechanical behavior at different temperatures and stresses for superelastic nickel-titanium orthodontic wires having different transformation temperatures. Dent Mater 2002;18:88–93.

[3] Krishnan M, Singh JB. A novel B19′ martensite in nickel titanium shape memory alloys. Acta Mater 2000;48:1325–1344.

[4] Sakima MT, Dalstra M, Melsen B. How does temperature influence the properties of rectangular nickel-titanium wires? Eur J Orthod 2006;28:282–291.

[5] Santoro M, Nicolay OF, Cangialosi TJ. Pseudoelasticity and thermoelasticity of nickel-titanium alloys: A clinically oriented review. Part I: Temperature transitional ranges. Am J Orthod Dentofacial Orthop 2001;119:587–593.

[6] Yoneyama T, Doi H, Hamanka H, Okamoto Y, Mogi M, Miura F. Super-elasticity and thermal behavior of Ni-Ti alloy orthodontic arch wires. Dent Mater J 1992;11:1–10.

[7] Zhang XY, Sehitoglu H. Crystallography of the B2 → R → B19′ phase transformations in NiTi. Mater Sci Eng 2004;374:292–302.

第18章

How to Select an Archwire

如何选择弓丝

“智慧必须是直觉理性与科学知识相结合。”

—— Aristotle

临床医生必须为患者选择合适的弓丝。对于具有线性应力-应变曲线的传统合金（例如不锈钢和β-钛），本章可作为其使用的简要指南。对于大多数临床医生来说，典型的工程公式可能很复杂，而且使用的单位并不熟悉，例如GPa。弓丝的刚度可以将材料刚度乘以横截面刚度来确定。对于横截面刚度，尺寸为0.004英寸的圆丝，任意一处刚度为1.0。对于材料刚度，不锈钢材料的刚度为1.0。本章包含实用的表格，使正畸医生可以通过横截面和材料刚度值的比率来比较刚度和其他属性。以类似的方式，最大力矩和最大形变量也可以通过它们值的比率进行比较。

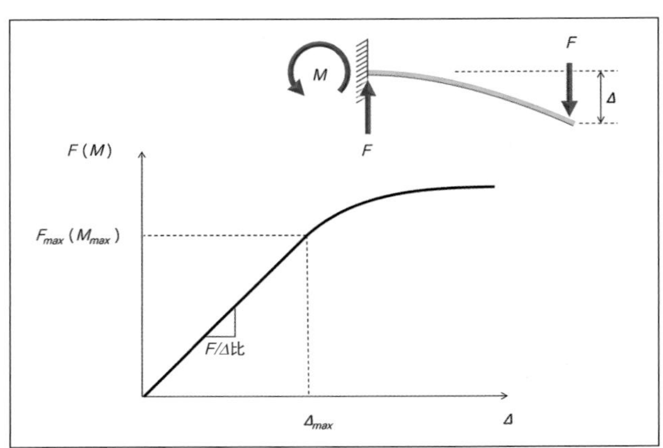

图18–1 F/Δ比、最大力（F_{max}）或最大力矩（M_{max}）与最大（弹性）形变（Δ_{max}）密切相关，且传统材料（例如不锈钢或β–钛）在弹性范围内有线性应力–应变图，这遵循或接近胡克定律。

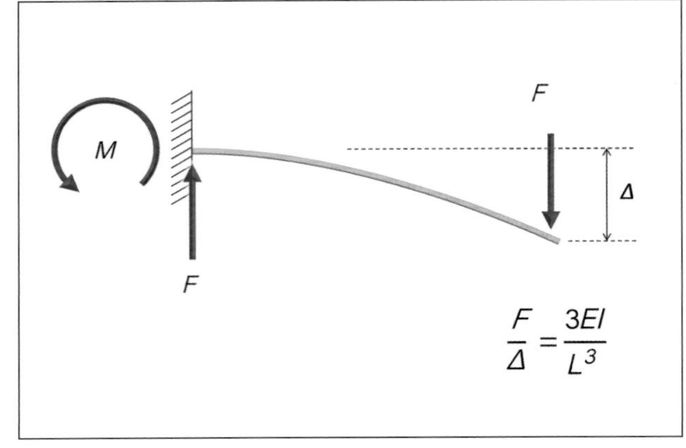

图18–2 悬臂簧的挠曲公式。在小形变范围内，F和Δ在小形变范围内成正比。

典型的正畸矫正器是由锻造的正畸弓丝组成的；很少使用锻造配置和更复杂的形状。未来的正畸矫正器可能涉及金属和聚合物的非线性形状。目前，我们的问题仅限于讨论选择正畸丝或弓丝时应考虑的因素。根据矫正器，以下讨论应该会有所帮助；对于现代的正畸医生，为了常规的排齐顺序或治疗，而不采用其他更为有效的方法，这种做法是错误的。本章所描述的原则不仅适用于托槽和弓丝组合的固定矫正器，而且也适用于现在和未来所有的矫正器。

三组特征

弹性形变过程中的3个重要特征之间密切相关：力–挠度（F/Δ）比、最大力（F_{max}）或最大力矩（M_{max}）；最大（弹性）形变（Δ_{max}）。这里我们考虑传统材料，例如不锈钢或β–钛，在弹性范围内，它们具有遵循或接近胡克定律的线性应力–应变图（图18–1）。像镍钛丝等超弹性材料非常重要，但属于非线性材料，且不遵循胡克定律；因此，它们另当别论。

Δ_{max}的公式如下：

$$\Delta_{max} = \frac{F_{max}}{F/\Delta}$$

简单的拉伸或弯曲模式下的弓丝特性可能遵循胡克定律；然而，在整个矫正器构造中可能不会产生力和形变之间的线性关系，因为弓丝会随着弹簧的激活而变化，并且施力的点和方向也可能发生变化；尽管如此，用简单的线性公式来描述小形变还是非常有用的。

两个基本分数公式描述了这些关系：

$$\frac{F}{\Delta} = K\frac{EI}{L^3}$$

E代表弹性模量，I代表惯性矩，L是弓丝长度，K是1个常数，会随构造和负载条件而变化。当负载条件为自由端单力悬臂梁时，K=3，但这只是实践中一种常见的加载条件（图18–2）。

弯曲的另一个基本分数公式如下：

$$F_{max} = \frac{\sigma_{max}S}{L}$$

或

图18–3　材料刚度值。这些数字是相对值，以不锈钢作为标准值1.0。根据晶体结构，镍钛有2个材料刚度值。小形变量的值是0.26。

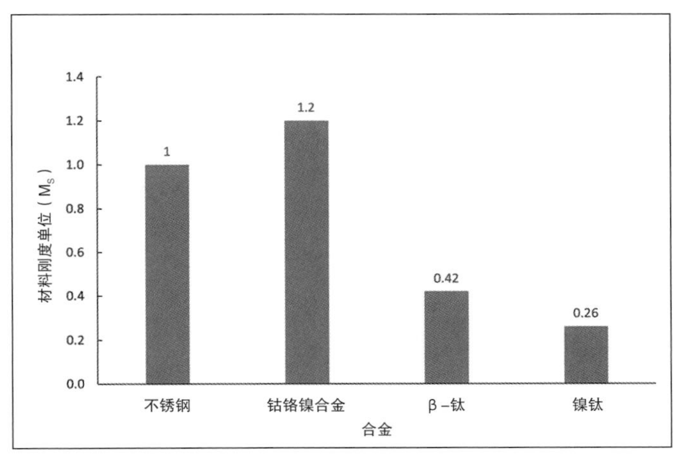

$$M_{max} = \sigma_{max} S$$

σ_{max}代表材料的屈服应力，S代表截面模数（I/c），c是中线到弓丝最外表面的距离。M_{max}是弓丝在弹性范围内所能承受的最大力矩。这个简单的弯曲公式的发展花费了近2个世纪。

临床医生对3组特征都很有兴趣。大的Δ_{max}很受欢迎，因为弓丝存在缺陷，大家都期望在大的激活期间没有永久形变。F_{max}和M_{max}必须足够大，以实现提供具有安全系数的最优力值。具有较低F_{max}的弓丝很容易因为咀嚼产生的间歇性重力而变形。

F/Δ比决定了力衰减率或力的恒常性。通过改变弓丝的材料属性、弓丝的横截面形状和尺寸，以及所有的矫正器构造来改变这3组弓丝特征。矫正器（弹簧）的F/Δ比可以通过复杂的构造或简单的修改来改变，例如增加托槽间的距离。

工程公式可以从正畸矫正器构造中预测大小形变的力系统。公式可能很长且复杂，还有临床医生并不总是熟悉的单位测量数量。出于这个原因，一些整体设计因素在第13章中讨论，本章只考虑弓丝横截面和所用材料对力的3组特征的影响。

力–挠度比

临床医生以多种方式使用F/Δ比或弓丝的刚度。这告诉我们将弓丝激活到多大程度才能得到所需的力。例如，如果需要100g的力，且F/Δ是20g/mm，需要激活弓丝5mm。通常来说，整平是通过放置一系列横截面逐渐增大的弓丝来完成的。有时，这种弓丝更换顺序被解释为增加横截面以消除弓丝和托槽间的间隙。然而，弓丝的间隙很少是最大的问题；按顺序更换弓丝的真正原因在于保持力值更恒定。当牙齿严重不齐时，需要使用低刚度的弓丝。当牙齿最终排齐时，需要使用较小形变的更高刚度的弓丝，以提供相同的力。

现在让我们考虑合金的效果或材料的刚度或正畸弓丝的刚度。F/Δ比随着弹性模量（E）而产生线性变化。使用相关数字来描述材料的刚性对刚度做出的贡献是很方便的。让我们将所有材料随机地和不锈钢进行比较，不锈钢的基数为1.0。β–钛的弹性模量是不锈钢的0.42，因此其材料刚度值为0.42。图18–3提供了一些常见正畸弓丝材料的材料刚度值。人们通过材料刚度值的比率来比较两种矫正器的刚度，除材料外，这两种矫正器其余相同。

横截面尺寸和形状差异都显著影响弓丝刚度。对于圆丝而言，刚度随d^4变化，其中d是弓丝直径。对于弓丝尺寸而言，刚度随bh^3变化，其中b是宽

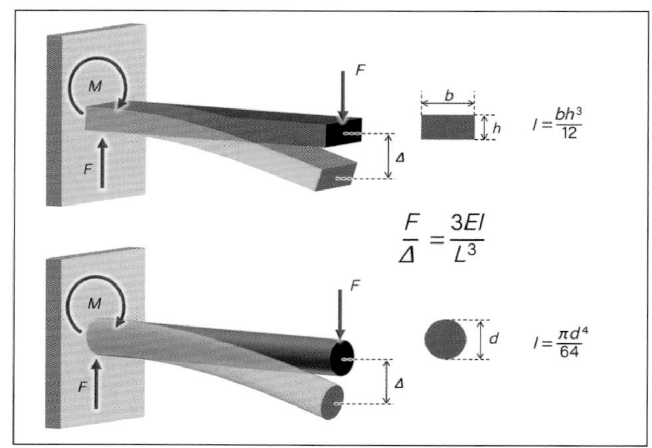

图18-4 横截面刚度。横截面尺寸和形状不同会显著影响弓丝刚度。对于圆丝而言，刚度随d^4变化，d为弓丝直径。对于方丝而言，刚度随bh^3变化，b为宽度，h为高度。

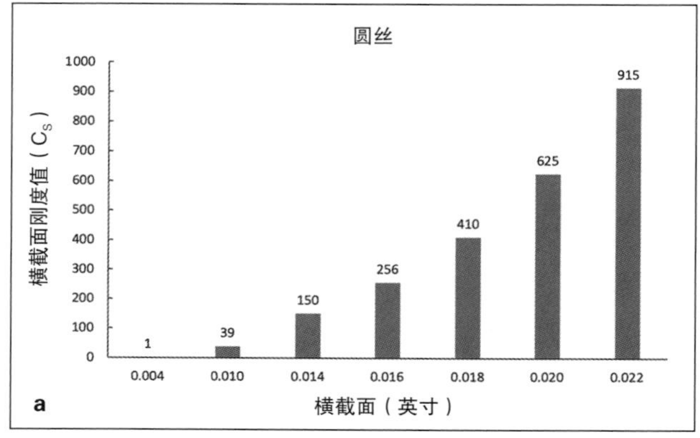

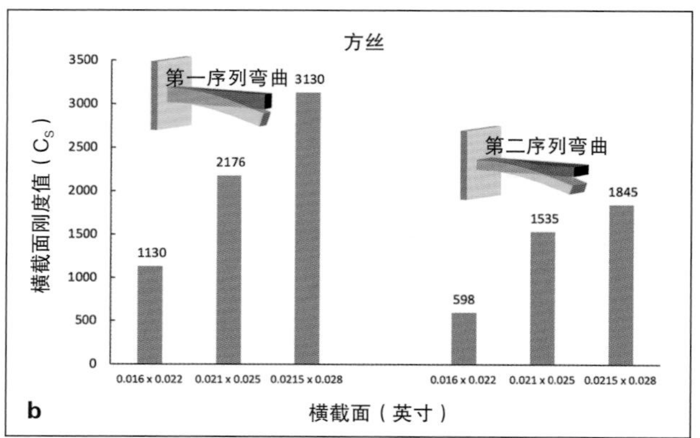

图18-5 横截面刚度值。（a）圆丝。这些数字是基于0.004英寸圆丝作为标准值1.0的相对值。（b）方丝。弯曲方向影响该值。

度，h是高度；图18-4中的弧形箭头表示弯曲力矩的方向。

与材料刚度值类似，横截面刚度值使用0.004英寸的弓丝作为基数，其值为1.0。图18-5给出了圆形（图18-5a）弓丝和矩形（图18-5b）弓丝的代表性横截面刚度值。横截面刚度值的比率提供了两个相同矫正器的相对刚度，这两个矫正器只有横截面尺寸不同。表18-1中给出了更完整的横截面刚度值列表。

举例来说，如果以宽边入槽使用0.016英寸×0.022英寸的镍钛弓丝，它的唇舌向刚度为船龈向的一半，因为该弓丝在第二序列弯曲和第一序列弯曲的刚度比是0.53（598/1130）。图18-6中的患者只有前牙段的拥挤。一段0.016英寸×0.022英寸镍钛弓丝以宽边入槽用于前牙段整平，因为该患者只需要切牙颊舌向移动，且维持殆龈向水平（图18-6a）。低刚度产生有效的颊舌向移动，并通过更高的刚度维持殆龈向水平（图18-6b和c）。

弯制两个相同的垂直曲（相同的构造和材料）。一个是0.014英寸的，另一个是0.02英寸的。施加相等的激活量，对比它们的力。0.014英寸曲的横截面刚度为150，0.020英寸曲的横截面刚度为625。相比于0.014英寸曲，0.02英寸曲提供了4.2倍的力（625/150）。

有3种基本方法可以降低F/Δ比：（1）使用具有较低弹性模量的不同材料，例如选择镍钛或β-钛弓丝，而不是不锈钢；（2）增加弓丝的长度（L），例如在弓丝中弯制螺旋或曲；（3）减小弓丝横截面。然而，减少横截面尺寸可能会有问题，因为F_{max}或M_{max}也会显著降低。

表18–1　相对力–挠度比、相对最大力矩和相对最大弹性形变

形状	横截面尺寸（英寸）	相对力–挠度比	相对最大力矩	相对最大弹性形变
圆形	0.006	5.06	3.38	0.67
	0.007	9.38	5.36	0.57
	0.008	16.00	8.00	0.50
	0.009	25.63	11.39	0.44
	0.010	39.06	15.63	0.40
	0.011	57.19	20.80	0.36
	0.012	81.00	27.00	0.33
	0.013	111.57	34.33	0.31
	0.014	150.06	42.88	0.29
	0.015	197.75	52.73	0.27
	0.016	256.00	64.00	0.25
	0.017	326.25	76.77	0.24
	0.018	410.06	91.13	0.22
	0.019	509.07	107.17	0.21
	0.020	625.00	125.00	0.20
	0.021	759.69	144.70	0.19
	0.022	915.06	166.38	0.18
	0.023	1093.13	190.11	0.17
	0.024	1296.00	216.00	0.17
	0.025	1525.88	244.14	0.16
	0.026	1785.06	274.63	0.15
	0.027	2075.94	307.55	0.15
	0.028	2401.00	343.00	0.14
	0.029	2762.82	381.08	0.14
	0.030	3164.06	421.88	0.13
	0.032	4096.00	512.00	0.13
	0.036	6561.00	729.00	0.11
	0.040	10000.00	1000.00	0.10
	0.045	16018.07	1423.83	0.09
	0.050	24414.06	1953.13	0.08
	0.060	50625.00	3375.00	0.07
正方形	0.016 × 0.016	434.60	108.65	0.25
	0.017 × 0.017	553.87	130.32	0.24
	0.018 × 0.018	696.14	154.70	0.22
	0.019 × 0.019	864.22	181.94	0.21
	0.021 × 0.021	1289.69	245.66	0.19
矩形（第一序列）	0.006 × 0.020	318.31	63.66	0.20
	0.008 × 0.020	424.41	84.88	0.20
	0.010 × 0.020	530.52	106.10	0.20

续表

形状	横截面尺寸（英寸）	相对力–挠度比	相对最大力矩	相对最大弹性形变
矩形（第一序列）	0.015 × 0.028	2183.61	311.94	0.14
	0.016 × 0.020	848.83	169.77	0.20
	0.016 × 0.022	1129.79	205.42	0.18
	0.017 × 0.022	1200.40	218.25	0.18
	0.017 × 0.025	1761.48	281.84	0.16
	0.018 × 0.022	1271.01	231.09	0.18
	0.018 × 0.025	1865.10	298.42	0.16
	0.019 × 0.025	1968.71	314.99	0.16
	0.019 × 0.026	2214.53	340.70	0.15
	0.020 × 0.025	2072.33	331.57	0.16
	0.021 × 0.025	2175.95	348.15	0.16
	0.021 × 0.027	2741.07	406.08	0.15
	0.0215 × 0.028	3129.84	447.12	0.14
矩形（第二序列）	0.006 × 0.020	28.65	19.10	0.67
	0.008 × 0.020	67.91	33.95	0.50
	0.010 × 0.020	132.63	53.05	0.40
	0.0105 × 0.028	214.95	81.89	0.38
	0.011 × 0.022	194.18	70.61	0.36
	0.012 × 0.020	229.18	76.39	0.33
	0.014 × 0.020	363.93	103.98	0.29
	0.015 × 0.028	626.67	167.11	0.27
	0.016 × 0.020	543.25	135.81	0.25
	0.016 × 0.022	597.57	149.39	0.25
	0.017 × 0.022	716.77	168.65	0.24
	0.017 × 0.025	814.51	191.65	0.24
	0.018 × 0.022	850.84	189.08	0.22
	0.018 × 0.025	966.87	214.86	0.22
	0.019 × 0.025	1137.13	239.40	0.21
	0.019 × 0.026	1182.61	248.97	0.21
	0.020 × 0.025	1326.29	265.26	0.20
	0.021 × 0.025	1535.35	292.45	0.19
	0.021 × 0.027	1658.18	315.84	0.19
	0.0215 × 0.028	1845.37	343.32	0.19

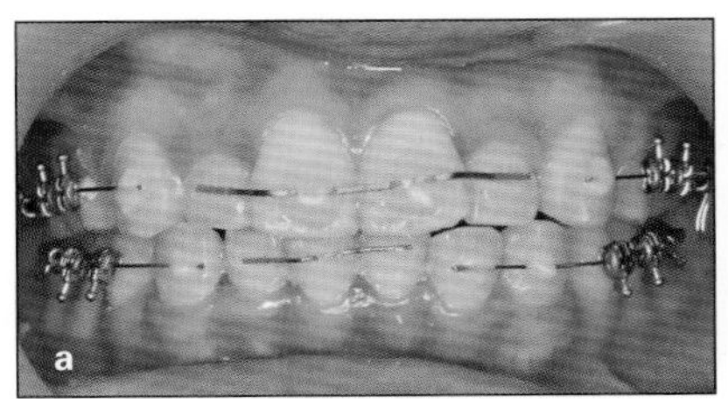
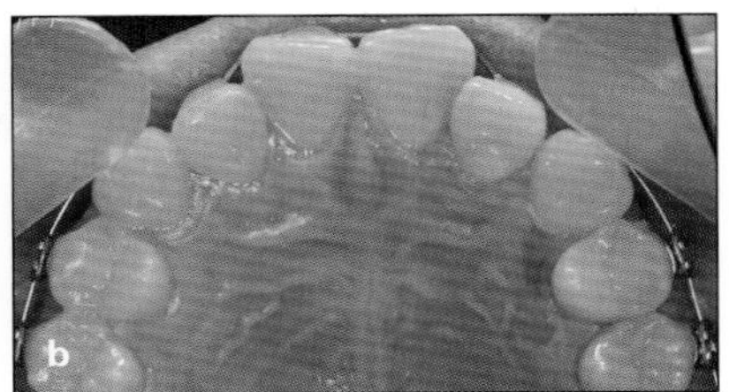
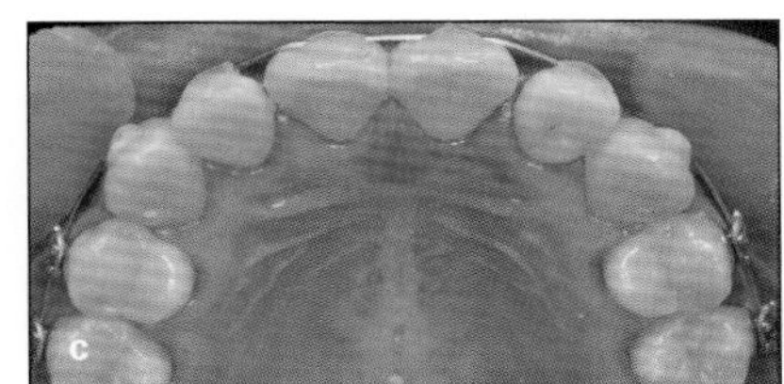

图18-6 一段0.016英寸×0.022英寸镍钛弓丝以宽边入槽的方式用于前牙段。（a和b）整平前。（c）整平后。低刚度产生有效的颊舌向移动，但是殆龈向高度是由高刚度维持的。

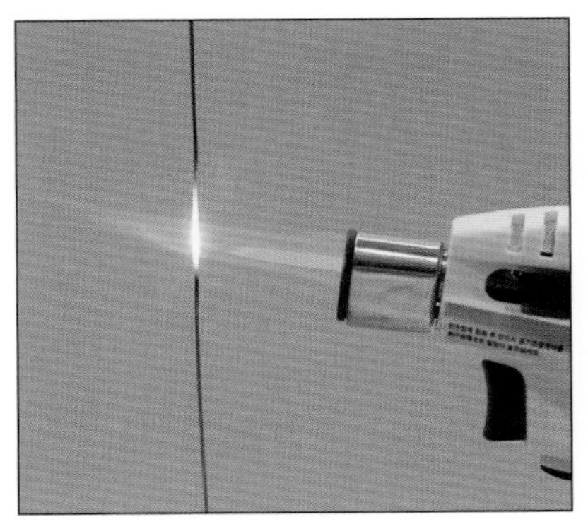

图18-7 喷枪是用来对不锈钢进行退火的。

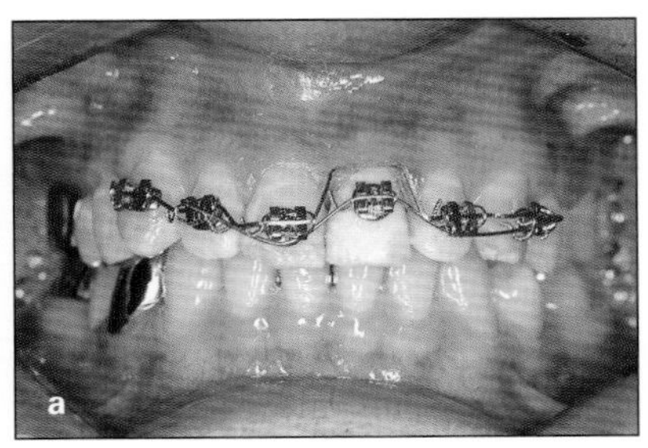
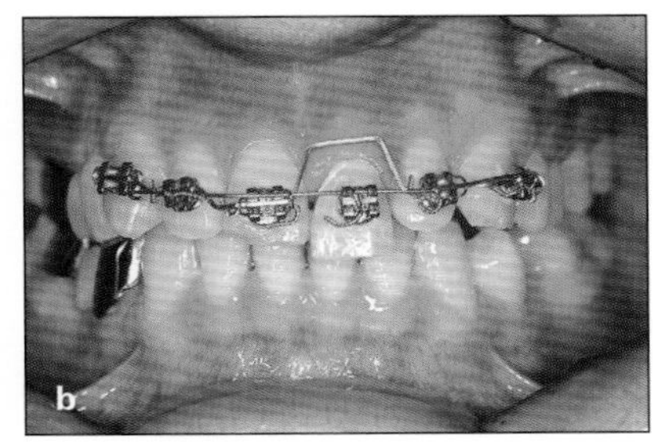

图18-8 上颌左侧中切牙有1条外伤所致的龈下牙折线。临时粘接折断的牙冠，并伸长该牙以暴露牙折线。当需要弯曲和扭转的被动弓丝与较大刚性弓丝一起使用时，退火弓丝非常适合；它避免了瞬时过大的力，但仍保持了较大的刚度。辅弓由0.017英寸×0.025英寸不锈钢弓丝制成。（a）伸长之前。（b）伸长之后。

最大力和最大弯曲力矩

决定弓丝可产生的M_{max}的材料特性是屈服强度。矫正器所能提供的F_{max}部分由设计决定。M_{max}更为基本，因为它仅由材料和横截面决定。对于相同的材料，弹簧的屈服强度可能会有很大差异。例如，考虑2个不锈钢垂直曲，它们具有相同横截面形状、尺寸和相同整体构造：一个由高回弹不锈钢制成，另一个由超软退火的、用制作不锈钢结扎丝的材料制成。二者的弹性模量大致相同，因此在弹性范围内，对于相同的激活量，都会提供相同的力。不同之处在于，结扎丝的屈服强度低得多，会更快产生永久形变，从而可能会降低F_{max}。在临床上，超软弓丝很容易通过使用酒精灯进行退火热处理制成。加热弓丝直到看到亮黄色（图18-7），然后慢慢冷却。退火弓丝非常容易弯制。它的M_{max}或σ_{max}会减少；然而，F/Δ比不变，因为弹性模量没有改变。当需要使用大横截面的被动弓丝时，退火弓丝非常容易制造。使用退火弓丝时，避免瞬间过大的力，并保持高刚度以实现良好的应力分布（图18-8）。临床医生在选择弓丝时不应将刚度和F_{max}混淆。M_{max}或F_{max}随屈服强度呈线性变化。

弓丝的横截面也会影响M_{max}。这比材料的影响更显著，因为M_{max}在圆丝中随d^4变化，在方丝中随bh^3变化。基于横截面，表18-1中列出了圆丝和方丝截面的相对最大弯曲力矩。M_{max}值的比率可用于比较除横截面外，与F_{max}或M_{max}相关的矫正器。

举例来说，比较0.016英寸和0.018英寸垂直曲的F_{max}。0.016英寸的垂直曲M_{max}为64，0.018英寸的垂直曲M_{max}为91。因此，0.018英寸的垂直曲能传递最大的力是0.016英寸曲的1.4倍（91/64）。

最大形变

在悬臂式负载条件下，决定Δ_{max}的组成属性如下公式所示：

$$\Delta_{max}=\frac{\sigma_{max}L^2}{KE_C}$$

其中K是1个常数，随构造和负载条件而变化，c是从中心轴到弓丝最外表面的距离（在方丝中为$h/2$，在圆丝中为$d/2$）。没有给出屈服强度的表格，因为它即使在相同的合金中也会有很大的变化，屈服强度不像弹性模量，对于给定的合金来说是相对恒定的。

横截面以线性方式影响Δ_{max}。它与圆丝的直径（d）和方丝的高度（h）成反比。此外，由于残余应力的包辛格效应，它会受到弯曲方向的影响。表18–1中给出了基于横截面的相对Δ_{max}值。对于0.016英寸和0.018英寸垂直曲的Δ_{max}，分别为0.25和0.22。0.016英寸曲的形变量是0018英寸的1.1倍。效果是微不足道的。方丝的唇舌向宽度不影响形变的最大范围。在第二序列弯曲方向上，0.017英寸×0.022英寸或0.017英寸×0.025英寸的弓丝提供相同的Δ_{max}（表18–1）。

临床医生喜欢弓丝在没有永久变形的情况下产生大距离的形变。这类矫正器需要较少的调整并能提供更多的恒定力。另一种测量方法是弹性，它决定了在弹性范围内，去激活期间弓丝所能存储和释放的机械能大小。

其他弓丝属性

除了前面描述的3组特征外，在选择正畸弓丝时，还需要考虑许多其他的弓丝属性。在塑性范围内，极限拉伸强度决定了断裂时的应力水平。屈服强度和极限抗拉强度之间对于伸长率、冷弯试验和应变的差异定义了延展性。疲劳包括通常在弹性范围内定义的循环负载。应力–应变拉伸图下的总面积成为韧性。根据应用，临床医生需要一种可以塑形而不断裂的弓丝。超弹性镍钛丝的塑性范围较小，因此无法弯制成特定的形态。在咀嚼的咬合负载或压低过程中，硬的弓丝会断裂。

在所有治疗阶段的滑动力学过程中，摩擦是一个考虑因素。决定两种材料之间摩擦力的材料特性，是摩擦系数（μ）。在第16章中有更全面的讨论。

弓丝横截面的选择，主要与所需的刚度或需要传递的力值或力矩水平有关。其次要考虑的是托槽和弓丝之间期望的余隙量。其他需要考虑的一些特征包括生物相容性、抗腐蚀和抗降解性，以及焊接的能力。

弓丝刚度值

第13章讨论了弓丝构造如何能影响F/Δ比。通过隔离与评估弓丝的材料和横截面的影响，可以比较相同设计的正畸矫正器。为了仅考虑弓丝的组成而不是整体设计或构造，以下公式将材料刚度值乘以横截面刚度值。乘积是弓丝刚度值，为独立于矫正器设计的弓丝刚性量度。

$$W_s=M_s\times C_s$$

其中W_s是弓丝刚度，M_s是材料刚度，C_s是横截面刚度。

举例来说，0.018英寸的不锈钢弓丝的横截面刚度是410.0，材料刚度是1.0。因此，其弓丝刚度为410（410×1.0=410）。0.016英寸的β–钛弓丝的材料刚度是0.42，其横截面刚度是256.0，因此其弓丝刚度为107.5（256×0.42=107.5）。如果我们用这些材料制作2个相同的垂直曲并比较它们的刚度，在弹性范围内给予相同的激活量，我们可以比较力值。弓丝刚度的比率值是410除以107.5，即3.8。因此，0.018英寸不锈钢垂直曲提供的力是0.016英寸β–钛垂直曲的3.8倍。

表18–2　相对转矩/扭转比、相对最大转矩和相对最大弹性扭转

形状	横截面尺寸（英寸）	相对转矩/扭转比	相对最大转矩	相对最大弹性扭转
矩形	0.006×0.020	46.47	16.19	0.35
	0.008×0.020	101.66	27.38	0.27
	0.010×0.020	182.14	40.81	0.22
	0.0105×0.028	328.50	66.85	0.20
	0.011×0.022	266.67	54.32	0.20
	0.012×0.020	286.97	56.17	0.20
	0.014×0.020	413.30	73.23	0.18
	0.015×0.028	833.24	126.46	0.15
	0.016×0.022	660.32	104.01	0.16
	0.017×0.022	756.40	115.23	0.15
	0.017×0.025	943.58	136.11	0.14
	0.018×0.022	857.30	126.82	0.15
	0.018×0.025	1076.23	150.04	0.14
	0.019×0.025	1215.62	164.42	0.14
	0.019×0.026	1302.19	173.08	0.13
	0.020×0.025	1361.31	179.23	0.13
	0.021×0.025	1513.10	194.45	0.13
	0.021×0.027	1740.90	215.35	0.12
	0.0215×0.028	1957.06	235.04	0.12
正方形	0.016×0.016	367.24	67.91	0.18
	0.017×0.017	468.02	81.45	0.17
	0.018×0.018	588.24	96.69	0.16
	0.019×0.019	730.26	113.71	0.16
	0.021×0.021	1089.79	153.53	0.14

相对转矩（扭力）值

受到扭力的弓丝，使用不同的弓丝，为相关的转矩值提供了1个单独但相似的表格（表18–2）。其中，给出了相对转矩/扭转比、相对最大转矩和相对最大弹性扭转的值。通过对相关值计算比值，可以用类似的方式比较矫正器。

推荐阅读

[1] Burstone CJ. Application of bioengineering to clinical orthodontics. In: Graber LW, Vanarsdall RL Jr, Vig KWL (eds). Orthodontics: Current Principles and Techniques, ed 5. Philadelphia: Elsevier Mosby, 2012:345–380.

[2] Burstone CJ. Variable modulus orthodontics. Am J Orthod Dentofacial Orthop 1981;80:1–16.

[3] Burstone CJ, Goldberg AJ. Maximum forces and deflections from orthodontic appliances. Am J Orthod Dentofacial Orthop 1983;84:95–103.

[4] Choy KC, Kim KH, Park YC, Kang CS. Torsional moment of orthodontic wires. Korean J Orthod 2000;30:467–473.

思考题

问题1–问题7的前提条件：较小的形变量并遵循胡克定律。

1. 在初始整平时，对比使用0.014英寸和0.016英寸的不锈钢弓丝。当使用0.014英寸弓丝代替0.016英寸弓丝时，直径比率降低13%。预计F/Δ比会降低多少？如果是0.014英寸和0.016英寸的超弹性镍钛弓丝进行比较，F/Δ差值是否相同？

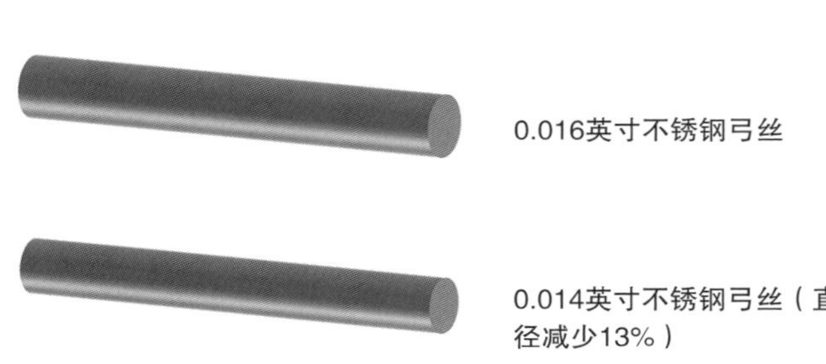

2. 对于舌侧矫正器，托槽间的距离小于颊侧矫正器。假设托槽间距离从8mm减少到4mm；这会影响F/Δ比吗？

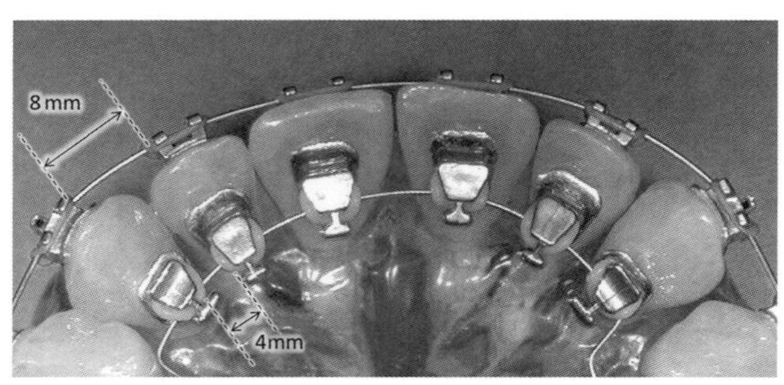

3. 悬臂簧中包含螺旋曲以降低F/Δ比。F/Δ、F_{max}和Δ_{max}会受到怎样的影响？不需要确切的数字。比较A弹簧、B弹簧和C弹簧。

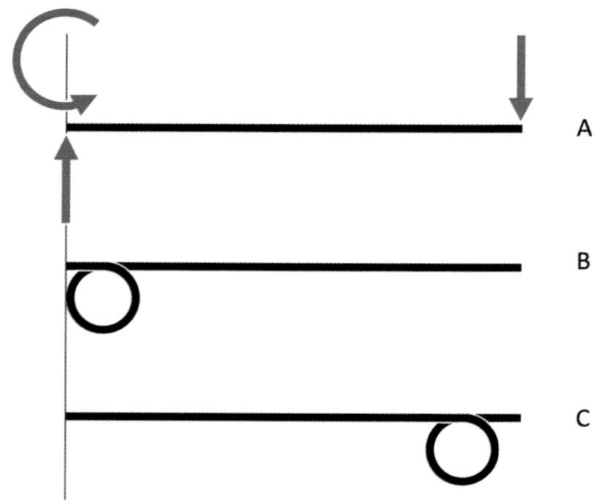

4. 0.016×0.022英寸的弓丝以宽边入槽（A）而不是窄边（B）。这种变化将如何从殆龈向和颊舌向影响力系统？忽略弓丝和托槽间的间隙。

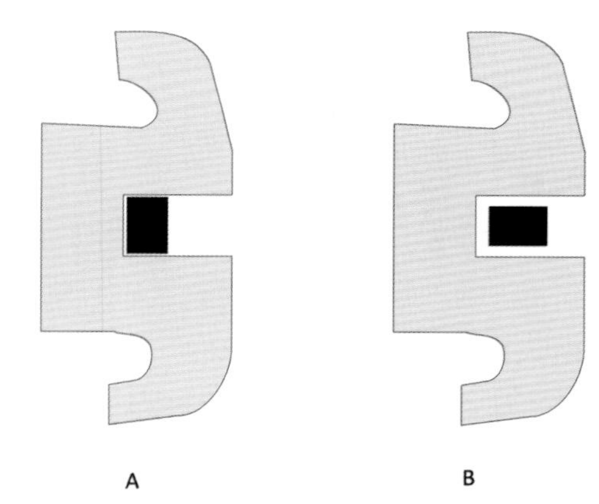

思考题

5. 将一段圆丝的尺寸减小50%以降低F/Δ比。预计F/Δ比会降低多少？对F_{max}的影响有多少？

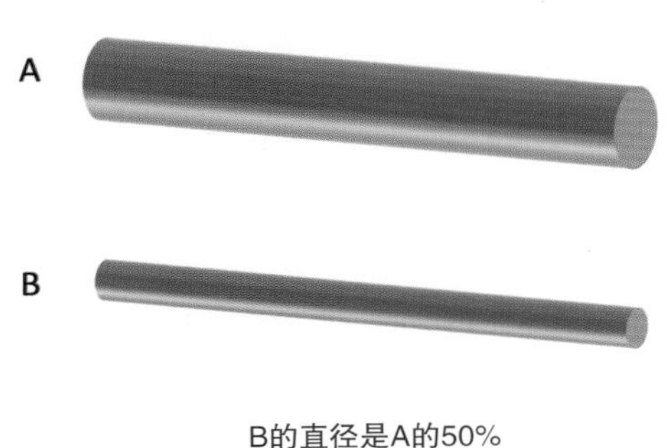

B的直径是A的50%

6. 对比具有同样构造的0.017英寸×0.025英寸的β－钛曲和0.016英寸×0.022英寸不锈钢曲的刚度。

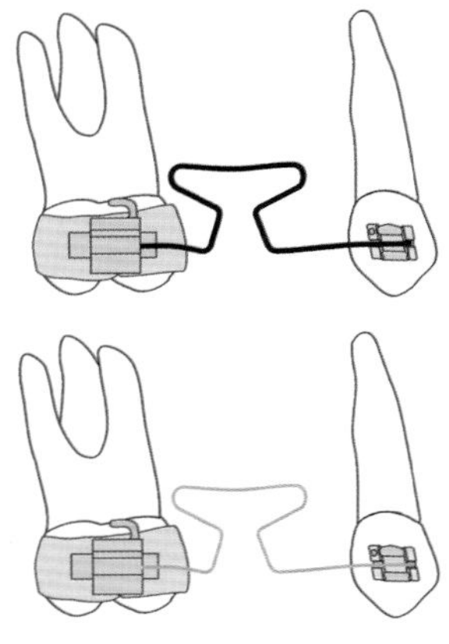

7. 将一段0.032×0.032英寸的正方形不锈钢弓丝用于舌侧弓。计算其刚度值，文中表格未显示。

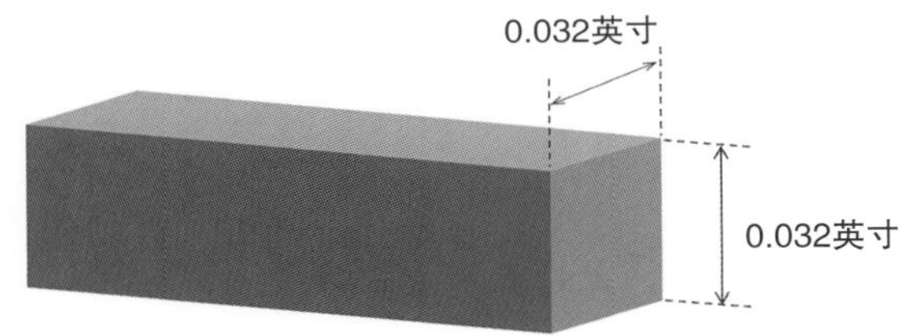

第5部分

Appendices 附录

- 开发有效力图的心得体会
- 词汇表
- 问题解析

Hints for Developing Useful Force Diagrams
开发有效力图的心得体会

将生物力学原理应用于临床正畸的一个重要方面是有效力图的运用。需要1个"好"的图来解释每种矫正器和治疗方案，这是解决本书提出的诸多问题的第1步。这是展示新概念或新矫正器的最快、最简明的方式。临床医生可以笼统地谈论治疗方法，但可能因为语言差异，对治疗方法的评估可能比较困难；然而，1个好的力图就能立刻向听者传达演讲稿的有效性。双关语是一种使用不恰当的、虚构的或无稽之谈的词语，其给人知识表象的同时，实际上也是使听众感到困惑的一种演讲形式，它很难对一张有效而简洁的力图进行含糊表述。

在正畸书籍、期刊和讲座中，经常会看到错误的力图或难以理解的图解。笔者收集了许多病例，认为这些病例有助于识别和预防常见的错误。一个主要问题是我们不想让任何正畸医生（许多是我们的朋友、同事或学生）被一张错误的力图误导而感到困惑。我们的目标是教授正确的力图，而不是去批判此问题。我们的解决方案是用观察到的实际错误以绘制图，并使用不同的牙齿和矫正器重新绘制这些图。因此，下面的图都不能与任何特定的个体相一致。正如许多小说中写的："如有雷同，纯属巧合。"现在让我们来考虑一些常见的错误。

移动力

图1a显示了1个压低辅弓，切牙和后牙上的力并不能精确地放置于它们的作用线上，而是在空间中移动。力是矢量，力的箭头必须沿着力的作用线放置于某处。这在图1b中得到了更正。图1a中的弧形箭头（力矩）是正确的。力偶是自由矢量，可以放置于图的任何地方，除非想要强调矫正器在哪里传递力矩。图1b中可能更清楚，显示力矩是围绕后段的阻抗中心来计算的。另一个移动力的例子是图2a。关闭间隙的弹力链作用于图2b中的水平向托槽处。而不是图2a中的咬合面上，其远离作用线。通常，正畸演讲稿和出版物中的力图不能正确地显示沿其作用线不一致的作用力。

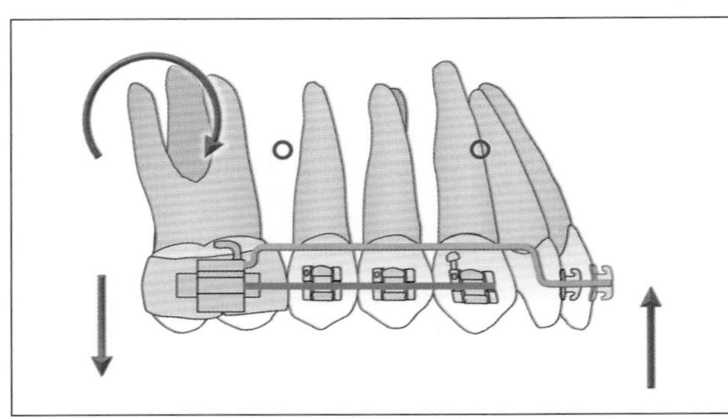
图1a

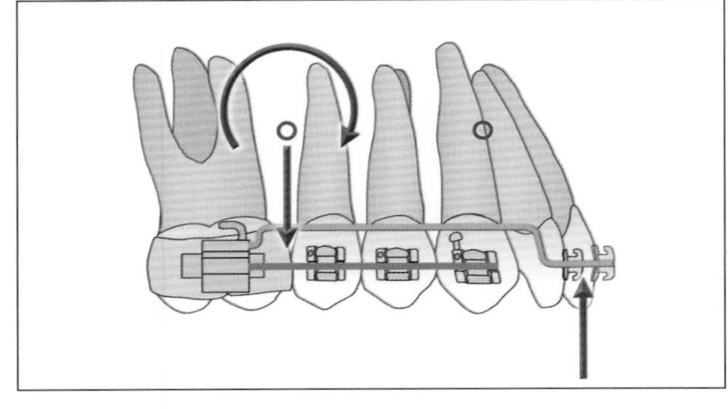
图1b

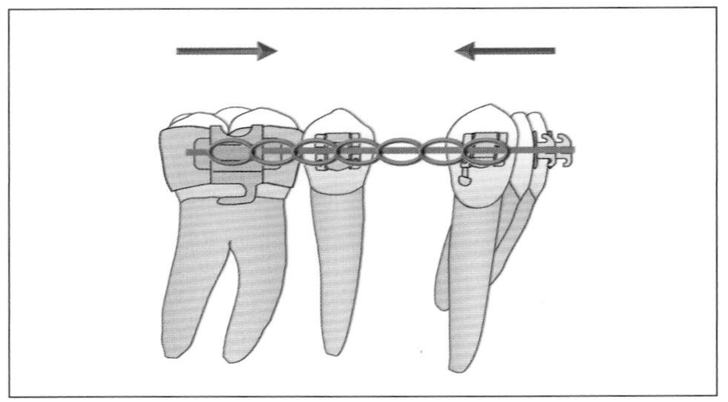
图2a

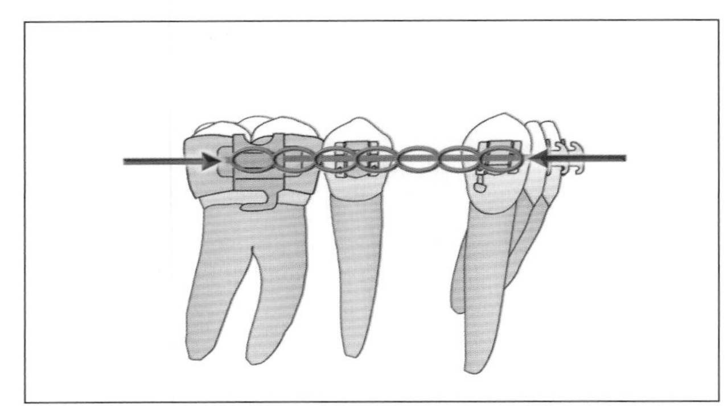
图2b

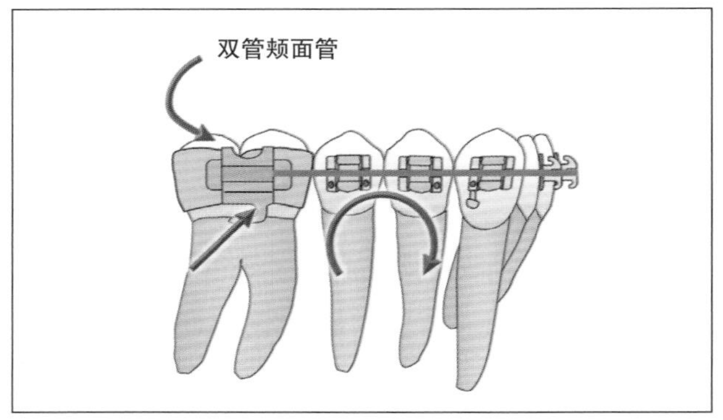

图3

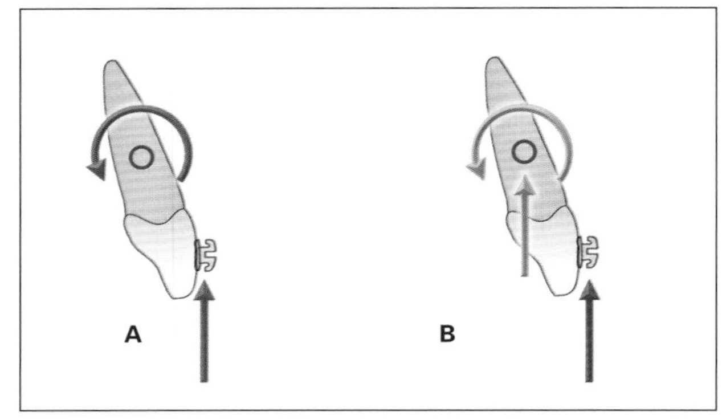

图4

箭头不只代表力的方向

直或弧形箭头通常用来表示力矩的方向（图3）。因为箭头是用来表示力的，所以最好用其他方法来表示力矩。其他非作用力箭头可能会产生令人困惑的图示。避免使用弧形箭头作为标签，如图3所示，标注磨牙颊面管。力箭头的样式和颜色必须是唯一的，并且不能与任何其他箭头混淆。有一些正畸出版物和演讲稿显示了许多箭头，常常没有清楚指出它们代表的是力还是力矩的方向，因此解释相对困难。

等效力图

等效力系统如本书所讨论的那样，对于正畸力图中的解释是有用的。在这里，力被放置于任意

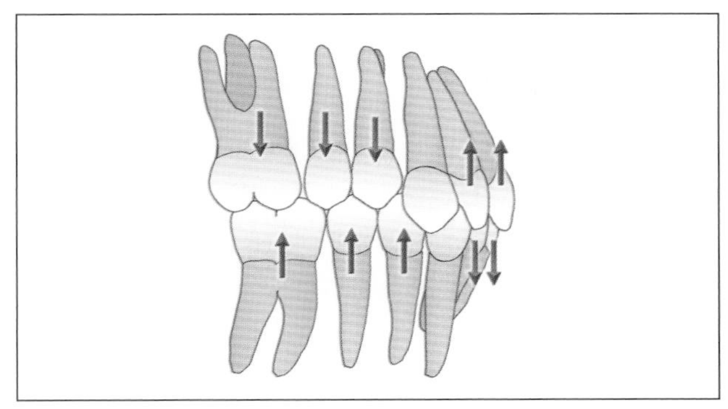

图5a

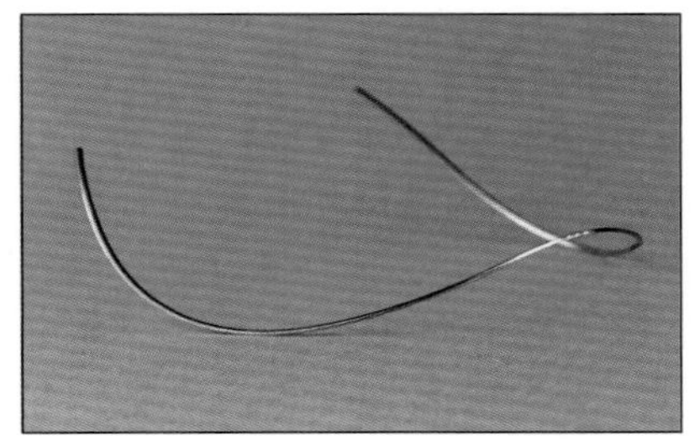

图5b

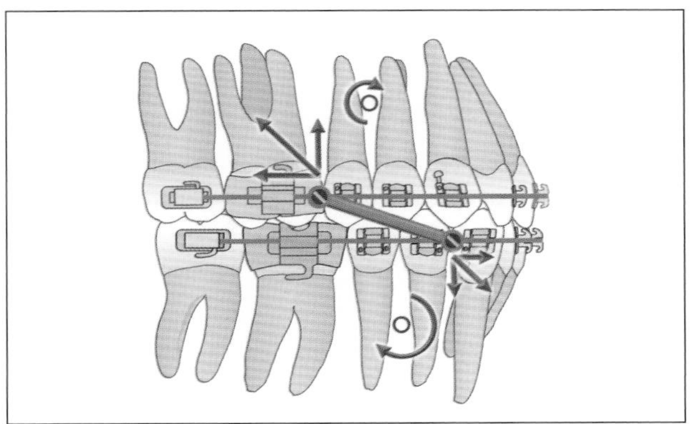

图6a

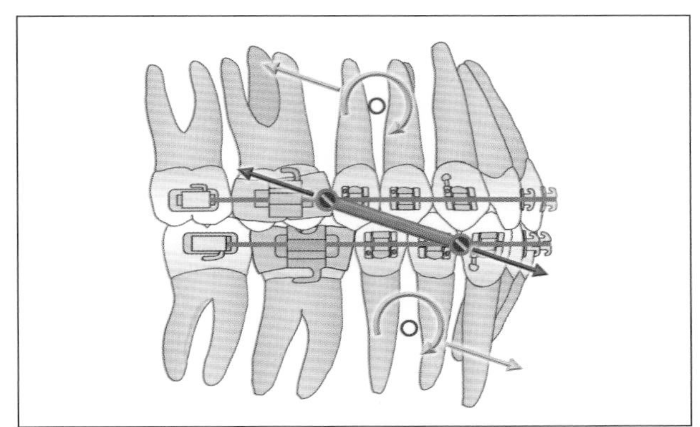

图6b

点，不一定是沿着实际力的作用线。图4中A显示，作用在上颌切牙的压低力产生的力矩，常常会使切牙唇倾。图4中B更好，因为托槽上的力被阻抗中心处的等效压低力和逆时针力矩所替代。这比“力矩”概念的描述更为完整。等效力系统应该采用单独的颜色或不同的标志，以免被认定为附加力。

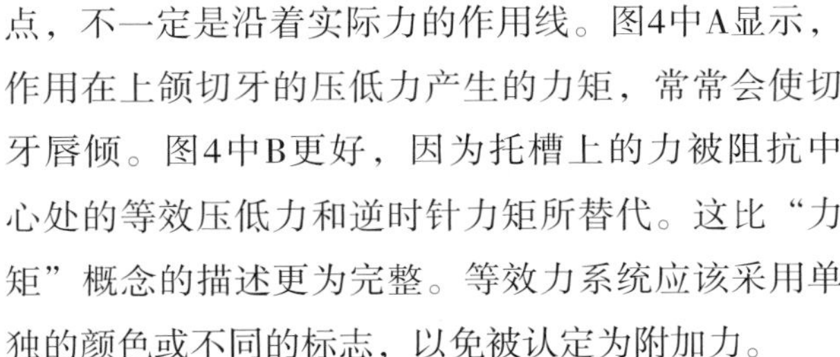

平衡力图

正畸矫正器处于平衡状态，这应反映在任何矫正器的力图中。牛顿第三定律告诉我们，总是存在大小相等、方向相反的力（作用力和反作用力）；必须在平衡力图上给出的是作用力。显示作用在牙齿上的力（反作用力）的受力图也应处于平衡状态。因为这基于矫正器的平衡原理。图5a声称显示了Spee曲线和反Spee曲线所起的作用力（图5b）。因为力作用在牙齿上，所以这个图是受力图；然而我们可以看到，如果力反转（牛顿第三定律），弓丝就不可能处于平衡状态。这不能有效地解释这些牙弓是如何矫正深覆殆的。所显示不可能实现，因为力与力矩之和不为零。关于Spee曲线的解释参见第6章和第7章。

图6a中的许多错误图示增加了人们对矫正器的误解。类似Herbst的矫正器必须处于平衡状态，因为两端都有附着点，所以只产生相等和相反的力。在图6a中，作用于上下颌的力值不相等，也不是沿着同一作用线；不可能有力偶在两端起作用使之达到平衡。上颌牙弓阻抗中心的力矩小于下颌牙弓的力矩，但力较大，而力臂相同。总之，这个图示无法有效启发读者的理解。将力分解为水平分力和垂直分力是多余的，因为力的方向显而易见。这个矫正器不符合牛顿定律，因为它声称上颌远中力大于下颌近中力。这可能吗？图6b是一个正确的图示。

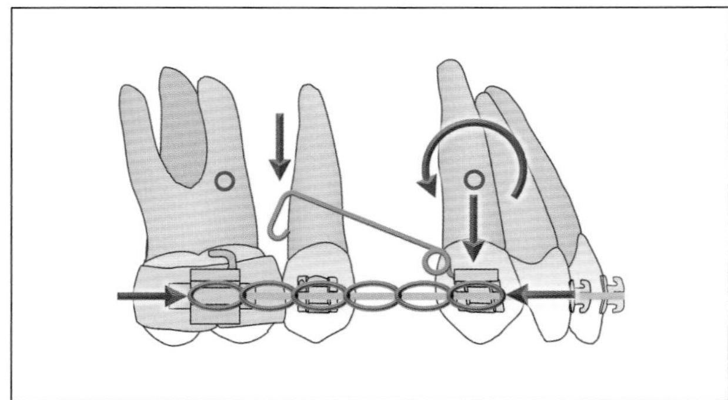
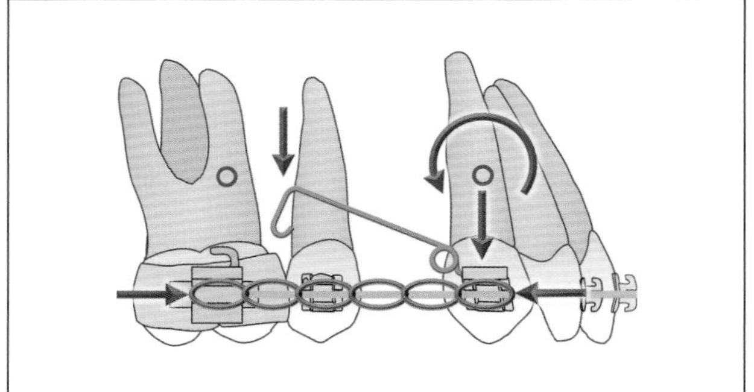

图7a

图7b

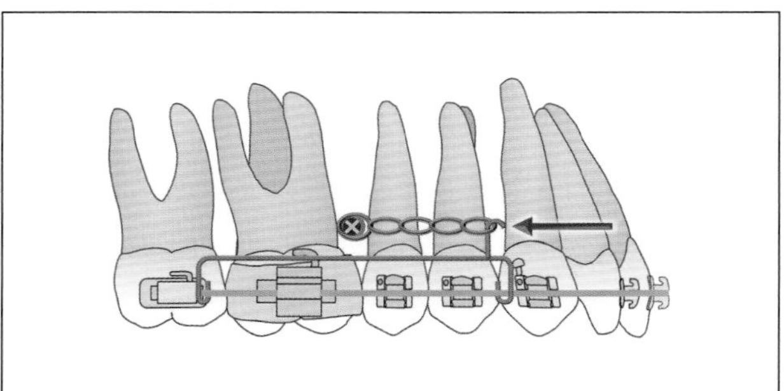

图8a

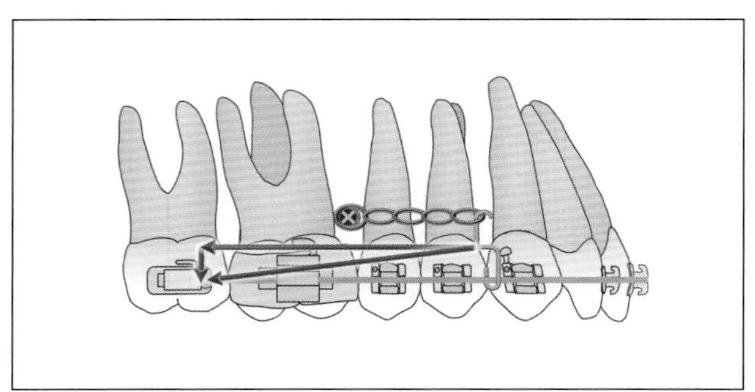

图8b

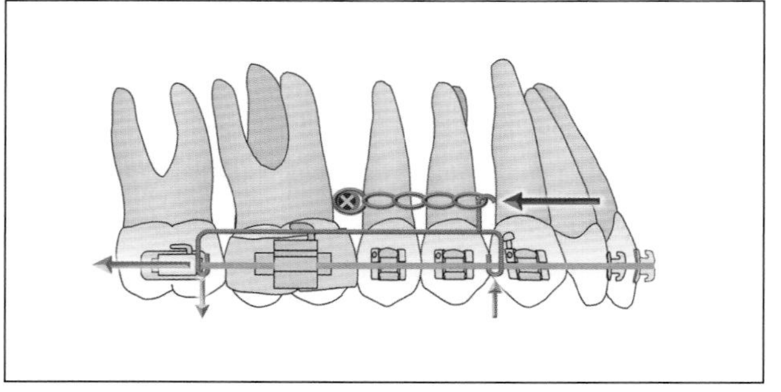

图8c

易混淆的作用力和反作用力

显示所有作用在托槽（牙齿）上的相关力的受力示意图可能会使分析变得复杂，因为可能存在多个矫正器构件。当存在2组力（作用力和反作用力）时，分析已有难度。思考一下图7中简单的间隙关闭装置。弹力链产生水平向力，在尖牙托槽上的辅弓管中插入1根悬臂式控根辅弓来增加根尖舌向运动的逆时针转矩。要使辅弓起作用，需要咬合力（图7a）。此图令人困惑，所有力都作用于牙齿，除了1个作用于辅弓牵引钩上的力外，且此力颜色与牙上的力相同。为了使表达更清楚，图中应该只用红色来显示反作用力，所有红色反作用力都作用于牙齿上（图7b）。如果使用悬臂式辅弓，临床医生可能更愿意展示作用在牙齿上的反作用力系统。而不关心悬臂式辅弓本身的平衡力图。牵引钩上向下的力应该使用不同颜色来显示等效力图。

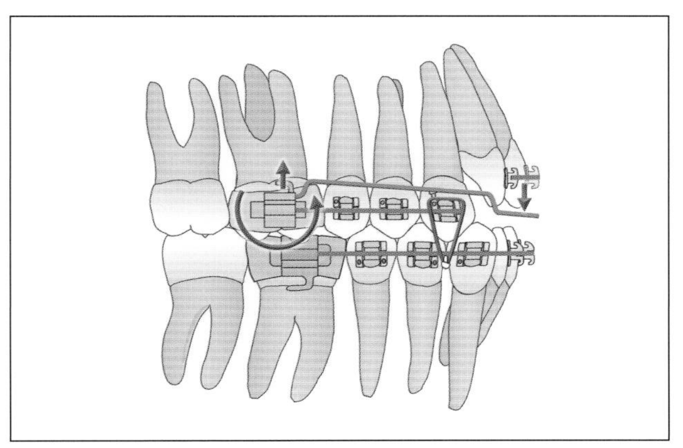

图9a

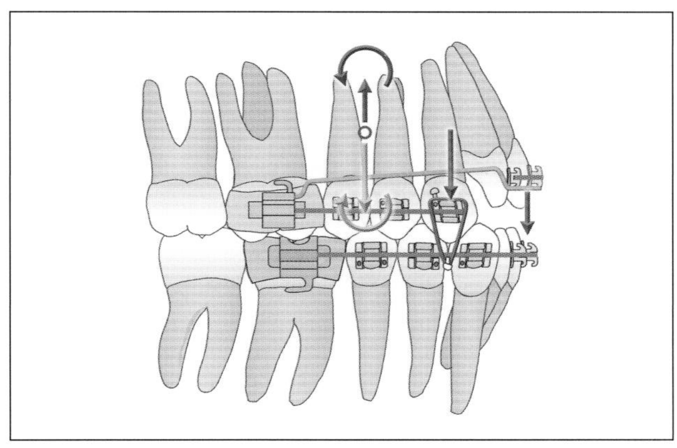

图9b

力的作用线才是最重要的

应记住，力线决定了力的方向及其施力点。在图8a中，使用临时支抗装置（TAD）和滑动装置以远中移动上颌右侧磨牙。平行于𬌗平面，托槽上方的红色作用力是正确的作用线。有学者发文认为，黑色对角力作用于磨牙或上颌牙（图8b）。但作用线是由弹力链产生的。假设摩擦力阻止磨牙向远中滑动，那么弓丝上的力系统是什么呢？垂直力（黄色箭头）产生的远中力和力矩相等于作用在TAD端至弓丝上的力（红色箭头）（图8c）。假设TAD在阻抗中心处，并且弓丝和托槽之间不发生作用的话，上颌的弓丝将向远中移动。如果磨牙可以自由滑动，那么力系统将更加复杂，但是力的方向仍然是相同的。

等效性：用力和力偶代替力

我们已经清楚，用等效的力和力偶（力矩）来代替力是有用的。选择1个有助于我们理解生物力学系统的任意点。有时在力图上找不到那个点，或者选择了1个无用点。如图9a所示，4颗上颌切牙需要伸长才能解决开𬌗。从第一磨牙到尖牙，颊侧牙段已整平且平行于下颌𬌗平面。磨牙辅弓管的伸长弓向切牙区提供伸长力。牙齿上的反作用力图正确地显示了磨牙的压低力和逆时针的前倾力矩。这会产生什么副作用呢？通过硬丝连接磨牙到尖牙的颊侧牙段，所有我们关注的重点不是磨牙颊管处的力系统，而是整个颊侧牙段的阻抗中心。对第一磨牙上的力和力矩的描述意义不大，除非我们研究的是磨牙颊管变形或颊管的粘接强度。图9b更为相关；在颊侧段阻抗中心处的力系统被等效力系统取代。在尖牙处增加垂直弹性牵引，使颊段的所有力矩之和为零。由于距离不同，可见小的伸长力作用于颊侧。许多正畸力图显示了力和力矩，但力矩点的计算往往是个谜。虽然力偶是自由向量，但我们必须知道它们是由矫正器提供的，还是使用参考线计算得出的，并且知道参考线的位置。

结论

我们提出了一些简化力图的方法，以使正畸医生间的沟通更加清晰。在不忽视牛顿定律的情况下，表述方面上仍有很大的创造力空间。力图很重要，因为它们是正畸医生“灵魂”的窗口。但你不能对图表进行双重解读。

Glossary
词汇表

注：对物理学中广泛使用的一些定义或术语进行了相应地缩小，以便与临床正畸学关联。

激活形态（Activated shape） 由作用力系统产生的弓丝或弹簧的形状。参见激活力系统、非激活形态、被动形态和模拟形态。

激活力系统（Activation force system） 作用于托槽中的弹簧或弓丝的力系统。由激活力系统作用的矫正器总是处于静态平衡状态。作用在牙齿上的反作用力系统与作用力系统是相等且方向相反的（牛顿第三定律）。参见非激活系统和静态平衡。

作用力矩（Activation moment） 由弹簧曲（例如间隙关闭曲）作用产生的力矩。请参见剩余力矩。

作用力单元（Active unit） 与牙移动相关的牙弓或矫正器构件。参见反作用单元。

α位点（Alpha position） 弹簧的前部或弹簧的前部附着点。参见β位点。

牙齿的解剖长轴（Anatomical long axis of a tooth） 由牙齿的解剖结构决定的任意轴。所测量牙齿的最长尺寸决定了解剖长轴。

支抗单元（Anchorage unit） 参见反作用单元。

各向异性（Anisotropic） 当材料根据其方向表现出不同的物理性质。木材是一种典型的各向异性材料。

退火（Annealing） 对合金进行热处理，以降低强度和增加延展性。

旋转轴（Axis of rotation） 物体上的轴，物体上的所有点都围绕它旋转。在螺旋理论中，物体可以沿轴平移。在二维中，该轴是一个旋转中心。

包辛格效应（Bauschinger effect） 钢丝在永久变形后的残余应力，其影响作用范围。

梁原理（Beam theory） 解释加载过程中梁变形的学科。正畸钢丝是横梁（即与截面有关的纵向尺寸较大的结构）。

弯曲（Bending） 当导线结构轴与原始结构轴成直角时产生的弯曲。参见扭矩。

β位点（Beta position） 弹簧的后部部件或弹簧的后部附着点。参见α位点。

β-钛（Beta-titanium） 一种含钛的合金。β-钛因其较低的力和较高的回弹率而被用于正畸治疗。其弹性模量为不锈钢的42%。另一种具有不同晶体结构的钛合金——α钛，是目前商业上使用最普遍的钛合金，但不适合用于正畸丝制作。

牙齿的生物学移动（Biologic tooth movement） 由于破骨细胞和成骨细胞的活动，牙齿发生的压力侧骨吸收和张力侧骨增生。可能涉及骨重塑。参见牙齿的机械移动。

有界向量（Bound vector） 一个具有精确应用点的矢量。例如，力是一个有界向量。参见自由矢量。

悬臂梁（Cantilever） 只有一端固定的结构或矫正器。例如，用前钩固定在磨牙管中的磨牙后倾弹簧就是悬臂梁。

质心（Center of mass） 物体质量分布集中的点。当力作用于质心时，不受约束的物体发生平移。参见阻抗中心。

阻抗中心（CR）［Center of resistance（CR）］ 力将导致受约束的物体（牙齿或一组牙齿）发生平移的点。它可能随力的方向而变化，通常被认为不是1个点，而是1个区域。

旋转中心（CROT）［Center of rotation（CROT）］ 物体上的1个点，物体的所有点都绕其旋转。请参见旋转轴。

旋转中心常数（σ）［Center of rotation constant（σ）］ 决定牙齿对旋转或倾斜的敏感度的牙齿常数。如果牙齿较大，牙齿倾斜的可能性较小。

钴铬合金（Elgiloy）［Cobalt-charomium alloy（Elgiloy）］ 由于屈服强度较低，容易弯曲，弯曲后的热处理会提高屈服强度。经热处理的钴铬合金显示出与不锈钢合金相似的物理性能。

摩擦系数（μ）［Coefficient of friction（μ）］ 表示两种材料之间摩擦力大小的无量纲值。摩擦系数有静摩擦系数和动摩擦系数。

可控的倾斜移动（Controlled tipping） 牙齿在正面观中的旋转，旋转中心靠近牙尖或位于牙尖。牙齿的任何一点都不会朝相反方向移动。

力偶（Couple） 力矩之和为零，由作用在物体上的2个不在同一作用线上的平行、相等且相反的力而所产生的力矩。单位是克毫米（gmm）。参见力矩。

非激活形态（Deactivated shape） 将钢丝或弹簧放入口内或附件前的形状。弓形可以是直的，也可以是弯曲的。参见激活形态、被动形态和模拟形态。

非激活力系统（Deactivation force system） 正畸矫正器作用于牙齿的力系统。它与激活力系统相等且相反。参见激活力系统。

复合（衍生）牙移动［Derived（secondary）tooth movement］ 组合简单牙移动（旋转和平移）。倾斜移动和控根移动即衍生或复合牙移动。参见简单牙移动。

方丝（Edgewise） 矫正钢丝为矩形形状，其颊舌向大于殆龈尺寸。参见宽边丝。

弹性极限（Elastic limit） 力-挠度（F/Δ）曲线或应力-应变（σ/ε）曲线的初始线性部分。在弹性极限范围内，通过卸载力可以使钢丝恢复到原来的形状。

Elgiloy 参见钴铬合金。

能量（Energy） 可以转移到功上的物理量。单位是Nm。例如，弹性弹簧或螺旋弹簧是一种储能装置，可以缓慢释放能量来移动牙齿。参见回弹性。

等效力系统（Equivalent force system） 与另一种力系统具有相同效果的力系统。

疲劳（Fatigue） 指钢丝在低于屈服强度的反复载荷作用下出现的疲软或断裂。正畸钢丝在反复咀嚼力作用下可能会出现疲劳断裂。

力（*F*）［Force（*F*）］ 根据胡克定律产生形状变化或根据牛顿第二定律产生加速度的物理量。单位是牛顿（N）或kg・m/sec^2。1cN=10^{-2}N。克（g）是质量单位。1g在地球上的引力为0.98cN。

力图（Force diagrm） 展示力作用于单颗牙齿、部分牙齿或多颗牙齿的图。只有被关注的力量被描绘出来，又称为“受力图”。

力-挠度（F/Δ）比［Force-deflection（F/Δ）］ 弹簧单位位移所需的力的大小。单位为克/毫米（g/mm）。

力驱动矫正器（Force-driven appliance） 为牙齿矫形提供正确的力系统的矫正器。参见形状驱动矫正器。

受力图（Free-body diagram） 展示力作用于自由体的图，也称为“力图”。

自由矢量（Free vector） 只有大小和方向的矢量，其应用点无关紧要，例如，力偶是自由矢量。参见有界向量。

摩擦力（F_f）［Frictional force（F_f）］ 抵抗物体运动的力。$F_f = \mu N$.

牙齿功能轴（Functional axis of a tooth） 牙齿在负载作用下的功能牙轴。它不同于牙齿的解剖长轴。

克（g）［Gram（g）］ 单位质量。

各向同性（Isotropic） 一种材料无论方向如何都表现出相同的物理性质。大多数合金是各向同性的。参见各向异性。

杠杆臂（Lever arm） 连接到支架上或焊接到牙弓上的金属丝的延伸构件。它取代了力的施加点。动力臂在正畸中被误用，因为动力是每单位时间的工作（或能量）单位。瓦特（W）是功率单位。

作用线（Line of action） 向量的一条假想的延长线。例如，它是通过作用力的点并沿作用力方向的线。参见传递率定律。

质量（Mass） 物体的物理性质，由加速度或重力的阻力决定。单位是千克（kg）。1kg=1000g。

牙齿的机械移动（Mechanical tooth displacement） 由于牙周膜（PDL）的机械压缩、拉伸或剪切，牙齿在PDL间隙内的移动。不涉及相关的生物反应。参见牙齿的生物学移动。

力矩/力比值（*M/F* ratio） 为施加在某一给定点的力矩与力的比值。常用比值中的点为托槽或阻抗中心的一点。力矩/力比指代表从定义点到等效单力的距离。单位为毫米（mm）。

弹性模量（或杨氏模量）[Modulus of elasticity（or Young modulus）] 弹性范围内的应力–应变比。它是材料固体的物理特性。单位为Pa或N/m^2。$1GPa=10^9Pa$。例如，丙烯酸的弹性模量为3.2GPa，而不锈钢的弹性模量为180～200GPa。

刚性模量（Modulus of rigidity） 在弹性范围内剪应力与应变的比值。参见转矩和扭矩。

力矩［Moment（*M*）］ 指使物体发生弯曲或旋转效应的物理量。力矩的大小是力乘以力的作用线到参考点的垂直距离的乘积；$M=F\times D$，其中M是力矩，F是力的大小，D是力的作用线到所参考点的垂直距离。单位为Nm。在正畸学中，gmm更为通用。1gmm=0.98cNmm。参见力偶。

惯性力矩（*I*）［Moment of inertia（*I*）］ 物体的几何性质，与所需弯曲量施加的力矩有关。这取决于弓丝的横截面尺寸和形状。方丝的$I=\frac{bh^3}{12}$，圆丝的$I=\frac{\pi d^4}{64}$。

运动位移图（Motion displacement diagram） 本书中带虚线箭头的图。它示意性地表示旋转和运动的方向。不指定旋转中心、力的方向和力偶。

中性位置（Neutral position） 如果将残余力矩放置在弹簧上，则当仅施加力矩且水平力为零时，中性位置定义为弹簧的形状。

牛顿［Newton（N）］ 力的单位。$1N=100cN=1kg\cdot m/sec^2$。

镍钛合金（Nickel–titanium） 一种由镍和钛组成的合金。可使其晶体结构从奥氏体转变为马氏体，反之亦然。它表现出超弹性和形状记忆效应。加工硬化马氏体具有较高的回弹性，但没有超弹性。

垂直力（Normal force） 垂直于接触面力的分量。

帕斯卡（帕）［Pascal（Pa）］ 压力单位 $1Pa=1N/m^2$。

被动形态（Passive shape） 放置在托槽内时不产生力的弓丝或弹簧的形状。参见激活形态，非激活形态和模拟形态。

预激活弯曲（Preactivation bends） 为产生残余力矩或其他力而加载于弓丝或弹簧上的最终或额外弯曲。

简单牙移动（Primary tooth movement） 牙齿的平移和转动。参见复合（衍生）牙移动。

旋转（Pure rotation） 力偶施加于牙上时，牙齿发生旋转时，其旋转中心位于阻抗中心。

作用范围（Range of action） 未发生永久形变的弓丝形变量。参见强度。

反作用单元（Reactive unit） 那些不需移动的牙齿。作用力和反作用力部分仅根据临床目的来区分。而根据牛顿第一定律无法从生物力学上区分。是支抗单位的同义词。参见作用力单元。

剩余力矩（Residual moment） 通过预激活弯曲增加到辅簧上的附加力矩。参见作用力矩。

回弹性（Resilience） 材料在弹性范围内储存能量的一种物理性质。

回弹性（Resilience） 材料抵抗永久变形的能力。在弹性极限内使材料变形所需的能量。

合力（Resultant） 用以代替多个力和力矩且对物体产生相同外部作用的单力。

宽边丝（Ribbon wise） 矫正钢丝为矩形形状，其殆龈尺寸大于颊舌向尺寸。参见方丝。

整体（Rigid body） 外力作用下不发生形变或尺寸变化的物体。

控根移动（Root movement） 正面观中牙齿在牙冠旋转中心发生的旋转运动。

划艇效应（Rowboat effect） 当力偶（在正面观中）作用于牙齿上，牙冠与牙根向相反方向移动。此时牙根类似于船桨，船前进时，桨向后移动。例如，尖牙牙根移动时，后牙段向前移动。这不是1个科学术语，但是与支抗丧失相关。

截面模量（Section modulus） 一种给定材料截面的几何特性，用于设计弯曲的梁或钢丝。它通过将惯性力矩除以由中性轴到弓丝截面最外边缘的距离（*I/C*）来计算。它与弹簧或弓丝在弹性范围内的最大弯矩有直接关系。

形状记忆（Shape memory） 记忆弓丝恢复原始形状的现象。镍钛合金有两种不同物理性能的相（马氏体相和奥氏体相）。相变是由于压力或温度的变化从一个相到另一个相的现象。在马氏体相中，镍钛合金容易发生永久形变。当温度升高，变为奥氏体相，并恢复初始形状。参见超弹性。

形状驱动矫正器（Shape-driven appliance） 当牙移动到某个位置时，是由于矫正器发生被动形状改变而引起的。这种力系统并不总是正确的。参见驱动矫正器。

模拟形状（Simulated shape） 被动丝或弹簧在施加所期望的反作用力系统时的弹性形变形状。参见激活形态、非激活形态和被动形态。

稳定弓丝（Stabilizing segment） 由高硬度弓丝和装置牢固连接的一组牙。

不锈钢（Stainless steel） 铬含量至少为10.5%的合金钢。它耐腐蚀、防锈，是正畸钢丝中最坚硬的合金。弹性模量为180～200GPa。

静态平衡（Static equilibrium） 根据牛顿第一定律，当物体上的所有分力到任意一点的力矩相加为零时，物体存在的状态。参见激活力系统。

静态确定（Statically determinate） 当静态平衡方程足以求解未知数时，结构或矫正器是静态确定的。例如，用测力计测量水平力时，弹力链和悬臂簧是静态确定的。参见静态不确定。

静态不确定（Statically indeterminate） 当静态平衡方程不足以求解未知数时，结构或矫正器处于静态不确定。例如，如果仅知道水平向力，那么垂直关闭曲处于静态不确定。参见静态确定。

静力学（Statics） 物理学（力学）的1个分支学科，研究物体处于静止状态或恒定速度时的力。

刚度（Stiffness） 力衰减率的同义词。刚度是每个运动范围的强度。

应变Strain（ε） 伸长量与原始长度的比值。单位为m/m或无量纲。

强度（Strength） 矫正器在没有永久形变时所能产生的最大力（或力矩）。参见作用范围。

应力［Stress（σ）］ 单位面积的力值。单位是Pa（$=N/m^2$）。

超弹性（Superelasticity） 在力卸载过程中，应力-应变曲线不是线性的，存在滞后现象。在未加载力时，可以观察到恒力的平台期。

转矩（Torque） 力偶或力矩的同义词。在正畸学中，转矩是通过扭转弓丝产生的。错误定义：托槽槽沟轴倾度或转矩的改变。错误例子：上颌中切牙托槽上有-10°的转矩。

扭矩（Torsion） 由绕结构轴扭转弓丝产生的。参见弯曲。

韧性（Toughness） 指材料断裂前应力-应变曲线下的总面积。

平移（Translation） 物体上所有的点都在平行方向上移动相同的量的一种运动类型。在临床正畸中和整体移动是同义词。

传递率定律（Transmissibility, law of） 只要沿着相同的作用线，力矢量可以被任何力代替。例如，在尖牙上施加远中力既可从远中拉也可从近中推动。参见作用线。

体外激活试验（Trial activation） 口外矫正器所有力矩和力用来激活弹簧。它模仿弹簧在口内激活时的状态。

扭矩（Twist） 同义词。

非控制性倾斜移动（Uncontrolled tipping） 牙齿在正面观的旋转，其旋转中心位于牙根中心附近。它的字面意思是倾斜不受控制，因为牙齿的某些部分以与施加的力作相反方向的移动。作用在牙冠上的单个力，例如舌头、脸颊力或可摘矫正器的简易指簧的力，都会产生不受控制的倾斜移动。

功（Work） 一种特殊的能量形式，也称为“机械功”或“机械能”。单位是Nm。力-挠度（应力-应变）曲线下的面积。加载曲线下的面积是指在激活状态下对弓丝所做的功。卸载曲线下的面积是指对牙齿所做的功。它在弹性范围内是守恒的，但在塑性区由于内摩擦和热量而部分耗散。它的单位和力矩单位相同，但是功是向量，力矩是矢量。参见能量。

屈服强度（或点）［Yield strength（or point）］ 从理论上讲是弓丝开始塑性形变时的应力。在这个点以内，弓丝是有弹性的。从技术上讲，这个点很难确定；因此，绘制1条与应力-应变曲线直线部分平行的线，并使用等于0.1%、0.2%或1%单位应变的偏移量。

Solutions to Problems
问题解析

如文中所述，力或力矩的一个重要性质是方向。本章的力矩顺时针标记为+，逆时针标记为−。文字或图片中没有指定力方向的符号，因为它们只是在二维方向上进行描述。除非为了特意强调，才会在力图中单独限定力的方向。

1.

因为力的作用线（虚线）相同，所以它们的作用力没有区别。

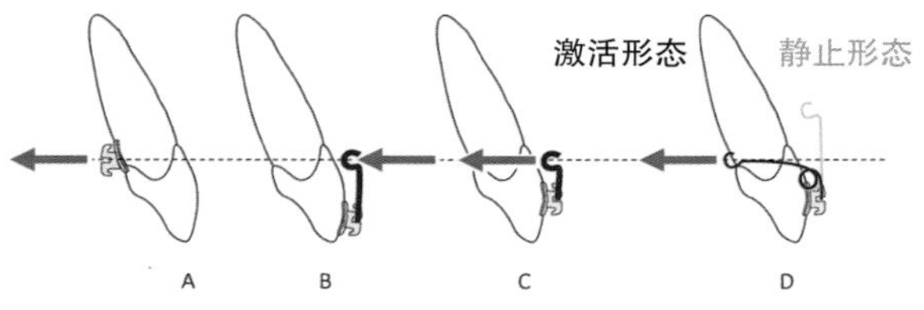

2.

300g – 100g = **200g**（远中向）

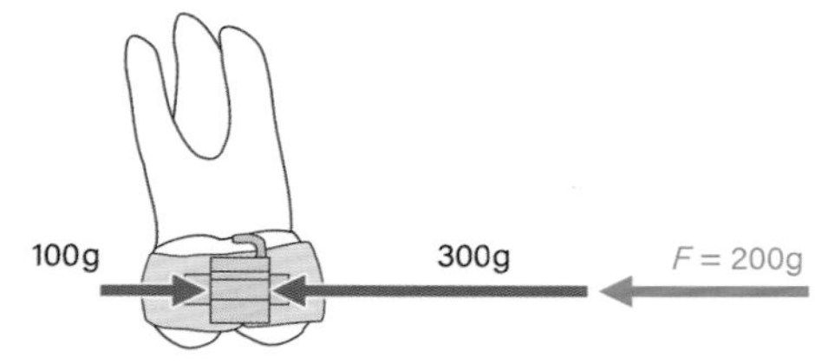

3.

300g + 100g = **400g**（作用线相同）

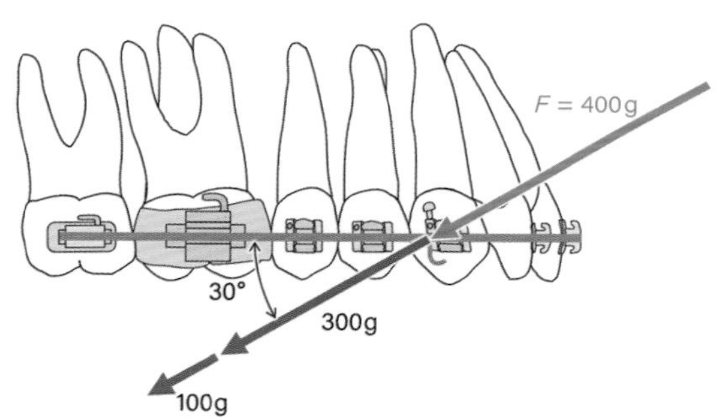

4.

水平向分力：

舌弓产生的分力：100g（**1**）

交互牵引产生的分力：300g × cos60° =150g（**2**）

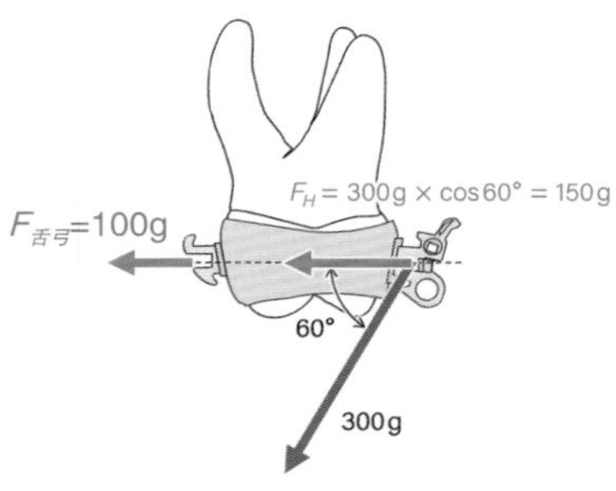

ΣF_H =（**1**）+（**2**）=100g + 150g = 250g

垂直向分力：

舌弓产生的分力：0g（**3**）

交互牵引产生的分力：300g × sin60° = 300g × 0.87= 260g（**4**）

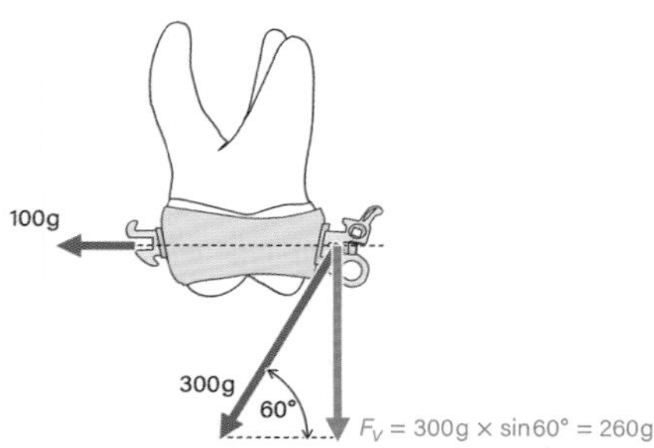

ΣF_V = **(3)** + **(4)** = 0g + 260g = 260g

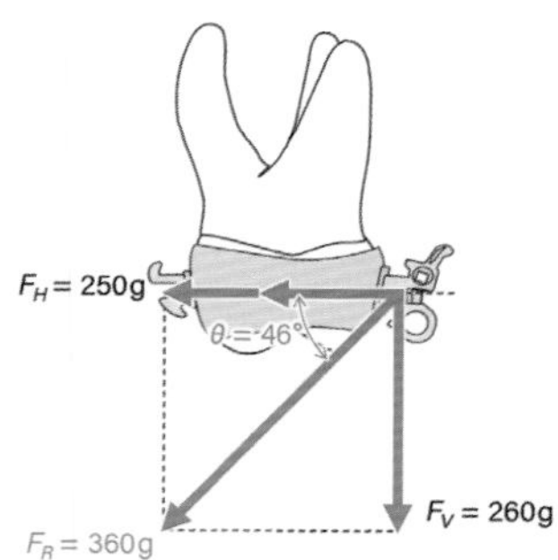

$F_R = \sqrt{F_H^2 + F_V^2} = \sqrt{250^2 + 260^2} = \mathbf{360g}$

$\theta = \tan^{-1}\frac{260}{250} = \mathbf{46°}$

5a.

F_H = 100g sin60° = 100g × 0.87 = **87g（舌向分力）**

F_V = 100g cos60° = 100g × 0.5 = **50g（压低牙齿的分力）**

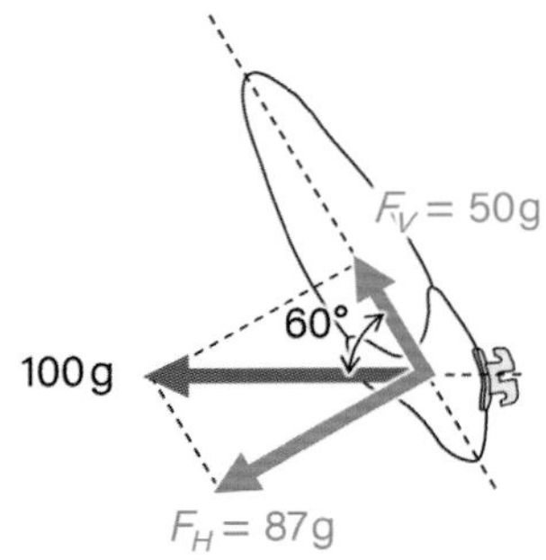

5b.

F_H = 100g sin45° = 100g × 0.71 = **71g（舌向分力）**

F_V = 100g cos45° = 100g × 0.71 = **71g（压低牙齿的分力）**

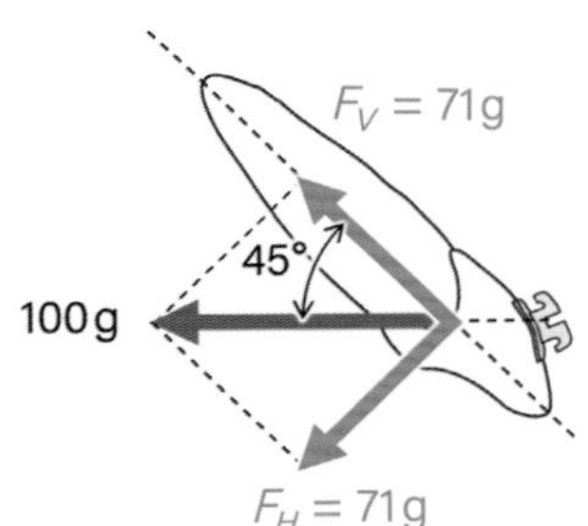

5c.

F_H = 100g cos20° = 100g × 0.94 = **94g（舌向分力）**

F_V = 100g sin20° = 100g × 0.34 = **34g（伸长牙齿的分力）**

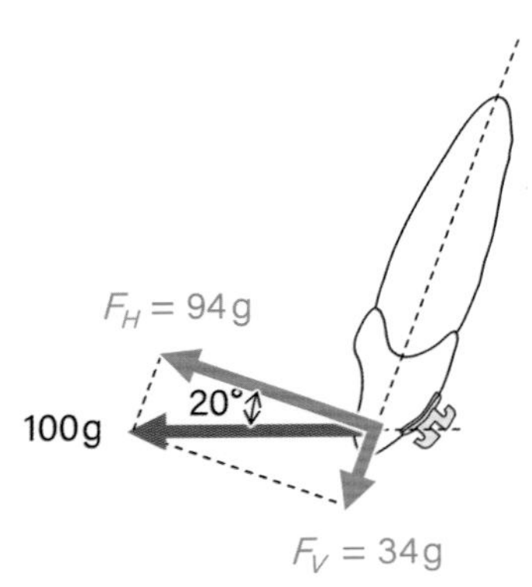

6a.

F_H = 150g cos20° = 150g × 0.94 = **141g（水平向分力）**

F_V = 150g sin20° = 150g × 0.34= **51g（垂直向分力）**

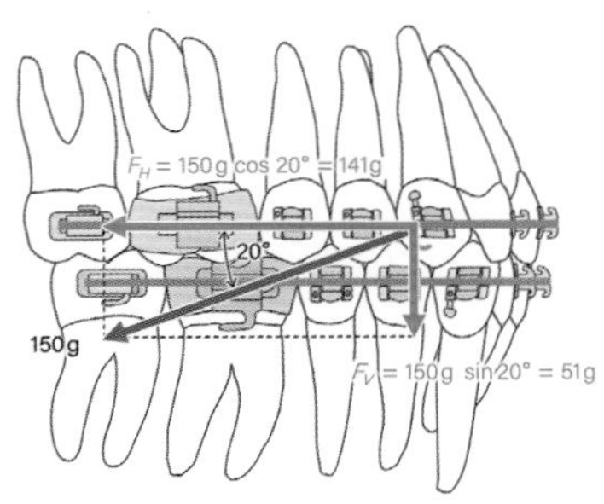

6b.

F_H = 150g cos45° = 150g × 0.71 = **107g（水平向分力）**

F_V = 150g sin45° = 150g × 0.71 = **107g（垂直向分力）**

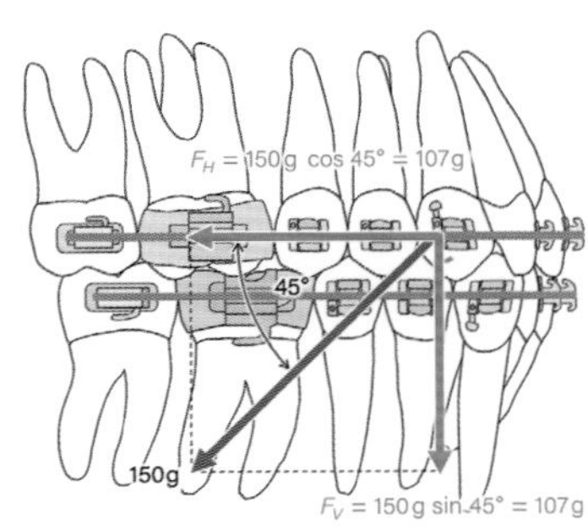

7.

$F_{颊舌向}$ = 100g cos20° = 100g × 0.94 = **94g（舌向分力）**

$F_{近远中向}$ = 100g sin20° = 100g × 0.34 = **34g（近中向分力）**

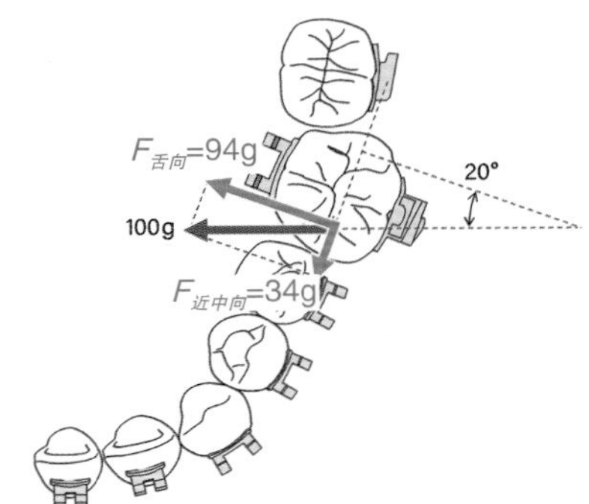

8.

F_H（头帽）= 400g cos45° = 400g × 0.71 = 284g

F_V（头帽）= 400g sin45° = 400g × 0.71 = 284g

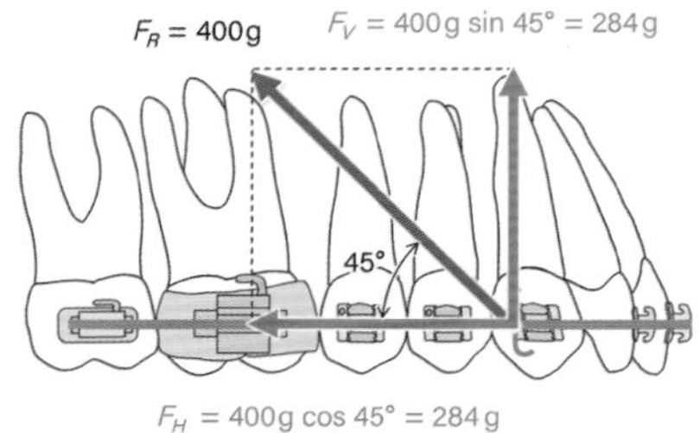

头帽

F_H（弹性牵引）= 200g cos35° = 200g × 0.82 = 164g

F_V（弹性牵引）= 200g sin35° = 200g × 0.57 = 114g

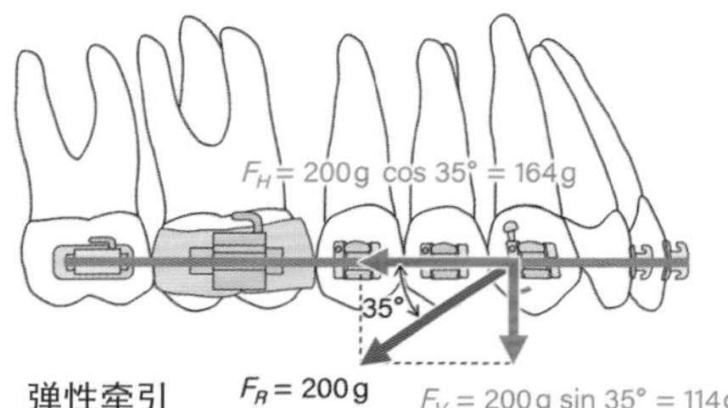

弹性牵引

因此，

$\Sigma F_H = F_H$（头帽）+ F_H（弹性牵引）= 284g+164g = 448g

$\Sigma F_V = F_V$（头帽）+ F_V（弹性牵引）= 284g−115g = 169g

$F_R = \sqrt{F_{RH}^2 + F_{RV}^2} = \sqrt{448^2 + 169^2}$ = **479g**

并且，

$\theta = \tan^{-1}\frac{169}{448}$ = **21°**

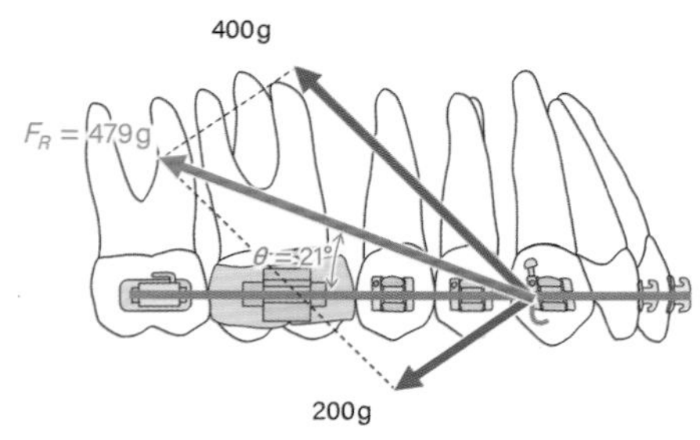

9.

为了让合力的作用线位于弓丝长轴上，垂直向分力之和必须为零。

F_V（头帽）= F（头帽）sin θ

F_V（弹性牵引）= 200gsin25° = 200g × 0.42 = 84.5g

F_V（头帽）= F_V（弹性牵引）

因此，

F_V（头帽）sin θ = 84.5g

$\theta = \sin^{-1}\frac{84.5}{F_{头帽}}$

a. 如果$F_{头帽}$ = 200g，$\theta = \sin^{-1}\frac{84.5}{200}$ = **25°**

b. 如果$F_{头帽}$ = 600g，$\theta = \sin^{-1}\frac{84.5}{600}$ = **8°**

c. 如果$F_{头帽}$ = 1000g，$\theta = \sin^{-1}\frac{84.5}{1000}$ = **4.8°**

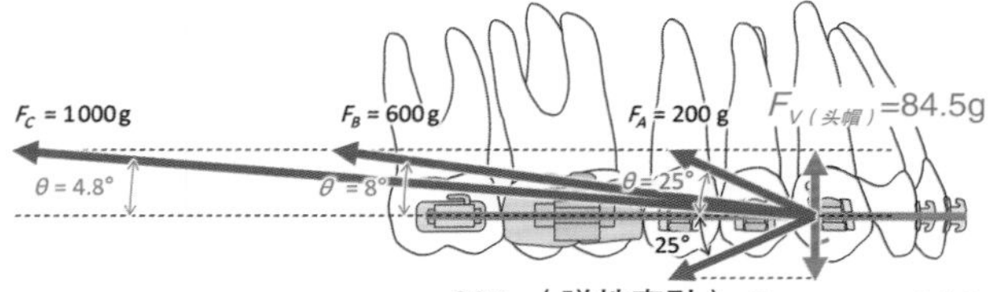

我们将用等效力原理求解下列问题。绿色力系和红色力系是等效的。红色的任意点用于计算力矩。

1.

$\sum F_{绿色} = \sum F_{红色}$（1）

$\boldsymbol{F_{红色} = 100g}$

$\sum M_{绿色} = \sum M_{红色}$（2）

$100g \times 6mm = 100g \times 0mm + M_{红色}$

$\boldsymbol{M_{红色} = 600gmm}$

舌侧矫正需要施加的力相同，但还要额外施加1个顺时针力矩。

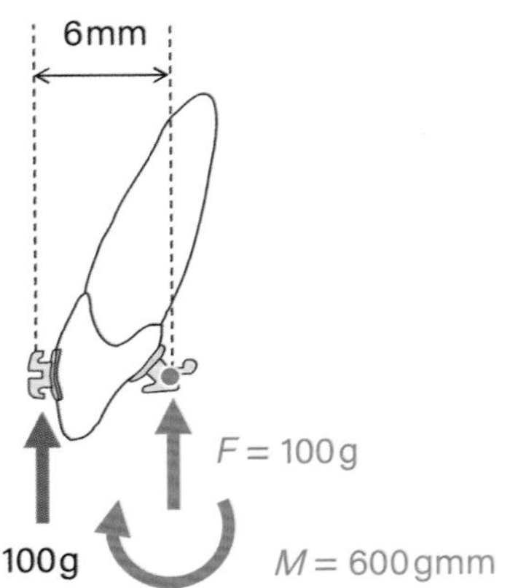

2.

$\sum F_{绿色} = \sum F_{红色}$（1）

$\boldsymbol{F_{红色} = 100g}$

$\sum M_{绿色} = \sum M_{红色}$（2）

$100g \times 7mm+（-400gmm）= 100g \times 0mm + M_{红色}$

$\boldsymbol{M_{红色} = 300gmm}$

注意，舌侧矫正施加的力矩的方向与颊侧的相反。

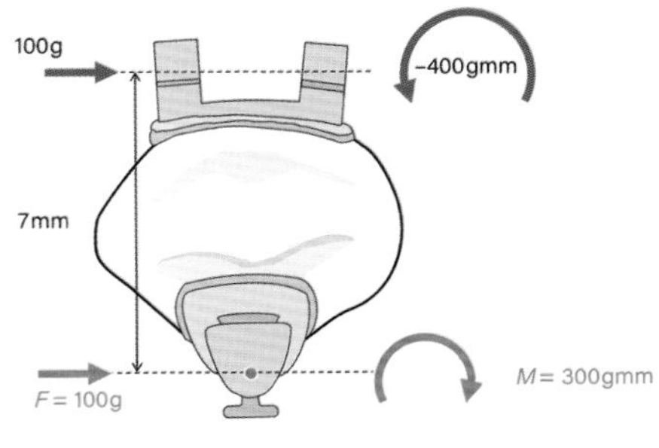

3.

$\sum M_{绿色} = \sum M_{红色}$（1）

$300g \times 4mm = F_A \times 8mm + F_B \times 0mm$

$\boldsymbol{F_A = 150g}$

$\sum F_{红色} = \sum F_{绿色}$（2）

$300g = F_A + F_B$

$300g = 150g + F_B$

$\boldsymbol{F_B = 150g}$

当单个力难以施加时，可以用多个力等效替代。

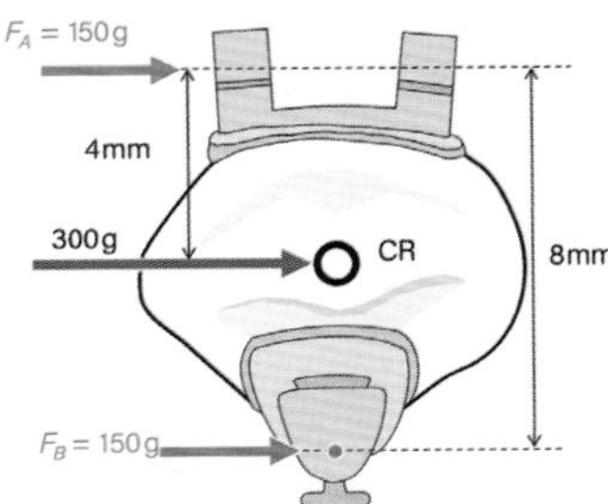

4.

$\sum M_{绿色} = \sum M_{红色}$（**1**）

$300g \times 2mm = F_A \times 8mm + F_B \times 0mm$

$\boldsymbol{F_A = 75g}$

$\sum F_{绿色} = \sum F_{红色}$（**2**）

$300g = F_A + F_B$

$300g = 75g + F_B$

$\boldsymbol{F_B = 225g}$

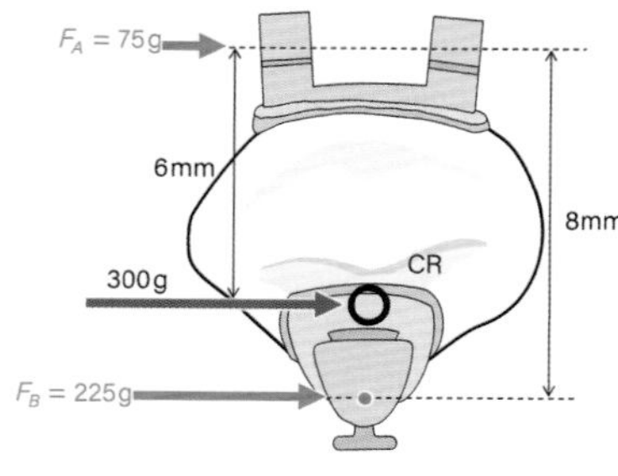

5.

$\sum M_{绿色} = \sum M_{红色}$（**1**）

$200g \times 15mm = F_A \times 0mm + F_B \times 40mm$

$\boldsymbol{F_B = 75g}$

$\sum F_{绿色} = \sum F_{红色}$（**2**）

$200g = F_A + 75g$

$\boldsymbol{F_A = 125g}$

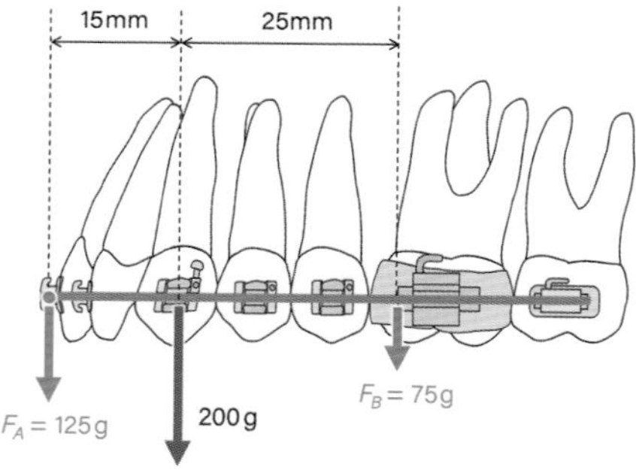

6.

$\sum (F_1 + F_2) = R$（**1**）

$R = 100g + 100g$

$\boldsymbol{R} = 200g$

$\sum M = Rd$（**2**）

$100g \times 30mm + 0 = 200g \times d$

$3000gmm/200g = d$

$\boldsymbol{d = 15mm}$

为了让力矩的方向正确，*d*必须位于点的远中，而非近中。

单个力可以等效替代多个力。

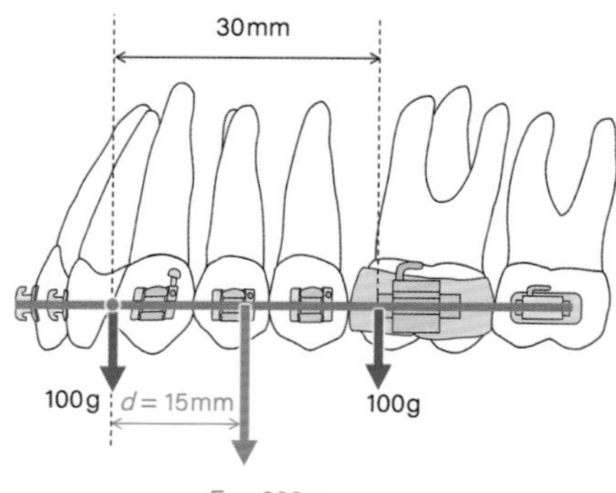

7.

第1步：将所有力都分解成水平向和垂直向分力，并分别相加。

$\Sigma F_{绿色} = \Sigma F_{红色}$

水平向分力：

$F_{H1} = 100g\cos70° = 34g$

$F_{H2} = 40g\cos35° = 33g$

$F_{H1} + F_{H2} = F_H = 67g$

垂直向分力：

$100g\sin70° + 40g\sin35° = 117g$

第2步：求解水平向总分力和垂直向总分力的合力。

$\boldsymbol{R = \sqrt{67^2 + 117^2} = 135g}$

$\tan\theta = \frac{117}{67}$

$\boldsymbol{\theta = 60°}$

第3步：计算合力的作用点（d）。

$\Sigma M_{绿色} = \Sigma M_{红色}$

只需计算垂直向分力的力矩之和（水平向分力对红点不产生力矩，可以忽略）。

$100g\sin70° \times 0mm + 40g\sin35° \times 30mm = 117g \times dmm$

$\boldsymbol{d = 5.9mm}$

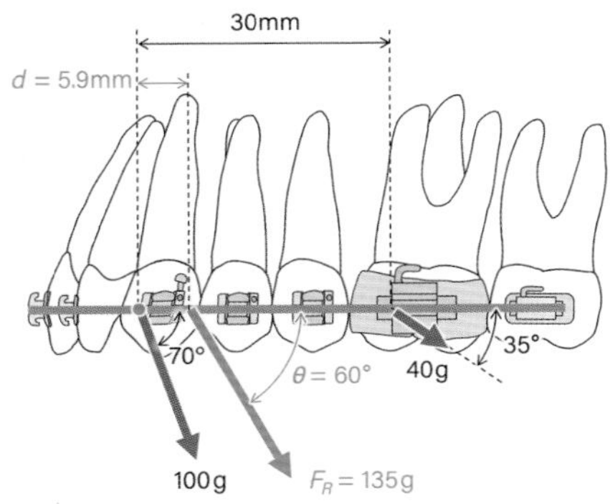

8.

$\Sigma F_{绿色} = \Sigma F_{红色}$（1）

$\boldsymbol{F_{红色} = 100g}$

$\Sigma M_{绿色} = \Sigma M_{红色}$（2）

$-100g \times 4mm + 1000gmm = 100g \times 0mm + M_{红色}$

$\boldsymbol{M_{红色} = 600gmm}$

托槽粘接的位置越靠近龈方，需要施加的根舌向转矩越小，但是减小的量很少。

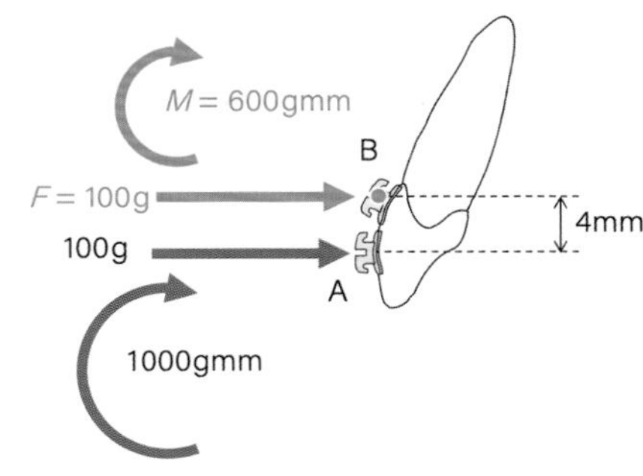

9.

$\Sigma F_{绿色} = \Sigma F_{红色}$（1）

$\boldsymbol{F_{红色} = 300g}$

$\Sigma M_{绿色} = \Sigma M_{红色}$（2）

$300g \times 0mm = -300g \times 5mm + M_{红色}$

$\boldsymbol{M_{红色} = 1500gmm}$

在托槽上直接施加力与力矩，其效果与在根方的牵引钩上加力一致，但在滑动机制下，力偶产生的摩擦力会改变托槽上的M/F比。

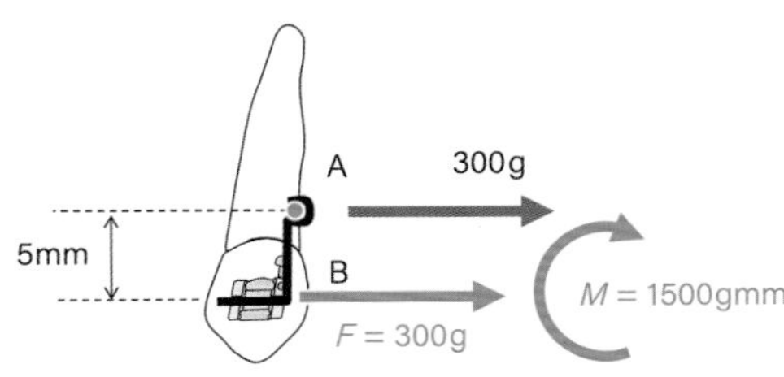

10a.

$\Sigma F_{绿色} = \Sigma F_{红色}$（**1**）

$\boldsymbol{F_{红色}} = \mathbf{200g}$

$\Sigma M_{绿色} = \Sigma M_{红色}$（**2**）

$200g \times 0mm = -200g \times 5mm + M_{红色}$

$\boldsymbol{M_{红色}} = \mathbf{1000gmm}$

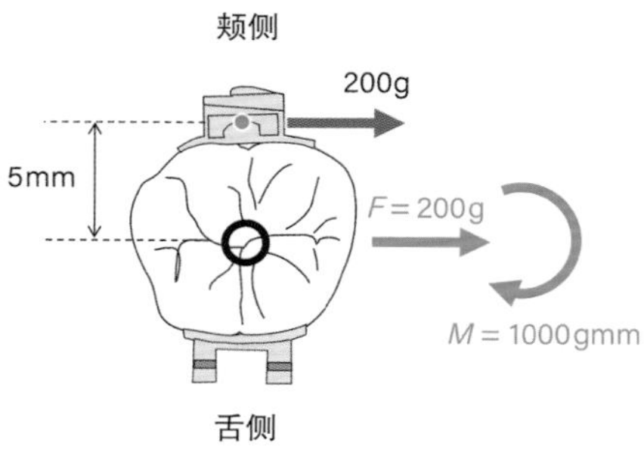

10b.

$\Sigma F_{绿色} = \Sigma F_{红色}$（**1**）

$\boldsymbol{F_{红色}} = \mathbf{200g}$

$\Sigma M_{绿色} = \Sigma M_{红色}$（**2**）

$-200g \times 10mm = -200g \times 5mm + M_{红色}$

$\boldsymbol{M_{红色}} = \mathbf{-1000gmm}$

（a）和（b）中作用于磨牙上的近中向力是相同的。力作用于颊侧和作用于舌侧，磨牙的旋转力矩是相反的。

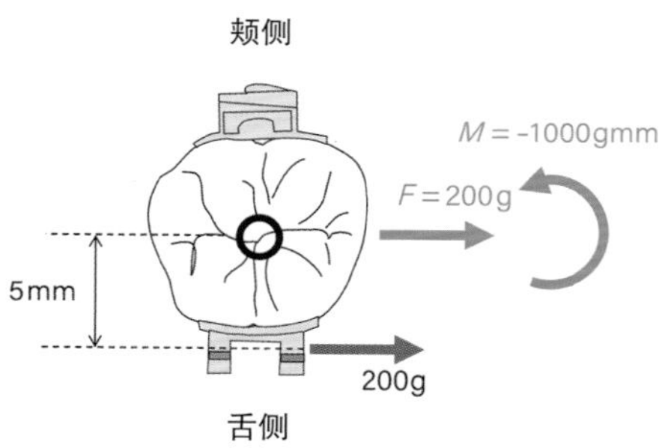

11a.

$\Sigma F_{绿色} = \Sigma F_{红色}$（**1**）

$\boldsymbol{F_{红色}} = \mathbf{100g}$

$\Sigma M_{绿色} = \Sigma M_{红色}$（**2**）

$100g \times 0mm = -100g \times 10mm + M_{红色}$

$\boldsymbol{M_{红色}} = \mathbf{1000gmm}$

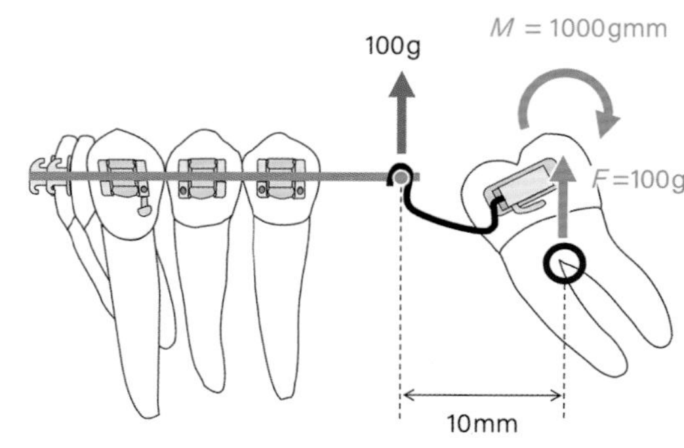

11b.

$\Sigma F_{绿色} = \Sigma F_{红色}$（**1**）

$\boldsymbol{F_{红色}} = \mathbf{100g}$

$\Sigma M_{绿色} = \Sigma M_{红色}$（**2**）

$100g \times 0mm = -100g \times 23mm + M_{红色}$

$\boldsymbol{M_{红色}} = \mathbf{2300gmm}$

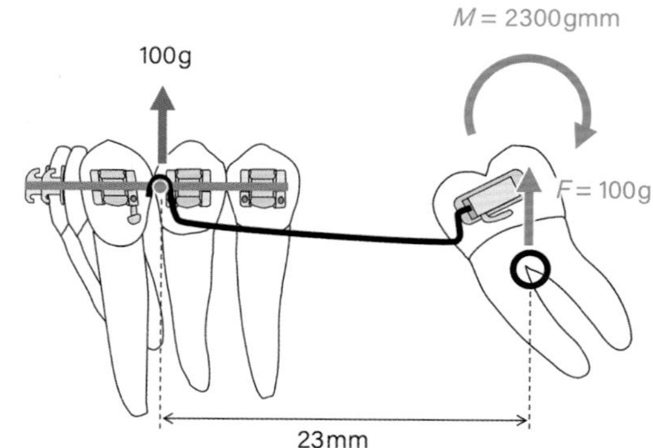

11c.

$\sum F_{绿色} = \sum F_{红色}$（1）

$\boldsymbol{F_{红色} = 100g}$

$\sum M_{绿色} = \sum M_{红色}$（2）

$100g \times 0mm = -100g \times 33mm + M_{红色}$

$\boldsymbol{M_{红色} = 3300gmm}$

后倾弯对磨牙施加的正轴力是相同的，但后倾弯的悬臂梁越长，其效率越高。

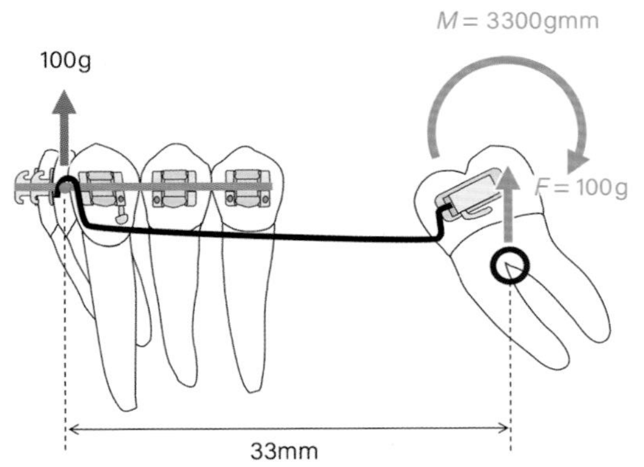

12.

$\sum F_{绿色} = \sum F_{红色}$（1）

$\boldsymbol{F_{红色} = 80g}$

$\sum M_{绿色} = \sum M_{红色}$（2）

$80g \times 0mm = 80g \times 4mm + M_{红色}$

$\boldsymbol{M_{红色} = -320gmm}$

A力作用于唇侧托槽时，切牙向左平动，并发生逆时针旋转。B力作用于阻抗中心上的舌侧附件时，切牙向左平动，但不发生旋转。

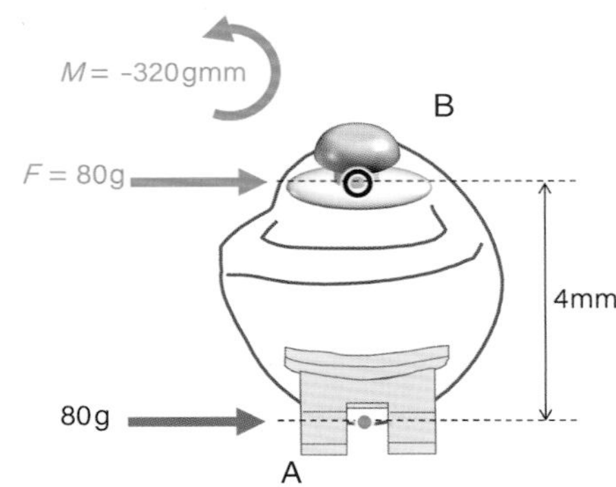

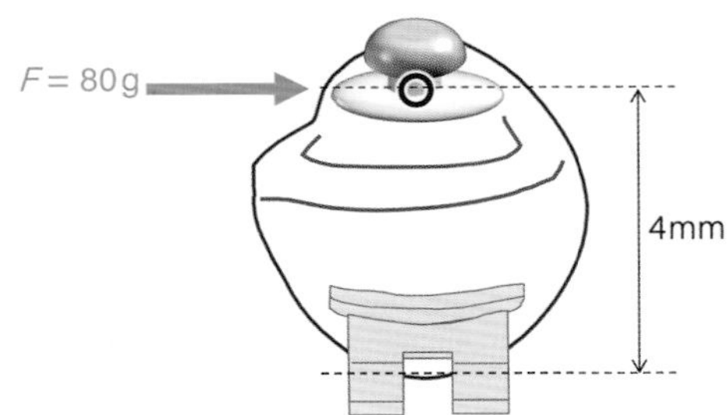

1.

有区别。力F_A、F_B和F_C是相同的，因为它们具有相同的作用线（传播性定律）。

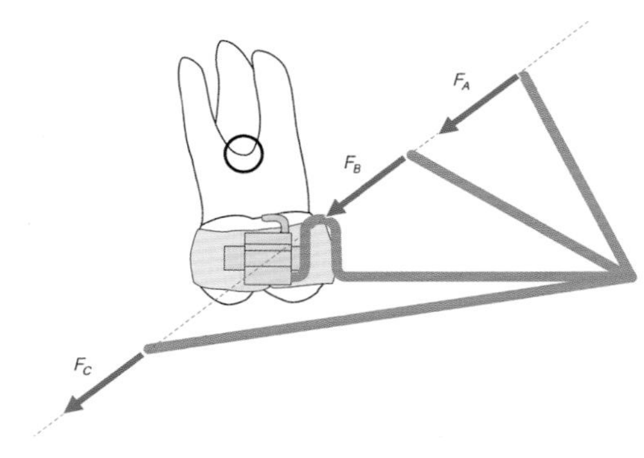

2.

有区别。它们是不同的力量，产生不同的效果。如图所示，阻抗中心处的等效力系统。

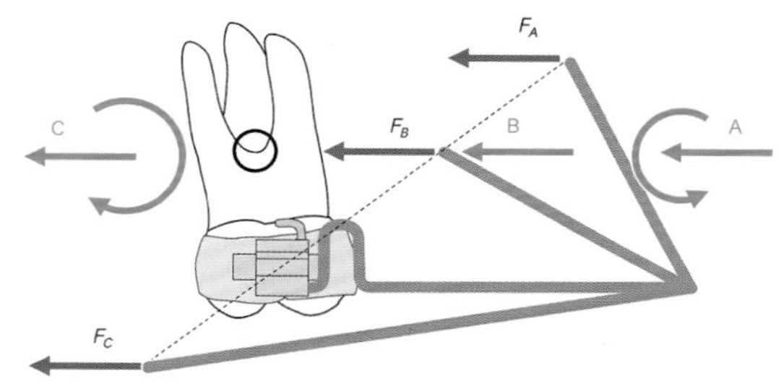

3.

磨牙将向后平移并顺时针旋转。

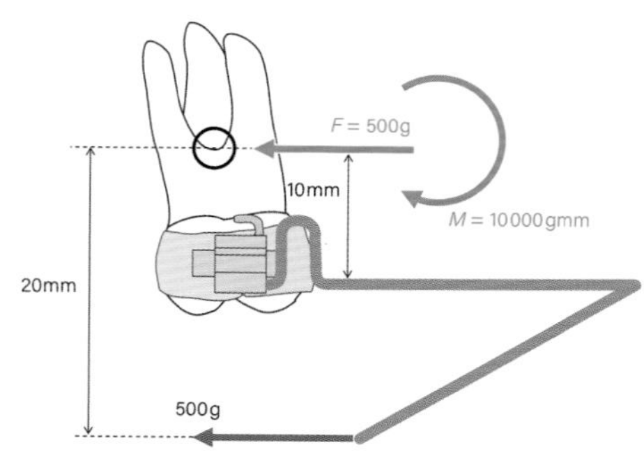

4.

磨牙将向后、向下平移并顺时针旋转。

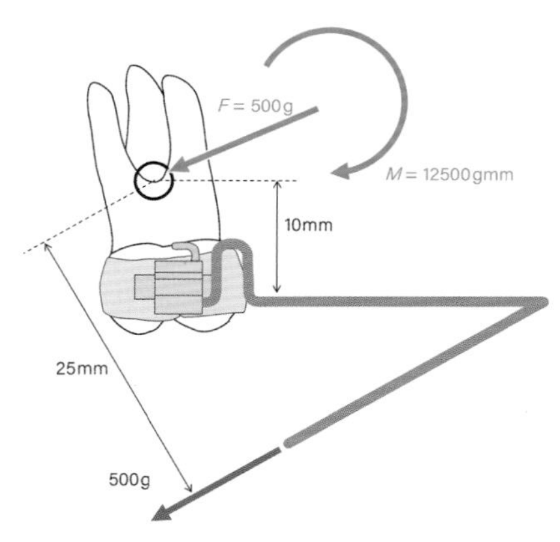

5.

磨牙将向后、向上平移并逆时针旋转。

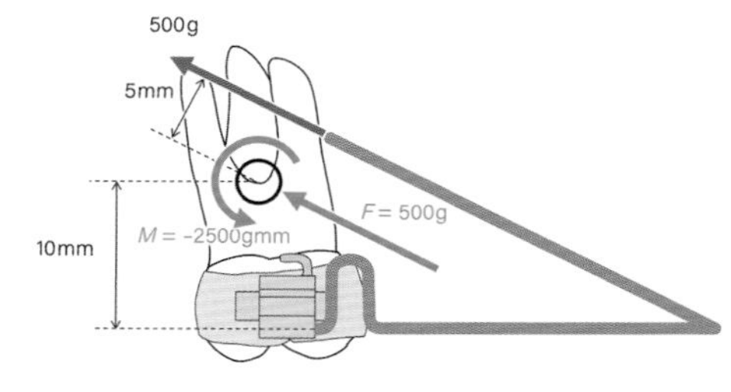

6.

磨牙会向后、向下平移。

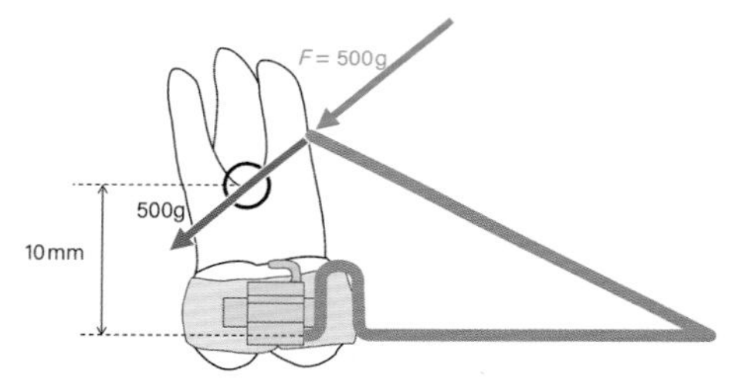

7.

磨牙将向后和向上平移并逆时针旋转。

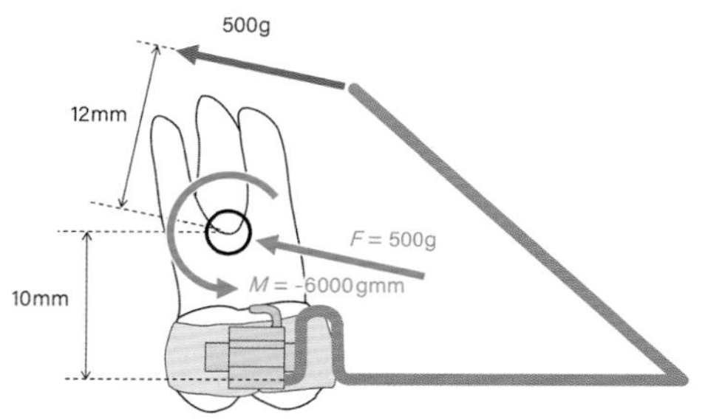

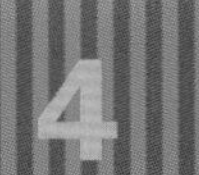

8.

磨牙将向后平移并逆时针旋转。

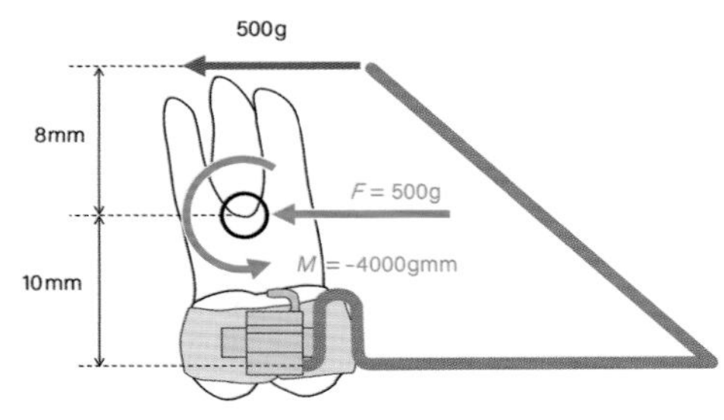

9.

通过图解法将F_R替换为等效的单个力。磨牙会向后、向上平移。作用线将与力矢量F_R重合。如果θ_1和θ_2相等，θ_1 = 20°，则合力的大小将为2×500g×cos20° = **940g**。

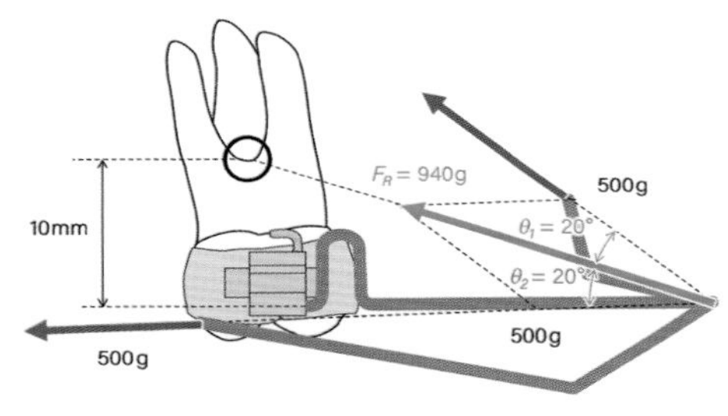

10.

效果是一样的。力F_A和F_B将使磨牙向后平移并顺时针旋转。

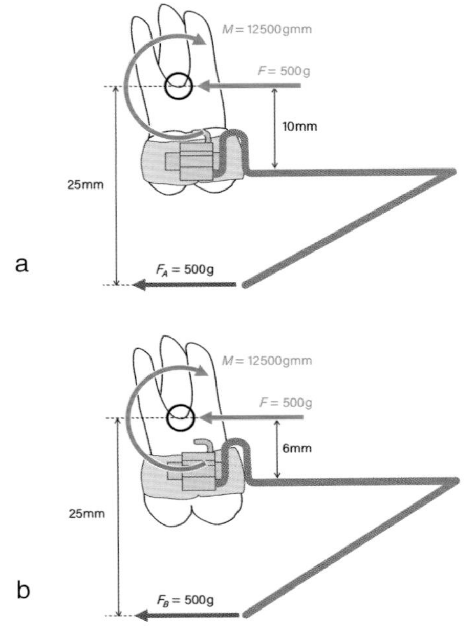

11.

平移牙列的力作用线应该穿过阻抗中心，所以不可能平行于殆平面平移上牙列。

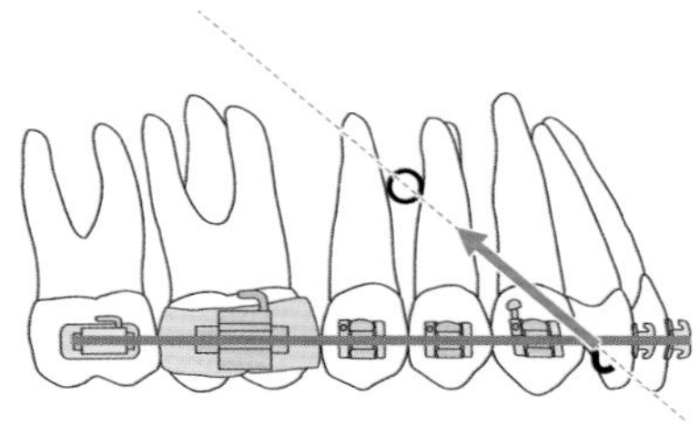

12.

上颌牙列将向后、向上平移，并逆时针旋转。

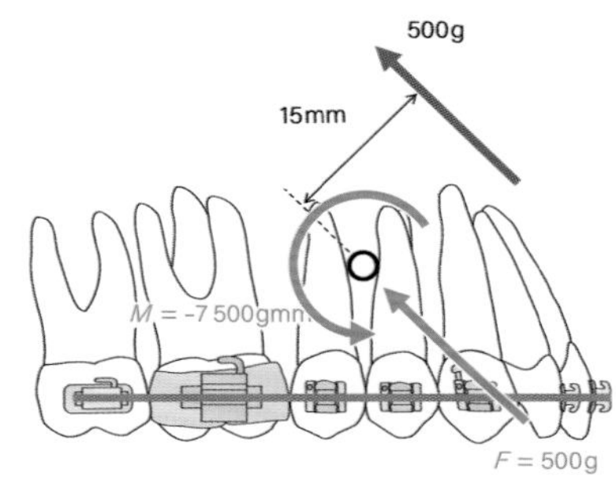

13.

上颌牙列将向后、向下平移，并逆时针旋转。

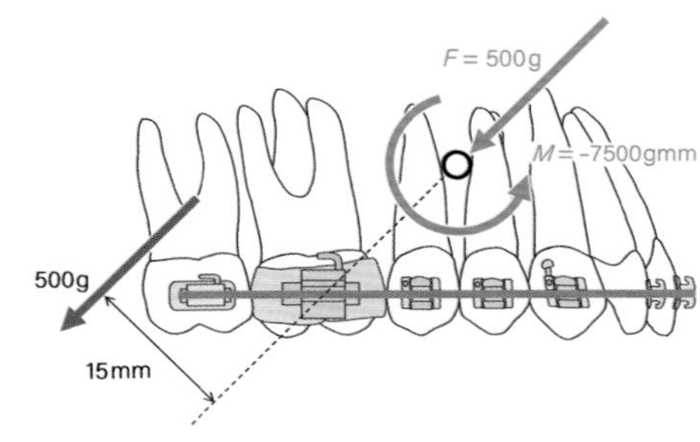

1.

$\sum(F_1 + F_2) = R$ (**1**)

R = 80g + 100g

***R* = 180g**

$\sum M = Rd$ (**2**)

80g × 0mm + 100g × 27mm = 180g × d

2700gmm/180g = d

***d* = 15mm**

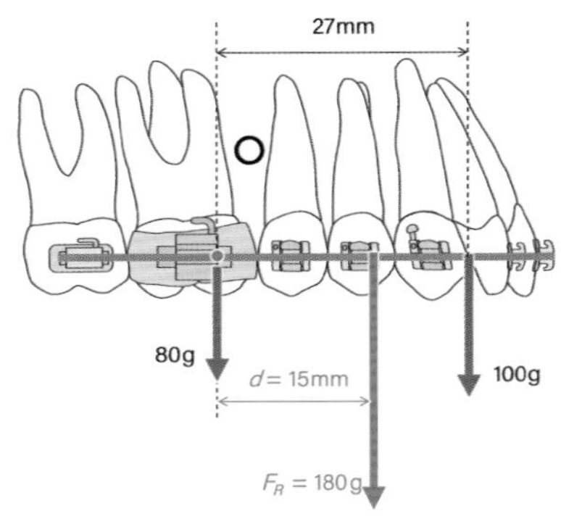

2a.

可以使用上颌或下颌力。我们将使用下颌力。

$\sum(F_1 + F_2) = R$ **(1)**

R = 100g + 100g

***R* = 200g**

$\sum M = Rd$ **(2)**

100g × 0mm − 100g × 22mm = −200g × d

−2200gmm/ −200g = d

***d* = 11mm**

上颌弹性牵引合力与下颌弹性牵引合力位于同一作用线上，大小相等、方向相反。

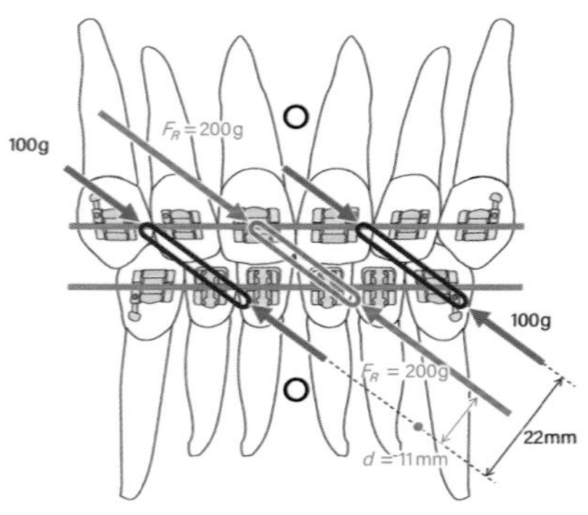

2b.

$\sum(F_1 + F_2) = R$ (**1**)

R = 150g + 100g

***R* = 250g**

$\sum M = Rd$ (**2**)

150g × 0mm − 100g × 22mm = −250g × d

−2200gmm/−250g = d

***d* = 8.8mm**

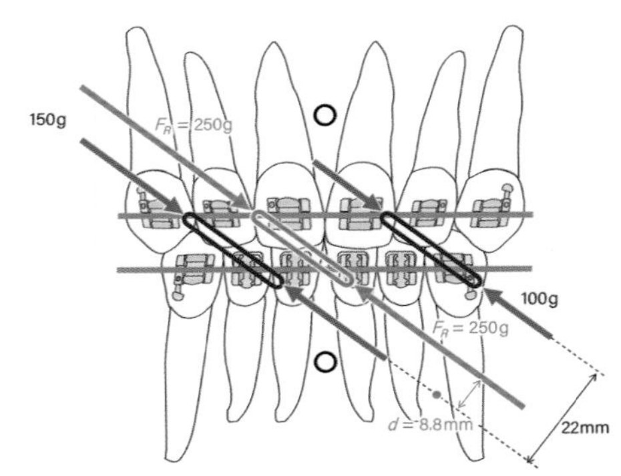

3.

$\Sigma(F_1+F_2)=R$（**1**）

R = 100g + 100g

R = 200g

$\Sigma M=Rd$（**2**）

100g × 0mm + 100g × 36mm = 200g × d

3600gmm/200g = d

d = 18mm

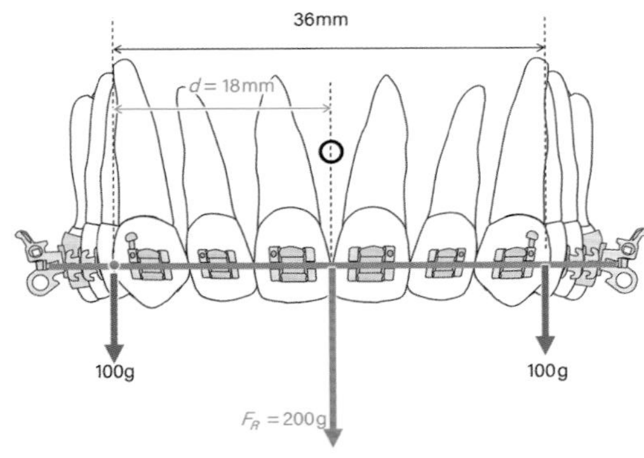

合力方向向下，大小200g，位于离绿色100g力中任1个18mm的位置。临床上，不可能在远离牙弓的地方施加单一的合力，因此必须使用2个等效的弹性牵引。

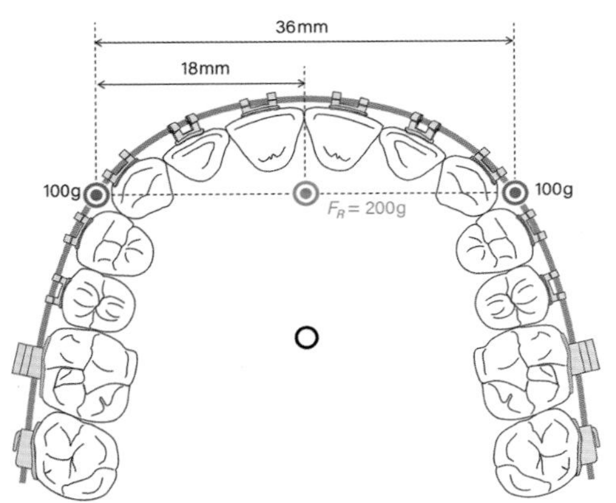

4.

侧面观：

$\Sigma(F_1+F_2)$ = R（**1**）

R = 20g + 80g

R = 100g

$\Sigma M=Rd$（**2**）

20g × 0mm + 80g × 14mm = 100g × d

1120gmm/100g = d

d = 11.2mm

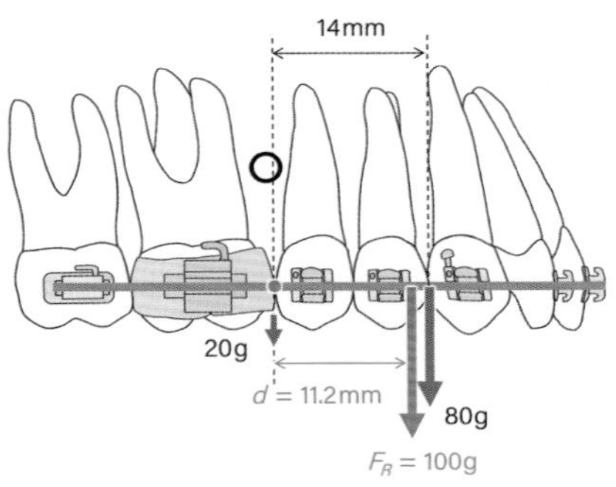

正面观：

$\Sigma(F_1+F_2)$ = R（**1**）

R = 80g + 20g

R = 100g

$\Sigma M=Rd$（**2**）

80g × 0mm+20g × 40mm = 100g × d

800gmm/100g = d

d = 8mm

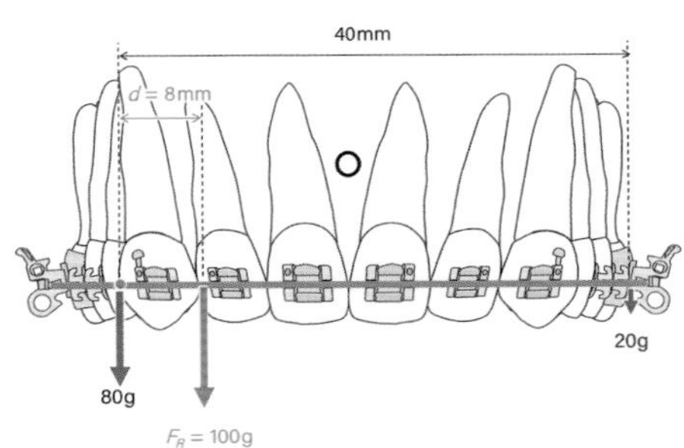

（4.续）

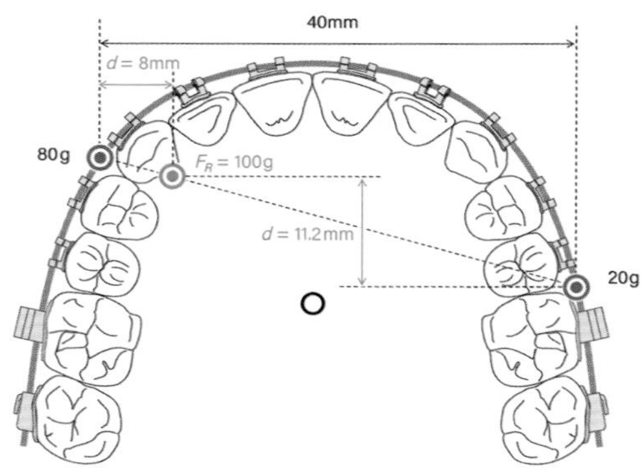

没有必要确定阻抗中心的位置来解析问题。然而，如殆面观所示，合力位置（R）和估计阻抗中心（黑圈）的三维关系有助于预测牙弓运动。合力（红色）位于阻抗中心的前方和右侧，因此上颌殆平面将变陡，右侧将向下倾斜。

5.

100g力和2000gmm力矩（顺时针方向）

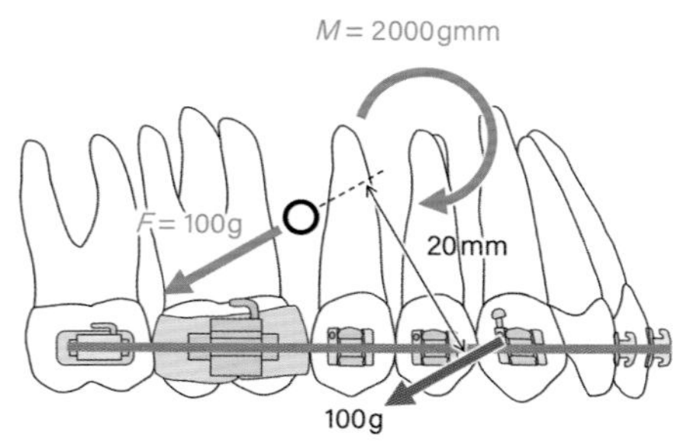

6.

100g力和–3000gmm力矩（逆时针方向）

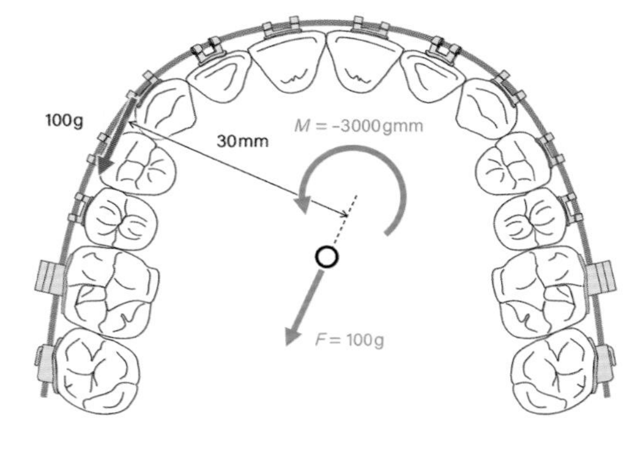

7.

100g力和–1000gmm力矩（逆时针方向）

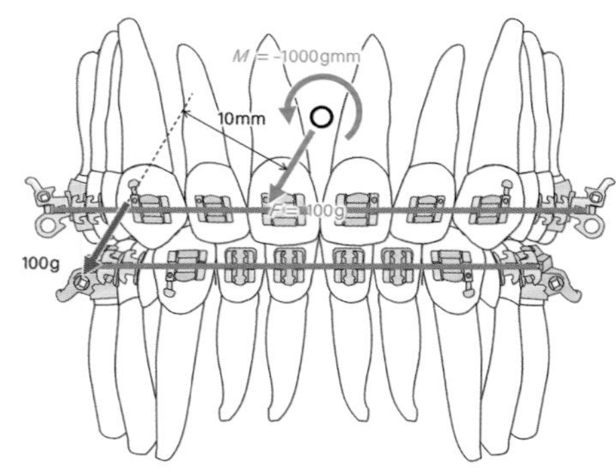

正如你从问题解析5～7中看到的那样，单侧上下颌 II 类弹性牵引不仅提供单侧近远中力，而且还伴有各种三维方向的副作用。这些副作用在大多数情况下是不利的，但也并非总是如此。

8.

首先，殆面观分析，存在有很多可能性；然而，在给定的尺寸下，2个垂直力可能位于弓丝和连接左右第一前磨牙线的交叉点上。

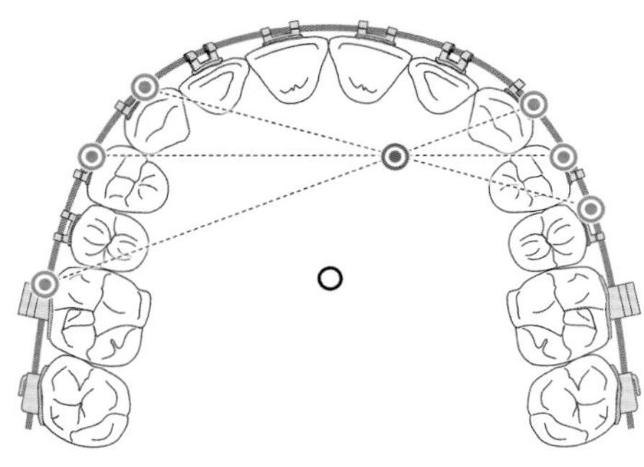

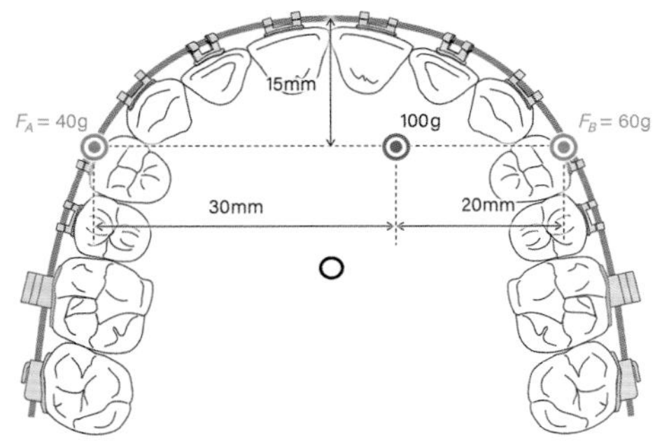

其次，正面观分析，假设每个第一前磨牙处的未知力是F_A和F_B。

$R = \Sigma F$（**1**）

$100g = F_A + F_B$

$R \times d = \Sigma M$（**2**）

选择红点是为了方便求和力矩。

$100g \times 30mm = F_B \times 50mm$

$\boldsymbol{F_B = 60g}$

$\boldsymbol{F_A = 40g}$

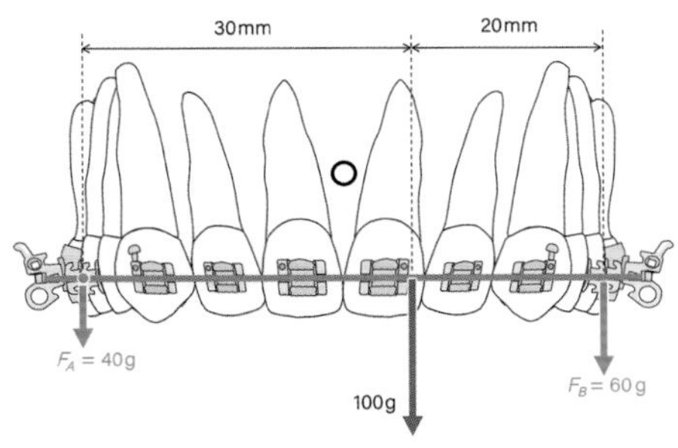

9.

在上颌牙弓的阻抗中心处，施加100g的远中殆向力和2000gmm的顺时针力矩。在下颌牙弓的阻抗中心处，施加100g的近中殆向力和1500gmm的顺时针力矩。

上下颌牙弓将同步旋转。

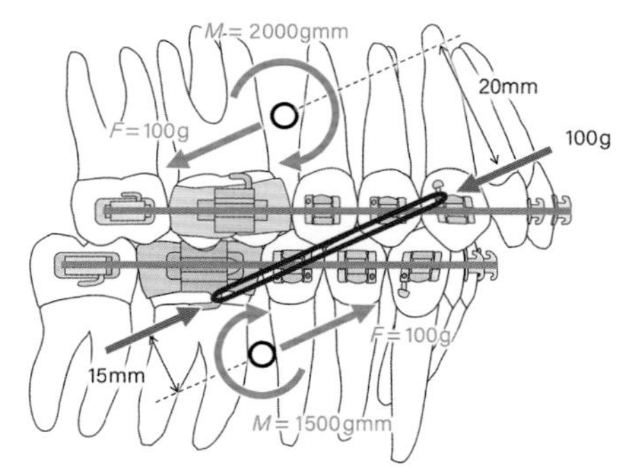

10.

在上颌牙弓的阻抗中心处，施加100g的远中殆向力和3000gmm的顺时针力矩。在下颌牙弓的阻抗中心处，仅施加100g的近中殆向力。

上下颌牙弓将异步旋转。上颌弓将平移和旋转，而下颌弓将仅平移。

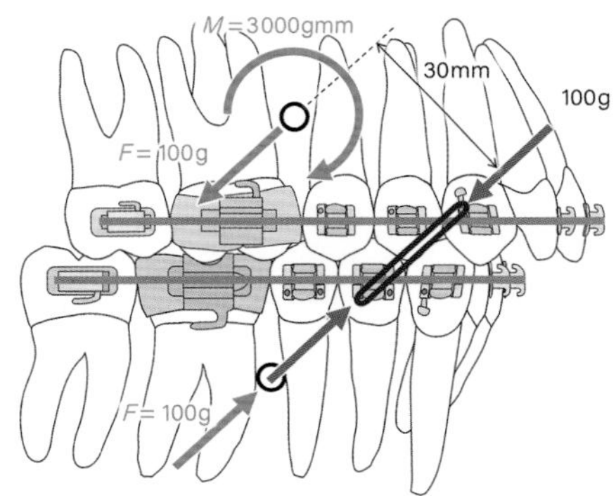

11.

在上颌牙弓的阻抗中心处，施加100g的左侧船向力和3000gmm的逆时针力矩。在下颌牙弓的阻抗中心处，仅施加100g的右侧船向力。

上下颌牙弓将异步旋转。上颌中线将向左侧移动。上颌右侧船平面将向下方倾斜，左侧船平面将向上方倾斜。左侧会形成开船。

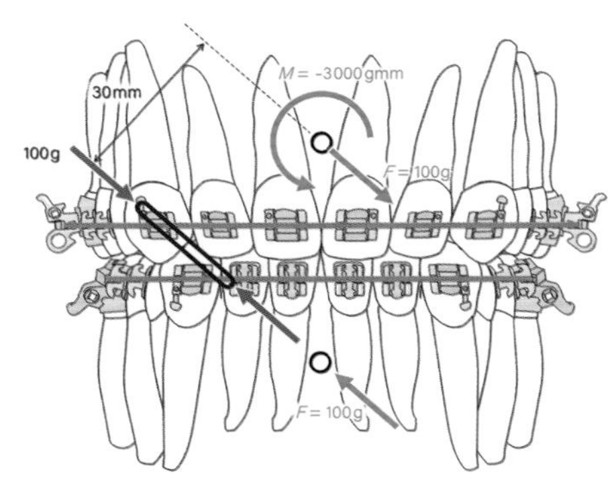

12.

在上颌牙弓的阻抗中心处，施加100g的左侧船向力和2000gmm的逆时针力矩。在下颌牙弓的阻抗中心处，施加100g的右侧船向力和2000gmm的逆时针力矩。

上下颌牙弓将同步旋转。

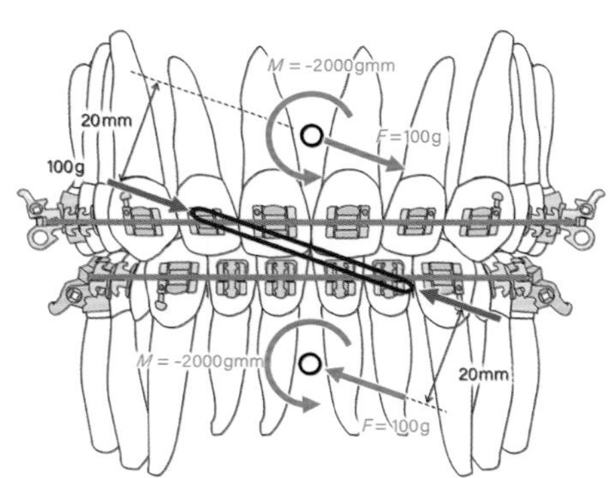

13.

任何力线位于上颌和下颌阻抗中心前方的 II 类牵引都会加深覆船。如果弹性牵引的作用线（虚线）穿过下颌牙弓的阻抗中心，则可以防止下颌牙弓的旋转。

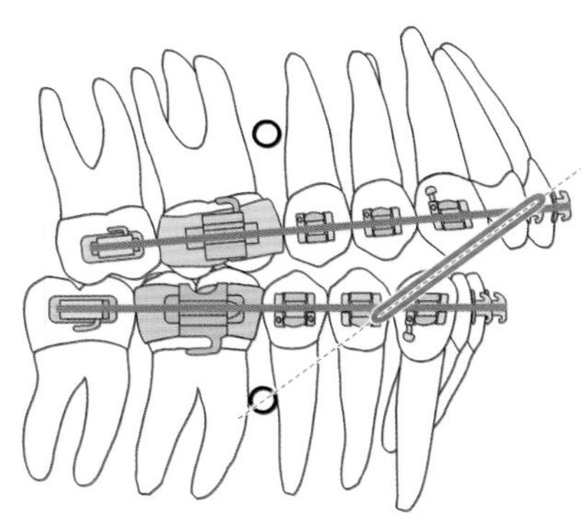

14.

向右偏离中心的牵引只对上颌牙弓产生1个力矩。如果力线（虚线）穿过下颌牙弓的阻抗中心，则可避免下颌牙弓旋转。

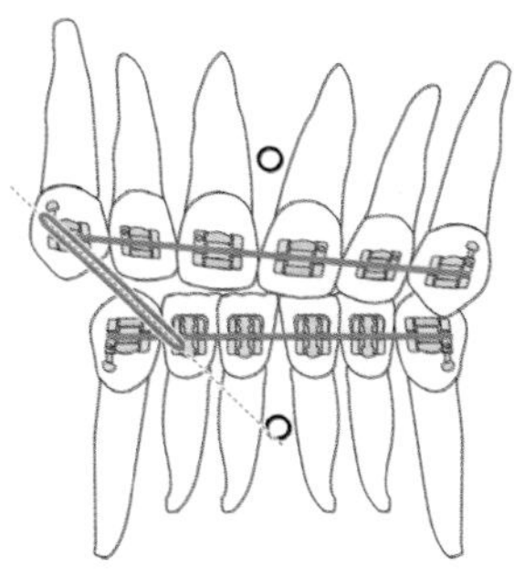

15.

上下颌船平面的倾斜是同步的。力线到上颌和下颌阻抗中心的相等距离（$d_1 = d_2$）提供了等量的力矩。

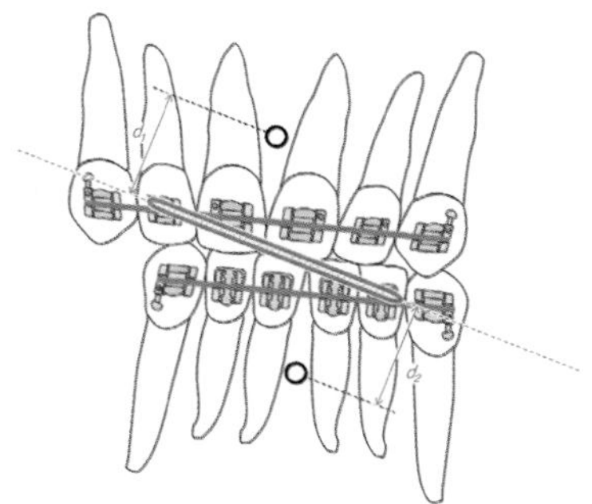

对于问题1～4，只有单一力施加在连续型压低辅弓的前端，因为它是点接触（所有切牙所受到的力都是已知的）。因此，只需要等价定律就可以回答这些问题。

1.

首先，确定前牙（切牙）阻抗中心处的等效力系统。

$\Sigma F_1 = \Sigma F_2$

压低力为**30g/侧**。

$\Sigma M_1 = \Sigma M_2$

计算出前牙阻抗中心处的力矩之和。

30g × 7mm = –210gmm/侧

切牙力矩为**–210gmm/侧**。切牙会唇倾。

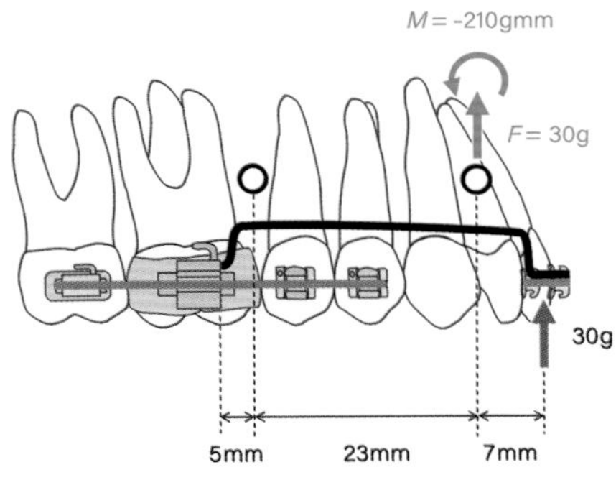

确定后牙阻抗中心的等效力系统。

根据牛顿第三定律，压低力（30g，绿色箭头）的反作用力是前牙段大小相等、方向相反的30g伸长力。根据等效性定律，这可以在后牙段阻抗中心处用30g的伸长力来替代。

$\Sigma F_1 = \Sigma F_2$

后牙受到的伸长力为**30g/侧**。

$\Sigma M_1 = \Sigma M_2$

将位于后牙阻抗中心处所有力矩相加。

30g × 30mm = +900gmm/侧

后牙力矩为+900gmm/侧。这是支抗保守性；然而，后牙有牙冠向远中旋转，牙根向近中旋转的倾向。

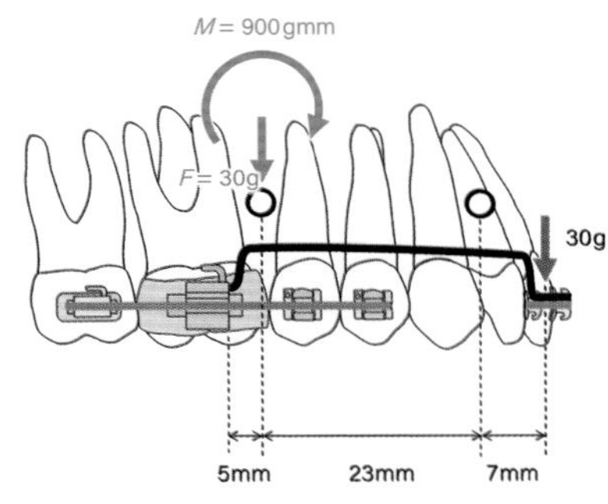

2.

首先，确定前牙(切牙)阻抗中心处的等效力系统。

$\Sigma F_1 = \Sigma F_2$

压低力为**30g/侧**。

$\Sigma M_1 = \Sigma M_2$

计算出前牙阻抗中心处的力矩之和。

30g × 12mm = –360gmm/侧

切牙力矩为**–360gmm/侧**。

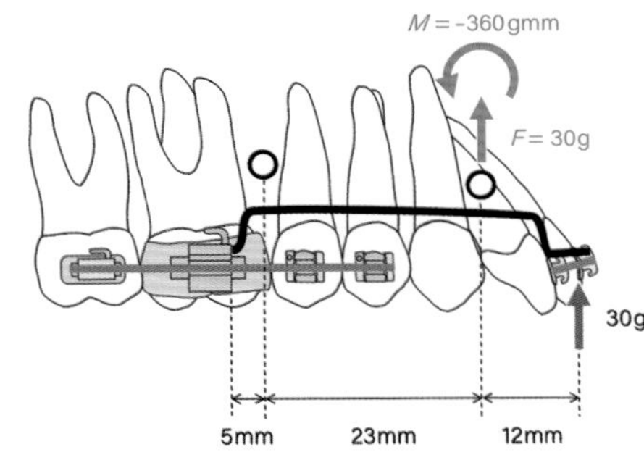

确定后牙阻抗中心的等效力系统。

$\Sigma F_1 = \Sigma F_2$

后牙受到的伸长力为**30g/侧**。

$\Sigma M_1 = \Sigma M_2$

（2.续）

将位于后牙阻抗中心处所有力矩相加。

30g × 35mm = +1050gmm/侧

后牙力矩为**+1050gmm/侧**。与问题1相比，切牙和后牙的旋转程度会更高。

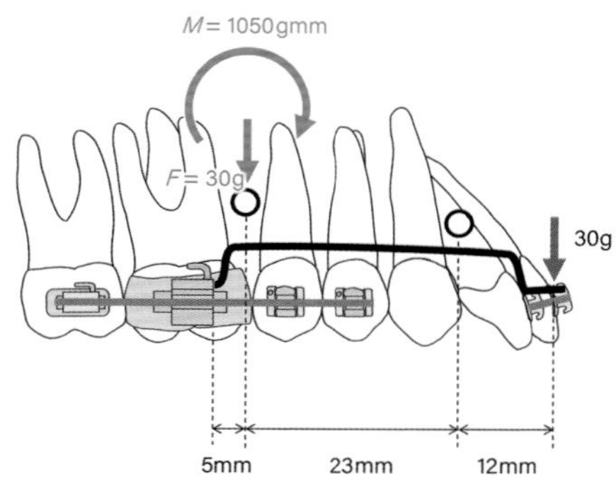

3.

首先，确定前牙（切牙）阻抗中心处的等效力系统。

$\Sigma F_1 = \Sigma F_2$

压低力为**30g/侧**。

$\Sigma M_1 = \Sigma M_2$

计算出前牙阻抗中心处的力矩之和。

30g × 7mm = −210gmm/侧

切牙力矩为**−210gmm/侧**。

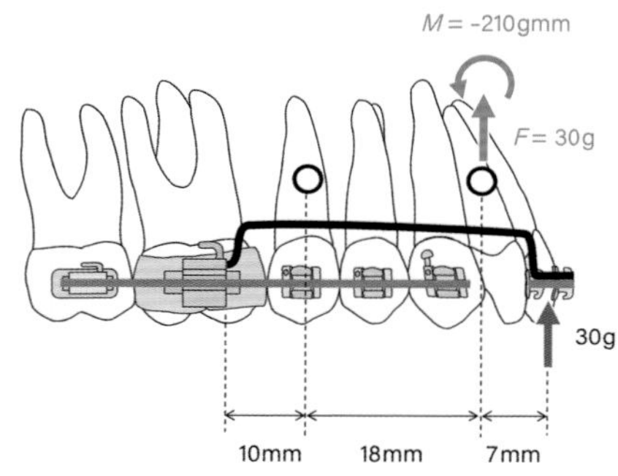

确定后牙阻抗中心的等效力系统。

$\Sigma F_1 = \Sigma F_2$

后牙受到的伸长力为**30g/侧**。

$\Sigma M_1 = \Sigma M_2$

将位于后牙阻抗中心处所有力矩相加。

30g × 25mm = +750gmm/侧

后牙力矩为+750gmm/侧。后牙的旋转程度小于问题1中的情况，这不仅是因为后牙的支抗牙数量增加了，还有力臂减小、阻抗中心前移的缘故。

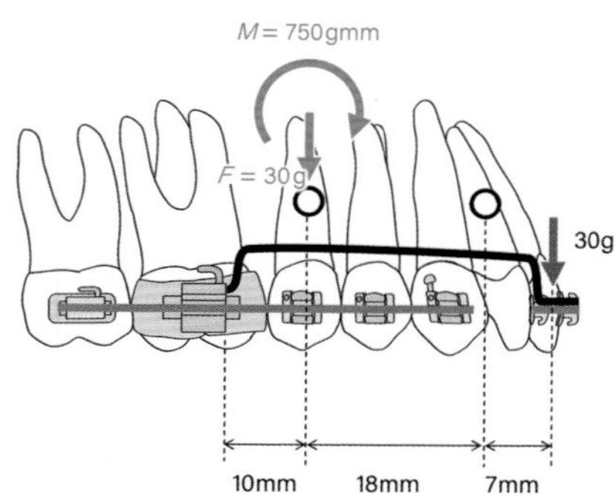

4.

首先，确定前牙（切牙）阻抗中心处的等效力系统。

$\Sigma F_1 = \Sigma F_2$

压低力为**30g/侧**。

$\Sigma M_1 = \Sigma M_2$

计算出前牙阻抗中心处的力矩之和。

30g × 7mm = −210gmm/侧

切牙力矩为**−210gmm/侧**。

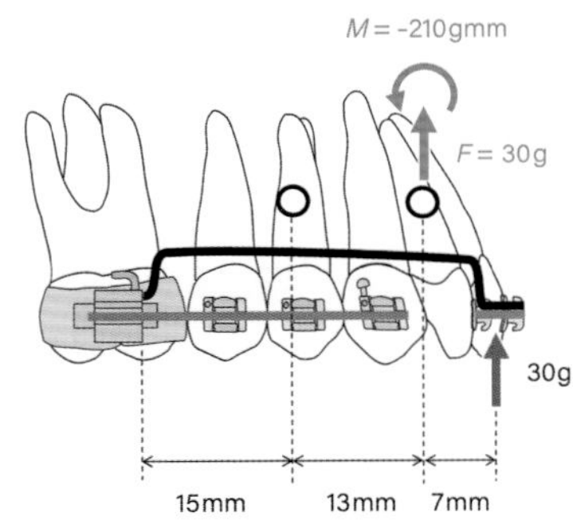

确定后牙阻抗中心的等效力系统。

$\Sigma F_1 = \Sigma F_2$

后牙受到的伸长力为**30g/侧**。

$\Sigma M_1 = \Sigma M_2$

将位于后牙阻抗中心处的所有力矩相加。

30g × 20mm = +600gmm/侧

后牙段力矩为+600gmm/侧。后段牙弓的支抗牙数量比问题3中少，虽然感觉后牙段受到的力矩更小，这并不一定意味着它旋转得更少，因为支抗牙数量越少，牙周膜中的应力就越大。

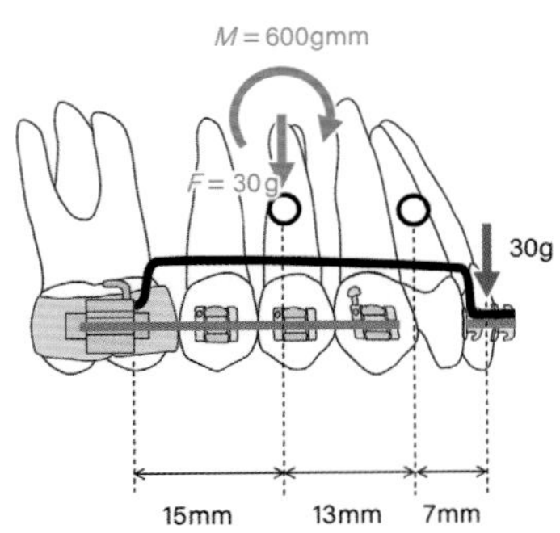

5.

首先，确定前牙（切牙）阻抗中心处的等效力系统。

$\Sigma F_1 = \Sigma F_2$

压低力为**30g/侧**。

$\Sigma M_1 = \Sigma M_2$

计算出后牙段阻抗中心处的力矩之和。

30g × 35mm = +1050gmm/侧

后段牙弓受到的力矩为**+1050gmm/侧**，因此头帽应提供**−1050gmm**的力矩，以防止𬌗平面倾斜。

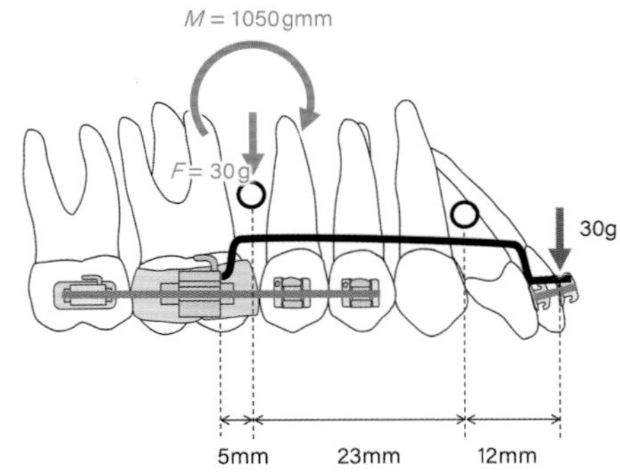

确定头帽受力的方向和大小。

需要**210g**的力（=1050gmm/5mm）。方向应该是向上、向后的，这样力矩就是逆时针方向。

头帽产生的力的大小是为了达到精确的平衡。临床上，如果减少头帽戴用的时间，后段牙弓的力矩可以通过增加头帽作用力和/或距离来增加。

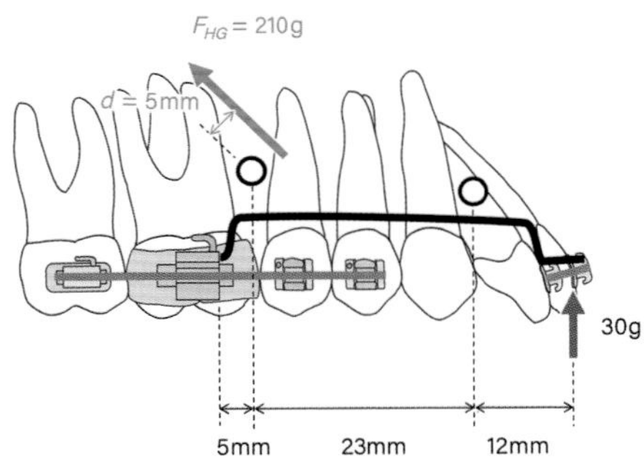

6.

首先，确定前牙（切牙）阻抗中心处的等效力系统。

$\Sigma F_1 = \Sigma F_2$

压低力为**30g/侧**。

$\Sigma M_1 = \Sigma M_2$

计算出前牙阻抗中心处的力矩之和。

30g × 2mm = −60gmm/侧

前牙力矩为**−60gmm/侧**。前牙几乎不会唇倾。

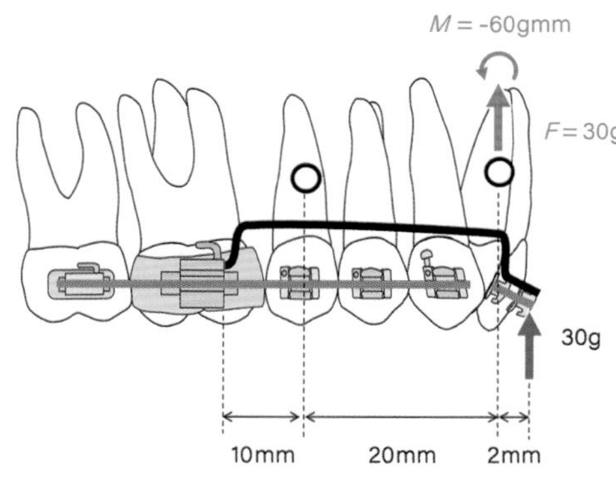

确定后牙阻抗中心的等效力系统。

$\Sigma F_1 = \Sigma F_2$

后牙受到的伸长力为**30g/侧**。

$\Sigma M_1 = \Sigma M_2$

将位于后牙阻抗中心处的所有力矩相加。

30g × 22mm = +660gmm/侧

后牙力矩为**+660gmm/侧**。

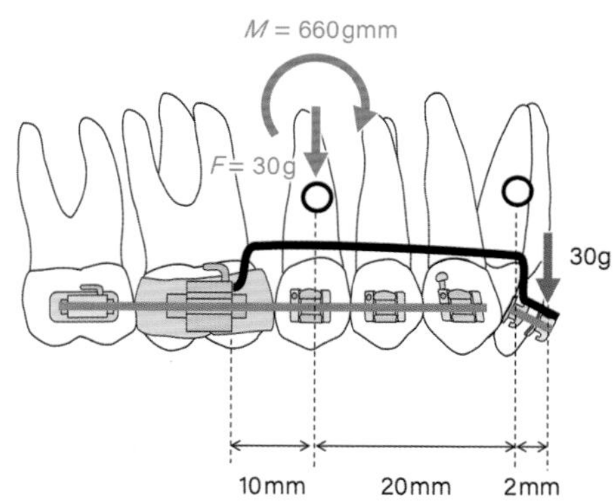

7.

首先，确定前牙（切牙）阻抗中心处的等效力系统。

$\Sigma F_1 = \Sigma F_2$

压低力为**30g/侧**。

$\Sigma M_1 = \Sigma M_2$

计算出前牙阻抗中心处的力矩之和。

30g × 7mm = −210gmm/侧

切牙的力矩为**−210gmm/侧**。

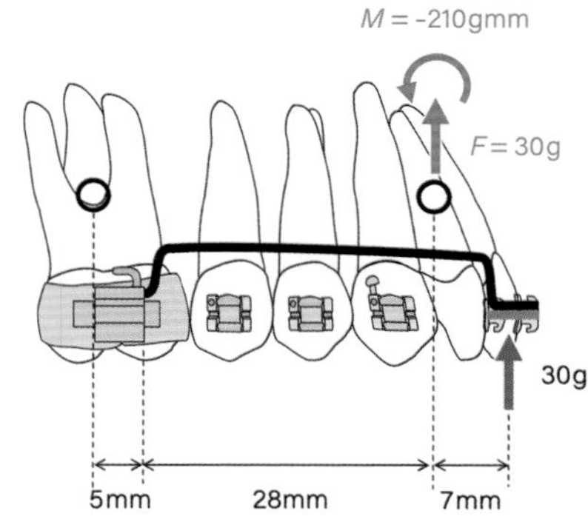

确定后牙阻抗中心的等效力系统。

$\Sigma F_1 = \Sigma F_2$

后牙受到的伸长力为**30g/侧**。

$\Sigma M_1 = \Sigma M_2$

将位于后牙阻抗中心处的所有力矩相加。

30g × 40mm = +1200gmm/侧

后牙力矩为**+1200gmm/侧**。

对前段牙弓的影响与问题1相同。作用在后段的力矩不仅大于问题1中的力矩，而且是作用在第一磨牙单颗牙齿上的。临床上，1200gmm的力矩是向远中倾斜单颗磨牙的推荐数值。

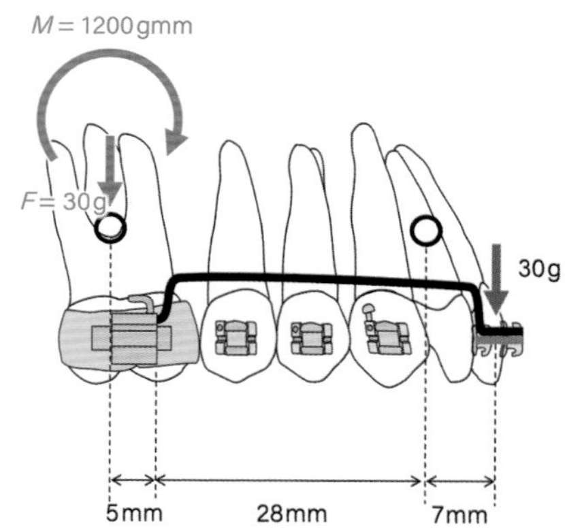

8.

首先，确定前牙（切牙）阻抗中心处的等效力系统。

$\Sigma F_1 = \Sigma F_2$

压低力为**30g/侧**。

$\Sigma M_1 = \Sigma M_2$

计算出前牙阻抗中心处的力矩之和。

30g × 5mm = −150gmm/侧

切牙的力矩为**−150gmm/侧**。

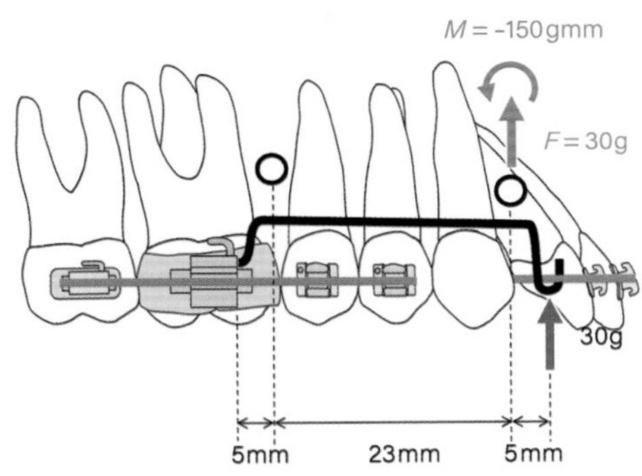

确定后牙阻抗中心的等效力系统。

$\Sigma F_1 = \Sigma F_2$

后牙受到的伸长力为**30g/侧**。

$\Sigma M_1 = \Sigma M_2$

将位于后牙阻抗中心处所有力矩相加。

30g × 28mm = +840gmm/侧

后牙力矩为**+840gmm/侧**。

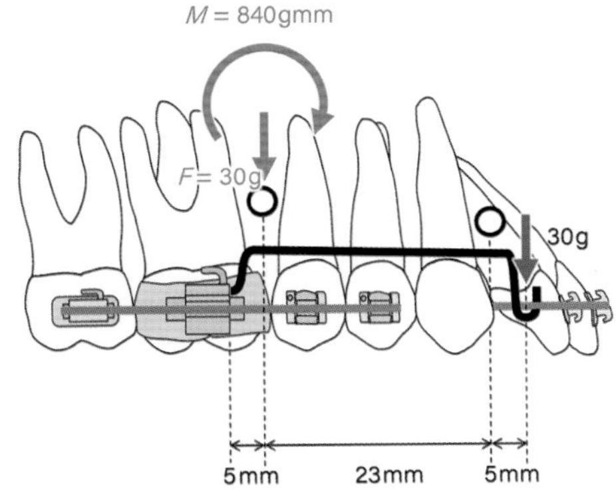

9.

首先，确定前牙（切牙）阻抗中心处的等效力系统。

压低力为30g/侧。切牙将与𬌗平面成90° 角平移。

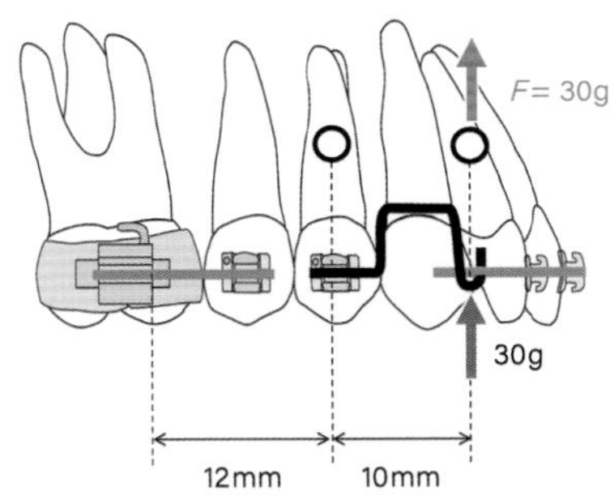

确定后牙阻抗中心的等效力系统。

$\Sigma F_1 = \Sigma F_2$

后牙受到的伸长力为**30g/侧**。

$\Sigma M_1 = \Sigma M_2$

将位于后牙阻抗中心处所有力矩相加。

30g × 10mm = +300gmm/侧

后牙力矩为**+300gmm/侧**。

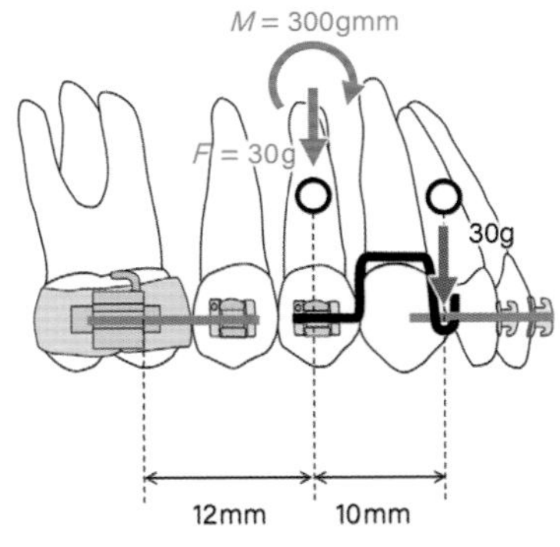

（9.续）

首先，确定前牙(切牙)阻抗中心处的等效力系统。

$\Sigma F_1 = \Sigma F_2$

压低力为**30g/侧**。

$\Sigma M_1 = \Sigma M_2$

计算出前牙阻抗中心处的力矩之和。

30g × 5mm = −150gmm/侧

切牙的力矩为**−150gmm/侧**。

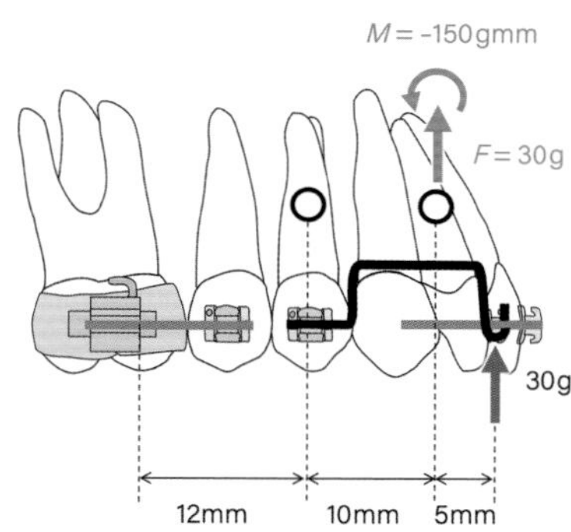

确定后牙阻抗中心的等效力系统。

$\Sigma F_1 = \Sigma F_2$

后牙受到的伸长力为**30g/侧**。

$\Sigma M_1 = \Sigma M_2$

将位于后牙阻抗中心处所有力矩相加。

30g × 15mm = +450gmm/侧

后牙力矩为**+450gmm/侧**。

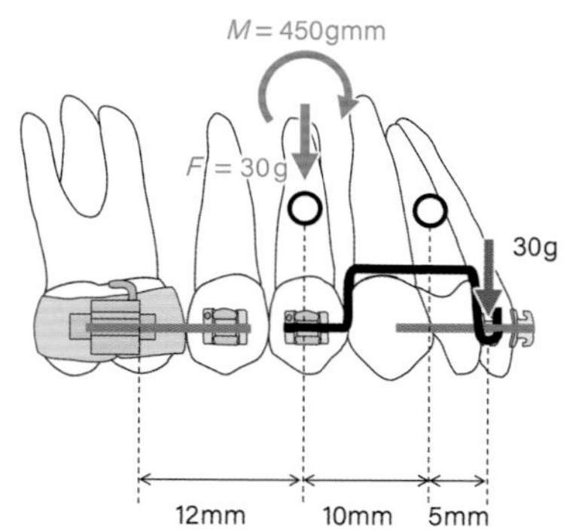

首先，确定前牙（切牙）阻抗中心处的等效力系统。

$\Sigma F_1 = \Sigma F_2$

压低力为**30g/侧**。

$\Sigma M_1 = \Sigma M_2$

计算出前牙阻抗中心处的力矩之和。

30g × 8mm = −240gmm/侧

切牙的力矩为**−240gmm/侧**。

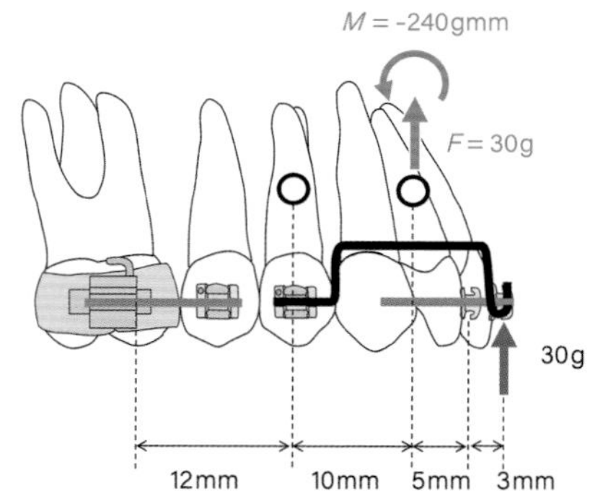

确定后牙阻抗中心的等效力系统。

$\Sigma F_1 = \Sigma F_2$

后牙受到的伸长力为**30g/侧**。

$\Sigma M_1 = \Sigma M_2$

将位于后牙阻抗中心处所有力矩相加。

30g × 18mm = +540gmm/侧

后牙力矩为**+540gmm/侧**。

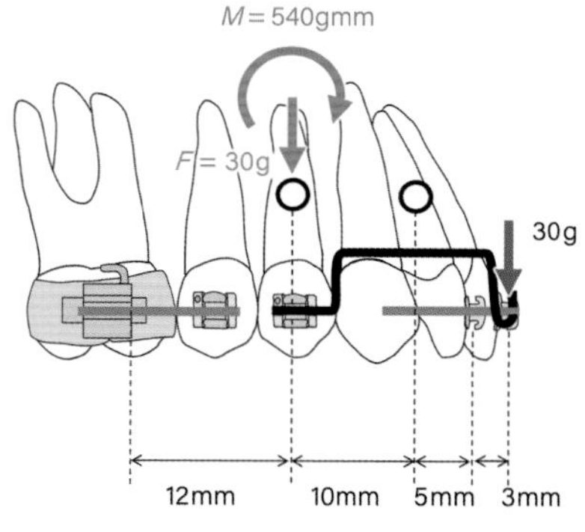

10.

首先，确定前牙（切牙）阻抗中心处的等效力系统。

$\Sigma F_1 = \Sigma F_2$

压低力为**60g，左偏10mm**（绿色箭头）。

$\Sigma M_1 = \Sigma M_2$

计算出前牙阻抗中心处的力矩之和。

60g × 10mm = −600gmm

切牙力矩为**−600gmm**。切牙将被压低并逆时针旋转。左侧牙弓将向根尖部移动。

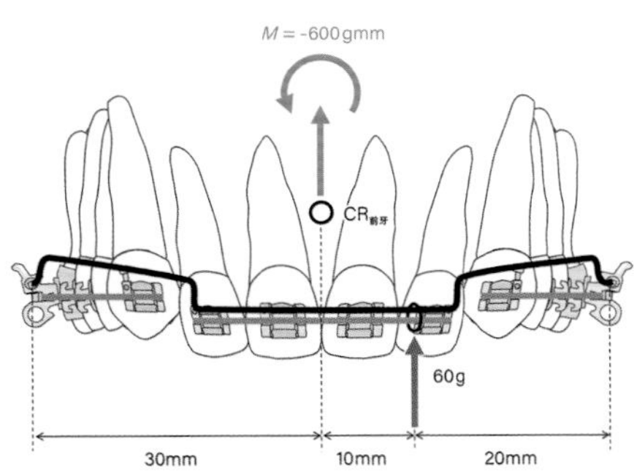

确定后牙阻抗中心的等效力系统。

$\Sigma F_1 = \Sigma F_2$

后牙受到**60g**的伸长力。

$\Sigma M_1 = \Sigma M_2$

将位于后牙阻抗中心处所有力矩相加。

60g × 10mm = +600gmm

后牙力矩为**+600gmm**。后牙倾向于伸长并顺时针旋转（左侧向𬌗方）。然而，这种效果是微乎其微的，因为双侧后牙由横腭杆相连，且咀嚼力可能会有所帮助。

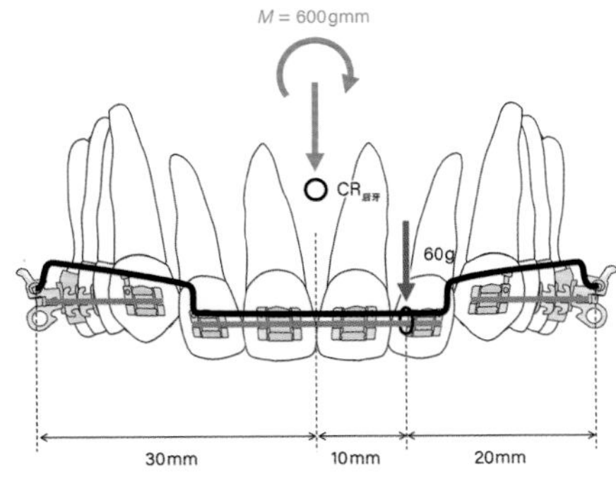

11.

F_V = 30g cos 60° = 30g × 0.5 = 15g

F_H = 30g sin 60° = 30g × 0.87 = 26g

在牙弓前段：

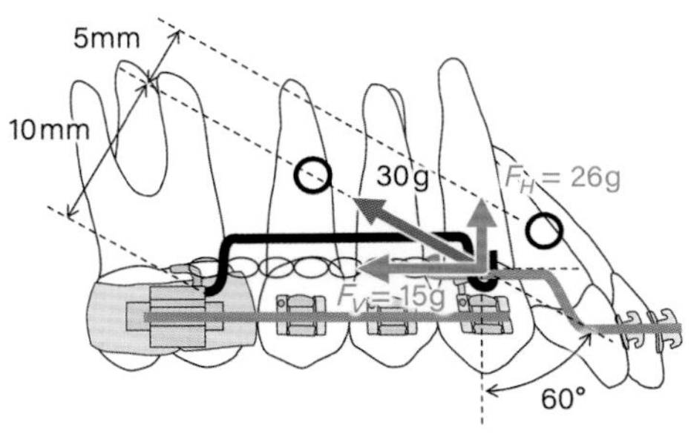

F **= 30g**

M **= 150gmm**

唇倾的切牙将沿着牙长轴被压低，并略微向舌倾。

在牙弓后段：

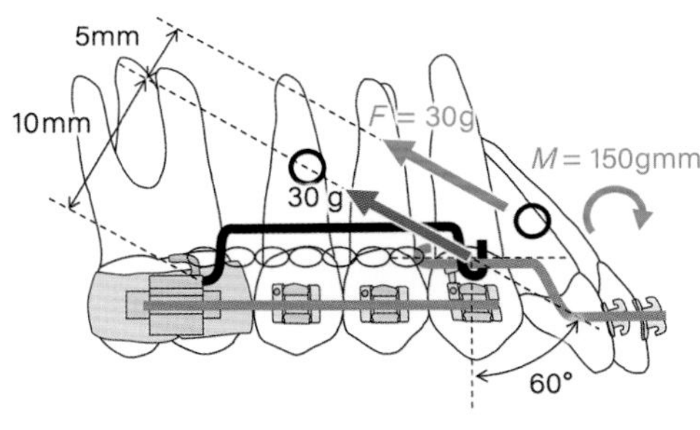

F **= 30g**

后段牙弓将向前下旋转；但是，30g的力可能太小，并不能将整个后段牙弓向前平移。

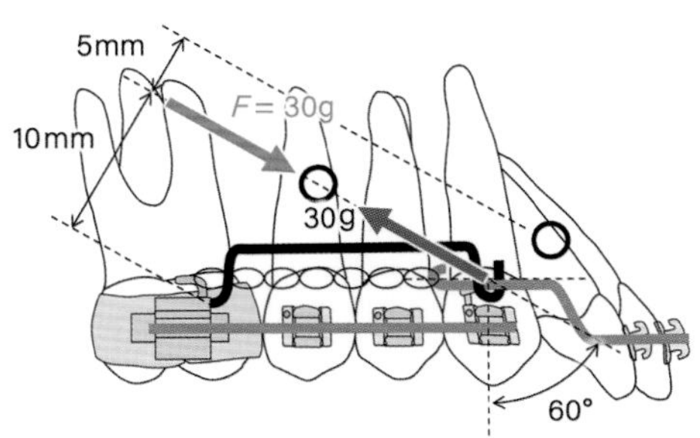

1.

后牙阻抗中心处100g的力和-2000gmm的力偶相当于前牙段钩子处**100g的伸长力**。应注意该伸长力与切牙区未显示的压低力是大小相等、方向相反的（牛顿第三定律）。

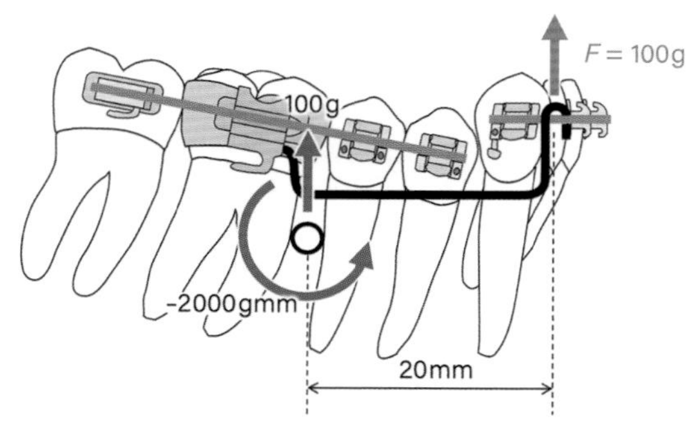

2.

红色和绿色力系统间存在等效性。如果后牙段力矩保持在-2000gmm，后牙段的伸长力效应将大于问题1。

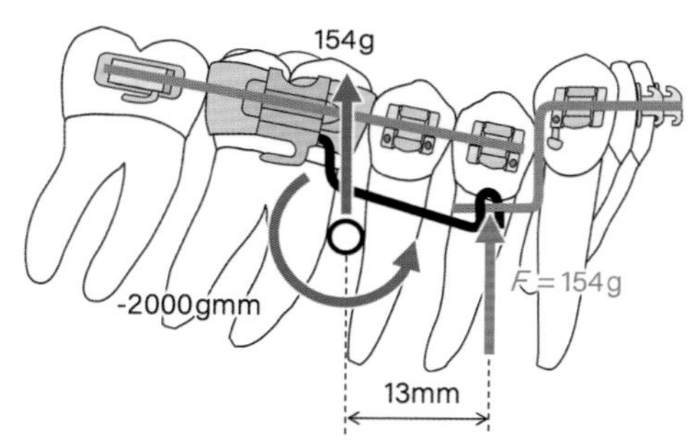

3a.

$F_A \times 20mm = 2000gmm$（逆时针方向）

$\boldsymbol{F_A = 100g}$

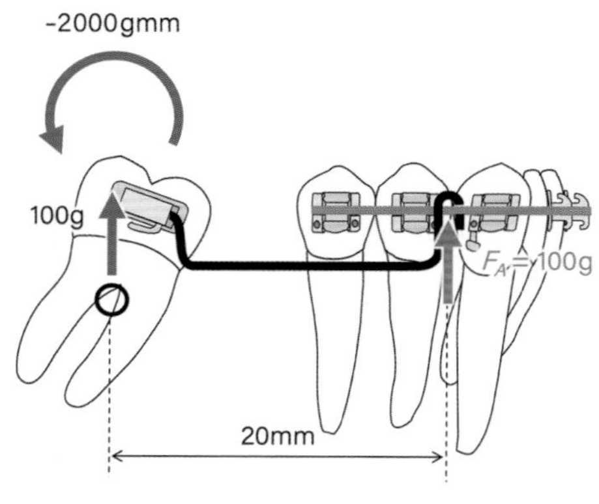

3b.

$F_B \times 10mm = 2000gmm$（逆时针方向）

$\boldsymbol{F_B = 200g}$

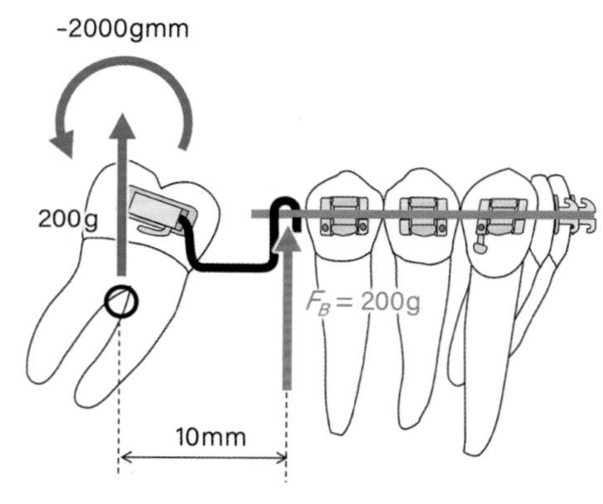

2个矫正器间的选择取决于垂直力的大小。如果不考虑磨牙的伸长和前牙段的压低，那么（a）中矫正器更好。如果将磨牙的伸长和前牙段的压低纳入考量，那么（b）中矫正器更好。

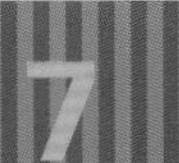

4a.

如果力作用于阻抗中心，前牙段将被垂直压低。

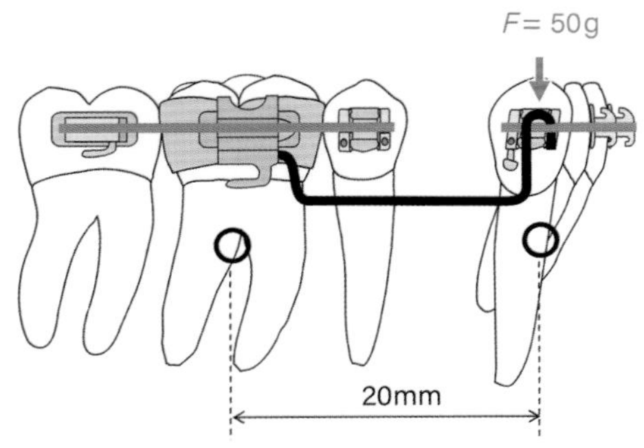

4b.

作用在钩子上的50g的压低力被前牙段阻抗中心处的等效力系统所替代。前牙段将被50g力压低并因200gmm力矩而发生顺时针旋转。由于前牙段牙齿数量的增加，前牙段的压低量将小于4a图中矫正器。但4a图、4b图矫正器对后牙段的作用是相同的。

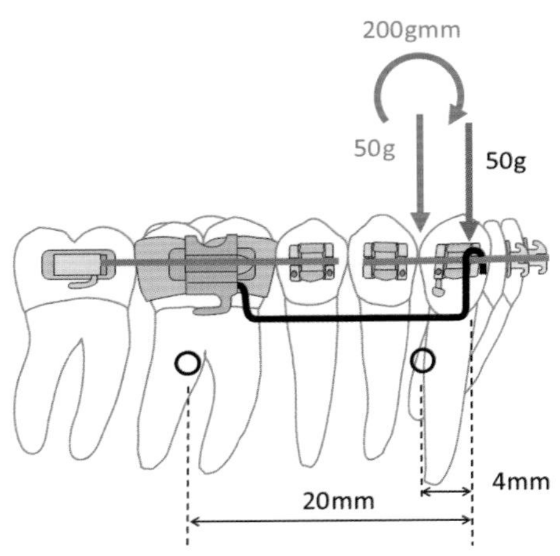

5.

作用在下颌牙弓上的150g伸长力被下颌牙弓阻抗中心处的等效力系统所替代。下颌牙弓发生伸长和顺时针旋转。下颌殆平面角度的增加有助于前牙段深覆殆的矫正。

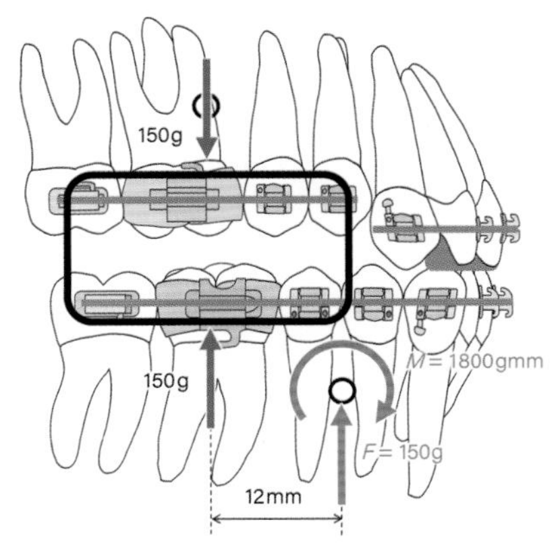

6.

阻抗中心处的等效应力系统用红色箭头表示。下颌牙弓处的力矩（2000gmm）远大于上颌后牙段的力矩（–700gmm）。我们希望上颌右侧后牙段的伸长量多于下颌牙弓，并且上颌右侧后牙段不发生逆时针旋转。但这并不代表下颌牙弓会伸长更多，因为下颌已构成整体稳定支抗。

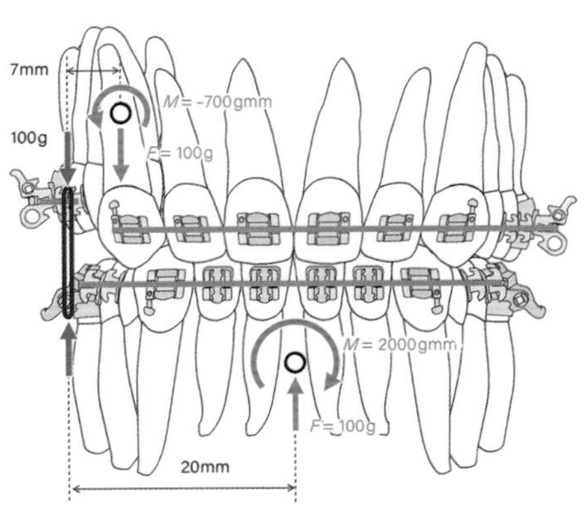

7.

上颌牙弓阻抗中心的等效力系统。

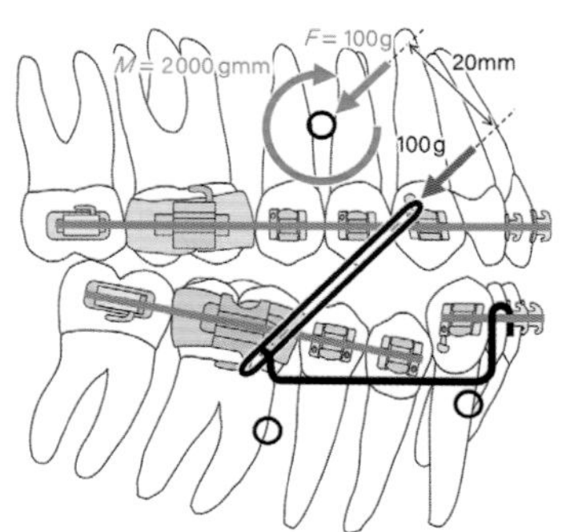

Ⅱ类弹性牵引下颌后牙段阻抗中心处的等效力系统。

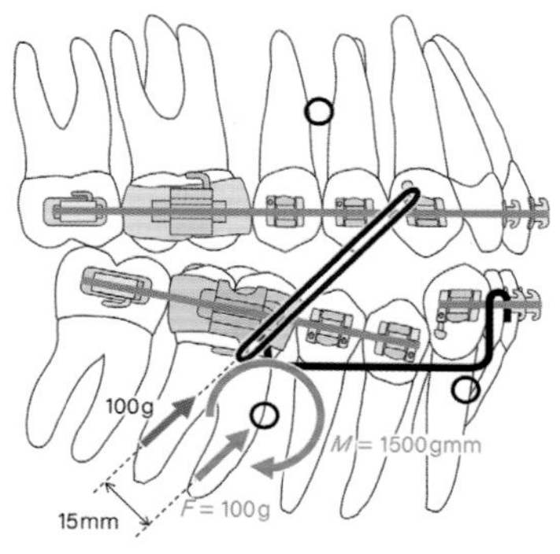

压低曲作用于下颌后牙段阻抗中心处的等效力系统。

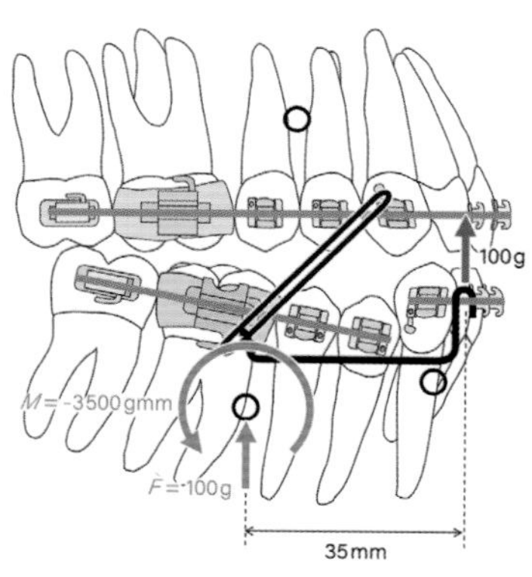

下颌后牙段的合力系统是指上下颌骨间弹性牵引力和后倾曲力系统的总和。力矩是（−3500gmm）+1500gmm = **−2000gmm**。合力为2个100g力的矢量和：前上67.5° 方向的**185g**力。

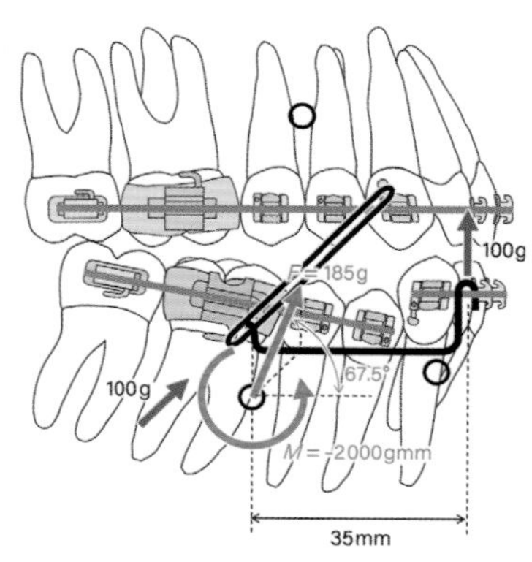

后倾曲作用于下颌前牙段阻抗中心处的等效力系统。

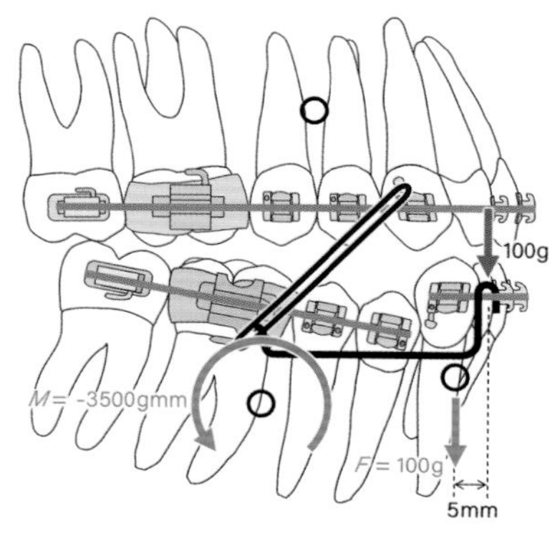

8.

对每颗牙齿的合力系统求和。即使在弓丝上放置了均匀的曲率，每颗牙齿上的力矩并不均匀。弓丝末端处的牙齿（第二磨牙和尖牙）所受力矩大于中间牙齿（第一磨牙和第二前磨牙）所受力矩。临床通常不需要由这种形状的弓丝产生的力系统，因为这种形状的弓丝无法在切牙区产生压低力或在前磨牙区产生伸长力。

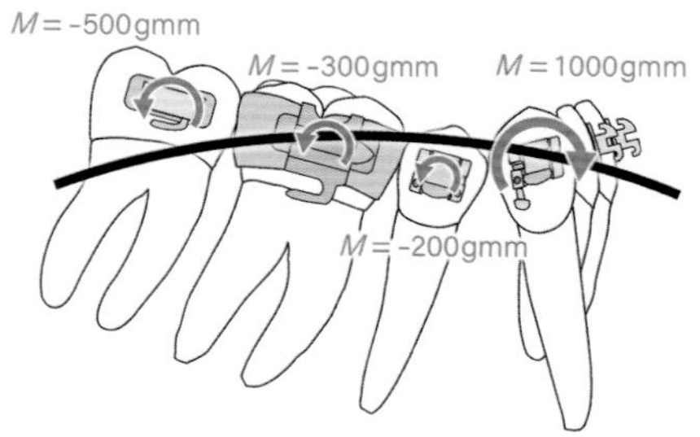

在本章中，蓝色箭头表示作用在处于平衡状态的弓丝上的作用力系统。红色箭头表示作用在牙齿上的反作用力系统。而红点则用于计算力矩。

1.

第1步：这个问题的解决方法可认为是弹簧处于平衡状态的平衡问题。给定30g的反作用力，反转方向以获得蓝色作用力。弹簧在正向（作用）方向上与未知力矩（M）和力（F）处于平衡状态，需满足：

$\Sigma F = 0$和$\Sigma M = 0$

这个平衡力图显示了在没有特指或者尚未计算所有力和力矩大小的情况下，问题的一般解决方法。

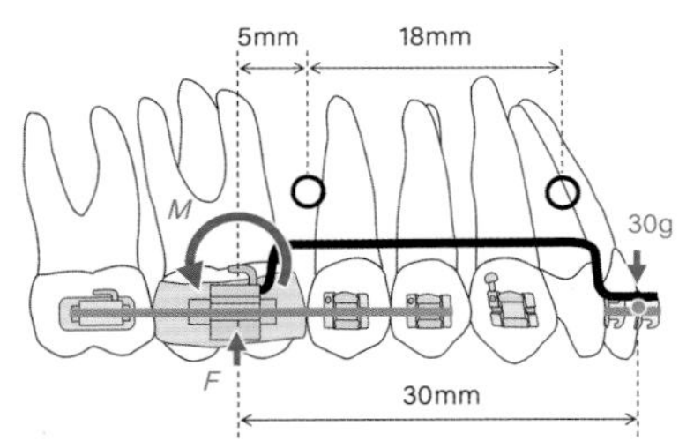

第2步：计算所有未知的数值。

$\Sigma F = F - 30g = 0$（**1**）

$\Sigma M = F \times 30mm + M = 0$（**2**）

结合（**1**）和（**2**），我们得出$\boldsymbol{F = 30g}$，$\boldsymbol{M = -900gmm}$

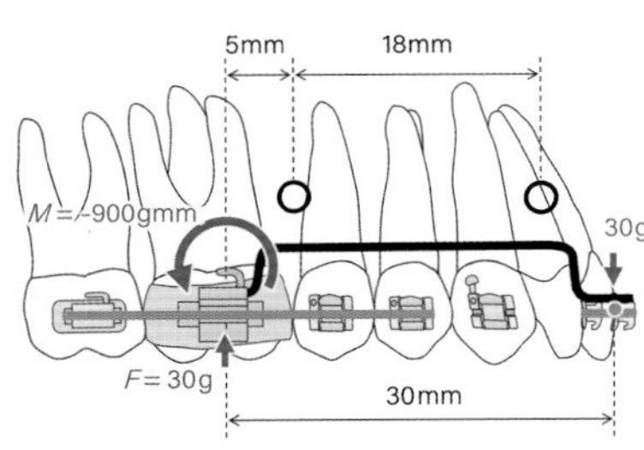

第3步：反作用力系统（力作用于颊管或牙上）与蓝色箭头作用力图的方向相反，用红色箭头表示。作用在磨牙颊管上的力系统包括**900gmm的顺时针力矩**和**30g伸长力**。

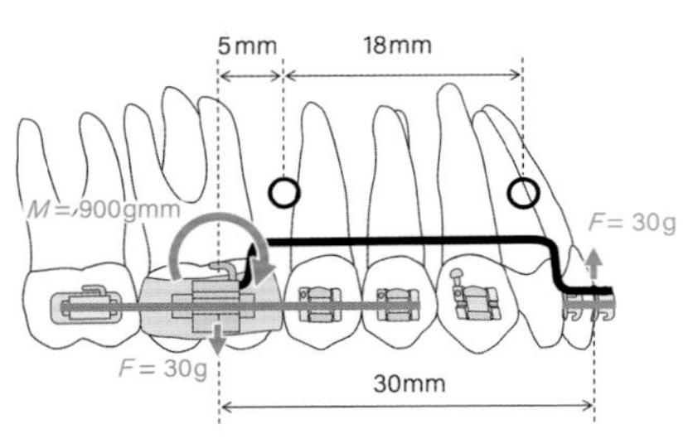

2a.

第1步：给定200g的反作用力，反转方向以获得蓝色作用力。

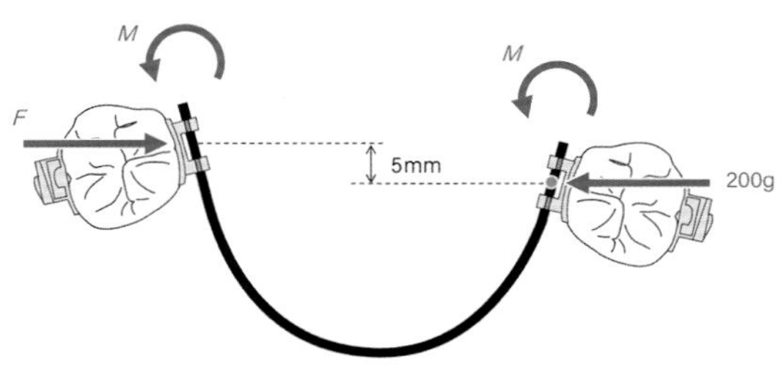

第2步：计算所有未知数值。假设红点处为参考点并对该点的力矩求和。

$\Sigma F = F - 200g = 0$（**1**）

$\Sigma M = F \times 5mm + 200 \times 0mm + M + M = 0$（**2**）

结合（**1**）和（**2**），我们得出$\boldsymbol{F = 200g}$，$\boldsymbol{M = -500gmm}$

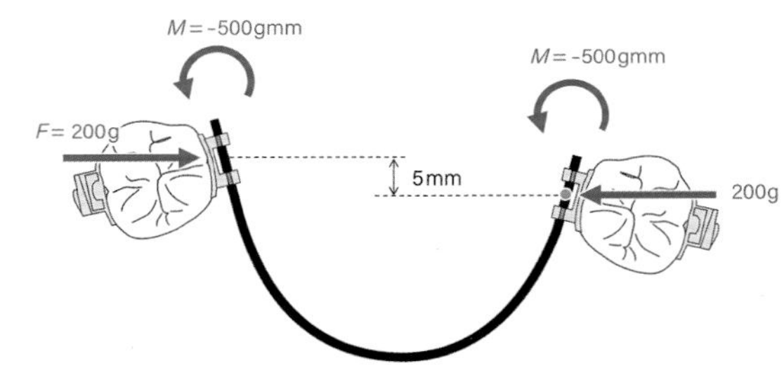

第3步：反作用力系统（力作用于舌侧托槽上）与蓝色箭头作用力图的方向相反，用红色箭头表示。作用在磨牙托槽上的力系统包括**500gmm的顺时针力矩**和**200g扩弓力**。

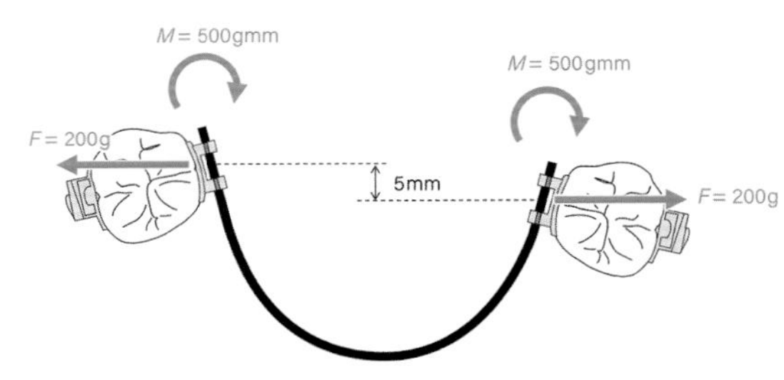

2b.

第1步：给定200g的反作用力，反转方向以获得蓝色作用力。未知力矩只作用在左侧。

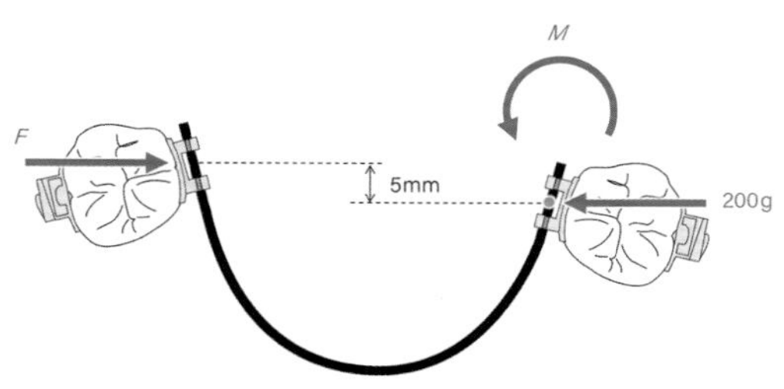

第2步：计算所有未知数值。假设红点处为参考点并对该点的力矩求和。

$\Sigma F = F - 200\text{g} = 0$（**1**）

$\Sigma M = F \times 5\text{mm} + 200 \times 0\text{mm} + M = 0$（**2**）

结合（**1**）和（**2**），我们得出$\boldsymbol{F = 200\text{g}}$，$\boldsymbol{M = -1000\text{gmm}}$

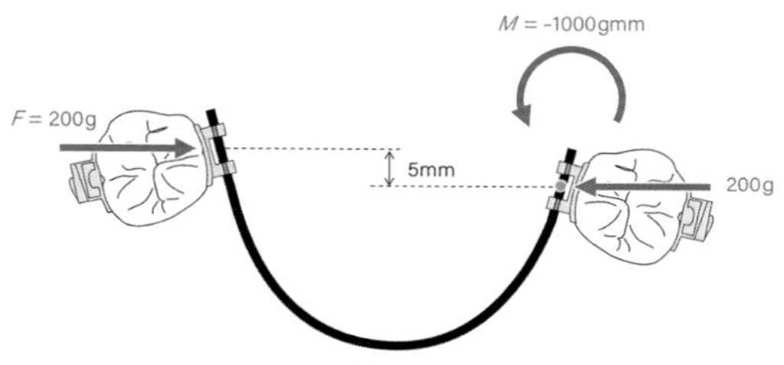

第3步：反作用力系（力作用于舌侧托槽上）与蓝色箭头作用力图的方向相反，用红色箭头表示。作用在每侧磨牙托槽上的力系统包括**200g的扩弓力**和**1000gmm的力矩**。

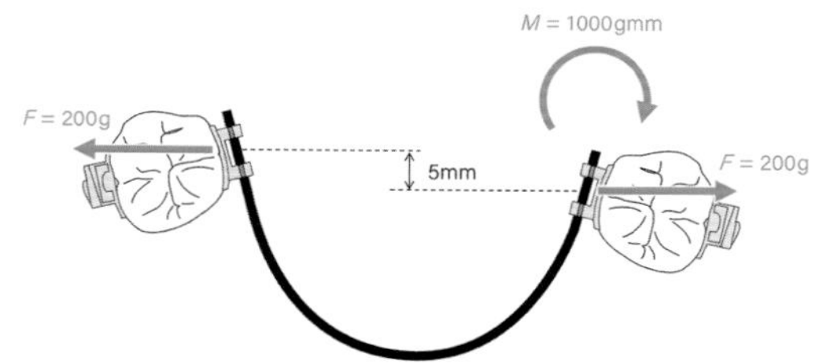

3.

第1步：给定-2000gmm反作用力矩，反转方向以获得蓝色作用力。两侧仅有近中力和远中力。

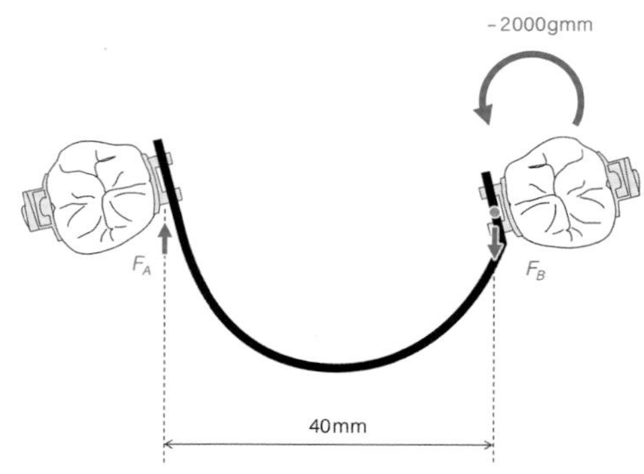

第2步：计算所有未知数值。假设红点处为参考点并对该点的力矩求和。

$\Sigma F = F_A - F_B = 0$（**1**）

$\Sigma M = F_A \times 40\text{mm} + F_B \times 0\text{mm} + (-2000\text{gmm}) = 0$（**2**）

结合（**1**）和（**2**），我们得出$\boldsymbol{F_A = 50\text{g}}$和$\boldsymbol{F_B = 50\text{g}}$

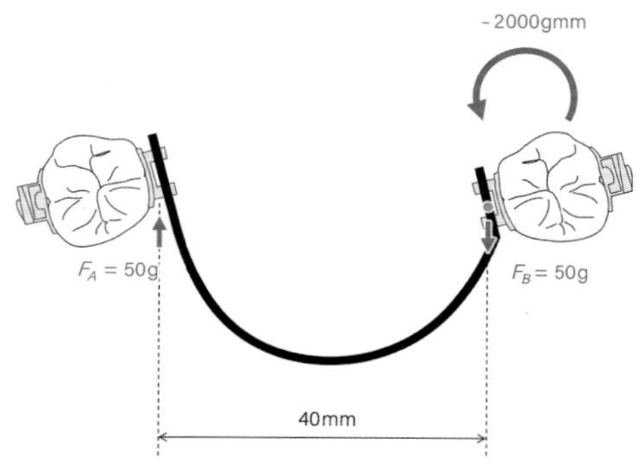

（3.续）

第3步：反作用力系统（力作用于舌侧托槽上）与蓝色箭头作用力图的方向相反，用红色箭头表示。作用在右侧磨牙托槽上的力系统为50g的近中力，作用在左侧磨牙托槽上的力系统为**50g的远中力**和**2000gmm的顺时针力矩**。

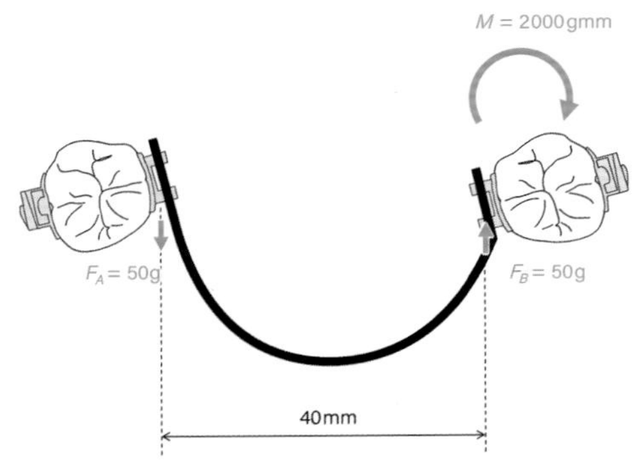

4.

第1步：给定−1000gmm、2000gmm、400g近中反作用力，反转方向以获得蓝色作用力。未知力系统包括F_{HA}（前牙段水平力）、F_{VA}（前牙段垂直力）和F_{VB}（后牙段垂直力）。

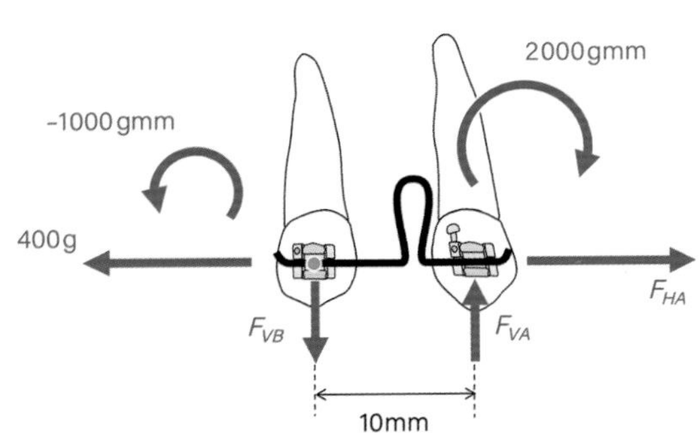

第2步：计算所有未知数值。假设红点处为参考点并对该点的力矩求和。

ΣF_H = 400g 近中反作用力+ F_{HA} = 0（**1**）

$\Sigma F_V = F_{VA} - F_{VB} = 0$（**2**）

ΣM = 400g × 0mm+F_{HA} × 0mm+F_{VB} × 0mm − F_{VA} × 10mm + 2000gmm + (−1000gmm) = 0（**3**）

结合（**1**）、（**2**）和（**3**），我们得出$\boldsymbol{F_{HA}}$ **= 400g**，$\boldsymbol{F_{VA}}$ **= 100g**，$\boldsymbol{F_{VB}}$ **= 100g**

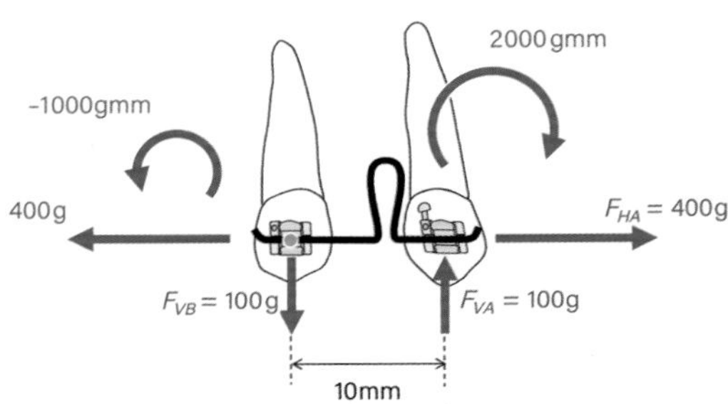

第3步：反作用力系统（力作用于托槽上）与蓝色箭头作用力图的方向相反，用红色箭头表示。作用在尖牙托槽上的力系统包括**400g的远中力**、**100g的伸长力**以及**−2000gmm的逆时针力矩**。

作用在前磨牙托槽上的力系统包括**400g的近中力**、**100g的压低力**和**1000gmm的顺时针力矩**。

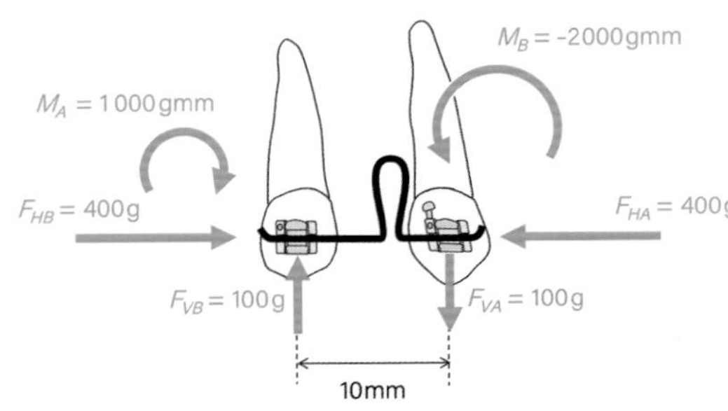

5.

第1步：给定200g反作用力，反转方向以获得蓝色作用力。未知数值是在垂直力作用下两边相等的力矩。

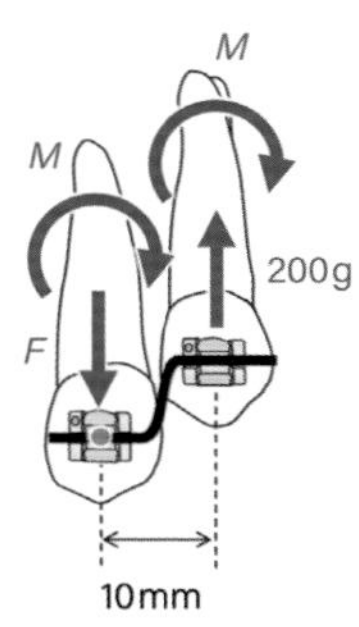

第2步：计算所有未知数值。假设红点处为参考点并对该点的力矩求和。

$\Sigma F = -200g + F = 0$（**1**）

$\Sigma M = F \times 0mm - 200 \times 10mm + M + M = 0$（**2**）

结合（**1**）和（**2**），我们得出$\boldsymbol{F = 200g}$，$\boldsymbol{M = 1000gmm}$

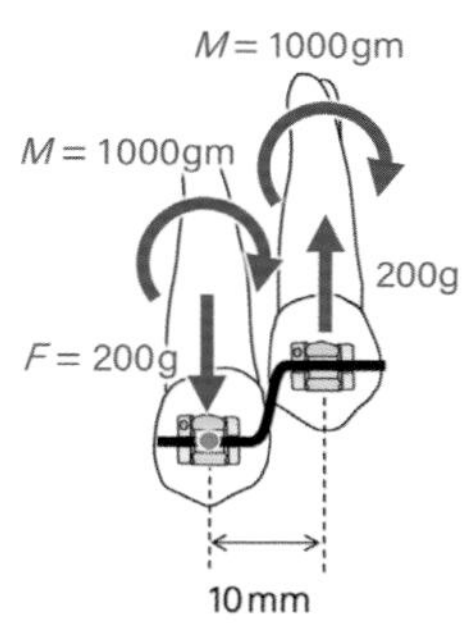

第3步：反作用力系统（力作用于舌侧托槽上）与蓝色箭头作用力图的方向相反，用红色箭头表示。作用在尖牙托槽上的力系统包括**200g的伸长力和-1000gmm的逆时针力矩**。

作用在前磨牙托槽上的力系统包括**200g的压低力和-1000gmm的逆时针力矩**。

如果只计划伸长尖牙，那么前磨牙的压低和尖牙、前磨牙的逆时针旋转则被认为是副作用。

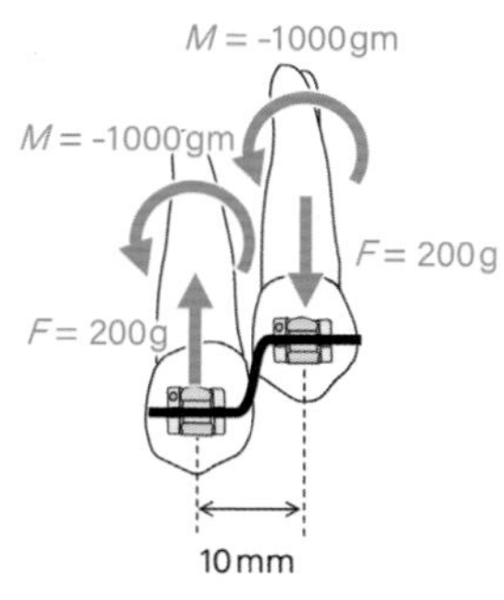

6.

第1步：给定2000gmm反作用力矩，反转方向以获得蓝色作用力。因为左侧没有力偶，所以未知数值是指两侧的垂直力。

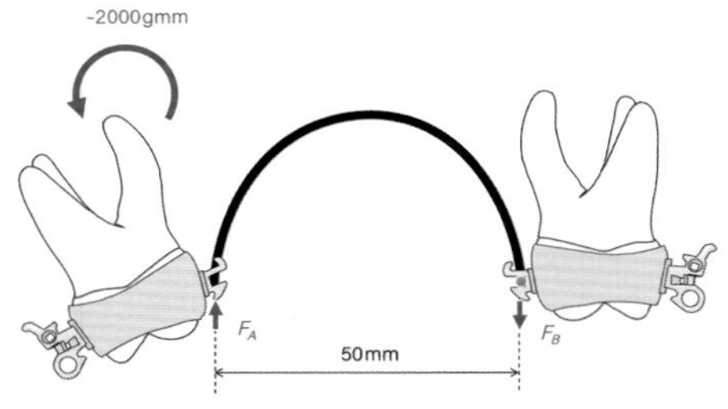

第2步：计算所有未知数值。假设红点处为参考点并对该点的力矩求和。

$\Sigma F = F_{VA} - F_{VB} = 0$（**1**）

$\Sigma M = F_{VA} \times 50mm + F_{VB} \times 0mm - 2000gmm = 0$（**2**）

结合（**1**）和（**2**），我们得出$\boldsymbol{F_{VA} = 40g}$，$\boldsymbol{F_{VB} = 40g}$

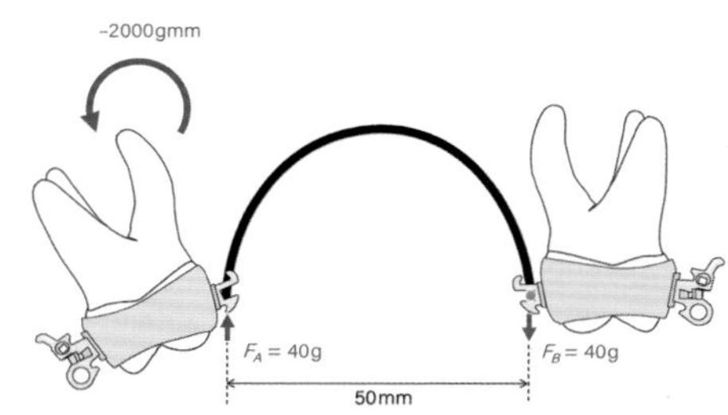

第3步：反作用力系（力作用于舌侧托槽上）与蓝色箭头作用力图的方向相反，用红色箭头表示。作用在右侧磨牙颊管上的力系统包括**2000gmm的顺时针力矩和40g的伸长力**。

作用在左侧磨牙颊管上的力系统是**40g的压低力**。

虽然压低和伸长的力很小，但如果不需要的话也会被视为副作用。

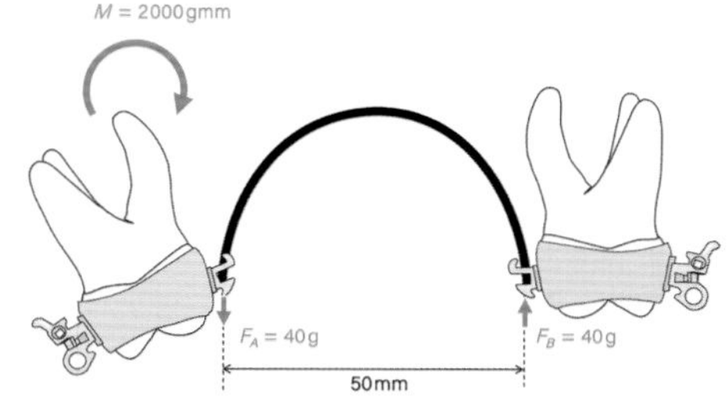

7.

第1步：给定–3000gmm、2400gmm和200g的反作用力系，反转方向以获得蓝色作用力系统。未知力矩包括F_{VA}、F_{VB}和F_{HB}。

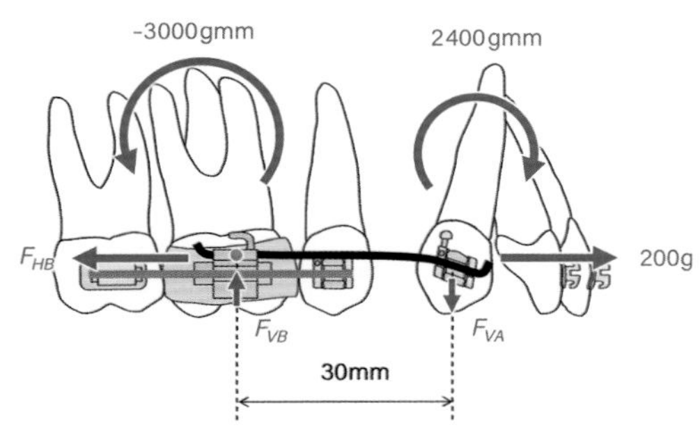

第2步：计算所有未知数值。假设红点处为参考点并对该点的力矩求和。

$\Sigma F_H = 200g - F_{HB} = 0$（**1**）

$\Sigma F_V = F_{VA} - F_{VB} = 0$（**2**）

$\Sigma M = F_{HB} \times 0mm + 200g \times 0mm + F_{VB} \times 0mm + (F_{VA} \times 30mm) - 3000gmm + 2400gmm = 0$（**3**）

结合（**1**）、（**2**）和（**3**），我们得出$\boldsymbol{F_{VA} = 20g}$，$\boldsymbol{F_{VB} = 20g}$和$\boldsymbol{F_{HB} = 200g}$

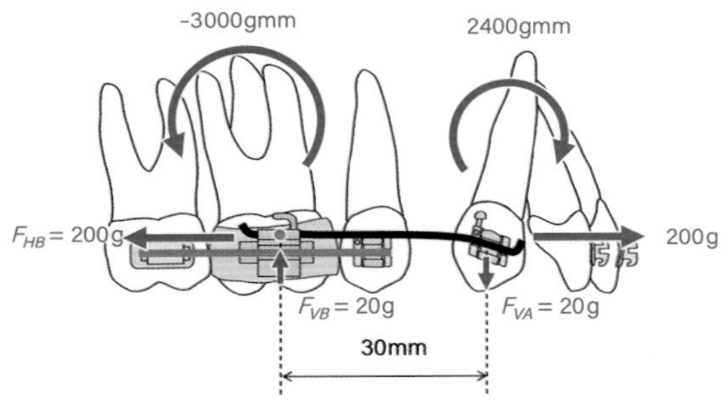

第3步：反作用力系（力作用于托槽上）与蓝色箭头作用力图的方向相反，用红色箭头表示。作用在尖牙托槽上的力系统包括**200g的远中力**、**20g的压低力**和**–2400gmm的逆时针力矩**。

作用在磨牙颊管上的力系统包括**200g的近中力**、**20g的伸长力**和**3000gmm的顺时针力矩**。

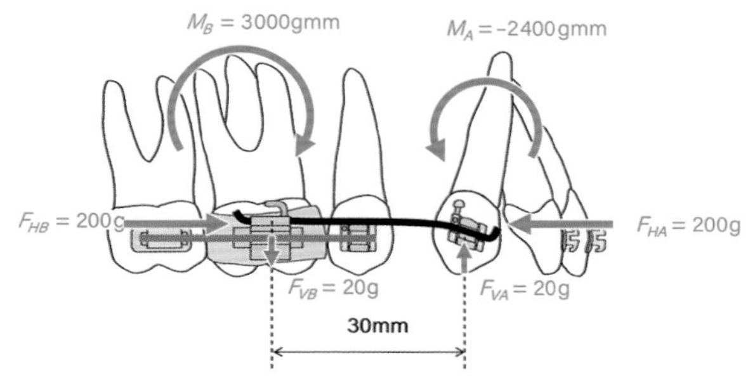

8.

第1步：1000g力作用在下颌骨上。未知力系统包括$F_{髁突}$和$F_{咀嚼肌}$。

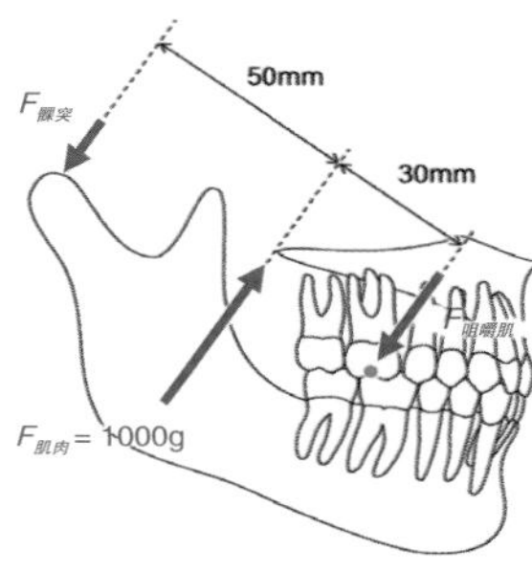

第2步：计算所有未知数值。假设红点处为参考点并对该点的力矩求和。

$\Sigma F = F_{髁突} - 1000g + F_{咀嚼肌} = 0$（**1**）

$\Sigma M = -F_{髁突} \times 80mm + 1000g \times 30mm + F_{咀嚼肌} \times 0mm = 0$（**2**）

结合（**1**）和（**2**），我们得出$\boldsymbol{F_{咀嚼肌} = 625g}$，$\boldsymbol{F_{髁突} = 375g}$

作用于髁突的力系统为**375g**。

该分析表明髁突是负重关节。然而，有些患者没有髁突或下颌支升，仍然可以进行咀嚼活动，此时的下颌骨必须仍处于平衡状态，所以这种简单的分析可能还是有缺陷。

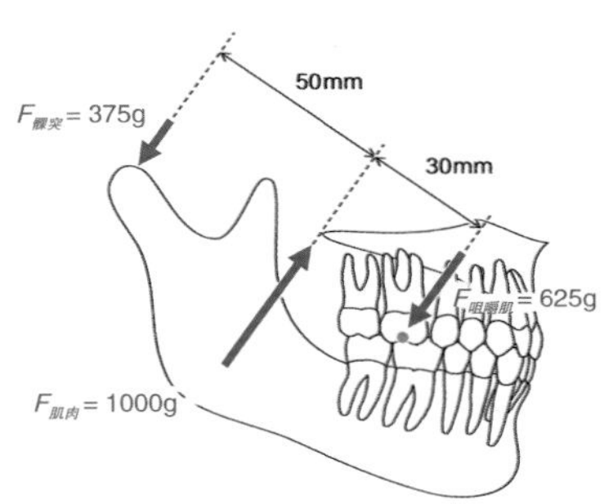

9.

第1步：颌间弹性牵引的橡皮圈处于平衡状态。

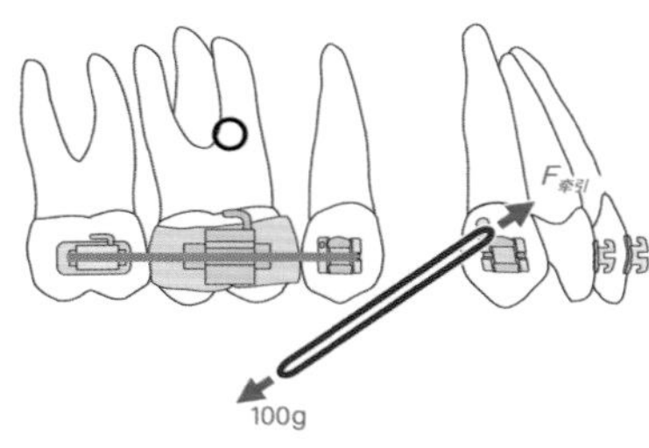

第2步：

$\Sigma F = F_{牵引} - 100g = 0$

$\boldsymbol{F_{牵引} = 100g}$

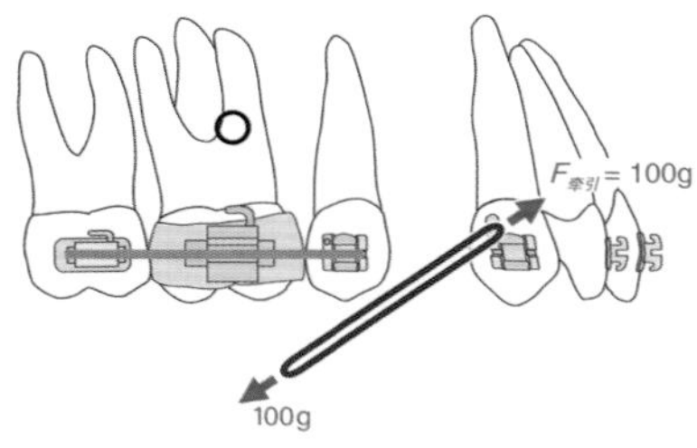

第3步：反作用力系统（与作用力系统方向相反）用红色箭头表示。

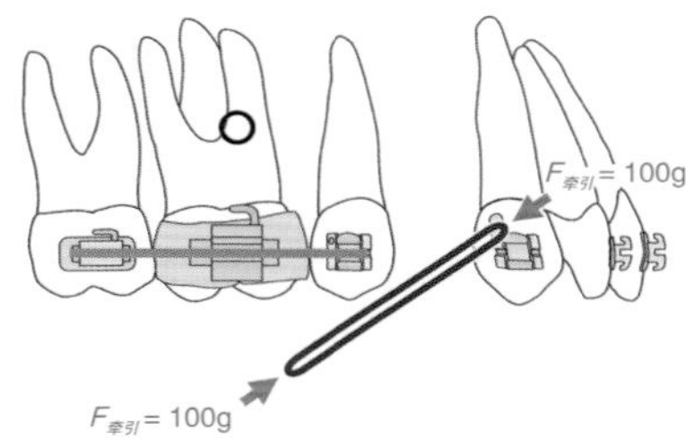

第4步：T型曲处于平衡状态。未知力系统包括M_B，F_{VB}和F_{HA}。

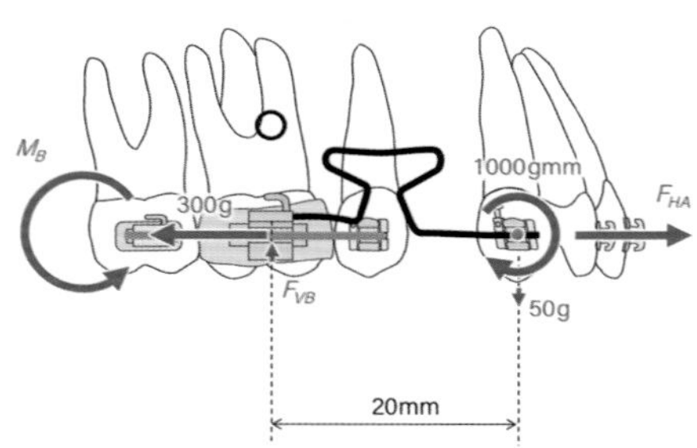

第5步：假定红点处为参照点。

$\Sigma F_H = -300g + F_{HA} = 0$（**1**）

$\Sigma F_V = F_{VB} - 50g = 0$（**2**）

$\Sigma M = -300g \times 0mm + M_B + 1000gmm + F_{VB} \times 20mm + 50g \times 0mm = 0$（**3**）

结合（**1**）、（**2**）和（**3**），我们得出$\boldsymbol{F_{HA} = 300g}$，$\boldsymbol{F_{VB} = 50g}$，$\boldsymbol{M_B = -2000gmm}$。

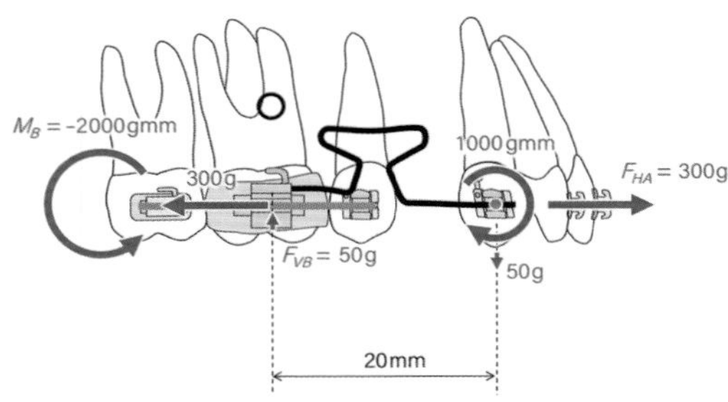

第6步：T型曲的反作用力系统用红色箭头表示。

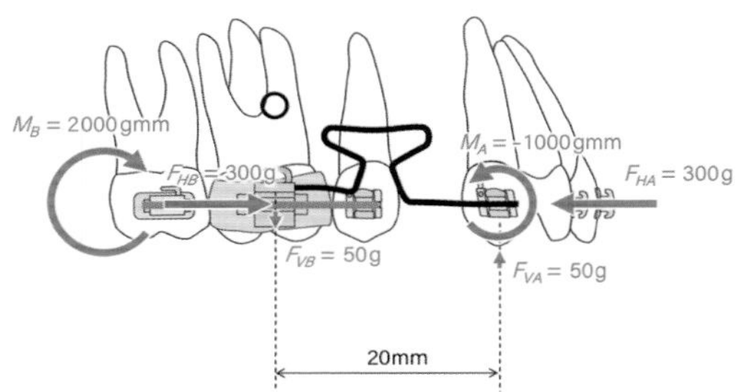

第7步：头帽力作用于颊管上。

$\boldsymbol{F = 500g}$，$\boldsymbol{M = 5000gmm}$

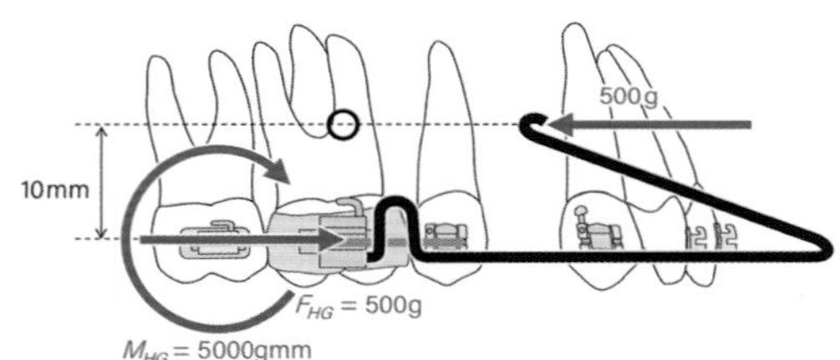

第8步：作用于枕部和磨牙颊管的反作用力系统用红色箭头表示。

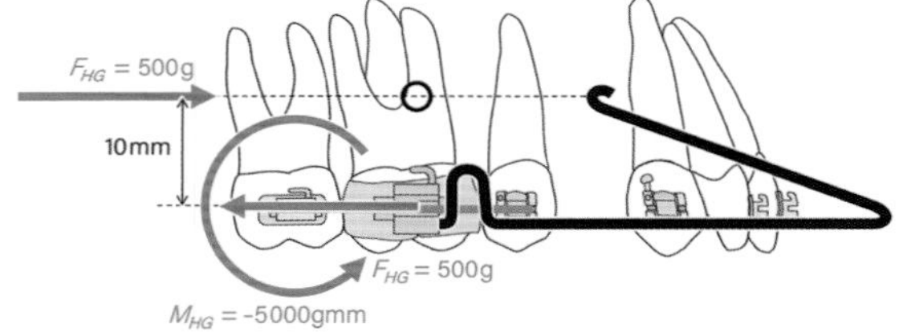

（9.续）

第9步：反作用力系统如图所示。

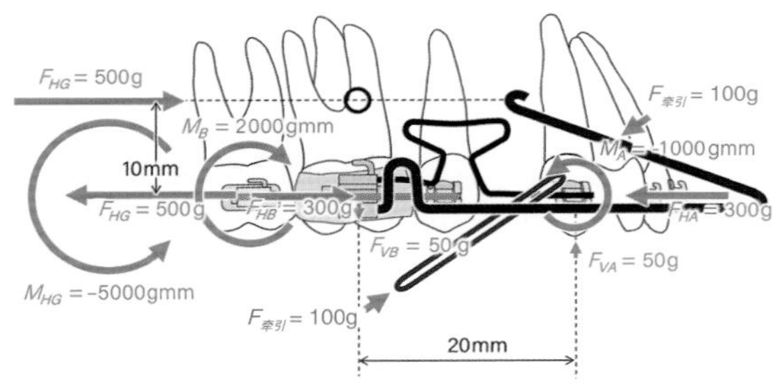

第10步：作用于所有构件的合力系统。这里特意没有描绘作用于枕部上的反作用力系统。

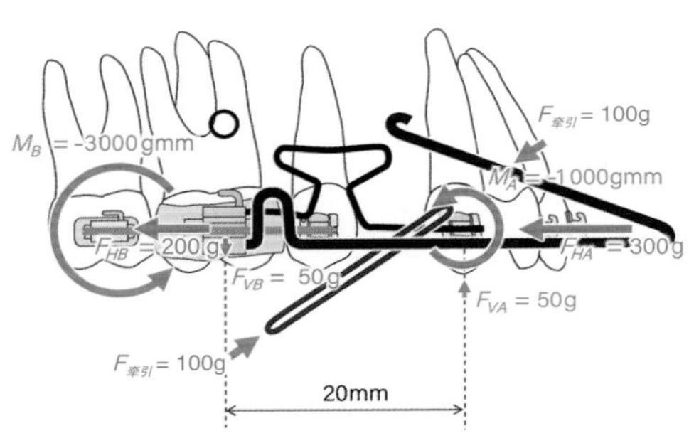

第11步：后牙段阻抗中心替代的等效力系统。我们仅对作用于后牙段的力系统进行描述。作用于后牙段阻抗中心的力系统包括**-1000gmm的逆时针力矩**、**200g的远中力**和**50g的伸长力**。

来自颌间牵引橡皮圈的力与后牙无关，因为T型曲不是刚性体。

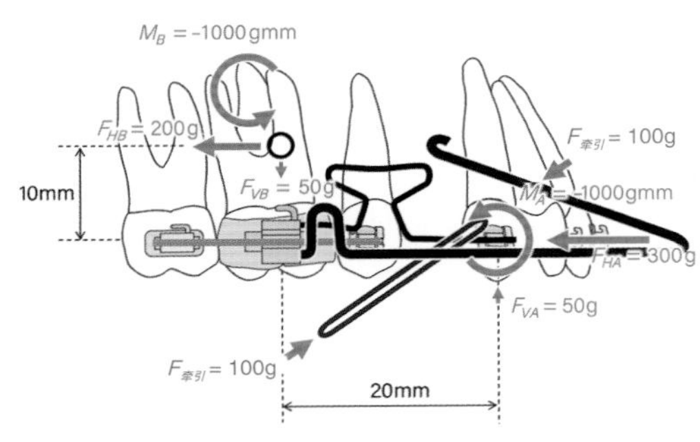

10.

第1步：矫正器在蓝色作用力系统下处于平衡状态。

***F* = 300g**

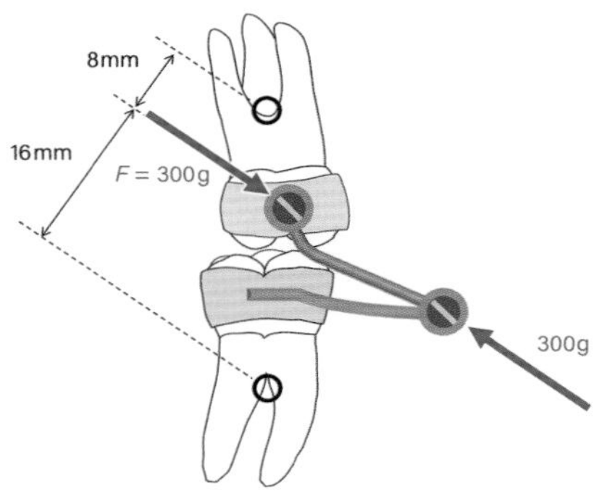

第2步：反作用力系统用红色箭头表示（与作用力系统方向相反）。

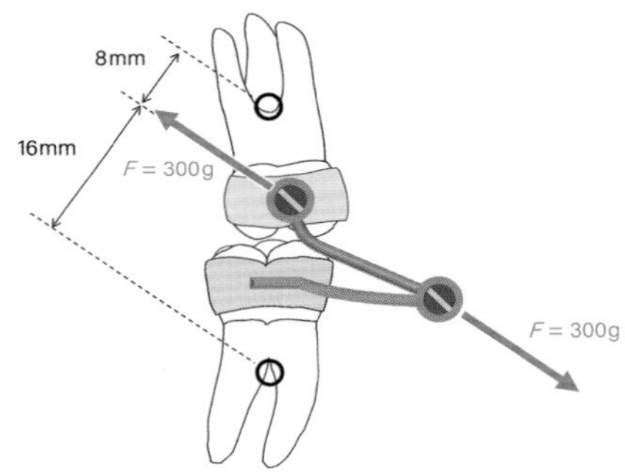

第3步：每个阻抗中心的替代力系统。作用于上颌磨牙阻抗中心的力系统包括**300g远中压低力**及**2400gmm顺时针力矩**。

作用于下颌磨牙阻抗中心的力系统包括**300g近中压低力**及**4800gmm的顺时针力矩**。

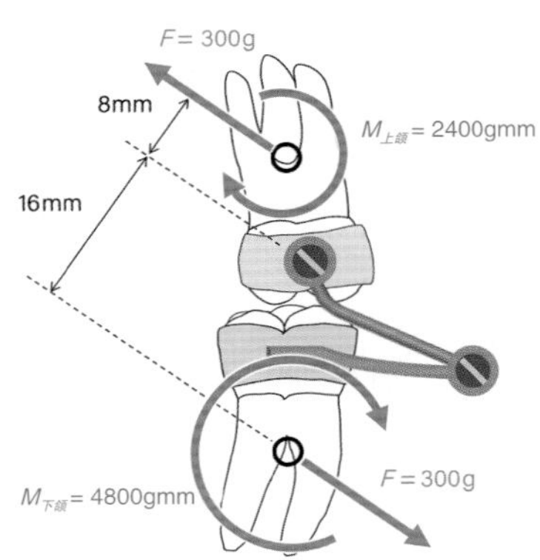

1a.

托槽处替换的等效力系用红色箭头表示（M/F = 5mm）。旋转中心在根尖，牙齿将顺时针旋转（虚线弧形箭头）。

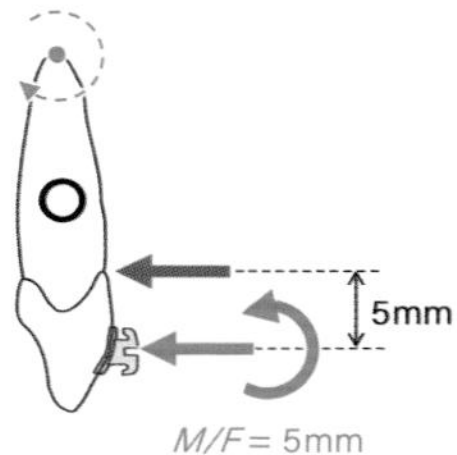

1b.

托槽处替换的等效力系用红色表示（M/F = 12mm）。旋转中心在切端，牙齿将逆时针旋转（虚线弧形箭头）。

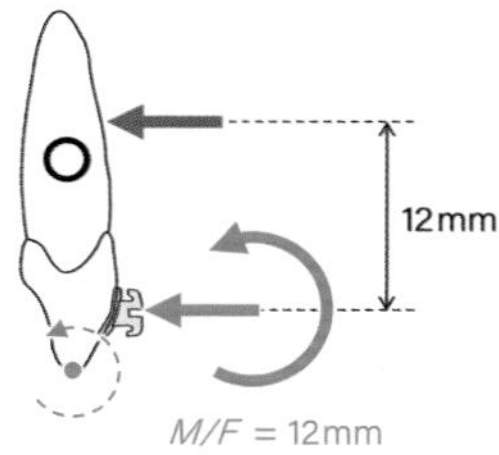

1c.

托槽处替换的等效力系用红色表示（M/F = –5mm）。旋转中心略高于阻抗中心，牙齿将顺时针旋转（虚线弧形箭头）。

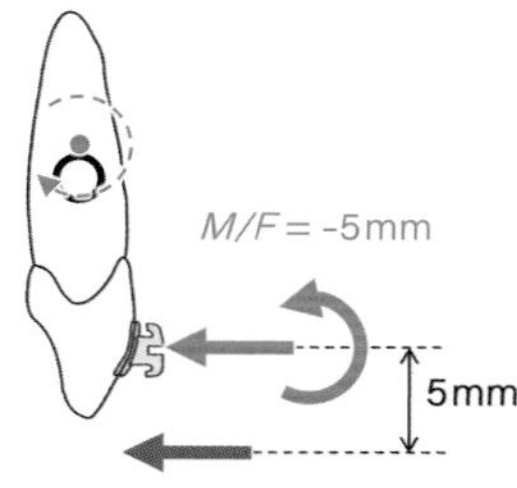

1d.

托槽处替换的等效力系用红色表示（M/F = 10mm）。旋转中心在无穷远处，牙齿不旋转，只发生平移。

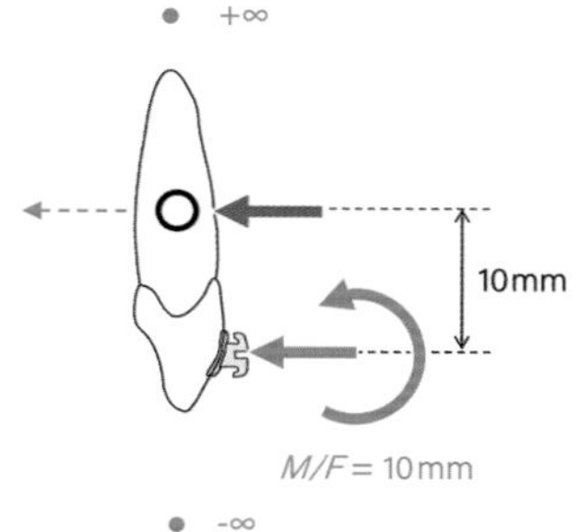

1e.

托槽处替换的等效力系用红色表示（M/F = 12mm）。旋转中心在切端，牙齿将顺时针旋转（虚线弧形箭头）。

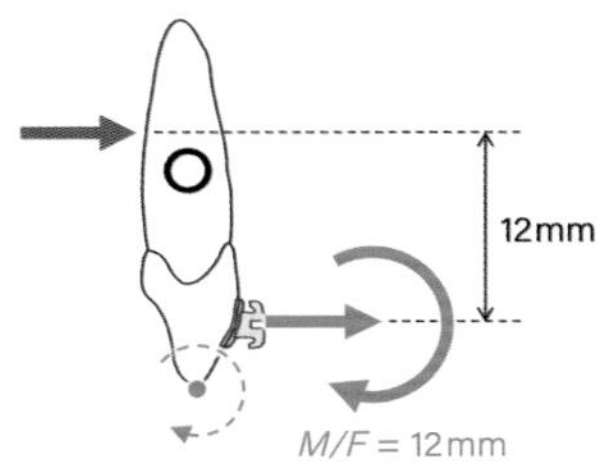

2a.

舌向力与逆时针力矩。

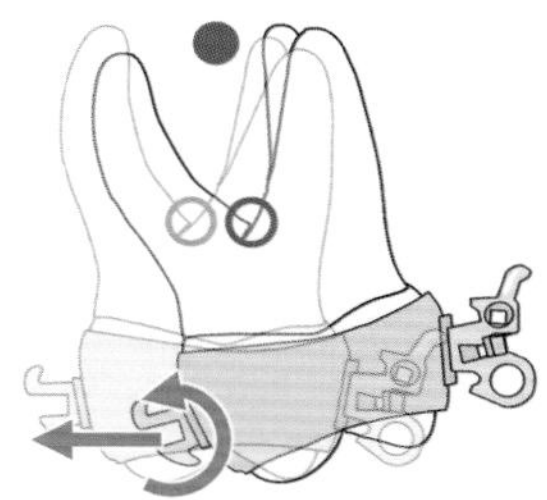

2b.

唇向力与顺时针力矩。

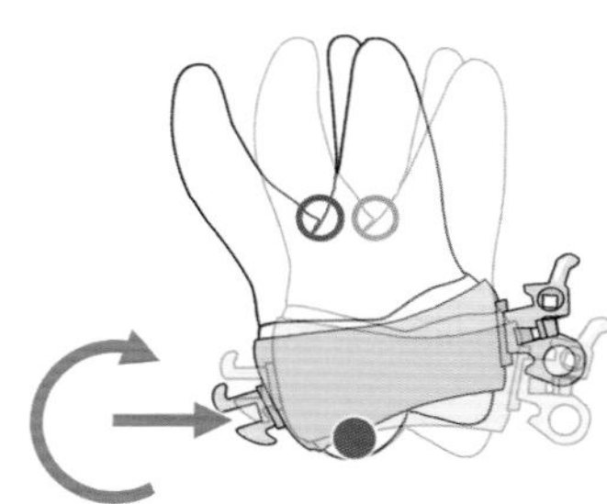

2c.

仅顺时针力矩。

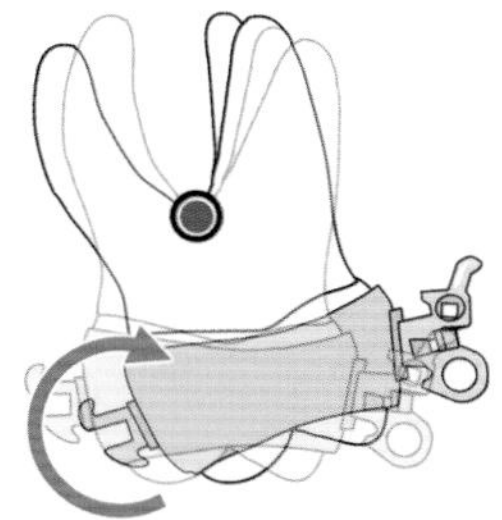

对于等效力问题，首先需要解决舌弓上的力，然后反转到牙齿的受力方向。我们刻意省略这些问题解析的中间步骤，并且在问题解析中只给出了作用在牙齿上的力（红色箭头）。

1.

作用于上颌右侧第二磨牙的力系统包括1个**-500gmm的逆时针力矩**和**1个100g的舌侧力**。

作用于双侧第一磨牙支抗单元的力系统包括**1700gmm的顺时针力矩**和**方向相反的100g的力**。

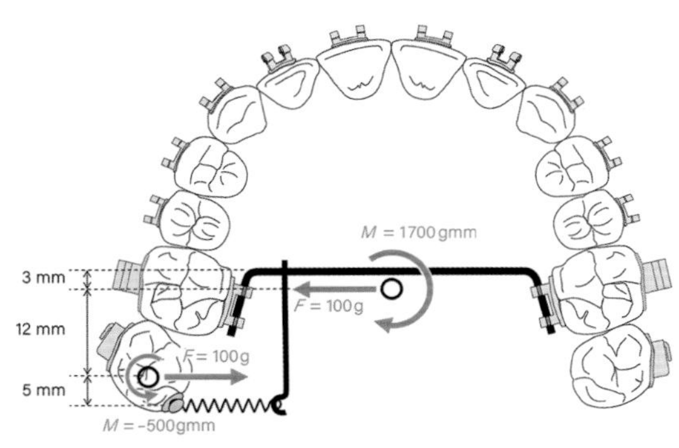

2.

与问题解析1相同。只要作用力线相同，无论弓丝的刚度如何，效果都是相同的。

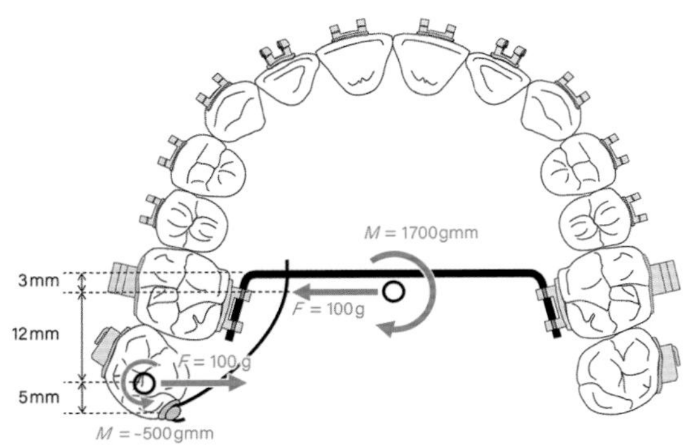

3.

a、b和c提供的力矩可能是等效力解决方案。

a. 右侧磨牙受到200g颊向力和1400gmm顺时针力矩。

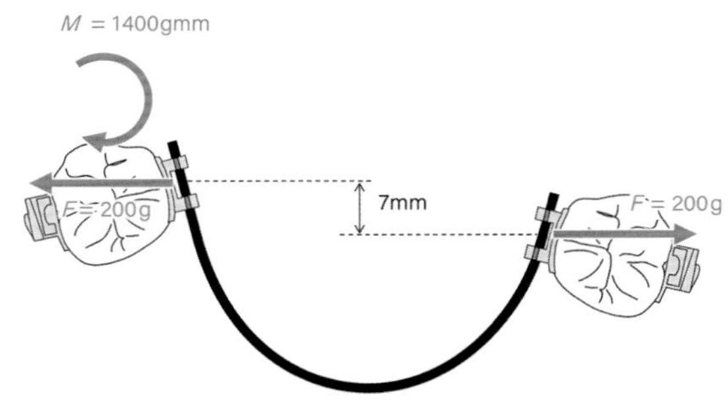

b. 右侧磨牙受到200g颊向力，左侧磨牙受到1400gmm顺时针力矩。

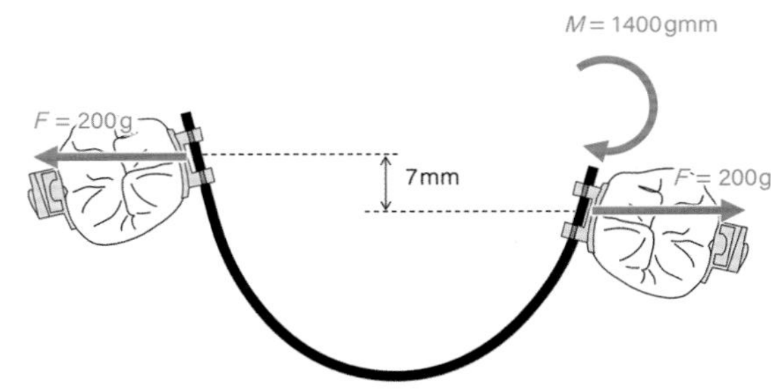

c. 右侧磨牙受到200g颊向力，双侧磨牙受到1700gmm顺时针力矩。

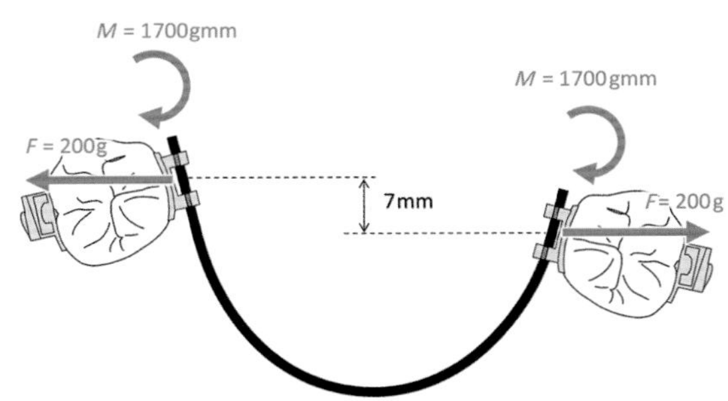

4.

相对力系统用红色表示。舌侧托槽受到垂直力如果是不必要的，则被认为是副作用。

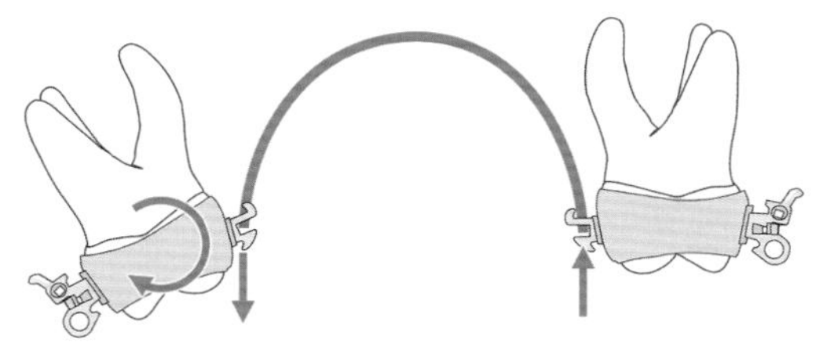

5.

位于磨牙阻抗中心和托槽的舌侧力。

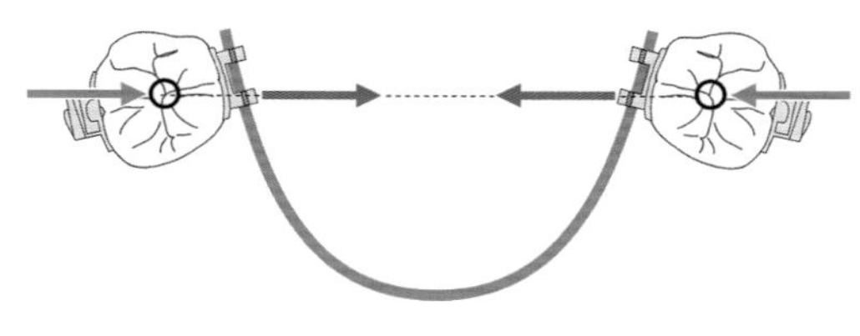

6.

问题解析5的力系统被施加于后牙段的阻抗中心：双侧后牙段舌向力和远中舌向扭转力矩。

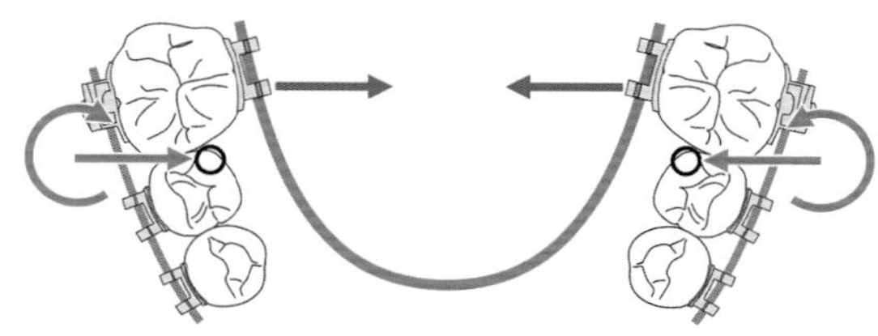

7.

唯一可能的没有任何力的平衡力图是双侧大小相等、方向相反的1000gmm的前倾力矩。

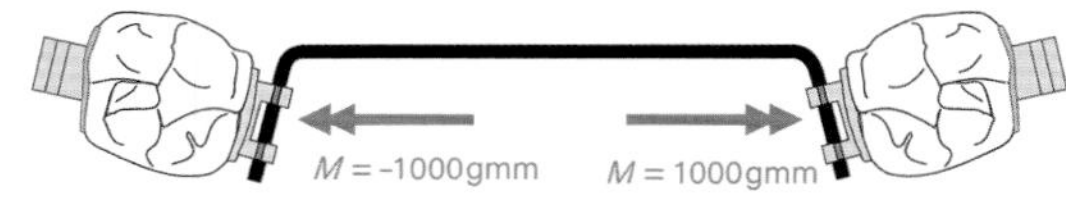

8.

同问题解析7一样：1000gmm的前倾力矩。这个力偶是1个与位置无关的自由向量。

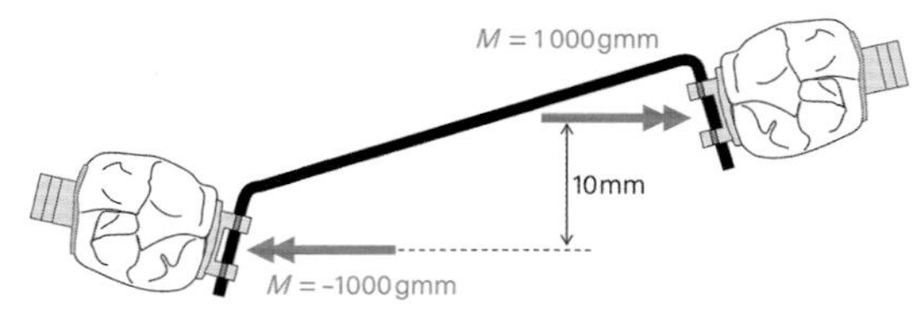

9.

𬌗面观，为了使横腭杆处于平衡，右侧磨牙需要1000gmm的前倾力矩以及双侧托槽处额外的2000gmm顺时针力矩。双侧磨牙处100g的近远中向力和2000gmm的顺时针力矩被认为是副作用，特别是因为这些力作用在错误的方向上。

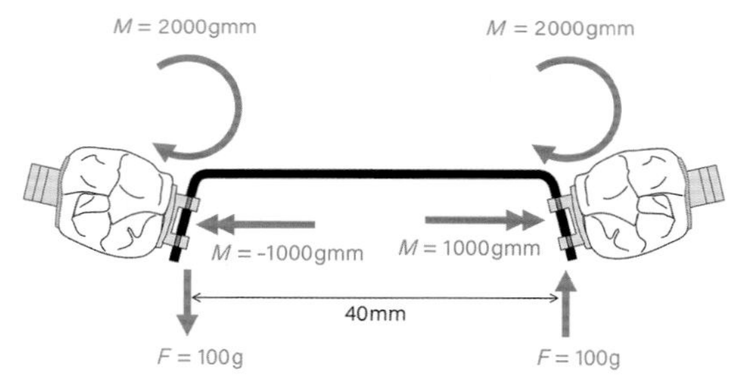

10.

a. 其中1个最好的非激活力图用红色表示，它具有大小相等、方向相反的垂直向力以及1个只作用于左侧磨牙的力矩。

b. 马蹄形弓是首选的，因为它可单独应用。

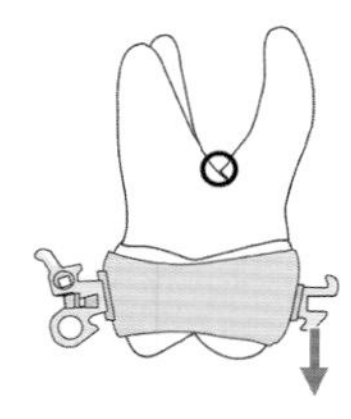

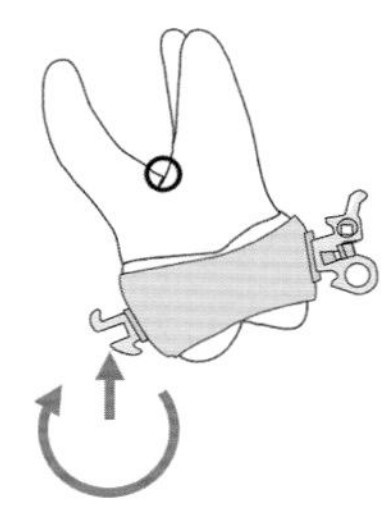

1.

F/Δ比从437g/mm降低到206g/mm。参见图13-26b，V = 8mm。曲高度的少量增加可造成F/Δ比明显降低。

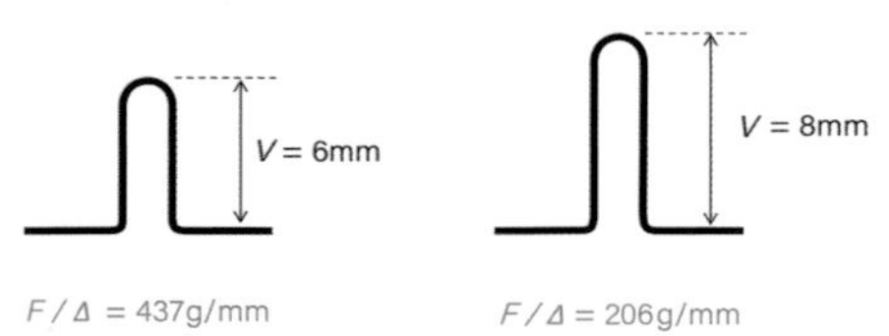

2.

F/Δ比为874（437×2）g/mm，M/F比相同（2.2mm）。

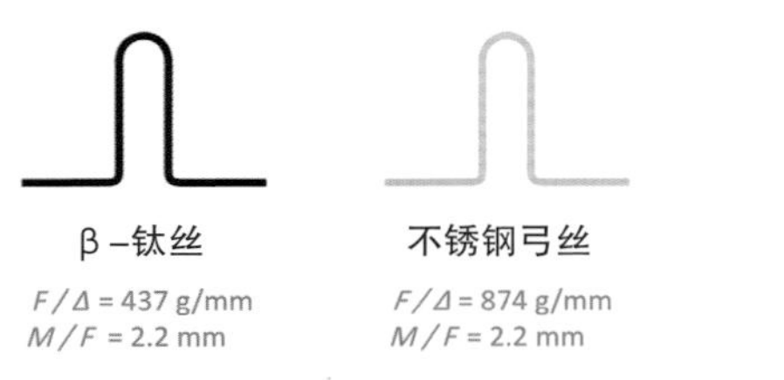

3.

M/F比将大致相同，因为弓丝形态类似。

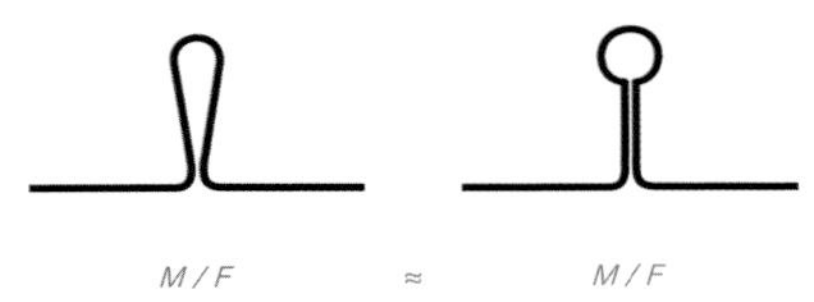

4.

b曲的加力范围更大，因为在曲的顶点（临界截面）为1个永久弯曲。

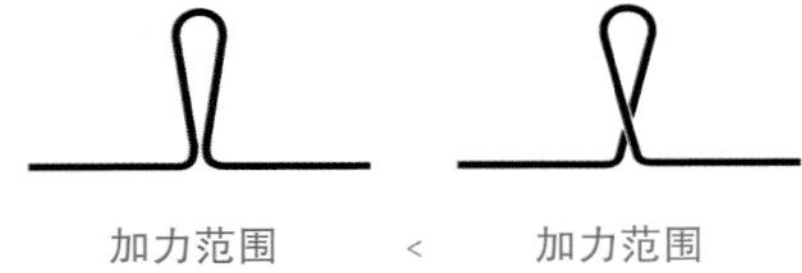

5.

A曲和B曲相比可产生更大的M/F比和加力范围，更低的F/Δ比。

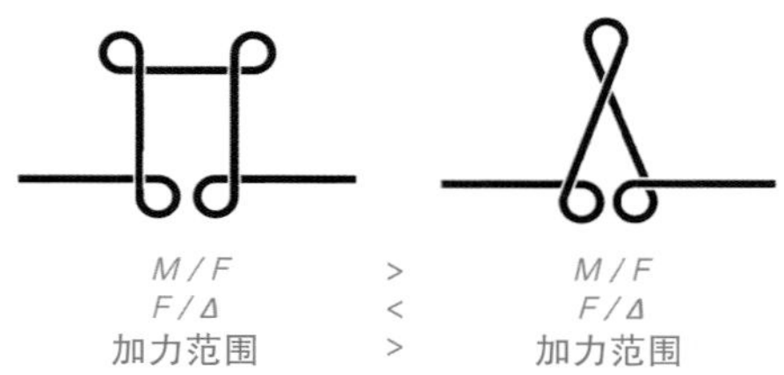

6.

当曲被激活时，前端的激活力矩更大。因为在拐点上方的临界区，更多的弓丝位于前端。

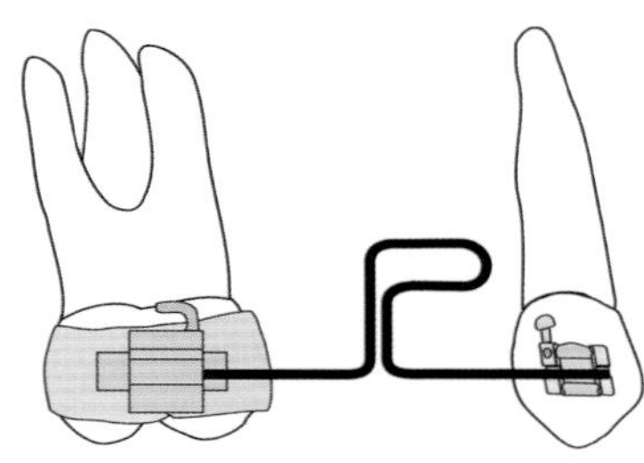

7.

如图13-33d所示，2mm的激活量的M/F比超过10mm。牙齿将产生平移或牙根移动。当去激活时，M/F比将增加，这可能会导致间隙增加。

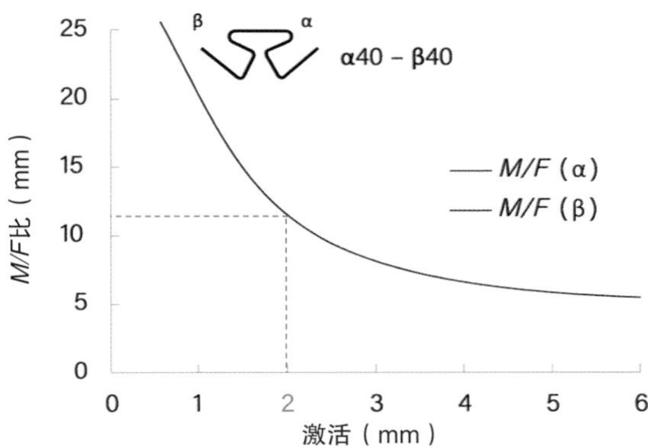

8a.

当曲完全激活（Δ=6mm）时后牙段*M/F*比约为7mm，前牙段约为5mm。两边的牙齿都会向拔牙部位倾斜移动，旋转中心靠近根尖。

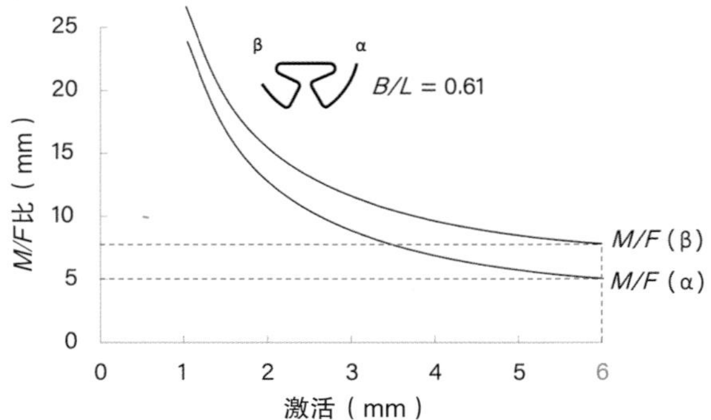

8b.

当激活量为4mm时后牙段*M/F*比约为10mm，前牙段约为7mm。后牙会平移，前牙将会倾斜移动，并且产生间隙闭合差。

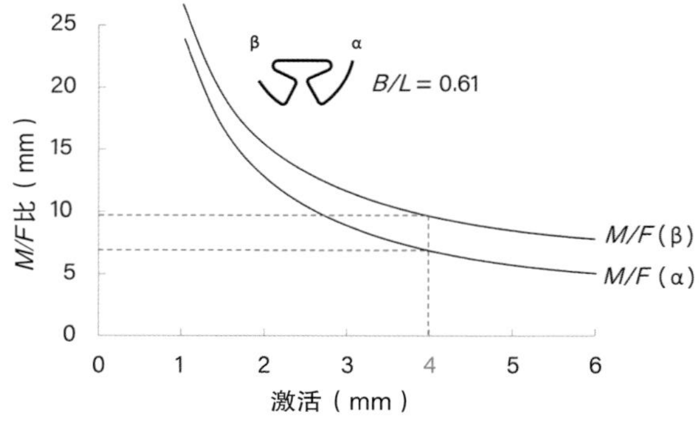

9.

不会产生间隙闭合差，因为前后牙段都只发生倾斜移动。

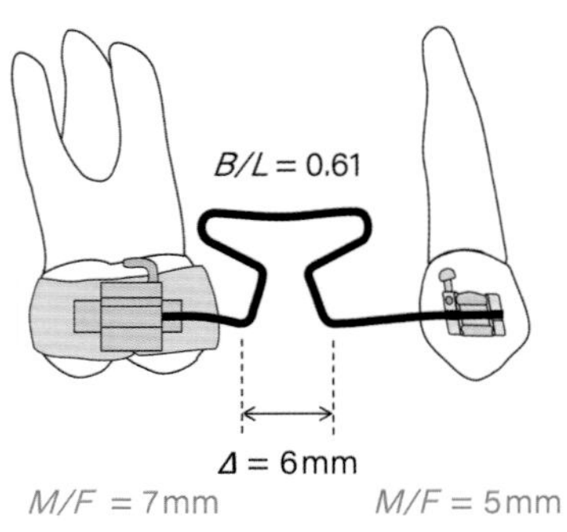

10.

后牙段倾斜移动而前牙段平移。这不适用于A组力学，更适用于C组力学。红色箭头是后牙阻抗中心处的等效力系。

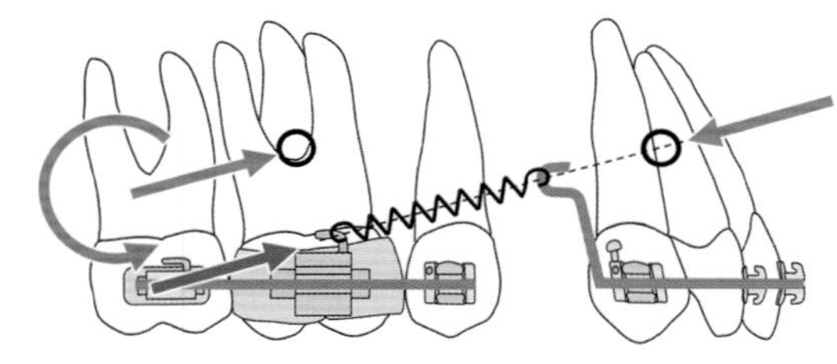

1.

第1步：弓丝处于平衡状态。由于左侧中切牙只产生单一力，所以作用力和力矩（蓝色箭头）是由上颌右侧中切牙的托槽产生的。

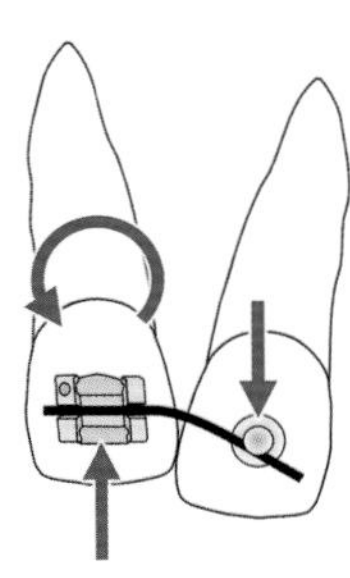

第2步：力系统的方向与作用在牙上的反作用力系统相反。上颌右侧中切牙会**伸长**并向**顺时针方向旋转**。

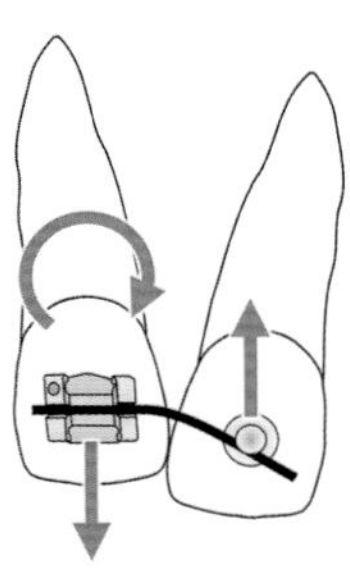

2.

第1步：弓丝因为作用力系统处于平衡状态。利用2个平衡条件求出未知的F_A和M_A。

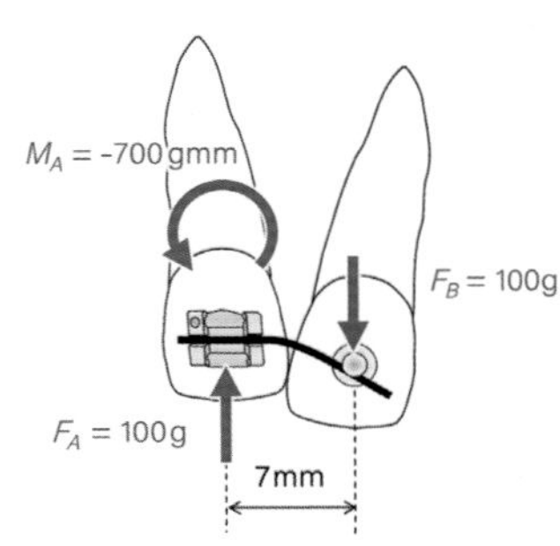

第2步：力系统的方向与作用在牙上的反作用力系统相反。作用在上颌右侧中切牙的托槽的力系统包括了**100g的伸长力**和**700gmm的顺时针方向力矩**。
作用在左侧中切牙托槽的力系统是**100g的压低力**。

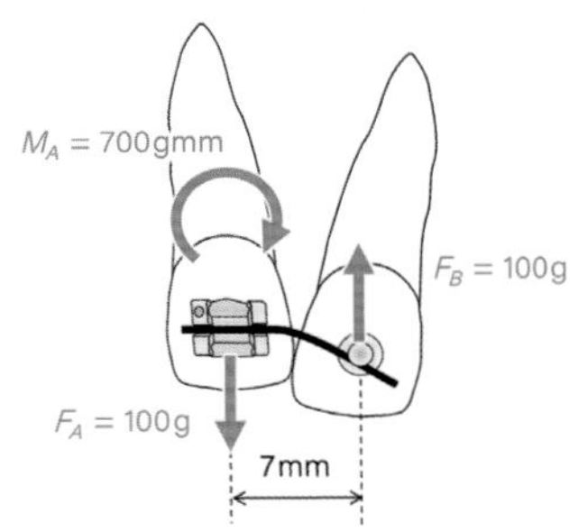

3.

为了让弓丝保持平衡，托槽上需要大小相等、方向相反的垂直力与力矩。作用力系统中未知的力与力矩已画出。

静态平衡的条件：

$\Sigma F = F_A - F_B = 0$（**1**）

$\Sigma M = F_B \times 7\text{mm} + M_A + M_B = 0$（**2**）

如果只有平衡条件，未知的条件太多也不能求出。如果只有1个测力计是测不出垂直力（F_B）的，因为垂直力与力矩有关。要使用特殊的传感器同时测量力和力矩。

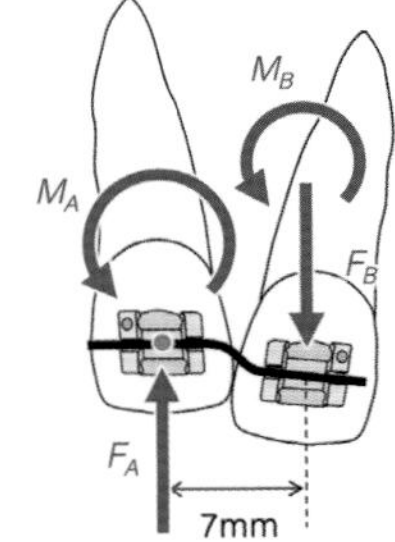

4.

给定F_B = 150g

ΣF = 150g + F_A = 0（**1**）

$\Sigma M = F_B \times$ 7mm + M_A + M_B = 0（**2**）

虽然已知（**1**）和（**2**），以及F_A **= 150g**；也仍然求不出M_A和M_B。完整答案见问题5和问题6解析。

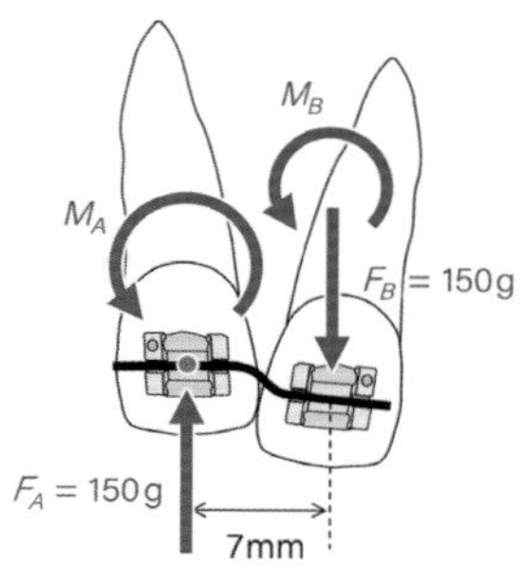

5.

通过观察槽沟轴可以判定其为第 II 类几何构型。在第 II 类几何构型中，M_B/M_A = 0.8。作用力系统已画出。

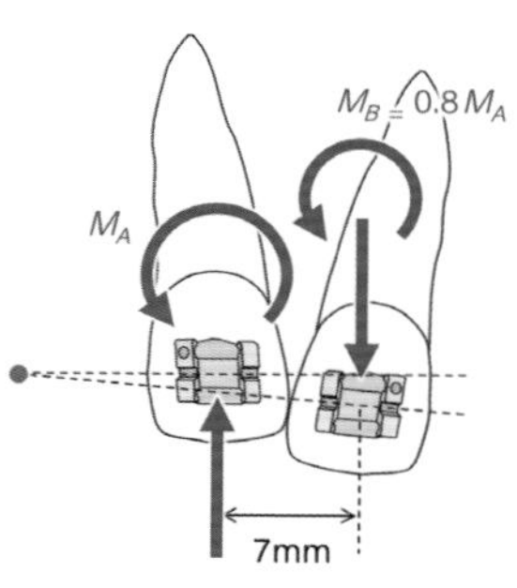

6.

第1步：因为在第 II 类几何构型中，M_B/M_A = 0.8，公式变为：

ΣF = −150g + F_A = 0（**1**）

ΣM = 150g × 7mm + M_A + 0.8 M_A = 0（**2**）

作用力系统包括F_A = 150g（伸长），M_A =−583gmm（逆时针方向），M_B = −467gmm（逆时针方向）。

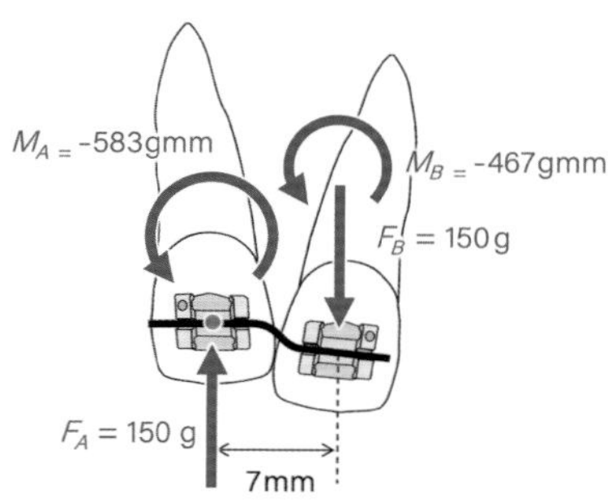

第2步：方向与作用在托槽上的反作用力系统相反：

右中切牙：**150g伸长力，583gmm顺时针力矩**

左中切牙：**150g压低力，467gmm顺时针力矩**

问题转变为辨别几何构型的静定系统。

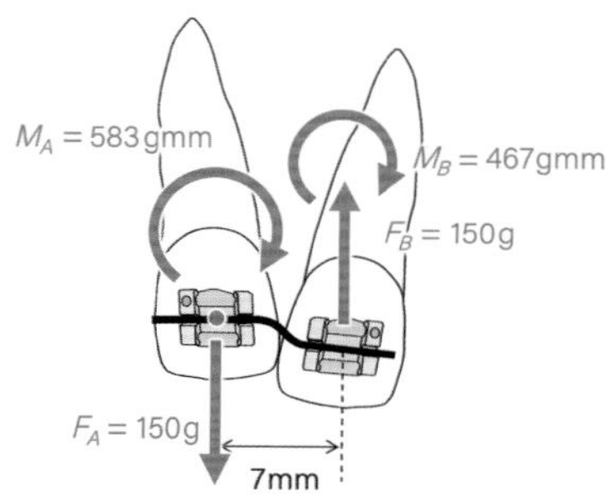

7.

第1步：不需要蓝色平衡力图。

在第Ⅰ类几何构型中，$M_B = M_A$。作用在右侧牙的力系统包括**150g的伸长力**和**525gmm的顺时针力矩**。

作用在左侧牙的力系统包括**150g的压低力**和**525gmm的顺时针力矩**。

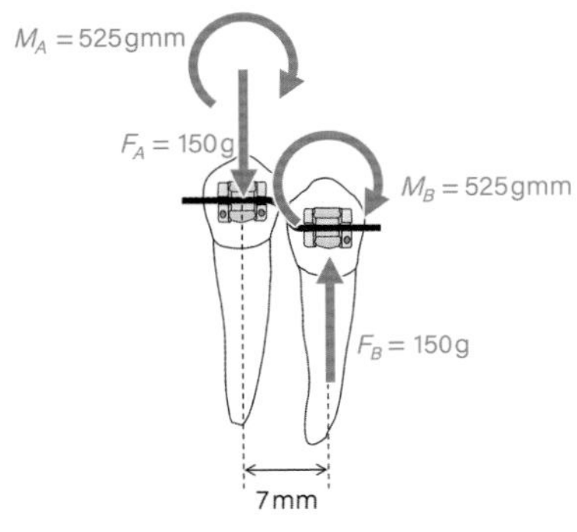

8.

因为是由成角的托槽所决定的，所以力系统是相同的。牙根的长度和骨粘连与力系统无关。

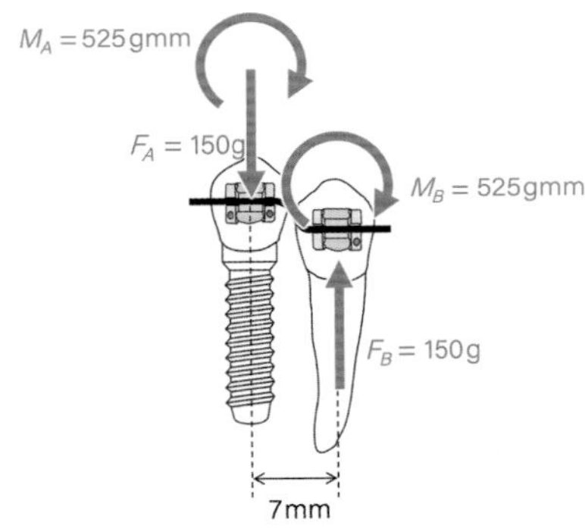

9.

Z型曲产生第Ⅰ类几何构型，与曲的位置无关。左侧牙齿的力系统包括**150g的伸长力**和**−1050gmm的逆时针力矩**。

右侧牙齿的力系统包括**150g的压低力**和**−1050gmm的逆时针力矩**。

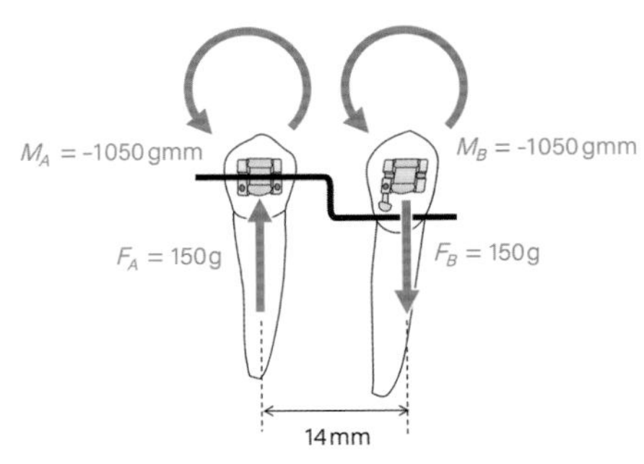

10.

模拟2个V型曲的虚拟托槽定位。几何构型与问题9解析中的一致，因此力系统也是一样的。作用在左侧牙的力系统包括**−150g的伸长力**和**−1050gmm的逆时针力矩**。

作用在右侧牙的力系统包括**−150g的压低力**和**−1050gmm的逆时针力矩**。

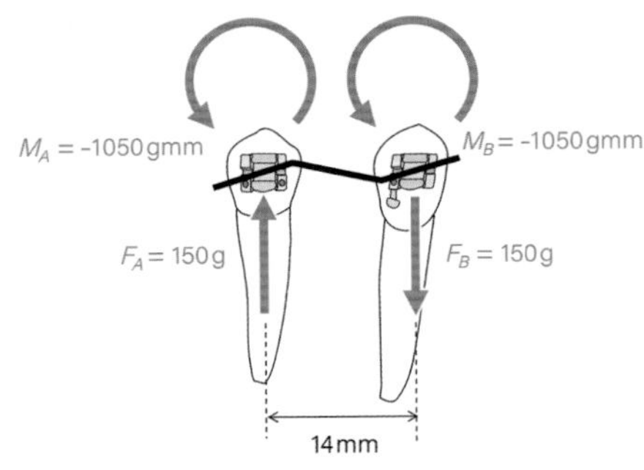

11.

第1步：为第 Ⅲ 类几何构型。磨牙托槽的力系统包括150g的伸长力和–4050gmm的逆时针力矩。尖牙托槽的力系统是150g的压低力。

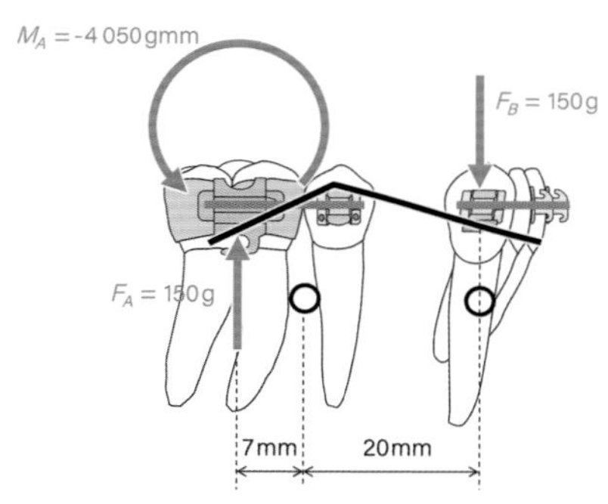

第2步：计算在阻抗中心处的替代等效力系统。后牙段阻抗中心处的力系统包括**150g的伸长力**和**–3000gmm的逆时针力矩**。

前牙段阻抗中心处的力系统为**150g的压低力**。

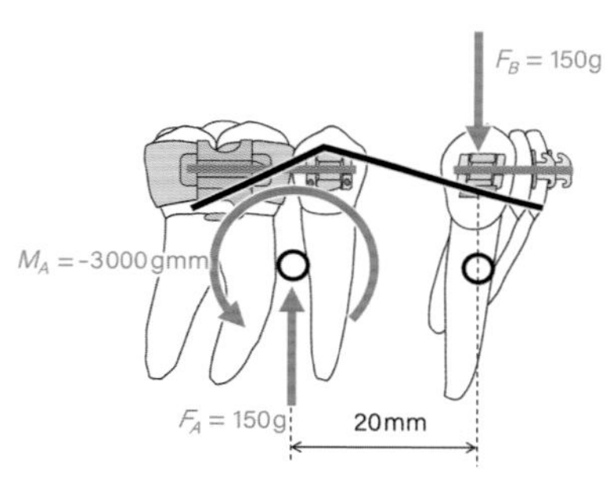

12a.

因为槽沟轴于无穷远处相交，所以是第 Ⅰ 类几何构型。

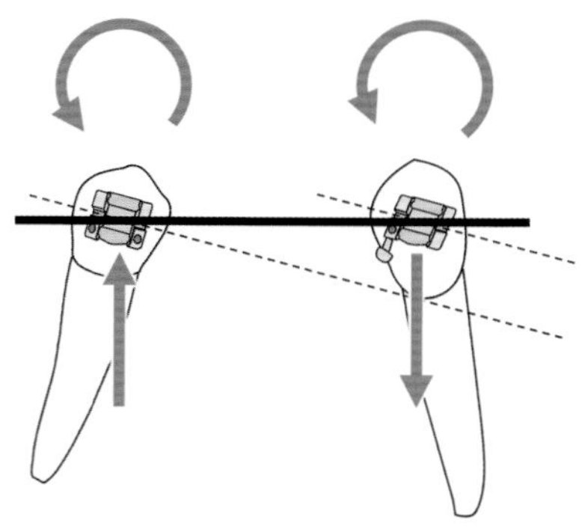

12b.

槽沟与弓丝的夹角大小相等、方向相反。2个曲用虚拟托槽定位来替代（$\theta_A = \theta_B$）。

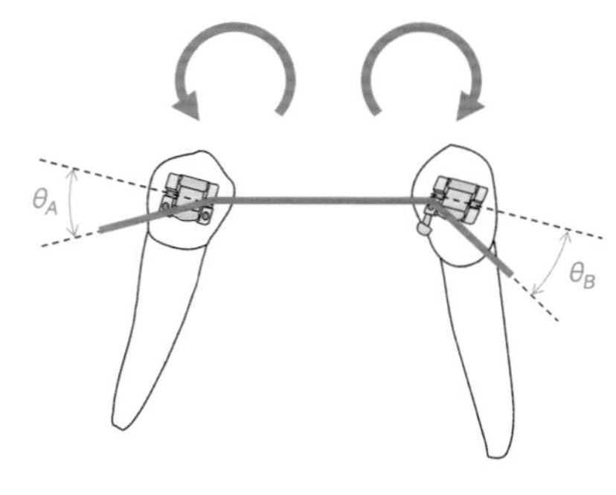

13.

第1步：采用两牙分析法对力系统进行分析。每两颗牙的关系都是第 Ⅲ 类几何构型。已画出力系统。

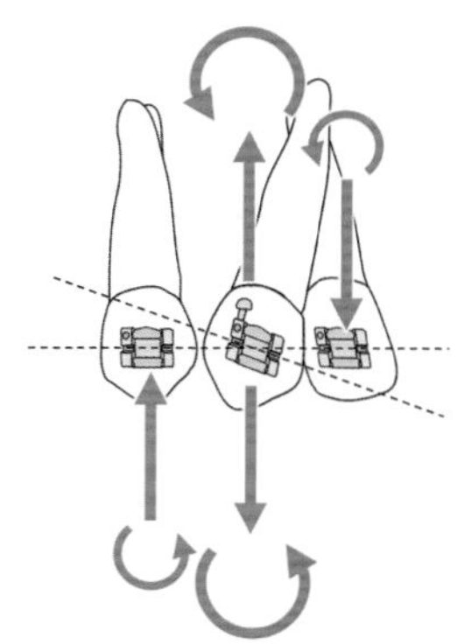

第2步：计算力系统的合力。第一前磨牙的力系统包括**压低力**和**逆时针力矩**。

侧切牙的力系统包括**伸长力**和**逆时针力矩**。

尖牙的力系统为**逆时针力矩（2倍大小）**，并**没有力作用**。

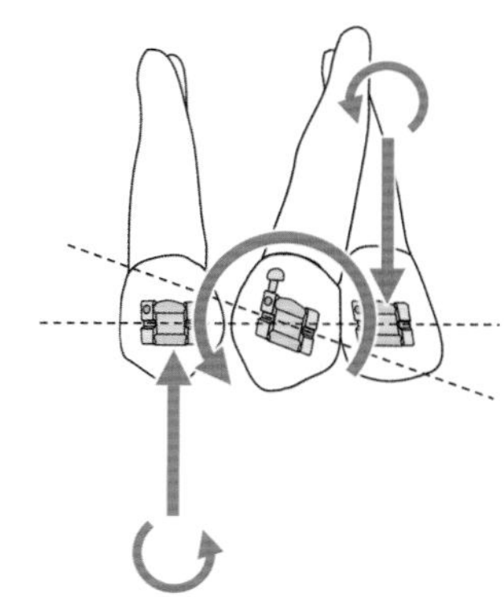

1.

最大静摩擦力是**120g**（600g×0.2）。

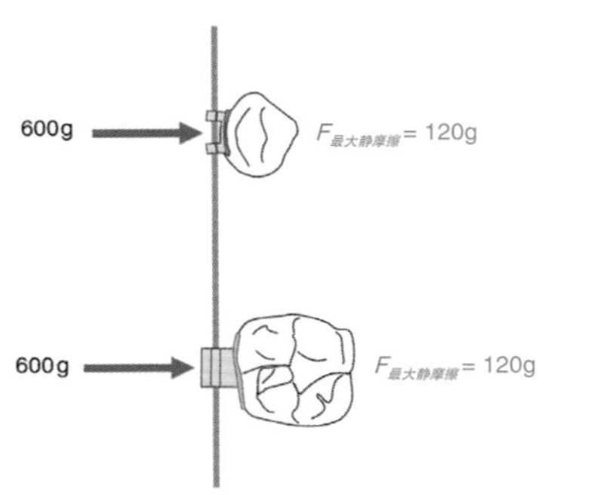

2.

磨牙受的力大小相等、方向相反，为**100g**。磨牙受力等于静摩擦力，是因为在达到最大静摩擦力之前，它们是成比例的。因此，作用在每颗牙齿上的力大小相等、方向相反，为**100g**。**尖牙和磨牙没有受到任何力**。所施加的力应克服最大静摩擦力才有效。

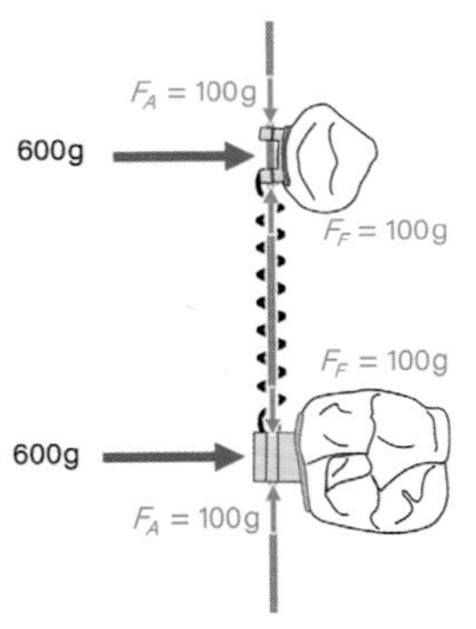

3.

所施加的力（F_A）应大于**120g**的最大静摩擦力才能覆盖静摩擦力。

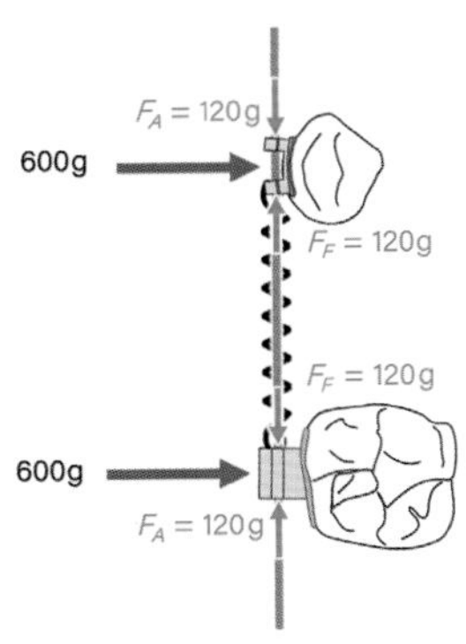

4.

$F_E = F_A - F_F$

每颗牙齿受到的有效力是**180g**（300g−120g）。

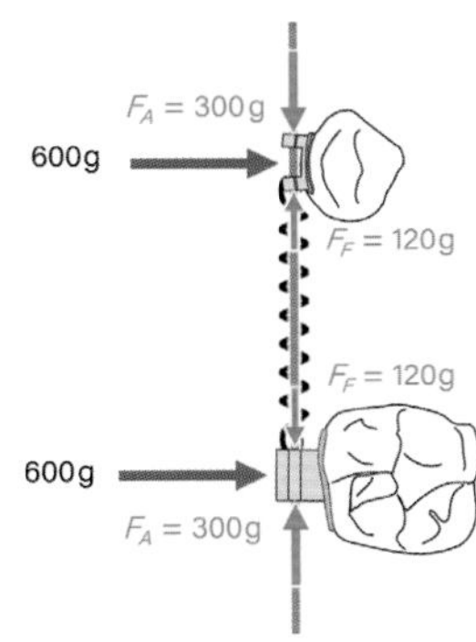

5.

180g（300g−120g）。解法同问题4解析。滑动只发生在尖牙托槽，是因为磨牙处的受力没有超过最大静摩擦力。

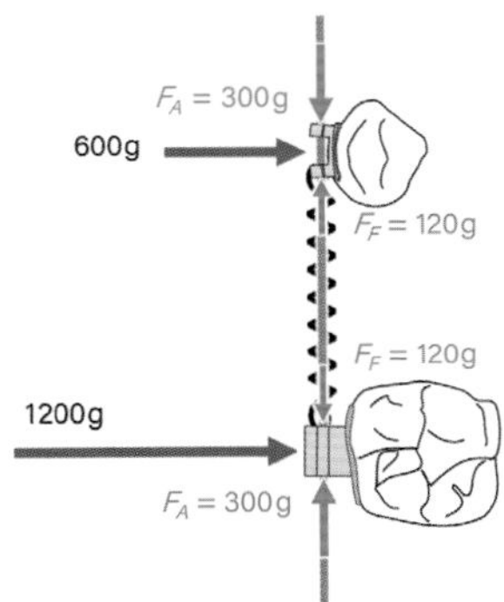

不同的摩擦力不会产生不同的力系统。

6.

尖牙和磨牙受到的力大小相等、方向相反，为300g。滑动只发生在磨牙颊管。

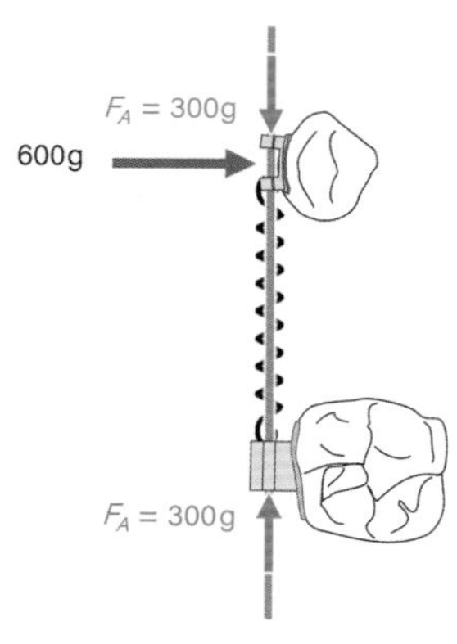

7.

尖牙处的最大静摩擦力将会增大到300g（600g×0.5）；然而，**尖牙和磨牙都会受到大小相等、方向相反的300g力**，因为滑动只发生在磨牙颊管。

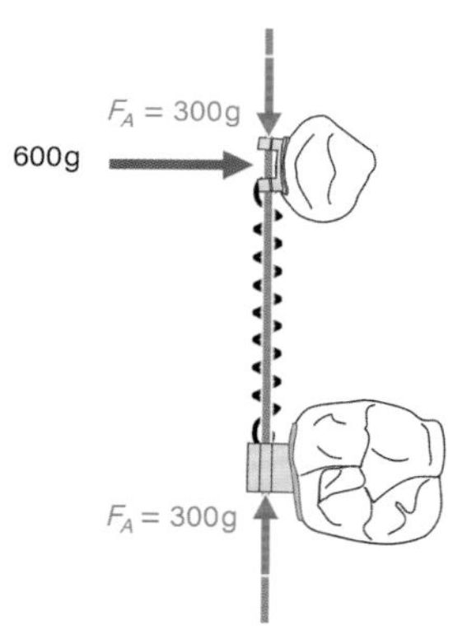

8.

尖牙处的最大静摩擦力是0.2×2×1000gmm/4mm = **100g**。磨牙处的最大静摩擦力是0.2×2×1000gmm/6mm = **66g**。

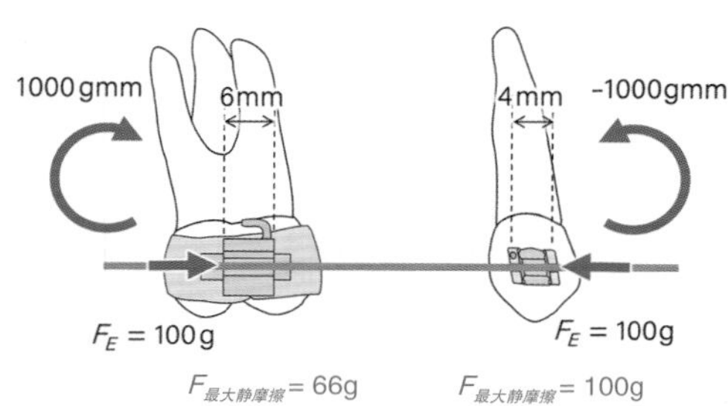

平移牙齿需要施加的力是**166g**，因为滑动发生在摩擦力最小的托槽上，即磨牙颊管。

滑动只发生在**磨牙颊管**是因为该处最大静摩擦力小于尖牙处。

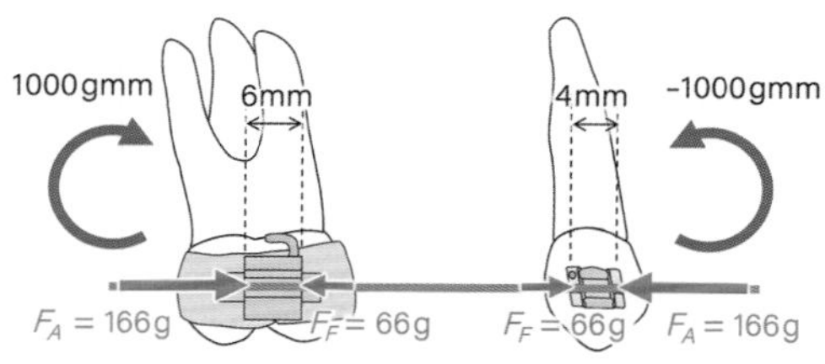

9.

每颗牙受到的力大小相等、方向相反，为**100g**，因为施力点通过阻抗中心，没有发生倾斜移动，所以在弓丝上没有法向力。然而，其他的法向力也会产生摩擦力，例如结扎丝和超出平面的旋转。

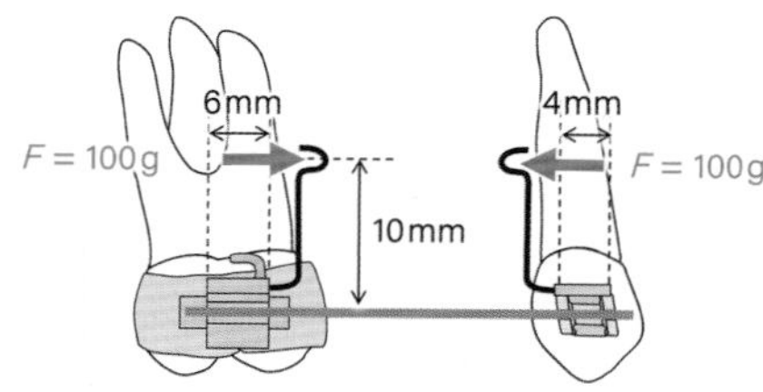

1.

根据图18–5，0.014英寸和0.016英寸的不锈钢弓丝的截面刚度分别为150和256。因此，150/256 = 0.59。直径减少13%的弓丝具有其**59%的刚度**。

该解法依据以下公式：

$$\frac{F}{\Delta}=K\frac{EI}{L^3}$$

其中，由于材料和托槽间距相同（不锈钢），E和L相等。因此，只有与d^4成正比的I影响强度。刚度值的使用简化了临床医生的计算。

$0.014^4/0.016^4 = 0.59$

镍钛丝不遵循截面刚度比值或其简化公式。力–挠度曲线不是线性关系，热处理、成分、激活量和温度可能是力预测中的重要变量。

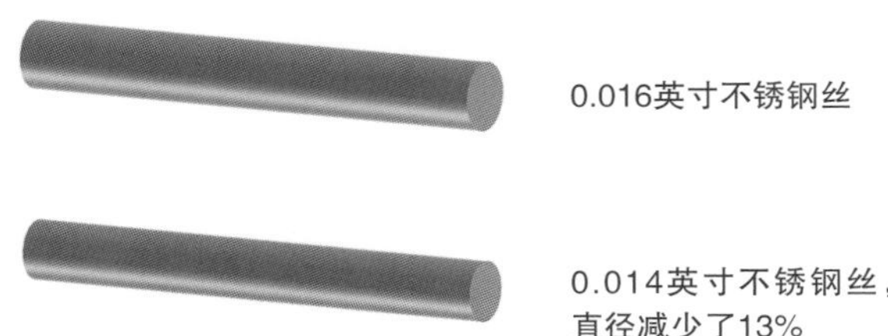

2.

刚度与L^3成反比。因此，舌侧矫正器相比于颊侧的刚度为$8^3/4^3$ = 8。因此，减少50%的弓丝长度会增加**800%的刚度**。

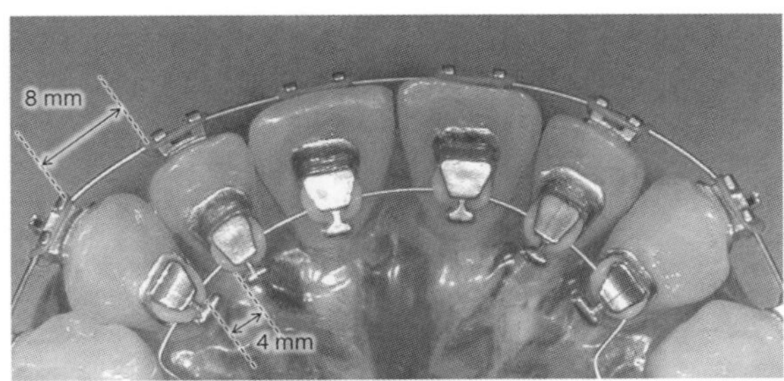

3.

蓝色箭头代表给定截面的作用力系统。**B弹簧的刚度最低**，因为曲位于临界区。A弹簧和C弹簧区别不大，因为C弹簧的曲是在自由端附近的最小弯曲力矩区添加的。

弹簧的最大受力与弹簧的最大弯曲力矩直接相关。所有的弹簧在固定端具有相同的最大弯曲力矩。因此，**所有弹簧的最大力是相等的**。

弹簧的最大形变是B弹簧。

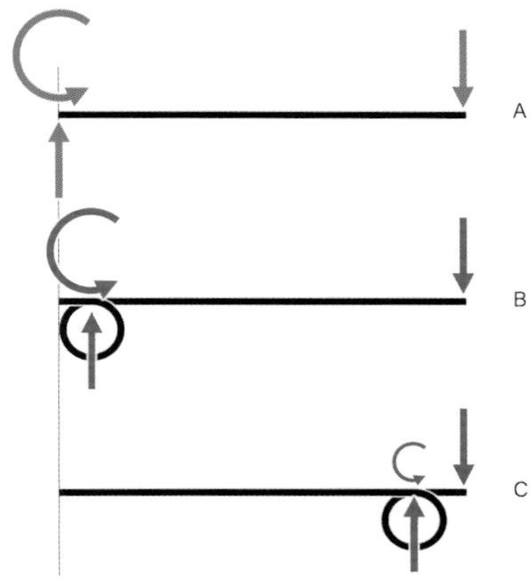

4.

方丝根据弯曲方向展示出不同的刚度，因为刚度和方丝中的bh^3成正比。

A/B的刚度 =（0.22×0.16^3）/（0.16×0.22^3） = 0.53

从窄边入槽（A），**颊舌向刚度为殆龈向刚度的53%**。

从宽边入槽（B），**殆龈向刚度为颊舌向刚度的53%**。

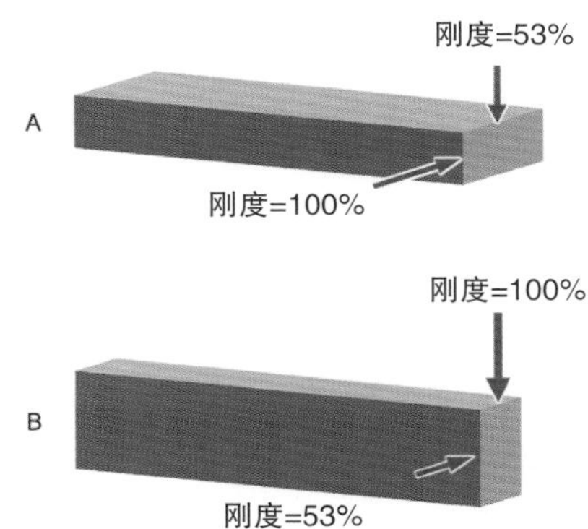

5.

直径减少50%会损失**6%的刚度**（$0.5^4 = 0.06$）。

最大力与d^3成正比；因此，直径缩小50%的弓丝的最大受力为**原弓丝的12.5%**（$0.5^3 = 0.125$）。

减少直径会显著降低弓丝刚度；然而，它还大大降低了最大作用力。这解释了为什么小尺寸不锈钢弓丝不适合整平牙列。

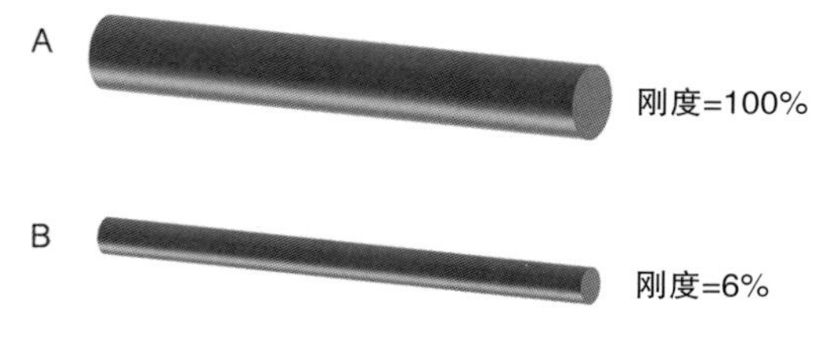

6.

在相同构造的曲中，刚度受到材料刚度（M_S）和横截面刚度（C_S）的影响（图18-3和表18-1）。

0.017英寸×0.025英寸β-钛曲的相对刚度为$M_S \times C_S$ = 0.42英寸×814.51英寸 = 342.09。

0.016英寸×0.022英寸不锈钢曲的相对刚度为$M_S \times C_S$ = 1.0×597.57 = 597.57。

比值为342.09/597.57 = 0.57。因此，**0.017英寸×0.025英寸β-钛曲的刚度是0.016英寸×0.022英寸不锈钢曲的57%**。

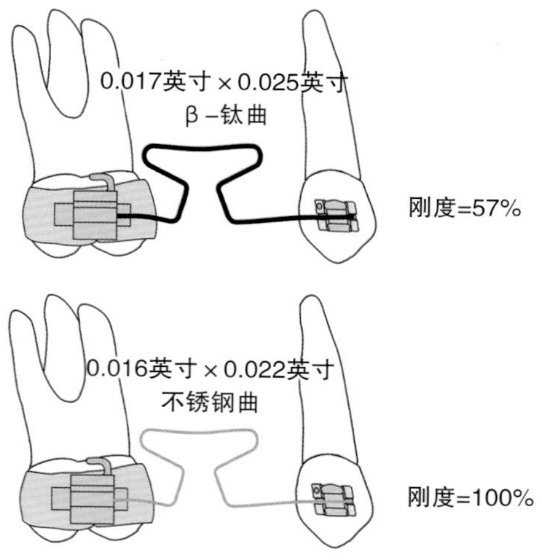

7.

参考弓丝（0.014英寸）的相对刚度为1。

弓丝的刚度和相对刚度1成正比（圆丝为$\frac{\pi d^4}{64}$，方丝为$\frac{bh^3}{12}$）。

0.032英寸×0.032英寸正方形不锈钢弓丝的相对刚度值计算为（$0.032^4/12$）/（$\pi 0.004^4/64$）= **6954**。

0.032英寸×0.032英寸正方形不锈钢弓丝的刚度为0.004英寸不锈钢弓丝的695400%。

0.036英寸弓丝的刚度值为6561。

同样材料的0.032英寸×0.032英寸正方形弓丝具有相似的刚度。

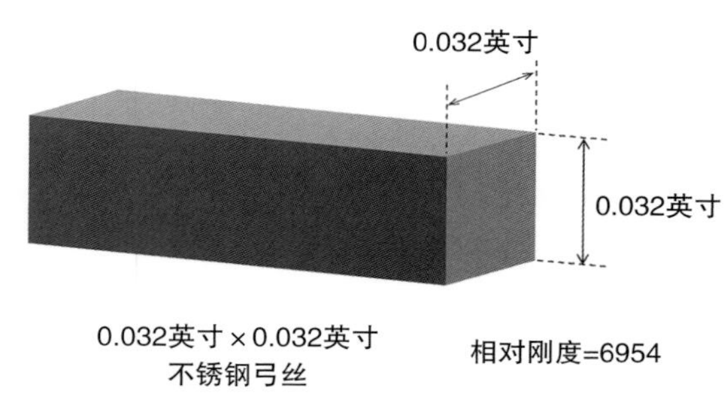